AAOS
骨科术后康复
Postoperative Orthopaedic Rehabilitation

主　编

〔美〕安德鲁·格林（Andrew Green）

〔美〕罗曼·海达（Roman Hayda）

〔美〕安德鲁·C.赫特（Andrew C. Hecht）

主　译　王雪强　王于领

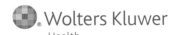
北京科学技术出版社　　Wolters Kluwer Health

Copyright © 2018 American Academy of Orthopaedic Surgeons
Postoperative Orthopaedic Rehabilitation, by Andrew Green, Roman Hayda, and Andrew C. Hecht.
ISBN 9781496360281

著作权合同登记号　图字：01-2018-0599 号

图书在版编目（CIP）数据

AAOS骨科术后康复 /（美）安德鲁·格林（Andrew Green），（美）罗曼·海达（Roman Hayda），
（美）安德鲁·C.赫特（Andrew C. Hecht）主编；王雪强，王于领主译. —北京：北京科学技术出版社，
2021.1

书名原文：Postoperative Orthopaedic Rehabilitation

ISBN 978-7-5714-0693-6

I.① A… Ⅱ.①安… ②罗… ③安… ④王… ⑤王… Ⅲ.①骨疾病–外科手术–康复 Ⅳ.①R680.9

中国版本图书馆CIP数据核字（2020）第025546号

责任编辑：于庆兰
责任校对：贾　荣
责任印制：吕　越
封面设计：北京永诚天地艺术设计有限公司
图文制作：北京永诚天地艺术设计有限公司
出 版 人：曾庆宇
出版发行：北京科学技术出版社
社　　址：北京西直门南大街16号
邮政编码：100035
电话传真：0086-10-66135495（总编室）
　　　　　0086-10-66113227（发行部）
网　　址：www.bkydw.cn
印　　刷：北京捷迅佳彩印刷有限公司
开　　本：889mm×1194mm　1/16
字　　数：1210千
印　　张：48.75
版　　次：2021年1月第1版
印　　次：2021年1月第1次印刷
ISBN　978-7-5714-0693-6

定　　价：480.00元

译者名单

主　译　王雪强　王于领

副主译　张志杰　李云霞　朱　毅　邬培慧　刘　浩

译　者（按姓氏笔画排序）

马　明	马丹旭	王　川	王　欣	王　盛	王四中	王茂源
王陶黎	介　思	邓　学	邓万溪	邓家丰	艾婧文	叶伟胜
叶梦为	田　振	田　斐	乔　钧	乔　蕾	任　钢	向　珩
刘　勇	刘　巍	刘中良	刘丽娟	江水华	汤炳煌	许志生
苏　彬	李　卫	李　艳	李　超	李　雯	李　攀	李天骄
李扬政	李旭红	李宗盼	李衍昊	杨潇俊	吴春薇	余浩铭
汪　娟	汪黎明	沈　鹏	沈雪彦	张　宁	张　俊	张　峰
〔美〕张　乾	张小波	张少华	张亚军	张启锋	张树新	
张前程	张新涛	陆伟伟	陈　灿	陈　君	陈　斌	陈天聪
郗淑燕	周凤华	周辰亮	郑依莉	胡国炯	胡浩宇	荣积峰
赵　欣	钟书翰	姜　影	敖学恒	耿　硕	钱菁华	高海军
萧玉婷	彭梦思	彭琪媛	蒋慧宁	舒真谛	曾　真	蔡超辰
廖麟荣	〔美〕谭　芳					

秘　书　郑依莉　彭梦思

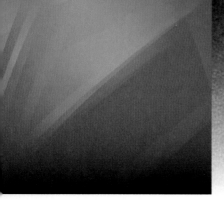

编 者

Joseph A. Abboud, MD
Associate Professor of Orthopedics, Division of Shoulder and Elbow Surgery
Rothman Institute for Orthopedics
Thomas Jefferson University Hospital
Philadelphia, Pennsylvania

Christopher S. Ahmad, MD
Professor of Clinical Orthopaedic Surgery
Orthopaedic Surgery Department
Columbia University Medical Center
New York, New York

Jeffrey Algra, MD, MS
Resident
Physical Medicine & Rehabilitation Department
Montefiore Medical Center
New York, New York

Abigail K. Allen, MD
Chief of Pediatric Orthopaedic Surgery
Icahn School of Medicine at Mount Sinai
New York, New York

April Armstrong, BSc(PT), MSc, MD, FRCSC
Professor, Chief Shoulder and Elbow Surgery
Bone and Joint Institute
Penn State Milton S. Hershey Medical Center
Hershey, Pennsylvania

Annie Ashok, MD
Resident
Orthopaedic Surgery
Drexel University
Philadelphia, Pennsylvania

Mathieu Assal, MD, PD Dr.
Center for Surgery of the Foot & Ankle
Clinique La Colline
Geneva, Switzerland

George S. Athwal, MD, FRCSC
Associate Professor
Roth McFarlane Hand and Upper Limb Center
Western University
London, Ontario, Canada

Rahul Banerjee, MD
Assistant Professor
Orthopaedic Surgery Department
University of Texas Southwestern Medical Center
Dallas, Texas

Jenna Baynes, MD
Physical Therapist
Orthopaedics Department
Columbia University Medical Center, Department of Orthopaedic Surgery
New York, New York

Katherine Barnum Baynes, MS, OTR, CHT
Occupational Therapist, Certified Hand Therapist
Occupational Therapy Department
University of Colorado Hospital
Aurora, Colorado

Kathleen Beaulieu, OTR/L, CHT
Occupational Therapist, Certified Hand Therapist
Penn State Hershey Medical Center
Hershey, Pennsylvania

John-Erik Bell, MD, MS
Associate Professor
Department of Orthopaedic Surgery, Shoulder, Elbow and Sports Medicine
Dartmouth-Hitchcock Medical Center
Lebanon, New Hampshire

Jessica Bloch, MS, OTR/L
Occupational Therapist
Rehabilitation Department
Hospital for Special Surgery
New York, New York

Eric M. Bluman, MD, PhD
Assistant Professor
Orthopedic Surgery
Harvard University
Boston, Massachusetts

Friedrich Boettner, MD
Attending Orthopaedic Surgeon
Orthopaedic Surgery Department

Hospital for Special Surgery
New York, New York

Eugene W. Brabston III, MD
Fellow
Center for Shoulder, Elbow, and Sports Medicine
Columbia Presbyterian Medical Center
New York, New York

Brett A. Braly, MD
Orthopaedic Spine Surgery
Oklahoma Sports, Science and Orthopaedics
Oklahoma City, Oklahoma

David M. Brogan, MD, MSc
Resident
Department of Orthopedic Surgery
Mayo Clinic
Rochester, Minnesota

Ryan P. Calfee, MD, MSc
Associate Professor
Department of Orthopaedic Surgery
Washington University School of Medicine
St. Louis, Missouri

Caleb Campbell, MD
Orthopedic Surgeon
Brown University
Providence, Rhode Island

Shannon R. Carpenter, MD
Shoulder and Elbow Fellowship Trained Orthopedic Surgeon
Overland Park Regional Medical Center
Overland Park, Kansas

John Cavanaugh, PT, ATC, SCS
Clinical Supervisor
Sports Rehabilitation and Performance Center
Hospital for Special Surgery
New York, New York

Kevin Chan, MD, MSc, FRCSC
Chief Orthopaedic Surgery Resident
Division of Orthopaedic Surgery
McMaster University
Hamilton, Ontario, Canada

Lan Chen, MD
Department of Orthopedic Surgery
Northshore Medical Group
Evanston, Illinois

David S. Cheng, MD
Assistant Professor
Physical Medicine
Rush University Medical Center
Chicago, Illinois

Shrikant J. Chinchalkar, MThO, BScOT, OTR, CHT
Hand Therapist
Hand Therapy Division
Roth-McFarlane Hand and Upper Limb Center
St. Joseph's Health Care
London, Ontario, Canada

Samuel K. Cho, MD
Assistant Professor
Department of Orthopedic Surgery
Mount Sinai Hospital
New York, New York

Joseph L. Ciccone, PT, DPT, SCS, CIMT, CSCS
Associate Director
Columbia Sports Therapy
Columbia University
New York, New York

Brian J. Cole, MD, MBA
Professor of Orthopedics
Midwest Orthopedics at Rush
Rush University Medical Center
Chicago, Illinois

Mark P. Cote, PT, DPT, MSCTR
Sports Medicine Clinical Outcomes Research Facilitator
Orthopaedic Surgery
University of Connecticut Health Center
Farmington, Connecticut

Charles L. Cox, MD, MPH
Assistant Professor
Orthopaedics and Rehabilitation
Vanderbilt University Medical Center
Nashville, Tennessee

Xavier Crevoisier, MD
Assistant Professor
Orthopedics & Traumatology Department
CHUV
Lausanne, Switzerland

Anthony D'Angelo, MS, PT, ACT, CSCS
Practice Owner
Physical Therapy Department
Professional Orthopedics and Sports Physical Therapy
New York, New York

Alan H. Daniels, MD
Assistant Professor, Director of Adult Spinal Deformity
Division of Spine Surgery, Department of Orthopaedic Surgery
Warren Alpert Medical School of Brown University
Providence, Rhode Island

Agnes Z. Dardas, MD, MSc
Department of Orthopaedic Surgery

Washington University School of Medicine in St. Louis
Saint Louis, MO

Michael Darowish, MD
Assistant Professor
Department of Orthopaedics and Rehabilitation
Penn State Milton S. Hershey Medical Center
Hershey, Pennsylvania

Daniel DeBottis, MD
Division of Shoulder and Elbow
Orthopaedic Specialty Institute
Orange County, California

Alejandro Della Valle, MD
Orthopaedic Surgeon
Orthopaedic Surgery Department
Hospital for Special Surgery
New York, New York

Stephanie Dickason, PT
Physical Therapist III
Department of Physical Medicine & Rehabilitation
Parkland Hospital
Dallas, Texas

Thomas C. Dowd, MD
Associate Program Director
SAUSHEC Orthopedic Surgery Residency
San Antonio Military Medical Center
Fort Sam Houston, Texas

Charles Eaton, MD
Executive Director
Dupuytren Research Group
West Palm Beach, Florida

David Ebaugh, PT, PhD
Clinical Professor
Physical Therapy and Rehabilitation Sciences Department
Health Sciences Department
College of Nursing and Health Professions
Drexel University
Philadelphia, Pennsylvania

Todd S. Ellenbecker, DPT, MS, SCS, OCS, CSCS
Clinic Director
Physiotherapy Associates Scottsdale Sports Clinic
Scottsdale, Arizona

Adam E.M. Eltorai, MD
Medical Student
Warren Alpert Medical School of Brown University
Providence, Rhode Island

Daniel C. Farber, MD
Assistant Professor of Clinical Orthopaedic Surgery
Department of Orthopaedic Surgery

University of Pennsylvania
Philadelphia, Pennsylvania

Austin T. Fragomen, MD
Associate Professor Orthopedics
Limb Lengthening Complex Reconstruction
Hospital for Special Surgery
New York, New York

Samantha Francucci, PT, DPT
Physical Therapist
Physical Therapy Department
Lahey Hospital and Medical Center
Danvers, Massachusetts

Erik Freeland, PT, DO
Fellow
University of Pennsylvania
Department of Orthopedic Surgery
Philadelphia, Pennsylvania

H. Michael Frisch, MD
Orthopaedic Trauma Services
Mission Hospitals
Asheville, North Carolina

Charles L. Getz, MD
Associate Professor
Rothman Institute
Department of Orthopaedics
Thomas Jefferson University
Philadelphia, Pennsylvania

Christopher Got, MD
Assistant Professor of Orthopedics
Brown University/University Orthopedics
Providence, Rhode Island

Andrew Green, MD
Associate Professor, Orthopaedic Surgery
Chief of Shoulder and Elbow Surgery
Department of Orthopaedic Surgery
Warren Alpert School of Medicine, Brown University
Providence, Rhode Island

Justin K. Greisberg, MD
Associate Professor of Orthopaedic Surgery
Columbia University
New York, New York

Steven B. Haas, MD
Chief Knee Service
Orthopedics Department
Hospital for Special Surgery
New York, New York

Marc S. Haro, MD, MSPT
Assistant Professor

Department of Orthopaedics
Medical University of South Carolina
Charleston, South Carolina

Roman Hayda, MD, COL (ret)
Associate Professor, Orthopaedic Surgery
Warren Alpert School of Medicine, Brown University
Director, Orthopaedic Trauma
Rhode Island Hospital
Providence, Rhode Island

Andrew C. Hecht, MD
Chief, Spine Surgery
Mount Sinai Hospital and Mount Sinai Health System
Director, Mount Sinai Spine Center
Associate Professor, Orthopaedic and Neurosurgery
Mt. Sinai Medical Center and Icahn School of Medicine
New York, New York

Heather E. Hensl, PA-C, MPH
Physician Assistant
NY Downtown Orthopaedic Associates
NY Presbyterian—Lower Manhattan Hospital
New York, New York

Todd R. Hooks, PT, ATC
Physical Therapist
Champion Sports Medicine
Birmingham, Alabama

Jerry I. Huang, MD
Assistant Professor
Department of Orthopaedics and Sports Medicine
University of Washington Medical Center
Seattle, Washington

Seth Jerabek, MD
Assistant Professor
Orthopaedic Surgery Department
Hospital for Special Surgery
New York, New York

Christopher H. Judson, MD
Physician
Orthopaedics Department
University of Connecticut Health Center
Farmington, Connecticut

Sanjeev Kakar, MD, MRCS
Associate Professor of Orthopedics
Orthopedic Surgery
Mayo Clinic
Rochester, Minnesota

Stephanie Kannas, OTR/L, CHT, CLT-LANA
Lead Clinical Hand Therapist
Department of Physical Medicine

Mayo Clinic
Rochester, Minnesota

Jay D. Keener, MD
Assistant Professor
Department of Orthopaedic Surgery
Washington University
St. Louis, Missouri

Bryan T. Kelly, MD
Chief of Hip Preservation Service
Center for Hip Preservation
Hospital for Special Surgery
New York, New York

Michelle Kenny, MS, PT
Physical Therapist
Department of Physical Medicine and Rehabilitation
MetroHealth Medical Center
Cleveland, Ohio

W. Ben Kibler, MD
Medical Director
Shoulder Center of Kentucky
Lexington Clinic
Lexington, Kentucky

H. Mike Kim, MD
Assistant Professor
Department of Orthopaedics and Rehabilitation
Penn State College of Medicine
Hershey, Pennsylvania

Soo Yeon Kim, MD
Assistant Professor
Physical Medicine and Rehabilitation
Montefiore Medical Center
Bronx, New York

Graham J.W. King, MD, MSc, FRCSC
Medical Director
Roth | McFarlane Hand and Upper Limb Centre
St. Joseph's Health Centre, Western University
London, Ontario, Canada

Kevin L. Kirk, DO
Clinical Associate Professor
Department of Orthopedic Surgery
Rutgers/Robert Wood Johnson Medical School
New Brunswick, New Jersey

Elisa J. Knutsen, MD
Assistant Professor of Orthopaedic Surgery
Department of Orthopaedic Surgery
The GW Medical Faculty Associates
Washington, District of Columbia

Rebekah L. Lawrence, PT, DPT, OCS
PhD Student
Department of Physical Medicine and Rehabilitation
University of Minnesota
Minneapolis, Minnesota

Margaret J. Lobo, MD
Orthopaedic Surgeon, Director, Foot and Ankle
Lahey Health Medical Center
Burlington, Massachusetts

Paula M. Ludewig, PT, PhD
Associate Professor
Department of Physical Medicine and Rehabilitation
University of Minnesota
Minneapolis, Minnesota

May Fong Mak, FRCSEd (Ortho)
Department of Orthopaedic Surgery
Khoo Teck Puat Hospital
Singapore

Maya C. Manning, PT, DPT
Clinical Supervisor of Acute Care Rehabilitation
Hospital for Special Surgery—Rehabilitation
New York, New York

Alejandro Marquez-Lara, MD
Research Coordinator
Department of Orthopaedic Surgery
Rush University Medical Center
Chicago, Illinois

Jun Matsui, MD
Fellow, Hand and Upper Extremity Surgery
Department of Orthopaedic Surgery
Washington University School of Medicine
St. Louis, Missouri

David J. Mayman, MD
Assistant Attending Orthopaedic Surgeon
Department of Adult Reconstruction and Joint Replacement
Hospital for Special Surgery
New York, New York

Augustus D. Mazzocca, MS, MD
Director, New England Musculoskeletal Institute
Professor and Chairman
Department of Orthopaedic Surgery
University of Connecticut Health Center
Farmington, Connecticut

Rowena McBeath, MD, PhD
Attending Hand Surgeon, The Philadelphia Hand Center
Assistant Professor, Thomas Jefferson University
Philadelphia, Pennsylvania

Phillip W. McClure, PT, PhD
Professor
Department of Physical Therapy
Arcadia University
Glenside, Pennsylvania

Corey McGee, PhD, MS, OTR/L, CHT
Assistant Professor
Program in Occupational Therapy
University of Minnesota
Minneapolis, Minnesota

Sarah E. McLean, PT, MSPT
Physical Therapist
Sports Rehabilitation and Performance Center
Hospital for Special Surgery
New York, New York

Gleb Medvedev, MD
Resident
Department of Orthopaedics
George Washington University
Washington, District of Columbia

CarolLynn Meyers, PT
Physical Therapist
Illinois Bone and Joint Physical Therapy
Glenview, Illinois

Lori A. Michener, PhD, PT, ATC
Professor
Department of Physical Therapy
Virginia Commonwealth University
Richmond, Virginia

Bradley Moatz, MD
Resident Physician
Orthopaedics
Medstar Union Memorial Hospital
Baltimore, Maryland

Jacqueline Munch, MD
Fellow
Department of Sports Medicine and Shoulder Surgery
Hospital for Special Surgery
New York, New York

Anand M. Murthi, MD
Attending, Chief, Shoulder and Elbow Surgery
Department of Orthopaedics
MedStar Union Memorial Hospital
Baltimore, Maryland

Surena Namdari, MD, MSc
Assistant Professor of Orthopaedic Surgery
Rothman Institute—Jefferson Medical College
Philadelphia, Pennsylvania

Sreeharsha V. Nandyala, BA
Medical Student
University of Missouri Kansas City School of Medicine
Kansas City, Missouri

Kerellos Nasr, MD
Fellow
Orthopaedic Surgery
University of Texas Southwestern Medical Center
Dallas, Texas

Gregory N. Nelson, Jr, MD
Clinical Fellow, Shoulder and Elbow Department
Rothman Institute for Orthopedics
Thomas Jefferson University Hospital
Philadelphia, Pennsylvania

Lucy Oliver-Welsh, MBChB
Foundation Doctor
Tunbridge Wells Hospital
Kent, United Kingdom

Eilish O'Sullivan, PT, DPT, OCS, SCS
Physical Therapist
Centers of Hip Preservation
Hospital for Special Surgery
New York, New York

Samuel C. Overley, MD
Resident
Department of Orthopaedic Surgery
The Mount Sinai Icahn School of Medicine
New York, New York

Brett D. Owens, MD
Professor of Orthopaedic Surgery
Department of Orthopaedic Surgery
Warren Alpert Medical School Brown University
Providence, Rhode Island

Johnny Owens, MPT
Chief, Human Performance Optimization Program
Department of Orthopedics and Rehabilitation
Center for the Intrepid, Joint Base San Antonio
San Antonio, Texas

Michael Lloyd Parks, MD
Hospital for Special Surgery
New York, New York

E. Scott Paxton, MD
Division of Shoulder and Elbow Surgery
Department of Orthopaedic Surgery
Warren Alpert Medical School Brown University
Providence, Rhode Island

James J. Perry, OT/L, OTR, CHT, RNCST
Occupational Therapist, Hand Therapist
Department of Rehabilitation Medicine
Dartmouth Hitchcock Medical Center
Lebanon, New Hampshire

David Pezzullo, MS, PT, SCS, ATC
Director of Physical Therapy
University Orthopedics, Inc.
Providence, Rhode Island

Joey G. Pipicelli, PhD Student, MScOT, CH
Occupational Therapist, Certified Hand Therapist
Division of Hand Therapy, Roth McFarlane Hand and Upper
*   Limb Centre*
London, Ontario, Canada

Karen Pitbladdo, MS, OTR/L, CHT
Senior Occupational Therapist
San Francisco General Hospital
San Francisco, California

Benjamin K. Potter, MD
Chief Orthopaedic Surgeon, Amputee Patient Care Program
Department of Orthopaedics
Walter Reed National Military Medical Center
Bethesda, Maryland

Rhonda K. Powell, OTD, OTR/L, CHT
Senior Therapist
Milliken Hand Rehabilitation Center
The Rehabilitation Institute of St. Louis
St. Louis, Missouri

Sheeraz Qureshi, MD
Associate Professor
Orthopaedic Spine Surgery
The Mount Sinai Icahn School of Medicine
New York, New York

Craig S. Radnay, MD, MPH
Orthopedic Surgeon
Insall Scott Kelly Institute for Orthopaedics and Sports
*   Medicine*
St Francis Hospital
NYU/Hospital for Joint Diseases
New York, New York

Anil S. Ranawat, MD
Sports Medicine Surgeon
Sports Medicine
Hospital for Special Surgery
New York, New York

Carol Recor, OTR/L, CHT
OT Specialist
Exercise Training Center
University of Washington Medical Center
Seattle, Washington

Saqib Rehman, MD
Associate Professor, Director of Orthopaedic Trauma
Department of Orthopaedic Surgery
Temple University
Philadelphia, Pennsylvania

Davis V. Reyes, PT, DPT, OCS
Physical Therapist III
Outpatient Therapy Services
Goleta Valley Cottage Hospital
Goleta, California

John M. Rhee, MD
Orthopaedic Spine Surgery
Emory Orthopaedics and Spine
Atlanta, Georgia

Benjamin F. Ricciardi, MD
Assistant Professor, Division of Adult Reconstruction
Department of Orthopedic Surgery
University of Rochester School of Medicine
Rochester, New York

Brian E. Richardson, PT, MS, SCS, CSCS
Physical Therapist
Orthopaedics and Rehabilitation
Vanderbilt University Medical Center
Nashville, Tennessee

Bradley M. Ritland, MD
Chief, Amputee Physical Therapy
Rehabilitation/Physical Therapy
Walter Reed National Military Medical Center
Bethesda, Maryland

Scott Alan Rodeo, MD
Co-Chief, Sports Medicine and Shoulder Service
Professor, Orthopaedic Surgery
Hospital for Special Surgery
New York, New York

Craig M. Rodner, MD
Physician
Department of Orthopaedics
University of Connecticut Health Center
Farmington, Connecticut

Madeline C. Rodriguez, PT, MS, DPT
Physical Therapist
Private Practice
Medfield, Massachusetts

S. Robert Rozbruch, MD
Service Chief
Limb Lengthening and Complex Reconstruction Service
Hospital for Special Surgery
New York, New York

Joaquin Sanchez-Sotelo, MD, PhD
Consultant and Professor
Department of Orthopedic Surgery
Mayo Clinic
Rochester, Minnesota

Andrew K. Sands, MD
Chief, Foot & Ankle Surgery
NY Downtown Orthopedic Associates
Clinical Associate Professor of Orthopedic Surgery
Weill Cornell Medical College
New York, New York

Vikram M. Sathyendra, MD
Fellow
Department of Orthopaedics
MedStar Union Memorial Hospital
Baltimore, Maryland

Oliver Schipper, MD
Resident Physician
Orthopaedic Surgery and Rehabilitation
University of Chicago Medical Center
Chicago, Illinois

Tom Schmidt-Braekling, MD
Research Fellow
Department of Orthopedic Surgery
Hospital for Special Surgery
New York, New York

Nicole S. Schroeder, MD
Assistant Clinical Professor
Department of Orthopaedic Surgery
University of California, San Francisco
San Francisco, California

Alok D. Sharan, MD, MHCDS
Chief, Orthopedic Spine Service
Department of Orthopedic Surgery
Montefiore Medical Center
Bronx, New York

Kern Singh, MD
Associate Professor
Department of Orthopaedic Surgery
Rush University Medical Center
Chicago, Illinois

Ernest L. Sink, MD
Associate Professor
Orthopaedic Surgery
Hospital for Special Surgery
New York, New York

Scott K. Siverling, PT, OCS
Physical Therapist

Integrative Care Center
Hospital for Special Surgery
New York, New York

Terri Skirven, OTR/L, CHT
Director of Therapy
The Philadelphia Hand Center
Philadelphia, Pennsylvania

Kathleen E. Snelgrove, OTR/L, CHT
Director of Hand Therapy
University Orthopedics Inc.
Providence, Rhode Island

Mark K. Solarz, MD
Resident
Department of Orthopaedic Surgery
Temple University
Philadelphia, Pennsylvania

Bryan A. Spinelli, PT, PhD, OCS, CLT-LANA
Clinical Rehabilitation Specialist
Rhode Island Hospital
Providence, Rhode Island

Daniel J. Stinner, MD
Orthopaedic Trauma Surgeon
Department of Orthopaedics and Rehabilitation
San Antonio Military Medical Center
San Antonio, Texas

David Alex Stroh, MD
Resident
Department of Orthopaedic Surgery
Union Memorial Hospital
Baltimore, Maryland

Edwin P. Su, MD
Orthopaedic Surgeon
Department of Adult Reconstruction and Joint Replacement
Hospital for Special Surgery
New York, New York

Maureen Suhr, PT, DPT, PCS
Manager
Department of Rehabilitation
Hospital for Special Surgery
New York, New York

Michael Szekeres, OT Reg (Ont.), CHT
Occupational Therapist
Hand & Upper Limb Centre
St. Joseph's Health Care
London, Ontario, Canada

Robert Z. Tashjian, MD
Associate Professor
Department of Orthopaedics

University of Utah School of Medicine
Salt Lake City, Utah

Samuel Arthur Taylor, MD
Sports Medicine Fellow
Department of Sports Medicine
Hospital for Special Surgery
New York, New York

Matthew P. Titmuss, PT, DPT
Director, Acute Care Orthopedic Rehabilitation
HSS Rehabilitation
Hospital for Special Surgery
New York, New York

P. Justin Tortolani, MD
Director of Spine Education and Research
MedStar Union Memorial Hospital
Baltimore, Maryland

Andrea Tychanski, PT, DPT, SCS, ATC, CSCS
Physical Therapist
Sports Rehabilitation and Performance Center
Hospital for Special Surgery
New York, New York

Sarah Tyndall, MPT, OCS
Physical Therapist
NovaCare Rehabilitation
Philadelphia, Pennsylvania

Heather A. Vallier, MD
Professor of Orthopaedic Surgery
Department of Orthopaedic Surgery
MetroHealth Medical Center
Cleveland, Ohio

Vivek Venugopal, MD
Resident Physician
Department of Surgery
Beth Israel Deaconess Medical Center
Boston, Massachusetts

Mandeep Singh Virk, MD, MBBS
Resident
Department of Orthopaedic Surgery
University of Connecticut School of Medicine
Farmington, Connecticut

J. Turner Vosseller, MD
Assistant Professor
Department of Orthopaedic Surgery
Columbia University Medical Center
New York, New York

John J. Walker, PT, DPT, MBA
Senior Physical Therapist
Orthopaedics and Sports Medicine

Temple University
Philadelphia, Pennsylvania

Lindley B. Wall, MD
Assistant Professor
Department of Orthopaedic Surgery
Washington University
St. Louis, Missouri

Kempland C. Walley, BSc
Biomedical Engineer and Research Fellow
Department of Orthopedic Surgery
Beth Israel Deaconess Medical Center, Harvard Medical School
Boston, Massachusetts

Laura Walsh, MS, OTR/L, CHT
Hand Therapy Team Leader
University of Pennsylvania Therapy and Fitness Upper
    Extremity Center
Penne Presbyterian Medical Center
Philadelphia, Pennsylvania

Mark E. Warren, OTR/L, CHT
Department of Orthopaedics
University of Connecticut Health Center
Farmington, Connecticut

Cynthia Watkins, PT, DPT, CHT
Manager of Hand Therapy
Hand Therapy
Rothman Institute
Philadelphia, Pennsylvania

Alicia Faye White, PT, ATC, DPT
Physical Therapist
Department of Orthopaedics and Rehabilitation
San Antonio, Texas

Kevin E. Wilk, DPT, FAPTA
Clinical Director
Physical Therapy
Champion Sports Medicine
Birmingham, Alabama

Trevor W. Wilkes, MD
Orthopedic Surgeon
Orthopedics-Sports Medicine
Lexington Clinic
Lexington, Kentucky

Gerald R. Williams, Jr, MD
Professor, Chief—Shoulder and Elbow Surgery
The Rothman Institute
Jefferson Medical College
Philadelphia, Pennsylvania

Richard D. Wilson, MD, MS
Assistant Professor of Physical Medicine and Rehabilitation
MetroHealth Rehabilitation Institute
Case Western Reserve University
Cleveland, Ohio

John J. Wixted, MD
Orthopaedic Trauma Surgeon
Department of Orthopaedic Surgery
Beth Israel Deaconess Medical Center
Boston, Massachusetts

Jennifer Moriatis Wolf, MD
Associate Professor
Department of Orthopaedic Surgery
University of Connecticut Health Center
Farmington, Connecticut

Adrian James Yenchak, DPT, PT
Director
Columbia Sports Therapy
Columbia Doctors Orthopedics
Columbia University
New York, New York

Elizabeth Zhu, MD
Medical Student
Orthopaedic Surgery
Icahn School of Medicine at Mount Sinai
New York, New York

序　言

能为这本令人印象深刻的书籍撰写序，我感到非常高兴和自豪。在我担任美国科学促进会出版物委员会主席时，Green 博士首次提出了聘请 Hayda 博士和 Hecht 博士共同担任这本书的主编的想法。现在，作为教育理事会主席，我很高兴看到这个团队的杰出成果——著名的骨科教育者和技术娴熟的外科医师，共同完成了这项重要而艰苦的工作。

我的导师 Charles Neer 经常告诉他的患者，他会通过肩关节置换或肩袖修复完成他负责的那部分治疗，但是之后的肩关节康复的主要工作需要由他们自己完成。事实上，在 Neer 的办公室里看到他指导患者并与他们的物理治疗师和作业治疗师互动时，我学到的东西不比协助手术时少。虽然我们都认可术后康复对最终康复结局的重要性，但太多的讲座和书籍总是把注意力集中在手术步骤上，仅在最后对术后护理和康复做一个简短的甚至是敷衍的总结。不同于以往的书籍，这本书详细阐述了大多数常见的骨科手术的术后康复理论和实践知识。

每位编者都是他／她所在领域的权威，他们都已经详细地解释了进行术后护理的原则：什么结构必须在愈合过程中保护，什么运动将有助于防止僵硬和粘连，以及如何最好地重建肌肉力量和控制功能，以恢复患者的运动和日常生活活动能力。最重要的是，他们描述了解剖结构在手术中的细微变化，以便根据手术情况制订康复方案。毫无疑问，许多康复治疗师和外科医师将会反复并仔细地学习这些宝贵知识，并通过共同努力促进患者的术后康复。

Evan L.Flatow, MD
美国西奈山西拉斯克
骨科教授
纽约

前　言

术后康复是所有成功的骨科手术管理的重要组成部分。外科医师、康复治疗师和患者通常都需要详细了解解剖学、病理生理学、外科手术、愈合反应，以及康复技术和模式。传统的骨科教育和培训很少强调在术后即刻进行充分的康复治疗。在临床实践中，外科医师和康复专家之间的合作是多样的。外科医师加深对康复原则和技术的了解和理解可以改善治疗结局。同样，康复治疗师加深对外科手术过程及其细微差别的理解，将有助于他们为每位患者提供个体化的康复方案。手术和康复的协作对于取得成功的结局有巨大的积极影响。此外，相较于手术本身，患者往往在术后康复过程中要面临更多的问题，此时康复治疗师必须考虑患者的处境和经历。

本书编者在其临床实践中的个人经验促进了本书的编写。在理想环境下，外科医师和康复治疗师共同管理患者骨科术后的康复。然而，在现实中，外科医师和康复治疗师之间唯一的互动和沟通渠道是转诊，此时他们通常只会注意评估和治疗指导程序。本书的主要目的是证明手术和康复必须联系在一起才能取得成功。

编写本书的目的是为所有参与骨科术后康复的个人提供全面的资源，包括外科医师、非手术骨骼肌肉治疗者、医护助理人员、物理治疗师、规培医师及作业治疗师。正文分为几部分，涉及上肢、下肢、骨盆、脊柱和创伤等最常见的外科手术。每一章由专业的外科医师和物理治疗师及作业治疗师共同撰写，以提供有关解剖学、手术适应证及康复技术方案的知识，并通过具体提示和要点来解释康复方案的原理。其目的是为负责骨科患者康复的专业人员提供明确的信息，以指导患者的康复直至达到机体最佳状态。

在此向所有参与这部作品构思和创作的同道致谢。特别感谢 Evan Flatow 医学博士和几年前批准这一项目初步提案的美国骨科出版委员会（American Academy of Orthopaedic Surgeons Publications Committee）的医师成员们。我们也永远感谢学院的工作人员（Laurie Braun; Marilyn Fox, PhD; Joan Golembiewski; Hans Koelsch, PhD; Howard Mevis; Lisa Moore; Sylvia Orellana; Rachel Winokur）一直以来的帮助，以及来自 Wolters Kluwer 出版社的工作人员（Kate Heaney、Brendan Huffman、David Orzechowski）和我们的制作经理 Indu Jawwad，他指导我们度过了创作的最后阶段。我们还要感谢各章节的负责编辑为组织各章作者所做的努力，并感谢他们在编写过程中提供的帮助。

我们希望读者喜欢这本书，并期待它在患者照护过程中能为治疗人员提供帮助。

Andrew Green, MD

Roman Hayda, MD

Andrew C. Hecht, MD

引 言

Todd S. Ellenbecker, DPT, MS, SCS, OCS, CSCS

外科医师和康复治疗师一致认为术后康复具有重要意义。恢复解剖结构是外科手术的首要目标，这需要通过渐进式康复训练得到进一步的加强。渐进式康复训练旨在恢复患者的生理功能，最终确保其获得更好的治疗效果。随着在术后康复中用于恢复功能和提高疗效的康复训练和治疗技术的深入发展，手术与康复治疗将全面地结合起来。本书也将帮助读者增加对于手术暴露程度和特定外科手术中固有的技术程序的认识。本篇引言将介绍外科医师和康复治疗师之间的沟通问题，以及每个治疗者在康复过程中的作用，强调相互协作的重要性，并讨论康复方案的制订和应用。

沟通问题

这一介绍性内容将强调高度理解手术过程、组织受累程度、压力、激活水平的重要性和目前最先进的康复项目中对循证康复的最终要求。最基本的一点是，外科医师和物理治疗师或作业治疗师之间的合作交流至关重要。临床实践中来自各个方面的困难都可能会影响外科医师和康复治疗师之间的有效沟通，最终可能危及患者的治疗。典型的肩关节镜手术后物理治疗处方（图1）提供了一个"完美"的例子。尽管处方提供了关于持续时间和一般目标（增加肌力、关节活动范围）的基本信息，但缺少关于手术修复类型的信息，致使康复治疗师获取的信息有限，这将影响患者术后早期康复的许多方面。与手术技术、组织质量和患者预期需求相关的

因素可能对所使用的物理治疗程序的类型和所使用方法的进展产生实质性的影响。

通常来讲，外科医师通过手术优化解剖结构，在术后康复中的作用是传达解剖状态，了解康复过程的一般原则、阶段和进展，并协助确定患者的活动恢复情况。外科医师应该提供"红灯"标准，即禁止某些运动或负荷，以及允许活动的"绿灯"标准。外科医师提供信息，康复治疗师利用这些信息来确定和实施特定的训练和康复程序。康复治疗师

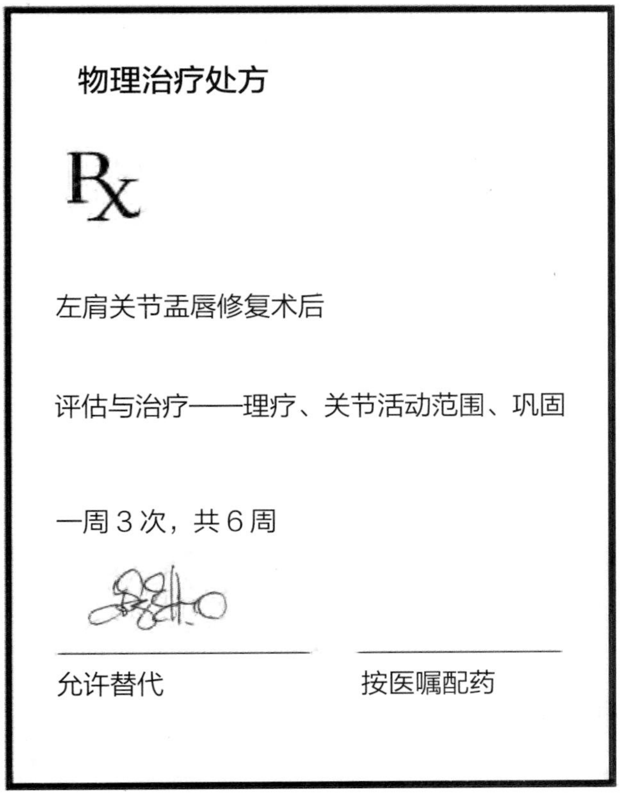

物理治疗处方

R_X

左肩关节盂唇修复术后

评估与治疗——理疗、关节活动范围、巩固

一周3次，共6周

_____

允许替代   按医嘱配药

图1 康复治疗师和外科医师之间较常使用的缺乏必要信息的物理治疗处方示例

的任务是了解相关的解剖结构、病情的病理生理学和外科手术过程，同时提供训练相关的知识，并在整个术后管理过程中指导训练方案的执行。康复治疗师还负责确定和介绍治疗方案进程的准备情况，为术后活动或运动恢复制订特定的活动或特定的功能性训练方案。外科医师优化解剖结构，治疗师优化生理功能，两者的协调合作将产生最好的治疗效果。

一个治疗类型的具体示例（关节镜下盂唇修复术后）可以用来说明几个概念，以强调康复治疗师和外科医师之间专业互动的重要性。

导致盂唇修复术后 ROM 改善的主要因素之一是盂唇修复的解剖部位。基于盂唇修复的部位（前部、上部、后部）和潜在的病理生理学因素（创伤性不稳定、重复性超负荷或退行性病变），治疗进展和治疗方式可能会发生改变。由 Black 等定义的关节囊前部低张力区，以及 Penna 等对外展外旋联合作用与外旋内收联合作用的对比研究结果，为前下盂唇修复后盂肱关节 ROM 和联合效应提供了重要的指导。在不了解修复的解剖部位的情况下，康复治疗师应用的循证训练和 ROM 训练不能最大限度地减少或适当地加载 ROM 训练中的盂肱关节囊的压力，从而最佳地保护修复后盂唇。此外，如果没有关于盂唇修复的详细信息，康复治疗师可能会使用一种低强度 ROM 训练方案来保护关节囊周围组织。在这种情况下，康复治疗师可能无法在早期提供最佳的 ROM 训练，这可能导致关节僵硬和运动丧失，以及增加后期康复的难度。康复治疗师和外科医师了解彼此的工作和专业知识，以及运用有效的沟通策略可以为患者带来最佳的功能结果。

基础科学研究在康复中的应用

除了极为重要的外科医师和康复治疗师之间关于外科手术的沟通之外，最佳的高水平术后康复应尽可能基于循证方法，这可以促进患者照护过程的一致性和协调性。以下肩袖修复术后患者的康复可以阐明此观点。

早期 ROM（恢复最佳生理功能）是肩袖修复后的关键初始目标，旨在最大限度地减少失用性萎缩和关节囊挛缩，以及改善短期和长期治疗效果。这一直是许多研究的主题。一些研究显示，在对肩袖修复术后延迟运动方案患者的长期随访中，肩关节 ROM 没有明显降低。相反，一些研究表明，应用早期被动运动不会增加术后患者肩袖再撕裂的概率，这意味着早期 ROM 训练不会损害肩袖修复。然而，运动必须在安全范围内进行，不能对修复肌腱施加过大的负荷，也不能危及解剖修复。例如小的、稳定的肩袖修复与较大的、较严重的撕裂及较差质量组织的修复相比，康复方案存在明显差异。研究为肩袖修复术后康复提供了安全、低张力 ROM 训练的直接指导意见，同时允许进行盂肱关节活动和关节囊延展训练。基础生物力学研究表明，肩关节在肩胛骨平面向上 30° 外展，与内收和中立位旋转的位置相比，60° 的外旋不会使冈上肌的张力显著增加。然而，肩关节活动到内旋 60° 的位置会增加冈上肌腱的应力。这些结果表明，在早期康复阶段，肩胛骨平面向上 30° 外展时进行肩关节内旋和外旋不会危害解剖结构。

Park 等进行了一项实验性尸体研究，将负荷应用于骨间等效（transosseous equivalent，TOE）肩袖修复术。他们的研究表明，在早期康复活动中预期的负荷，如侧卧位主动外旋和被动外旋产生的负荷（范围在 15~90N）将远远小于利用 TOE 修复结构时冈上肌腱修复后所能承受的应力负荷。

许多研究估算了被动和主动辅助外旋运动产生的负荷，发现在这种康复过程中遇到的负荷不太可能危及冈上肌修复的解剖完整性。这些类型的研究结果和应用可以帮助外科医师和康复治疗师协作制订早期安全的 ROM 训练和运动的方案，同时不损害修复完整性或避免对愈合产生不利影响。

基于方案的康复

使用确定的、书面的术后康复方案在外科和物理治疗中是常见的，本书将讨论许多这样的方案。方案包含详细的程序，这些程序是基于手术后的时间点，以及患者在进入下一康复阶段之前需要实现的某些预期目标或活动而制订的。需要强调的是，每个方案必须个体化应用于患者，并且必须基于对患者体征、症状的评估与再评估及患者对持续治疗的反应来进行。例如，研究表明，患者康复和恢复功能活动的进展速度因肩袖撕裂的不同程度（即小型撕裂、大型撕裂、巨大型撕裂）、修复时肌腱组织的质量（肌腱收缩、脂肪浸润）和其他因素（吸烟、不吸烟）而有所不同。在应用本书中的信息时，至关重要的是必须理解这里提供的方案和建议是作者的首选技术和康复建议，应该作为治疗指导应用于患者个体，每位患者都需要进行关于康复进展和技术应用的具体评估和考量。也就是说，本书旨在为不同关节或身体部位的康复方案和指导建议提供广泛的细节信息与证据。

结论

在本书中，外科专家和康复专家共同合作描述了上下肢、中轴骨骼和脊柱的常见外科手术流程和术后康复。本书包含的信息可用于促进外科医师和康复治疗师的互动，改进基于循证的术后康复方案的制订和修改，并最终改善手术结果。最终的目标是外科医师和康复治疗师共同努力，通过循证康复，优化和恢复解剖结构和改善生理功能。未来的重点在于改善治疗结果并确保客观评估的方法最终成为骨科手术管理和术后康复过程的一部分。

参考文献

Black KP, Lim TH, McGrady LM, Raasch W: In vitro evaluation of shoulder external rotation after a Bankart reconstruction. *Am J Sports Med* 1997;25:449–453.

Chen M, Xu W, Dong Q, Huang Q, Xie Z, Mao Y: Outcomes of single-row versus double-row arthroscopic rotator cuff repair: A systematic review and meta-analysis of current evidence. *Arthroscopy* 2013;29(8):1437–1449.

Ellenbecker TS, Bailie DS, Kibler WB: Rehabilitation following rotator cuff repair, in Manske R, ed: *Postsurgical Orthopedic Sports Rehabilitation: Knee & Shoulder*. Philadelphia, PA, Elsevier Science, 2006.

Ghodadra NS, Provencher MT, Verma NN, Wilk KE, Romeo AA: Open, mini-open and all arthroscopic rotator cuff repair surgery: indications and implications for surgery. *J Orthop Sports Phys Ther* 2009;39(2):81–89.

Hatakeyama Y, Itoi E, Urayama M, Pradham RL, Sato K: Effect of superior capsule and coracohumeral ligament release on strain in the repaired rotator cuff tendon. *Am J Sports Medicine* 2001;29(5):633–640.

Mazzocca AD, Bollier M, Fehsenfeld D, Romeo AA, Stephens K, Solovyoya O, Obopilwe E, Cimineiello A, Nowak MD, Arciero R: Biomechanical evaluation of margin convergence. *Arthroscopy* 2011;27(2):330–338.

Park MC, Idjadi JA, ElAttrache NS, Tibone JE, McGarry MH, Lee TQ: The effect of dynamic external rotation comparing 2 footprint-restoring rotator cuff repair techniques. *Am J Sports Med* 2008;36:893–900.

Penna J, Deramo D, Nelson CO, Sileo MJ, Levin SM, Tompkins B, Ianuzzi A: Determination of anterior labral repair stress during passive arm motion in a cadaveric model. *Arthroscopy* 2008;24(8):930–935.

Riboh JC, Garrigues GE: Early passive range of motion versus immobilization after arthroscopic rotator cuff repair. *Arthroscopy* 2014;30(8):997–1005.

Van Der Meijden OA, Westgard P, Chandler Z, Gaskill TR, Kokmeyer D, Millett PJ: Rehabilitation after arthroscopic rotator cuff repair: Current concepts review and evidencebased guidelines. *Int J Sports Physical Therapy* 2012;7(2): 197–218.

目　录

第1章　肩关节术后康复的解剖学及生理学基础

Trevor W. Wilkes, MD; David Ebaugh, PT, PhD; Bryan A. Spinelli, PT, PhD, OCS, CLT-LANA; Rebekah L. Lawrence, PT, DPT, OCS; Paula M. Ludewig, PT, PhD 和 *W. Ben Kibler, MD*

概述

肩关节康复措施是建立在全面了解解剖学、肩关节复杂的三维运动模式及肩胛带完成多功能任务需求的基础之上制订的。骨骼、关节和肌肉结构及其运动学整合满足活动性和动态稳定性的两个关键需求，最终促进功能性任务的实现。

肩关节最优活动性是允许骨与关节的协调，以及应对各种不同任务需求的连续运动的必要条件。它与关节的协调性、关节囊和韧带的柔韧性，以及周围肌肉的灵活性直接相关。相对不稳定的关节，特别是盂肱关节，其依靠动态稳定性转换成一个闭合链以促进躯干和手臂之间的力量转移，将关节内的力和负荷降至最低，并在盂肱关节处产生球窝式的运动。

康复干预措施可以影响许多活动性和稳定性因素，从而产生最佳的肩部功能。本章将回顾解剖、生理和力学的概念和原理，为术后的肩部康复提供基础。

关节连接

肩带的运动是基于胸锁（sternoclavicular，SC）关节、肩锁（acromioclavicular，AC）关节、盂肱（glenohumeral，GH）关节及肩胛胸壁（scapulothoracic，ST）关节之间复杂的相互作用产生的。胸锁关节是一种鞍状滑膜关节，由锁骨的内侧端和胸骨柄上外侧面的锁骨切迹组成，是上肢骨与中轴骨间连接的唯一骨性关节。它由强壮的韧带结构支撑，包括关节内的关节盘韧带、肋锁（菱形）韧带、锁骨间韧带以及囊韧带。胸锁关节运动为上提/下降、前伸/后缩、旋后/旋前（图1-1）。上提/下降围绕矢状轴，引起锁骨外侧端向上/向下运动；前伸/后缩围绕垂直轴，产生锁骨外侧向前/向后运动；旋后/旋前围绕锁骨的长轴（冠状轴），引起锁骨前外侧向上向后旋转/向下向前旋转运动。

肩锁关节是由锁骨的肩峰端、肩峰及周围的关节囊和关节内的纤维软骨半月板形成的一种滑

Ludewig博士或其直系亲属曾接受非资金支持（如设备或服务）、商业酬金或从创新体育训练（Innovative Sports Training）接受非研究性资金（如带薪旅行）。Wilkes博士或其直系亲属是Arthrex发言部门成员，曾代表Arthrex做付费演讲。其他作者Ebaugh博士、Lawrence博士和Spinelli博士及其直系亲属均未从与本文主题直接或间接相关的商业公司或机构获得有价物，未持有股票或股票期权。

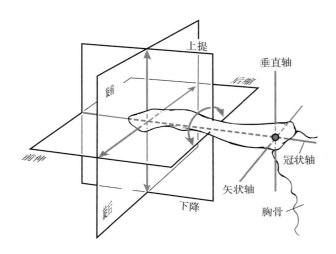

上提

垂直轴

后缩

旋前

冠状轴

矢状轴

前伸

下降

胸骨

图 1-1　胸锁关节的运动；绕矢状轴的上提 / 下降；绕垂直轴的前伸 / 后缩；绕冠状轴的旋后 / 旋前（经许可引自 Oatis, Carol A. *Kinesiology: The Mechanics & Pathomechanics of Human Movement*. 3e. Philadelphia: Wolters Kluwer, 2016）

膜关节。它是锁骨与肩胛骨进行协调运动的稳定枢轴。肩锁关节囊韧带连接锁骨外侧端 3~5mm 处，主要限制锁骨前后的移动。喙锁韧带从锁骨下方连接至喙突的基底部，包括圆锥韧带和斜方韧带，主要限制锁骨远端的向上移动，同时也提供一些对旋转的控制。圆锥韧带更靠近内侧，稍稍偏向后方，距肩锁关节平均 45mm，主要负责上方或下方关节的稳定性；斜方韧带止于锁骨的中外 15mm 处，限制锁骨向下 / 向上和向外的位移。

肩锁关节本身非常稳定，内外侧的移动极少，可以完成 3 种旋转运动，包括向上 / 向下旋转、前 / 后倾斜和向内 / 向外旋转（图 1-2）。思考肩关节盂和肩峰后侧的移动方向，可以更好地理解这些运动。向上 / 向下旋转围绕接近垂直于肩胛骨的运动轴。在向上旋转期间，关节盂一个朝向上的方向运动。当肩胛骨向下转动时，关节盂向朝下的方向移动；前 / 后倾斜围绕通过肩胛冈的内外侧轴线。在前倾的过程中，肩峰后侧向前上方运动，后倾时向后下方运动；向内 / 向外旋转围绕着垂直轴。当肩胛骨内旋（internal rotation，IR）时，关节盂向前内方向旋转；外旋（external

rotation，ER）时，关节盂向后外侧旋转。

盂肱关节由表浅关节盂和肱骨头的关节部分组成。覆盖着透明关节软骨的关节盂被纤维软骨盂唇包绕。盂唇扩大和加深关节盂，起到分散关节负荷和限制肱骨头移动的作用。关节囊的内层有滑膜，沿着盂唇边缘附着，止于肱骨解剖颈。盂唇是盂肱上、中、下韧带的起始部位，同时盂唇上缘也是肱二头肌长头腱的起始部位。

盂肱韧带分别增厚关节囊的各部，从而可以限制肱骨头的旋转和位移，特别是在盂肱关节运动的末端。盂肱上、中韧带起自关节盂前缘，止于肱骨外侧。盂肱下韧带复合体由前束和后束组成，加固关节囊下部，并在手臂上抬和旋转的不同位置提供稳定性。肩袖肌间隙由喙肱韧带、盂肱上韧带和肩袖肌间隙关节囊组成。喙肱韧带起自外侧喙突，通过肩袖肌间隙，止于肱骨大、小结节。整个盂唇 – 关节囊复合体对于盂肱关节的稳定性是至关重要的。

盂肱关节有 6 个自由度，包括 3 个旋转运动和 3 个平移运动。盂肱关节与肩胛胸壁、胸锁和肩锁关节一起运动，实现肩关节的大范围活动，这对于执行各式各样的功能活动非常重要。盂肱关节屈曲 / 伸展发生在冠状轴，内旋 / 外旋围绕沿着肱骨长轴的垂直轴，外展 / 内收围绕矢状轴。此外，功能性的手臂抬高通常发生在肩胛骨平面。需要了解的是，尽管肱骨头的平移运动通常很小（上 / 下 1~2mm，前 / 后 3~5mm），但对于正常的盂肱关节运动很重要。

相对较浅的肩关节 "窝" 要保证较大的盂肱关节活动度，但也造成关节的稳定性不足。另外包括关节盂缺损（骨性 Bankart 病变）和肱骨头缺陷（Hill-Sachs 和反 Hill-Sachs）等在内的病理性改变可进一步影响骨性稳定。当手臂位于侧面时，盂肱上韧带和喙肱韧带提供一些拉力防止向下的半脱位。喙肱韧带可限制肱骨外旋，提供肩关节前方的稳定性。随着手臂逐渐上抬，提供肩关节前方稳定性的组织逐渐由关节囊过渡到盂肱

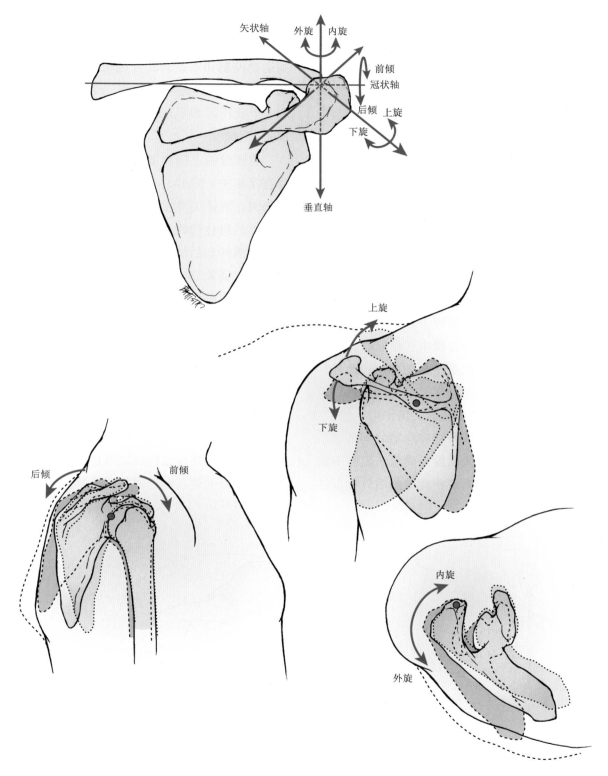

图 1-2　肩锁关节运动：绕矢状轴的上旋 / 下旋；绕冠状轴的前倾 / 后倾；绕垂直轴的内旋 / 外旋（经许可引自 Oatis, Carol A. *Kinesiology: The Mechanics & Pathomechanics of Human Movement.* 3e. Philadelphia: Wolters Kluwer, 2016）

中韧带，最终转变为盂肱下韧带复合体。在手臂抬高到较高的角度时，盂肱下韧带复合体的作用类似于一个"吊索"或吊床的作用，有助于下方的稳定性，以及当上肢外旋时的肩前部稳定性和内旋时的肩后部稳定性。关节囊或盂唇损伤会降低关节的稳定性，同时也会增加对次级稳定结构肩袖肌动态激活的依赖。

肩袖对维持盂肱关节稳定性具有极其重要的作用，它将肱骨头稳定在关节盂的中心，并在整个运动过程中提供向内侧的压力。在存在关节囊或盂唇损伤的情况下，确保肩袖肌群的最佳活化、控制和耐力尤其重要。冈上肌提供一个向内侧的作用力线，同时作为辅助外展肌通常被关注最多；其余的肩袖肌肉（肩胛下肌、冈下肌、小圆肌）则在抵消手臂上抬过程中三角肌收缩所引起肱骨头向上移位方面起更重要的作用；此外，肩胛下肌、冈下肌和小圆肌在通过控制肱骨头前后移动来防止过度运动方面也起关键作用。

肩胛胸壁关节位于肩胛骨和胸廓之间的 2 个筋膜平面的交界处。这些筋膜平面位于肩胛下肌和前锯肌之间，以及前锯肌和胸壁的后外侧面。

尽管肩胛胸壁关节的活动被描述为肩胛骨在胸廓上的运动，但是这种运动是由胸锁和肩锁关节共同运动控制和约束的复合运动。肩胛胸壁关节运动包括 2 个平移运动（上提 / 下降、前伸 / 后缩）和 3 个旋转运动（上旋 / 下旋、内旋 / 外旋，以及前倾 / 后倾）。

肩胛骨的上提和下降分别与锁骨的上提和下降直接相关（图 1-3）。当肩胛骨在胸廓上上提和下降时，肩锁关节发生少量运动以确保肩胛骨相对胸廓的最佳位线。肩胛骨的前伸和后缩分别与锁骨的前伸和后缩相关。另外，在这些运动过程中，在肩锁关节处产生少量肩胛骨内旋和外旋，这有助于肩胛骨与胸壁保持最佳的相对位置。肩胛胸壁关节的旋转包括向上 / 向下旋转，前 / 后倾斜和内旋 / 外旋。重要的是要认识到，在涉及肩带的大多数功能性活动中，这些肩胛胸壁关节的旋转不是作为孤立的运动发生的。例如当手臂高举过头时，肩胛胸壁关节运动的典型模式包括上提、后缩、向上旋转、后倾及外旋或内旋。在这个过程中，外旋或内旋则取决于手臂抬高的主要平面（当手臂在贴近冠状面上抬高时则发生外

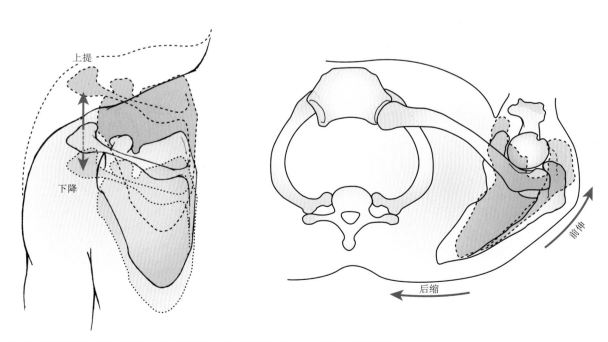

图 1-3　肩胛胸壁关节的活动：胸壁周的上提 / 下降和前伸 / 后缩（经许可引自 Oatis, Carol A. *Kinesiology: The Mechanics & Pathomechanics of Human Movement*, 3rd ed. Philadelphia: Wolters Kluwer, 2016）

旋，如外展）。这些肩胛胸壁关节运动对于保持肱骨头与关节盂之间的最佳位线、肩峰下空间的最佳大小、肩袖肌肉理想的长度张力关系及手臂抬高的活动范围都非常重要。

肌肉系统

肩关节的功能取决于附着在肩胛骨和上肢的18块肌肉的复杂的募集模式。这些肌肉一般可以分为连接胸廓与肱骨的肌肉、连接躯干与肩胛骨的肌肉，以及连接肩胛骨与肱骨的肌肉。

连接胸廓与肱骨的肌肉主要有背阔肌和胸大肌，主要功能是产生上肢的大范围、有力的运动，并借由盂肱关节通过对上肢的作用间接带动肩胛骨的运动。背阔肌由胸背神经支配，是有力的上肢内收肌和内旋肌，特别是在肩关节外展大于 90° 的位置，这是由于此肌肉的起点广泛分布在脊柱、腰背筋膜上，长度较长，止于结节间沟的后部。胸大肌由胸外、内侧神经支配，是上肢的内收肌和内旋肌，还具有屈曲肩关节的功能。胸大肌的作用在下臂抬高时最为有效。这两块连接躯干到肱骨的肌肉都可以变紧，从而限制盂肱关节和肩胛骨的运动。

连接躯干与肩胛骨的肌肉将肩胛骨固定于中轴骨上，并作为肩部的一个平台引导肩胛骨的运动具有必要的自由度。这些肌肉主要包括前锯肌、肩胛提肌、胸小肌、菱形肌和斜方肌。

斜方肌是最大、最表浅的连接躯干和肩胛骨的肌肉，由副神经（第 11 对脑神经）支配。这块宽阔的肌肉起自枕骨、项韧带以及第 7 颈椎至第 12 胸椎的棘突。斜方肌上部止于锁骨外 1/3 和肩峰，中部止于肩胛冈，下部止于肩胛冈基底部。这块宽阔的肌肉保证在选择性募集模式下精确地完成肩胛骨后缩、上提及后倾的复杂功能。斜方肌上、下部可以分别被独立激活，但又互相协调补充。

小菱形肌由肩胛背神经（C_5）支配，起自 C_7~T_1 棘突，止于肩胛骨内侧缘的肩胛冈基底部。

大菱形肌同样由肩胛背神经支配，起自 T_2~T_5 棘突，止于肩胛骨内侧缘后部，沿着肩胛冈基底部直至肩胛骨下角。大菱形肌的走行方向决定其对于肩胛骨后缩的作用。

前锯肌由胸长神经支配，包含三部分，起自第 1~9 肋的前外侧面。伴随着上肢抬高的同时，前锯肌前伸和向上旋转肩胛骨，从而发挥一个重要的稳定作用以对抗肩胛胸壁关节过度的内旋，这几乎贯穿于上肢向前屈曲和抬高过程中的所有位置。

肩胛提肌的神经支配是 C_3 和 C_4 的深支，肩胛提肌起自 C_1~C_3（有时为 C_4）的横突，止于肩胛骨内侧缘上部，功能上与前锯肌协同，使肩胛骨上提和上旋。

胸小肌在肩胛骨的运动定位时经常被忽视，它起自第 2~5 肋骨前部，向外上走行，止于喙突内侧，由胸内和胸外神经支配，长期过度紧张会导致肩胛骨处于前伸、前倾位。

由肩胛骨到肱骨的肌肉包括三角肌、冈上肌、冈下肌、肩胛下肌、小圆肌和大圆肌，主要产生盂肱关节运动。三角肌起自锁骨外侧面、整个肩峰和肩胛冈，止于肱骨三角肌粗隆。这种肌肉结构走行使上肢可以在多个平面上抬高。冈上肌和冈下肌起自各侧肩胛窝（冈上窝和冈下窝）的内 2/3，止点复杂又合理地排列于肱骨大结节。冈下肌和冈上肌的肌腱相互交错，冈下肌自后向前包绕冈上肌，在肱骨大结节上的止点形成肩袖的后上部。肩胛下肌起自肩胛骨前面，止于肱骨小结节。小圆肌起自肩胛骨外侧缘中部，神经支配为腋神经后支。大圆肌起自肩胛骨外侧缘下部，与背阔肌一同止于肱二头肌长头沟的内侧，由肩胛下神经支配，其功能是肱骨的内旋、内收和后伸。

运动模式

正常的肩带运动学依赖于胸锁关节、肩锁关节、盂肱关节以及肩胛胸壁关节最佳的运动性和稳定性，以及协调、有序地激活互为力偶的肌肉。肩部运动的产生需要肩复合体的每个关节提供复合的功能性运动。这些必要的运动具有任务特异性。大量正常的肩带运动发生在肩胛胸壁关节和盂肱关节，虽然胸锁关节和肩锁关节的运动是肩胛胸壁关节运动的结果，但它们仍然对正常运动至关重要（表 1-1）。

肩胛胸壁关节的运动是肩关节运动最大化、廓清肩峰下组织、维持盂肱关节动态稳定性所必需的。盂肱关节稳定的运动则确保上肢必要的灵活性，从而将上肢和手处在最优的位置。肩胛胸壁关节的运动受限于胸廓、胸锁关节和肩锁关节的连接。肩胛胸壁关节的运动伴随着胸锁关节和肩锁关节的大量运动（表 1-1）。胸锁关节和肩锁关节的运动对肩胛胸壁关节活动的影响程度取决于锁骨与肩胛骨之间在水平面上夹角的大小，可表示为肩锁关节的内旋角度（图 1-4）。当从三维的角度观察时，肩锁关节的上旋和胸锁关节的旋后联合导致肩胛骨相对胸壁的上旋。胸锁关节的抬高也导致肩胛胸壁关节少量的上旋。除了上旋外，胸锁关节的抬高还造成肩胛胸壁关节前倾，这可以部分抵消同时发生的肩锁关节后倾，最终

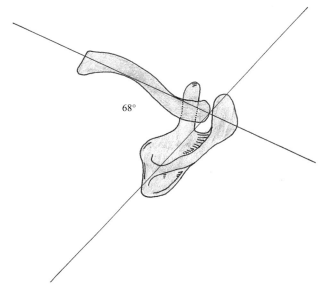

图 1-4　锁骨与肩胛骨的夹角，表现为肩锁关节的内旋，协助定义胸锁关节、肩锁关节和肩胛胸壁关节间的耦合模式 [引 自 Teece RM, Lunden JB, Lloyd AS, et al. Three-dimensional acromioclavicular joint motions during elevation of the arm. *J Orthop Sports Phys Ther*, 2008,38(4): 181-190]

引起肩胛骨相对于胸壁的后倾。

需要认识到的是肩胛胸壁关节的运动是通过胸锁关节和肩锁关节运动产生的复合运动。更重要的是要理解，与身体的其他肌肉不同，引起这些运动的肌肉并不是直接跨过胸锁关节和肩锁关节，它们的起点和（或）止点并不在胸骨柄、锁骨或肩峰上，而是在其他骨骼上。例如胸小肌，它可以通过胸锁关节造成锁骨和肩胛骨的前伸和下降，而它的附着点在第 3~5 肋和喙突。这样的机制体现肩锁关节和胸锁关节的正常功能对肩胛胸壁关节运动的重要性。

肩胛骨在稳定盂肱关节的过程中起重要作用，同时也提供相对于肩关节位于喙肩弓之下的肩袖间隙。因此，就要求肩胛骨在契合胸壁的曲线同时兼具活动性和稳定性的能力。肩胛骨的上旋通常伴随后倾以及肩锁关节的外旋，这有助于维持肩胛骨下角和肩胛骨内侧缘紧贴在胸壁上。因此，肩胛骨应在胸壁上保持平坦，肩胛骨的内侧缘与下角不应突出。前锯肌在肩胛骨的内侧有

表 1-1	功能性的肩关节上提运动总结
关节旋转	**活动（度）**
胸锁关节	
旋后	24°
后缩	13°
上提	6°
肩锁关节	
后倾	15°
上旋	11°
内旋	6°
肩胛胸壁关节	
上旋	54°
后倾	16°
内旋 / 外旋	0.2°
盂肱关节	
上提	74°
外旋	27°

注：功能性运动的定义是上肢在肩胛骨平面从休息位上提至 120°。
数据引自 Ludewig PM, Phadke V, Braman JP, et al. Motion of the shoulder complex during multiplanar humeral elevation. *J Bone Joint Surg Am*, 2009,91(2):378-389。

很大的力臂和附着点，是肩胛骨向上旋转的原动力，同时也抑制肩胛骨过度的内旋（翼状肩或内侧缘突出）。斜方肌上部通过调节胸锁关节后缩和上提在控制肩胛骨的位置方面起突出的作用。斜方肌中、下部也是关键的肩胛骨稳定肌，可以限制肩锁关节过度的内旋，而斜方肌下部则还能辅助肩胛骨的上旋。根据这些肌肉的力线，前锯肌功能正常对于肩关节前屈过程中最优的肩胛骨控制是至关重要的，而斜方肌则在冠状面上的外展活动中起到更为重要的作用。任何偏离这一典型运动的模式都称为肩胛骨动力异常，提示可能有神经肌肉骨骼功能障碍。

主要负责产生和控制肩胛胸壁关节运动的肌肉可分为前群和后群。斜方肌、肩胛提肌、菱形肌和背阔肌构成后群。胸大肌、胸小肌和前锯肌构成前群。总的来说，这些肌肉主要负责肩胛胸壁关节运动的产生和控制。

斜方肌上部、肩胛提肌和菱形肌协作产生肩胛骨的上提，即我们所知的耸肩（图 1-5A）。因为肩胛提肌和菱形肌在肩胛骨上的附着点位于上下旋轴线的内侧，故也能使肩胛骨下旋。通过提升锁骨的外侧端，斜方肌上部也具有少部分潜在的可以使肩胛骨上旋的作用。

产生强有力的肩胛骨下降是由背阔肌、斜方肌下部、胸小肌和胸大肌下部等肌肉收缩引起的（图 1-5B）。另外由于背阔肌、胸小肌和胸大肌这些肌肉的力线位于上下旋的轴线外侧，也可以起到向下旋转肩胛骨的作用。无论肩胛骨在下降的位置前伸、后缩或保持在中立位，都依赖于前侧胸肌和后侧背阔肌、斜方肌活动时的相对平衡。

胸大肌、胸小肌和前锯肌共同产生肩胛骨的前伸。除了肩胛骨的前伸和下旋外，胸肌还可以产生肩胛骨的前倾和内旋。前锯肌则使肩胛骨产生上旋、外旋和后倾。因此，肩胛骨前伸时可能也伴随上旋、后倾，如果前锯肌主导收缩则还会引起外旋。同样地，当肩胛骨前伸主要是由于胸肌的收缩产生时，那么同时也会伴随内旋和前倾。

肩胛骨后缩是由斜方肌、菱形肌和背阔肌产生的。当菱形肌和背阔肌收缩使肩胛骨后缩时，也会有肩胛骨的向下旋转。这种运动可以被斜方肌向上旋转肩胛骨的趋势所抵消，从而使肩胛骨后缩并保持在向上 / 向下旋转的位置。

将手臂抬高到过头的位置需要肩胛胸壁关节

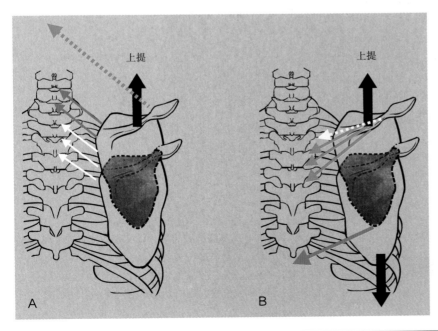

图 1-5　A. 产生肩胛骨上提的肌肉：红色虚线 = 斜方肌上部；紫色实线 = 肩胛提肌；白色实线 = 菱形肌。B. 产生肩胛骨下降的肌肉：白色虚线 = 胸大肌和胸小肌；红色实线 = 斜方肌下部；紫色实线 = 背阔肌

和盂肱关节肌肉组织的协调活动。很多手举过头的运动都发生在肩胛骨平面，即向前与冠状面呈 30°~45°角的平面。当手臂举过头顶时，肩胛胸壁关节主要的运动是上旋，这是由斜方肌上、下部协同前锯肌共同形成力偶产生的。然而，对于斜方肌上部在肩胛骨向上旋转运动中的作用是有争议的。当手臂在头部上方后，前锯肌和斜方肌中部继续形成合力向上旋转肩胛骨（图 1-6）。斜方肌下部的作用被认为是肩胛骨稳定肌的一种，它抵消前锯肌和斜方肌上部分别对肩胛骨产生的前伸和上提作用。

　　上肢在肩胛骨平面上抬高期间，肩胛骨后倾，并在末端外旋。前锯肌、菱形肌和斜方肌一起合力产生这些运动。由于在肩胛骨下角上有很多的附着，前锯肌下部被认为是产生肩胛骨后倾的主要肌肉。斜方肌下部附着于下胸椎棘突和肩胛冈上的三角肌结节，并与前锯肌下部一同产生肩胛骨后倾（图 1-7）。前锯肌和菱形肌附着在肩胛骨的内侧缘上，形成一组能产生肩胛骨外旋的力偶（图 1-8）。

　　三角肌和肩袖肌肉群负责产生盂肱关节的运动，这些运动在手臂过头抬高的过程中伴随着肩胛胸壁关节的运动。重要的是，这些肌肉共同产生力偶使上肢抬高和盂肱关节外旋，同时也最大限度地减少肱骨头的位移以确保手举过头的全范围运动。总的来说，肩袖肌群将肱骨头固定在肩关节盂上，在三角肌主导的上肢抬高过程中稳定盂肱关节。冈上肌将协助三角肌产生上肢抬高的活动，而冈下肌和小圆肌将产生上肢抬高后期过程中的肱骨外旋。

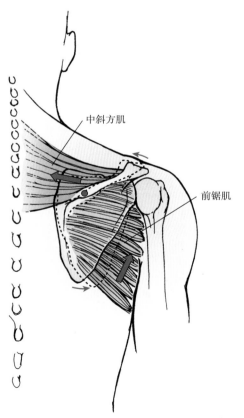

图 1-6　负责引起肩胛骨上旋的肌肉（斜方肌中部、前锯肌下部）（经许可引自 Oatis, Carol A. *Kinesiology: The Mechanics & Pathomechan- ics of Human Movement*. 3rd ed. Philadelphia: Wolters Kluwer, 2016）

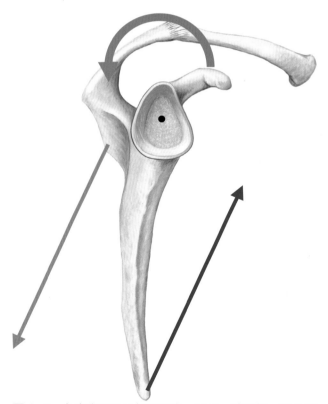

图 1-7　负责肩胛骨后倾的肌肉。黑点 = 旋转轴；绿色箭头 = 后倾运动；紫色箭头 = 前锯肌；红色箭头 = 斜方肌下部（经许可引自 Oatis, Carol A. *Kinesiology: The Mechanics & Pathomechanics of Human Movement*. 3rd ed. Philadelphia: Wolters Kluwer, 2016）

图中标注：中斜方肌　前锯肌

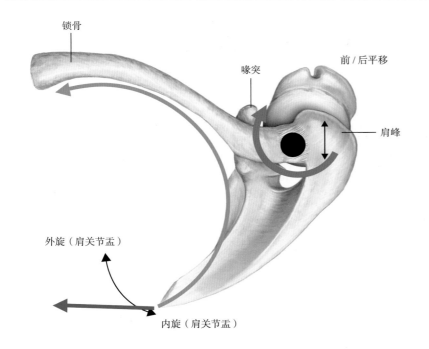

锁骨

喙突

前 / 后平移

肩峰

外旋（肩关节盂）

内旋（肩关节盂）

图 1-8　负责肩胛骨外旋的肌肉。黑点 = 旋转轴；蓝色箭头 = 外旋运动；红色箭头 = 前锯肌；紫色箭头 = 菱形肌（经许可引自 Oatis, Carol A. *Kinesiology: The Mechanics & Pathomechanics of Human Movement*. 3rd ed. Philadelphia: Wolters Kluwer, 2016）

小结

　　理解胸锁关节、肩锁关节、盂肱关节和肩胛胸壁关节的运动，以及肩带肌肉活动是如何促成肩带的整体运动的，为临床医师提供评估与肩部病变情况和损伤相关的异常运动模式、肌肉无力，以及需要在康复过程中关注的术后情况的基础。这些情况很多可以在术后进行处理和康复的不同的肩部损伤或疾病中被观察到。本章总述的目的在于强调运动与力量在身体多个部位的相互作用以产生稳定性和灵活性，在术后康复中这些部位的恢复是成功重返功能性活动的基础。

（刘　浩　译，钱菁华　张志杰　朱　毅　审）

参考文献

Borich MR, Bright JM, Lorello DJ, et al. Scapular angular positioning at end range internal rotation in cases of glenohumeral internal rotation deficit. *J Orthop Sports Ther*, 2006,36(12):926–934.

Braman JP, Engel SC, Laprade RF, et al. In vivo assess- ment of scapulohumeral rhythm during unconstrained over- head reaching in asymptomatic subjects. *J Shoulder Elbow Surg*, 2009,18(6):960–967.

Culham E, Peat M. Functional anatomy of the shoulder complex. *J Orthop Sports Phys Ther*, 1993,18(1):342–350.

Ebaugh DD, McClure PW, Karduna AR. Three-dimensional sca- pulothoracic motion during active and passive arm elevation. *Clin Biomech (Bristol, Avon)*, 2005,20(7):700–709.

Johnson G, Bogduk N, Nowitzke A, et al. Anatomy and actions of the trapezius muscle. *Clin Biomech (Bristol, Avon)*, 1994,9(1):44–50.

Kibler WB, Ludewig PM, McClure PW, et al. Clinical implications of scapular dyskine- sis in shoulder injury: The 2013 consensus statement from the 'scapular summit'. *Br J Sports Med*, 2013,47(14): 877–885.

Ludewig PM, Cook TM. Alterations in shoulder kinematics and associated muscle activity in people with symptoms of shoulder impingement. *Phys Ther*, 2000,80(3):276–291.

Ludewig PM, Phadke V, Braman JP, et al. Motion of the shoulder complex during multi- planar humeral elevation. *J Bone Joint Surg Am*, 2009,91(2): 378–389.

McClure P, Tate AR, Kareha S, et al. A clinical method for identifying scapular dyskinesis, part 1: reliability. *J Athl Train*, 2009,44(2):160–164.

Ozaki J. Glenohumeral movements of the involuntary inferior and multidirectional instability. *Clin Orthop Relat Res*, 1989, 238:107–111.

Paine RM, Voight M. The role of the scapula. *J Orthop Sports*

Phys Ther, 1993,18(1):386–391.

Perry J. Normal upper extremity kinesiology. *Phys Ther*, 1978, 58(3):265–278.

Roren A, Fayad F, Poiraudeau S, et al. Specific scapular kinematic patterns to differentiate two forms of dynamic scapular winging. *Clin Biomech (Bristol, Avon)*, 2013,28(8):941–947.

Sheikhzadeh A, Yoon J, Pinto VJ, et al. Three-dimensional motion of the scapula and shoulder during activities of daily living. *J Should Elbow Surg*, 2008,17(6):936–942.

Teece RM, Lunden JB, Lloyd AS, et al. Three-dimensional acromioclavicular joint motions during elevation of the arm.*J Orthop Sports Phys Ther*, 2008,38(4):181–190.

Triffitt PD. The relationship between motion of the shoulder and the stated ability to perform activities of daily living. *J Bone Joint Surg Am*, 1998,80(1):41–46.

Weiser WM, Lee TQ, McMaster WC, et al. Effects of simulated scapular protraction on anterior glenohumeral stability. *Am J Sports Med*, 1999,27(6):801–805.

Yanagawa T, Goodwin CJ, Shelburne KB, et al. Contributions of the individual muscles of the shoulder to glenohumeral joint stability during abduction. *J Biomech Eng*, 2008,130(2):021024.

Lori A. Michener, PHD, PT, ATC 和 *Phillip W. McClure, PT, PHD*

概述

结局评估能用于系统性评价肩关节骨骼肌肉疾病手术干预及康复的效果。Ernest Codman 博士在 1905 年首次提出"最终结果思想"。随后，他也成为首位为提高医疗质量而对其治疗患者的结局进行描述的医师。为了系统地评价医疗的结局，在临床上应该选择操作简单，能被常规执行，具有完善心理测量学特性，同时与患者密切相关的结局评估指标。患者自我结局评估（patient-rated outcome，PRO）指标符合以上要求，能评估单个患者或患者群组的医疗效果，同时能对个案患者日常的临床医疗决策处理起指导作用。PRO 从患者的角度出发，评估肩关节功能障碍及其治疗对患者日常和娱乐活动中活动能力和参与的直接影响，从而更好地对治疗效果和效率进行评价。此外，PRO 有助于对成本 - 效益和价值进行评估。

临床相关的功能障碍评估，如肩关节活动范围（range of motion, ROM）和肌力评定可以独立评估肌肉和关节的功能，但是并不能有针对性地评价患者在日常生活中运用上肢的能力。这些组织及关节功能障碍的评估并不能充分全面地评价医疗结局。PRO 通过患者的自评，常常能够更加准确地反映患者所期望的功能状况，这是医疗结局的最重要的一个方面。而且，大部分 PRO 操作简便，更加契合常规的需要。但是，为什么这些工具没有被临床医师一致地使用呢？研究发现评估者并不熟悉此类量表是一个主要原因，医师与患者认为此类量表评估耗时较多，同时对患者自我评估结果的得分难以解释和分析。本章将会对肩关节功能障碍患者的自我结局评估进行概述，通过利用并解释量表得分指导临床治疗和提高医疗质量。

患者自我结局评估的心理测量学特性

PRO 指标应该进行信度、效度、误差估计及反应度的考评。表 2-1 明确了这些心理测量学考评的内容和常用术语的定义。PRO 心理测量学特性应该在准备应用的样本群组中测量。PRO 分数应该具有信度，并且在肩关节症状及功能没有变化时可以重复测得。组成量表各个条目及条目得分应该反映内部一致性。而量表效度分为 3 类：①同质效度——与其他肩关节功能障碍评估量表的分数相关；②聚合效度——与非肩关节功能障碍评估的量表无关；③区分效度——能区分不同程度功能障碍患者的能力。

McClure 博士或其直系亲属为《骨科和运动物理治疗杂志》（*Journal of Orthopaedic and Sports Physical Therapy*）的董事会成员、管理者、行政人员或委员会成员。Michener 博士或其直系亲属已获得《骨科和运动物理治疗杂志》的非资金支持（如设备或服务）、商业来源的酬金或其他非研究相关资助（如带薪旅行）；同时是美国职业与环境医学学院、美国物理治疗协会骨科分会（ASSET）、美国肩肘治疗师协会、《骨科和运动物理治疗杂志》和英国肩肘协会的董事会成员、管理者、行政人员或委员会成员。

在日常量表的临床使用和数据解释方面，还有 2 个最有用的度量标准：误差估计和反应度。误差估计是用来解释量表的单独得分或得分的变化。测量标准误（standard error of the measure，SEM）是当患者完成一次评分后对分数误差的估测。SEM= 标准偏差 × [（1- 内部一致性系数或信度系数）$^{1/2}$]。最小可测得改变值（minimal detectable change，MDC）即最小可测得变化值（smallest detectable difference，SDD），是与分数变化相关的误差估计（例如治疗前后的得分变化）；MDC=SEM × [（2）$^{1/2}$]。SEM 和 MDC 都具有 68% 置信区间（confidence interval，CI）。为了确定 90% 置信区间，SEM 和 MDC 分别需要乘以相应的 z 值（1.64）成为 SEM$_{90}$ 和 MDC$_{90}$。这些误差估计中的最重要的因素是它们具有相同的单位及分值，所以相较于标准信度系数，它们能直接解释误差。

反应度作为效度的一个方面，能体现量表测量临床状况改变的能力。其包括 2 个度量指标，效应值及标准化之反应平均值。2 个指标通过统计临床改变的大小和量表得分的变化（标准偏差），达到评估治疗前后治疗效用的大小。为了证实得分的改变是否具有临床意义，一个外部评估进展的标准作为校标被使用在临床上。PRO 变化的最小临床重要差异（the minimally clinically important difference，MCID）即最小重要差异值（the minimal important difference，MIC），是能够反映 PRO 量表得分最小重要临床差异的指标。最近又出现另一个统计术语——实质临床效益，即主要临床重要改善值，是 PRO 量表差异值经过了一段长时间的医疗处理而出现的实质或较大变化的结果，可以作为长期结局的评估指标。最小临床重要差异和实质临床效益都是基于效标的指标，能判断 PRO 量表得分是否具有临床意义。

肩关节骨骼肌肉疾病患者的自我结局评估

肩关节疾病患者的自我结局评估主要包括以下几个因素：肩关节的疼痛及症状、活动与参与的困难程度，以及患者对肩部使用的满意度。患

表 2-1　患者自我结局评估的心理测量学考评内容	
考评内容	**定义**
重测信度；组内相关系数（ICC）	在固定人群中量表评分的一致性
内部一致性；Cronbach'a 系数	量表内条目（问题）的一致性
误差估计	基于量表信度的量表评分误差
测量标准误（SEM）	在 68% 置信区间内评分变化的误差值（例如在治疗前后得分的变化）；误差值的分布
最小可测得改变值（MDC） 最小可测得变化值（SDD）	在 68% 置信区间内一个单独评分的误差值；误差值的分布
反应度	量表测评临床状况变化的能力
标准化之反应平均值（SRM）	评分变化的平均值 / 评分变化的标准差
效应值（ES）	基线评分改变的平均值 / 基线评分的标准偏差
最小临床重要差异（MCID）	在量表评分中体现患者症状改善最小的变化值；应用效标法计算所得的具有临床意义的最小变化值
显著的临床效益（SCB）/ 主要临床重要改善值（MCII）	在量表评分中体现患者症状改善最大或主要的变化值；应用效标法计算所得的具有临床意义的最大变化值
效度	所测量到的结果反映所想要考察内容的程度。具有多种效度，包括结构效度、聚合效度、离散效度、因子效度及区分效度等

者自我结局评估一般作为评估手术及康复结局的工具，并进行测量学的考评（表 2-2）。这些量表包含 2 个患者自我结局评估量表［上肢功能障碍（Disability of the Arm，Shoulder，and Hand，DASH）量表和简易 DASH 量表］，当评估症状及功能障碍时两者都将双侧上肢作为一个独立的功能单位。这主要通过询问患者完成动作的能力，如"不管你是怎样完成这些任务的"，说明"你用哪只手完成动作都不重要"。因此，DASH 量表和简易 DASH 量表并不是一种仅仅针对患侧肩关节的特定评估工具。其他 3 种患者自我结局评估量表可以评估功能障碍，2 种包含只针对患侧肩关节疼痛症状的测评。美国肩肘外科医师（American Shoulder and Elbow Surgeon，ASES）患者自评量表由美国肩肘外科医师学会创制，根据完成日常任务的困难程度来分别评估左、右两侧肩关节的疼痛及功能障碍程度。ASES 量表功能维度包含

10 个问题，每道题根据困难的程度分为 1~4 分。简易肩关节测试（Simple Should Test，SST）包含 12 个简单的日常功能条目，并只有 2 个回答选项（是 / 否）。宾夕法尼亚大学肩关节评估量表（University of Pennsylvania Should Score，Penn）在评估肩关节功能及疼痛的基础上还评估患者在患侧肩关节使用方面的满意度。Penn 量表在疼痛及满意度上使用 0~10 分的数字等级评分，而在功能维度则使用 1~5 分的等级评分。

其他量表在临床上也有应用。康斯顿肩关节评估表是一个被广泛使用的肩关节量表，它包含两部分——患者自评及医师评估表。患者自评部分包含关于疼痛及日常功能活动的 5 个问题，占总分的 35%。这些条目抽取的样本可能并不充分，因此不能充分评估肩关节的功能障碍。医师评估表包含占总分 40% 的关节活动度及占总分 25% 的肌力。康斯顿评估表是一个包含身体结

表 2-2	患者结局自评量表的测量学考评				
评估量表	量表各维度分数	重测信度及内部一致性	误差估计（SEM、MDC）	效度	反应度（SRM、ES、MCID）
美国肩肘标准量表（American Shoulder & Elbow Standardized Form，ASES）	疼痛：1 条目，10 分占总分 50%功能：10 条目，30 分占总分 50%得分：0~100 分100 分无功能障碍	重测信度ICC=0.84~0.96；平均 =0.91内部一致性a=0.61~0.96	SEM=6.7MDC90%CI=9.4	内容效度、结构效度	SRM=0.5~1.6平均 =1.1ES=0.9~3.5平均 =1.3MCID=6.4，12~17
康斯顿肩关节评估量表（Constant Shoulder Score）	疼痛：1 条目，10 分占总分 15%功能：4 条目，20 分占总分 20%临床评估：关节活动度：4 条目，40 分占总分 40%肌力：1 条目，25 分占总分 25%得分：0~100 分100 分无功能障碍	重测信度ICC=0.80~0.96内部一致性a=0.61~0.96	SEM=4.5误差估计：SD=8.86（95%CI=15 和 20 分）	内容效度、结构效度	SRM=0.59~2.16ES=0.20~2.72MCID=5.4
DASH	症状：5 条目，30 分占总分 16.7%功能障碍：25 条目，125 分占总分 83.3%得分：0~100%0 分无功能障碍	重测信度ICC=0.77~0.98平均 =0.90内部一致性a=0.92~0.98	SEM=2.8~5.2平均 =4.5MDC90%CI范围 =6.6~12.2平均 =10.5	内容效度、结构效度	SRM=0.5~2.2平均 =1.1ES=0.4~1.4平均 =1.1MCID=10.2~10.8

评估量表	量表各维度分数	重测信度及内部一致性	误差估计（SEM、MDC）	效度	反应度（SRM、ES、MCID）
简易 DASH	症状：3 条目，15 分占总分 37.5% 功能障碍：8 条目，40 分占总分 62.5% 得分：0~100% 0 分无功能障碍	重测信度 ICC=0.90~0.94 内部一致性 a=0.92~0.95	SEM=3.3~10.2 MDC95% CI=11~13.3	内容效度、结构效度	SRM=0.63~1.1 ES=1.02 和 1.26 MCID=8.0 和 15.9
宾夕法尼亚大学肩关节评估量表（Penn）	疼痛：3 条目，30 分占总分 30% 满意度：1 条目，10 分占总分 10% 功能：20 条目，60 分占总分 60% 得分：0~100 分 100 分无功能障碍	重测信度 ICC=0.94 内部一致性 a=0.93	SEM90%CI=8.5 MDC90%CI=12.1	内容效度、结构效度	SRM=1.27 ES=1.01 MCID=11.4 SD9.5
简易肩关节测试（simple shoulder test, SST）	功能：12 条目，12 分占总分 100% 得分：0~12 分 12 分无功能障碍	重测信度 ICC=0.97~0.99 平均 =0.98 内部一致性 a=0.85	SEM=11.65 MDC95%CI=32.3	内容效度、结构效度	SRM=0.8~1.8 平均 =0.9 ES=0.8 MCID=2.33 分
西安大略肩袖肌群测评量表（Western Ontario Rotator-Cuff index，WORC）	症状：6 条目，100 分占总分 28.7% 运动：4 条目，100 分占总分 19% 工作：4 条目，100 分占总分 19% 生活方式：4 条目，100 分占总分 19% 情绪：3 条目，100 分占总分 14.3% 得分：0~100% 0 分无功能障碍	重测信度 ICC=0.84~0.89 内部一致性 a=0.91~0.95	SEM=6.9 MDC95%CI=19.1	结构效度	SRM=0.91~2.1 ES=0.96~1.37 MCID=11.7~13.1
患者特定功能量表（Patient Specific Functional Scale，PSFS）	功能：3~5 条目，每题 10 分，计算平均分 得分：0~10 分 10 分无功能障碍	重测信度 ICC=0.71 内部一致性：未测量	SEM=1.1 MDC=3.0（90%CI=17 和 4.2）	结构效度	MCID=1.2

注：CI，置信区间；ES，效应值；ICC，内部一致性系数；MDC，最小可测之差异值；MCID，最小临床重要差异；SEM，量表标准误差；SRM，标准化的反应平均值。

构及功能、日常活动及参与的评估量表，它在评估客观身体结构及功能方面有较高的比重。西安大略肩袖肌群测评量表（Western Ontario Rotator Cuff Indes，WORC）是一个针对特定疾病的评估表，用于评估肩袖肌群疾患的预后。WORC 量表通过多个方面评估症状及功能。该量表最初在 21 个条目中均使用视觉仿真评分，后来转化为方便临床使用和评分的 0~10 分的数字等级评分量表。最后一个患者自我结局评估量表是针对患者个体功能状况的量表——患者特定功能量表（patient

specific functional scale, PSFS）。PSFS 量表让患者选择 3~5 个条目，这些是患者认为十分重要而由于损伤难以再完成的条目。每个条目的困难分级通过 0~10 分的数字等级评分进行划分（0= 不能完成，10= 如同受伤之前能完成），然后将各个条目的得分相加再除以条目数得出平均分（组内相关系数 ICC=0.71，MDC 95%CI=3.0，MCID=1.2）。PSFS 量表使用便捷而有效率，能评估身体任何部位的功能，但是量表条目在患者所有难以进行的日常活动中抽取的样本可能并不充分。

患者自我结局评估量表的使用与解释

误差评估和反应度测评能直接解释量表的得分。例如一位患者在治疗前进行 DASH 量表自评，得分为 30/100（0 分无功能障碍）。平均测量标准误 SEM_{90} 为 7.4，患者在 DASH 量表的 90% 置信区间为（30±7.4）分。MDC、MCID 和 SCB 这 3 个测量指标可用来测量不同时间点的得分差异。患者在第 1 天测量 DASH 量表得分为 30/100，并在 2 周后测量 DASH 量表得分为 15/100，相当于量表得分有 15 分的变化。量表平均 MDC_{90} 为 10.5 说明在 90% 置信区间内确实发生了功能变化，若出现无差异则属误差。15 分的差异明显大于最小可测得改变值 10.5 分，但是这能不能说明此差异值具有临床意义呢？MCID 可以用于评价所测得之差异是否具有临床意义，即变化对于患者来说是否真的重要。DASH 量表的 MCID 范围为 10.2~10.8 分。15 分差异值明显高于 MCID 的范围，说明患者 2 周之间的差异具有临床意义。对于误差及反应度的测评指标通常是一个范围，其会由于不同的影响因素而出现不同的结果，包括患者样本的选取、医疗处理的不同、患者个体差异、差异值测量的时间间距及量表的敏感度等。

为了比较肩袖肌群损伤患者术后进行预后自评的状况，学者进行了一项系统的文献检索。该项研究在 PUBMED、CINAHL 和 Web of Science 数据库中，使用相应的主题词检索免费的英文文献。为了说明本章内容的主旨，分析患者预后自评量表的研究，各种由于肩袖肌群损伤而进行手术并术后康复的文献均被检索出来。在样本量至少 30 例的研究中，使用最广泛的，用于手术前后 2 次的患者自我结局评估量表是 ASES 量表、康斯顿评估量表、DASH 量表、简易 DASH 量表、Penn 肩关节量表及 WORC 量表。所有量表在肩关节的功能和日常活动能力的自评中均具有良好的信度及效度（包括反应度）。

一般文献报道超过 1 个以上的患者自我结局评估量表并不常见，同时在多数患者自我结局评估量表中对于症状及功能障碍的评估也多有重复的地方。因此，在临床研究中必须选择适合该类患者或患者人口种群特性的自评量表进行评估。如何根据患者的特性选择适合的 PRO 量表呢，其实可以简单地通过回顾量表的问题来决定是否适合测评。例如 ASES 量表和简易 DASH 量表都会询问运动和娱乐活动的相关问题。但是，ASES 量表会特别地询问能否举手过肩投球及能否举起 10 磅（约 4.5kg）的重物超过头顶。这些问题的内容对于运动员来说可能是关键的，但对于一位运动较少的老年人来说可能并不适合，因为他更关心自己是否能完成日常生活活动，如修饰自己和如厕。患者自我结局评估量表可以对患者的重要日常活动进行测量，并量化改善的情况，为医师提供一种有效并且定量的评估工具。

为了更好地评估患者对于其康复或手术的结局是否满意，我们需要将患者自我结局评估的信息与其他医疗进程的信息相结合。单纯的 PRO 评估并不能为判断患者全面的症状及功能障碍水平提供足够的信息。作为患者自诉信息的补充，可以包括一个自我结局评估量表得分、患者对于使用肩关节的满意度，以及通过 PSFS 量表测得的患者完成特定日常活动困难程度的得分。因为 Penn 量表在肩关节疼痛方面有足够的测量学特性（ICC=0.93，SEM=1.3，MDC=1.8），所以患者对使用肩关节的满意度可以通过 Penn 量表的单独问题进行测量。同时，满意度测量也可以通过询问患者"如果你的肩关节保持今天这样的功能状况，你满意吗？"来评估。PSFS 量表通过让患者选择 3~5 个日常活动并对困难程度进行自评，有助于直接评估患者的功能需求。医师可以通过 PRO 量表得分、肩关节使用满意度及 PSFS 量表得分 3 个方面来判断患者能否完成一般日常活动和患者需要进行的特定活动，以及患者在肩关节使用上的整体满意度。

在医疗过程中，那些潜在影响结局的可变因素需要在解释患者结局时被重点提及。对于手术，这些因素包括手术的路径和方法（例如关节镜、肩袖肌腱修复术、二头肌腱固定术）、患者个体特性（例如年龄、性别、并发症，以及其他曾经做过的手术）和患者与照护者的关系。在康复治疗过程中，可变因素包括患者个体特性（例如曾经进行的治疗处理、运动训练史、其他疼痛的区域、年龄、性别及并发症）、患者与照护者的关系、康复治疗干预的类型，以及康复治疗的次数。这些可变因素可能影响患者结局，因此对于解释 PRO 量表得分和判断医疗质量相当重要。医疗过程中的可变因素能让医师和治疗师更好地解释患者治疗的结局，从而进一步改善医疗的质量。

小结

患者自我结局评估量表能直接从患者处获得信息，并提供一种从多个方面测量疾病对患者功能障碍，以及对日常工作、社会及家庭任务方面的限制的影响工具。PRO 量表能用于评估疾病或损伤对患者的影响，同时有助于治疗方案的制订和评估治疗的效果，决定采用保守治疗或手术等。关注关键的误差和反应度的测量学特性促进 PRO 的使用，并为解释日常临床上所得的 PRO 分数提供基础，从而达到改善医疗质量的目的。

（刘中良　译，刘　浩　张志杰　朱　毅　审）

参考文献

Angst F, Schwyzer HK, Aeschlimann A, Simmen BR, Goldhahn J: Measures of adult shoulder function: Disabilities of the Arm, Shoulder, and Hand Questionnaire (DASH) and its short version (QuickDASH), Shoulder Pain and Disability Index (SPADI), American Shoulder and Elbow Surgeons (ASES) Society standardized shoulder assessment form, Constant (Murley) Score (CS), Simple Shoulder Test (SST), Oxford Shoulder Score (OSS), Shoulder Disability Questionnaire (SDQ), and Western Ontario Shoulder Instability Index (WOSI). *Arthritis Care Res (Hoboken)* 2011;63(Suppl 11): S174–S188.

Beaton DE, Bombardier C, Katz JN et al: Looking for important change/differences in studies of responsiveness. OMERACT MCID Working Group. Outcome Measures in Rheumatology. Minimal Clinically Important Difference. *J Rheumatol* 2001;28(2):400–405.

Beaton DE, Katz JN, Fossel AH, Wright JG, Tarasuk V, Bombardier C: Measuring the whole or the parts? Validity, reliability and responsiveness of the DASH Outcome Measure in different regions of the upper extremity. *J Hand Ther* 2001;14(2):128–146.

Beaton DE, Wright JG, Katz JN: Development of the Quick-DASH: comparison of three item-reduction approaches. *J Bone Joint Surg Am* 2005;87(5):1038–1046.

Conboy VB, Morris RW, Kiss J, Carr AJ: An evaluation of the Constant-Murley shoulder assessment. *J Bone Joint Surg Br* 1996;78(2):229–232.

Constant CR, Murley AHG: A clinical method of functional assessment of the shoulder. *Clin Orthop* 1987;214:160–164.

de Witte PB, Henseler JF, Nagels J, Vliet Vlieland TP, Nelissen RG: The Western Ontario Rotator Cuff index in rotator cuff disease patients: a comprehensive reliability and responsiveness validation study. *Am J Sports Med* 2012;40(7):1611–1619.

Dogu B, Sahin F, Ozmaden A, Yilmaz F, Kuran B: Which questionnaire is more effective for follow-up diagnosed subacromial impingement syndrome? A comparison of the responsiveness of SDQ, SPADI and WORC index. *J Back Musculoskelet Rehabil* 2013;26(1):1–7.

Ekeberg OM, Bautz-Holter E, Keller A, Tveita EK, Juel NG, Brox JI: A questionnaire found disease-specific WORC index is not more responsive than SPADI and OSS in rotator cuff disease. *J Clin Epidemiol* 2010;63(5):575–584.

Ekeberg OM, Bautz-Holter E, Tveita EK, Keller A, Juel NG, Brox JI: Agreement, reliability and validity in 3 shoulder questionnaires in patients with rotator cuff disease. *BMC Musculoskelet Disord* 2008;9:68.

Franchignoni F, Vercelli S, Giordano A, Sartorio F, Bravini E, Ferriero G: Minimal Clinically Important Difference of the Disabilities of the Arm, Shoulder, and Hand Outcome Measure (DASH) and Its Shortened Version (QuickDASH). *J Orthop Sports Phys Ther* 2013;41:30–39.

Gabel CP, Michener LA, Burkett B, Neller A: The Upper Limb Functional Index: development and determination of reliability, validity, and responsiveness. *J Hand Ther* 2006;19(3): 328–348.

Glassman SD, Copay AG, Berven SH, Polly DW, Subach BR, Carreon LY: Defining substantial clinical benefit following lumbar spine arthrodesis. *J Bone Joint Surg Am* 2008;

90(9):1839–1847.

Hefford C, Abbott JH, Arnold R, Baxter GD. The patient-specific functional scale: validity, reliability, and responsiveness in patients with upper extremity musculoskeletal problems. *J Orthop Sports Phys Ther* 2012;42(2):56–65.

Hudak PL, Amadio PC, Bombardier C: Development of an upper extremity outcome measure: the DASH (disabilities of the arm, shoulder and hand) [corrected]. The Upper Extremity Collaborative Group (UECG). *Am J Ind Med* 1996;29(6):602–608.

Kirkley A, Alvarez C, Griffin S: The development and evaluation of a disease-specific quality-of-life questionnaire for disorders of the rotator cuff: The Western Ontario Rotator Cuff Index. *Clin J Sport Med* 2003;13(2):84–92.

Kirkley A, Griffin S: Development of disease-specific quality of life measurement tools. *Arthroscopy* 2003;19(10):1121–1128.

Leggin BG, Michener LA, Shaffer MA, Brenneman SK, Iannotti JP, Williams GR, Jr: The Penn shoulder score: reliability and validity. *J Orthop Sports Phys Ther* 2006;36(3): 138–151.

Lippitt SB, Harryman DTI, Matsen FA: A practical tool for evaluation of function: the simple shoulder test, in Matsen FA, Fu FH, Hawkins RJ, eds: *The Shoulder*: *A Balance of Mobility and Stability.* Rosemont, IL, American Academy of Orthopaedic Surgery, 1993, pp 501–518.

MacDermid JC, Drosdowech D, Faber K: Responsiveness of self-report scales in patients recovering from rotator cuff surgery. *J Shoulder Elbow Surg* 2006;15(4):407–414.

Michener LA, Snyder Valier AR, McClure PW: Defining substantial clinical benefit for patient-rated outcome tools for shoulder impingement syndrome. *Arch Phys Med Rehabil* 2013;94(4):725–730.

Mintken PE, Glynn P, Cleland JA: Psychometric properties of the shortened disabilities of the Arm, Shoulder, and Hand Questionnaire (QuickDASH) and Numeric Pain Rating Scale in patients with shoulder pain. *J Shoulder Elbow Surg* 2009;18(6):920–926.

Polson K, Reid D, McNair PJ, Larmer P: Responsiveness, minimal importance difference and minimal detectable change scores

of the shortened disability arm shoulder hand (QuickDASH) questionnaire. *Man Ther* 2010;15(4):404–407.

Razmjou H, Bean A, van Osnabrugge V, MacDermid JC, Holtby R: Cross-sectional and longitudinal construct validity of two rotator cuff disease-specific outcome measures. *BMC Musculoskelet Disord* 2006;7:26.

Richards RR, An KN, Bigliani LU et al: A standardized method for the assessment of shoulder function. *J Shoulder Elbow Surg* 1994;3(6):347–352.

Roddey TS, Olson SL, Cook KF, Gartsman GM, Hanten W: Comparison of the University of California–Los Angeles Shoulder Scale and the Simple Shoulder Test with the shoulder pain and disability index: single-administration reliability and validity. *Phys Ther* 2000;80(8):759–768.

Roy JS, MacDermid JC, Woodhouse LJ: Measuring shoulder function: a systematic review of four questionnaires. *Arthritis Rheum* 2009;61(5):623–632.

Roy JS, MacDermid JC, Woodhouse LJ: A systematic review of the psychometric properties of the Constant-Murley score. *J Shoulder Elbow Surg* 2009;19(1):157–164.

Schmitt JS, Di Fabio RP: Reliable change and minimum important difference (MID) proportions facilitated group responsiveness comparisons using individual threshold criteria. *J Clin Epidemiol* 2004;57(10):1008–1018.

Tashjian RZ, Deloach J, Green A, Porucznik CA, Powell AP: Minimal clinically important differences in ASES and simple shoulder test scores after nonoperative treatment of rotator cuff disease. *J Bone Joint Surg Am* 2010;92(2):296–303.

Terwee CB, Roorda LD, Dekker J et al: Mind the MIC: large variation among populations and methods. *J Clin Epidemiol* 2009;63(5):524–534.

van de Water AT, Shields N, Davidson M, Evans M, Taylor NF: Reliability and validity of shoulder function outcome measures in people with a proximal humeral fracture. *Disabil Rehabil* 2014;36(13):1072–1079.

Wessel J, Razmjou H, Mewa Y, Holtby R: The factor validity of the Western Ontario Rotator Cuff Index. *BMC Musculoskelet Disord* 2005;6:22.

第 **3** 章　肩锁关节脱位

Mandeep Singh Virk, MD, MBBS; Mark P, Cote, PT, DPT, MSCTR; Augustus D. Mazzocca, MS, MD

概述

肩锁（acromioclavicular，AC）关节脱位通常发生在对抗运动中（英式橄榄球、摔跤、冰球和美式橄榄球）。一般的损伤机制为摔倒并伴有对肩膀后上部位的直接外力打击。较少数的损伤为间接损伤机制导致，例如摔倒的同时伸直并外展手臂或手肘导致肱骨头推向肩锁关节。肩锁关节脱位会涉及不同程度的肩锁韧带、喙锁韧带和三角斜方筋膜损伤。肩锁关节脱位损伤的级别会根据损伤的严重性、影像学结果和锁骨相对肩峰的位置来判定（表 3-1）。严重程度高的脱位损伤会导致肩锁关节不稳，进而肩带功能失常。严重程度低的损伤，即Ⅰ级、Ⅱ级和许多Ⅲ级损伤通常采用非手术治疗（图 3-1）。

手术治疗针对较严重的肩锁关节脱位损伤，例如Ⅳ～Ⅵ级和一些特定的Ⅲ级损伤，以及慢性的且有症状的肩锁关节脱位损伤。手术方案有很多种，包括开放性手术和关节镜手术，尚不知何种手术方案最为理想。肩锁关节和喙锁（coracoclavicular, CC）关节间隙重建要求术者对肩锁关节的相关解剖、生物力学和稳定组织有通透的理解。肩锁和喙锁韧带是肩锁关节的主要稳定组织；三角肌和斜方肌及筋膜是次要动态稳定组织。肩锁关节囊韧带，尤其是上和后肩锁关节囊韧带对关节前后移动起主要限制并给予关节水平稳定性；喙锁韧带（斜方韧带和锥状韧带）帮助关节维持垂直方向稳定。斜方韧带附着在锁骨底面，处于前侧偏外位置。锥状韧带是一条宽并粗壮的韧带，相较斜方韧带位置偏后侧和中间（图 3-2）。斜方韧带和锥状韧带都附着在喙突底部的远端，位于胸小肌在喙突止点的后面。喙锁韧带解剖重建术（anatomical coracoclavicular ligament reconstruction，ACCR）用来修复肩锁关节和肩带稳定。

术后康复对手术治疗的成功起到关键的作用，一方面需要保护修复组织以确保良好的愈合，另一方面是协助患者进行循序渐进的训练以达到解剖和功能上的恢复。术后早期的制动在愈合的初始阶段作为康复的一个组成部分用来保护重建部位。在制动期间，通过轻缓的低负荷练习来恢复肩胛骨控制和肩关节活动范围（rang of motion，ROM）会为进入康复过程中的力量训练阶段做到有效的过渡。力量训练阶段，在增大力量训练强度前要确保患者已经达到预期的个人特定目标非常重要。所以在手术治疗过程中，一个指引下的术后康复计划至关重要。在本章中会阐述肩锁关节脱位的手术指征和手术治疗技术，以及术后康复的细节。

Mazzocca 博士或其直系亲属作为 Arthrex 公司的付费顾问，获得过 Arthrex 公司提供的研究支持及机构支持。Virk 博士或其直系亲属为《美国骨科杂志》（*Journal of Orthopedics*）和《骨科技术》（*Techniques in Orthopaedics*）的董事会成员、管理者或委员会成员。Cote 博士及其直系亲属从未获得与本文主题直接或间接相关的商业公司或机构的任何有价物，未持有股票或股票期权。

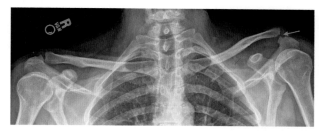

图 3-1　双侧 Zanca 视角放射影像，显示左侧喙锁间隙增大（红色箭头），以及肩锁关节完全脱位（蓝色箭头）

手术治疗

　　肩锁关节脱位手术治疗的主要目标是恢复肩关节无痛，同时具有完全 ROM 和力量。急性Ⅲ级肩锁关节脱位的治疗具有争议，且争议持续不断。尽管许多患者可以进行非手术治疗，但是类似像高要求的运动员和工人，急性损伤时的手术治疗会给他们带来益处。高程度的肩锁关节脱位（Ⅳ级、Ⅴ级、Ⅵ级）最好是进行手术治疗。

　　多个手术治疗方案被提及用来治疗肩锁关节，但是在最理想的方案上还缺乏共识。这些治疗方案可以大致归类为以下几种。

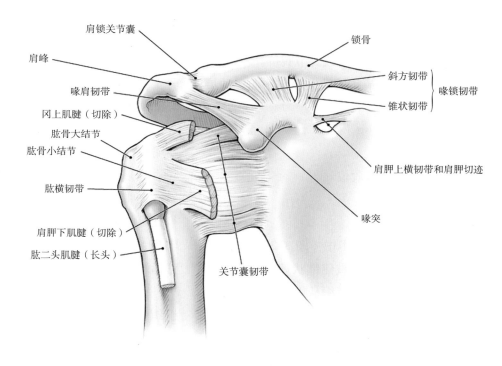

图 3-2　喙锁韧带和肩锁韧带解剖示意。锥状韧带是一条宽且粗壮的韧带，从锁骨基底起扇形延伸连接到喙突底面的锥状结节。斜方韧带相比锥状韧带是一条更靠前的韧带（经许可引自 Detton AJ. *Grant's Dissector*. 16th ed. Philadelphia: PA, Wolters Kluwer Health, 2016）

表 3-1	Rockwood 肩锁关节损伤分类					
分类	AC 韧带	CC 韧带	三角斜方筋膜	CC 间隙增大放射影像	AC 形态放射影像	AC 关节是否可自我复位
Ⅰ	扭伤	完好	完好	正常（1.1~1.3cm）	正常	无
Ⅱ	断裂	扭伤	完好	< 25%	变宽	是
Ⅲ	断裂	断裂	断裂	25%~100%	变宽	是
Ⅳ	断裂	断裂	断裂	增加	锁骨向后错位	否
Ⅴ	断裂	断裂	断裂	100%~300%	无	否
Ⅵ	断裂	完好	断裂	减小	无	否

注：AC= 肩锁；CC= 喙锁。

- 肩锁关节固定：使用钩板或者克氏针（K-wires）。
- 喙锁间隙固定：使用缝合环、螺丝、微孔钢板、缝合铆钉。
- 韧带重建：自体或者异体移植进行喙锁韧带和（或）肩锁韧带重建及喙锁韧带加固。
- 肌肉动力移位：近端联合关节的肌腱移植。

　　开放式喙锁韧带解剖重建术是我们对肩锁关节完全脱位的手术治疗选择。这里说到的术后康复是针对开放式喙锁韧带解剖重建术，但也可以依此针对其他肩锁关键重建手术的康复做调整和改动。

适应证

- Ⅳ级、Ⅴ级、Ⅵ级别的肩锁关节脱位。
- 高需求人群的Ⅲ级肩锁关节脱位，例如运动员或者保守治疗无效者。

禁忌证

- Ⅰ级和Ⅱ级肩锁关节脱位。

喙锁韧带解剖重建术

　　在喙锁韧带解剖重建术中（图 3-3A~K），使用自体或异体肌腱移植来重建锥状韧带和斜方韧带。同时，使用同一移植组织从上方和后方加固肩锁关节囊韧带。锁骨上的移植组织端将使用螺钉和钻孔的方式来固定。喙突上的移植组织端会用线圈连接在喙突底部（作者偏向使用线圈连接技术），或通过喙突上的螺钉（固定术）来固定。在重建术中合并使用一种胶原涂层、编织状且不可吸收的缝线和移植组织。作者相信在移植组织提供生物形式固定的同时，胶原涂层缝线会提供非生物形式的固定。

　　将患者置于外科手术"沙滩椅"上靠近边缘，在肩胛骨内侧缘垫小突起物使肩胛骨固定并向前抬高喙突，手臂自然位，这样可以随后进行肩锁关节复原。在准备和摆放手术部位前，需要通过

透视确保在手术过程中可以看到合适的图像。

　　在肩锁关节内侧居中约 1 英寸（约 2.54cm）处，沿着 Langer 线做从锁骨后方直到喙突的皮肤切口（图 3-3A）。可在切口深处看到三角斜方筋膜（图 3-3B），完整的骨膜瓣从锁骨中线前侧和后侧抬高，从而露出外侧端和肩锁关节（图 3-3C）。

　　在手术中可以使用一条异体移植（腓骨长肌）或者自体移植（半腱肌）的肌腱。使用标准肌腱尺寸仪（通常为 5mm）来裁量移植肌腱，为了方便在骨通道内穿过，肌腱两端会被扎紧做尖。肌腱两端做包缝或者抓缝便于在骨通道内穿过（图 3-3D）。

　　在锁骨上打 2 个通道，用来做重建时锥状韧带和斜方韧带的连接（图 3-3E）。为了再造锁骨上的锥状韧带附着点，会在锁骨远端偏内侧约 45mm 处放置一个空心针标记。钻孔应当尽可能靠后侧，要考虑到扩孔时以防后侧皮质边缘破裂所需要的空间。用 5mm 空心钻穿过空心针标记来建立通道，通道深度要适合使用的螺钉长度。在斜方韧带处做同样的操作，这次需要比锥状韧带打孔更靠前靠外。（斜方韧带固定处）开孔在锁骨中央，距上一个通道中心处靠外约 15mm，距锁骨远端内侧 25~30mm（图 3-3E）。

　　线圈缝合过程中，组织通过喙突下方，将软组织切开，暴露喙突的基底部内外侧间隙。用 Stanitsky 钳或者缝合器，在喙突上以从内到外的方向来穿梭缝线。在缝线的一端做线圈让组织穿过，喙突周围用 2 号高强度缝线（图 3-3F）。

　　移植物束支可以以交叉方式（8 字形）或者非交叉方式（U 形环，图 3-3G）穿过骨通道。如果有明显的向后错位，我们倾向于用非交叉方式将移植物穿过通道；同时如果有向上错位，将使用 8 字形穿过。移植物的每一束的两端中的一端都会用 2 号缝合线缠绕。在移植物和缝线通过骨通道后，通过对手肘或手臂施加直接向上的力来复原肩锁关节，同时用大号的复位钳夹在喙突和锁

骨上来维持复原位置。通过透视来确保肩锁关节复原适当（图 3-3H）。

移植组织内侧束（锥状）需要先被固定。组织被固定后，它的余留部分代替锥状韧带，置于锁骨上端间隙之上 2cm 处。长的余留部分从斜方骨通道穿出，之后将被用来加固肩锁关节的修复。对移植组织施加拉力并确保组织张力，然后将一颗尺寸长度合适、不被吸收且射线可透的螺

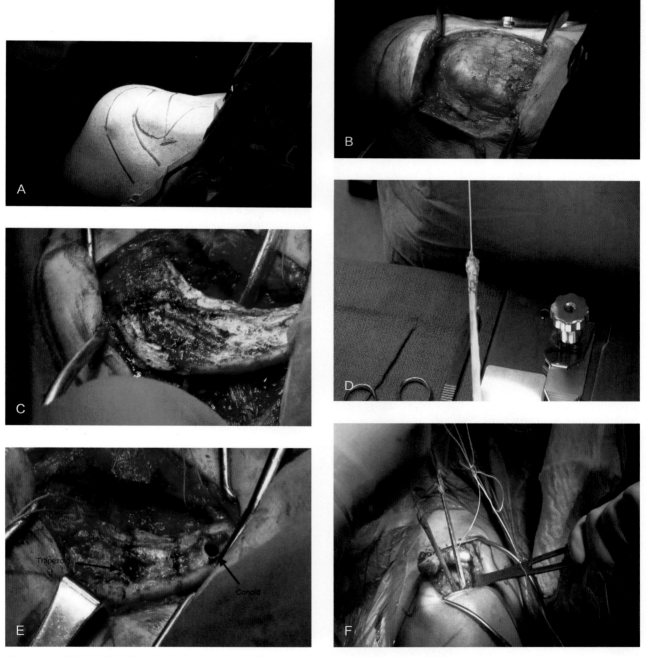

图 3-3　开放式喙锁关节重建术（ACCR）的临床图片。A. 手术刀在皮肤的切口约在肩锁关节内侧 1 英寸（约 2.54cm）。B. 皮瓣完全翻起，暴露三角斜方筋膜。C. 抬高肌骨膜瓣，从而露出锁骨远端。D. 为异体移植物（腓骨长肌）做准备，肌腱两端做尖以方便在骨通道内穿过。E. 用 5mm 的钻孔器做锥形（内侧）和斜方通道（外侧）。F. 用胶原涂层编织缝线做线圈缝合，将自体或异体移植物固定在喙突上（待续）

钉置入锥形通道。在保持间隙减小和韧带张力的同时，将另一颗不被吸收且射线可透的螺钉（5.5号大小的 PEEK 螺钉）置入斜方通道，位于斜方韧带移植物的前侧（图 3-3I）。当 2 处移植物都被固定时，将 2 号胶原涂层编织缝线绑在锁骨头

上。将复位钳拿走，通过透视看到肩锁关节解剖结构间隙减小。

对于急性肩锁关节脱位，我们推荐用 0 号不可吸收缝线将肩锁关节囊和韧带也一并修补。移植物的长束支从外侧（斜方）通道穿出，用线圈

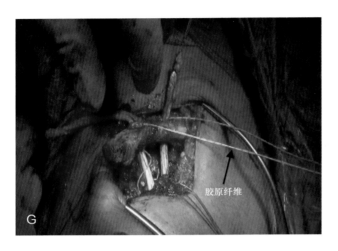

胶原纤维

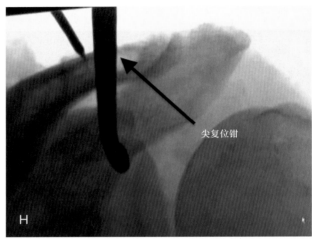

尖复位钳

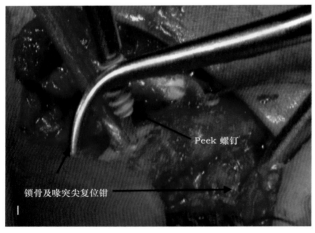

Peek 螺钉

锁骨及喙突尖复位钳

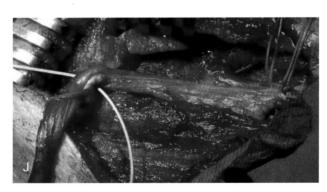

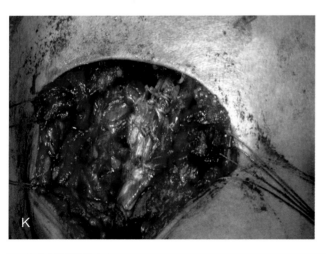

图 3-3 （续）G. 移植物和胶原涂层编织缝线通过 2 个锁骨上的通道，同时通过被动耸肩来复位肩锁关节。H. 用大号的复位钳两端压在喙突和锁骨上进一步复位并保持，直到最终重建完成并用尖复位钳固定。I. 在用 5.5Peek 螺钉将斜方韧带稳固后，用 5.5Peek 螺钉将锥状韧带固定在通道内。随后将胶原涂层缝线扎紧来提供非生理学的稳定。J. 富余的移植物用来重建或者加固肩锁韧带。K. 在最后的韧带重建做完后，将三角斜方筋膜逐层关合在喙锁关节解剖重建中是重要的一环

固定在肩锁关节顶处外侧，后续用来固定肩锁关节囊上侧和后侧的修补（图 3-3J 和 H）。最后在锁骨远端修复三角肌和斜方肌（图 3-3K）。在慢性脱位时有 2 个选项，其一是修补肩锁关节，如前面所讲；另一个方法是做锁骨下部切除，尤其当需要注意肩锁关节炎时。用振荡锯从锁骨远端切除足够的骨组织（＜1cm），以预防任何与肩峰的机械性接触。

术后康复

术后康复在肩锁关节重建过程中是非常重要的一部分。喙锁韧带解剖重建术的目标是通过重建喙锁韧带和肩锁韧带来恢复肩锁关节的稳定性。理论上来说，这个过程有 2 个主要步骤：①手术本身，即重新塑造因为受伤而被损坏的解剖结构；②通过置入通道内的移植肌腱组织建立肩锁关节长期的稳定性。考虑到这些，术后康复的指南取决于肌腱在骨通道中恢复的时间点、手术构建部位的生物力学性质和潜在的康复训练；以及活动给关节带来的压力。

移植的肌腱组织在骨通道中，肌腱和骨头接触面恢复弹性通常最多需要 12 周的时间。因此，重建手术后最初的 12 周内，手术构建部位会随着组织愈合而慢慢地达到稳定。最初，构建部位的稳定性极大程度地依赖于修复部位的生物力学属性，少数程度依赖于生理上的恢复。8 周之后，重建部位的稳定性提高会更倾向于一部分置入骨通道的移植物产生的瘢痕组织。这个过程还远没有结束，然而构建部位极易因为受到过多的力而导致重建失败。12 周之后，骨骼和肌腱连接面的弹性会远好于之前，随着之后数周和数月的进一步愈合，手术构建部位可被认为达到稳定。这可以被当作肩锁关节脱位手术后康复计划的生理基础铺垫。

区分肩锁关节损伤后非手术治疗的康复和肩锁关节重建术后的康复非常重要。在非手术治疗中，早期干预更注重减少损伤导致的疼痛和炎症，从而能尽快开始活动度和力量训练。这与手术后的康复不同，术后被修复组织在开始力量基础和功能训练前会在一段时间内受到保护（制动）。

家庭练习需要尽早开始，配合治疗师指导的正式康复计划贯穿于整个康复过程。这个计划用来真实反映术后每个康复阶段的练习。术后早期，康复计划主要着重在保持并提高活动度和肩胛骨的控制，这样可以优化对下一阶段康复的转接。在力量训练阶段，家庭练习会做出相应调整来进行一个安全且循序渐进的力量基础训练。在指导性康复结束后，鼓励患者坚持做家庭练习。

作者推荐的喙锁关节解剖重建术后康复计划

阶段 1（术后 6~8 周）：通过制动来保护修复组织

● 使用平台支具（Donjoy Lerman 肩部矫形器、Gunslinger 肩部矫形器）进行术后制动，共 6~8 周。平台支具可以在重建后最小化由于重力向下拉肩胛肱骨复合体而对肩锁关节造成的压力。

● 在自我护理和进行治疗活动以外的时间，需要一直佩戴支具。

阶段 2（术后 6~12 周）：康复着重在恢复肩关节活动度和肩胛骨控制

● ROM 训练从着重闭链练习（即手的位置固定，使手臂得到支持的训练）开始，然后随着 ROM 改善慢慢进行到开链练习。

● 闭链练习对 ROM 起始训练很重要，因为它去除了手臂的重量并且用到少量肩关节肌肉活动，可以使患者的肩锁关节有轻微压力时在可接受范围内移动手臂。这些训练可以从一个平面开始（图 3-4A 和 B），然后慢慢进行到一个上斜的平面，最终到一个垂直的平面（图 3-4C 和 D）。

- 在没有明确的限制时，增加肩锁关节压力的动作（尤其是内旋至背后、体前内收、前屈的终段）可以在患者自己的疼痛域内小心进行。

- 仰卧上肢屈曲和下拉练习也可以帮助改善肩前屈并可以过渡到开链练习。

- 肩胛骨肌肉的肌力训练用来激活肩胛骨的活动和肌肉的募集。闭链肩胛骨练习，如肩胛骨钟表练习使患者着重在肩胛骨的控制上，并且建立不对肩膀造成多余负荷的动作模式（图 3-5）。

- 一定要注意，当把手固定在墙上时是有利于减少自身手臂重量的，在手术侧的负重是不允许的。

- 为了激活肩关节功能的恢复，建议早期综合进行运动链的练习，结合腿部、躯干和肩胛骨的运动。

- 单腿平衡的活动，以及类似于肩倾和屈体的练习都是理想的初始训练。

- 随着肩 ROM 增加，组合肩部活动和腿部与躯干的练习可以整合起来强化日常上肢的运动模式。

术后 10 周时，患者通常可以做到接近肩关节完全 ROM，仅仅缺少内旋至背后的能力。这个限制通常伴随着肩后部松动受限，此时可以加上单独肩后部组织的练习。水平内收和手触摸后背练习通常会帮助患者改善肩关节内旋。在 12 周前，考虑这些练习时一定要时刻注意这些动作会对肩锁关节产生潜在的病理性外力。以作者的经验来讲，对于这些动作的限制和肩锁关节的机械功能更相关，而不是盂肱关节的 ROM。若患者出现内旋受限，患者可以做手臂背后的拉伸，如果可以

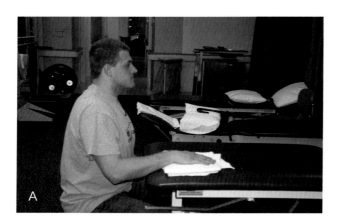
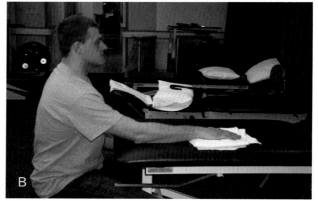
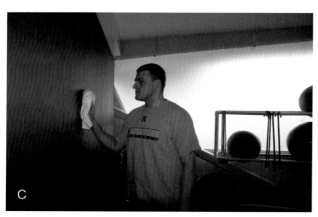
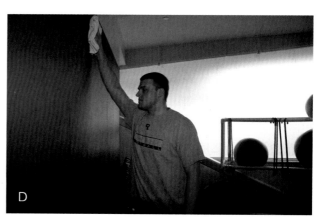

图 3-4　闭链渐进式主动辅助 ROM 训练。A. 引导患者将手向前滑时，保持将手固定在桌子上。B. 将毛巾或者枕头套放在患者手掌和桌子或者墙壁之间以减少摩擦力，使得患者做练习时可以很流畅并且阻力最小。C、D. 这个练习最初在一个水平面上进行，当疼痛降低和 ROM 改善时再渐进到垂直平面

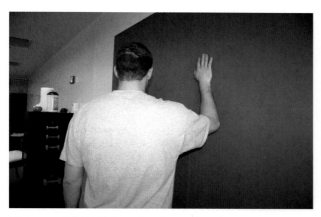

图 3-5　肩胛骨钟表运动，激活肩胛骨旁肌肉和活动度以及肩胛骨的控制。患者站立，手放在墙上，肩膀抬至肩胛骨同一平面。随后引导患者下压并后缩肩胛骨。将肩胛骨比喻为时钟能有效帮助患者理解肩胛骨移动的方向。对于右肩，引导患者将肩胛骨往 8 点钟位（对于左肩是 4 点钟位）移动。当患者显现后缩下压肩胛骨的能力时，指引患者静力收缩，患者保持在肩胛骨后缩位置 10 秒

在拉伸时保持肩胛骨后缩。慢慢增强此练习，通常可以充分恢复 ROM。

阶段 3（术后 12~18 周）：着重在增强力量

- 在 12 周后开始等张力量训练。
- 肩胛骨力量训练
  - 等长收缩练习，例如低位划船，上肢不做任何移动。
  - 水平内收的同时手臂外旋。
  - 俯卧水平外展，手臂位于肩外展 100°。
  - 多级别的划船练习，着重结合阻力带和绳索阻力器械的动作（图 3-6）。
  - 为了持续结合腿和躯干的动作来激活肩胛骨（图 3-7A 和 B），这些练习可以做相应的改动。
  - 当患者可以做到在主动前屈时几乎没有肩胛骨代偿动作，同时肩关节屈曲时肩胛骨内侧缘呈现对称且在肋壁上保持在前倾位置、肩外展时肩胛骨保持后缩并上回旋时，患者可

以开始做 T 字和 Y 字练习（图 3-8A~D）。

阶段 4（术后 4~6 个月）：功能重建

- 肩关节和肩胛骨等张力量训练。
- 术后 4~5 个月后开始运动相关的康复，重新进行投掷、游泳、网球和高尔夫运动。
- 术后 6 个月后回归对抗性运动。

结局

对于 I 级和 II 级肩锁关节损伤，普遍共识是采用非手术治疗，加之有限的制动以尽早恢复功能。III 级肩锁关节损伤的治疗具有争议，有足够的证据证明倾向于从非手术治疗开始。对严重的肩锁关节损伤（IV 级、V 级和 VI 级），普遍共识采用手术治疗。对于手术治疗的最佳时间（早期或者推迟）、理想的手术修复方法（解剖结构修复或非解剖结构修复）、手术中使用的移植物种类（自体移植或者异体移植），以及对慢性肩锁关节脱位是采用开放性手术或关节镜手术并没有充足的证据来给出建议。

喙锁韧带解剖重建术和 Weaver-Dunn 治疗法是最常用的 2 个肩锁关节重建的开放性手术方法。短期的数据表明大部分患者反馈明显疼痛降低、正常力量和功能的恢复，以及可以被忽略的损失的活动度。一定程度的影像学还原降低（喙锁关节间隙变化 < 5mm）是常见的，但是并不具有临床意义。主观和标准化的预后结局评估反馈高满意度。已知的喙锁关节解剖重建术的并发症包括还原损失和变形复发、喙突骨折、锁骨骨折、感染、黏滞性关节囊炎、移植物失效、锁骨或者喙突骨质溶解、锁骨远端增生、臂丛神经疾病、植入物并发症（植入物破损、植入物不适症状），以及肩锁关节骨关节炎。

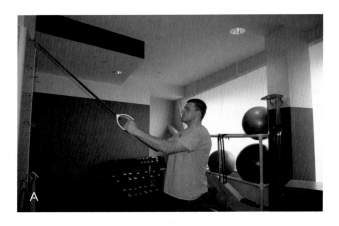
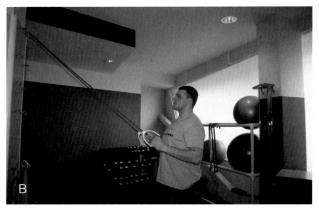
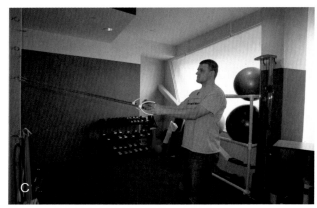
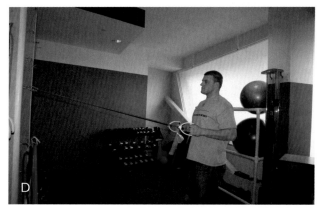
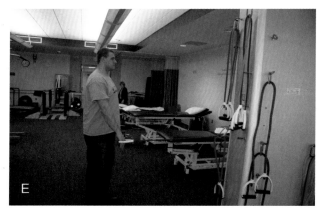
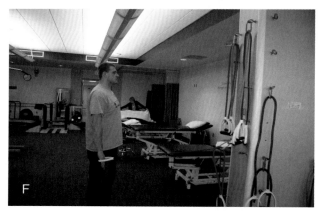

图 3-6　不同高度阻力带划船。这些练习结合上肢及肩胛骨活动练习，共同激活从闭链到开链的过渡。从手臂在体前伸出开始（A、C、E），指导患者通过着重后缩和下压肩胛骨将手臂拉回来（B、D、F）

精要

手术精要

● 慢性肩锁关节脱位需要韧带重建。
● 需要考虑手术中患者头的位置，方便将内侧锥状韧带通道钻在更靠内侧。
● 较小的锁骨钻孔、两通道间足够的距离，加上对喙突固定时使用线圈缝合技术可以最小化术后喙突和锁骨骨折的风险。
● 为了将植入物轻松穿过通道且不被撕裂，植入物末端要够细（就像子弹的尖头）。

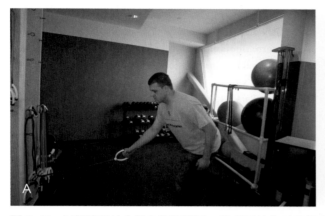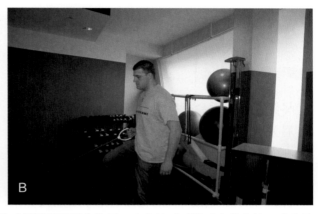

图 3-7　划船练习结合腿和躯干练习。患者开始位于患侧肩膀对侧腿单腿平衡位置。这个练习开始时弯曲身体、手臂前伸（A），然后回到直立位置，同时后缩下压肩胛骨（B）

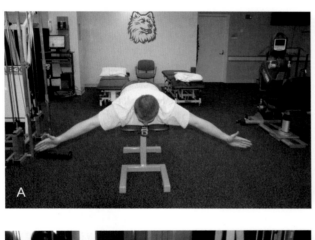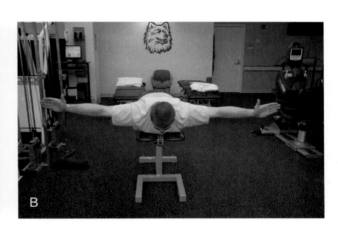

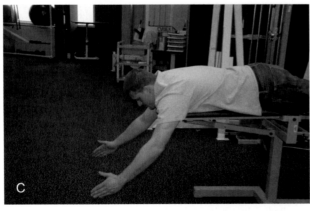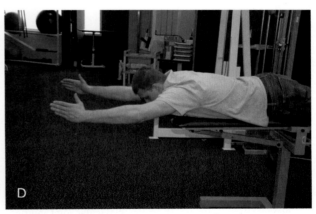

图 3-8　俯卧伸展练习，手臂在 100° 并且水平外展和旋外。这些练习通常被称为 T 字练习（A、B）和 Y 字练习（C、D），通过在开链状态下活动肩胛骨周围肌肉。在两个练习中，引导患者上抬手臂的同时保持手肘伸直。在介绍这些练习时，密切关注患者确保动作可控制并在正确的状态下完成。这些练习一开始只利用手臂自重进行，力量增长时循序渐进到手持重物练习

- 三角斜方筋膜应被细致地修复，因为它会为重建的韧带提供额外的稳定。

康复精要

- 尽管重建术后会持续最多 8 周的肩部制动，但肩关节僵硬相对少见。
- 在取下支具后，小负荷主动辅助练习通常足以恢复关节活动范围。
- 肩胛骨的活动范围和控制在整个术后期间非常重要。

小结

喙锁韧带解剖重建术中，会用自体或异体移植组织重建锥状韧带和斜方韧带并同时可对喙锁关节囊韧带做加固或不加固。喙锁韧带解剖重建术后的制动是愈合初期保护手术重建部位的一个重要环节。在最初的康复阶段，主要目标是通过逐步增加低负荷练习来恢复肩胛骨的控制和肩关节的活动范围。在力量训练阶段，提高力量训练的整体强度前，需要先达到针对患者特定的目标。家庭练习在加速力量和关节活动范围恢复中起到重要作用。

（钟书翰　译，刘中良　张志杰　朱　毅　审）

参考文献

Beitzel K, Cote MP, Apostolakos J, et al: Current concepts in the treatment of acromioclavicular joint dislocations. *Arthroscopy* 2013;29(2):387–397.

Bradley JP, Elkousy H: Decision making: operative versus nonoperative treatment of acromioclavicular joint injuries. *Clin Sports Med* 2003;22:277–290.

Carofino BC, Mazzocca AD: The anatomic coracoclavicular ligament reconstruction: surgical technique and indications. *J Shoulder Elbow Surg* 2010;19(2 Suppl):37–46.

Cools AM, Dewitte V, Lanszweert F, Notebaert D, Roets A, Soetens B, Cagnie B, Witvrouw EE: Rehabilitation of scapular muscle balance: which exercises to prescribe? *Am J Sports Med* 2007;35(10):1744–1751.

Cote MP, Wojcik KE, Gomlinski G, Mazzocca AD: Rehabilitation of acromioclavicular joint separations: operative and nonoperative considerations. *Clin Sports Med* 2010;29(2): 213–228, vii.

Debski RE, Parsons IM 4th, Woo SL, Fu FH: Effect of capsular injury on acromioclavicular joint mechanics. *J Bone Joint Surg Am* 2001;83A:1344–1351.

Ekstrom RA, Donatelli RA, Soderberg GL: Surface electromyographic analysis of exercises for the trapezius and serratus anterior muscles. *J Orthop Sports Phys Ther* 2003;33(5): 247–258.

Geaney LE, Beitzel K, Chowaniec DM, Cote MP, Apostolakos J, Arciero RA, Mazzocca AD: Graft fixation is highest with anatomic tunnel positioning in acromioclavicular reconstruction. *Arthroscopy* 2013;29(3):434–439.

Kibler WB, Sciascia A, Wilkes T: Scapular dyskinesis and its relation to shoulder injury. *J Am Acad Orthop Surg* 2012; 20(6):364–372.

Lynch TS, Saltzman MD, Ghodasra JH, Bilimoria KY, Bowen MK, Nuber GW: Acromioclavicular joint injuries in the National Football League: epidemiology and management. *Am J Sports Med* 2013;41(12):2904–2908.

Phillips AM, Smart C, Groom AF: Acromioclavicular dislocation. Conservative or surgical therapy. *Clin Orthop Relat Res* 1998; (353):10–17.

Renfree KJ, Wright TW: Anatomy and biomechanics of the acromioclavicular and sternoclavicular joints. *Clin Sports Med* 2003;22(2):219–237.

Rios CG, Arciero RA, Mazzocca AD: Anatomy of the clavicle and coracoid process for reconstruction of the coracoclavicular ligaments. *Am J Sports Med* 2007;35:811–817.

Rockwood CA, Williams GR, Young DC: Disorders of the acromioclavicular joint, in Rockwood CA, Matsen F, eds: *The Shoulder,* ed 2. Philadelphia, PA, WB Saunders, 1990, pp 495–554.

Rodeo SA, Arnoczky SP, Torzilli PA, Hidaka C, Warren RF: Tendon-healing in a bone tunnel. A biomechanical and histological study in the dog. *J Bone Joint Surg Am* 1993; 75(12):1795–1803.

Schlegel TF, Burks RT, Marcus RL, Dunn HK: A prospective evaluation of untreated acute grade III acromioclavicular separations. *Am J Sports Med* 2001;29:699–703.

Takase K: The coracoclavicular ligaments: an anatomic study. *Surg Radiol Anat* 2010;32(7):683–688.

Walton J, Mahajan S, Paxinos A, et al: Diagnostic values of tests for acromioclavicular joint pain. *J Bone Joint Surg Am* 2004; 86A(4):807–812.

Wise MB, Uhl TL, Mattacola CG, Nitz AJ, Kibler WB: The effect of limb support on muscle activation during shoulder exercises. *J Shoulder Elbow Surg* 2004;13(6):614–620.

第 4 章 肩关节僵硬的关节囊释放术：治疗和康复的考量

Jacqueline Munch, MD; Andrea Tychanski, PT, DPT, ATC, CSCS; Sarah E. McLean, PT, MSPT; Samuel Arthur Taylor, MD 和 *Scott Alan Rodeo, MD*

概述

　　冻结肩或粘连性关节囊炎是导致肩关节主动和被动活动范围受限的常见原因。Duplay 在 1872 年最先描述；Codman 和 Neviaser 先采用"冻结肩"而后又采用"粘连性关节囊炎"来描述这一状况。原发性粘连性关节囊炎指的是不存在任何潜在的肩关节病理、外伤或系统性疾病状况。原发性粘连性关节囊炎的危险因素包括女性、糖尿病、甲状腺疾病或其他自身免疫病、年龄超过 40 岁、患有脑卒中和心肺系统疾病。冻结肩也是术后或外伤后肩关节活动范围恢复迟缓和困难的一个重要原因。这种状况的确切原因仍未可知，但是我们对这种病理进程的理解已经有实质性的进展。

　　在没有任何手术或已知外伤的情况下，原发性粘连性关节囊炎的一般特征是逐渐发生的整个肩关节的疼痛和僵硬。这种各方向活动丢失与方向性关节囊紧张不同，例如投掷肩（这种情况下，由于重复性高速外旋动作导致的适应性改变，使关节囊后部通常是紧张的）或者医源性活动受限（这种情况见于肩关节前方不稳定修复术导致的前方过紧，如现在不存在的 Putti Platt 手术）。

　　粘连性关节囊炎早期一般会有持续性的疼痛。患者无法入睡，涉及需要触及肢体活动末端（包括过头或触摸后背）的特定活动时会有困难。快速的肩关节运动，如一次用力的握手或意外的碰撞通常会导致剧烈的疼痛。在出现严重的活动范围受限之前，早期的表现会与肩袖损伤或撞击综合征相混淆。患者可以通过减少或回避导致疼痛的动作而避免出现疼痛。

　　随着我们对粘连性关节囊炎发病机制认识的不断提高，整个疾病进程被分为 4 个典型阶段。在阶段 1，粘连性关节囊炎通常从有症状开始持续约 3 个月，患者在主动活动和被动活动时会出现疼痛，在所有方向上肩关节的活动度逐渐受限。如果疼痛得到控制或减轻（如通过注射或神经阻滞），检查时会表现出极小的被动活动受限。盂肱关节关节镜检查会发现弥漫性滑膜炎；显微镜检查会发现一个正常的关节囊，伴有滑膜肥大。

　　阶段 2 或称之为"冻结中的"粘连性关节囊炎，从开始有症状的 3~9 个月，患者继续表现出主动和被动活动中的疼痛，但是会经历明显的被动活动范围（passive range of motion，PROM）受限及盂肱关节平移受限，这种受限可在体格检查中发现。病理性评估和阶段 1 一样会出现滑膜炎，但是额外会出现盂肱关节囊的瘢痕和改变。

　　Munch 博士或其直系亲属曾接受来自 Acumed 和 Arthrex 公司提供的非资金支持（如设备或服务）、商业性酬劳或其他非研究相关的资金（如带薪旅行）。Rodeo 博士或其直系亲属在 Rotation Medical 和 Ortho RTI 不持有股票和股票期权（且不是 Ortho RTI 的付费顾问），同时也不担任关节恢复基金会（Joint Restoration Foundation）的顾问。Taylor 和 Tychanski 博士或其直系亲属从未接受与本文主题直接或间接相关的商业公司或机构的任何有价物，未持有股票或股票期权。

阶段 3 或称之为"冻结的"粘连性关节囊炎，从开始有症状的 9~15 个月，疼痛会减轻，除非达到肩关节活动的终末端才会痛，但是仍会有明显的主动活动范围（active range of motion，AROM）和 PAROM 受限。关节囊致密，整体容积减少。组织学检查表明滑膜血管减少，但是关节囊出现纤维化瘢痕（图 4-1）。

阶段 4 的粘连性关节囊炎被称之为"解冻"期，开始有症状的 15~24 个月。在这期间，患者的疼痛减轻，逐渐重获主动和被动 ROM。

粘连性关节囊炎的诊断主要是基于病史和体格检查，影像学检查主要是为了排除导致肩关节疼痛和僵硬的其他已知原因，如肩袖疾病、骨关节炎或钙化性肌腱炎。X 线片显示可能有失用性骨量减少，同时根据不同阶段所进行的影像学检查，MRI 可能显示出关节囊增厚伴关节内容积减少。

治疗

粘连性关节囊炎采用个体化的治疗。潜在的危险因素应该关注，如优化血糖控制和甲状腺平衡。患者的治疗措施为口服非甾体抗炎药、活动调整及物理治疗，目的是在避免疼痛的同时，保留和重获活动范围。如果患者在症状出现的 3 个月内被诊断为粘连性关节囊炎，关节内皮质类固醇注射是有用的附加治疗手段。皮质类固醇的治疗效果在慢性案例中有削弱，在阶段 1 中，注射可同时具有诊断性质和治疗性质。如果患者在局

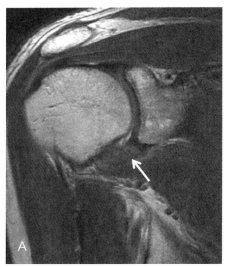
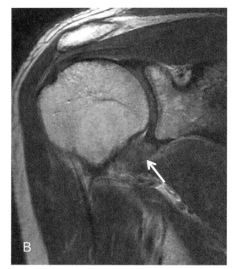
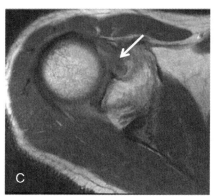
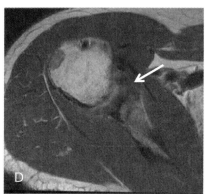
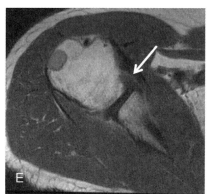

图 4-1 MRI 显示腋窝凹陷球状收缩伴有盂肱关节韧带瘢痕，与阶段 3 的粘连性关节囊炎相一致。箭头指出盂肱关节韧带 / 关节囊的增厚和瘢痕

麻下关节内注射后获得主动的全关节活动范围，那么可以确诊为粘连性关节囊炎的早期阶段。

手术过程：麻醉下关节镜关节囊松解加松动

适应证

正如先前所述，粘连性关节囊炎的自然病程涉及一个延长的疼痛周期并伴有渐进性僵硬，可长达 2 年，绝大多数病例最终会痊愈。很多患者由于工作因素需要依赖肩部的活动范围，因此如果保守治疗 6 个月后症状仍没有减缓，可考虑更激进的干预方式。

禁忌证

如果患者因为医学原因导致手术风险过高，可劝告患者继续进行物理治疗（physical therapy，PT）直到肩关节僵硬改善，而不是试图通过进行关节囊松解来加速进程。很多肩关节镜手术是在"沙滩椅"姿势下进行的，这需要坐得相对更直。这种体位下，结合全麻，会导致手术中出现低血压，这对于有心脏病、高血压、脑卒中病史等的患者是危险的。如果从医学的角度来看，若患者没有手术禁忌证，通常可直接考虑手术程序。

过程

麻醉下闭合性松动会改善 ROM，但是风险也涉及过强的力施加于相对增厚和刚性大的组织，包括骨折、脱位、肩袖肌或盂唇撕裂或可能的神经血管损伤。所以，在松动前推荐关节镜关节囊松解手术。关节镜可进行滑膜切除术，并且任何共存的肩关节病理都能看到并予以治疗。在直接关节镜关节囊松解术后，执行可控的松动术，会产生可预期的 ROM 改善，同时也使骨或软组织损伤最小化。

关节镜关节囊松解术是以分级形式完成的。

在对肩关节进行关节镜时，术前的麻醉下关节活动范围和稳定性需要详细记录。假设关节囊厚度是一定的，在关节囊被刺破后，钝套管对于避免关节结构损伤至关重要。关节内注射致关节膨胀可能帮助关节镜进入关节内。诊断性关节镜检查可记录关节囊容积的减少，然后有针对性地松解关节囊。重要的是需要适当地进行关节镜关节囊松解，有可能的话在低流体压力下进行，因为在关节囊切开后，液体将很快从关节内流出。肩袖间隙首先被松解，通常使用关节内灼烧设备。一旦肩袖间隙被处理了，应将设备从关节内取出，再次评估关节活动度和关节稳定性。如果关节活动度仍不正常，然后再进行前关节囊松解，松解时应确定肩胛下肌和盂肱中韧带之间的平面，以便于在松解盂肱中韧带时避免损伤肩胛下肌。此外，盂肱下韧带的前部也应该被松解（图 4-2）。随后再次将设备取出，评估关节的活动度和稳定性。在某些案例中，僵硬可能很严重，以至于需要松解盂肱下关节囊。这个解剖位置非常危险，因为其解剖位置接近腋神经。所以松解下关节囊时要小心，需要保证操作术时下关节囊的完整

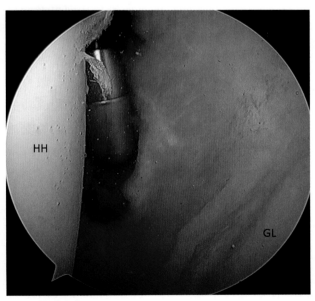

图 4-2 从标准化后方视野看，使用电凝术关节镜下松解左肩的前关节囊。GL，盂唇；HH，肱骨头

性。关节镜移到前视野位置，松解后下关节囊。一旦关节囊完全松解，可对肩关节进行手法操作，松解任何残留的关节囊瘢痕并评估肩关节 ROM。

一旦程序中的盂肱关节部分完成了，有些外科医师还会进行肩峰下黏液囊切除术，以便完全松解任何残存的粘连，以及治疗一切可能随着患者活动度改善过程中产生的肩撞击症状。记录下最终的关节活动度和稳定度评估结果。当完成黏液囊切除术后，可在肩峰下间隙注射皮质类固醇。盂肱关节通常不在围术期注射，因为关节囊松解会导致皮质类固醇渗出到周围的组织中。一些外科医师选择用口服类固醇治疗以预防滑膜炎复发和随后的粘连性关节囊炎。

肌间沟区域麻醉可作为围术期的补充，以协助手术中的疼痛控制。除此之外，在早期术后疼痛可能被抑制之前，肌间沟留置导管可作为长效麻醉，帮助患者重获活动范围。

术后康复

为了维持手术中所获得的 ROM，患者应该立即被转介给物理治疗师。关节囊松解术后的有针对性的康复对于重新恢复功能和达到患者的目标至关重要。当患者符合手术指征并在保守治疗措施无效后进行手术，非常重要的是要考虑患者对之后物理治疗的过程及期望产生沮丧。教育患者及时有效地重获 ROM 是这个手术过程成功的关键。手术医师、物理治疗师和患者之间的交流极为重要。术中所获得的 ROM 应在关节松解术后告知物理治疗师以确保设定现实的目标。起初物理治疗师的评估应该在手术当天的恢复室内和患者出院前就进行。在这个过程中，物理治疗师将进行患者的肩关节被动 ROM 训练，指导其达到前屈、外旋和内旋的终末。此外，也应教育患者和家属进行家庭 ROM 训练，并在手写的家庭训练计划中指明每个动作的频率和持续时间等适当的信息（表 4-1）。在术后第 1 天就应该及时转

表 4-1	粘连性关节囊炎关节镜关节囊松解术后的家庭训练计划举例

家庭训练计划

进行如下训练，每天至少 5 次：

- 钟摆运动
- 和对侧手臂一起主动辅助前屈
- 手杖辅助下的主动辅助外旋
- 通过传递毛巾进行内旋训练
- 冷疗

介，开始正规的门诊物理治疗。尤其是在术后早期，应充分重视疼痛管理的重要性。适当的止痛和冷疗是保证康复方案成功的前提。

关节镜关节囊松解术后的康复可分为 4 期（表 4-2）。在粘连性关节囊炎关节囊松解术后的起始阶段，物理治疗介入的频率要高，在起初的 1~2 周内，每周可多达 4~5 次，在前 2 周的主要目标是肩关节各方向活动度最大。合适的干预方式主要是依赖于可得的活动范围和患者的疼痛程度。在整个康复过程中，设置合理的目标尤其重要。注意终末位牵伸时，患者应当预见一定程度的疼痛和不适。

治疗开始时采用一些物理疗法，如湿热敷，可减轻痉挛并最大限度地放松肌肉。然后，钟摆运动能轻柔地分离关节和牵伸关节囊，并增加组织的血供。徒手治疗包括被动关节活动、Ⅰ～Ⅳ级关节松动术和软组织手法应在每个物理治疗阶段都采用，目的是尽可能地获得最大的 ROM。尤其是盂肱关节向下和向后的松动，有助于改善盂肱关节活动范围。

肩胛骨平面内的主动辅助肩关节前屈首先在仰卧位开始，并借由对侧手臂的辅助（图 4-3）。一旦前抬达到 100° 且患者对肱骨头有充分控制，患者可以进阶到双手扶杖的仰卧位前屈（图 4-4）。当患者的主动辅助前屈达到至少 130° 时，可在肩胛骨平面内进行滑轮运动（图 4-5）。物理治疗师必须监督患者预防代偿性运动模式，如滑轮辅助肩抬起时的肩带上移（如耸肩）。最后，沿着门框向上抬起手臂并且躯干前倾直到有

表 4-2 **关节镜关节囊松解术的术后康复 4 个阶段**

阶段 1（0~14 天）：在重新活动时，控制疼痛和炎症

- 1~2 周内，PT 的介入频率可每周 4~5 次
- 在前 2 周内，着重最大化肩关节各平面的 ROM
- 湿热治疗缓解和减轻痉挛
- 用手法治疗配合 PROM 训练、Ⅰ~Ⅳ级关节松动术和软组织松解
- 钟摆运动，仰卧位肩 FE 的 AAROM，仰卧位肩 ER 的 AAROM，仰卧位肩 IR 的 AAROM，仰卧位水平内收的 AAROM

阶段 2（2~6 周）：使肩关节 ROM 和肩胛骨运动恢复正常

- ROM 进阶：一旦仰卧位 AAROM 肩前抬角度达到 100°，开始双手握手杖练习
- 当患者 AAROM 肩前抬达到至少 130° 时，可以开始肩胛骨平面内的滑轮下拉运动
- 在更高的外展位下进行肩 ER 训练
- 关节囊后侧牵伸：抱胸内收、侧卧 IR 训练
- 水中治疗
- 肩胛骨 ROM 和稳定性训练

阶段 3（6~10 周）：在避免撞击 / 过度使用的同时强化力量

- ROM 继续进阶
- 三角肌等长收缩：短杠杆逐级进阶到长杠杆
- 肩 IR 和肩 ER 力量训练：对抗徒手阻力进行内旋和外旋次最大强度等长收缩，到对抗墙的次最大等长收缩，再到改良的中立位的侧卧内旋和外旋训练
- 如果患者能够进行侧卧位轻微抗阻肩 ER 又没有代偿，则可以站立位进行弹力带抗阻肩 ER 和 IR
- 进阶的肩胛骨活动性训练：肩前屈 90° 内的球上闭链肩胛骨稳定性训练

阶段 4（10~14 周）：准备回归工作和体育活动

- 继续练习直至达到最大的 ROM
- 进阶力量训练
- 基于患者目标的功能性训练

注：AAROM（active assisted range of motion），主动辅助关节活动范围；ER（external rotation），外旋；FE（forward elevation），前抬；IR（internal rotation），内旋。

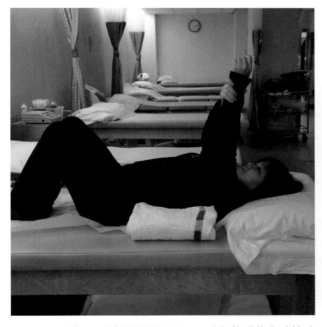

图 4-3 对侧上肢在肩胛骨平面上，进行仰卧位主动辅助前屈的活动范围训练

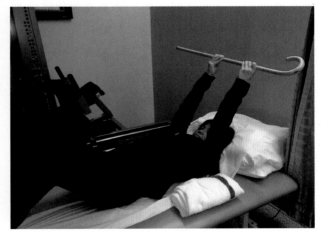

图 4-4 使用手杖，仰卧位肩胛骨平面内主动辅助前屈活动范围训练

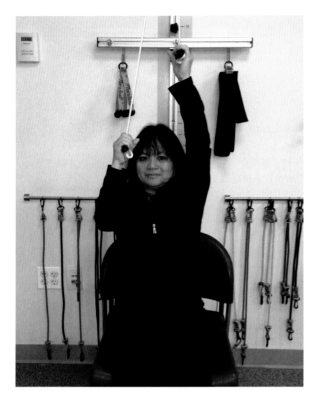

图 4-5　肩胛骨平面内滑轮辅助下的主动辅助前屈训练

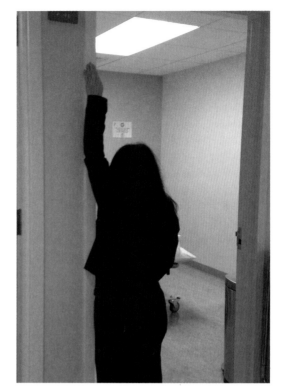

图 4-6　对抗墙的终末前屈牵伸训练

牵伸感，此时可达到前屈终点（图 4-6）。

　　主动辅助肩外旋活动范围首先在仰卧位由手杖或木棒协助。患侧手臂放在肩胛骨平面上，肩外展 30°~40°，屈肘 90°，肱骨置于毛巾卷上（图 4-7）。双手握住手杖，由健侧手臂逐渐施加外旋的力，使患侧手臂向外旋移动。要注意避免伸肘代偿肩外旋。随着活动范围的改善，可逐渐增加外展角度下的外旋训练。终末外旋角度可利用门框进行牵伸达到：患者体侧屈肘 90°，手稳固地置于门框上。患者旋转身体远离手的方向，外旋肩关节直到感受到牵伸。

　　徒手技术包括软组织和盂肱关节松动，可由物理治疗师进行牵伸后侧关节囊并恢复内旋角度。为了牵伸后关节囊，仰卧位手臂水平内收绕过胸部稳定肩胛骨，这可使代偿活动最小，使后关节囊牵伸最大。一旦患者手臂能够向后够到后背，可通过健侧手在后背向患侧手传递物品（如毛巾或笔）来达到逐级的内旋牵伸。在这个练习过程中，强化巩固患者的姿势尤为重要，同时强调在能忍受的无痛范围内由下向上摸后背。可通过拉伸带进行逐级递增的内旋牵伸（图 4-8）。随着内旋角度的改善，后关节囊的牵伸力度可加大。侧卧位患侧手臂在下，肩屈曲 90°，肘屈曲 90°，进行侧卧位内旋。另一侧手推患侧手腕向下朝向床，内旋患侧肩部（图 4-9）。

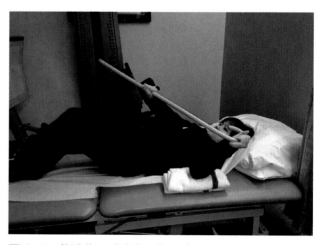

图 4-7　仰卧位，手臂中立位，肱骨置于毛巾卷上，手杖辅助下主动辅助肩外旋训练

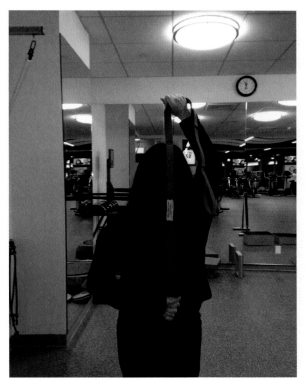

图 4-8　训练带辅助下主动辅助肩内旋训练

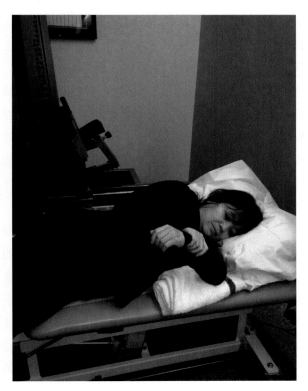

图 4-9　固定肩胛骨，侧卧位内旋牵伸训练（"睡眠者牵伸"）

在关节囊松解术后的早期阶段，水疗是向陆上治疗过渡的重要方式。很多学者支持将水疗结合到术后康复中。当伤口并没完全愈合时，应该使用闭合辅料预防污染和可能的感染。据报道，在术后早期缓解疼痛、减轻水肿、增强力量和改善活动范围方面，水疗和陆上治疗一样有效，同时不会增加伤口相关并发症的风险。在水池中进行训练时，患者通常更为放松，不需要较多的监督。并且水的浮力会支撑手臂，使患者可以在更少疼痛的情况下活动。水池中柔和的 ROM 训练包括肩胛骨后缩、水下的手臂环转运动、短桨辅助外旋 ROM 训练、浮力棒辅助的肩前屈和外展牵伸、小漂浮物背后传递练习、仰卧牵伸至外展（图 4-10）。早期力量训练也可在水中进行，主要集中在无痛下的肩胛骨活动和三角肌力量训练，在条件允许的情况下进阶到用鳍、划桨板和水流抗阻训练。

一旦主动辅助前抬达到 90°，可开始进行三角肌等长收缩力量训练。起初进行短杠杆下的肩

前屈、后伸、外展位的三角肌等长收缩，然后进阶到长杠杆。等长收缩是无痛的，次最大抗阻在最大收缩的 20%~30% 的程度。肩袖肌群的激活对于神经肌肉再训练很重要，目的是恢复肱骨头的控制。当患者能完成至少 30° 的内旋和外旋时，可进行治疗师提供的徒手阻力下内旋和外旋的次最大强度等长收缩。如果患者能够很好地耐受徒

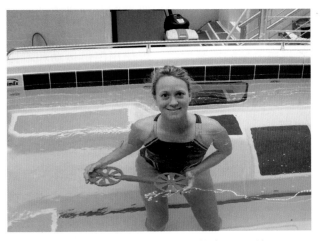

图 4-10　使用短桨在水中主动辅助外旋 ROM 练习

手阻力，可教患者抵住墙壁进行内旋和外旋的次最大强度等长收缩。毛巾卷可置于躯干和上肢之间，使手臂处于轻微的外展位（调整的中立位）。这个体位将减少冈上肌的张力，并可能增强肩袖的血液循环。随着关节活动度和肩袖肌的激活程度继续改善，可开始进行改良中立位的侧卧肩外旋。一旦患者能够进行轻微抗阻下的侧卧肩外旋而又没有代偿，可开始进行站立位弹力带下的外旋和内旋。

肩胛骨活动性和稳定性训练至关重要，应根据患者的耐受性进行。在侧卧位由治疗师进行的肩胛骨松动可帮助患者早期的肩胛骨活动。患者也可侧卧位单独进行肩胛骨后缩 / 前伸和上提 / 下降，以此作为家庭训练计划的一部分。随着患者症状的改善，肩胛骨活动性训练可进阶到坐位姿势。在康复早期，进行 90° 前屈范围内的球上闭链肩胛骨稳定性训练耐受性较好，有利于增强恰当的肩胛骨胸廓运动和本体感觉。一旦患者的肩胛骨控制改善了，就可进行肩胛骨抗阻训练。对于姿势再教育和肩胛骨力量强化，可采用仰卧位弹力绳抗阻下的肩胛骨前伸、肩胛骨后缩和肩关节伸展训练。一旦患者展示出足够的肩胛骨稳定性和盂肱关节控制（不再耸肩），可进行仰卧位下肩胛骨平面内的肩前屈训练，然后进阶到站立位。此外，由康复专家持续监督肩胛骨的运动失调（最显著的是随着手臂的上抬出现耸肩）至关重要。在这个时期，肩袖肌群的专项肌力训练也可逐级递增。随着患者肩胛骨稳定性、盂肱关节控制和力量的持续增强，可使用闭链运动和本体感觉神经肌肉易化练习对功能性活动进行再教育。

结局

Grant 及其同事在一份对比麻醉下肩关节囊徒手操作和关节镜关节囊松解术的系统综述中指出，关节囊松解术相对单一的关节囊徒手治疗在治疗冻结肩方面并没有明显的优势。然而，我们认为这些研究质量有限，关节囊松解术将提高操作的安全性，降低医源性骨折的风险。麻醉下的关节镜关节囊松解和手法治疗在一些早期和中期的研究中都显现出极好的功能性和临床上的结果。Barnes 等发现这一操作程序能立即改善疼痛和关节活动范围。关节活动范围的改善在 1 周内最为明显，在 6 周时会略微下降，但是随后又能持续改善。其他学者发现这一程序对改善活动度和患者自诉的结果方面安全且有效。Hagiwara 等发现类固醇的术前注射能改善关节囊释放术后的关节活动度和疼痛。有些学者发现在 3~7 年的随访中关节活动度和功能性活动评分方面的改善均具有持续性。

最近，一些学者将人群分为糖尿病组和非糖尿病组，结果发现糖尿病组麻醉下关节镜关节囊松解术和操作后的恢复更慢。Cho 等发现在美国肩肘外科评分和关节活动度的预后方面糖尿病组和非糖尿病组相似，但糖尿病组在 3、6 和 12 个月时的评分更低。Mehta 等也比较了有无糖尿病的患者进行粘连性关节囊炎手术治疗的效果，发现尽管在 Constant 评分上两组均有显著改善，但是在糖尿病组中改善较少。甚至仅有 70% 的糖尿病患者最终重获全活动范围，而 90% 的无糖尿病的患者可达到正常活动范围。其他研究也发现糖尿病患者在粘连性关节囊炎关节囊松解术后的效果较差。

其他研究者报道对外伤和手术后关节僵硬的患者进行关节镜关节囊松解的效果比特发性粘连性关节囊炎差。

没有任何手术程序是完全没有并发症的。尽管在很多研究中报道说并发症的发生率是极低的，但是有些研究者报道了医源性不稳定和脱位、盂肱软骨溶解及可能的骨折或臂丛神经损伤等术后并发症。手术医师必须充分考虑患者的适应证和禁忌证，然后再作出是否进行手术干预的决定。

精要

- 多数粘连性关节囊炎患者无须麻醉下手法操作或关节镜关节囊松解术就能恢复。
- 关节囊松解后早期恢复和重获 ROM 极为重要。
- 对患者家庭训练计划、活动调整和冷疗等方面的教育在关节囊松解术后的早期很重要。
- 医师和物理治疗师之间的沟通对成功康复很重要。
- 徒手物理治疗包括 PROM 训练、软组织手法、肩胛骨和盂肱关节松动、徒手抗阻和节律性稳定，这些都是恢复的关键。
- 一旦 ROM 恢复后，就要开始增强力量，并逐级递增。
- 一旦患者达到无痛的日常生活活动，同时全活动范围时肩肱节律正常，肩周和肩胛骨周围的肌肉组织的徒手肌力评定是 5 级，那么患者可准备出院，并制订家庭训练计划。

（王　盛 译，钟书翰　张志杰　朱　毅 审）

参考文献

Barnes CP, Lam PH, Murrell GA: Short-term outcomes after arthroscopic capsular release for adhesive capsulitis. *J Shoulder Elbow Surg* 2016;25(9):e256–e264.

Berghs BM, Sole-Molins X, Bunker TD: Arthroscopic release of adhesive capsulitis. *J Shoulder Elbow Surg* 2004;13(2):180–185.

Cho CH, Kim DH, Lee YK: Serial comparison of clinical outcomes after arthroscopic capsular release for refractory frozen shoulder with and without diabetes. *Arthroscopy* 2016;32(8): 1515–1520.

Ellsworth AA, Mullaney M, Tyler TF, McHugh M, Nicholas S: Electromyography of selected shoulder musculature during un-weighted and weighted pendulum. *N Am J Sports Phys Ther* 2006;1(2):73–79.

Grant JA, Schroeder N, Miller BS, Carpenter JE: Comparison of manipulation and arthroscopic capsular release for adhesive capsulitis: a systematic review. *J Shoulder Elbow Surg* 2013; 22(8):1135–1145.

Hagiwara Y, Sugaya H, Takahashi N, Kawai N, Ando A, Hamada J, Itoi E: Effects of intra-articular steroid injection before pancapsular release in patients with refractory frozen shoulder. *Knee Surg Sports Traumatol Arthrosc* 2015;23(5):1536–1541.

Hannafin JA, Chiaia TA: Adhesive capsulitis: a treatment approach. *Clin Orthop Relat Res* 2000;(372):95–109.

Holloway GB, Schenk T, Williams GR, Ramsey ML, Iannotti JP: Arthroscopic capsular release for the treatment of refractory postoperative or post-fracture shoulder stiffness. *J Bone Joint Surg Am* 2001;83-A(11):1682–1687.

Jerosch J, Nasef NM, Peters O, Mansour AM: Mid-term results following arthroscopic capsular release in patients with primary and secondary adhesive shoulder capsulitis. *Knee Surg Sports Traumatol Arthrosc* 2013;21(5):1195–1202.

Le Lievre HM, Murrell GA: Long-term outcomes after arthroscopic capsular release for idiopathic adhesive capsulitis. *J Bone Joint Surg Am* 2012;94(13):1208–1216.

Mehta SS, Singh HP, Pandey R: Comparative outcome of arthroscopic release for frozen shoulder in patients with and without diabetes. *Bone Joint J* 2014;96-B(10):1355–1358.

Villalta, E, Peiris CL: Early aquatic therapy improves function and does not increase risk of wound-related adverse events for adults after orthopaedic surgery: a systematic review and meta-analysis. *Arch Phys Med Rehabil* 2013;94:138–148.

Warner JJ, Allen A, Marks PH, Wong P J: Arthroscopic release for chronic, refractory adhesive capsulitis of the shoulder. *Bone Joint Surg Am* 1996;78(12):1808–1816.

第 **5** 章 肩关节不稳的修复

Marc S. Haro, MD, MSPT; Todd R. Hooks, PT; ATC, Kevin E. Wilk, DPT, FAPTA; Lucy Oliver-Welsh, MBChB, 和 *Brian J. Cole, MD, MBA*

概述

肩关节不稳在年轻人群中很常见。无论是相对简单的创伤后急性肩关节前方脱位、肩关节后方不稳或是更加复杂的肩关节多方向不稳患者，确定肩关节不稳的类型很重要，以便正确地指导治疗。肩关节不稳可以表现为单方向不稳或者多方向不稳，同时肩关节损伤可能是创伤性或非创伤性因素所导致的。长期以来，我们在临床工作中都是依据肩关节不稳的类型而采取创伤性单方向 Bankart 修复术（traumatic unidirectional Bankart surgery，TUBS）和非创伤性双侧多方向关节囊下脱位修复术（atraumatic multidirectional bilateral rehabilitation inferior capsular shift，AMBRI）这两种经典术式。尽管这些简单的字母缩写已经使用了很多年并且可能没有包括所有肩关节不稳的类型，但依然有助于我们关注肩关节不稳的机制和通常被推荐的治疗方法的本质。

在评估可能存在肩关节不稳的患者时，我们一定要重视几个关键因素。首先是患者的年龄，肩关节前方脱位的年轻患者肩关节不稳的复发率明显高于老年患者。年龄为 15~35 岁的患者中，大约有 50% 的患者初次脱位后 2 年内会发生肩关节不稳，约 2/3 的患者会在 5 年内发生肩关节不稳。因为肩关节不稳的复发率很高并且对患者的功能影响很大，所以医师通常会建议年轻患者采取手术治疗。与此相反，老年患者很少发生复发性肩关节不稳，并且对于年龄大于 40 岁的患者而言，发生肩关节前方脱位时很有可能已经存在肩袖损伤。

大多数肩关节单方向不稳发生在关节前方并且是创伤性因素所致。肩关节前方不稳通常表现为脱位并且需要闭合性复位。损伤机制通常是由于外展伴外旋应力作用于上肢所致。盂肱前下韧带和盂肱后下韧带主要限制上肢外展时前后向的平移。我们认为 Bankart 损伤是一种在肩关节不稳患者中普遍存在的前方关节盂唇撕裂伤，典型的

Cole 博士或其直系亲属已从 Arthrex、DJ 骨科和 Elsevier 出版公司获得版税；担任 Arthrex、Regentis 和 Zimmer 公司的付费顾问；持有 Carticept 和 Regentis 公司的股票或股票期权；获得 Aesculap/B Braun、Arthrex、Cytori、Medipost、国立卫生研究院（NIAMS 和 NICHD）和 Zimmer 公司的研究或机构支持；获得来自 Athletico、Ossur、Saunders/Mosby-Elsevier、SLACK Incorporated、Smith & Nephew 和 Tornier 的非收入支持（如设备或服务）、商业酬金或其他非研究相关资助（如带薪旅行）；并作为《美国骨科杂志》（*American Journal of Orthopedics*）、美国运动医学骨科学会、美国肩肘外科协会、《关节镜检查杂志》、北美关节镜协会、国际软骨修复协会、《美国骨与关节外科杂志》《肩肘外科杂志》《美国骨科医师学会杂志》董事会成员、管理者、行政人员或委员会成员。Wilk 博士或其直系亲属担任 LiteCure laserIntelliskin Zetroz 和 Performance Health 的有偿顾问；担任 AlterG 的无偿顾问；获得 Intelliskin 的研究或机构支持；并从 Churchill Livingstone CV、Mosby Slack Publishing 和 plint Bauerfeind ERMI Device 获得了非资金支持（如设备或服务）、商业酬金或其他非研究相关资助（如带薪旅行）。Haro 博士和 Hooks 博士和其任何直系亲属均未从直接或间接与本文主题相关的商业公司或机构获得任何利益，未持有任何股票或股票期权。

损伤范围位于 2~6 点钟方向（右肩）（图 5-1），同时会存在盂肱前下韧带损伤，并且预后不同。前方肩关节盂唇损伤包括关节盂唇缺损（glenoid labral articular defect，GLAD）和前下盂唇撕裂伴骨膜撕脱损伤（anterior labral periosteal sleeve avulsion, ALPSA）。如果这些损伤的患者不经手术治疗，可能发生复发性肩关节不稳。不伴随盂唇损伤的前方盂肱关节不稳和非创伤性的前方肩关节不稳是相当罕见的情况。

一些其他损伤与急性肩关节脱位的发生也具有相关性，包括盂肱韧带肱骨附着处撕脱伤（humeral avulsions of the glenohumeral ligament，HAGL）和关节盂缘骨折。

同样地，尤其是在反复前方肩关节脱位后会出现 Hill-Sachs 损伤或者后上方肱骨头的软骨嵌入伤，这是由于后上方的肱骨头在关节盂前缘脱位后发生撞击所导致的。复发性盂肱关节不稳通常导致关节盂骨质流失并且可以影响手术方式的决策以及修复后的结局（图 5-2）。

创伤性后方肩关节不稳并不多见，包括后方的关节盂唇和后下盂肱韧带以及反 Bankart 损伤。后方肩关节不稳可以是创伤性脱位或者是后方关节囊和盂唇的非创伤性反复微损伤所导致的。创伤性后方肩关节不稳通常发生在肩关节屈曲、外展和内旋时受到向后的直接暴力时，或者与癫痫或电击有关，在肌肉发生强直性收缩时，肩关节后方肌肉力量过强从而迫使肱骨头后脱位。非创伤性后方肩关节不稳更为常见，发生在从事肩关节后方反复受力活动的人群，如足球进攻前锋、举重运动员和从事过头运动的运动员。

多方向肩关节不稳（multidirectional instability，MDI）通常被定义为肩关节两个或更多方向的不稳。我们通常认为多方向肩关节不稳是一种非创伤性损伤，与反复性微损伤和先天发育性韧带松弛有关，也可能是由于广泛性盂唇撕裂。多方向肩关节不稳合并广泛性盂唇撕裂可能是由创伤性单侧肩关节不稳进展而来的。非创伤性多方向肩

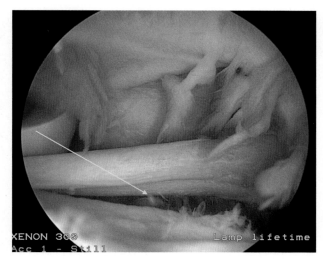

图 5-1 关节镜下 Bankart 损伤影像（黄色箭头）

关节不稳的患者通常会感到疼痛或者做特定活动或上肢位于特定位置时主观上有不稳的感觉。多方向肩关节不稳见于从事过头运动的运动员，特别是游泳、排球和体操运动员。这些运动员往往韧带过度松弛并存在胶原排列紊乱的问题，如马方综合征和 Ehler-Danlos 综合征。这些与胶原排列紊乱相关的因素降低术后成功的可能性。

术前评估

首先需要通过详细地询问病史和体格检查来

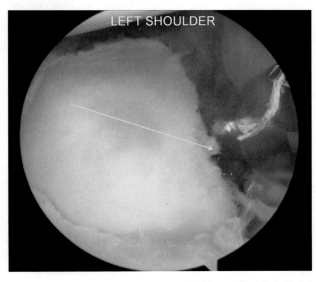

图 5-2 前下关节盂骨质流失的关节镜下影像（黄色箭头）

确定肩关节不稳的性质。检查双侧肩关节的活动范围、肌力、肩关节不稳的方向和是否有广泛性韧带松弛的体征。

　　X 线片检查应当包括真正前后位、腋侧位、西点（west point）位，从而评估肱骨和肩胛骨的骨质丢失情况。当患者在小范围肩外展时有关节不稳、拟行手术修复或者 X 线片显示存在骨质流失时都要考虑进行计算机断层扫描（computed tomography,CT）加三维重建。骨量丢失大于 20% 可能会导致关节镜软组织修复术失败（图 5-3）。磁共振影像通常用于评估关节盂唇损伤、盂肱韧带肱骨附着处撕脱伤、肩袖结构的完整性或者肩关节后方的病理改变程度。

手术管理

　　当患者保守治疗失败，仍存在疼痛和复发性肩关节不稳时，通常需要采取手术。手术方式取决于患者的年龄、损伤的机制和当前肩关节不稳的类型。无论采用何种手术方式，患者一定要对

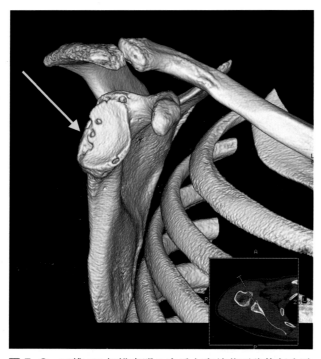

图 5-3　三维 CT 扫描表明 2 次后方肩关节不稳修复失败后发生严重的后方骨质流失（黄色箭头）

手术做好心理准备，术后一般都需要一个很长的康复治疗期。

单向前盂肱关节不稳

　　手术的目的是恢复关节盂唇与盂肱前下韧带的连接。Bankart 损伤的传统治疗方法是开放性手术修复。尽管这种方式是非常有效的，但在过去的 10~20 年间，肩关节镜技术在能够达到类似疗效的同时实现创伤的最小化。

　　另外，关节镜修复术与开放性手术相比，其优势是并发症（感染和神经损伤）的发生率低，同时也避免术中对前方的肩胛下肌和后方的冈上肌造成损伤。

关节镜修复术

　　根据手术医师的习惯，患者可以采取半卧位或者侧卧位。我们通常将患者置于侧卧位上完成所有肩关节不稳的手术操作。准确的切口位置是具有良好的视野、移动组织和准确放置手术器械的关键。标准的后方入路切口位于肩峰内侧 1cm 和下方 2cm 的位置。一个标准的前中关节盂入口在肩袖间隙的下方、肩胛下肌腱的上方，该位置便于术中的缝合操作以及关节镜器具的出入。后下方入口或者 7 点钟方向入口（左肩）的切口位置在肩峰后外侧以远 3cm 和侧方 1cm。这是通往关节盂下部的一个很好的通路，对于实施关节盂成型、确定后方锚点的位置和进行缝合操作是有帮助的。经此入口也可以到达关节盂后方，可以处理损伤范围波及盂唇后部的损伤。其他常用的切口包括穿过肩袖间隙的前上方切口及位于肩峰侧方 1cm 的附属侧方（Wilmington）切口。

　　标准的诊断性关节镜检查用于评估关节盂唇、肩袖和肱二头肌腱。评估肱骨头用于判断是否存在 Hill-Sachs 损伤及 Hill-Sachs 损伤的程度（图 5-4）。

　　我们一定要特别关注关节盂唇的完整性，以便评估是否有任何提示存在 Bankart 损伤的体征或

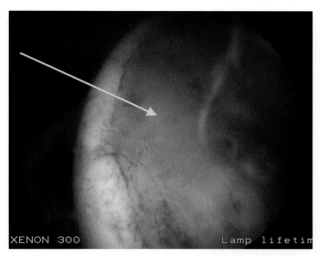

图 5-4　肱骨头 Hill-Sachs 损伤的关节镜影像（黄色箭头）

者是与之相关的骨折。此外还要评估关节盂的骨量丢失情况，因为这可能影响手术步骤的实施。当盂周韧带沿着关节盂内侧修复后，我们会发现前下盂唇撕裂伴骨膜撕脱损伤。此损伤通常是由于关节反复性脱位所导致的，采用前上方入路时视野最好。同时我们也要关注前关节囊，来评估是否存在盂肱韧带肱骨附着处撕脱伤。如果通过前关节囊能够看到肩胛下肌纤维，则提示存在这种损伤。关节镜应该同样通过前方入路来充分评估后方的结构。手术过程中术者如果不能正确地辨认和处理这些相关的病理改变，会很难得到令人满意的结果。

在完成诊断性关节镜检查之后，使用关节镜起子在关节盂和关节盂唇复合体之间形成一个平面（图 5-5A），以便于充分地游离关节囊和关节盂唇，使其可以移动至关节盂边缘（图 5-5B）。然后使用关节镜磨钻或锉刀来小心地打磨关节盂的边缘，在骨表面上剥除覆盖的纤维组织后最终形成一个出血的表面，但是注意不要过度剥除骨组织。

在镜下将关节盂边缘修整好之后，将铆钉打入关节盂的边缘，将受损的盂唇组织固定到关节盂中，从而修复关节结构。无论使用的是何种类型的缝合铆钉，恢复肩关节稳定性的手术的关键是重建前下盂肱韧带的张力。首先从后下方入路

打入最下边的一颗铆钉作为钻导，缝合线的两头都是从后下方入路穿过的。钻导尖固定的位置位于关节盂的 5 点半到 6 点钟的区域（右肩）。这将使组织被缝合线很好地固定在前上方（图 5-5C）。

我们术中习惯于从后向前这一方向的操作。为了让受损的盂唇组织重新固定到关节盂边缘并且恢复适当的张力，缝合器具应该从预定的锚定位置的后下方大约 1cm 处进入关节囊。在关节囊的下方操作器械的过程中需要特别小心，尽量避免过深地进入软组织，以免损伤腋神经。在植入铆钉后，手术医师应该注意要切除关节囊下部的多余组织，然后使用关节镜缝合剪刀剪断缝合线。以不留尾端的方式剪断缝合线很重要，可以防止对关节表面的机械性刺激和损伤。这个过程从上到下不断地重复，从而将关节盂唇组织固定到关节盂内并恢复其张力。对于典型的 Bankart 损伤，我们使用三颗铆钉；但是，治疗方案最终还是取决于盂唇撕裂的范围大小。

后方盂肱关节不稳

关节镜下关节后方不稳修复术和前方修复术在操作技术方面有诸多类似之处。一个完整的诊断性关节镜检查应该仔细地检查后方的关节盂唇和关节囊。通过仔细检查，可能会发现反 Bankart 损伤或者反 Hill-Sachs 损伤，也可能会发现后方关节囊损伤、盂肱韧带肱骨头处后方撕裂伤或者 Kim 损伤（不完全性后方关节盂唇撕裂）。当存在肩关节前方不稳时，关节盂唇被抬高至解剖位，相关的关节盂唇撕裂处使用缝合铆钉修复。但是在这些步骤中，植入铆钉的顺序都是从前向后，从而恢复盂肱后下韧带的悬吊作用并且减少后方关节囊的容积。

多方向肩关节不稳

多方向肩关节不稳的手术修复为关节囊折叠术，这与前方肩关节不稳修复术的基本步骤和切口位置均相同。但是在此操作过程中，最主要的

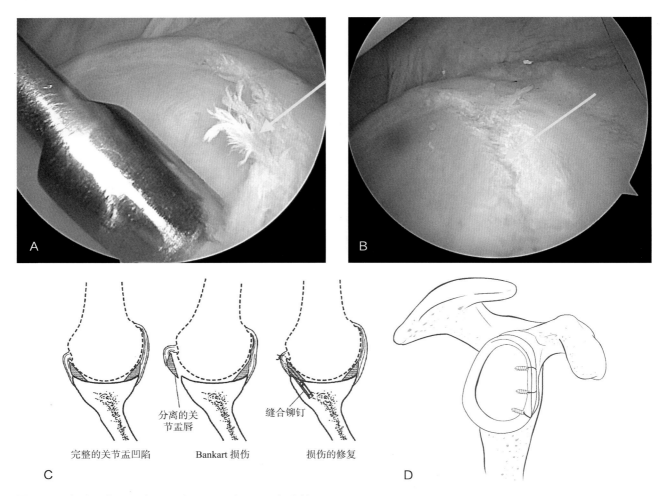

图 5-5 在关节镜下观察到在关节盂和关节盂唇复合体之间形成一个平面。A. 关节盂唇应该被关节镜起子彻底分离清楚（黄色箭头）；B. 在关节盂唇无张力的状态下，并且在关节盂的水平充分地分离清楚关节盂唇（黄色箭头）；C. 针对右肩前方盂肱关节不稳进行关节镜下 Bankart 损伤修复术后轴向位的示意图；D. 针对右肩前方盂肱关节不稳进行关节镜 Bankart 修复术后矢状位的图示（C 图已获授权，引自：Trumble TE, Budoff JE, Cornwall R. *Hand, Elbow, & Shoulder: Core Knowledge in Orthopaedics*. Philadelphia: PA, Elsevier, 2006）

是对广泛性的关节囊松弛进行处理。为此，植入铆钉的位置要沿着关节盂的边缘，从而去除掉导致多方向肩关节不稳的多余关节囊。在被命名为pinch-tuck 的技术中，在植入铆钉后，用关节镜缝线导引器夹起一撮关节囊组织，固定在铆钉上。这样能够减小关节囊的容积并且增强肩关节的稳定性。如果存在关节前方或后方不稳，操作者可以从下到上进行固定操作。为了使得关节囊组织本身形成瘢痕以及永久性地减小关节囊的容积，在缝合褶皱之前需要使用手术锉打磨关节囊表面。如果想要额外的关节囊褶皱以进一步减少关节囊容积，操作者需要在之前钉好的铆钉之间的盂唇组织上使用缝合器将褶皱组织固定好。

术后康复

康复治疗对肩关节稳定术后患者的功能恢复程度发挥重要作用。术后治疗的目标是在关节的活动性和稳定性之间找到一个平衡点。我们基于康复训练原则将康复训练过程分为四个循序渐进的阶段，根据手术过程的特定情况各有不同。每个阶段都包括相应的目标和系统性的训练方式，既能对待愈合的组织施加合适的应力和负荷，同时又能够避免组织过度受力。这些训练计划应当作为指南进行应用。因此，根据患者和手术的具体情况，临床医师将会对训练计划进行适当的调整。尽管有很多普适性的康复治疗原则适用于所有类型的肩关节不稳修复术后的康复训练，但由于肩关节不稳的方向不同，以及修复过程的不同而导致不同患者之间的治疗内容有所差别。

当制订肩关节不稳的康复训练计划时，治疗师一定要考虑到一些与患者（表5-1）和手术相关（表5-2）并且可能影响康复进程的因素。首先，不要过度地牵拉在愈合过程中的组织。因此，从一个阶段进入下一个阶段时，训练计划的实施一定是渐进和连续的过程。我们的经验表明，长时间固定后在短期内让关节活动度迅速增加的患者的预后情况往往不理想。因此，我们要在术后的8~10周这个阶段逐渐地恢复患者的关节活动度。其次，尽量将固定关节带来的影响最小化，尤其是从事过头运动项目的运动员。

肩关节不稳修复术后，短期的关节固定会有助于组织的早期愈合。但是在这一阶段，临床医师仍然需要指导患者进行轻柔的动态稳定性练习、在小范围内进行轻柔的被动活动和亚极限量等长收缩运动来改善关节的动态稳定性，这有助于胶原纤维的排列成形，预防活动度的丧失。另外，在整个康复过程中应当经常在被动关节活动范围（passive range of motion，PROM）末段施加轻度压力，从而监测关节终末感的情况。如果关

表 5-1　与患者相关的影响康复计划的因素

- 患者的组织状态
- 过度松弛 ↔ 过度活动
- 动态稳定系统的状态
- 肌肉 – 骨骼
- 肌肉的力量大小和平衡情况
- 本体感觉能力
- 不稳的类型
- 先前的活动水平
- 期待的活动水平（期望值）
- 愈合的能力（快速愈合、慢速愈合）

表 5-2　与手术相关的影响康复计划的因素

- 手术步骤的类型（暴露程度、具体的步骤、采用的组织情况）
- 固定方式
- 关节不稳的类型（不稳的分类）
- 患者的组织状态（过度松弛、正常、低弹性）
- 患者对手术的反应
- 患者的动态稳定性（肌肉长度、动态稳定性、本体感觉）
- 患者的活动水平（过去的水平、现在的水平、期待的目标水平）
- 医师的治疗理念

节终末感较硬，那么医师应该加快关节活动度的改善进度；如果是一个柔软的或者落空的终末感，那么应该放缓患者的牵伸训练计划。再者，患者从一个阶段进入到下一个阶段时一定要满足相应的标准，这样才是根据患者的不同愈合速度和限制因素而制订的个体化康复计划。最后，一个圆满的结局与整个团队的努力密切相关，是临床医师、治疗师和患者都朝着一个共同的目标努力的结果。

术后康复阶段

阶段 1

在术后初始阶段，ROM 是受限的。这一阶段的主要目标是通过活动防止瘢痕过度增生，但也要避免过于激进，否则可能会对术后恢复产生不良影响。

例如，在关节前方不稳修复术之后，可能会由于过分强调关节盂唇的修复，导致肩关节外旋活动受限。在阶段 1 即开始亚极限量和低于痛阈的等长收缩用于促进肌肉功能恢复、改善疼痛的神经调控和防止关节固定后的肌肉萎缩（图 5-6）。

阶段 2

在这个中间阶段，训练的重点是改善肩关节的灵活性。治疗计划中包括主动辅助活动范围（assistive range of motion，AROM）训练和 PROM训练。患者的关节活动度和关节囊终末感用于判断训练进阶的速度。一个拥有足够范围的活动度

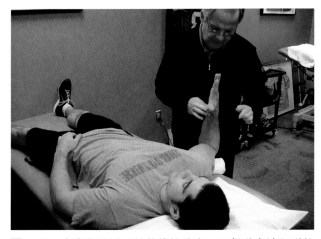

图 5-6　在肩胛骨平面的节律性稳定，以促进肩袖肌群的激活和增强神经肌肉控制水平

和软性终末感的患者比一个活动度受限和硬性终末感患者的进阶速度要慢。关节松动技术用于恢复关节正常的 ROM 和调整关节囊的过度紧张。如果关节囊的一侧非常紧张，肱骨头会向对侧过度移位（图 5-7）。对于从事过肩运动的运动员来讲，医师会增加牵伸训练的强度，让运动员可以达到"投掷者活动范围"，即 115°±5° 的外旋活动，从而帮助运动员恢复到可以做投掷活动。力量训练可以进阶至包括单独的肩袖和肩胛骨的训练。进行动态稳定性训练、徒手抗阻训练和节律性稳定的本体感觉神经肌肉促进技术可以促进神经肌肉的控制和恢复肌肉平衡（图 5-8）。在这一阶段，我们通常会开始进行"投掷者十项训练"

项目。

阶段 3

阶段 3 的治疗目的是维持肩关节活动范围的同时改善肌力和肌耐力。

力量训练增加至恢复到最理想的肌肉募集比例（表 5-3）。患者需要达到肌肉平衡和动态关节稳定之后再开始肌力强化训练，如肌肉超等长训练或者功能性活动训练。在这一阶段，重点是肌肉离心训练和本体感觉训练。肌肉耐力训练同样用于改善动态功能性关节稳定和预防发生因肌肉疲劳引起的半脱位。超等长训练用于改善运动员的功能性活动，同时对肩关节逐渐增加功能性应力。在这一阶段，对从事过头运动的运动员同样增加投手 10 步训练项目来改善力量、耐力和姿势。

阶段 4

这一阶段的目标是增加肩关节的功能性活动，让患者回归到不受限制的运动或日常生活中。在成功完成康复治疗训练计划并且达到预期目标的基础上，患者可以根据自身的具体情况逐渐开始运动类活动。这一阶段的目标还包括维持患者在前期达到的肌肉力量、动态稳定性和功能性活动的水平。因此，应当鼓励患者在不断地维持最佳肩关

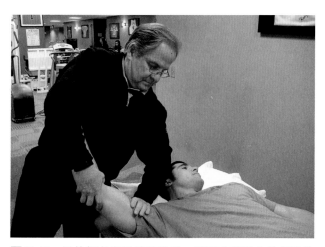

图 5-7　后外侧方向的关节松动，用于改善后方关节囊的活动性

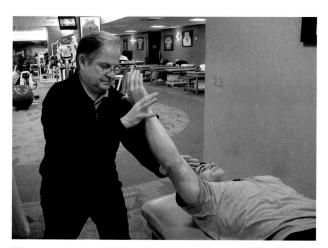

图 5-8　节律性稳定的本体感觉神经肌肉徒手抗阻训练，用于促进关节的动态稳定性

表 5-3	针对从事过头运动的运动员的肩关节等速力量训练标准			
双侧对比（优势侧与非优势侧手臂）				
速度[a]	外旋	内旋	外展	内收
180	98%~105%	110%~120%	98%~105%	110%~128%
300	85%~95%	105%~115%	96%~102%	111%~129%
峰值扭矩（英尺-磅）与体重（磅）的比值				
速度[a]	外旋	内旋	外展	内收
180	18%~23%	28%~33%	26%~33%	32%~38%
300	12%~20%	25%~30%	20%~25%	28%~34%
单侧肌肉的比率				
速度[a]	外旋/内旋		外展/内收	外旋[2]/外展
180	66%~76%		78%~84%	67%~75%
300	61%~71%		88%~94%	60%~70%

注：[a] 每秒的度数。

节功能的基础上继续进行牵伸和力量训练。

肩关节前方不稳关节镜修复的康复方案

阶段 1：术后早期阶段（0~6 周）

目标

- 严格保护，保证组织的修复。
- 防止制动的不良影响。
- 促进关节的动态稳定性和本体感觉。
- 减轻疼痛和炎症。

0~2 周

- 白天悬吊 3~4 周，在 4 周内睡眠时要固定。
- 肘/手的活动度、手的抓握训练。
- PROM 和轻柔的 AROM 训练。
  - 1 周时屈曲至 70°，2 周时屈曲至 90°。
  - 在上肢外展 30°的外旋/内旋训练。
    - 外旋达 5°~10°。
    - 内旋达到 45°。

注意：不是主动的外旋、伸展、外展。

- 肩关节周围肌肉组织的次最大等长收缩训练。
- 针对外旋/内旋的节律性稳定训练。
- 本体感觉训练。
- 有适应证的冷疗、物理治疗。

3~4 周

- 白天停止使用吊带，但是睡眠时继续固定。

注意：除非医师另行说明，否则 4 周时都要停止使用吊带。

- 继续轻柔的 ROM 训练（PROM 和 AAROM）。
  - 屈曲至 90°。
  - 外展至 90°。
- 肩胛骨平面外展 45°位的外旋/内旋。
  - 肩胛骨平面的外旋，15°~20°。
  - 肩胛骨平面的内旋，55°~60°。

注意：训练进度要依据对患者的评估情况，不要做过度的外旋、伸展或者抬高。

- 继续等长训练和节律性稳定（次最大）。
- 核心稳定计划。
- 开展肩胛周围力量训练。
- 继续使用冷疗。

5~6 周

- 逐渐地改善 ROM。
  - 屈曲至 145°。
  - 外展 45°位，外旋至 55°~50°。
  - 外展 45°位，内旋至 55°~60°。
- 可能要开始牵伸训练。
- 开始弹力管训练外旋/内旋（手臂位于体侧；图 5-9）。
- 肩胛周围肌力训练。
- 本体感觉神经肌肉徒手抗阻训练。

注意：一般来讲，所有的训练开始是 1 组，10 次/

组；然后可以每天增加 1 组，如能耐受则可增加到 3 组，10 次 / 组。

阶段 2：中间阶段（7~14 周）

目标

- 逐渐恢复完全活动范围（第 10 周）。
- 保持手术修复部位的完整性。
- 恢复肌肉力量和肌肉平衡。
- 增强神经肌肉的控制。

7~9 周

- 逐渐增加 ROM。
  - 屈曲至 160°。
  - 外展 90° 位开始进行外旋 / 内旋。
  - 第 7 周时外展 90° 位，外旋至 70°~80°。
  - 第 8~9 周时外展 90° 位，外旋至 90°。
  - 外展 90° 位，内旋至 70°~75°。
- 继续等张力量训练计划。
- 继续神经肌肉本体感觉促进技术力量训练。

10~14 周

- 可以轻柔地进行较大强度的力量训练。
- 增加等张力量训练。
- 继续所有的牵伸训练。
- 活动度进阶至功能性需求的程度（如需要进行过头运动的运动员）。

- 进展至等张力量训练（轻度且有限的活动度范围内训练）。

阶段 3：最小保护阶段（15~20 周）

目标

- 维持完全关节活动范围。
- 改善肌肉力量、做功和耐力。
- 逐渐开始功能性活动。

进入阶段 3 的标准

- 无痛的完全活动范围。
- 令人满意的稳定性。
- 肌肉力量（4 级或 4 级以上）。
- 没有疼痛或僵硬。

15~18 周

- 继续所有的牵伸训练（关节囊的牵伸，包括卧位牵伸训练）（图 5-10）。
- 继续力量训练。
  - 投手 10 步训练项目或者基本训练。
  - 本体感觉神经肌肉徒手抗阻训练。
  - 耐力训练。
  - 限制性的体育活动（低强度的游泳、半幅度的高尔夫挥杆）。
- 16~18 周，开始进行间断性的运动项目训练。

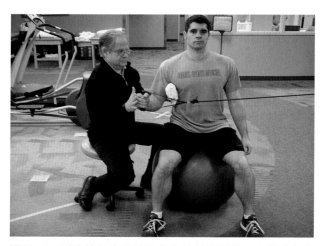

图 5-9　弹力管结合节律性稳定的外旋训练，改善动态稳定、神经肌肉控制和核心稳定

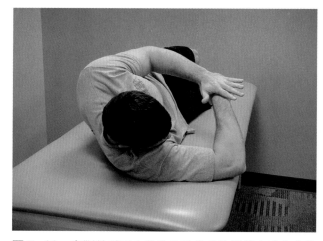

图 5-10　肩胛骨平面上的改良卧位牵伸训练来减少肩峰下结构的压力

18~20 周

- 继续进行之前的所有训练。
- 进展为间断性的运动训练计划（投掷等）。

阶段 4：高阶力量训练阶段（21 周后）

目标

- 增强肌肉力量、做功和耐力。
- 进阶的功能性活动。
- 维持肩关节的活动性。
- 在 7~9 个月时逐渐回归体育项目。

进入阶段 4 的标准

- 无痛的完全活动范围。
- 令人满意的静态稳定性。
- 肌肉力量达到对侧的 75%~80%。
- 没有疼痛或僵硬。

21~24 周

- 继续灵活性训练。
- 继续等张力量训练计划。
- 神经肌肉控制训练。
- 肌肉超等长训练。
- 进阶的间断性运动计划。
- 继续牵伸和力量计划。
- 当患者达到完全功能性活动范围及满意的力量和稳定性后，逐渐进阶运动活动。

肩关节后方不稳关节镜修复的康复方案

阶段 1：术后起始阶段（0~6 周）

注意事项

- 术后将肩用支具固定在肩外展 20°且大约外旋 30°，为期 4 周（医师将决定持续时间和肩的位置）。
- 除了训练和沐浴时，支具必须一直佩戴。
- 上肢不要做过头或跨过身体中线的活动。
- 注意：4~6 周内不要做内旋、水平内收或推的活动。

- 4~6 周内睡眠时也要佩戴支具。

目标

- 促进修复的关节囊愈合。
- 开始早期保护性的和限制性的活动范围。
- 减少肌肉萎缩。
- 减少疼痛 / 炎症。

0~4 周

- 冷疗。
  - 训练前后冰敷 20 分钟，并且每小时最多冰敷 20 分钟来控制疼痛和肿胀。

训练

- 使用橡胶棒进行抓握训练。
- 主动地进行肘关节屈曲 / 伸展、腕关节屈曲 / 伸展和旋前 / 旋后训练。
- 仅在最初的 2~3 周内进行被动的肩关节活动训练，在第 4 周时可以开始 AAROM 训练。
  - 在 2~4 周时屈曲角度达到 90°。
  - 在外展 45°位下外旋角度达到 0°~10°（前 2 周）。
  - 在外展 45°位下外旋角度达到 15°~20°（3-4 周）。
  - 6~8 周内不做内旋活动（除非医师特别说明可以做内旋活动）。
  - 6 周内不要做跨过身体中线的运动。
- 肩关节次最大等长收缩训练：屈曲、外展、伸展、外旋、内旋等活动。
- 肩胛部肌肉徒手抗阻训练。
- 在外展 45°位下在肩胛骨平面做外旋 / 内旋的节律性稳定训练。
- 肩胛骨的神经肌肉控制训练、悬吊下徒手抗阻训练。
- 避免进行闭链运动、推的活动和跨过身体中线的活动。

4~6 周

目标

- 逐渐增加 ROM。
  - 屈曲角度增至 125°~145°。
  - 在外展 45°位下让患者轻微地不费力地增加外旋活动。
- 使关节运动正常化。
- 提高力量。
- 减少疼痛 / 炎症。
- 术后 4~6 周时可以停止佩戴支具（由医师判断是否停止佩戴）。

活动范围训练

- 使用 L 形棒进行 AAROM 训练。
- 在外展 90°位下进行外旋至可耐受范围的训练。
- 在 4 周时肩关节在可耐受的情况下屈曲至 90°，然后在 6 周时屈曲至 125°。
- 6~8 周内不要做内旋活动（除非医师特别说明）。
- 绳索和滑轮（只在屈曲时使用）。
  - 在 4 周时肩关节在肩胛骨平面抬高 90°，6 周时抬高至 125°~145°。
- 所有训练在可耐受的程度范围内进行。
- 不要做推、过度牵伸至内旋位或水平内收。

力量训练

- 在外展 45°位利用弹力管进行外旋 / 内旋训练（内旋只旋转至中立位）。
- 肩关节主动屈曲（满罐）至 90°位。
- 肩关节主动外展至 90°位。
- 肱二头肌和肱三头肌的等张肌力训练。
- 在上肢外展 0°位或 30°位时进行肩胛骨周围肌肉力量训练。
  - 俯卧位水平外展和水平外展伴外旋的训练。
  - 俯卧位划船和俯卧位伸展训练。
- 侧卧位哑铃外旋动作。
- 做外旋 / 内旋和屈曲 / 伸展的节律性稳定训练。
- 避免做闭链运动。

- 本体感觉和运动觉训练。
  - 开始关节复位训练。

阶段 2：中间阶段（7~15 周）

目标

- 逐渐恢复 ROM。
- 使关节运动正常化。
- 增加力量。
- 改善神经肌肉的控制。
- 增加本体感觉和运动觉。

7~10 周

活动范围训练

- 使用 L 形棒进行 AAROM 训练。
  - 在外展 90°位时外旋至可耐受的范围（8 周时外旋应至 80°~85°）。
  - 在 10~12 周时外展 90°位下外旋角度达到 115°（如果患者是一名投手）。
  - 肩关节屈曲至可耐受的范围（8 周时达到 180°）。
  - 10 周时，在外展 90°位下内旋角度达到 30°~45°。
  - 绳索和滑轮训练：在肩胛骨平面抬高肩关节。

肌力训练

- 在外展 0°位下做内旋 / 外旋的弹力管训练。
- 使用哑铃进行等张肌力训练。
  - 肩关节外展肩关节外旋（尽可能达到最大角度）时在肩胛骨平面上抬高，坐位划船训练。
- 水平外展。
  - 满罐动作下水平外展。
  - 俯卧位划船训练。
- 肱二头肌屈曲训练和肱三头肌推起训练。
- 肩胛肌肉训练（侧卧位）。
- 避免俯卧撑或者推的运动（12 周之前）。
- 俯卧位哑铃划船训练、水平外展和水平外展伴外旋训练。

- 侧卧位哑铃外旋训练。
- 肩胛胸壁关节的神经肌肉控制训练。

11~15 周

继续之前的所有训练。开始如下训练。

- 在外展 90° 位时进展为外旋 / 内旋训练。
- 对于抬头过度的运动员来说外旋角度达到 90° 或者 115°。
- 内旋角度达到 45°~50°。
- 全范围肩上抬。
- 推进力量训练计划。
- 在 12 周时进行墙壁俯卧撑训练。
- 开始进行靠墙平板支撑，再进阶到地面平板支撑训练。
- 强调肩外旋、肩胛周围肌力训练。

阶段 3：最小保护阶段（16~21 周）

目标

- 维持 / 增加至完全活动范围。
- 改善力量 / 做功 / 耐力。
- 强调肩关节后方肌肉和肩胛部肌肉。
- 改善神经肌肉控制。
- 提高动态稳定性。
- 改善肩胛部肌肉的力量。

13~20 周

训练

- 继续进行等张肌力训练计划（强调盂肱关节后部和肩胛骨的后缩训练）。
- 继续进行躯干 / 下肢的力量训练和适应性训练。
- 继续进行神经肌肉控制训练。
- 器械抗阻训练（有限的活动范围）。
  - 背阔肌下拉器。
  - 坐位划船。
  - 坐位长凳推训练（14 周时）。
- 可进阶到闭链训练。
  - 在墙上滚球。
  - 在不稳的表面上做节律性稳定的俯卧撑（如

果情况允许时）。

16~20 周

- 继续之前进行的所有训练。
- 强调逐渐回归娱乐性活动。
- 进展为肌肉超等长训练——双手练习。

进阶到阶段 4 的标准

- 完全活动范围。
- 没有疼痛或僵硬。
- 令人满意的临床检查结果。
- 令人满意的等速测试结果。

阶段 4：回归活动阶段（21~32 周）

目标

- 逐渐增加活动训练，准备让患者回归全部的功能性活动。

训练

- 继续进行阶段 3 中描述的等张肌力训练。
- 停止长椅推训练、俯卧撑、足球阻挡训练（football blocking drills），并且要进一步增加难度（由医师决定）。
- 继续进行 ROM 训练——轻微地牵伸。
- 在 22~26 周时开始进行间断的运动项目训练（如果患者是一名运动员）（由医师决定）。
- 逐渐回到体育活动，但是要继续进行肩胛和盂肱关节的肌力训练。

肩关节多方向不稳关节镜修复的康复方案

阶段 1：术后起始阶段（0~6 周）

目标

- 减少术后疼痛和炎症。
- 促进关节囊愈合。
- 减缓肌肉萎缩。
- 肩关节的控制性活动。

0~2 周

- 4 周内除了在训练过程中，其他时间都要一直使用悬吊带和绷带。

- 钟摆训练。
- 使用 L 形棒进行 AAROM 和 PROM 训练。
  - 1 周时屈曲角度达到 70°，2 周时达到 90°。
  - 在肩胛骨平面外展 30° 位时外旋角度达到 5°～10°。
  - 在肩胛骨平面外展 30° 位时内旋角度达到 15°～20°。
- 使用绳索和滑轮训练，角度达到 70°～90°。
- 肩关节屈曲、外展和肩胛骨后缩的等长肌力训练。
  - 内旋 / 外旋的节律性稳定训练。
  - 肱二头肌的等长收缩训练（如果 SLAP 修复不到 6 周时）。

物理治疗
- 在开始 7～10 天内进行冷疗。

3~4 周
- 继续使用悬吊带和绷带。
- 进行 AAROM 和 PROM 训练。
  - 屈曲角度达到 90°～100°。
  - 在肩胛骨平面外展 45° 位时外旋角度达到 30°。
  - 在肩胛骨平面外展 45° 位时内旋角度达到 45°。
- 继续进行钟摆训练和绳索 / 滑轮训练。
- 肌肉力量训练。
  - 在外展 0° 位时进行外旋 / 内旋训练。
  - 继续进行等长肌力训练。
  - 俯卧位划船训练。
  - 俯卧位水平外展（限制的活动度）。
  - 斜方肌下部桌面拉力器。
  - 继续进行内旋 / 外旋徒手抗阻性节律性稳定。
- 开始本体感觉训练。

5~6 周
- 停止使用悬吊带和绷带（4 周时）。
- 进阶到活动范围的过头训练（外展＞ 90°）。

- AAROM 和 PROM 训练。
  - 屈曲达到 145°（5 周时）。
  - 屈曲达到 160°（6 周时）。
  - 6 周时外展 90° 位下外旋角度达到 70°。
  - 6 周时外展 90° 位下内旋角度达到 65°。
- 进行轻度的等张肌力训练（5 周时）。
  - 满罐动作［从 1 磅（约 0.45kg）阻力开始］。
  - 肩关节外展［从 1 磅（约 0.45kg）阻力开始］。
  - 侧卧位外旋。
  - 肩胛力量训练。
  - 继续徒手抗阻训练。
  - 在墙上进行轻度的抗阻闭链训练（图 5-11）。
- 继续本体感觉训练。
- 开始核心稳定性训练。

阶段 2：中间阶段（7~16 周）

目标
- 逐渐增加 ROM 和灵活性。
- 增强动态稳定性。
- 改善肌肉力量和耐力。
- 逐渐增加施加的负荷。

7~9 周
- 灵活性和 ROM 训练。
  - 外展 90° 位下外旋角度达到 90°（8 周时）。
  - 外展 90° 位下内旋角度达到 65°（8 周时）。

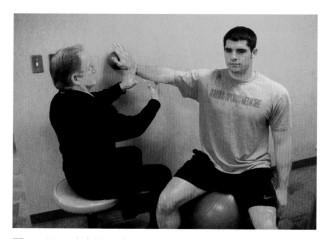

图 5-11　稳定性训练，上肢位于肩胛骨平面，手和墙之间放一个球，能够促进动态稳定性并且对盂肱关节施加压力

- 充分屈曲角度达到 180°。

肌力训练

- 继续进行节律性稳定训练。
- 进行本体感觉神经肌肉促进技术训练，应用节律性稳定 D2 屈曲 / 伸展模式。
- 开始进行投手 10 步训练项目。
  - 如果没有疼痛的话每周增加 1 磅（约 0.45kg）。
- 增加肩胛部肌肉肌力训练计划。
- 患者在桌上推球，进行球上的节律性稳定训练。
- 手和墙之间放一个球，进行球上的稳定性训练。
- 弹力管外旋训练。
- 闭链训练。
- 本体感觉训练。

10~12 周

- 继续进行上述所有训练。
- 第 12 周时，外展 90° 位下外旋角度增加至 110°~115°。
- 开始进行关节囊自助牵伸训练。
- 开始使用双手的肌肉超等长训练（10~11 周）。

13~16 周

- 继续进行上述所有训练。
- 开始进行渐进性抗阻力量训练。
  - 长椅推训练（窄距推）。
  - 下拉训练（在身体前方拉）。
  - 俯卧撑。
  - 坐位划船训练。
  - 飞胸。
- 超等长单手训练 / 投掷（14 周时）。
- 用 2 磅（约 0.9kg）的 plyo 球进行墙上运球。

阶段 3：最小保护阶段（16~23 周）

目标

- 增强力量、做功和耐力。
  - 增加动态稳定性。
  - 开始过头投掷训练计划。

16~20 周

- 继续所有的灵活性和活动度训练。
- 继续进行关节囊自我牵伸训练。
- 外展 90° 位下继续进行外旋 / 内旋牵伸训练。
- 投手 10 步训练项目。
- 使用双手和单手进行的肌肉超等长训练。
- 耐力训练。
- 核心稳定性训练。
- 开始间断性的投掷训练项目（阶段 1）。

21~23 周

- 继续进行上述所有训练。
- 在 21~22 周，开始进行间断性的投掷训练项目（阶段 2）。

阶段 4：回归日常活动阶段（24~32 周）

目标

- 进阶到不受限制的全部日常生活活动。
- 继续进行 / 提高肌力训练。

26~30 周

- 牵伸及改善 ROM 和灵活性。
- 投手 10 步训练项目。
- 使用双手和单手进行的肌肉超等长训练。
- 进展为投掷训练项目。

重返赛场的标准

- 无痛的完全活动范围。
- 令人满意的等速测试结果。
- 令人满意的临床检查结果。
- 结束间断性的投掷训练项目。
- 得到医师的允许。

结局

　　Mazzocca 等对发生前方 Bankart 损伤并且进行关节镜修复的运动员进行平均时间为 37 个月（范围为 24~66 个月）的随访研究，他们发现对于足球队员整体来说有 11% 的脱位复发率。Harris

和其同事近期发表一篇 meta 分析，他们比较进行开放性前方 Bankart 损伤修复术和进行关节镜铆钉缝合修复术后的患者重返运动场的比例，发现 2 种手术的效果接近（89% 与 87%）。Bradley 等对 200 名进行后方关节盂唇重建关节镜术后的运动员进行研究，发现总体有 90% 的人成功地重返运动场。另外，可随访到的运动员中，91% 的运动员回归运动场并且没有复发肩关节不稳。无独有偶，Provencher 等对 33 位后方关节唇修复术后的患者进行平均随访期为 39 个月的研究，结果报道其中 88% 的人的关节稳定性维持效果不错。Baker 和 Treacy 等对多方向肩关节不稳患者采取关节囊折叠术后的随访队列研究表明，重返运动场的比例为 86%。与此类似，Jones 等对多方向肩关节不稳的患者采取关节囊折叠术后进行平均随访期为 3.6 年（范围为 2~5.5 年）的研究发现，18 位患者（90%）回归至可以从事过头运动，17 位患者（85%）恢复至病前水平。

精要

- 影像学检查可以作为对相关损伤的详细检查。当考虑存在骨质流失时，应该进行 CT 扫描。
- 精准的手术切口位置是将缝合铆钉放在合适位置的关键。
- 关节盂唇修复时最开始应该重建下盂肱韧带复合体的吊索作用。
- 在康复过程中，不要对愈合的组织施加过大的应力。康复训练计划一定要与手术过程、患者自身组织的状况和患者期待恢复的功能性目标一致。
- ROM 训练进阶与否需要依据临床检查对终末感的评估。终末感僵硬时必须加速 ROM 的恢复；终末感柔软时提示治疗师此时要放慢 ROM 的恢复速度。
- 通过进行功能性的和特定的运动训练，系统性地综合利用重力和应力，对患者回归日常生活活动是必不可少的内容。

（张　峰 译，王　盛　张志杰　朱　毅 审）

参考文献

Baker CL 3rd, Mascarenhas R, Kline AJ, Chhabra A, Pombo MW, Bradley JP: Arthroscopic treatment of multidirectional shoulder instability in athletes: A retrospective analysis of 2- to 5-year clinical outcomes. *Am J Sports Med* 2009;37: 1712–1720.

Bradley JP, McClincy MP, Arner JW, Tejwani SG: Arthroscopic capsulolabral reconstruction for posterior instability of the shoulder: A prospective study of 200 shoulders. *Am J Sports Med* 2013;41(9):2005–2014.

Harris JD, Gupta AK, Mall NA, Abrams GD, McCormick FM, Cole BJ, Bach BR Jr, Romeo AA, Verma NN: Long-term outcomes after Bankart shoulder stabilization. *Arthroscopy* 2013;29(5):920–933.

Jones KJ, Kahlenberg CA, Dodson CC, Nam D, Williams RJ, Altchek DW: Arthroscopic capsular plication for microtraumatic anterior shoulder instability in overhead athletes. *Am J Sports Med* 2012;40(9):2009–2014.

Mazzocca AD, Brown FM, Carreira DS, Hayden J, Romeo AA: Arthroscopic anterior shoulder stabilization of collision and contact athletes. *Am J Sports Med* 2005;33(1): 52–60.

Provencher MT, LeClere LE, King S, McDonald LS, Frank RM, Mologne TS, Ghodadra NS, Romeo AA: Posterior instability of the shoulder: Diagnosis and management. *Am J Sports Med* 2011;39(4):874–886.

Reinold MM, Wilk KE, Reed J, Crenshaw K, Andrews JR: Interval sport programs: guidelines for baseball, tennis, and golf. *J Orthop Sports Phys Ther* 2002;32(6):293–298.

Treacy SH, Savoie FH 3rd, Field LD: Arthroscopic treatment of multidirectional instability. *J Shoulder Elbow Surg* 1999;8: 345–350.

Wilk KE, Andrews JR, Arrigo CA, Keirns MA, Erber DJ: The strength characteristics of internal and external rotator muscles in professional baseball pitchers. *Am J Sports Med* 1993;21:61–66.

Wilk KE, Andrews JR: Rehabilitation following arthroscopic subacromial decompression. *Orthopaedics* 1993;16:349–358.

Wilk KE, Andrews JR, Arrigo CA: The abductor and adductor strength characteristics of professional baseball pitchers. *Am J Sports Med* 1995;23:307–311.

Wilk KE, Yenchak AJ, Arrigo CA, Andrews JR: The advanced throwers ten exercise program: a new exercise series for enhanced dynamic shoulder control in the overhead throwing athlete. *Phys Sportsmed* 2011;39(4):90–97.

E. Scott Paxton, MD 和 *Brett D. Owens, MD*

概述

开放性前方盂肱关节稳定性修复术仍然是骨科手术中的重要组成部分。历史上，曾报道过多种手术方式，包括解剖型和非解剖型术式。开放性 Bankart 修复术也称前方关节囊修复术，最初于 1923 年由 Blundell Bankart 提出，后来被 Garter Rowe 推广。改良 Bankart 修复术用于治疗合并有前盂唇损伤的创伤后复发性肩关节前脱位。Latarjet 喙突移位术由 Michel Latarjet 于 1953 年提出，其稳定机制包括前方骨性关节盂延长、前方关节囊重建及关节囊下方联合腱悬吊。在过去的 20 年中，开放性修复术逐渐被关节镜修复术取代。然而，随着关节镜修复术后失败案例的报道，以及人们对关节盂和肱骨骨质流失的进一步认识，目前已经对开放性 Bankart 修复术和 Latarjet 喙突移位术形成全新的理解和研究。

任何前肩关节不稳修复术的术后康复都具有部分共性，康复的目标是促进关节囊和盂唇组织在不承受过度张力的情况下愈合，在 12 周内恢复全关节范围活动，24 周左右恢复运动，进行力量训练。开放性 Bankart 修复术和 Latarjet 修复术两者术后康复的主要区别在于术中对肩胛下肌腱的处理和移位喙突的骨性愈合，这些不同导致两者康复方法的不同。因此，本章节将分别讲述 Bankart 修复术和 Latarjet 修复术。

手术过程

开放性 Bankart 修复术

适应证

开放性 Bankart 修复术适用于首发前方肩关节脱位的年轻运动员或者复发性前方肩关节不稳的患者。对于存在高复发率风险的患者来说，如年轻的接触性竞技运动员和军事人员，Bankart 修复术是一种很好的手术治疗方式。对于肩关节不稳伴亚临界性骨质流失，或者对无明显关节盂骨质流失的前方肩关节不稳进行翻修时，开放性 Bankart 修复术也是一种很好的手术方式。

Owens 博士或其直系亲属作为 CONMED Linvatec、Mitek、肌肉骨骼移植基金会和循环医疗（Rotation Medical）的有偿顾问，接受来自 Hisogenics 的研究或慈善支持，以及来自《美国运动医学杂志》（*American Journal of Sports Medicine*）、Saunders/Mosby-Elsevier、SLACK Incorporated 和 Springer 的非资金支持（如设备或服务）、商业来源的酬金或其他非研究相关资金（如带薪旅行）；同时在美国骨科医师学会（American Academy of Orthopaedic Surgeons）、《美国运动医学杂志》、美国骨科协会（American Orthopaedic Association）、美国骨科运动医学会（American Orthopaedic Society for Sports Medicine）、北美关节镜协会（Arthroscopy Association of North America）、《骨科学杂志》（*Journal Orthopedics*）和《今日骨科》（*Orthopedics Today*）等担任董事会成员、管理者、行政人员或委员会成员等职务。Paxton 博士或其直系亲属作为 Tornier 的有偿顾问，接受来自 Arthrex、Smith & Nephew、Tornier 的非资金支持（如设备或服务）、商业来源的酬金或其他非研究相关资金（如带薪旅行）；同时为《美国骨与关节外科杂志》（*Journal of Bone and Joint Surgery-American*）董事会成员、管理者或委员会成员。

禁忌证

关节盂骨质流失 > 20% 是开放性 Bankart 修复术的相对禁忌证，许多外科医师会建议行骨修补术，如 Latarjet 修复术，取自体骨进行关节盂植骨（髂骨）或者同种异体骨软骨植骨。另一种相对禁忌证是关节囊组织质量差，术后可能出现需再次修复或复发性失稳的情况。

一般而言，自发性肩关节不稳也是开放性 Bankart 修复术的禁忌证。此外，其禁忌证还包括不可控制的癫痫、伴有明显不可恢复的神经损伤的肩关节不稳和多方向肩关节不稳。

手术步骤

相关解剖

开放性 Bankart 修复术需要穿过一个神经间平面，通过三角肌与胸大肌间隙。间隙的深层是联合肌腱。完成这一步骤的关键是如何处理肩胛下肌腱。修复术可以通过将肩胛下肌水平分离或进行垂直肌腱切断术并在随后的手术中进行肩胛下肌腱缝合来完成。腋神经沿肩胛下肌下缘和关节囊下方走行，有损伤的风险。肌皮神经位于喙肱肌和肱二头肌短头的深层，同样有损伤的风险。

手术技巧

沿 Langer 线做一个数厘米的前方切口并沿腋前皱襞向上延伸。头静脉位于皮下组织深层，分辨后将三角肌和胸大肌分别向外侧和内侧牵拉以剥离头静脉。牵拉三角肌和胸大肌后，切开胸锁筋膜，将联合腱向内侧牵拉，暴露肩胛下肌和肌腱。本章将介绍肩胛下肌腱切断术及相关康复程序。也可以进行肩胛下肌分离术，以避免肩胛下肌腱发生愈合失败的风险。

我们习惯于在肩胛下肌腱的上 2/3，小结节止点内侧大约 1cm 处行肩胛下肌腱切断术以进入盂肱关节。留下的外侧良好的肌腱组织可以在手术结束时进行修复。肩胛下肌腱与前方关节囊可以作为同一层面的组织进行缝合，或者为了实现关节囊的移动性而分开缝合。

将肱骨头牵开器（Fukuda）放入盂肱关节，置于后关节盂的后方，从而暴露前方关节盂及 Bankart 损伤处。用剥离子将盂唇从前方关节盂颈部剥离并用磨头或锉刀打磨关节盂前下缘和颈部以便于修复。修复关节囊和盂唇时，可以将缝线穿过关节盂边缘的骨道或使用缝合铆钉进行缝合。穿过撕裂的盂唇组织周围和关节囊内侧进行褥式缝合，并沿前方关节囊自下而上依次打结（图 6-1）。

必要时可以撤除肱骨头牵开器并进行关节囊外侧移位。我们习惯于在肱骨头解剖颈处使用铆钉固定以促进移位关节囊的修复并进行重叠缝合。最后，使用非可吸收线缝合肩胛下肌腱并关闭切口。

并发症

最严重的并发症是腋神经损伤。腋神经可以在肩胛下肌和关节囊的深层触及。术者需要特别注意的一点的是术中缝合时将牵开器轻柔地放于神经上方以保护神经并避免损伤。肩胛下肌修复失败也是一个值得关注的问题，可能是修复不充分、术后早期再次受伤、患者依从性差或者康复过于激进等原因造成的。

术后康复

通常来讲，开放性 Bankart 修复术的术后康复包括早期制动和肩胛下肌的修复，早期可以在安全范围内进行 ROM 训练，当软组织早期愈合后进行渐进性力量训练，最终恢复至病前的活动水平。对于高风险患者或进行翻修手术的患者可能需要采取更保守的方法。康复治疗方案的原则是保护肩胛下肌腱和关节盂唇，促进愈合。目前存在争议的是吊带制动时间的长短。虽然没有达成共识，但大多数外科医师建议吊带制动时间最少为 4 周，最多为 6 周。保护修复的肩胛下肌是至关重要的，因为修复失败后会导致严重的后果。

　　当解除制动时，进行 ROM 训练并开始早期的力量训练。康复的重点转移到渐进性力量训练和本体感觉训练。康复的最后阶段包含专项运动训练和重返赛场的准备训练。另一个争论点是重返赛场的时间。与前交叉韧带重建术相比，很少有关于开放性 Bankart 修复术后重返赛场的时间标准的报道。

推荐康复方案

1 周

- 吊带制动，包括夜间睡眠时。
- 手握紧松开训练。
- 肩关节中立位下肘关节和腕关节在体侧进行 AROM 训练。
- 支持位下的钟摆练习。
- 无阻力下的耸肩 / 肩胛骨后缩训练。
- 冷疗。

目标

- 控制疼痛。
    - 制动保护。

2 周

- 继续使用吊带制动。
- 继续进行之前适当的训练。
- 仰卧位应用体操棒进行主动辅助活动范围 AAROM 训练。
- 屈曲和外展角度达到 90°。
- 中立位轻柔地进行外旋（肘关节置于体侧）AAROM 训练。
- 禁止主动内旋。
- 肘 / 腕关节抗阻训练（小哑铃）。
- 固定自行车训练（必须佩戴吊带）。

目标

- 屈曲和外展 AAROM 达到 90°。

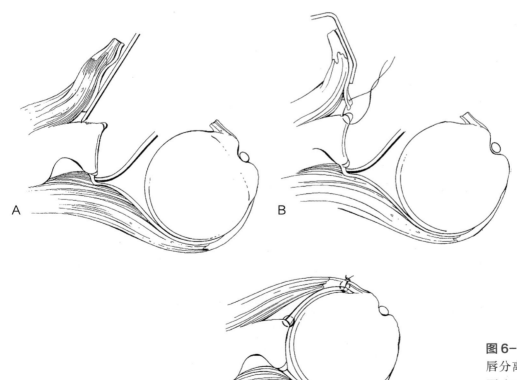

图 6-1　Bankart 损伤前下盂唇分离：矢状面（A）和水平面（B）。Bankart 前下盂唇修复：矢状面（C）

3~4 周
- 继续使用吊带制动。
- 继续进行之前适当的训练。
- 仰卧位应用体操棒进行 AAROM。
- 肩上举至 120°。
- 肩外展至 110°。
- 轻柔地外旋（肘关节置于体侧），活动范围达对侧肩关节活动范围的 50% 以内。
- 禁止主动内旋。

目标
- AAROM：屈曲达到 120°，外展达到 110°。

5~6 周
- 继续使用吊带制动。
- 继续进行之前适当的训练。
- 全范围钟摆训练。
- AAROM 训练：可耐受的屈曲角度（仰卧位使用体操棒或滑轮）> 120°。
- 外展至 120°（仰卧位使用体操棒或滑轮）。
- 轻柔地外旋（肘关节置于体侧），活动范围达到对侧肩关节活动范围的 75% 以内。
- 禁止主动内旋。
- 进行墙壁俯卧撑训练，肘关节屈曲不大于 90°。
- 俯卧位下肩胛骨后缩训练（不负重）。
- 跑步机上渐进性步行训练。

目标
- AAROM：屈曲角度 > 120°，外展角度达到 120°。

7~9 周
- 停止使用吊带。
- 继续进行之前适当的训练。
- 全范围的 AAROM 训练（滑轮、爬墙、扶门牵伸）。
- 可耐受下全范围的 AROM 训练。
- 使用轻量弹力带进行肩袖肌群肌力训练。
- 肩关节内旋和外旋（上肢置于体侧）训练，手

臂下垫枕头或毛巾卷（图 6-2）。
- 主动屈曲角度达到 60°。
- 主动外展角度达到 60°。
- 肩胛骨平面主动上举角度达到 60°。
- 主动伸展角度达到 30°。
- 站立位使用弹力带抗阻进行划船训练。
- 俯卧位下肩胛骨后缩训练（少量负重，图 6-3）。
- 墙上控球训练（弧形，初级）。
- 波速平衡板（BAPS/BOSU board）训练（图 6-4）。
- 俯卧撑进阶：由墙壁俯卧撑过渡到桌面俯卧撑（肘关节屈曲不大于 90°）。
- 桨叶振荡棒训练（Mad Dogg Athletics，Venice，CA）。
- 低阻力向前向后上半身训练（upper body exercise，UBE）。
- 楼梯训练 / 椭圆机训练。
- 水中步行 / 慢跑——无上肢（upper extremity，UE）抗阻训练。

目标
- 完全 AROM。
  - 30 个墙壁俯卧撑。

10~12 周
- 继续进行之前适当的训练，在可耐受的范围内逐渐增加阻力。
- 必要时进行 PROM 训练或关节松动术以恢复至完全 ROM。

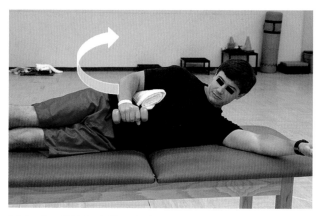

图 6-2　外旋肌力增强训练

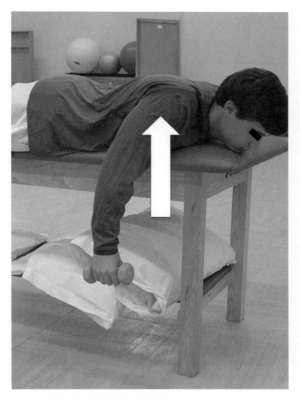

图 6-3　俯卧位下肩胛后缩训练

- 俯卧撑进阶：由桌面俯卧撑过渡到椅面俯卧撑（肘关节屈曲不大于 90°）。
- 手臂在体侧抛掷重量较轻的球。
- 渐进性跑步训练。
- 水中步行或慢跑，上肢抗阻训练（禁止游泳）。

目标

- 肩袖肌力恢复正常。

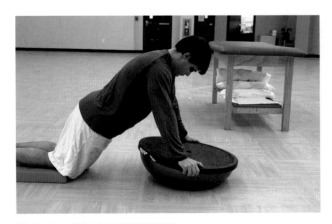

图 6-4　手扶波速平衡板训练

3~4 个月

- 继续进行之前适当的训练。
- 过顶投球训练。
- 标准俯卧撑训练：肘关节屈曲不大于 90°。
- 少量抗阻举重训练。
- 禁止做超过头部的上举动作或者在头后的下拉动作。
- 做卧推、屈臂支撑等动作时，肘关节屈曲不大于 90°。
- 水疗。

目标

- 慢跑。
- 能够做标准的俯卧撑。

5~6 个月

- 继续进行之前适当的训练。
- 俯卧撑：肘关节屈曲不大于 90°。
- 核心肌群肌力训练。
- 游泳。
- 进阶到赛道跑步训练。
- 渐进性举重训练。
- 做卧推、屈臂支撑等动作时，肘关节屈曲不大于 90°。
- 逐渐过渡到家庭或健身房训练。
- 专项运动训练。

目标

- 恢复所有的活动。
- 术后 6 个月内不参加接触性运动。
- 如有可能，建议患者在回归后的第一个赛季使用限制运动的护具进行对抗性运动。

结局

　　目前开放式 Bankart 修复术后尚无公认的具有 1 级证据的最佳康复方案。然而，一些研究评估了关节镜修复术后的康复情况。有一项研究将吊带制动 3 周的加速康复训练方案与术后常规康复训练方案进行比较，结果表明加速康复训练方案没有增加复发率，而且可以减轻疼痛，使患者更早地恢复运动并且具有相似的主观评分结果。最近，美国肩肘治疗师协会（American Society of Shoulder and Elbow Therapists）发表了已达成共识的关节镜修复术术后康复指南，内容包括 4 周的吊带制动，12 周以后逐步进行改善 ROM 的训练，第 6 周时开始进行渐进性肌力增强训练，在 4~6 个月内恢复全部活动。然而，Dampkjaer 和他的同事们将关节镜修复术后应用此指南进行康复的患者和使用"标准治疗方案"（简要描述为渐进性运动和肌力增强训练方案）的患者进行对比，结果表明两者并没有显著性差异。

同样值得注意的是，一组对开放性与关节镜下 Bankart 修复术后使用相同康复方案的随机对照试验研究表明，患者的预后或活动度没有显著性差异。

精要

● 与所有的外科手术一样，病例选择是关键。

● 术前需要评估是否具有广泛性韧带松弛，开放性 Bankart 修复术可能发生前下方关节囊移位。

● 肩胛下肌腱的完好修复是至关重要的。

● 术后 6 周内避免进行过度的或无监督下的被动外旋和主动内旋训练，以避免对修复的肩胛下肌施加过度的压力。

● 在病例选择时考虑是否采取肩胛下肌分离的方式进行手术。

Latarjet 修复术

适应证

Latarjet 修复术的适应证是前方盂肱关节不稳并伴有关节盂骨质流失，关节盂骨质流失超过 20% 可视为骨重建术的指征（图 6-5）。当患者存在关节盂骨质大量流失时，无论是采取关节镜下还是开放式 Bankart 修复术都有更高的软组织修复

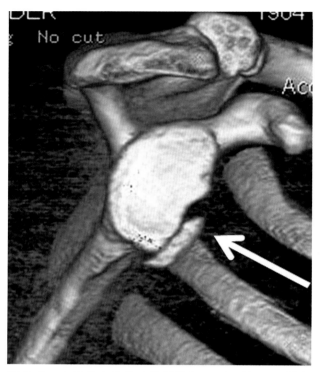

图 6-5　右肩前方关节盂骨质流失 > 20% 的 CT 三维扫描图像（箭头）

失败的风险。一些外科医师也习惯使用 Latarjet 修复术处理不伴有关节盂骨质流失的前方肩关节不稳的患者，尤其是对一些较年轻的、参加对抗性运动较多的男性患者。前方肩关节不稳修复失败同样是 Latarjet 修复术的适应证，此类患者尽管没有关节盂骨质流失，但通常伴有盂唇组织缺损及关节囊组织质量低下。这种手术可能适用于软组织修复失败并伴有少量骨质流失的患者。

禁忌证

原发性肩关节不稳是 Latarjet 修复术的禁忌证。其他禁忌证包括不可控制的癫痫、伴有明显不可恢复的神经损伤的肩关节不稳和多方向肩关节不稳。

手术过程（图 6-6）

术前需要进行肌间沟神经阻滞和全麻，患者采取沙滩椅体位，麻醉成功后进行检查，以明确诊断并排除共存的后方肩关节不稳。充分暴露患

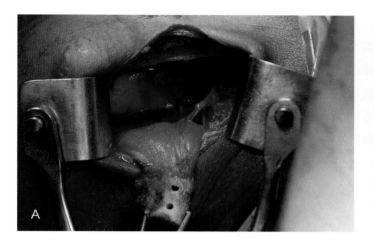

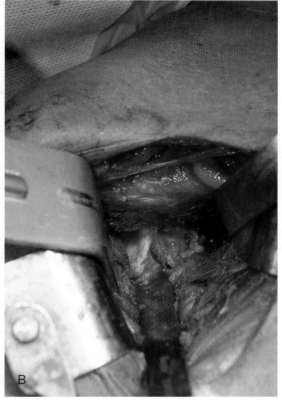

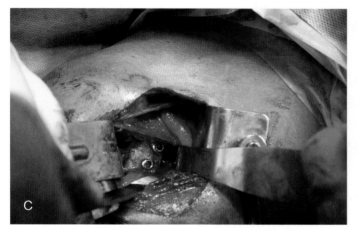

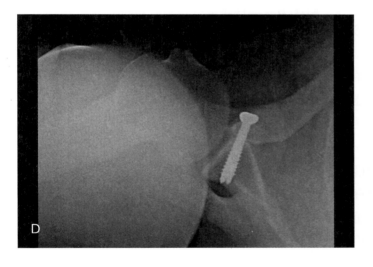

图6-6　A. 取下喙突移植物并准备打孔的临床影像；B. 分离肩胛下肌暴露关节盂的临床影像；C. 螺钉牢固固定喙突于前关节盂的临床影像；D. 术后腋侧位片显示移位喙突及固定螺钉

肢并用无菌机械臂辅助支撑，采用标准的三角肌胸大肌间隙入路，皮肤切口位于腋皱襞线上并延伸至喙突上方（一般为4~5cm），将头静脉侧向牵开并加以保护。将一个锐性 Hohmann 牵开器置于喙突上表面以及喙锁韧带的前方，并外展外旋肩

关节。找到喙肩韧带并在肩峰止点处进行松解，当喙突取出后可保留足够的组织来修复前方关节囊。继续向内侧寻找到胸小肌腱并在喙突内侧的止点处进行松解，注意保护邻近的神经血管结构。

暴露喙突，使用90°锯刀或骨凿切下喙锁

韧带正前方的喙突，注意避免破坏关节盂，切下的喙突骨块长度为 2.5~3cm。将喙突骨块轻柔地从创口处取出，松解外侧及下方的粘连和结缔组织。注意不要过度地牵拉喙突，因为这可能造成肌皮神经的牵拉伤。当肌皮神经从喙突尖的末端进入肩带肌肉时，辨别并分离出肌皮神经。将喙突骨块接触关节盂的一面打磨平整，我们通常选择喙突下表面作为关节盂前下方和肩胛骨颈部的接触面。也有其他术者采用"吻合弧"技术将原本的喙突内侧与关节盂相接触，在喙突上打 2 个孔，并且注意朝向关节盂。

患肢取外旋位放置于体侧，在肩胛下肌上 2/3 和下 1/3 间隔处沿肌纤维走行进行分离。用剥离子将肩胛下肌与其下方的前关节囊分离，从而形成一个平面。在此处放置一块海绵有助于分离组织平面。沿关节线垂直切开前关节囊，将肱骨头牵开器置入关节内，使用 Cobb 剥离子分离前关节囊和盂唇后，将 Bankart 双齿牵开器放置于前关节盂。然后，置入 2.00mm 的克氏针作为牵开器，一个放于喙突底部并向上弯曲，另一个放于关节盂的最下方。这有助于减少在狭小的空间内操作牵开器的助手数量。检查前方关节盂并使用磨头打磨表面以适应喙突表面（图 6-6B）。

然后将喙突置于适当的位置并与关节盂的关节面保持平齐，放入螺钉导丝以保持位置不变。按顺序钻孔和测量，用 2 枚螺钉（直径 3.5~4.5mm，长 30~35mm；图 6-6C 和 D）将喙突固定。如果喙突表面超出关节盂表面，使用磨头将突出部分完全去除。喙突与关节盂保持平齐非常重要，外侧无突出，内侧控制在 1~2mm。前关节囊修复于喙肩韧带上，而且该喙肩韧带保留在喙突上。上述操作在上肢外旋 45° 位完成，此时前方组织不会过紧。最后进行检查以确保稳定性，同时评估活动度，然后按常规方法关闭切口。

并发症

此修复术大部分的并发症与获取移植物、术中暴露和固定有关。螺钉置入不恰当时可能进入后方的冈盂切迹从而损伤肩胛上神经，此时通常需要取出内固定。另外也有术后形成血肿和发生感染的报道，但相对而言比较少见。术后暴力损伤可能导致移植物移位、骨折和（或）脱位复发。纤维性愈合或不愈合并不少见，可能发生在移植物没有牢固固定或者患者不遵从术后医嘱的情况下。术后应避免进行关节松动术，因为此操作会对骨性移植物施加压力，从而增加失败率。术后普遍发生轻微的外旋受限（10°~15°）。过度的被动牵伸会影响前关节囊的修复或行肌腱切断术后肩胛下肌的修复。

术后康复

值得注意的是，此种术式的术后康复方案可能因手术医师的不同而有差异。部分外科医师认为在 2 周时就解除吊带制动，同时允许患者在 3 个月时完全恢复运动，这种观点在欧洲很普遍。其他医师则更为保守，他们建议患者需要进行 9~12 个月的康复才能恢复运动或重体力劳动。我们认为，一旦喙突骨性愈合良好，肌力和关节活动度得以恢复，患者就可以进行所有的活动，这通常需要在术后 4~5 个月实现。

0~6 周

- 使用吊带制动 6 周。
- 所有平面内的 PROM 训练。
- 患者应完成每次 10 组，每日 5 次的被动活动：
  - 仰卧位前屈。
  - 上肢放于体侧，仰卧位外旋。
  - 跨过身体的内收。
  - 站立位后伸和背后内旋。
- 外旋角度避免超过术中角度。如有疑问，可以查询手术记录或咨询手术医师，以确保安全的活动范围。
- 术后应立即开始等长肌力训练以提高肩胛骨稳定性。

- 在俯卧位或直立位进行肩胛骨后缩训练，以及对斜方肌、菱形肌、前锯肌、三角肌的等长肌力训练。
- 定期进行影像学检查观察骨质愈合情况，一般间隔 4~6 周。
- 在骨完全愈合之前，我们不建议进行关节松动术。此操作如果太激进或者太早，可能会使喙突骨块移位。
- 如果术中进行肩胛下肌腱的分离和修复，则禁止做主动内旋动作。

6~10 周

- 患者可以解除吊带，上肢进行一些轻微的运动。
- 一旦骨质愈合就开始 AROM 训练，尤其注意训练上举和外旋运动。
- 爬墙训练。
- 桌上滑动训练。
- 滑轮训练。
- 继续 PROM 和牵伸训练，每日 5 次。
- 开始等长内外旋肌力训练。
- 治疗师对其进行节律性稳定和本体感觉训练。
- 站立位划船和俯卧位肩胛骨后缩训练。
- 墙上初级控球训练。

10 周以上

- 通常在 10 周左右，AROM 趋于稳定或接近正常时，开始进行抗阻肌力增强训练。如果仍然存在可纠正的关节僵硬，则不进行抗阻肌力增强训练。
- 术后患者丧失部分外旋活动范围是很常见的，与术前角度相比，通常仅仅相差 10°~15°。
- 开始闭链和开链肌力训练。
- 每日进行家庭弹力带抗阻训练，增强肩袖肌群肌力。
- 完整的俯卧撑训练。
- 振动训练。
- 如果在术后 4 个月左右活动范围接近正常，肌力恢复正常，同时有影像学证据证实移植骨块愈合

良好，那么患者可以不受限制地进行全部活动。

结局

Latarjet 修复术后的患者通常预后良好。据报道，由于手术失败导致复发的概率通常不足 5%，并且常与术后早期的暴力损伤有关。超过 70% 的从事对抗性运动的运动员能够回归运动，将近 90% 的患者认为自身肩关节的恢复能够适应术前所从事的竞技运动。除外旋以外，患者的其他关节活动范围几乎接近正常。术中进行肩胛下肌分离后，患者的外旋受限角度平均为 5°~10°。术中进行肩胛下肌腱切断并修复的患者外旋角度受限可能更严重，据报道大约为 30°。

盂肱关节炎可能在术后晚期出现，尤其是当移植物突出于关节盂时，因此正确放置移植物至关重要。然而，值得注意的是，Latarjet 修复术比非手术治疗复发性肩关节不稳后发生盂肱关节炎的概率要低。

精要

- Latarjet 修复术一般用于治疗伴有关节盂骨质流失的前方盂肱关节不稳。
- 喙突转移可在不行肩胛下肌腱切断时完成，以减少肩胛下肌恢复失败的风险。
- 神经方面的并发症包括腋神经和肌皮神经损伤。

小结

开放性肩关节不稳修复术包括单独的软组织修复术（开放性 Bankart 修复术）或将喙突转移的骨重建术（Latarjet 修复术）。这些手术需要依靠组织的充分愈合来维持稳定，同时也需要恢复最大的 ROM。在术后的康复过程中需要充分了解手术过程，从而确保在充分保护修复组织的前提下达到最大的功能恢复效果。

（郐淑燕　译，张　峰　张志杰　朱　毅　审）

参考文献

Allain J, Goutallier D, Glorion C: Long-term results of the Latarjet procedure for the treatment of anterior instability of the shoulder. *J Bone Joint Surg Am* 1998;80(6):841–852.

Balg F, Boileau P: The instability severity index score. A simple pre-operative score to select patients for arthroscopic or open shoulder stabilisation. *J Bone Joint Surg Br* 2007;89-B(11):1470–1477.

Bessière C, Trojani C, Carles M, Mehta SS, Boileau P: The open Latarjet procedure is more reliable in terms of shoulder stability than arthroscopic Bankart repair. *Clin Orthop Relat Res* 2014;472(8):2345–2351.

Bottoni CR, Smith EL, Berkowitz MJ, Towle RB, Moore JH: Arthroscopic versus open shoulder stabilization for recurrent anterior instability: a prospective randomized clinical trial. *Am J Sports Med* 2006;34(11):1730–1737.

Burkhart SS, de Beer JF: Traumatic glenohumeral bone defects and their relationship to failure of arthroscopic Bankart repairs: significance of the inverted-pear glenoid and the humeral engaging Hill-Sachs lesion. *Arthroscopy* 2000;16(7):677–694.

Delaney RA, Freehill MT, Janfaza DR, Vlassakov KV, Higgins LD, Warner JJ: 2014 Neer Award Paper: neuromonitoring the Latarjet procedure. *J Shoulder Elbow Surg* 2014;23(10):1473–1480.

Gaunt BW, Shaffer MA, Sauers EL, Michener LA, McCluskey GM III, Thigpen CA: The American Society of Shoulder and Elbow Therapists' consensus rehabilitation guideline for arthroscopic anterior capsulolabral repair of the shoulder. *J Orthop Sports Phys Ther* 2010;40(3):155–168.

Griesser MJ, Harris JD, McCoy BW, Hussain WM, Jones MH, Bishop JY, Miniaci A: Complications and re-operations after Bristow-Latarjet shoulder stabilization: a systematic review. *J Shoulder Elbow Surg* 2013;22(2):286–292.

Kim SH, Ha KI, Jung MW, Lim MS, Kim YM, Park JH: Accelerated rehabilitation after arthroscopic Bankart repair for selected cases: a prospective randomized clinical study. *Arthroscopy* 2003;19(7):722–731.

Mizuno N, Denard PJ, Raiss P, Melis B, Walch G: Long-term results of the Latarjet procedure for anterior instability of the shoulder. *J Shoulder Elbow Surg* 2014;23(11):1691–1699.

Mohtadi NG, Chan DS, Hollinshead RM, et al: A randomized clinical trial comparing open and arthroscopic stabilization for recurrent traumatic anterior shoulder instability. *J Bone Joint Surg Am* 2014;96(5):353–360.

Moroder P, Odorizzi M, Pizzinini S, Demetz E, Resch H, Moroder P: Open Bankart repair for the treatment of anterior shoulder instability without substantial osseous glenoid defects: results after a minimum follow-up of twenty years. *J Bone Joint Surg Am* 2015;97(17):1398–1405.

Owens BD: Been around the block before. *Am J Sports Med* 2014;42(11):2557–2559.

Owens BD, Harrast JJ, Hurwitz SR, Thompson TL, Wolf JM: Surgical trends in Bankart repair: an analysis of data from the American Board of Orthopaedic Surgery certification examination. *Am J Sports Med* 2011;39(9):1865–1869.

Rowe CR, Patel D, Southmayd WW: The Bankart procedure: a long-term end-result study. *J Bone Joint Surg Am* 1978;60(1):1–16.

Shah AA, Butler RB, Romanowski J, Goel D, Karadagli D, Wanner JJ: Short-term complications of the Latarjet procedure. *J Bone Joint Surg Am* 2012;94(6):495–501.

Shaha JS, Cook JB, Song DJ, Rowles DJ, Bottoni CR, Shaha SH, Tokish JM: Redefining "critical" bone loss in shoulder instability: functional outcomes worsen with "subcritical" bone loss. *Am J Sports Med* 2015;43(7):1719–1725.

Tjong VK, Devitt BM, Murnaghan ML, Ogilvie-Harris DJ, Theodoropoulos JS: A qualitative investigation of return to sport after arthroscopic Bankart repair: beyond stability. *Am J Sports Med* 2015;43(8):2005–2011.

W. Ben Kibler, MD

概述

上盂唇前后部（superior labral anterior posterio, SLAP）修复的术后康复是决定患者术后能否回归正常肩部功能状态的关键要素。因为 SLAP 损伤通常和多区域的动力链的多功能丧失有关，所以需要一个全面的评估和功能康复方案。尽管本章会着重于投掷运动员的训练，但很多手术修复和术后康复的原则也可以用在其他接受 SLAP 修复术的患者。

相关解剖学和患者评估

临床 SLAP 损伤的显著指征是因盂唇的结构性改变，导致临床的肩部功能障碍。这又可以归因于盂唇功能的缺失。此损伤可以通过针对临床盂唇损伤的特定的身体检查测试进行精确的确诊。这是一个阳性的诊断，而非一个针对肩关节疼痛无明确诊断病因的诊断。

病史中出现的盂唇功能缺损的症状包括外旋 / 上举的动作伴有疼痛、临床测试或功能测试中手臂力量的减弱、内部功能紊乱的症状（咔嗒声、啪哒声、卡顿感、滑动感）或者关节囊的张力减弱，以及一种手臂废掉的感觉。这些症状并不是只见于盂唇损伤，但提示可能存在盂唇功能的缺损。

在大部分的 SLAP 损伤患者身上都会出现动力链障碍的症状。髋关节外展或伸肌肌力下降、髋关节旋转灵活性的下降或者核心肌群力量下降被发现存在于 50% 的 SLAP 损伤患者身上，而 90% 的盂唇损伤患者出现肩胛动力障碍。这些改变可以被精准地筛查确认。

盂唇的检查测试可以提供关节内是否有盂唇损伤存在的证据。其中改良的动态盂唇剪切力（modified dynamic labral shear，M-DLS）测试以正确的方式操作时，被认为对于临床诊断盂唇损伤有很高的应用价值。其他的盂唇检查测试包括 O'Brien 主动挤压试验、利用疼痛作为指征的复位测试，以及一个前侧杠杆力增加后侧负荷和剪切力的测试。

盂唇损伤可以通过磁共振、磁共振关节造影或者 CT 关节造影确诊，但是不应该仅依靠影像学进行诊断。针对盂唇改变已经有一套明确的诊断标准，当然 MRI 依然是最好的评估静态下盂唇情况的方法，却并不一定和动态的评估结果一致。有一定比例的患者显示有盂唇损伤但没有任何盂唇功能障碍的症状。也有证据表明康复可以在 40%~50% 的 SLAP 损伤人群中达到减轻症状，提升功能控制的作用。

手术过程

适应证和禁忌证

关于损伤达到何种状况和何种适应证被认为手术能够帮助患者一直存有争论。大部分文献建议 SLAP 撕裂中的 Ⅰ 级撕裂无须手术，Ⅱ、Ⅲ 和 Ⅳ 级撕裂，应该考虑手术。然而，对于这种分类的准确性、可靠性和对损伤类型决定的一致性存在极大的争议。并且，也有许多文献根据术后关节僵硬程度和较少的术后成功率建议一个手术修补的年龄限制，通常为 40 岁。尽管这一建议没有任何解剖证据的支持。最后，大部分文献建议患者身体的参与需求应该被考虑进去，因为一个完整的盂唇复合体达成最大化球面关节的凹面压缩程度，对于有高活动要求的患者，如投掷运动员或者需要举手过头的工人是极为重要的。在对高度怀疑盂唇损伤的患者进行评估时，上述所有因素都应该仔细考虑，而且其他临床症状也应该被考虑在内。

基于以上这些因素，手术修补盂唇损伤的适应证还包括对应的病史、针对盂唇损伤高度相关联的临床检查阳性结果和对临床检查功能缺损下康复训练的失败尝试。关节镜下的检查发现对于上部盂唇撕裂的处理具有关键性的影响。与临床盂唇损伤高度相关的关节镜下探查结果包括：①Ⅱ型或更高程度的撕裂；②剥离现象提示盂唇脱离和顺应性的增加；③关节盂软骨破损或者软骨软化症；④关节镜穿过指征（drive-through sign）表明关节囊张力消失或者盂肱下韧带后束的张力消失；⑤后侧盂唇厚度增加，表明横向移位和剪切力增加并挤压盂唇；⑥过度的后下侧的关节囊增厚和瘢痕组织表明关节囊终末段损伤，从而导致盂肱关节内旋受限。

SLAP 修复术的禁忌证包括：① MRI 检查发现盂唇损伤，但缺少有临床意义的证据支持，如病史和体格检查；②合并粘连性关节囊炎者并行

关节囊松解术与 SLAP 修复术；③在有进展性关节疾病时修复。在以上这些禁忌证中，患者的症状和功能缺失并不是由于盂唇的缺失引起的，手术可能会导致损伤更为严重。SLAP 修补术的相对禁忌证和肩袖肌群损伤的情况有关。通常在那些接受肩袖肌群修补术的 SLAP 损伤患者身上看到，大部分的这些患者不需要被特别治疗 SLAP，他们通常是因为衰老退化导致的。然而，如果患者术前检查时发现 M-DLS 阳性，那 SLAP 损伤可能真的与临床症状相关，需要和肩袖肌群损伤同时处理。

手术方法

在关节镜下检查可疑的盂唇损伤必须是精准的，只有这样才可以合理地理解并且治疗盂唇损伤。盂唇修补的关节镜下手术指南包括：①直视下评估盂唇损伤和活动度（图 7-1）、剥离程度（图 7-2）、关节盂表面和关节囊张力（图 7-3）；②准备关节盂最大化骨面以供盂唇愈合（图 7-4）；③多处锚点的安置确保至少两点固定后上侧盂唇［（左侧肩关节 12:30 和 1:30 两点，一根双股的单锚点也只是单个的固定点（图 7-5）］；④放置足够的后上侧锚点以减少剥离现象（图 7-6）；⑤在放

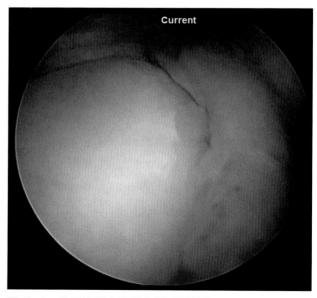

图 7-1　关节镜下左肩后上侧盂唇损伤

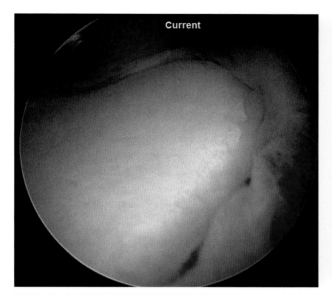

图 7-2　关节镜下伴随外旋的剥离现象

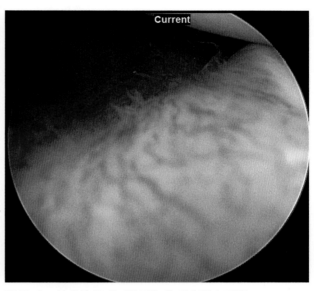

图 7-3　关节镜呈现盂肱下韧带后束张力下降

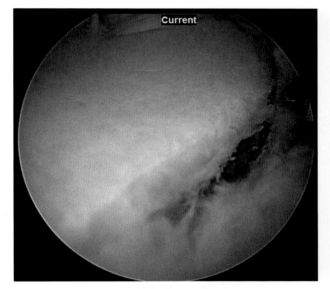

图 7-4　关节镜下盂唇修复前的骨质准备

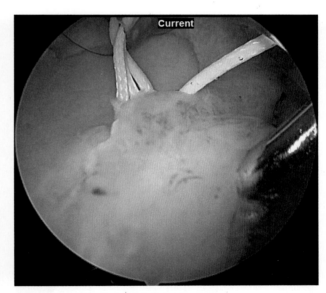

图 7-5　盂唇松解和缝合线穿过

置固定锚点和缝合之后评估肱二头肌的活动度，从而确定肱二头肌在肩关节外旋时有足够的活动度；⑥很少在盂唇的前上侧放置固定锚点和缝合（左肩的 12:00 至 10:30 方向），以降低肱二头肌受限的概率；⑦通过评估盂肱下韧带后束的紧张度和穿过指征的消失来评估盂唇修补对于关节囊张力的作用（图 7-7）；⑧评估整个盂肱关节的旋转度以确保外旋能力无损；⑨治疗相关盂肱关节的损伤情况。

术后康复

术后治疗的目标是促进 SLAP 修补的愈合，与此同时通过优化盂肱关节的旋转、肩胛骨的稳定性和活动度、周围肌肉的力量和平衡，以及动力链力量和柔韧性来重建肩关节和上肢的功能（表 7-1）。功能的重建性恢复可以在术后保护期就开展，通过上肢运动链的激活，逐步进展到肩胛骨控制，并逐渐加入盂肱关节的旋转和力量训练。

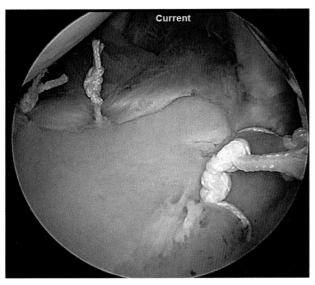

图 7-6　关节镜下完整的上盂唇修补，注意前侧已经修补完成

表 7-1　功能性康复指征

1. 动力链
   a. 腿驱动和下肢力量
   b. 髋关节活动性
   c. 近端核心稳定
   d. 动态核心肌力 / 力量
   e. 肩胛骨稳定性
2. 肩关节活动性
   a. 重建内、外旋活动度以达到安全的完全 ROM
   b. 重视脊柱和肩关节复合体的关节活动受限
   c. 重视脊柱和肩胛肌肉柔韧性的不平衡
3. 手臂力量和耐力
   a. 重建肩胛骨在功能位和无痛活动范围内的动态控制
   b. 强化被抑制或者薄弱的肩胛周围肌肉
   c. 将肩胛训练与功能性任务相整合
   d. 通过进阶的肩和肩胛训练计划去强化肌肉耐力和离心控制
   e. 强化前臂、腕和手的力量

康复训练项目是循序渐进的过程，并根据功能失用和软组织的激惹度被分为主要的 3 个阶段。在各个阶段的动作是变化的，其变化根据是否达到功能性动作能力为目标判定，而非单纯的只是根据时间节点判断。阶段 1 为急性期，应该最小化对损伤的组织造成的负荷，并且应该关注肩胛骨和盂肱关节周围的肌肉激活，特别是正确的肌肉激活顺序以保证这些肌肉能够协调一致地

工作。阶段 2 为恢复期，应该重视强化恢复核心、动力链及通过渐进性的等张运动提高肌力。阶段 3 为功能恢复阶段，应该强化运动相关联的动作，包括耐力和振荡训练。力量训练着重于耐力的提高，强调高重复、低负荷。运动员应该达到一定正确的动作能力（15~20 次为 1 组，做 3~4 组）才能进入下阶段更大的负荷训练。

动力链

在运动员动力链的早期评估中，常发现髋关节活动性或单腿稳定能力下降。核心和下肢肌肉的力量和稳定性是非常重要的，因为它们是投掷动作中的重要部分。在正面投球时后侧腿需要支撑或者需要平衡身体，并且在推离阶段驱动身体向前。引导腿或者前侧腿则需要足够的下肢和髋关节力量去控制身体的落地负荷。单个的训练不能完全满足所有腹肌的训练需求，因此需要一个能同时强化躯干前侧、外侧和后侧的训练计划。强调耐力的垫上运动是一个好的开始，因为这种姿势下对肩部的压力比较有限。运动员应该专注于下肢和核心力量的训练，以模拟投掷运动的需求。可以利用不稳定的平面如平衡球或泡沫垫，

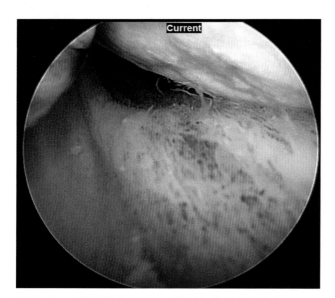

图 7-7　盂唇修补术后重建盂肱下韧带后束的张力

激活和提高核心肌群力量，但是却没有必要加入功能性任务中来。弓步训练也可以在多个平面上进行（图 7-8），它们应该在一个理想的髋伸展和躯干伸展的姿态下开始和结束。所有的核心和髋关节训练可以在早期加入，甚至在肩关节修复术后的保护期就进行。

重建肩胛骨的稳定性将会在第 11 章肩胛骨动力异常运动中详细叙述。SLAP 损伤患者和术后患者通常会展现出因为肌肉激活被抑制或者柔韧性不够等造成的肩胛运动障碍。许多涉及肩胛骨的康复训练都可以加入康复计划中，即使在术后保护期，特别是肩胛骨后缩和调动等可以强化训练，如剪草机训练（图 7-9）。

肩关节活动性

重建肩关节活动性的训练可以在手术前就开始。已达到最大化的术前活动能力，可以使得术后的活动性尽早达到目标。康复干预计划的目标是重建 ROM 到可接受的程度。盂肱关节内旋（glenohumeral internal rotation, GIR）的缺少和肩关节完整关节活动范围（total range of motion, TROM）的减少应该被重视，并加以干预，以重建安全的 ROM。然而，需要谨记的是，ROM 的数值受到测试前 24 小时内的投掷活动的影响。投掷运动员的利侧肩部 GIR 应该比非优势侧大 18°（范围为 13°~20°），TROM 应该比非优势侧大 5° 以内，且 TROM 不应该超过 186°，否则会增加损伤的风险。肩关节的对侧拉伸和睡姿牵伸可以针对肩关节后方的肌肉和关节囊，有效地增加盂肱关节的内旋和外展角度（图 7-10 和图 7-11）。除此之外，肩关节松动术、肌肉能量技术和软组织松解都能起到有效的帮助。另外，盂肱关节的内收角度受限成为一个更常见的限制肩关节功能的可能因素。后侧肩部牵伸和关节松动的多角度切入治疗可以增加内收角度从而减轻症状，这和增加内旋角度的重要性是一样的。

前侧的软组织紧张，例如胸小肌紧张可以在肩胛骨抬高时改变肩胛骨的动力链。在网球运动员的优势侧普遍都会发现胸小肌紧张，通常还伴有肩胛骨的前倾和内旋增加。胸小肌紧张可以通过墙角牵伸练习有效解决（图 7-12）。

背阔肌也常被发现柔韧性不够。这一块大肌肉的过度紧张会影响手臂的前屈和盂肱关节的旋转，特别是在外展过 90° 时。背阔肌的牵伸和深层筋膜松解可以用来解决问题，重新获得柔韧性。

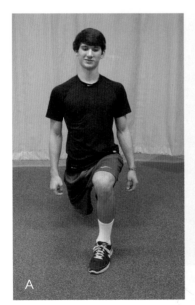
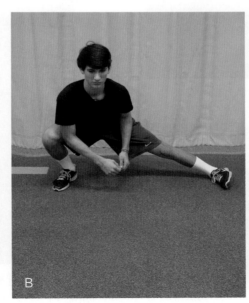
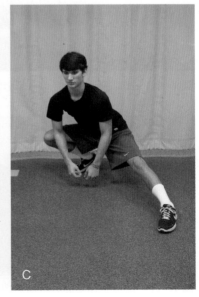

图 7-8　利用多方向的弓步恢复全面的下肢力量和稳定性，包括：A，向前；B，外侧；C，对角线方向

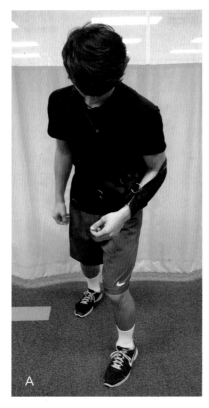
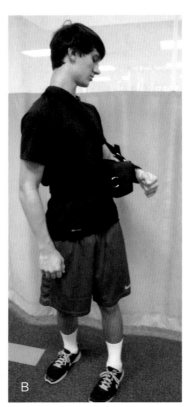

图 7-9　患者在术后制动期可以用改良式剪草机动作进行训练

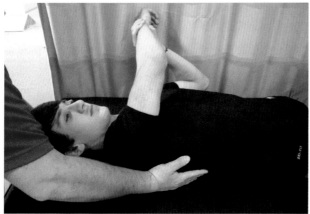

图 7-10　当肩胛骨稳定时，对侧牵伸更为有效

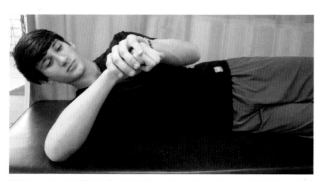

图 7-11　睡姿牵伸是患者自助拉伸，从而帮助缓解后侧肩关节紧张

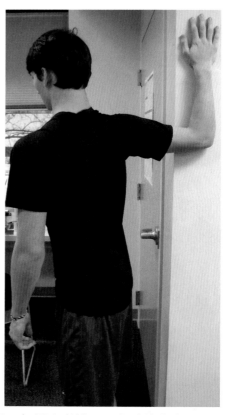

图 7-12　如图患者站立，肩肘关节成 90°/90° 的姿势，抵住一面墙或者某些坚固表面。这位患者可以在此姿态下向对侧旋转身体以牵伸肩关节前部肌群

手臂力量、爆发力和耐力

除了损伤外，投掷类运动员经常在治疗后出现力量减弱或者失衡的现象。肩关节力量的减弱尤其是在外旋力量减弱和冈上肌激活不良时，可以预示未来的肩关节损伤。运动员呈现出来的肩部症状通常是肩袖肌群和肩胛周围肌肉的力量缺失，从而导致各种类型的运动模式。治疗这一类的问题有许多的常规方法和流程。最初的治疗应该集中在肩胛骨周围肌肉的控制，从而增强肩胛骨的稳定性，使得肩部能够完成活动度更大、更有挑战性的动作。因为许多学习到的运动方式都是暂时性的，所以反复强调合适的肩胛骨位置和运动指导是非常重要的。重点建立起近端关节的稳定性，如肩胛骨的各个方向的运动应该要进阶到长力臂下的运动（如仰卧位水平外展训练）。医务人员通常可以在患者受伤的肩运动中观察到肩胛骨在上抬过程中有过度的斜方肌上部收缩的现象，这表明肩胛骨周围肌力的失衡。有证据显示肩胛骨稳定训练首先要激活斜方肌，这些训练可以恢复肩胛骨周围力偶的平衡，如前锯肌、斜方肌上部和下部。关于肩胛训练计划应该着重于菱形肌、斜方肌下部和中部。强化前锯肌和斜方肌下部可以利用等长内收（图 7-13）和外展训练（图 7-14）以持续集中地训练肩胛骨的后倾和后缩运动。

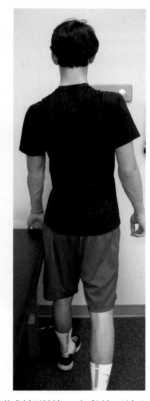

图 7-14 低位划船训练：患者处于站立位，患侧手抵住一个坚固的表面。然后患者主动伸展髋关节和躯体去强化肩胛骨的后缩，保持最终姿势 5~10 秒

特别要关注的是，肩袖肌群的强化应该在初期肩胛骨控制得以重建以后开始。多种手段的训练都可以被运用进来，训练需要不断增加肌肉的活动和负荷。训练从闭链运动转向开链运动，水平方向到垂直方向再到对角线方向运动，从慢速进阶到快速的运动。需要在功能体位和运动中加入更多的有难度的肩袖肌群力量训练，如包括外展 90° 下肱骨头的旋转拉力线运动（图 7-15），挥拳训练（图 7-16）和擦墙练习（图 7-17）。

增强式训练和离心力量训练对提高爆发力非常重要。这些练习是高负荷的，需利用多组次和长力臂完成。这些训练需要在康复的功能性恢复阶段被加以强化。有效的训练包括器械协助的训练等，如伴随节奏器的负重弹跳训练。

SLAP 修复术后的康复训练应该将手术前的预康复也计划在内，为了患者更快地回归投掷类运

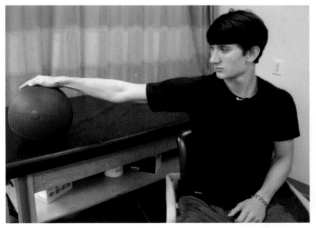

图 7-13 主动下滑训练是等长收缩模式，利用肩部和肩胛骨周围肌肉的共同收缩去帮助降低肱骨头和肩胛骨

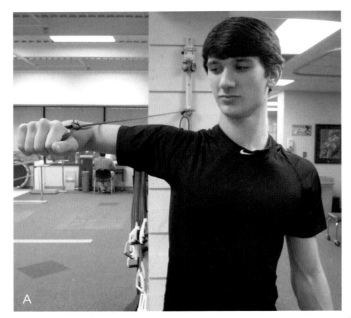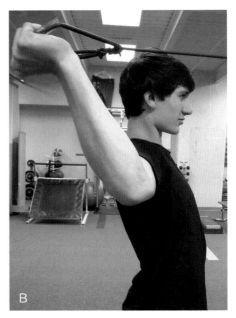

图 7-15　肱骨旋转训练。A，内旋；B，外旋。于 90° 外展位下进行，以增强肩袖肌群的肌力和耐力

动或日常工作，维持核心力量的训练项目应该尽早开始实行。肩胛骨稳定性训练也应该成为日常训练项目，患者需要每日完成无论静态还是动态的拉伸练习。静态拉伸每个动作维持 30 秒，重复 4 次；动态拉伸每个动作不能超过 2 秒，重复 12 次。只有在完成一个无痛且无神经症状产生的强有力的拉伸的情况下，才可以进行所有的拉伸训练。另外，投掷能力可以通过进阶投掷者十项训练重新获得。这个项目可以通过维持持续的摆臂和改变手臂动作从而促进运动员的耐力，这也可以运用到功能恢复阶段中。

推荐康复方案

　　针对上侧盂唇修复的治疗性训练应该在术后的 5~7 天内开展，可以在盂肱关节抬高 90° 以下进行积极的训练。如果术后大约 3 周患者没有出现关节活动的限制，康复进程可以在患者可耐受的程度下推进。需要注意，主动活动的疼痛度应该用于指导康复进程。

早期：急性期（通常 1~3 周）

- 前 10~14 天应该悬吊制动，在随后的 2~3 周内

脱离吊带。

- 开始建立有质量的肩胛活动，可以利用躯干活动、关节激活、肩胛骨运动链模式等，并不需要考虑盂肱关节运动。
- 通过胸椎伸展提高肩胛骨后缩。
- 利用髋关节去控制脊柱姿势。
- 减少上斜方肌的利用率，强调肩胛骨向内侧和下方的运动。
- 强调软组织的柔韧性，尤其是胸小肌，斜方肌上部和肩胛提肌。
- 在早期，盂肱关节的活动包括如下。
  - 在球上或者桌子上的闭链钟摆运动。
  - 肩上举 AROM 到 90°，确保肩抬高时伴有一个良好的肩胛骨运动。
  - 轴向负荷的 AROM 训练，强化盂肱关节的一致性且有效减少上肢的内源性重量。
  - 短力臂的闭链运动，如重量转换、低位划船和下滑动作等可以提高力偶的收缩。
  - 关节活动的目标是达到 90° 的外展和前伸。
  - 在后上盂唇修复术后，避免超过中立位的外旋。
  - 合并肱二头肌腱炎的患者，避免任何肱二头肌

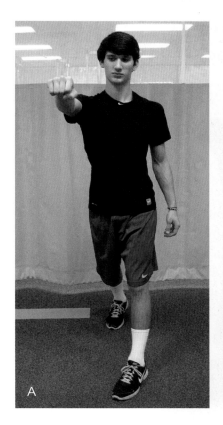

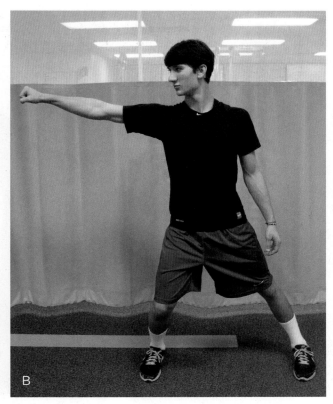

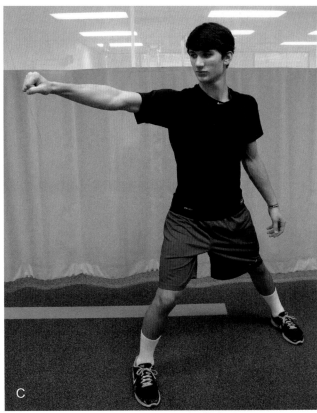

图 7-16　开链，多方向的挥拳训练可以增强手臂的力量和稳定性，包括前侧（A）、外侧（B）、对角线方向（C）

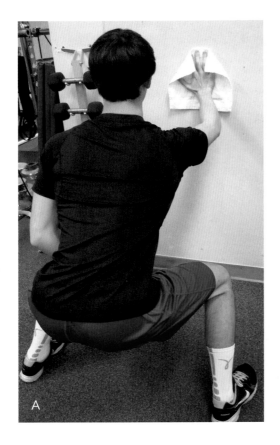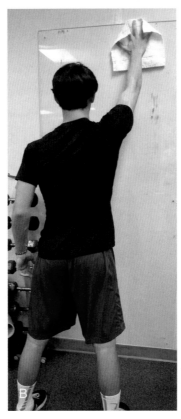

图 7-17　擦墙训练，完整的训练允许下肢更大的肌肉和核心去驱动垂直方向的手臂进行训练（A、B）

的负荷。

中期：恢复期（通常 4~8 周）

- 全范围的 AROM，伴随有质量的肩胛骨 – 胸椎 – 肱骨节律。
- "打开上肢运动链"，持续利用功能动作模式和远端关节的补充运动。
- 强化所有平面的运动。
- 利用伴随髋和躯干运动的挥拳练习增加肩袖肌群的负荷，且要在不同的平面和角度下（从向下的角度开始，慢慢增加到水平位和最大负荷；过头挥拳和推压动作需要正常的肩胛骨运动）。
- 强化内旋角度缺失的训练，包括肌肉和关节囊的牵伸。
- 避免外旋 / 水平外展动作时超过身体冠状面。
- 可以在 6~8 周期间介入增强式训练，前提是患者已经取得全范围的 AROM、有良好的肩胛骨控制能力和良好的肩袖肌群力量。

- ROM 的目标包括 120° ~140° 的外展和前屈，以及 40° 的外旋。

后期：功能期（8 周后）

- 开始重新教育患者利用下肢去驱动上肢活动，以开始大的动力链运动。
  - 利用同步单腿和水平面动作的活动，不仅可以帮助提升本体感觉，也有利于肌肉的再教育。
- 利用多组次、低负荷训练强化肌肉的耐力和本体感觉。
  - 多组次训练应该被用于强化下肢的肌肉耐力，且重点应该关注在大肌群上（腓肠肌、比目鱼肌、股四头肌、腘绳肌和髋外展肌群）。
- 下肢运动被优化后可以开始重视上肢力量和耐力训练。
  - 建议在术后 12 周开始进行站立位或俯卧位多组次、长力臂的训练。

结局

有许多文献的结论显示在受伤后或术后回归运动是可行的。然而，完全回归到受伤之前的水平也只有极个别的运动员做到了。骨科文献有报道单纯 SLAP 损伤的需要过头位运动的运动员伤后回归到运动前水平的概率并不是很一致（8%~94%），而且数据显示非棒球投手的运动员回归运动的概率更高。存在其他肩部损伤同步手术修复的回归运动的概率就更低。非过头位运动的运动员至少有高于 2 倍以上的概率返回所有的运动训练比赛。

多种因素都可能影响回归运动的概率，包括缺少持续的诊断、不同的手术技巧、不同种类和数量的手术固定锚点和缝合，以及不同的康复训练方案。对各个方面信息和知识的了解可以使得治疗更有连续性，从而增加回归运动比赛的概率。

精要

手术精要

- 发展诊断技术，从而增加临床辨别 SLAP 损伤的准确度。
- 将关节镜观察结果和临床症状相结合。
- 利用足够的锚点去合理修复整个盂唇损伤。
- 避免锚点和缝合点限制正常的肱二头肌活动。
- 避免使用高强度、僵硬的缝合材料。
- 建立手术修复的明确规范：清除剥离，不损失肱二头肌的活动，关注盂肱下韧带后束的张力，重视所有关节内的损伤病理情况。

康复精要

- 建立起以功能为主导的康复流程。
  - 动力链的重建。
  - 肩胛骨控制。
  - 盂肱关节 ROM。

- 肩袖肌群的共同收缩和离心力量。

小结

SLAP 损伤修复术后的康复重点是重建术前发现的缺损，有助于恢复临床损伤、全部的动力链功能、关节的旋转、有效的肩袖肌群力量和预防性康复，以降低未来的损伤风险。

（蔡超辰 译，郄淑燕 张志杰 朱 毅 审）

参考文献

Borstad JD, Ludewig PM: Comparison of three stretches for the pectoralis minor muscle. *J Shoulder Elbow Surg* 2006; 15(3):324–330.

Byram IR, et al.: Preseason shoulder strength measurements in professional baseball pitchers: Identifying players at risk for injury. *Am J Sports Med* 2010;38(7):1375–1382.

Cools AM, et al.: Evaluation of isokinetic force production and associated muscle activity in the scapular rotators during a protraction-retraction movement in overhead athletes with impingement symptoms. *Br J Sports Med* 2004;38:64–68.

Edwards SL, et al.: Nonoperative treatment of superior labrum anterior posterior tears: Improvements in pain, function, and quality of life. *Am J Sports Med* 2010;38(7):1456–1461.

Ellenbecker TS, Cools A: Rehabilitation of shoulder impingement syndrome and rotator cuff injuries: An evidence-based review. *Br J Sports Med* 2010;44:319–327.

Escamilla R, et al.: Core muscle activation during swiss ball and traditional abdominal exercises. *J Orthop Sports Phys Ther* 2010;40(5):265–276.

Imai A, et al.: Trunk muscle activity during lumbar stabilization exercises on both a stable and unstable surface. *J Orthop Sports Phys Ther* 2010;40(6):369–375.

Kibler WB, McMullen J, Uhl TL: Shoulder rehabilitation strategies, guidelines, and practice. *Oper Tech Sports Med* 2000;8(4): 258–267.

Kibler WB, et al.: Electromyographic analysis of specific exercises for scapular control in early phases of shoulder rehabilitation. *Am J Sports Med* 2008;36(9):1789–1798.

Kibler WB, et al.: The disabled throwing shoulder—Spectrum of pathology: 10 year update. *Arthroscopy* 2013;29(1):141–161.

Lin JJ, et al.: Adaptive patterns of movement during arm elevation test in patients with shoulder impingement syndrome. *J Orthop Res* 2010;29(5):653–657.

Ludewig PM, Reynolds JF: The association of scapular kinematics and glenohumeral joint pathologies. *J Orthop Sports Phys Ther* 2009;39(2): 90–104.

MacWilliams BA, et al.: Characteristic ground-reaction forces in baseball pitching. *Am J Sports Med* 1998;26:66–71.

McClure P, et al.: A randomized controlled comparison of stretching procedures for posterior shoulder tightness. *J Orthop Sports Phys Ther* 2007;37(3):108–114.

McMullen J, Uhl TL: A kinetic chain approach for shoulder rehabilitation. *J Athl Train* 2000;35(3):329–337.

Moore SD, et al.: The immediate effects of muscle energy technique on posterior shoulder tightness: A randomized controlled trial. *J Orthop Sports Phys Ther* 2011;41:400–407.

Sciascia AD, et al.: Return to pre-injury levels of play following superior labral repair in overhead athletes: a systematic review. *J Athl Train* 2015;50(7):767–777.

Uhl TL, et al.: Shoulder musculature activation during upper extremity weight-bearing exercise. *J Orthop Sports Phys Ther* 2003;33(3):109–117.

Voight M, Hoogenboom BJ, Cook G: The chop and lift reconsidered: integrating neuromuscular principles into orthopedic and sports rehabilitation. *N Am J Sports Phys Ther* 2008;3:151–159.

Wilk KE, et al.: Loss of internal rotation and the correlation to shoulder injuries in professional baseball pitchers. *Am J Sports Med* 2011;39(2):329–335.

第8章　肩袖修复

Brian E. Richardson, PT, MS, SCS, CSCS 和 *Charles L. Cox, MD, MPH*

概述

肩袖疾病是常见的疼痛来源和功能受限的原因之一。在超过65岁的人群中，大约1/3的人有肩部疼痛并伴有一定程度的活动度受限。1998~2004年，约有500万人因为肩袖相关的问题去寻求过医师的帮助，这代表在此时期内患有肩袖问题的人数增长了40%。绝大多数的肩袖损伤修复患者会去门诊，尽管确切数字未知，但门诊肩袖损伤修复术后的患者估计将增至每年25万例。由于肩袖损伤是一种主要影响中年及以上人群的疾病，因此其对美国中老年人口的影响会逐渐增加。

患者的临床表现为具有肩部疼痛和功能受限的历史，并在体格检查中表现为不同程度的活动度受限和乏力。确定患者是否为急性损伤或慢性劳损症状十分重要。磁共振、超声或CT常用于明确诊断、量化撕裂程度大小（涉及肌腱数量、回缩程度等）和肌肉质量（肌肉萎缩和脂肪浸润）。肌肉萎缩通常会随撕裂的慢性进程而增加，且会降低肩袖的修复概率。

肩袖损伤修复术因外科医师的不同和病例的不同会有较大的区别，也会因地理区域不同而具有广泛的变化。

随着关节镜技术的改进和不同移植物的出现，肩袖损伤修复手术正在不断发展。通常情况下，此项技术的基础包括修复分离的肌腱到肱骨近端上。与其他肌腱修复手术一样，肩袖损伤修复手术的术后重点在很大程度上依赖于保护修复后的部位，同时在此前提下逐渐恢复功能。手术的主要目标是减轻疼痛并恢复功能。术后康复在手术成功的预后中扮演非常重要的角色。

相关解剖学

肩袖是由4块起于肩胛骨并止于肱骨近端的肌肉组成的。肌肉的起止点决定肌肉的生物力学功能。肩胛下肌止于肱骨小结节并协助肱骨内旋。冈上肌止于肱骨大结节并协助过头位的肱骨抬高。小圆肌和冈下肌的止点更靠后且协助肱骨外旋。肩袖的4组肌腱复合体有助于向盂肱关节提供压缩力，并将肱骨头保持在关节盂的相对中心位置。肩袖损伤通常会涉及肌腱附着部分，损伤程度从肌腱部分撕裂到肌腱从骨上脱离不等。通常情况下，肌腱撕裂后从止点开始回缩。随着时间的推移，肌腱脱离后肌肉萎缩和脂肪浸润会导致肌肉相对失用。

Brain博士或其直系亲属是Smith & Nephew公司的雇员；同时是美国骨科运动医学会的董事会成员、管理者、行政人员或委员会成员。Charles博士和任何直系亲属均未从与本文主题直接或间接相关的商业公司或机构获得任何有价物，未持有股票或股票期权。

手术治疗

适应证和禁忌证

认识到肩袖修复有临床症状和解剖指征 2 个方面的变化很重要。肩袖修复手术的主要临床症状是肩痛和（或）功能障碍。在慢性非创伤性肩袖撕裂的情况下，手术治疗往往在非手术治疗无效后考虑。相比之下，在急性创伤性撕裂的情况下，尤其是在主动活动较多的人出现大面积撕裂时，往往优先考虑手术治疗。基于以往对肩袖损伤的认识，对于年轻患者，医师通常考虑早期进行手术修复。当考虑肩袖损伤的解剖特征时，存在可修复肌腱时会进行修复，因为并非所有肌腱均可进行修复。这种情况可能出现在肌腱慢性严重撕裂或大面积撕裂上，尤其是当肌肉萎缩和脂肪浸润时。在存在严重的粘连性肩周炎、盂肱关节炎和慢性大面积无法修复的肩袖撕裂的情况下，肩袖修复为禁忌。

肩袖修复

传统上，肩袖修复手术有开放性或微创技术。在开放性手术中，通过分离三角肌前束以暴露肌腱。在微创手术中，在关节镜评估和肩袖成形术后才分离三角肌。目前，绝大多数的肩袖修复手术均采用各式关节镜进行。开放性修复现在更常用于翻修手术，以扩大修复部位的软组织移植。关节镜技术提供一种侵入性较小的评估及治疗病理问题的方法，如盂唇撕裂和关节内肱二头肌长头的病理问题。关节镜下肩袖修复的铆钉技术有多种，包括（根据铆钉指定方式不同）单排、双排和经骨缝缝合桥技术，（肌腱的）缝合技术包括简单缝合、褥式缝合和无结技术等。较少使用关节镜下经骨缝合修复于肱骨内（图 8-1）。

传统而言，推荐与肩袖修复联合使用肩峰成形术，然而近期的临床试验显示，与进行关节镜肩袖修复手术的患者相比，同时使用肩峰成形术

的患者在短期内治愈率并无显著提高。但同时也没有证据表明一个仔细且适当的肩峰成形术会对患者造成有害的结果。这也遗留了一个值得探讨的问题，需要我们继续长期学习以获得结论。

术后康复

当讨论关节镜肩袖修复术后的康复时，我们必须意识到每个撕裂和修复都是不同的，应该采用特定的治疗方案指导不同的患者应对治疗的不同反应。外科医师与康复治疗师的交流是术后康复成功的关键。外科医师应与物理治疗师讨论手术技巧、修复位置、撕裂程度和形状，以及额外的手术辅助流程，所有这些因素都对术后康复的成功有重要意义。

本章所列举的治疗方案针对的是关节镜下肩袖修复手术的术后康复，针对开放式的肩袖修复，康复计划需要特别注意。需要注意的是开放性修复中三角肌前束通常会从肩关节分离以提高肌腱的可视性。开放性修复的术后康复需要进行相应的修改以限制重新连接后的三角肌的应力，为了确定在康复过程中需要采取的其他防护措施，与外科医师的沟通就变得十分重要。

不论患者采用的是哪种肩袖修复技术，术后的康复计划取决于保护修复后的肌腱以促进肌腱-骨愈合。肩袖损伤修复术最常见的解剖层面的并发症包括肌腱再次撕裂，绝大多数的康复计划会尝试缓慢进行，在最初肌腱愈合时限制关节的主动活动度。但患者的反馈并不总与肌腱完整度相关，即使肌腱再次撕裂（不论是部分撕裂还是完整撕裂），也可能在最后取得良好的康复结果。相反，即便是绝大多数患者最后都能恢复关节活动度，但术后僵硬也会对康复的进程造成极大的不良影响。

推荐康复方案

下述准则是为小范围或中等范围（＜5cm）肩袖撕裂并有不错的周围组织强度的关节镜肩袖

修复手术的术后康复所制订的。周围组织强度较弱、多处肌腱撕裂或肌腱撕裂范围较大（＞5cm）的患者的康复进程会更缓慢一些。对于肌腱撕裂程度严重的患者，康复计划应主要集中于恢复关节运动、抑制疼痛、恢复肩带力量和强化三角肌上。

阶段 1（0~4 周）

目标

● 保护修复部位。
● 控制疼痛和炎症。
● 促进伤口愈合。

● 防止关节粘连。

预防措施

● 6 周内避免肩关节主动运动。
● 6 周内保持随时佩戴肩部悬吊固定。
● 避免患侧上肢提重物。
● 避免撕裂侧上肢有快速、突然的活动。

训练（表 8-1）

● 肘、腕 ROM 训练 / 抓握训练。
● 钟摆训练（图 8-2）。
● 无痛肩关节 PROM 训练（图 8-3）。

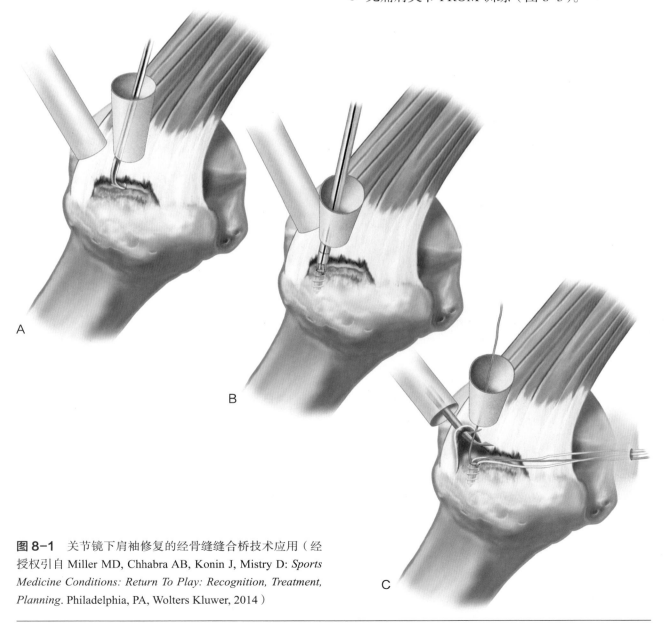

图 8-1　关节镜下肩袖修复的经骨缝缝合桥技术应用（经授权引自 Miller MD, Chhabra AB, Konin J, Mistry D: *Sports Medicine Conditions: Return To Play: Recognition, Treatment, Planning*. Philadelphia, PA, Wolters Kluwer, 2014）

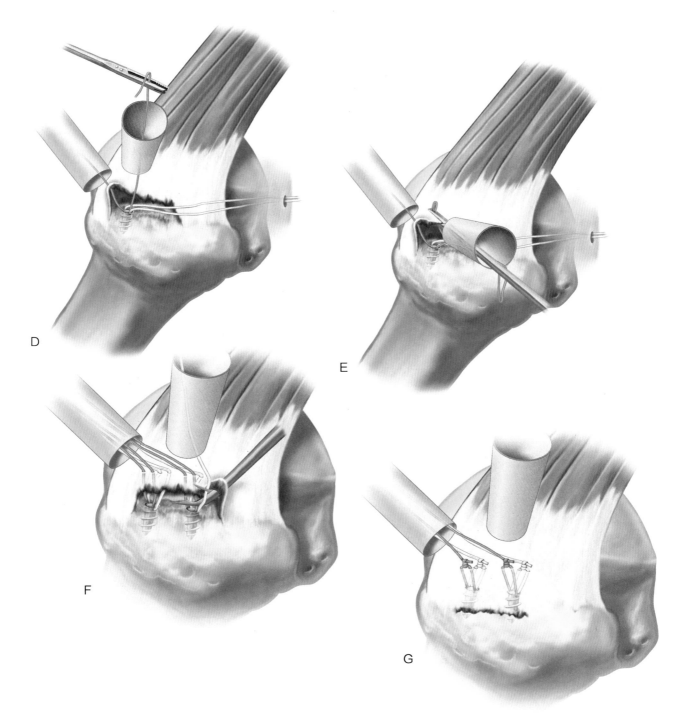

图 8-1（续）　关节镜下肩袖修复的经骨缝缝合桥技术应用（经授权引自 Miller MD, Chhabra AB, Konin J, Mistry D: *Sports Medicine Conditions: Return To Play: Recognition, Treatment, Planning.* Philadelphia, PA, Wolters Kluwer, 2014）

- 耐受范围内的肩关节上举训练。
- 肩胛骨平面的内旋和外旋。
- Ⅰ/Ⅱ级关节松动。

- 肩胛骨抗阻训练。
- 肩胛骨后缩训练。
- 冰敷消炎镇痛 15 分钟。

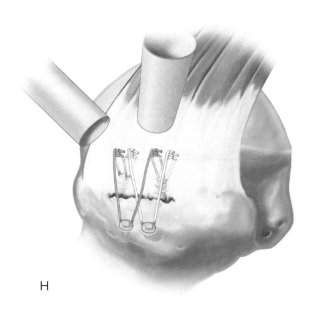

H

图 8-1（续） 关节镜下肩袖修复的经骨缝缝合桥技术应用（经授权引自 Miller MD, Chhabra AB, Konin J, Mistry D: *Sports Medicine Conditions: Return To Play: Recognition, Treatment, Planning*. Philadelphia, PA, Wolters Kluwer, 2014）

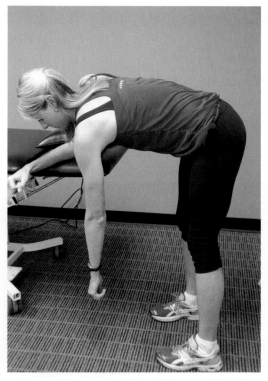

图 8-2 钟摆训练。垂臂，做顺时针和逆时针旋转。做向前和向后的运动，之后做从身体一侧到另一侧的运动。每次 3 组，每组 10 次

阶段 2（4~6 周）

目标

- 保护修复部位。
- 抑制疼痛和炎症。
- 达到全范围 PROM。

训练方法（表 8-2）

- 无痛肩关节 PROM 训练。
  - 上举。
  - 外展 90° 下内旋和外旋。
- Ⅰ ~ Ⅳ 级关节松动。
- 肩胛骨抗阻 / 神经肌肉本体促进技术（proprio-ceptive neuromuscular facilitation, PNF）。
- AAROM 训练（前屈、外展、内旋、外旋），使用桌侧、体操棒、滑轮（图 8-4）。
- 肘屈 90° 自然位下的亚极量静态训练（图 8-5）。
  - 内旋 / 外旋。
  - 前屈。
  - 伸展。
- 动态稳定训练（图 8-6）。
  - 前屈。
  - 肩胛骨平面内收 / 外展。

表 8-1	肩袖损伤修复术后的阶段 1 训练			
训练项目	启动周数	进行组数及每组次数	频率
治疗师辅助下 PROM 训练	1		每周 2~3 次
治疗师辅助下徒手肩胛抗阻训练	2	每次 1 组，每组 10 次	每周 2~3 次
肘关节 / 腕关节 / 抓握训练	1	每次 3 组，每组 10 次	每天 3~5 次
钟摆训练	1	每次 3 组，每组 10 次	每天 3~5 次
肩胛骨后缩训练	1	每次 3 组，每组 10 次	每天 3~5 次

表 8-2	肩袖损伤修复术后的阶段 2 训练			
训练项目		启动周数	进行组数及每组次数	频率
治疗师辅助下 PROM 训练		1		每周 2~3 次
治疗师辅助下徒手肩胛抗阻训练		2	每次 1 组，每组 10 次	每周 2~3 次，需治疗师指导
治疗师辅助下动态稳定训练		4	每次 3 组，每组 10 秒，保持	每周 2~3 次，需治疗师指导
亚极量静态训练		6	每次 1 组，每组 10 次	每天 3~5 次
AAROM 训练（桌侧、体操棒、滑轮）		4	每次 1 组，每组 15 次	每天 3~5 次

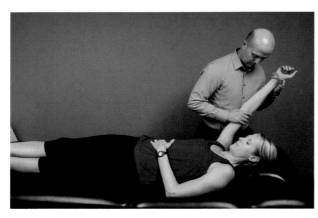

图 8-3　治疗师应用被动关节活动范围训练

- 冰敷消炎镇痛 15 分钟。

阶段 3（6~12 周）

目标
- 维持完全 PROM。
- 达到无痛完全 AROM。
- 启动力量训练项目。

训练（表 8-3）
- 若有必要，继续 PROM 训练。
- 若有必要，继续 AROM 训练。
- 动态稳定技术。
- 肩胛骨稳定训练。
  - 俯卧位划船训练（图 8-7）。
  - 俯卧位肩伸展训练（图 8-8）。
  - 前锯肌挥拳（图 8-9）。
- 冰敷。

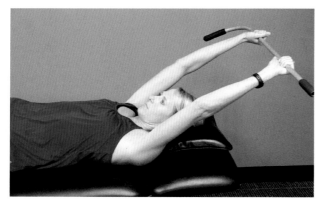

图 8-4　AAROM 训练。患者仰卧位，将体操棒用双手上举过头。让未受损的上肢带动受损的上肢。根据患者的耐受程度和感觉逐渐增加上举高度

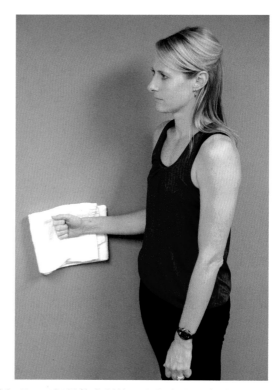

图 8-5　亚极量静态训练。患者在站立位肘屈 90°，让受损侧手推墙面（外旋）；面向墙壁向内推墙（内旋）；面向墙站推墙（前屈），背对墙向后推墙（后伸）

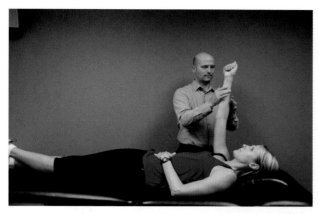

图 8-6 治疗师指导下的动态稳定训练。患者仰卧位，将受损手上举 90°，治疗师指导患者保持手臂在此位置，同时施加轻微的阻力

阶段 4（12~16 周）

目标

- 维持无痛的完全 AROM 训练。
- 撕裂侧上肢力量训练。
- 增加功能性活动。

训练（表 8-4）

- 等张训练。
- 俯卧位划船训练。
- 俯卧位肩伸展训练。
- 俯卧位水平外展训练。
- 前锯肌挥拳。
- 动态熊抱。
- 肩胛骨后缩与外旋。
- 外旋（图 8-10）。

- 内旋。
- 动态稳定技术。
- 冰敷。

阶段 5（16~24 周）

目标

- 逐渐训练重返工作岗位的活动。
- 逐渐回归到体育运动中。

训练

- 继续进行力量训练。
- 在治疗师的指导下开始进行运动专项训练和回归正常工作的训练计划。
- 当患者被治疗师明确告知并恢复至完全 ROM 和关节强度及正常肩胛骨运动时，即可开始回归体育项目训练。
- 在手术 8~12 个月后，根据运动类型、撕裂范围和周围组织强度及治疗师的指导意见，可开始重返体育项目活动。

结局

近期一项有数据支撑的报道表明，在关节镜肩袖修复手术后，早期 ROM 训练相比其延迟 ROM 训练会在肩关节内收和前屈动作下取得更好的恢复结果。尽管如此，也有研究表明伴有更高的美国肩关节和肘外科（American Shoulder and Elbow Surgeons，ASES）得分的延迟 ROM 训练患者在术后 12 个月同样也能有良好的治愈率。当

表8-3	肩袖损伤修复术后的阶段 3 训练		
训练项目	启动周数	进行组数及每组次数	频率
治疗师辅助下 PROM 训练	1		每周 2~3 次
AROM 训练（桌侧、体操棒、滑轮）	4	每次 1 组，每组 15 次	每天 3~5 次
治疗师辅助动态稳定训练	4	每次 3 组，每组 20 秒，保持	每天 2~3 次
俯卧位旋转训练	10	每次 3 组，每组 10 次	每周 2~3 次，强化训练
俯卧位肩伸展训练	10	每次 3 组，每组 10 次	每周 2~3 次，强化训练
前锯肌挥拳训练	10	每次 3 组，每组 10 次	每周 2~3 次，强化训练
亚极量静态训练	6	每次 1 组，每组 10 次	日常训练

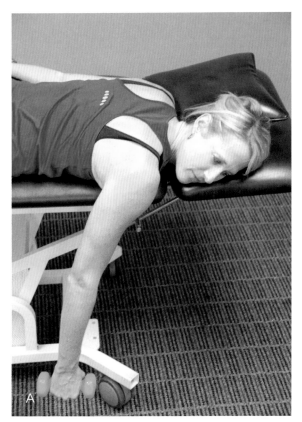
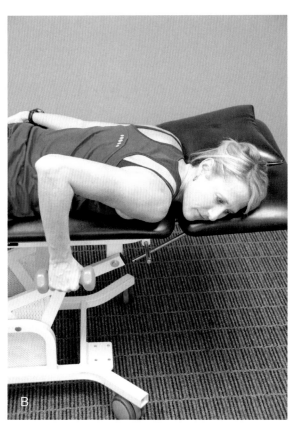

图 8-7　A、B. 俯卧位下旋转。患者俯卧位，治疗师指导患者手臂下沉，之后将肘升至与肩同高，同时肩胛骨后缩

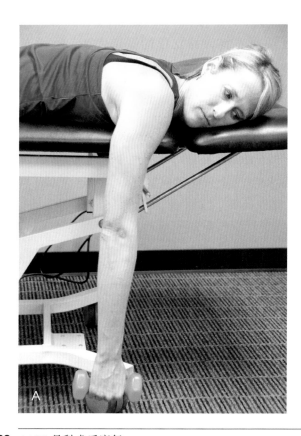
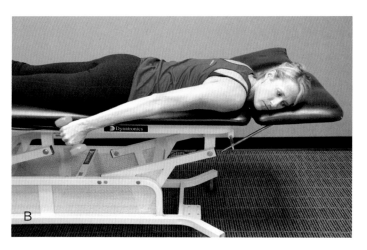

图 8-8　A、B. 俯卧位肩伸展。患者俯卧位，治疗师指导患者将手臂沿身体一侧做线性移动，同时肩胛骨后缩

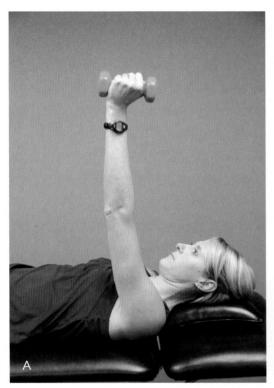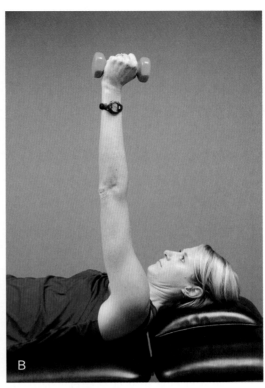

图 8-9　A、B. 前锯肌挥拳。患者仰卧位，治疗师指导患者在肘关节伸直时将手臂向天花板方向上举

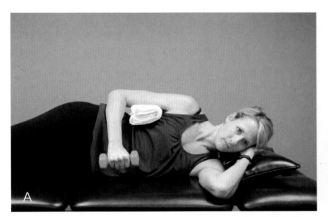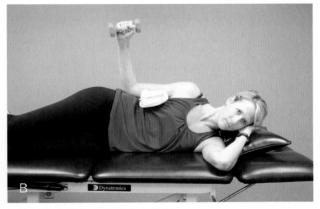

图 8-10　A、B. 外旋。患者健侧卧位，受损手臂弯曲，治疗师指导患者将弯曲手臂向上举起

表 8-4	肩袖损伤修复术后的阶段 4 训练		
训练项目	启动周数	进行组数及每组次数	频率
俯卧位划船训练	10	每次 3 组，每组 10 次	每周 2~3 次
俯卧位肩伸展训练	10	每次 3 组，每组 10 次	每周 2~3 次
前锯肌挥拳训练	10	每次 3 组，每组 10 次	每周 2~3 次
肩胛骨后缩与外旋组合训练	12	每次 3 组，每组 10 次	每周 2~3 次
外旋训练	12	每次 3 组，每组 10 次	每周 2~3 次
内旋训练	12	每次 3 组，每组 10 次	每周 2~3 次
动态熊抱训练	12	每次 3 组，每组 10 次	每周 2~3 次
俯卧位水平外展训练	12	每次 3 组，每组 10 次	每周 2~3 次

患者 ROM 训练延迟时，应考虑可能会出现术后关节僵硬。当患者存在肌腱钙化、粘连性关节囊炎、关节侧肩袖修复且伴随关节盂唇修复或单个肌腱肩袖修复时，则有更大的可能性出现关节僵硬。这些患者可能会从早期 ROM 训练中获益，预防术后强直的发生。

肩袖修复的基本目标是改善疼痛和功能。修复愈合被认为是影响治疗结果的重要因素。研究表明，相较于大范围撕裂的 57% 的治愈率和严重撕裂的 40% 的治愈率，小到中等范围（1~3cm）撕裂则拥有更高的 79% 的治愈率。Lannotti 等的研究表明关节镜肩袖修复 1~4cm 撕裂术后再次撕裂的平均时间为 19.2 周，在术后前 26 周内再次撕裂的可能性会呈线性增长。有数个因素影响修复愈合，包括患者的年龄、撕裂范围和大小、撕裂回缩及肩袖肌群退化。Harryman 等是首个研究肩袖愈合与功能性结果的相关性的团队，他们的研究表明再次撕裂情况会出现在 20% 的冈上肌修复术后和 50% 的较大范围撕裂术后。尽管撕裂范围较大的患者在之后的随访中表现出较差的功能水平，但 87% 有再次撕裂情况的患者对治疗结果表示满意。在 Russel 等的研究中报道了 14 个具有系统论述和数据支撑的肩袖修复术后的研究结果，研究表明肩袖没有再次撕裂的患者相较再次撕裂的患者在非临床层面有更好的结果，值得注意的是未再次撕裂的患者拥有更好的肌力。最后，Salbaugh 和其同事进行了一项系统分析，表明肌腱未再次撕裂的患者在统计学上有更好的目的性活动表现（持续性、UCLA 评分），并且患者反馈的结果与愈合结果之间并没有相互的联系［ASES 评分、简单关节测试（SST）］。

精要

- 在实施治疗前事先与患者讨论患者所期望的恢复结果十分重要，治疗计划可能会因为这些期望和要求而产生较大的区别。

- 治疗师与外科医师的沟通也是重点之一，每个撕裂结构都是独特的，同时外科手术时发现的问题很可能会影响术后的康复治疗计划。
- 绝大多数治疗计划是在治疗师的指导下从 PROM 训练开始，到 AROM 训练，再到肌力强化训练的。
- 撕裂程度和周围组织强度指导术后康复的进程，较大范围的撕裂应配合缓慢且较为保守的康复计划。
- 患者反馈的临床结局并不总与修复后的肌腱完整性相关，即使肌腱再次撕裂（不论是部分还是完整），也有可能达到良好的治疗结果。

小结

肩袖撕裂是十分常见的临床问题，且外科处理的成功率较高。术后康复和手术修复同等重要。修复愈合是主要关注的问题，并且与多个因素有关，包括患者的年龄、原始撕裂范围、肩袖肌群退化与否、修复技术和术后管理。肩袖修复手术后的康复应该基于患者的目标和期望，从解剖病理和修复质量的角度为不同的患者单独考虑。治疗师与外科医师的沟通为患者提供一个无间断的术后护理，也是使临床结局最完善的重要因素。

（马　明　译，蔡超辰　张志杰　朱　毅　审）

参考文献

American Academy of Orthopaedic Surgeons, Research Statistics on Rotator Cuff Repairs, National Ambulatory Medical Care Survey, 1998–2004. Data obtained from: U.S. Department of Health and Human Services; Centers for Disease Control and Prevention; National Center for Health Statistics; Retrieved on May 9, 2007 from http://www.aaos.org/Research/stats/ patientstats.asp Bishop J, Klepps S, Lo IK, Bird J, Gladstone JN, Flatow EL: Cuff integrity after arthroscopic versus open rotator cuff repair: a prospective study. *J Shoulder Elbow Surg*

2006;15(3):290–299.

Chakravarty K, Webley M: Shoulder joint movement and its relationship to disability in the elderly. *J Rheumatol* 1993; 20:1359–1361.

Chard MD, Hazleman R, Hazleman BL, King RH, Reiss BB: Shoulder disorders in the elderly: a community survey. *Arthritis Rheum* 1991;34:766–769.

Chen L, Peng K, Zhang D, Peng J, Xing F, Xiang Z: Rehabilitation protocol after arthroscopic rotator cuff repair: early versus delayed motion. *Int J Clin Exp Med* 2015;8(6):8329–8338.

Harryman DT 2nd, Mack LA, Wang KY, Jackins SE, Richardson ML, Matsen FA 3rd: Repairs of the rotator cuff. Correlation of functional results with integrity of the cuff. *J Bone Joint Surg Am* 1991;73(7):982–989.

Iannotti JP, Deutsch A, Green A, Rudicel S, Christensen J, Marraffino S, Rodeo S: Time to failure after rotator cuff repair: a prospective imaging study. *J Bone Joint Surg Am* 2013;95:965–971.

Koo SS, Parsley BK, Burkhart SS, Schoolfield JD: Reduction of postoperative stiffness after arthroscopic rotator cuff repair: results of a customized physical therapy regimen based on risk factors for stiffness. *Arthroscopy* 2011;27:(2):155–160.

Russell RD, Knight JR, Mulligan E, Khazzam MS: Structural integrity after rotator cuff repair does not correlate with patient function and pain a meta-analysis. *J Bone Joint Surg Am* 2014; 96:265–271.

Slabaugh MA, Nho SJ, Grumet RC, Wilson JB, Seroyer ST, Frank RM, Romeo AA, Provencher MT, Verma NN: Does the literature confirm superior clinical results in radiographically healed rotator cuffs after rotator cuff repair? *Arthroscopy* 2010;26(3): 393–403.

Vitale MA, Vitale MG, Zivin JG, Braman JP, Bigliani LU, Flatow EL: Rotator cuff repair: an analysis of utility scores and costeffectiveness. *J Shoulder Elbow Surg* 2006;16:181–187.

Andrew Green, MD; Daniel DeBottis, MD 和 David Pezzullo, MS, PT, SCS, ATC

概述

现代肩关节置换（should arthroplasty）是由 Charles Neer 博士开始倡导的。他率先使用解剖型假体（做半肩关节置换）治疗肱骨近端骨折，之后又开发出聚乙烯材质的关节盂组件进行全肩关节置换术来治疗盂肱关节骨关节炎。肩关节置换术的数量在 1990~2000 年间发展缓慢，而在该技术引入美国之后，手术数量迅速增加。2004 年，美国引进反向肩关节置换术，之后肩关节置换手术迅猛发展，仅 2015 年估计就超过 8000 例次。

随着解剖型肩关节置换假体设计的发展，肱骨端移植物出现不同的型号和偏心距，以使得肩关节解剖重建可以更加精确。此外，假体的颈干角多样化使外科医师的置换手术能够更加接近患者原有的解剖结构。近期，短柄的肱骨假体和表面有涂层的肱骨头假体被设计出来了（图 9-1）。

现代反向肩关节置换由法国学者 Grammont 开发，用来治疗肩袖损伤。其最大的设计特点是使得球窝关节反向，以肩胛骨端为关节头和肱骨端为关节盂来构成一个稳定的杠杆支点。通过三角肌的相对拉长和增加张力来提供肩关节的动态稳定性和肩关节运动所需的力量（图 9-2）。

除了假体的特殊设计和高超的手术技术之外，许多学者还强调术后康复对于取得良好的预后是非常重要的。尽管康复训练被认为是肩关节置换术取得良好疗效的重要因素，但是目前仍缺少对于肩关节置换术后的特定康复方案（效果）的研究。大多肩关节置换术后的康复计划来源于研究肩关节置换技术和预后的文章中"术后处理"这一部分。尽管如此，为了确保肩关节置换术的成功，有一些必须考虑的假体设计和手术技术的原则（如下所述）。

手术适应证和禁忌证

肩关节置换最初的设计是用来治疗晚期盂肱关节骨关节炎经非手术治疗和物理治疗后无法缓解的疼痛和功能受限。解剖型全肩关节置换需要肩袖没有损伤且功能完好，同时肩盂骨量充足可以固定假体，这在盂肱关节骨关节炎的初次治疗中是比较常见的情况。其他一些较少见的适应证包括肩关节感染、创伤后骨关节炎、骨坏死、关节粘连（关节囊紧缩型关节病），同样也可以用解剖型全肩关节置换术来治疗。肱骨头置换适合于年轻患者或是对于运动有高度要求的患者，可以

Green 博士或直系亲属已从 Tornier 和 Wright Medical Technology 获得专利使用费；作为发言部门成员代表 DJ 骨科做过付费演讲；担任 Tornier 和 Wright Medical Technology 的付费顾问；在 IlluminOss Medical 和 Pfizer 持有股票或股票期权；曾获得 DJ 骨科和 Tornier 的研究或机构支持；获得 Arthrex、《美国骨与关节外科杂志》和 Smith&Nephew 公司的非资金支持（如设备或服务）、商业性酬金或其他非研究相关资助（如带薪旅行），在美国骨科医师学会、美国肩肘外科医师协会、《美国骨与关节外科杂志》、肩肘外科技术学会担任董事会成员、管理者、行政人员或委员会成员。

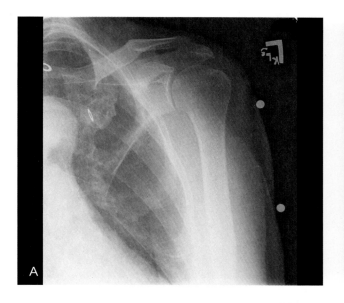

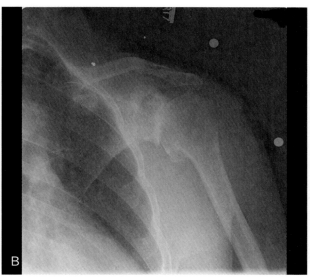

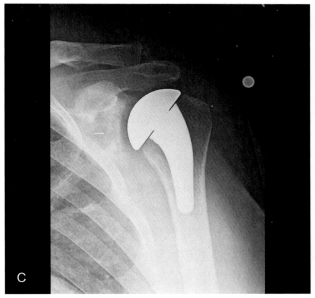

图 9-1　A. 正常肱骨近端的前后位 X 线片；B. 晚期骨关节炎肩部前位平片；C. 解剖型全肩关节置换术的前后位平片。肱骨头假体与原有近端肱骨的解剖结构一致

同时进行或不进行肩盂生物性处理［软组织清理和 "ream and run" 技术（关节盂中心扩大但不装假体），肱骨头假体直接与关节盂相连］。

反之，反向肩关节置换是为了治疗肩袖损伤而特别设计的。当肩袖损伤患者三角肌收缩时，肱骨近端向上移动，而盂肱关节并不能为三角肌提供稳定的支点。因此丧失机械性运动的有利条件，使手臂不能抬高超过 90°，这通常称为假性瘫痪。解剖型全肩关节置换治疗盂肱关节骨关节炎合并肩袖损伤患者的疗效不佳。反向肩关节置

换的适应证通常包括：肩袖损伤合并骨关节炎、不可修复的肩袖损伤、创伤后关节炎，以及初次肩关节置换失败的翻修病例。近期，反向肩关节置换术也被用来治疗肩盂骨缺损或软组织严重挛缩的初次盂肱关节骨关节炎。

解剖型肩关节置换和反向肩关节置换术的禁忌证包括感染、三角肌无力、三角肌萎缩、不可修复的骨缺损，以及存在严重并发症和依从性差者。

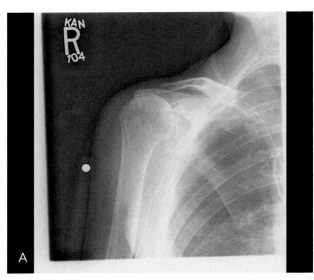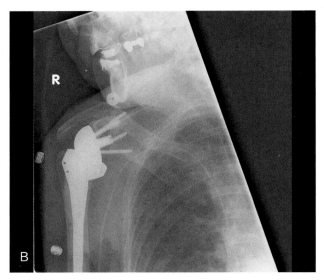

图 9-2　A. 肩袖撕裂关节病患者术前的前后位平片显示肱骨头上移，肩峰与肱骨头之间的间隙变窄，盂肱关节炎；B. 反向肩关节置换术后的前后位平片显示三角肌的肱骨下 / 远端止点延长

手术过程

术前评估包括评估 AROM、PROM 及肩部力量。术后肩关节 ROM 与术前活动有关，例如肩关节极度挛缩患者术后活动度也会较差。肩关节力量和肩袖与三角肌的完整性及功能有关。解剖型肩关节置换术不能恢复因肩袖撕裂或功能障碍而导致的外旋（external rotation，ER）和内旋（internal rotation，IR）力量减弱。因此，具有器质性肩袖力量减弱和功能障碍的患者优先选择使用反向肩关节置换术治疗。

肩关节置换术可以在臂丛麻醉，伴或不伴有全身麻醉下进行。神经阻滞可以改善围术期疼痛，减少吸入麻醉和全身麻醉的用药量。

解剖型肩关节置换术

解剖型肩关节置换术是通过胸大肌三角肌入路，一种充分利用三角肌（腋神经）和胸大肌（外侧和内侧胸神经）之间的神经间隙平面（图 9-3）的可扩展式（延伸）入路方法。皮肤切口在胸大肌三角形间隔上方的肩前部。身材瘦小的患者可采取较短的切口。切开在三角肌与胸大肌间隔上方的皮下组织，可以在三角肌外侧和胸大肌内侧

的间隙中发现头静脉。头静脉内侧或侧面收缩。侧面收缩可以保护从三角肌发出的 10 个小动脉分支。

分离胸大肌三角肌间隙后，切开胸锁筋膜，暴露肩胛下肌和肌腱、小结节、肱二头肌腱和结节间沟，以及旋肱前动脉及其伴行静脉（图 9-3）。这些血管可以缝合结扎或凝结。找到胸大肌肱骨附着点后，在其上方 1cm 可以进行松解以获得更好的暴露。用手指顺着联合腱从上到下触摸，可以在肩胛下肌前方找到腋神经。找到腋神经对保护其不受损伤至关重要。肩峰下和三角肌下间隙的所有滑膜和瘢痕要清理干净，以便于更深层的暴露和提高术后的肩关节活动范围。肱二头肌长头腱可以在结节间沟内找到，通常在胸大肌附着点处固定并向近端游离。

盂肱关节可以通过肩胛下肌腱切断术、肩胛下肌剥离或小结节截骨术进入。肩关节置换术中的肩胛下肌的管理是一个极其重要且具有争议的问题。无论采取何种技术，都需要精准的解剖修复来避免肩胛下肌的损伤。肩胛下肌起始于肩胛骨的前方，由肩胛下神经的上支和下支支配，是肩袖中最大的肌肉。这种肌肉的主要功能是肩关节内旋和平衡肩袖的后方肌群。肩胛下肌损伤至

少会导致肩关节内旋无力，最差的情况会导致盂肱关节不稳和假性瘫痪。

肩胛下肌腱切断术是通过垂直切开肌腱，横向留下肌腱套以便依靠肌腱与肌腱间愈合进行可靠的修复（图 9-4A）。肩胛下肌剥离需要上抬肩胛下肌和其下方的韧带，使其脱离肱骨小结节和肱骨近端干骺端，依靠腱 – 骨愈合（图 9-4B 和 C）。对于一些患者在肩胛下肌腱切除术后出现内旋无力，可用小结节截骨术进行治疗。小结节截骨术的原理是骨与骨间的愈合比肌腱与肌腱的愈合更容易预见，并且能够减少肩胛下肌损伤率。截骨术使用骨凿刀或摆动锯进行。小结节的骨片与肩胛下肌腱和肌肉愈合连续性升高（图 9-4D 和 E）。最近的研究比较得出小结节截骨术和肩胛下肌剥离技术在结构愈合和功能结果方面具有同等的结果。无论采用何种技术，对挛缩关节囊的完全松解是为了便于肌腱和肌肉活动，恢复软组织平衡。

肱骨头脱位后暴露肱骨关节内部分以及肩袖的后方止点。肱骨骨赘切除后，用摆锯沿解剖颈切除肱骨头，准备髓腔（图 9-5）。解剖颈切断决定肱骨假体的后倾角。在解剖关节置换术中，通常遵循患者的原有结构。

进行软组织松解是为了充分松解肩胛下肌，以及前、下和后部挛缩的关节囊以恢复盂肱关节运动，并帮助暴露关节盂。关节盂用同心锉扩大，以优化关节盂的位置（图 9-6）。一旦将关节盂假体放置好，注意力就应该返回肱骨。

然后测量肱骨头的大小，并进行试验性复位，以评估盂肱关节稳定性、关节活动度和软组织平衡（图 9-7）。不同的假体有不同的肱骨头尺寸可供选择。一般来讲，这类手术有 2 种理念，即解剖型肱骨头置换和重建软组织平衡置换。两者的目标是将肱骨的旋转中心恢复到解剖位置，并恢复适当的软组织平衡以实现正常的关节活动度、稳定性和良好的肌力。肱骨假体最终被植入，根据假体设计不同和医师的喜好可以选择使用或不使用骨水泥进行盂肱关节复位。

无论用何种技术修复肩胛下肌，修复都要足够坚固以便于可以早期进行康复活动。肩胛下肌

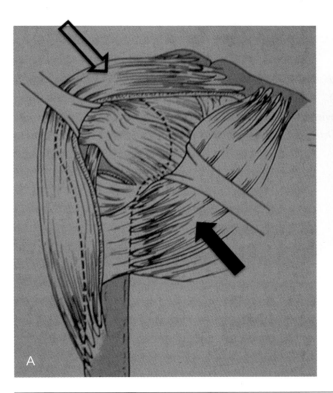

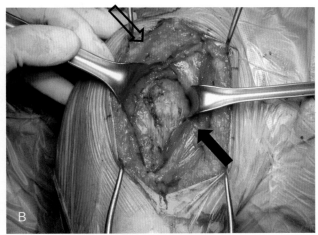

图 9-3 A. 三角形间隔的图示（白色箭头 = 三角肌；黑色箭头 = 胸大肌）；B. 术中胸大肌三角肌暴露照片（经许可引自 Browner BD, Jupiter JB, Levine AM, et al. *Skeletal Trauma: Basic Science, Management, and Reconstruction*. 4eh ed. Philadelphia, PA: Elsevier, 2009. ）

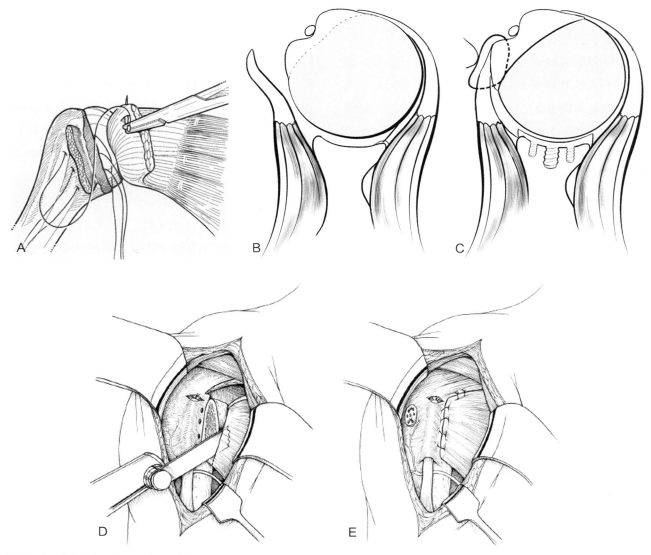

图 9-4　肩胛下肌腱和肌肉的手术处理。A. 肩胛下肌腱切断术与腱 - 肌腱缝合修复。 B、C. 肩胛下肌剥离的轴向视图与腱骨间穿骨缝合修复（实线箭头表示肩胛肌剥离和修复）。 D、E. 小结节截骨与骨和骨缝合修复［图 A 经 Gartsman GM, Edwards TB. *Shoulder Arthroplasty*. Philadelphia, PA: Elsevier, 2008; 图 D、E 经 DeFranco MJ, Higgins LD, Warner JJP. Subscapularis management in open shoulder surgery. *J Am Acad Orthop Surg*, 2010,18(12):707-717 许可转载］

腱切开术后修复是使用牢固的不可吸收缝合线将肩胛下肌腱紧密缝合到残留在小结节上的肩袖组织中，此外还可使用穿骨道缝合来加强修复。肩胛下肌止点剥离的修复是使用牢固的不可吸收缝合线穿骨道缝合。缝合线穿过髓腔，再穿过肌腱并用 Mason-Allen 缝合法将肌腱固定在骨道外口处。小结节截骨术后的修复方法有几种，学者们倾向于使用牢固的不可吸收缝合线穿骨道修复，缝合线穿过髓腔并绕在假体周围。这样肱骨就复

位了，缝合线捆绑在上面使得骨与骨接触愈合。

肩胛下肌良好的修复之后，要评估（肩关节）的活动度和稳定性。在大多数情况下，可以达到接近肩关节完全活动范围。盂肱关节前后相对位移应该允许肱骨头很容易地移动到后方盂唇。如果盂肱关节的稳定性存在问题，需要通过手术来解决。肩关节后方不稳可以进行后方关节囊紧缩。肩胛下肌修复的效果、肩关节的活动度和稳定性是进行早期康复训练的重要因素。外科医师

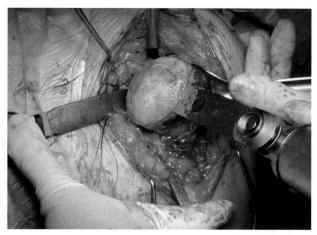

图 9-5　使用锯片进行解剖颈截骨术去除关节炎关节节段的左肩部术中暴露

与康复理疗师就肩胛下肌的完整性情况进行沟通，来指导对患者的宣教和制订康复计划。最后缝合切口，并将手臂悬吊固定。

反向肩关节置换术

反向全肩关节置换术是通过标准的三角肌胸大肌入路或上方切开三角肌入路进行的。三角肌胸大肌入路法与解剖肩关节置换术相同。肩胛下

肌的处理有些争议。虽然肩胛下肌缺失与不稳定有关，但没有强有力的证据支持这一观点。事实上，在许多病例中，肩胛下肌缺失或退化，即使修复也不太可能具备正常的功能。另外，如果修复肩胛下肌会限制外旋，那么可能将不进行修复。被限制的反向球窝结构具有固有稳定性，可能不需要完整的肩前部软组织。决定修复肩胛下肌时应该考虑到这些因素。

肱骨脱位并暴露以便进行肱骨截骨术。截骨切割的角度遵循特定假体的设计。后倾的角度与假体设计及外科医师的偏好有关，并且后倾的角度影响术后理论上的旋转功能。更大的后倾角度可能在减少内旋角度的同时，允许更大的外旋活动。相反，较少的后倾角度具有相反的效果，能够减少外旋角度，增大内旋角度。基座和关节头的位置（图 9-8）是固定肩关节和决定肩胛骨切口位置的可能重要因素。基座通常位于关节盂的下方，呈中立或略微向下倾斜（图 9-9）。肱骨的聚乙烯关节盂根据具体的假体设计和外科医师的喜好（图 9-10），可以黏合或压配。然后肩关节复位，需要对其 ROM 和稳定性进行评估。

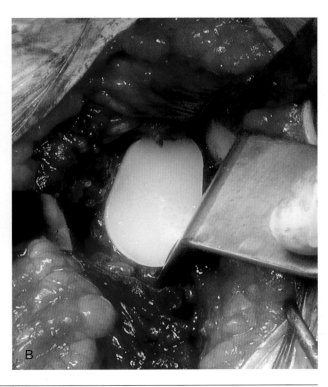

图 9-6　右肩的术中。A. 准备骨表面的关节盂铰刀；B. 聚乙烯关节盂假体置入

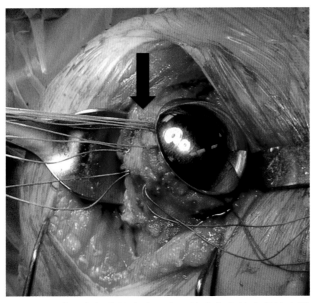

图 9-7　肱骨头部位的术中。实心箭头指向的穿骨缝合线将用于肩胛下肌修复

一些外科医师倾向于采用前上三角肌切开入路进行反向肩关节置换术。三角肌前束从肩峰前部分离并侧向切开。切开分离三角肌时，必须注意避免损伤腋神经。大多数外科医师更熟悉三角肌胸大肌入路法。在上行的手术入路中，三角肌必须完全修复和相应地修改术后康复，以促进三角肌恢复。

逐层缝合切口，手臂被固定在一个带有衬垫的帮助肩关节固定于轻度外展位的肩关节支具中。肩关节置于外展位有助于肱骨盂对准关节盂。

术后康复

一般注意事项

术后康复对决定肩关节置换术后的效果至关重要。尽管意识到术后康复的重要性，但很少有专门用于评估治疗方案和结果的公开参考文献。许多方案源于 1978 年出版的由 Neer 开创的全肩方案。这些方案通常包括从早期 PROM 训练到 AROM 训练、后期的力量训练和功能恢复。组织愈合和假体稳定性是术后早期重要的关注点。

区别解剖型肩关节置换和反向肩关节置换很重要。最显著的（差异）就是肩袖的功能存在与否。肩袖康复是解剖型肩关节置换术后早期康复，以及（获得）长期功能效果的关键部分。相比之下，大多数反向肩关节置换术的肩袖存在功能缺陷或缺失。因此，应该关注三角肌康复及未损伤肩袖的功能训练。另一个主要区别是假体设计的结构对肩部稳定性和活动的影响。解剖型肩关节换术为肩部在各个方向上获得更大的不受限制的活动范围提供可能性。因此，需要稳定的关节囊和肩袖以达到固定盂肱关节的目的。球窝关节约束的性质和反向肩关节置换的设计在提高盂肱关节稳定性的同时可能会限制肩关节活动。

反向假体设计的各个方面和假体的位置限制免于撞击的关节活动。关节头假体侧向偏移、较

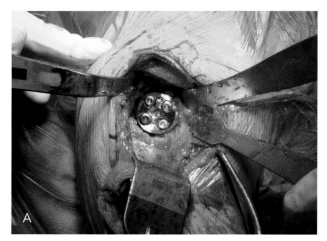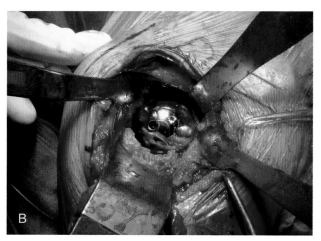

图 9-8　右肩的术中。A. 关节盂底板就位；B. 关节头植入到底板上

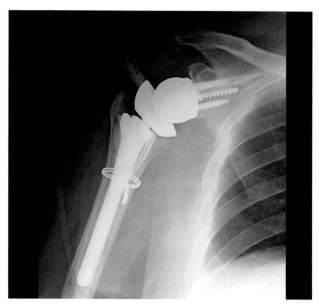

图 9-9　术后的前后位平片显示原有关节盂下方位置变成关节头

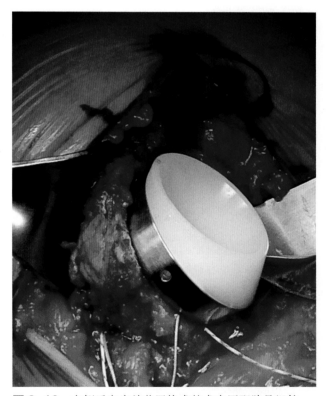

图 9-10　右侧反向肩关节置换术的术中压配肱骨组件

低的关节头和关节盂角度与更小的肩胛部切口有关。横向偏移可允许更大的旋转活动。

如前所述，肩胛下肌的愈合是解剖型肩关节

置换术后早期康复的重要影响因素。术后肩胛下肌功能障碍是主要的并发症之一，会导致（肌肉）无力、盂肱关节不稳、功能结果受限。急性创伤性撕裂和磨损损伤之间需要一个明确的区分。前者损伤大多较严重，应进行紧急修复；后者对结果的影响更为多变，往往导致肩关节内旋无力，并妨碍总体结果的成功。肩胛下肌功能的完整性通过肩内旋肌力测试评估，使用压腹试验和背离试验（进行功能评估）。任何关于术后早期的异常表现都应该及时用高级成像技术，如超声、CT 或 MRI 进行评估。

早期的假体固定不是解剖型肩关节置换术后关注的主要问题，通常不会影响术后康复。如果术中确定全肩关节置换术后可能会出现肩后部不稳定，那么早期康复的目的是防止病情加重。在极少数情况下，关节置换过程中需要进行后囊缝合。如果存在肩后部不稳定问题，肩部最初应该安装支具，这样肩关节可以被固定在一个中立或轻度外旋的位置上。在肩胛骨平面后方进行早期抬肩运动，通过此运动可以避免过度拉伸关节囊后部和肩袖。此外，术后 4 周内避免内旋和水平内收活动。

虽然反向肩关节置换术比解剖型肩关节置换术在构造上更受制约，但盂肱关节稳定性是早期康复中的重要考虑因素。术后不稳定是反向肩关节置换术后的常见并发症之一。在术后早期，应该避免引起假体撞击的动作，如内收 – 内旋 – 后伸。反向全肩关节中的盂肱关节不稳多见于瘢痕修复和僵硬的关节软组织修复、肩袖缺失或术前关节错位的病例中。

推荐康复方案

解剖型肩关节置换术

患者术后的第 2 天清晨就可以开始进行康复治疗。患者应该接受治疗师的指导，在家庭训练计划中采取适当的防护措施和进行被动肩关节活动。大部分患者手术后第 2 天可以直接出院。物理和作业治疗师也从事术后门诊的护理和康复。患者通常每周参加 1 或 2 次门诊治疗。治疗师指导正确的训练技巧，加强预防措施，评估进展，并对康复计划做适当的调整和更改。辅助治疗方法包括用于控制疼痛的镇痛剂和冰敷。早期的康复重点是恢复肩部运动和保护肩胛下肌的修复，随后是逐步加强力量训练和功能恢复。

阶段 1（0~6 周）

● 家中每天进行自我辅助 PROM 训练 5 次。每次牵伸重复 5 次，每次持续 10~15 秒。

　● 不负重的肩关节钟摆运动（图 9-11）。

　● 仰卧位被动自我辅助在肩胛骨平面做肩关节前屈（图 9-12）。

　● 仰卧被动自我辅助肩关节 ER（图 9-13）。

　● 仰卧位被动自我辅助肩关节水平内收（图 9-14）。

　● 站立位在健侧手辅助下做肩内旋至背后部，禁止上肢和肩胛部代偿（图 9-15）。

● 主动辅助肘、前臂、手腕和手部运动训练。

● 除了训练时，其他任何时候都要佩戴支具。穿衣和个人卫生需要他人辅助。

● 术后必要时用弹性织物加压和抬高手臂来控制上肢远端肿胀。

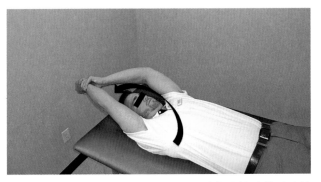

图 9-12　仰卧位右肩肩胛骨平面被动自我辅助前屈（黑色箭头表示运动的方向和轨迹）

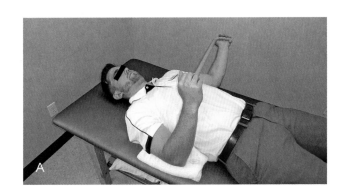

图 9-13　仰卧位右肩被动自我辅助外旋。A. 运动的开始；B. 结束

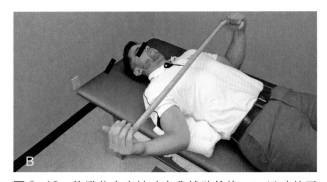

图 9-14　仰卧位右肩被动自我辅助肩关节水平内收（横跨身体，黑色箭头表示运动方向）

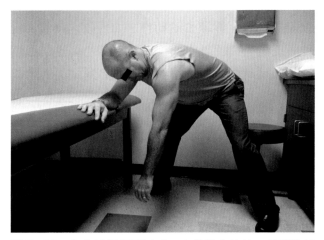

图 9-11　左肩钟摆环形运动，肩带肌肉松弛，手臂进行顺时针和逆时针肌肉最小幅度活动

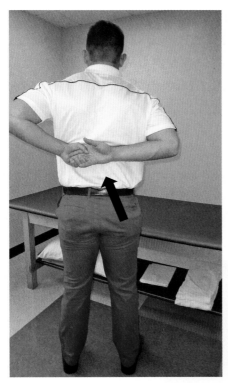

图 9-15　站立位下右肩自我辅助肩内旋至背后面（黑色箭头表示右手臂被左手向左上推）

- 颈椎运动：在肩关节恢复的固定阶段，主动屈曲、伸展和旋转颈椎以保持颈椎的正常活动范围。
- 肩胛提肌和斜方肌上部的肌肉伸展运动，以防止因使用支具而引起的颈椎 / 肩胛疼痛。
- 肩胛骨稳定：主动募集稳定肩胛骨的结构，包括收缩和伸展、抬高和抑制神经肌肉系统对于肩胛胸肌的控制。

术后 4~6 周，大多数患者感到非常舒适。术后第 6 周 ROM 达到被动肩关节前屈至 140°，主动前屈高于肩部水平，被动外旋至 40°，被动内旋至腰椎下段。

阶段 2（7~12 周）
- 停止使用支具，开始轻微的日常生活活动（activities of daily living，ADLs）。
- 继续自我辅助被动肩关节活动训练以保持和改善肩部活动。
- 开始仰卧位减重下主动抬肩。
- 通过头顶上的滑轮辅助，在垂直位上进行主动抬肩。
- 进行三角肌（前、中、后束）等长运动，肩关节内旋、外旋活动，以及温和的力量强化训练。
- 仰卧三角肌训练依照预备方案（图 9-16）进行。
- 肩胛骨稳定训练：一旦患者表现出良好的神经肌肉控制，就可以在侧卧位上进行有节奏的稳定训练。
- 高阶练习：根据患者病情的复杂程度和所期望的功能目标，先开始闭链训练，后进行开链训练。
- 在这个阶段，患者主动进行更高一级的训练，需要注意避免过度抗阻。

术后 12 周的活动范围目标是肩前屈达到 140°，外旋 ＞ 45°，内旋至腰椎上段。虽然最后 ROM 有明显的改变，但这是大多数盂肱关节骨关节炎患者合理的目标。

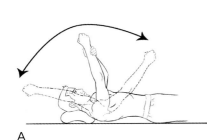
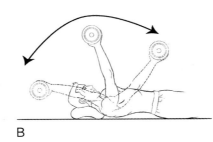
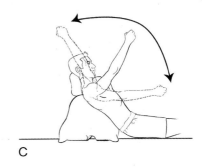

A　　　　　　　　B　　　　　　　　C

图 9-16　强调三角肌前束力量加强的肩部训练。A. 训练是在仰卧位减重下进行；B. 随着可耐受程度和力量的提高，增加手持重量；C. 随着进一步的提高，训练从仰卧位到半卧位再到完全直立坐位

阶段 3（12 周后）

● 伸展运动继续优化肩部运动。
● 用轻量型弹性阻力带进行等张力量的运动训练。

　　最终目标是在 3 个月后让患者感到非常舒适并且肩关节开始进行功能性的动作。肩关节解剖型置换术后的最大恢复程度需要 1 年才能达到（图 9-17）。

阶段 4：高级功能和娱乐活动

● 针对特定功能需求和期望制订的练习。

　　多数患者有体力活动、娱乐和体育活动的目标和期望。McCarty 及其同事报道，64% 的患者在关节置换术前参加的运动或娱乐活动，在手术后同样能够参加。同样地，Zarkadas 及其同事报道，89% 的肩关节置换术患者和 77% 的肱骨头置换术（humeral head replacement，HHR）患者在术

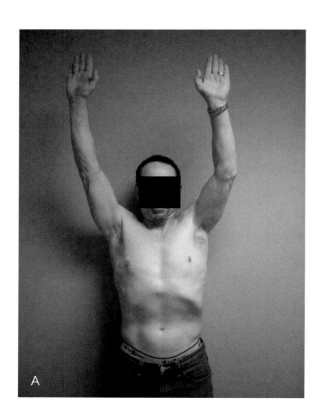

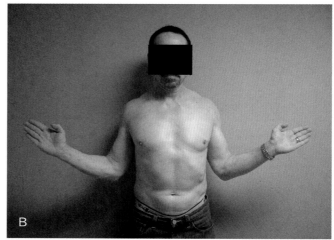

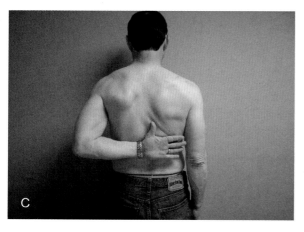

图 9-17　左肩盂肱关节骨关节炎患者解剖型全肩关节置换术后。A. 主动肩前屈；B. 主动肩外旋；C. 内旋

后参与中等强度和需求较高的活动和运动。鼓励患者进行更高要求或更复杂的活动需要较好的关节活动度和力量的恢复。术后 3~4 个月肩胛下肌应该充分愈合，从而使功能恢复失败的风险降到最低。长远来看，由于关节盂假体失效是解剖型全肩关节置换术首要考虑的问题，因此我们建议避免负重抬肩和带有冲击的活动。高尔夫球、网球、游泳、保龄球和适度的室内活动都被认为是可以接受的。

反向全肩关节置换术

出院前就可以开始术后康复。与解剖型全肩关节置换术相同，目前关于反向全肩关节置换术的特定康复治疗方案和术后疗效的文献资料很少。可能影响术后疗效的因素包括残存肩袖的质量和功能状态、假体设计类型（外侧与内侧旋转中心、低角度与高角度肱骨窝）和术前的功能状态。制订反向全肩关节置换术后康复计划的关键因素包括保护关节不脱位、改善三角肌功能，以及关注患者的期望。反向全肩关节置换要比解剖型置换术后关节活动度小，特别是内旋和外旋活动度。植入的假体具有旋转中心的侧向偏移，或者使用关节盂骨假体在位骨移植，可以获得更大的旋转运动。此外还保留有残存功能的后部肩袖，包括小圆肌，将有更好的主动外旋活动和外旋力量。外旋力量较弱或缺乏的患者可能存在严重的功能限制。

阶段 1（0~6 周）
● 除在治疗训练时间外，手臂被固定在一个带有衬垫的帮助肩关节处于轻度外展位的支具中。
● 需要他人协助穿衣和完成卫生活动。
● 不负重情况下的钟摆环形练习。
● 如果肩胛下肌和肩袖后部修复良好，肩胛骨平面被动自我辅助抬肩和肩外旋。
● 禁止主动肩关节活动。
● 对肘、前臂、手腕、手和手指进行主动辅助运动以防止僵硬。
● 颈椎（与解剖型全肩关节置换术相同）。
● 主动募集肩胛部的稳定结构（与解剖型全肩关节置换术相同）。
● 预防脱位：避免使用手臂辅助从坐位起床站立，避免外展 – 内旋 – 伸展位置。
● 第 5 周：仰卧位，开始被动自我辅助 ROM 训练，在肩胛骨平面进行肩前屈，仰卧位肩外旋和水平外展，站立位内旋到达背后部。
● 如果手术采用三角肌分离入路法，则需更加小心谨慎，推迟主动活动三角肌的开始时间，保护三角肌的修复。
● 大部分患者在术后 4~6 周都会感到很舒适。
● 被动肩前屈角度应该超过 90° 和外旋超过中立位。
● 患者往往能够主动抬肩到肩水平以上。

阶段 2（7~12 周）
● 停止使用支具并开始轻微的活动。
● 在仰卧位开始主动抬肩以减轻重力的影响。
● 提高肩关节各个方向的 ROM。
● 上举滑轮有助于主动抬肩。
● 三角肌等长练习、肩关节内旋和外旋。
● 仰卧三角肌肌力加强训练。
● 肩胛骨稳定训练。

阶段 3（12 周后）
● 继续进行伸展运动以使肩部运动达到最大，不要强制肩关节在内旋位上进行牵伸。
● 使用轻量型弹力带进行阶段性抗阻训练。
● 进行三角肌开链力量训练，肩关节内外旋。

大多数患者在 3 个月后有舒适感及功能正常的表现，12 个月左右达到最大恢复程度（图 9-18）。ROM 目标是可变的，与移植物和潜在的病理学有关。肩袖撕裂性关节病或无关节炎的大面积肩袖撕裂患者的预期活动是可主动抬肩至 120° 或更高，以及主动外旋活动度达 20° 。反向肩关节置换术用于治疗骨折后遗症或翻修肩关节置换术可能会造成更多的运动受限。

阶段 4：高级功能和娱乐活动

● 根据特定的功能需求和期望而设计的训练。

　　大多数早期的反向肩关节置换术经验都是针对一些功能目标和期望有限的老年人进行的。最新的研究表明反向肩关节置换术的适应证范围在扩展，这将会解决与解剖型肩关节置换术高级功能相关的一些问题。Golant 和同事听取肩关节外科医师有关重返体育活动的建议，发现 59% 的受

访者在解剖型肩关节置换术后可以进行没有限制的低强度运动，而在反向肩关节置换术后，只有26% 的人在肩关节置换术后可以完成没有限制的低强度运动。Magnussen 及其同事还访问了肩关节活动受限方面的专家，同样报道了反向肩关节置换术后有更大的活动限制。相反，Lawrence 和其同事对反向肩关节置换术后的患者进行调查，结果显示，80% 的患者参与中等或高要求的活动，与解剖型全肩关节置换的患者相似。

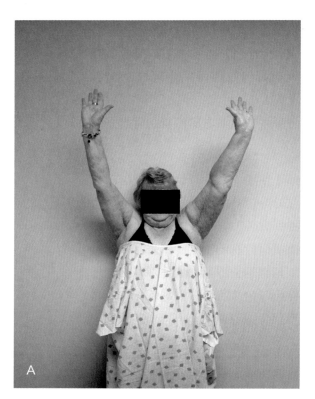

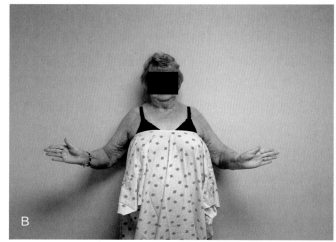

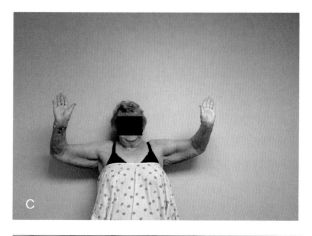

图 9-18　双侧反向肩关节置换术治疗肩袖撕裂关节病患者的术后临床表现。A. 主动肩前屈；B. 主动肩外旋；C. 主动肩关节外展和外旋

由于反向全肩关节置换的最初设计性质限制可实现旋转运动的活动范围，所以某些高级运动功能可能存在一些限制。受限制的设计很可能导致不同的应力转移到植入物，这可能对关节头和关节盂基板的长期耐久性及聚乙烯磨损具有重大影响。

肩关节置换术后的并发症

尽管全肩关节置换术后可能出现各种并发症，但这种情况并不常见。有些并发症易于管理，且对结局的影响不大，但有一些则更为严重，可能需要改变术后的管理方案。而反向肩关节置换术后的并发症发生率则高于解剖型肩关节置换术。

肩关节置换术中假体周围肱骨骨折的情况非常罕见，据报道发生率只有1.5%。尽管许多患者骨折未发生移位或轻度移位，但有些特例可能需要辅助内固定，如肱骨干骨折。在理想情况下，骨折是稳定的或处于稳定状态的。骨折的稳定性需要在术后康复中进行调整，以确保骨折顺利愈合。

臂丛神经损伤是肩关节置换术后的最常见的神经损伤，在大多数情况下可以接近完全或完全恢复。腋神经损伤较少见且预后较差。除了在术后恢复期延缓时需要较长时间的支具支持固定外，在其他神经损伤的情况下不需要更改最初的术后康复方案。ROM训练是为了维持重新获得的活动度和防止关节僵硬。持续的力量不足可能会推迟后期的康复。

术后早期的感染相对罕见，但意识到早期感染症状是有必要的。除了明显的局部肿胀征象、红斑和引流外，应该注意的是持续的疼痛和僵硬才是假体周围感染的迹象。

肩袖功能缺失是解剖型全肩关节置换术后的一个潜在后遗症，早期肩胛下肌无力不应被忽视或忽略。早期肩胛下肌修复失败通常是创伤性损伤或患者不按要求维护修复的结果。应使用高级成像（超声、CT或MRI）评估术后创伤，以排除肩胛下肌撕裂。避免早期过多地使用四肢，从而促进肩胛下肌修复。

解剖型肩关节置换术后脱位较少见。如果发生，必须要对肩袖撕裂进行评估。反向肩关节置换术后，关节不稳常见于翻修以及原发性创伤后遗症案例中。反向肩关节置换术后功能和关节活动度的实质性改变可用X线片来检查。虽然大多数反向肩关节置换术后脱位的患者可以采用闭合复位治疗，但仍有一些需要进行翻修手术。

肩峰骨折仅在反向肩关节置换术中发生，可以自发性地发生，也可以伴有创伤。若患者曾接受肩峰成形术或存在肩峰侵蚀，那么他们患有肩峰骨折的风险会增加。通常患者休息时以及尝试抬肩时可诱发疼痛。治疗虽然困难，但对功能结果可能有实质性的影响。

证据和结局

大多数研究显示解剖型和反向全肩关节置换术的成功率高，术后疼痛、肩关节活动和功能明显改善。至于具体术后康复方面的影响仍未得到很好的研究。虽然肩关节置换术后康复的重要性得到普遍认同，但物理治疗的指导作用仍然存在争议。大多数出版的康复方案是结构化的，需要物理治疗师进行监督指导。Boardman等评估为期2年的家庭治疗计划结局。患者在出院前进行几次物理治疗，术后5周进行随访，并且患者获得进一步的练习指导。他们的研究显示，70%的患者（其中85%患有骨关节炎）在术中获得20°的抬肩，而90%的患者在手术中获得最终20°的肩外旋角度。Mulieri及其同事将标准的正式物理治疗方案的有效性与解剖型全肩关节置换术后的家庭医师指导方案进行比较，最终结局并没有发现存在统计学上的显著差异。

最近对肌肉骨骼疾病护理的成本－效益和价值的关注将有可能导致进一步评估肩关节置换术后康复的效果。现有财政资源的限制也将促进利用替代方法来指导患者并监测患者的康复进展。无论将来怎样改变，肩关节置换术后的恢复效果都高度依赖术后康复。

精要

解剖型和反向肩关节置换术的鉴别。

在早期康复过程中，肩胛下肌的修复受到保护。

ROM 的改善是通过被动牵伸训练来实现的。

推迟主动活动肩关节，加强肩部力量，直到早期软组织愈合，以防止肩胛下肌撕裂。

患者参与的主动性对康复预后至关重要。

识别并发症的迹象，包括神经损伤、肩胛下肌萎缩和感染。

小结

无论手术适应证如何，肩关节置换术都能持续地缓解患者的疼痛和改善其功能。术后康复的重要性已得到普遍认可。至关重要的是，外科医师、治疗师和患者要了解治疗的合理性、手术流程和术后康复的原则，以确保治疗的最佳结果。

（汪　娟　胡浩宇　译，

马　明　张志杰　朱　毅　审）

参考文献

Boardman ND 3rd, Cofield RH, Bengston KA, Little R, Jones MC, Rowland CM: Rehabilitation after total shoulder arthroplasty. *J Arthroplasty* 2001;16:483–486.

Boileau P, Sinnerton RJ, Chuinard C, Walch G: Arthroplasty of the shoulder: Review article. *Bone Joint Surg Br* 2006; 88-B:562–575.

Boileau P, Watkinson D, Hatzidakis AM, Hovorka I: Neer Award 2005. The Grammont reverse shoulder prosthesis: Results in cuff tear arthritis, fracture sequelae, and revision arthroplasty. *J Shoulder Elbow Surg* 2006;15:527–540.

Boudreau S, Boudreau E, Higgins LD, Wilcox RB 3rd: Rehabilitation following reverse total shoulder arthroplasty. *J Orthop Sports Phys Ther* 2007;37:734–743.

Brems JJ: Rehabilitation following total shoulder arthroplasty. *Clin Orthop Relat Res* 1994;(307):70–85.

Brown DD, Friedman RJ: Postoperative rehabilitation following total shoulder arthroplasty. *Orthop Clin North Am* 1998;29:535–547.

Gerber C, Yian EH, Pfirrmann CA, Zumstein MA, Werner CM: Subscapularis muscle function and structure after total shoulder replacement with lesser tuberosity osteotomy and repair. *J Bone Joint Surg Am* 2005;87-A:1739–1745.

Golant A, Christoforou D, Zuckerman JD, Kwon YW: Return to sports after shoulder arthroplasty: a survey of surgeons' preferences. *J Shoulder Elbow Surg* 2012;21:554–560.

Gutierrez S, Comiskey CA 4th, Luo ZP, Pupello DR, Frankle MA: Range of impingement-free abduction and adduction deficit after reverse shoulder arthroplasty hierarchy of surgical and implant-design-related factors. *J Bone Joint Surg Am* 2008;90:2606–2615.

Harryman DT, Sidles JA, Harris SL, Lippitt SB, Matsen FA 3rd: The effect of articular conformity and the size of the humeral head component on laxity and motion after glenohumeral arthroplasty: a study in cadavers. *J Bone Joint Surg Am* 1995;77-A:555–563.

Jobe CM, Iannotti JP: Limits imposed on glenohumeral motion by joint geometry. *J Shoulder Elbow Surg* 1995;4:281–285.

Kim SH, Wise BL, Zhang Y, Szabo RM: Increasing incidence of shoulder arthroplasty in the United States. *J Bone Joint Surg Am* 2011;93(24):2249–2254.

Lapner PL, Sabri E, Rakhra K, Bell K, Athwal GS: Healing rates and subscapularis fatty infiltration after lesser tuberosity osteotomy versus subscapularis peel for exposure during shoulder arthroplasty. *J Shoulder Elbow Surg* 2013;22: 396–402.

Lawrence TM, Ahmadi S, Sanchez-Sotelo J, Sperling JW, Cofield RH: Patient reported activities after reverse shoulder arthroplasty: Part II. *J Shoulder Elbow Surg* 2012;21:1464–1469.

Magnussen RA, Mallon WJ, Willems WJ, Moorman CT 3rd: Long-term activity restrictions after shoulder arthroplasty: an international survey of experienced shoulder surgeons. *J Shoulder Elbow Surg* 2011;20:281–289.

McCarty EC, Marx RG, Maerz D, Altchek D, Warren RF: Sports participation after shoulder replacement surgery. *Am J Sports Med* 2008;36:1577–1581.

Miller SL, Hazrati Y, Klepps S, Chiang A, Flatow EL: Loss of subscapularis function after total shoulder replacement: a seldom recognized problem. *J Shoulder Elbow Surg* 2003;12(1):29–34.

Mulieri PJ, Holcomb JO, Dunning P, Pliner M, Bogle RK, Pupello D, Frankle MA: Is a formal physical therapy program necessary after total shoulder arthroplasty for osteoarthritis? *J Shoulder Elbow Surg* 2010;19:570–579.

Surena Namdari, MD, MSc 和 Gerald R. Williams, Jr, MD

概述

肱骨近端骨折是相对常见的损伤,占所有骨折的 5%。随着年龄增长,人群发病率迅速增加,年龄大于 60 岁的老年人肱骨近端骨折的发生率超过 70%。一般认为,上肢骨折会严重限制老年人的独立性和功能,并可能导致 6% 的患者永久性入住养老机构。肱骨近端骨折的男、女比例估计为 3:7。其中 20%~50% 的肱骨近端骨折会出现移位或不稳定。考虑到畸形愈合和骨不连的风险,不稳定性骨折优先选择手术干预,以骨折复位钢板固定,恢复必需的稳定性,便于早期运动。尽管如此,移位骨折的非手术治疗可能更适用于活动能力要求不高或身体虚弱的患者。部分接受非手术治疗的肱骨近端移位骨折的患者可以达到满意的疼痛缓解和恢复较好的功能。然而,大多数非手术治疗的预后可能比解剖重建更难以预测。

虽然骨折有许多固定的方法,但选择的治疗必须能够承受在运动开始和骨折愈合时肱骨近端的负荷。肩袖、三角肌、胸大肌、背阔肌和大圆肌等主要肌肉在肱骨近端骨折块上产生相当大的应变力。由于有多种应变力且有些患者的骨质较差,会共同引起并发症,包括骨折畸形愈合、内固定失败,临床预后差。可选择的固定技术包括锁定钢板,使用螺钉和骨针进行经皮固定、髓内钉或外固定。半关节置换和反向肩关节置换是不适合非手术治疗或手术内固定肱骨近端骨折的治疗选择。关节置换在技术上可能是具有挑战性的,需要假体的解剖学放置和大小结节的解剖愈合以实现最佳的功能结果。外科手术方式不尽相同,但肱骨近端骨折术后的康复是相似的,并且取决于是否形成稳定的内固定。在本章中,我们将讨论肱骨近端骨折的手术治疗,重点为可以加快康复的手术细节。

手术过程

锁定钢板固定

适应证

所有符合 Neer 所述的手术适应证(关节面角度 > 45° 或主骨折段之间移位 > 1cm)或不稳定

Namdari 博士或直系亲属已从 DJ 骨科和 Miami Device Solutions 获得版税;作为发言部门成员代表 DJ Orthopedialogics 做过付费演讲,担任 DJ 骨科、Integra Life Sciences 和 Miami Device Solutions 的有偿顾问;接受过 Arthrex、Integra 和 Zimmer 提供的研究或机构支持;从 Saunders/Mosby Elsevier 获得非收入支持(如设备或服务)、商业性酬金或其他非研究相关资金(如带薪旅行);同时是《美国骨科杂志》和 Bone & Joint 360 的董事会成员、管理者、行政人员或委员会成员。Williams 博士或其直系亲属已从 DePuy、DJ 骨科和 IMDS 获得版税;持有 CrossCurrent Business Analytics、Force Therapeutics、ForMD、in-Vivo Therapeutics 以及 OBERD 的股票或股票期权;已从 DePuy、A Johnson & Johnson 公司、Synthasome 和 Tornier 公司获得研究或机构支持,从 Wolters Kluwer Health-Lippincott Williams&Wilkins 获得非资金支持(如设备或服务)、商业性酬金或其他非研究相关资金(如带薪旅行)。

的骨折均可通过锁定钢板固定。锁定钢板能增强骨折固定的轴向稳定性。骨折适合手术固定还是关节置换是有争议的，医师需要考虑多个因素，包括患者年龄、活动水平、骨质量、是否粉碎和骨折移位。一般情况下，锁定钢板适用于两部分外科颈骨折（特别是内侧粉碎性骨折）、三部分骨折和四部分骨折（50 岁以下患者）。骨科微创技术，如经皮穿针或螺钉固定，是不太坚固的固定方式，在跟骨严重粉碎性骨折或骨折移位的情况中通常不采用此类手术。

禁忌证

锁定钢板的禁忌证包括活动性感染、不可复位的骨折和临床状况不稳定的患者。严重肱骨头或结节粉碎并且骨质差的老年患者最好还是选择人工置换。

手术操作

选择胸三角肌间或前外侧（三角肌劈开术）入路，以暴露肱骨近端。在这两个方案中，术者经常要识别和保护腋神经。采用的入路方法不会影响康复方案。笔者更喜欢暴露胸三角肌间的入路。顺着三角肌间隔进入，肱二头肌腱固定至胸大肌上缘，切断肌腱固定点近端。将不可吸收的粗缝合线置于肌腱连接处的肩胛下肌、冈上肌和冈下肌以控制骨折块。将缝线放置在更强的肩袖肌腱中，不要穿过结节的软骨来提高固定强度。安全的大结节骨折固定是早期康复的最重要的因素之一。选择角稳定螺钉和带有缝合孔眼的低切迹肱骨近端锁定钢板进行骨折固定（图 10-1）。使用骨膜起子并用克氏针固定可以使外科颈和肱骨头骨折块临时复位。使用轻柔手法通过牵引缝合线使大小结节复位，并将松质骨紧密地嵌入结节下面。用克氏针将钢板固定到肱骨头和（或）肱骨干上。最初的螺钉应该通过干骺端，双皮质非锁定固定。这样做使得钢板贴附在肱骨轴上，随后钢板将结节复位到肱骨干。将骨折复位至非

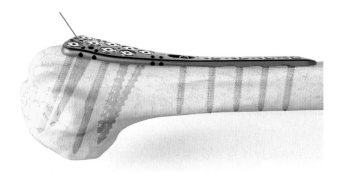

图 10-1　角稳定螺钉锁定和有缝合孔眼（红色箭头）的低切迹肱骨近端锁定钢板（Miami device solutions, Miami, FL）的示意

内旋位是至关重要的，因为内旋位会限制患者术后外旋功能的恢复。为了防止这种情况，可以在手臂外旋 30° 的情况下进行复位和钢板固定。此外，通过识别近端骨折块和远端骨干的肱二头肌内外侧沟，可以帮助判断复位是否准确。应通过荧光透视确认钢板的高度，避免钢板太靠近近端以至于在肩外展时发生撞击。类似地，如果使用具有固定角度的锁定螺钉的钢板，那么这个精确的钢板位置就可以确保打入肱骨头的螺钉有正确的位置和通道，这对于保证结构的稳定性很关键。一旦确认钢板位置，用 5 个或更多的锁定螺钉将肱骨头固定，小心操作，避免螺钉穿透关节。一般来说，3 个非锁定的双皮质螺钉放置在肱骨干中。最后，用分开的结节缝合线穿过钢板孔并系紧。理想情况下，可以分别在冈上肌腱的上部、肩胛下肌的前部，以及冈下肌的后部进行缝合。固定物的增加，包括髓内腓骨移植物、磷酸钙或硫酸水泥和（或）松质骨碎片，要在手术过程中根据术中的情况决定，主要由骨的质量决定。通过透视多视角观察，确保打入的螺钉没有侵犯盂肱关节。

并发症

肱骨近端骨折锁定钢板固定的并发症包括复位不良、关节内螺钉穿透、主螺钉脱落和复位丢失、畸形愈合、骨不连、缺血性坏死和感染。常

见的固定失败有肱骨头固定失败、头部内翻塌陷、螺钉穿出（图 10-2）。螺钉穿出和关节内螺钉穿透可导致关节盂迅速被破坏并需要关节置换。钢板放置过于靠上会导致疼痛和因肩部撞击引起运动受限。钢板放置过于靠下会导致肱骨头固定不充分和（或）大结节骨折块支撑固定失效。激进的康复治疗可能导致固定失败。因此，应根据骨质量和固定的稳定性来调整康复的时机和强度。

关节置换

适应证

肱骨近端骨折中无法进行手术固定的患者需要进行关节置换，这包括某些三部骨折和四部骨折、骨折脱位和肱骨头部爆裂骨折。是否进行关节置换取决于患者特异性因素和骨折特异性因素，包括患者年龄、活动水平、并发症、治疗期望、骨折类型、移位、骨质、骨是否粉碎和慢性损伤。与半关节置换相比，反向关节置换的适应证是有争议的。一般来讲，对于年龄超过 70 岁的

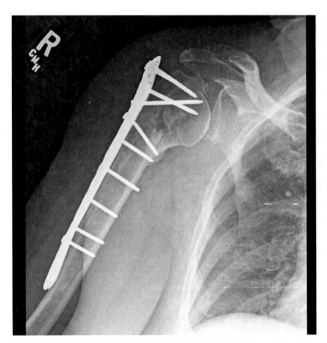

图 10-2 X 线片显示肱骨头部内翻塌陷和螺钉穿出的肱骨近端 ORIF 失败

患者，或 70 岁以下但之前存在肩袖撕裂、极度严重的结节粉碎或骨质量差者，则需要反向关节置换。虽然随着选用反向关节置换数量的增多，半关节置换数量有所下降，但对于骨折无法复位和无法充分固定的较年轻的患者（年龄介于 50~70 岁），半关节置换依然起重要作用（图 10-3）。

禁忌证

关节置换的禁忌证包括活动性感染、临床健康状况不稳定，以及有妨碍肩关节功能和（或）植入物稳定性的神经功能缺陷的患者。

手术操作

半关节置换（肱骨头置换）和反向关节置换的手术技术相似，尤其是对结节的处理方面。

手术步骤选择标准的胸三角肌间入路。识别胸大肌处位置，以便于确定肱骨头的插入准确位置。在其鞘内识别肱二头肌长头腱，通过肩袖间隙（rotator interval）向近端推进，并从其关节内起始处剥离。在肱二头肌长头腱与胸大肌的上缘联合固定处，切断这个肌腱固定点的近端。选不可吸收的粗缝合线穿过大小结节骨的每个有骨折块的骨 – 肌腱结合处，尽可能小心地保留骨折块和肱骨干之间的骨膜连接。接下来，切除肱骨头。与大小结节相连的任何残留的头部组织都要切除，以防干扰结节复位。肱骨头的松质骨用于结节处的植骨。在准备将假体植入肱骨之前，要仔细观察关节盂，以确定关节盂内是否存在病理异常。当要进行反向关节置换时，将垫片（baseplate）和肩盂球（glenosphere）放置进去。

肱骨准备的具体步骤、假体植入、结节复位和固定的步骤取决于所使用的假体设计。一旦肱骨侧准备好，试模以确认合适型号的假体柄。在肱骨距骨折严重并有结构缺失的时，可以进行非骨水泥固定，但是通常需要骨水泥保证组件的稳定性。植入肱骨头的大小是通过测量切除的肱骨头来确定的。使用先前放置的牵引缝合线将肱骨

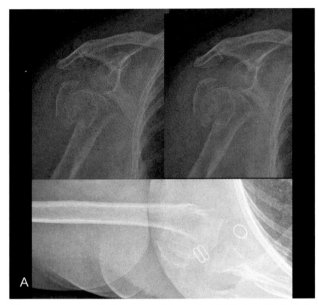
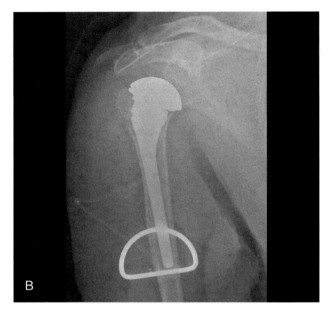

图 10-3　A. X 线检查显示肱骨近端骨折伴大小结节移位、肱骨头压缩；B. X 线检查显示半关节置换后伴结节骨折块解剖复位

和结节复位到植入体上，然后使用 X 线检查评估肱骨干的高度、结节到肱骨头的距离、大结节复位到肱骨干的情况。理想情况下，大结节要么在解剖学上复位到轴上，要么稍微重叠，肱骨头到结节的距离约为 1cm。当植入体位置确定后，取出试件并将最终的假体组件植入到位。如果有内侧骨距骨折或者非骨水泥固定稳定性不够，则需要使用骨水泥。

结节解剖位固定和安全固定是手术的关键。一般而言，将不可吸收的粗缝合线使用水平环扎术穿过植入体上面的孔，特别是在骨-腱连接处，是从大结节一直到小结节。类似地，不可吸收的粗缝合线通过垂直张力带结构，从结节的骨-腱连接处穿过，并穿过肱骨干中的钻孔。将摘除的肱骨头的松质骨置于结节下进行修复。缝合线安全系牢，但应避免过度紧张，以使结节复位完好。最后在透视下确认结节的位置。在关节活动范围内轻柔地活动肩关节，以确保结节和假体能够作为一个整体进行移动，并确定术后早期康复的活动范围极限。放置深层手术引流管，并分层闭合术野。

并发症

除典型的术后并发症外，半关节置换可能受到技术或生物学相关因素的影响而失败。失败原因有结节复位不良、肱骨头尺寸过大或过小，以及肱骨干型号不当。这些技术故障影响软组织张力和肩袖肌腱的构型，并且可能对术后康复期功能恢复的潜力产生重大影响。例如，如果将肱骨干位置过度后倾，内旋将受到限制，增加的牵引力会落到修复的结节上。生物失败包括结节骨不连和关节盂磨损所致的疼痛。使用骨折特异性肱骨柄具有利于骨长入表面和用于植骨的窗，可以改善结节愈合。其他并发症包括僵硬、感染、神经损伤和脱位。反向肩关节置换术并发症与之类似，还包括脱位和肩峰应力性骨折。

术后康复

术后康复过程需要患者、治疗师和外科医师的团队合作。康复的目的是重新建立肩关节功能，同时注意保护内固定，避免并发症。这是通过在治疗肩部功能障碍时意识到肩部上半部分的关节和软组织间的功能相互依赖性来实现的。在肱骨近端骨折和手术后，肩关节的神经肌肉模式有变化。术后盂肱关节僵硬可导致肩带的代偿性运动，包括肩胛骨垂直运动过度。恢复正常的神经肌肉模式、盂肱运动和肩胛动力学是形成功能动力链的必要条件，因为这种运动缺陷会对期望中的肩带功能造成负面影响。

对移位或不稳定的肱骨近端骨折固定的主要目标是创建一个稳定的结构，以便于早期康复。骨折类型、内侧骨距粉碎性骨折的程度、骨质量和手术技术在确定内固定质量方面起重要作用。锁定钢板的早期并发症并不少见，这与初始内固定不良有关，包括螺钉位置和固定缺失。正因为如此，康复是一个渐进的过程，不鼓励患者在此过程中早早地忍受疼痛进行活动，以免导致固定失败。由于这个原因，在术后前 6 周开始的运动训练正处在骨愈合最关键的时期，康复训练应该是被动的，由患者自行指导，以仰卧姿势进行。在关节成形术中，结节愈合不如锁定。因此，与锁定钢板固定相比，康复是一个较缓慢的过程。

推荐康复方案

钢板锁定固定和半关节置换术的康复治疗方案受到骨折复位结节固定质量的显著影响。假设解剖骨折复位和固定牢固，笔者的推荐方案如下。

锁定钢板固定

- 手术后，将手臂放在悬带上以保持舒适。
  - 只要内固定足够可靠，我们试图尽早停止在家使用悬带。但在人群中和公共场所中仍要间歇使用悬带 4~6 周。
  - 可在悬带中的腋窝和肘部周围放置衬垫，以防止皮肤浸渍。
- 鼓励患者在手术后立即进行肘关节、腕关节和手的主动和被动 ROM 训练。
- 依据外科医师在手术中确定的安全范围进行温和、患者主导、被动的 ROM 训练（仰卧位：

被动肩前屈、外旋和向胸腹部内旋）和肩部钟摆运动。从术后第 1 天就要开始，一直持续到术后第 1 次复诊（图 10-4 和图 10-5）。常规来讲，安全 ROM 包括 0°~140° 的肩前屈和 0°~40° 的肩外旋。如果担心手术固定（固定不牢靠）出现问题，则安全 ROM 通常为肩前屈 0°~90° 和肩外旋 0°。

- 通常在术后 10~14 天拆线。如果影像学资料显示无内固定松动，被动肩前屈可达 160°，被动肩外旋可至 40°。物理治疗师和作业治疗师每周 1~2 次指导患者完成家庭训练可获得此效果。如果患者现有家庭训练有困难，可以进行额外的正式治疗。
- 如果骨折固定保持良好，术后 4~6 周开始辅助肩外展和屈曲活动。在自我辅助活动期间，患者主动使用肩周围的肌肉来进行锻炼，但需要治疗师、设备或患者对侧手臂的帮助。
  - 每 1~3 周监督治疗 1 次，患者每天在家做 3~5 次。
  - 患者最初在仰卧位进行训练，逐渐转换到坐位。

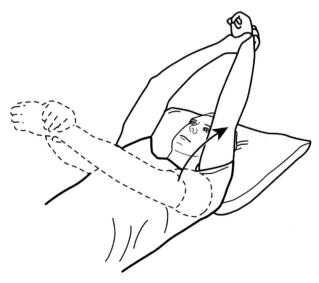

图 10-4 仰卧位对侧肢体辅助下，被动肩关节屈曲活动（经许可转载自 Burkhart S, Lo IK, Brady PC, et al. *Cowboy's Companion: A Trail Guide for the Arthroscopic Shoulder Surgeon.* Philadelphia, PA: Wolters Kluwer, 2012）

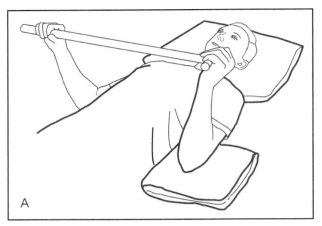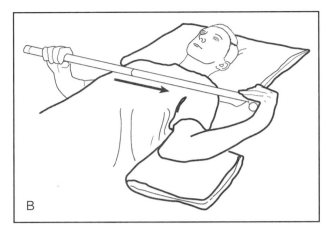

图 10-5　利用健侧肢体，在拐杖的辅助下，被动外旋患肢（经许可转载自 Burkhart S, Lo IK, Brady PC, et al. *Cowboy's Companion: A Trail Guide for the Arthroscopic Shoulder Surgeon*. Philadelphia, PA: Wolters Kluwer, 2012）

- 大约在术后 6 周，会增加一个高架滑轮训练（图 10-6）。将滑轮放置在门的顶部，患者将无扶手椅在门旁，并将滑轮手柄置于双眼水平位置。先将滑轮的一只手柄放在手术侧上肢手中，然后患者用另一只手抓住另一个滑轮手柄，缓慢而稳定地下拉，手术侧肢体就会向上运动。

- 患者在术后早期应谨慎进行激进的物理治疗，因为这可能会导致骨折愈合失败。

- 如果骨折固定良好，患者在第 8~10 周可以进行完全主动运动。但术后 1 年左右才能达到最大 AROM。

- 在术后 8~10 周，加入三角肌等长训练和肩袖肌群力量训练，并使三角肌完成抗阻训练。在术后 10~12 周内增加肩袖肌群力量训练。

  - 当 AROM 达到肩关节屈曲 130° 以上，外旋 30° ~40°，X 线片显示骨性愈合明显，并且四肢运动达到充分协调，才可开始力量训练。一旦力量和运动能力逐渐优化，就可以慢慢增加较高水平的活动（如体力劳动和举重物的活动），这些训练通常在术后 6 个月才开始。

关节置换

除了最初安全运动范围较小、进展较慢之外，关节置换的康复与内固定术后的康复相似。

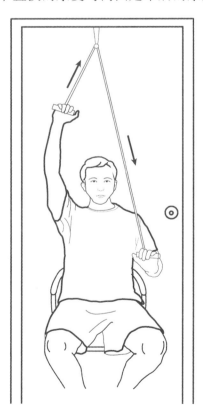

图 10-6　利用滑轮系统，被动肩关节屈曲（经许可转载自 Burkhart S, Lo IK, Brady PC, et al. *Cowboy's Companion: A Trail Guide for the Arthroscopic Shoulder Surgeon*. Philadelphia, PA: Wolters Kluwer, 2012）

反向关节置换患者似乎比半关节置换患者更易于取得康复进展。但这些（关节置换）患者通常年龄较大、骨质较差，因此康复的时间和强度应该比内固定术更接近半关节置换。

● 术后，将手臂置于上肢悬带中感觉更舒适。每天进行肘关节、腕关节和手关节活动。术后 6~8 周不进行主动或主动辅助的肩关节 ROM 训练。在 2~4 周内停止在家使用悬带，但在公共场合仍要使用至 6~8 周。以上时间可以根据术中大小结节固定稳定性进行调整。

● 患者在术后 6~8 周内做钟摆运动，仰卧位被动肩前屈，被动外旋，被动内旋至胸 / 腹部。运动的安全范围由术中确定的骨折稳定性决定。

● 根据手术中获得的安全活动范围，每位患者的运动量都是因人而异的。常规来讲，安全范围包括 0°~130° 的肩前屈和 0°~30° 的肩外旋。如果担心固定出问题，肩前屈 0°~90°、肩外旋 0° 通常是安全的。

● 拆线通常在术后 10~14 天内进行，PROM 训练维持在目前的水平。

● 术后 4~6 周，如果复位正常，可进行被动肩前屈和肩外旋。

● 术后 8 周，如果复位正常，用滑轮进行 AAROM 训练，并开始被动拉伸。

● 从 10~12 周开始进行完全主动运动，但直到术后 1 年才会得到改善。

● 术后 12~14 周开始强化训练（表 10-1）。

功能性目标和限制

　　恢复正常的运动和力量是物理治疗的目标，

表 10-1	钢板固定和半关节置换后推荐康复方案				
术后周数	目标	使用悬带	运动	强化	时间表
0~4 周 0~6 周	● 控制疼痛和水肿 ● 维持邻近关节的 ROM ● 保护骨折 ● 预防肩周挛缩	为了舒适和睡觉	● 颈、肘、腕、指的 AROM/AAROM/PROM 训练 ● 钟摆运动，仰卧位被动肩前屈、肩外旋、向胸腹部内旋（禁止后背）	● 不强化	● 基于家庭训练
4~6 周 6~8 周	● 同上 ● 减少代偿 ● 维持肌肉的灵活性和神经肌肉模式 ● 肩肱运动正常化	为了舒适和睡觉	● 同上 ● 在所有平面上被动活动 ● 在所有平面上主动辅助活动 ● 开始肩胛骨的后缩、下降训练	● 指导姿势纠正训练 ● 下肢有氧训练	● 每周监督 2 次，每天家庭训练
6~8 周 8~10 周	● 同上 ● 预防肌肉萎缩 ● 恢复正常运动	为了舒适和睡觉	● 同上 ● 增加头上滑轮训练	● 同上	● 每周监督 2 次，每天家庭训练
8~10 周 10~12 周	● 同上 ● 开始力量训练	停止使用	● 同上 ● 在所有平面上进行主动运动 ● 关节囊向后牵伸训练	● 同上 ● 肩袖肌群、三角肌等长训练 ● 肩胛部力量训练	● 每周监督 2 次，每天家庭锻炼
10~12 周 12~14 周	● 同上 ● 进一步强化训练 ● 增强肩袖和三角肌力量 ● 增强肩胛骨回旋肌力量 ● 改善肩肱节律	停止使用	● 同上 ● 在所有平面内进行肩关节的 AROM/AAROM/PROM 训练 ● 在所有平面内自我牵伸，两侧上肢悬挂牵伸	● 同上 ● 抗阻训练、站立位向前俯卧撑训练、弹力带训练、划船训练	● 家庭进阶训练条件：ROM 达到最大；独立 ADL；正常肩肱节 > 100°

注：AAROM，主动辅助关节活动范围；AROM，主动关节活动范围；PROM，被动关节活动范围：ROM，关节活动范围；ADL，日常生活活动。

黑色为锁定钢板固定；红色为半人工关节置换。

重要的是要认识到正常 ROM 并不需要舒适有效地进行日常生活活动。基于无症状肩膀的电磁跟踪系统数据显示，执行功能任务所需的平均肩部运动如下：肩屈曲 0°～121°；后伸 0°～46°；肩外展 0°～128°；水平内收 0°～116°；90° 外展时肩外旋 59°；手臂自然下垂时肩内旋 102°。

平均来说，使用半关节置换或钢板固定能使患者疼痛缓解，并能主动肩前屈至 100°～130°、主动肩外旋至 30°～50°。

精要

精要	描述
肱骨内侧骨距的复位	• 内侧骨距的复位对于早期 ROM 的稳定性和可进行性至关重要 • 在内侧骨距骨折的情况下，适当放置内侧骨距螺钉非常重要 • 如果使用固定角度锁定螺钉，钢板位置将决定内侧骨距螺钉的位置。因此，在将多个螺钉放入肱骨头或肱骨干之前，首先要确认骨距螺钉的位置
手臂位置	• 将骨折复位并固定在内旋位将限制术后外旋 • 在手臂外旋 30° 的情况下进行复位固定
早期保护性运动	• 早期运动是重要的；在骨折正在愈合时，患者尽量利用对侧肢体进行被动的和自主的锻炼
在康复中对骨折模式的考虑	• 肩袖肌腱可以对肱骨大结节和肱骨小结节骨折块施加显著的力量 • 制订康复治疗方案时，了解特定的骨折块和固定质量非常重要 • 当大结节固定不稳固时，应限制或延迟外旋运动 • 当小结节固定不稳固时，应限制或延迟主动内旋和被动外旋

（田　振　叶伟胜　译，

汪　娟　胡浩宇　张志杰　朱　毅　审）

参考文献

Brorson S, Rasmussen JV, Frich LH, Olsen BS, Hrobjartsson A: Benefits and harms of locking plate osteosynthesis in intraarticular (OTA Type C) fractures of the proximal humerus: a systematic review. *Injury* 2012;43:999–1005.

Court-Brown CM, Caesar B: Epidemiology of adult fractures: A review. *Injury* 2006;37:691–697.

Court-Brown CM, Garg A, McQueen MM. The epidemiology of proximal humeral fractures. *Acta Orthop Scand* 2001;72: 365–371.

Fankhauser F, Schippinger G, Weber K, et al.: Cadavericbiomechanical evaluation of bone-implant construct of proximal humerus fractures (Neer type 3). *J Trauma* 2003; 55:345–349.

Helmy N, Hintermann B: New trends in the treatment of proximal humerus fractures. *Clin Orthop Related Res* 2006;442: 100–108.

Hodgson S: Proximal humerus fracture rehabilitation. *Clin Orthop Related Res* 2006;442:131–138.

Koval KJ, Gallagher MA, Marsicano JG, Cuomo F, McShinawy A, Zuckerman JD: Functional outcome after minimally displaced fractures of the proximal part of the humerus. *Journal Bone Joint Surg Am* 1997;79:203–207.

Kristiansen B, Barfod G, Bredesen J, et al.: Epidemiology of proximal humeral fractures. *Acta Orthop Scand* 1987;58: 75–77.

Lanting B, MacDermid J, Drosdowech D, Faber KJ.: Proximal humeral fractures: a systematic review of treatment modalities. *J Shoulder Elbow Surg* 2008;17:42–54.

Lubbeke A, Stern R, Grab B, Herrmann F, Michel JP, Hoffmeyer P: Upper extremity fractures in the elderly: consequences on utilization of rehabilitation care. *Aging Clin Exp Res* 2005; 17:276–280.

Maldonado ZM, Seebeck J, Heller MO, et al.: Straining of the intact and fractured proximal humerus under physiologicallike loading. *J Biomech* 2003;36:1865–1873.

Mills HJ, Horne G: Fractures of the proximal humerus in adults. *J Trauma* 1985;25:801–805.

Namdari S, Voleti PB, Mehta S: Evaluation of the osteoporotic proximal humeral fracture and strategies for structural augmentation during surgical treatment. *J Shoulder Elbow Surg* 2012;21:1787–1795.

Namdari S, Yagnik G, Ebaugh DD, et al.: Defining functional shoulder range of motion for activities of daily living. *J Shoulder Elbow Surg* 2012;21:1177–1183.

Neer CS, 2nd: Displaced proximal humeral fractures. I. Classification and evaluation. *J Bone Joint Surg Am* 1970;52:1077–1089.

Seebeck J, Goldhahn J, Stadele H, Messmer P, Morlock MM, Schneider E: Effect of cortical thickness and cancellous bone density on the holding strength of internal fixator screws. *J Orthop Res* 2004;22:1237–1242.

Sudkamp N, Bayer J, Hepp P, et al.: Open reduction and internal fixation of proximal humeral fractures with use of the locking proximal humerus plate. Results of a prospective, multicenter, observational study. *J Bone Joint Surg Am* 2009;91: 1320–1328.

Thanasas C, Kontakis G, Angoules A, Limb D, Giannoudis P. Treatment of proximal humerus fractures with locking plates: a systematic review. *J Shoulder Elbow Surgery* 2009;18: 837–844.

W. Ben Kibler, MD

概述

肩胛骨运动的改变常与肩部损伤有关，重塑肩胛骨运动及力量是肩关节综合康复方案的一部分，旨在恢复正常的肩肱节律及肩关节功能。肩胛训练与肩关节康复方法结合进行，训练程度取决于肩部愈合情况。

术后恢复最佳肩胛骨功能，比起肩胛骨本身手术来说，术后能恢复最佳肩胛骨功能者更常见于盂肱关节或肩锁关节术后。肩胛骨动力异常（scapular dyskinesis，SD）与所有类型的肩关节病变相关，应作为肩部术后康复方案的一部分，即使在肩关节修复保护期，肩胛骨康复也应尽早实施。

过程

肩胛骨动力异常几乎与所有类型的肩部病变相关，应作为特定检查内容在术前进行评估，具体操作、适应证、禁忌证和方法在相关章节中进行描述。在临床检查中发现肩胛骨动力异常时，应该进行肩胛骨动力异常的康复。

康复

肩胛骨动力异常或翼状肩的康复目标是重建

肩胛骨的动力学，重塑正常的肩肱节律（scapulohumeral rhythm，SHR）。肩肱节律的恢复需要重塑下肢和核心肌群的稳定性及力量、肩胛骨的运动，以及肩胛周围组织的灵活性、力量和肌肉激活模式。稍后讨论的基本方案可在大多数肩部病变的康复过程中实施，可根据组织愈合情况和 ROM 的限制进行适当调整。

近端运动链练习

最大的肩胛骨肌肉力量来源于合并腿部力量、髋关节和躯干（通常称为"核心"）力量及其稳定性而组成的稳定平台。早期即使肩胛骨和肩关节需要保护，也要强调核心力量及稳定性，为远端活动和肌肉最大激活提供近端基础。躯干和髋关节的肌力练习开始并结束于伸展位，训练包括躯干和髋关节的屈曲、伸展、旋转和对角线运动，重点是改善经常紧张的髋关节、腰椎和胸椎的灵活性。首先通过训练恢复基础的核心，再与肩胛骨练习相结合。

为了打好稳定基础，康复训练应从局部稳定肌开始，如腹横肌和多裂肌，直接附着于脊柱和骨盆的肌肉负责脊柱的节段性稳定并为躯干稳定提供基础，是维持核心稳定的关键。腹内斜肌和腹外斜肌、竖脊肌、腹直肌和腰方肌也是躯干的稳定肌。总体来看，局部和整体稳定肌决定最终的核心稳定性。较大的整体稳定肌包括腹肌、竖脊肌和髋外展肌，对上肢功能的爆发力和稳定性起至关重要的作用。将核心肌力训练融入康复疗法可以增加髋伸肌力量和平衡能力；核心训练还可以减轻腰痛患者的疼痛，增加核心力量；核心是能量发展和转移的关键基础，此阶段的康复是为了恢复核心功能，也是肢体康复的第一阶段。

肩带康复

Ellenbecker 和 Cools 发表了一套非常有用的康复流程来指导肩胛骨康复的实施（图 11-1），目标是重建肩胛骨的运动和周围肌肉的力量。肩胛骨动力异常改变可能是由于肩胛骨周围肌肉或盂肱关节肌肉及关节囊缺乏软组织弹性，最常受累的肌肉包括胸小肌、肱二头肌短头、斜方肌上部和背阔肌，从而导致肩胛骨前伸时的前倾姿势，这种异常必须在肩胛骨康复流程的起始阶段加以纠正。最常影响的盂肱关节组织包括肩袖后肌群和关节囊，盂肱关节内旋紧张度增加从而影响肩胛骨的位置，表现出上肢运动或旋转时肩胛

骨"卷曲"完成前伸动作。

牵伸和松动技术被用于处理这两种异常。柔韧性训练集中于喙突前方的软组织（胸小肌和肱二头肌短头）和肩关节旋转运动，包括针对喙突肌肉的打开书式牵伸练习（open book stretch；图 11-2）和墙角牵伸练习（corner strech；图 11-3），以及针对肩关节旋转的睡姿牵伸练习（sleeper strech；图 11-4）和交叉牵伸练习（cross-body adduc-tion stretch；图 11-5）。手法牵伸和松动可改善肩胛骨周围肌肉的柔韧性；松动可以有效地改变不良姿势，尤其是胸椎后凸。处理胸椎及肩关节后下方软组织部分能有效促进姿势矫正。

贴扎和护具可以帮助维持已增加的活动度，尤其是那些通过姿势矫正或肩胛骨手法复位改善症状的患者。多种贴扎技术和多个品牌的轻型肩胛骨护具可供选择使用，用于治疗期间难以维持最佳肩胛骨位置的患者。

肌肉功能减弱影响肩胛骨的位置和运动，不仅源于肌力不足，还包括肌肉激活的异常。肩胛肌力量训练应该强调肩胛骨后缩，这是使肩胛骨

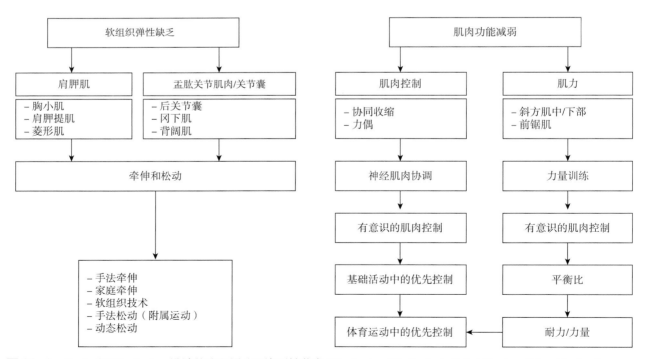

图 11-1　Cools 和 Ellenbecker 设计的流程图（经许可转载自 Ellenbecker TS, Cools A. Rehabilitation of shoulder impingement syndrome and rotator cuff injuries: an evidence-based review. *Br J Sports Med*, 2010, 44: 319-327）

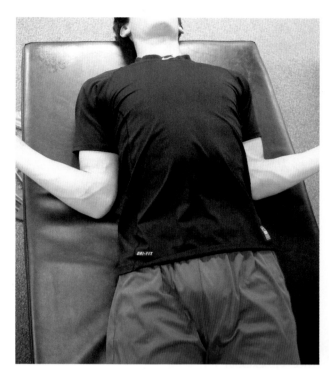

图 11-2　打开书式牵伸练习。练习时患者仰卧于床面，双侧肘关节紧贴于身体两侧。指导患者外旋双上肢，牵伸前侧肌肉

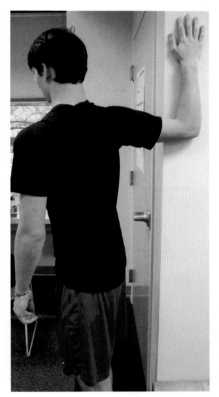

图 11-3　墙角牵伸练习。指导患者站立位同时将牵拉侧上肢外展 90°置于墙面或其他坚固表面，随后患者向对侧旋转身体来牵拉前侧肌肉

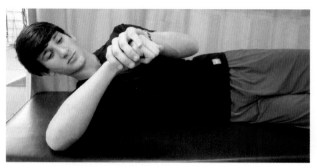

图 11-4　睡姿牵伸练习。有助于解决紧张的后侧肩袖肌肉，可根据需要改变手臂位置

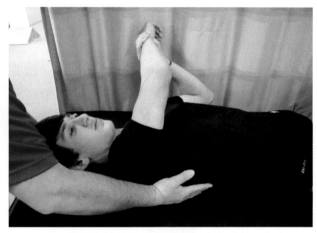

图 11-5　交叉牵伸练习。也可以解决肩关节后侧紧张，练习时稳定肩胛骨会更有效

作用最大化的最有效位置。肩胛骨后缩训练可以在站立位完成，模拟正常激活顺序，并允许从近端到远端的顺序。即使在肩关节保护期，肩胛骨挤压（scapular pinch）和躯干伸展 / 肩胛骨后缩训练也可以在康复初期开始，因为在这些训练中对盂肱关节施加的拉伸负荷或剪切力是最小的。常见的薄弱肌肉包括前锯肌和斜方肌下部。一些特定的练习已经被证明可以有效地激活关键的肩胛稳定肌——斜方肌下部和前锯肌，同时使得斜方肌上部的激活最小化。这些练习包括低位划船（图 11-6）、下滑移（图 11-7）、击剑（图 11-8）、剪草机练习（图 11-9）和抢劫（图 11-10）练习，统称为肩胛骨稳定系列。通过练习激活目标肌肉，达到最大激活的 18%~30%，特别是手臂外展＜ 90°时练习这些激活动作，在损伤或术后的

康复早期非常有效。

　　早期训练获得中等力量之后，可以转至更高负荷的练习，在俯卧或站立位进行。强调斜方肌下部和前锯肌的激活，同时限制斜方肌上部的激活，包括侧卧外旋和俯卧手臂伸展练习。高负荷的肩胛骨强化练习包括推肩俯卧撑（激活前锯肌）、杠铃或负重低位划船、水平外展外旋（激活斜方肌下部和菱形肌）和推举（激活前锯肌和斜方肌下部）练习。

　　协同肌激活模式的丧失，以及激活抑制或激活启动延迟较为常见，纠正需要从核心激活开始重建正常的运动链。早期训练躯干和髋关节，以促进运动链中近端到远端的肌肉激活顺序。髋关节和躯干伸展运动伴肩胛骨后缩时，肩关节应力较小。所有练习从站立位开始，包括髋关节伸展和骨盆控制；激活模式包括同侧和对侧两种；对角线模式是围绕一侧稳定腿的躯干旋转以模拟投

掷的正常模式。康复中期或恢复阶段，肩关节愈合开始为运动和负荷做准备时，模式中加入手臂运动来作为练习的最后部分。

　　有时动态激活模式受抑制严重，在激活整个运动弧之前，需要等长的、短杠杆臂定位来恢复手臂上抬至特定位置的神经激活。这一系列练习被称为"连点成线"（图 11-11），在重建独立控制模式之后可以实施进阶练习。

推荐康复方案

　　关于肩胛骨动力异常的术后康复，这套方案可与肩关节病变的康复方法结合使用。早期阶段强调核心和肩胛骨后缩，可在肩关节病变愈合的同时进行；愈合后，再进行更高阶练习。

阶段 1：急性期（1~3 周）

- 通过髋关节调整躯干和脊柱位置。
- 盂肱关节的活动次于肩胛骨的运动。
- 用胸椎伸展来提高肩胛骨的后缩和下降。
- 不强调斜方肌上部的训练。
- 解决胸小肌、斜方肌上部和肩胛提肌的软组织弹性缺乏问题（图 11-2~ 图 11-5）。如果术后康复需要限制组织的灵活性，那么充分愈合后，应该在阶段 2 进行这些练习。

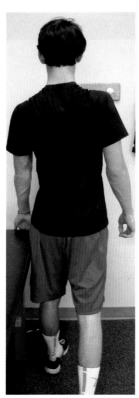

图 11-6　低位划船练习。患者站立位，患侧手臂抵在坚固表面旁，指导患者伸展髋关节和躯干来促进肩胛骨后缩并保持收缩 5 秒

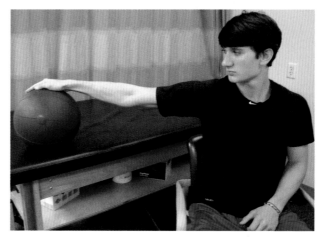

图 11-7　下滑移练习。主动下滑移练习运用肩关节和肩胛肌肉的协同收缩来帮助下压肱骨头和肩胛骨

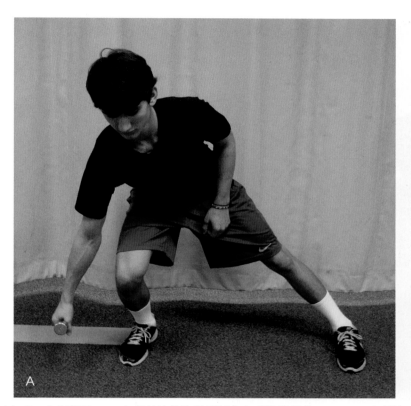
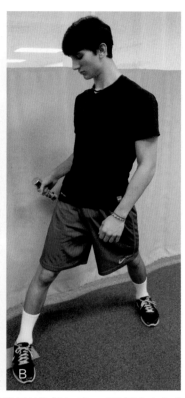

图 11-8　击剑练习。A. 患者起始位为躯干屈曲和手臂外展约 45°；B. 患者随后伸展并旋转躯干，手臂同步内收来促使肩胛骨后缩

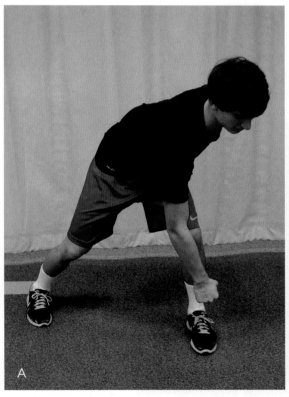
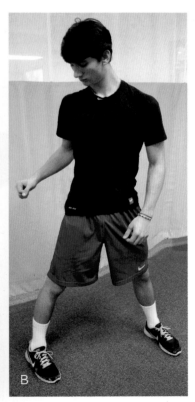

图 11-9　剪草机练习。A. 练习的起始位为髋关节和躯干屈曲并且手臂轻度前抬；B. 指导患者伸展髋关节和躯干，随后旋转躯干以促进肩胛骨后缩

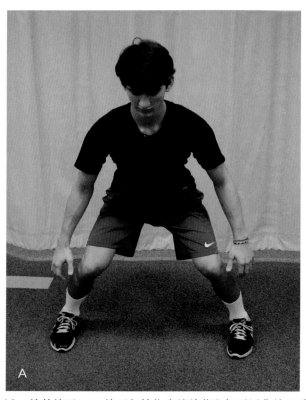 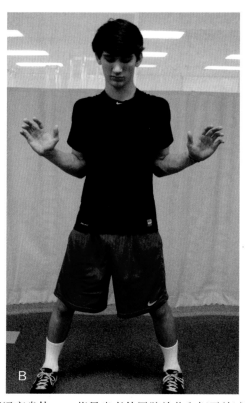

图 11-10　抢劫练习。A. 练习起始位为膝关节和躯干屈曲并且手臂远离身体；B. 指导患者伸展髋关节和躯干并试着将肘关节置于背后，终末位置保持 5 秒

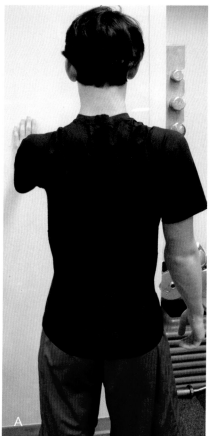 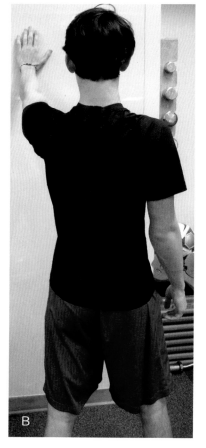

图 11-11　"连点成线"练习。A. 患者起始位为患侧手在墙上，手臂伸直，指导患者后缩肩胛骨并保持 5~10 秒；B. 进行 2~3 组，每组 10 次之后，患者可以移动手臂到更高的位置再重复练习

- 盂肱关节的闭链练习是不可或缺的；强调盂肱关节的下降（图 11-6 和图 11-7）。

目标
- 在阶段 1 结束时能够达到外展和屈曲 90°。
- 利用躯干和髋关节活动辅助建立正常的肩胛骨活动（图 11-8~图 11-10）。

阶段 2：恢复期（4~8 周）

- 增加肩胛强化训练的难度（图 11-8~图 11-10）。可以通过改变手臂位置、使用弹力绳或弹力带，或增加较轻的自由重量（0.45~1.36kg）来提升难度。
- 打开上肢链。
- 进行所有平面的运动。
- 促进盂肱关节下降。
- 外展和屈曲角度从 90° 以下进阶到超过 90°。
- 慎重地在不同平面和角度下开始训练肩袖。
- 如果存在盂肱关节内旋不足的情况，应进行处理。
- 避免外旋和水平外展至身体平面的后方。
- 更积极地处理软组织紧张和弹性缺乏的问题。

目标
- 良好的肩胛骨控制和肩袖力量。
- 完全 AROM。
- 疼痛最小化。

阶段 3：功能活动阶段（8 周以上）

- 仔细调整肩胛骨运动来缓解所有的动力异常（图 11-11）。
- 增加肩袖及肩胛稳定肌的力量和耐力。

众多研究已经明确了激活控制肩胛骨运动的肩胛肌的方法，并且确定了有效的身体和肩胛骨位置以实现最佳的激活。通过这些练习，可以改善肩胛肌肉的表现，并减少临床症状。但在肩关节疼痛患者中，关于肩胛骨运动、位置或运动异常的改变等方面的结果是模糊的。只有 2 项随机

临床试验研究了一种以肩胛骨为中心方案的效果，将其与普通的肩关节康复进行比较。研究结果表明，使用肩胛骨练习可以改善患者的预后。

多项临床研究结论已经将肩胛骨练习融入康复流程中，并且已在患有撞击综合征的患者中发现积极的预后结果；其他患者人群的研究结果也开始出现积极的结果。1 项关于慢性全层肩袖撕裂患者的多中心研究显示，肩胛骨练习的训练计划减轻症状并且 80% 的患者选择不进行手术。3 项研究表明，包括肩胛骨练习在内的康复流程改善症状和功能，并避免高达 50% 的上盂唇撕裂患者的手术。

肩胛骨练习并非孤立的练习，而是应将其作为康复流程的一部分，使用动力链来取得积极的结果。当制订肩胛骨运动处方时，必须强调多个组成部分，包括激活顺序、力偶激活、向心／离心训练、力量训练、耐力训练，同时应避免不必要的模式。

精要

以下关键性原则有助于肩胛骨康复，尤其在开始阶段。

1. 髋关节、躯干和核心是肩胛肌附着和激活的基础。
   a. 核心肌力必须强壮以作为从近端到远端激活的基础。
   b. 康复进程强调核心和肩胛骨的协同激活，从同侧激活开始并进阶到对侧激活。
   c. 利用躯干旋转来促进斜方肌下部和菱形肌的激活。
2. 在肌力训练之前恢复肌肉弹性，常受累的肌肉是胸小肌、肱二头肌短头、斜方肌上部、三角肌和背阔肌。
3. 肩胛骨康复的重点是协调的肌肉激活顺序，而不是集中于力量。

避免单独将俯卧位肩胛肌肉强化作为唯一的

练习，因为这些练习不鼓励近端到远端的肌肉激活顺序的使用。

4. 从外展 90° 以下开始利用闭链练习来抑制斜方肌上部并促使前锯肌激活。

5. 使用手法提示（触摸和贴扎）以促进肩胛骨活动轨迹。

6. 特别注意在前屈或外展中手臂远离身体时的肌肉激活模式的异常。

   a. 使用短杠杆臂练习来减小施加在手臂的力量。

   b. 早期外展不超过 90°。

7. 利用手臂外旋和躯干伸展来促进肩胛骨后缩。

（钱菁华 译，叶伟胜 张志杰 朱 毅 审）

参考文献

Blackburn TA, McLeod WD, White B, Wofford L: EMG analysis of posterior rotator cuff exercises. *J Athl Train* 1990;25(1):40–45.

Brudvig TJ, Kulkarni H, Shah S: The effect of therapeutic exercise and mobilization on patients with shoulder dysfunction: A systematic review with meta-analysis. *J Orthop Sports Phys Ther* 2011;41(10):734–748.

Cools AM, Dewitte V, Lanszweert F, et al.: Rehabilitation of scapular muscle balance: Which exercises to prescribe? *Am J Sports Med* 2007;35(10):1744–1751.

Decker MJ, Hintermeister RA, Faber KJ, Hawkins RJ: Serratus anterior muscle activity during selected rehabilitation exercises. *Am J Sports Med* 1999;27(6):784–791.

De Mey K, Danneels L, Cagnie B, Cools A: Are kinetic chain rowing exercises relevant in shoulder and trunk injury prevention training? *Br J Sports Med* 2011;45(4):320.

De May K, Danneels L, Cagnie B, Cools AM: Scapular muscle rehabilitation exercises in overhead athletes with impingement symptoms: effect of a 6-week training program on muscle recruitment and functional outcome. *Am J Sports Med* 2012;40(8):1906–1915.

De Mey K, Danneels LA, Cagnie B, Huyghe L, Seyns E, Cools AM: Conscious correction of scapular orientation in overhead athletes performing selected shoulder rehabilitation exercises: The effect on trapezius muscle activation measured by surface electromyography. *J Orthop Sports Phys Ther* 2013;43(1):3–10.

Edwards SL, Lee JA, Bell JE, et al: Nonoperative treatment of superior labrum anterior posterior tears: Improvements in pain, function, and quality of life. *Am J Sports Med* 2010;38(7):1456–1461.

Ellenbecker TS, Cools A: Rehabilitation of shoulder impingement syndrome and rotator cuff injuries: An evidence-based review. *Br J Sports Med* 2010;44(5):319–327.

Johnson AJ, Godges JJ, Zimmerman GJ, Ounanian LL: The effect of anterior versus posterior glide joint mobilization on external rotation range of motion in patients with shoulder adhesive capsulitis. *J Orthop Sports Phys Ther* 2007;37(3):88–99.

Kibler WB, Sciascia A: Current concepts: Scapular dyskinesis. *Br J Sports Med* 2010;44(5):300–305.

Kibler WB, Sciascia A, Thomas SJ: Glenohumeral internal rotation deficit: Pathogenesis and response to acute throwing. *Sports Med Arthrosc* 2012;20(1):34–38.

Kibler WB, Sciascia AD, Uhl TL, Tambay N, Cunningham T: Electromyographic analysis of specific exercises for scapular control in early phases of shoulder rehabilitation. *Am J Sports Med* 2008;36(9):1789–1798.

Kromer TO, Tautenhahn UG, de Bie RA, Staal JB, Bastiaenen CH; Effects of physiotherapy in patients with shoulder impingement syndrome: a systematic review of the literature. *J Rehabil Med* 2009;41(11):870–880.

Laudner KG, Moline MT, Meister K: The relationship between forward scapular posture and posterior shoulder tightness among baseball players. *Am J Sports Med* 2010;38(10):2106–2112.

Manske RC, Meschke M, Porter A, Smith B, Reiman M: A randomized controlled single-blinded comparison of stretching versus stretching and joint mobilization for posterior shoulder tightness measured by internal rotation motion loss. *Sports Health* 2010;2(2):94–100.

McClure PW, Bialker J, Neff N, Williams GN, Karduna A: Shoulder function and 3-dimensional kinematics in people with shoulder impingement syndrome before and after a 6-week exercise program. *Phys Ther* 2004;84(9):832–848.

McMullen J, Uhl TL: A kinetic chain approach for shoulder rehabilitation. *J Athl Train* 2000;35(3):329–337.

Michener LA, Walsworth MK, Burnet EN: Effectiveness of rehabilitation for patients with subacromial impingement syndrome. *J Hand Ther* 2004;17:152–164.

Moseley JB Jr, Jobe FW, Pink M, Perry J, Tibone J: EMG analysis of the scapular muscles during a shoulder rehabilitation program. *Am J Sports Med* 1992;20(2):128–134.

Myers JB, Laudner KG, Pasquale MR, Bradley JP, Lephart SM: Glenohumeral range of motion deficits and posterior shoulder tightness in throwers with pathologic internal impingement. *Am J Sports Med* 2006;34(3):385–391.

Nadler SF, Malanga GA, Bartoli LA, Feinberg JH, Prybicien M, Deprince M: Hip muscle imbalance and low back pain in athletes: Influence of core strengthening. *Med Sci Sports Exerc* 2002;34(1):9–16.

Network MOO. Effectiveness of Physical Therapy in Treating Atraumatic Full Thickness Rotator Cuff Tears. A Multi-Center Prospective Cohort Study. *The American Shoulder and Elbow Surgeons Open Meeting.* San Diego, CA, 2011.

Petrofsky JS, Batt J, Brown J: Improving the outcomes after back injury by a core muscle strengthening program. *Journal of Applied Research* 2008;8(1):62–75.

Roy JS, Moffet H, Hebert LJ, Lirette R: Effect of motor control and strengthening exercises on shoulder function in persons with impingement syndrome: A single-subject study design. *Man Ther* 2009;14:180–188.

Sciascia A, Cromwell R: Kinetic chain rehabilitation: A theoretical framework. *Rehabil Res Pract* 2012;2012:853037.

Sciascia A, Kuschinsky N, Nitz AJ, Mair SD, Uhl TL: Electromyographical comparison of four common shoulder exercises in unstable and stable shoulders. *Rehabil Res Pract* 2012; 2012:783824.

Struyf F, Nijs J, Baeyens JP, Mottram SL, Meeusen R: Scapular positioning and movement in unimpaired shoulders, shoulder impingement syndrome, and glenohumeral instability. *Scand J Med Sci Sports* 2011;21(3):352–358.

Struyf F, Nijs J, Mollekens S, et al.: Scapular-focused treatment in patients with shoulder impingement syndrome: a randomized clinical trial. *Clin Rheumatol* 2013;32(1):73–85.

Tate AR, McClure PW, Young IA, Salvatori R, Michener LA: Comprehensive impairment-based exercise and manual therapy intervention for patients with subacromial impingement syndrome: A case series. *J Orthop Sports Phys Ther* 2010;40(8):474–493.

Townsend H, Jobe FW, Pink M, Perry J: Electromyographic analysis of the glenohumeral muscles during a baseball rehabilitation program. *Am J Sports Med* 1991;19(3):264–272.

Tyler TF, Nicholas SJ, Lee SJ, Mullaney M, McHugh MP: Correction of posterior shoulder tightness is associated with symptom resolution in patients with internal impingement. *Am J Sports Med* 2010;38(1):114–119.

Tyler TF, Nicholas SJ, Roy T, Gleim GW: Quantification of posterior capsule tightness and motion loss in patients with shoulder impingement. *Am J Sports Med* 2000;28(5):668–673.

Worsley P, Warner M, Mottram S, et al.: Motor control retraining exercises for shoulder impingement: effects on function, muscle activation, and biomechanics in young adults. *J Shoulder Elbow Surg* 2013;22(4):e11–e19.

第 **12** 章　肘关节解剖

H. Mike kim, MD

概述

　　肘关节与肩关节共同使我们的手移动和定位到一个预定位置，以此执行对我们日常生活活动至关重要的功能。它是上肢运动链的中间部分，为各种体力劳动和娱乐活动提供强有力的上肢运动基础。肘关节是一个十分复杂的屈戌关节，由肱尺关节、肱桡关节和近端尺桡关节组成。肘关节的周围韧带和肌肉结构负责控制肘关节和前臂的 ROM，以及静态和动态的稳定性。深入了解肘关节的解剖学和生物力学是应对各种肘关节疾病，进行准确评估和治疗的关键。

骨骼解剖学

　　远端肱骨、近端尺骨和近端桡骨形成一个高度贴合的骨性关节，有助于稳定和决定 ROM。骨性结构为肘关节提供约 50% 的稳定性。肱骨远端关节面由两部分组成，分别与近端桡骨和近端尺骨相连（图 12-1A 和 B）。线轴型的肱骨滑车构成内侧关节面，与尺骨近端滑车切迹相关节。

　　肱骨滑车内侧缘向前下突出超过滑车外侧缘，因此，在肱尺关节内产生 6°~8° 的外翻角。半球形的肱骨小头构成内侧关节面，与桡骨头相关节。在矢状面上，肱骨远端关节面与肱骨长轴形成约 30°，利于肘关节的屈曲，同时限制肘关节的最大伸展（图 12-2）。滑车和肱骨小头形成肘关节旋转中心，并与肱骨远端前骨皮质形成一条直线。

　　近端尺骨有 2 条切迹，包括较大的滑车切迹和较小的桡切迹，分别与肱骨滑车和桡骨头形成贴合的关节（图 12-3）。肱骨滑车凹面与尺骨切迹的纵轴嵴形成关节。在矢状面，滑车切迹相对于尺骨骨干长轴向后倾斜 30°（图 12-4）。在肘关节屈曲时，近端尺骨冠突滑入远端肱骨冠突窝，桡骨头进入桡窝。在肘关节伸展时，尺骨鹰嘴的顶端进入肱骨鹰嘴窝内，增强关节的稳定性。

　　桡骨头近端的凹面与肱骨小头形成肱桡关节，桡骨头的环状关节面与近端尺骨的桡骨切迹组成桡尺关节（图 12-5）。桡骨头呈椭圆形，其外形在不同个体之间存在较大差异。桡骨粗隆位于桡骨颈下内侧缘，是肱二头肌腱的远端止点。

　　Kim 博士及其任何直系亲属未直接或间接从与本文主题相关的商业公司或机构获得任何资助，未持有股票和股票期权。

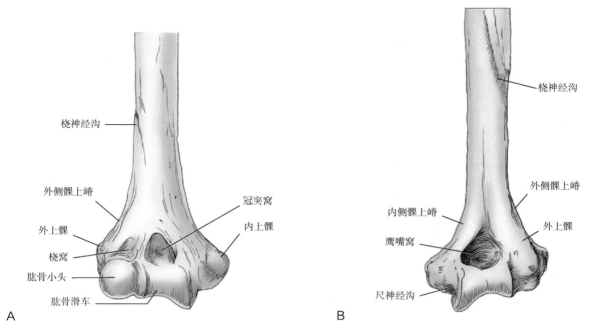

A　　　　　　　　　　　　　　　　　　B

图 12-1　肱骨远端骨性标志的前面观（A）和侧面观（B）（经许可转载自 Morrey BF. Anatomy of the elbow joint// Morrey BF. *The Elbow and Its Disorders*. 4th ed. Philadelphia: Saunders Elsevier, 2009: 14）

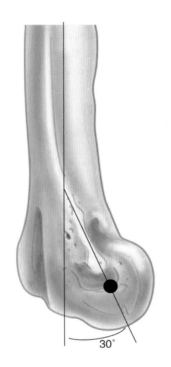

图 12-2　在矢状面，肱骨远端关节面向前旋转与肱骨长轴形成约 30° 的夹角。此图表明，肱骨滑车和肱骨小头（图中黑点）转动弧度的中心与肱骨远端前骨皮质形成一直线（经许可转载自 Morrey BF. Anatomy of the elbow joint// Morrey BF. *The Elbow and Its Disorders*. 4th ed. Philadelphia: Saunders Elsevier, 2009: 17）

关节囊韧带解剖学

　　除了高度贴合的骨性关节结构外，关节囊周围韧带是主要的肘关节静态稳定结构，其中包括肘关节前侧、后侧关节囊和肘关节尺侧、桡侧副韧带。

　　内（尺）侧副韧带（medial collateral ligament, MCL）由三部分组成：前束、后束和横束（图 12-6）。MCL 前束起始于肱骨内上髁的前下侧面，前束是最离散的部分，止于尺骨冠突的前内侧结节。大量研究表明，即使在桡骨不动的情况下，MCL 前束被切割后仍会增加肘关节外翻，导致关节松弛。临床上已经证实前束功能的重要性，并研发出各种韧带重建术。MCL 后束在关节囊后侧增厚形成，附着在尺骨内上髁的后方，构成肘管的底部。在肘关节屈曲 90° 时，关节囊后方增厚显露最清楚。后束对肘关节的静态稳定作用不大，但在肘关节旋转活动中，对肘关节的稳定起到一定作用。此外，后束的挛缩会限制肘关节的屈曲。MCL 的横束位于尺骨冠突和尺骨鹰嘴

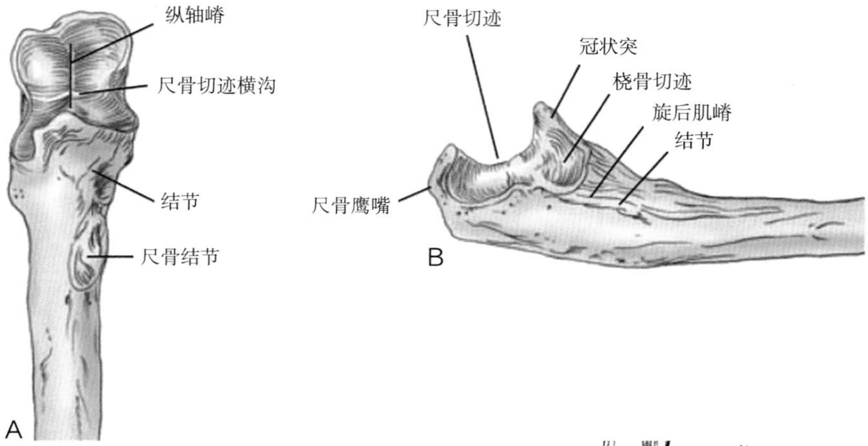

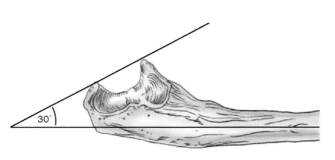

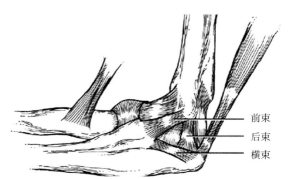

图 12-3 近端尺骨骨性标志的前面观（A）和侧面观（B）（经许可转载自 Morrey BF. Anatomy of the elbow joint// Morrey BF. *The Elbow and Its Disorders*. 4th ed. Philadelphia: Saunders Elsevier, 2009: 16）

图 12-4 尺骨鹰嘴突与冠突顶端的连线与尺骨骨干长轴形成约 30° 的夹角。此角与图 12-2 所示的肱骨远端关节面向前旋转 30° 的夹角一致（经许可转载自 Morrey BF. Anatomy of the elbow joint// Morrey BF. *The Elbow and Its Disorders*. 4th ed. Philadelphia: Saunders Elsevier, 2009: 19）

图 12-6 尺侧副韧带（经许可转载自 Armstrong AD, King GJ, Yamaguchi K. Total elbow arthroplasty design// Williams GR, Yamaguchi K, Ramsey ML, et al. *Shoulder and Elbow Arthroplasty*. Philadelphia: Lippincott Williams & Wilkins, 2005: 303）

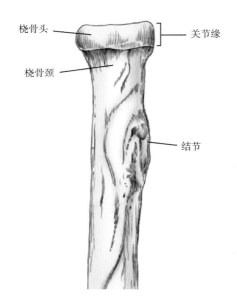

图 12-5 近端桡骨的骨性标志（经许可转载自 Morrey BF. Anatomy of the elbow joint// Morrey BF. *The Elbow and Its Disorders*, 4th ed. Philadelphia: Saunders Elsevier, 2009: 15）

之间，由水平方向的纤维组成，与关节囊相连。横束对肘关节的稳定性几乎不起作用。

桡（外）侧副韧带（lateral collateral ligament, LCL）比内侧副韧带的纤维更集中，个体差异很大。桡侧副韧带由 4 部分组成：桡侧尺副韧带（lateral ulnar collateral ligament, LUCL）、环状韧带、桡侧副韧带和 LCL 复合体（图 12-7）。LUCL 始于肱骨外上髁，与环状韧带共同止于尺骨旋后肌嵴的结节。LUCL 是维持肘关节稳定的主要韧带之一，起到使肘关节内翻和维持肘关节后外侧稳定的作用。LUCL 的断裂是急性和复发性肘关节脱位的重要原因。环状韧带纤维强有力地包裹在桡骨颈上，起始和附着于尺骨切迹的前后缘上。环状韧带形似漏斗，稳定近端桡骨，以防桡骨头在旋前旋后位脱出。LCL 起始于肱骨外上

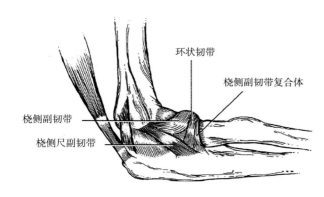

环状韧带

桡侧副韧带复合体

桡侧副韧带

桡侧尺副韧带

图 12-7 桡侧副韧带（经许可引自 Armstrong AD, King GJ, Yamaguchi K. Total elbow arthroplasty design// Williams GR, Yamaguchi K, Ramsey ML, et al. *Shoulder and Elbow Arthroplasty*. Philadelphia: Lippincott Williams & Wilkins, 2005: 303）

髁，与环状韧带交织，维持桡骨头的稳定。LCL 复合体起始于旋后肌嵴，止于环状韧带，有助于稳定环状韧带对抗关节内翻力。

肌肉解剖学

肘关节周围肌群为肘关节、前臂、腕关节和手指的运动提供动力，同时维持肘关节的动态稳定性。肘关节运动的主要肌群有 4 组，分别是肘屈肌群、肘伸肌群、前臂旋前肌群和前臂旋后肌群。

肘屈肌群包括肱二头肌、肱肌和肱桡肌（图 12-8A）。在肘关节屈曲时，虽然肱二头肌的横截面积比肱肌小，但它提供很好的机械力臂。在前臂旋前时，肱二头肌起到旋后的作用。肱二头肌远端止于桡骨粗隆，会在用力对抗肘关节屈曲时损伤。此时需根据患者关节的活动情况和症状的严重程度进行外科修复。肱二头肌由肌皮神经支配。肱二头肌腱膜是一条具有很高强度的纤维带，始于远端肱二头肌腱，与屈曲-旋前肌群的深筋膜相连，具有稳定肘窝和保护肱动脉及正中神经的作用（图 12-8B）。该腱膜也是正中神经受压迫的原因之一。在肘屈肌群中，肱肌的横截面积最大，但由于肱肌贴近肘关节旋转轴，机械臂

较短。肱肌止于冠突，距离关节边缘约 2mm。肱肌常在肘关节外伤与肘关节脱位时损伤，损伤会导致异位骨化。肱肌主要由肌皮神经支配，有些变异个体的肱肌外侧部由桡神经支配。在外科手术中，沿肱肌中线的神经间平面入路可到达肱骨远端的前部。肱桡肌始于肱骨外上髁嵴，止于桡骨茎突。肱桡肌由桡神经支配并保护桡神经。肱桡肌屈肘力量较弱，但在肌皮神经麻痹时可起到屈曲肘关节的作用。

肘关节伸展主要由肱三头肌完成。肱三头肌由三部分组成：长头、外侧头和内侧头，止于尺骨鹰嘴突。长头和外侧头起点更接近肱骨近端，且都比内侧头的位置表浅。3 个头在肱骨中线汇合形成肱三头肌，逐渐变窄形成肱三头肌腱。肱三头肌的 3 个头都由桡神经支配。内侧头由肱骨远端的桡神经沟中远端桡神经支配，而外侧头和长头由桡神经沟近端的桡神经支配。因此，肱骨中段受损，三头肌的功能通常会受损，因为肱三头肌的外侧头和长头由桡神经近端支配。

屈曲-旋前肌群始于肱骨内上髁，由旋前圆肌、桡侧腕屈肌（flexor carpi radialis, FCR）、掌长肌、指浅屈肌（flexor digitorum superficialis, FDS）和尺侧腕屈肌（flexor carpi ulnaris, FCU）组成（图 12-8A 和 B）。除 FCU 由尺神经支配，其余屈曲-旋前肌皆由正中神经支配。旋前圆肌有 2 个头，较大的肱骨头始于肱骨内上髁，较小的尺侧头始于尺骨冠突内侧面。正中神经通过旋前圆肌的两头之间，在此可能受到卡压，被称为"旋前圆肌综合征"。旋前圆肌是使前臂旋前的主要肌肉。FCU 始于内上髁，位于屈肌腱的最后部分。FCU 有 2 个头，肱骨头始于肱骨内上髁，尺骨头始于近端尺骨的内侧面。掌长肌是屈肌的总起点，与 FCR 和 FCU 共同起于肱骨内上髁。掌长肌在前臂近端变为腱性结构，止于掌腱膜。约有 10% 人群的掌长肌先天缺失。FCR 主要止于第二掌骨基底部，偶尔止于第三掌骨基底部，起到屈腕的作用。指浅屈肌有两个头，一头始于

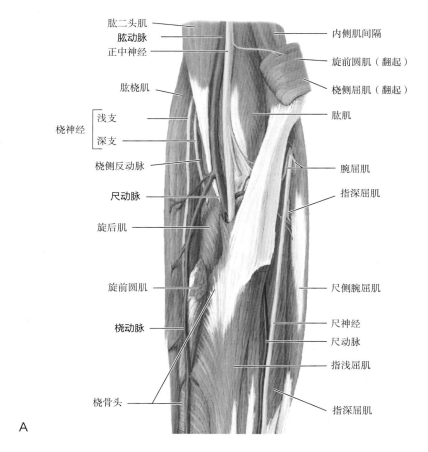

肱二头肌
肱动脉
正中神经
肱桡肌

桡神经 { 浅支 / 深支 }
桡侧反动脉
尺动脉
旋后肌
旋前圆肌
桡动脉
桡骨头

内侧肌间隔
旋前圆肌（翻起）
桡侧屈肌（翻起）
肱肌
腕屈肌
指深屈肌
尺侧腕屈肌
尺神经
尺动脉
指浅屈肌
指深屈肌

A

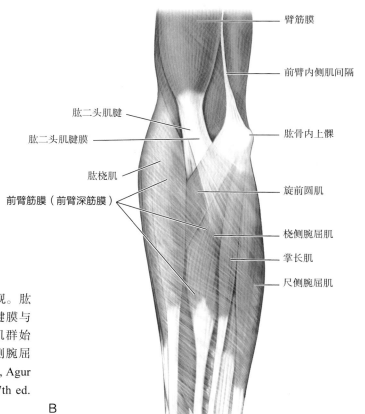

肱二头肌腱
肱二头肌腱膜
肱桡肌
前臂筋膜（前臂深筋膜）

臂筋膜
前臂内侧肌间隔
肱骨内上髁
旋前圆肌
桡侧腕屈肌
掌长肌
尺侧腕屈肌

图 12-8　肘关节和前臂的肌肉和神经前面观。肱二头肌、肱肌和肱桡肌是肘屈肌。肱二头肌腱膜与屈曲 - 旋前肌群的深筋膜相连。屈曲 - 旋前肌群始于内上髁，包括旋前圆肌、桡侧腕屈肌、尺侧腕屈肌、掌长肌和指浅屈肌（经许可引自 Moore KL, Agur AMR, Dalley AF. *Clinically Oriented Anatomy*. 7th ed. Baltimore: Wolters Kluwer, 2014 ）

B

内上髁，另一头始于桡骨近端 2/3 处，这种独特的起点形成纤维环，正中神经通过指浅屈肌下方时，可能会压迫正中神经。指浅屈肌止于四个中节指骨的基底部，起到屈曲近端指骨间关节的作用。

前臂伸肌群包括桡侧腕长伸肌（extensor carpi radialis longus, ECRL）、桡侧腕短伸肌（extensor carpi radialis brevis, ECRB）、指伸肌（extensor digitorum communis, EDC）和尺侧腕伸肌（extensor carpi ulnaris, ECU），皆由桡神经支配（图 12-9A）。桡侧腕长伸肌起始于肱骨外上髁嵴，起点处肌纤维丰富，止于第二掌骨基底的背侧，起伸腕作用。与 ECRL 不同，ECRB 始于肱骨外上髁的侧面和上面，是伸肌的总起点，起点是腱性组织，位于 ECRL 起点的远端深面。ECRB 的起点被 ECRL 起点覆盖。EDC 的起点（伸肌总腱）正好位于 ECRB 起点的远端。由于这种肌肉构造，ECRB 常被认为是肱骨外上髁炎的发病位置。ECRB 止于第三掌骨基底部的背侧，起伸腕功能。ECU 始于肱骨，位于伸肌群的最内侧。在各种外科手术中，ECU 与肘肌之间的位置是进入肘关节外侧结构的最常用的入路。

虽然肘肌和旋后肌不是伸肌群的一部分，但两者的位置与肘关节的外侧紧密相邻。肘肌始于外上髁和肱三头肌外侧筋膜的后方（图 12-9B），止于近端尺骨后外侧，覆盖包裹环状韧带和桡骨头，由桡神经末端分支支配。肘肌的功能目前尚不清楚，可能是参与稳定肘关节。旋后肌是一条

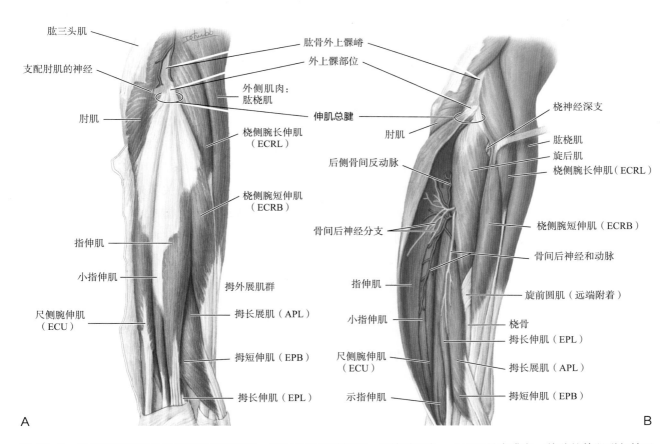

图 12-9　肘关节和前臂的肌肉和神经后面观。肱三头肌是肘部唯一的伸肘肌肉，止于尺骨鹰嘴突。前臂的伸肌群起始于肱骨外上髁，包括桡侧腕长伸肌、桡侧腕短伸肌、指伸肌和尺侧腕伸肌。肘肌起始于外上髁和肱三头肌外侧筋膜的后方（经许可引自 Moore KL, Agur AMR, Dalley AF. *Clinically Oriented Anatomy*. 7th ed. Baltimore: Wolters Kluwer, 2014）

扁平的肌肉，起点较为复杂，由三部分组成：肱骨外上髁、LCL 和近端尺骨外侧的旋后肌嵴。旋后肌起于近端桡骨，止点从桡骨粗隆延伸至桡骨中上 1/3 的旋前圆肌的止点处。它起到前臂旋后的作用，但弱于肱二头肌。与肱二头肌不同的是，旋后肌的旋后作用不受肘关节屈曲角度的影响。旋后肌由桡神经深支支配，并且桡神经穿过旋后肌。

肘关节的生物力学

稳定性

肘关节的稳定性包括静态和动态稳定（图 12-10）。一级静态稳定结构有三部分，包括肱尺关节、MCL 前束和 LCL。在这三部分都完整的情况下，肘关节可以保持良好的稳定。二级静态约束稳定结构包括肱桡关节、屈肌总腱、伸肌总腱和关节囊。跨肘关节的肌群是动态稳定结构，同时加强静态稳定结构的作用。

屈和伸

肘关节的 ROM 通常为 0°～140°，日常生活活动（activities of daily living, ADLs）必需的 ROM 为 30°～130°。由于肱尺关节和软组织的限制，肘关节的运动方式是铰链式。许多研究报告指出，肘关节的运动中心并非遵循规则的铰链式，而是以一条不规则的路线运动。尽管各种研究结果不同，但研究出的旋转中心偏差相对较小。因此，除在肘关节屈伸末端的情况下，肱尺关节可以看作是一个单轴关节。肱桡关节是肘关节外侧部，与肱尺关节有共同的水平运动轴。运动轴通过滑车切迹和肱骨小头形成运动弧中心。旋转轴相对于肱骨髁平面向内旋转 3°～8°。在冠状面上，运动轴与肱骨长轴形成 4°～8° 的外翻角。

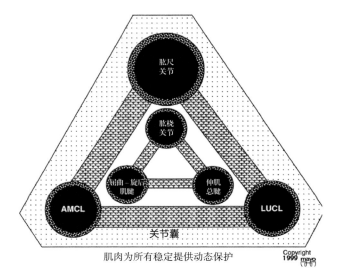

肌肉为所有稳定提供动态保护

Copyright 1999 mayo

图 12-10　肘关节一级静态稳定结构（外三角）和二级静态稳定结构（内三角）。一级静态稳定结构包括肱尺关节、尺侧副韧带前束（AMCL）、桡侧尺副韧带（LUCL）。二级静态稳定结构包括肱桡关节、伸肌总腱、屈曲-旋后肌腱和关节囊。肘关节周围肌群是肘关节动态稳定结构（经许可引自 O'Driscoll SW, Jupiter JB, King GJ, et al. The unstable elbow. *Instr Course Lect*, 2001, 50:91）

旋前和旋后

肱桡关节和近端尺桡关节参与肘关节旋前和旋后运动。前臂旋前和旋后的 ROM 约为 180°，旋前 ROM 为 80°～90°，旋后 ROM 为 90°。大部分 ADLs 需要前臂旋转 100° 的活动范围，即旋前 50°、旋后 50°。肩关节外展可代偿部分缺失的前臂旋前活动度，但旋后 ROM 无法被代偿。前臂的旋转轴通过桡骨头的中心至靠近尺骨茎突底部凹面（图 12-11）。据临床和实验报道，桡骨或尺骨＜10° 的外翻角不会影响前臂旋转功能。旋前时，桡骨向近端移动 1~2mm，前臂旋转时尺骨旋转，前臂旋后时尺骨向外转动，前臂旋前时尺骨向内转动。因此，前臂旋转对肘关节的稳定性起重要作用，尤其是肘关节被动活动时。被动屈曲时，MCL 损伤时肘关节在旋后位更稳定，而 LCL 损伤时肘关节在旋前位更稳定。这为肘关节脱位后的复位手术提供基础。

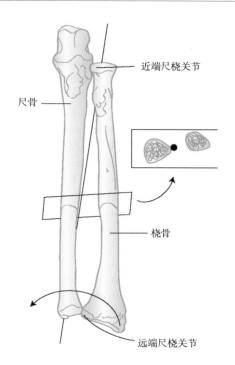

图 12-11　前臂旋前和旋后的运动轴，从桡骨头的中心至靠近尺骨茎突底部凹面。此轴位于前臂远端 1/3 处的尺侧皮质（经许可引自 An KN, Zobitz ME, Morrey BF. Biomechanics of the elbow// Morrey BF. *The Elbow and Its Disorders*. 4th ed. Philadelphia: Saunders Elsevier, 2009: 42）

肘关节神经解剖学

肌皮神经（C$_5$~C$_8$）

　　肌皮神经是臂丛外侧束的分支，支配主要的肘屈肌群、肱二头肌及上臂的肱肌。神经走行穿过上臂筋膜，沿肱二头肌腱外侧下行，至肘窝处与浅表的肘前静脉并行，终末支形成前臂外侧皮神经。前臂外侧皮神经损伤时会引起前臂外侧区域的感觉异常和麻木。

正中神经（C$_5$~T$_1$）

　　正中神经由臂丛的内侧束和外侧束发出，与肱动脉并行，走行于肱二头肌和肱肌中间，沿肱二头肌腱和肱动脉内侧下行至肘窝内侧。在肘横纹处，正中神经走行至肱二头肌腱膜下方，再穿过旋前圆肌的两头之间。肱二头肌腱膜下方和旋

前圆肌的两头之间是正中神经可能受到卡压的位置。正中神经继续下行至前臂，行走于 FDS 和指深屈肌（flexor digitorum profundus, FDP）之间，支配旋前圆肌、掌长肌、FCR 和 FDC。正中神经继续向前臂远端下行，分成 2 个分支：骨间前神经（anterior interosseous nerve, AIN）和正中神经掌支。AIN 起自于旋前圆肌下缘附近，沿骨间膜上方行走，与骨间前动脉并行。AIN 支配 FDP 的外侧部和拇长屈肌。正中神经掌支起自于前臂远端正中神经外侧，支配手掌外侧的皮肤感觉。正中神经继续下行至手掌，发出运动神经分支（反支）支配大鱼际肌和 2 条蚓状肌，发出感觉神经分支（皮支）支配手掌和桡侧 3 个半手指的感觉。

桡神经（C$_5$~T$_1$）

　　桡神经始于臂丛后束，进入上臂后侧。桡神经沿上臂从内向外下行，支配肱三头肌。桡神经走行于肱三头肌的外侧头深面，沿肱三头肌内侧头下行，穿过外侧肌间隔，在三角肌止点处进入桡神经沟。该处骨折或外科手术时易损伤桡神经。桡神经继续下行至肘关节，于外上髁的前方至肱桡肌，支配肱桡肌、肱肌外侧一部分，ECRL 和肘肌。在肘窝处，桡神经分成深支和浅支。桡神经浅支是桡神经继续向下的延伸部分，走行至前臂背侧远端，支配前臂背部中央部分。桡神经深支支配 ECRB 和旋后肌。桡神经的深支通过旋后肌远端边缘成为骨间后神经（posterior interosseous nerve, PIN），沿着前臂后侧走行。旋后肌腱或旋后肌腱弓的近端边缘是可能造成桡神经卡压的位置。骨间后神经支配指总伸肌、拇长伸肌、拇短伸肌、尺侧腕伸肌、拇长展肌、小指伸肌和示指伸肌。

尺神经（C$_8$~T$_1$）

　　尺神经由臂丛内侧束发出。它在手臂中部穿过内侧肌间隔，沿肌间隔前方下行。Struthers（斯特拉瑟斯）弓是上臂内侧肌间隔和肱三头肌的深

筋膜形成的一条纤维管道，此处尺神经容易被卡压。尺神经下行至肘部，进入肘管。肘管由内上髁、Osborne（奥斯本）韧带和 MCL 后束组成。肘关节屈曲时，MCL 后束拉紧，此时肘管容积减少。因此，肘管综合征患者在屈曲肘关节时症状加重。除在肱三头肌处产生变异的分支外，尺神经在上臂处没有分支。在肘部，尺神经发出几支关节分支，继续下行至 FCU 两头之间发出分支支配该肌肉。FDP 的尺侧半分支由尺神经支配。尺神经在前臂远端发出尺神经手背支和尺神经掌支，支配手背和手掌尺侧的皮肤感觉。

（乔　钧　译，周凤华　朱　毅　张志杰　审）

参考文献

An KN, Zobitz ME, Morrey BF: Biomechanics of the elbow, in Morrey BF, ed: *The Elbow and its Disorders*, ed. 4. Philadelphia, Saunders Elsevier, 2009, pp 39–63.

Boone DC, Azen SP: Normal range of motion of joints in male subjects. *J Bone Joint Surg Am* 1979;61(5):756–759.

Bryce CD, Armstrong AD: Anatomy and biomechanics of the elbow. *Orthop Clin North Am* 2008;39(2):141–154, v.

Floris S, Olsen BS, Dalstra M, et al.: The medial collateral ligament of the elbow joint: anatomy and kinematics. *J Shoulder Elbow Surg* 1998;7(4):345–351.

Johnson JA, King GJ. 2005. Anatomy and biomechanics of the elbow, in Williams GR, Yamaguchi K, Ramsey ML, Galatz LM, eds: *Shoulder and Elbow Arthroplasty*. Philadelphia, Lippincott Williams and Wilkins, 2005, pp. 279–296.

Morrey BF, An KN: Articular and ligamentous contributions to the stability of the elbow joint. *Am J Sports Med* 1983;11(5):315–319.

Morrey BF: Anatomy of the elbow joint, in: Morrey BF, ed. *The Elbow and Its Disorders*, ed. 4. Philadelphia, Saunders Elsevier, 2009, pp 11–38.

Morrey BF, Chao EY: Passive motion of the elbow joint. *J Bone Joint Surg Am* 1976;58(4):501–508.

O'Driscoll SW, Bell DF, Morrey BF: Posterolateral rotatory instability of the elbow. *J Bone Joint Surg Am* 1991;73(3):440–446.

Joaquin Sanchez-sotelo, MD, PhD

概述

在全身主要的关节中，肘关节很容易僵硬和挛缩。这在一定程度上是因为骨性解剖、肘关节周围的关节囊和韧带结构都容易受限。肘部创伤后容易出现不同程度的挛缩。增生性骨关节炎、炎症性关节炎、术后挛缩、神经肌肉疾病和烧伤都容易造成肘关节挛缩和运动功能丧失。

虽然大部分肘关节挛缩是由于关节囊纤维化导致的，但也可能受到骨性撞击、异位骨化、畸形愈合、软骨粘连、骨赘、非等长的韧带及关节表面其他异常的限制。内在僵硬这个术语指关节表面的参与程度，如果不通过手术来解决关节表面的问题，就不能可靠地恢复运动；而外在僵硬则是指关节周围软组织的参与。在很多情况下，肘关节僵硬是内外联合作用的结果。

正常的肘关节屈伸角度为 0~140°，旋前、旋后角度为 80°。大部分 ADLs 需要 30°~130°的屈伸活动角度和 50°的旋前旋后活动角度。当肘关节在 30°~130°的屈曲角度内活动时会减少 20% 的手所能达到的活动空间。近期的研究表明，某些活动需要更大的活动范围，例如使用手机。

通过手术切除挛缩的关节囊和所有骨性撞击部分，包括异位骨化的区域，可以解决难治性肘关节僵硬和挛缩。据各种外科手术的描述，可从肘关节处移除挛缩的关节囊、游离体、骨赘和异位骨。在过去几年中逐渐流行关节镜下肘关节挛缩松解术，也被称为关节镜下骨关节成形术，但开放式松解术依然很普遍。

大部分外在僵硬的肘关节在术中可以恢复功能性活动范围。但是，维持在手术中达到的 ROM 是困难的，而在挛缩松解后的康复程序对于这些流程的最终结局至关重要。总体而言，屈伸运动比旋前、旋后运动更容易获得改善和维持。

本章内容回顾肘关节松解的手术方法和通常被推荐的术后康复程序。

手术过程

适应证和禁忌证

当肘关节僵硬影响患者的功能时，就需要对有外在僵硬的肘关节进行松解。因为职业和兴趣不同，患者的期望值会不一样。尽管传统上认为屈伸 30°~130°，旋前、旋后 50°就能满足绝大

Sanchez-Sotelo 博士或其直系亲属已从 Stryker 公司获得了特许使用费；作为发言部门成员，代表 Merck 和 Stryker 公司进行过付费演讲；担任 Tornier 公司的有偿顾问；已获得 Stryker 公司在研究或制度上的支持；已获得来自 Elsevier 和《肩肘外科杂志》（*Journal of Shoulder and Elbow Surgery*）的非资金支持（如设备或服务）、商业酬劳或其他非研究相关的资助（如带薪旅行）；为美国肩部和肘部外科医师协会和《肩肘外科杂志》的董事会成员、管理者、行政人员或委员会成员。

部分 ADLs，但仍有一些患者可能需要更大的活动度去完成他们的 ADLs 或更高要求的体育和艺术活动。

在我们的实践中，感染活动期是松解术的绝对禁忌证。受损的皮肤和浅表软组织是相对禁忌证，因为这些情况在整形手术中能够解决。此外，不能遵守术后康复计划和严重的神经肌肉功能障碍是相对禁忌证，在这种情况下，可能需要松解过度弯曲的肘关节来促进肘部弯曲褶皱处的皮肤卫生。在有内在挛缩的患者中，外科手术需要与其他手术相结合，如关节成形术或全肘关节置换术。

对于一些骨折切开复位内固定术后的患者，需要仔细考虑是否进行关节镜下关节囊松解。这些病例可能有与原始损伤或手术有关的严重瘢痕，会大幅增加神经损伤的风险。

在某些情况下，肘关节挛缩松解手术的时机需要深思熟虑。骨折内固定术后的僵硬问题，最好在骨折愈合后再解决。通常认为在伤后的 3~6 个月进行异位骨化切除手术，比过去认为的时间要早得多。关于儿童和青少年及慢性区域疼痛综合征（chronic regional pain syndrome, CRPS）患者挛缩松解手术的时机，仍存在争论。在年龄较大的儿童和青少年中，松解手术没有那么可靠，一部分是因为在生长高峰期纤维化活动性增高，另一部分是因为依从性较差。当考虑到尺神经松解术或释放时，尤其是术后使用臂丛神经阻滞术时，在 Ⅱ 型 CRPS 患者中要考虑早期手术。

最后，需要对软组织的状况进行仔细评估，尤其是开放性骨折、皮肤移植和（或）软组织皮瓣的患者，以确定在挛缩松解手术时对软组织覆盖的需要。

手术技巧

术前评估对肘关节挛缩松解术的成功至关重要。首先要注意的是皮肤的切口和肘部软组织的情况。准确地测量和记录屈曲、伸展、旋前和旋后的角度。涉及的上肢需要进行神经血管检查，识别相关的神经缺损，尤其需要关注尺神经。X 线片和计算机断层扫描三维重建可用来评估关节和骨的解剖结构及异位骨化。

松解手术的原则与开放性和关节镜下手术的原则是一样的，包括：①切除纤维化的关节囊，包括 MCL 的后束；②去除鹰嘴、冠状突、桡骨头和在远端肱骨鹰嘴窝上的骨刺与骨赘。

手术通常是在全身麻醉下进行的。如果患侧上肢术后的神经血管状况正常，并且没有禁忌证，可以使用臂丛神经阻滞术。在手术后的前 2~3 天内，可以放置一个内置式的腋窝导管（臂丛神经鞘管留置）来缓解疼痛。

开放性挛缩松解术

在开放性挛缩松解术中，首先将关节囊与肌肉组织分离并切除，然后再切除骨性结构。尽量保持韧带的完整性（桡侧副韧带复合体）和 MCL 的前束。表 13-1 列出最常见的开放式挛缩松解术的手术方式。根据相关病理学结构决定侧方还是中间入路。在这两种入路中，为了避免医源性不稳，所有韧带都要尽可能保留下来。

在外侧柱，选择外侧切口，从桡侧腕长、短伸肌间隙进入前关节腔，更多的前部伸肌连同肱肌从前关节囊分离并上移，然后将前关节囊切除。桡骨头骨折或者是外侧异位骨化引起的肘关节僵硬更提倡外侧入路。由后关节囊和肱骨后方分离并向上拉开肘肌和肱三头肌，进入后关节腔

表 13–1	开放性肘关节挛缩松解术常用的步骤	
步骤	**后关节腔**	**前关节腔**
外侧柱	向上拉开外侧肱三头肌－肘肌（外侧束）	ECRB－ECRL 肌间隙
中间（内侧）柱	向上拉开中间肱二头肌（肱三头肌内侧束）	屈肌－旋前肌间隙
肱尺置换术	在鹰嘴窝处形成椭圆形开窗术后分开肱三头肌	通过肱骨远端椭圆形开窗术

注：ECRB（extenor carpi radialis brevis），桡侧腕短伸肌；ECRL（extensor carpi radialis longus），桡侧腕长伸肌。

（图 13–1）。

在内侧柱入路中，切开一个内侧切口，然后通过屈肌旋前肌间隙的正中（内侧）切口可进行更深层的解剖。前关节囊被切除后，由后关节囊

和远端肱骨剥离并向上拉开肱三头肌后，尺神经可以在后关节腔显露出来。在肱骨远端骨折切开复位内固定术后涉及尺神经而需要对其显露或异位骨化更多位于中间部位时，更倾向于采用中间

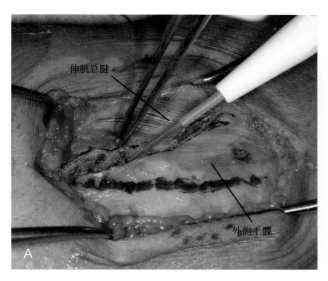

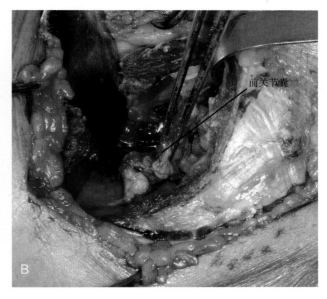

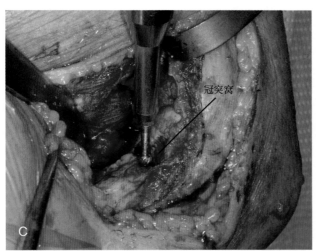

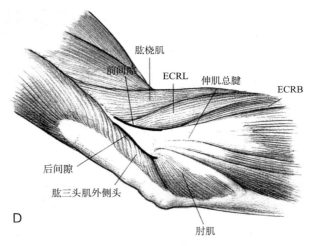

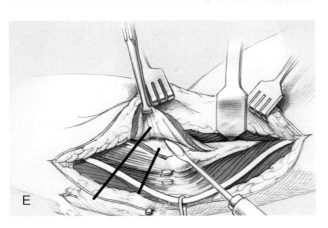

图 13–1　开放性挛缩松解术。图 A 通过韧带间隙显露肘关节前后关节腔。通常需要切除关节囊（图 B）和切除骨性结构（图 C）以恢复运动。外侧入路（图 D）和中间入路（图 E）的步骤（图 D 经许可来自 Mayo Foundation for Medical Education and Research, Rochester, MN.）

入路手术。

开放性肱尺关节成形术，即 Outerbridge-Kashiwagi 手术，是通过后方切口和劈开肱三头肌的入路来显露后关节腔的。松解和切除后关节囊，切除后方骨赘，在肱骨远端通过鹰嘴窝开窗进入前关节腔。这是最常用于治疗肘部原发性退行性骨关节炎的方法。

关节镜下挛缩松解术

关节镜的发展已经在肘关节挛缩松解术中得到应用。关节镜下关节囊松解在技术上要求很高，但有微创的优势。在关节镜下松解术中，首先进行骨性操作，随后进行关节囊切除（图 13-2）。先处理前室还是后室可依据外科医师的偏好进行。利用关节镜刨刀来进行骨移除手术，而囊性切除则是通过篮钳、刨削刀和等离子刀共同完成的。关节镜下挛缩松解术被认为在技术上要求更高、风险更大，尤其易造成神经损伤。

肘关节僵硬中的尺神经问题

在肘关节挛缩松解术过程中尺神经有损伤的危险，这是由于之前的创伤和手术及一段时间的制动造成尺神经活动受限。肘关节活动范围突然增加，尤其是屈曲角度，容易造成继发性尺神经损伤。此外，尺神经通道可能已经被骨赘破坏了。在极少数情况下，异位骨化会包裹住尺神经。

有些患者会出现亚临床或者临床性的尺神经病变。在挛缩松解术时如果不能处理好尺神经可能会导致严重的术后神经病变，或因内侧疼痛不能维持屈伸活动范围。

在进行挛缩松解术时，是进行尺神经原位松解术还是尺神经皮下前置松解术的手术指征仍存在争议。在我们的实践中，如果患者术前具有尺神经病变症状、Tinel 征阳性或活动范围 < 90°，可进行尺神经手术。有人建议对所有行肘关节松解的患者予以尺神经原位松解，对那些有明确的运动神经病变或尺神经半脱位的患者行尺神经前置术。

解决尺神经的问题大都通过中间（内侧）入路行开放性手术。然而，原位尺神经减压手术可以通过一个小切口联合侧方入路手术或者是关节镜下挛缩松解术进行（图 13-3）。在尺神经原位减压术中，为切除 MCL 后束也提供很好的暴露。

前臂旋前和旋后重建术

前臂的旋转可能受到远端尺桡关节、前臂骨间膜、尺桡骨形状、异位骨化和近端尺桡关节病变的影响。消除近端尺桡关节对旋前和旋后受限

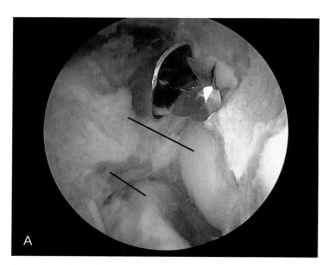
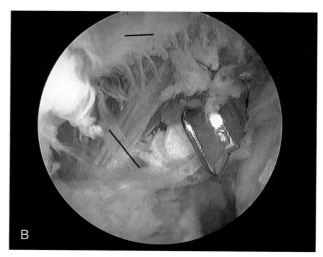

图 13-2　关节镜下关节囊成形术。在关节镜下去除骨性结构（A）和切除关节囊（B）

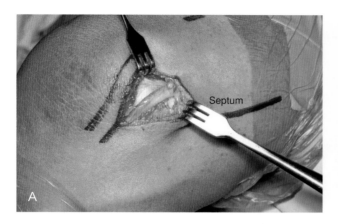

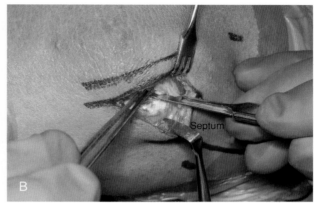

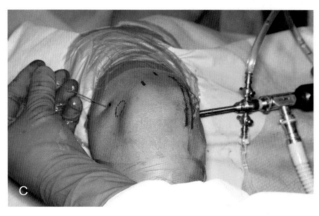

图 13-3　A. 尺神经经小切口减压的临床照片。B. 切除 MCL 后束的神经回缩临床照片。C. 关节镜下完成挛缩松解术的临床照片。

影响的手术包括：桡骨头旁关节周围软组织松解术、桡骨头切除术伴或不伴置换或软组织插入术、异位骨化切除术和桡骨近端节段切除术（反向 Sauve-Kapandji）。这些可能需要与前臂和手腕的其他手术相结合。在外科手术和康复治疗中，恢复肘关节屈伸和旋转功能都很具挑战性。总体上，比起前臂旋转的恢复，要优先恢复肘关节的屈曲活动范围。

并发症

肘关节挛缩松解术的主要并发症包括神经损伤和伤口并发症，如感染、不能完全恢复活动范围或挛缩和异位骨化复发，也有可能会影响手术效果。过度松解软组织导致的不稳定很少见。患有原发性、创伤性或炎症性关节炎的患者，可能随着时间的推移，疼痛和僵硬会加重。

术后康复

一般原则

肘关节挛缩松解术后的康复目标是维持在术中获得的 ROM。牵拉肘关节屈伸以及旋前、旋后是术后康复治疗的主要内容。这需要通过正规的物理治疗、持续被动活动（continuous passive motion, CPM）、动态或静态矫正支具来共同完成。我们首选 CPM 和静态矫正支具，并结合 ROM 训练。调节炎症反应在早期康复中非常重要。辅助放射治疗、药物治疗和麻醉下手法操作（可以根据情况选择性使用）在某些情况下均可使用。整个康复过程中要遵循特定的治疗方案，重点是减少手术创伤的影响并保持 ROM（表 13-2）。

在术后早期康复阶段，主要控制术后炎症反应，包括疼痛和肿胀。抬高患肢和加压包扎有助于减少术后的早期肿胀（图 13-4）。对于开放性伤口或创面比较大的患者，术后早期的 ROM 和 CPM 训练可能是非常痛苦的。留置镇痛导管和使用局部麻醉剂可以缓解早期疼痛，之后再使用口服麻醉剂、止痛药物和消炎药会很有效。

正规的物理治疗在患者术后恢复中能提供指导和帮助。静态和动态矫形器可以额外地牵伸肘关节，也可以在 CPM 治疗结束后辅助维持关节活动度。

推荐康复方案

- 术后即刻（最多 24 小时）目标：调节炎症反应。
  - 加压包扎以减少肿胀。
  - 肘关节在伸直位固定（石膏或是热塑性夹板）。
  - 抬高肘部（悬挂手臂或使用枕头或毯子；图 13-4）。
  - 经常冰敷。
  - 主动屈曲、伸展腕关节和手指。
  - 术后 2~3 天，可以使用臂丛神经留置管和局部止疼泵；在此之后，大多数患者口服镇痛药就能忍受 CPM 训练带来的疼痛。
  - 需要时口服镇痛药物、抗炎药物。
- 1~4 周
  - 继续加压包扎、抬高患肢、冰敷和口服镇痛药。
  - CPM 训练，在终末端进行牵伸。
  - 每日检查伤口，评估愈合和破裂情况。
- 5~12 周
  - 被动和辅助下主动活动肘关节和前臂。
  - 动态或静态的渐进式矫形器。
- 12 周后
  - 继续牵伸，避免 ROM 减小。
  - 主动活动逐渐加强：肘屈曲 / 伸展；前臂旋转 / 旋后；手腕背伸 / 掌屈。

持续性被动活动

手术后应立即开始实施 CPM。尽管使用的方案可能因患者的反应而异，但重要的是患者要积极参与到术后康复治疗中。使用 CPM 有几个目的。开始时，早期运动有助于避免僵硬，而且不需要患者付出太大努力。早期 CPM 能够挤压肘关节外的手术血肿和软组织水肿。在持续运动的情况下，CPM 也被认为有助于维持健康的软骨和防

表 13-2	肘关节挛缩松解术后康复精要
术后时间	康复阶段
术后 24 小时内	调节炎症反应（RICE）
1~4 周	持续性被动活动
3 个月内	物理治疗或支具
辅助形式	手法牵拉 放射治疗 吲哚美辛 麻醉下推拿 神经药物 肉毒毒素

注：RICE，休息（rest）、冰敷（ice）、加压包扎（compression）、抬高患肢（elevation）。

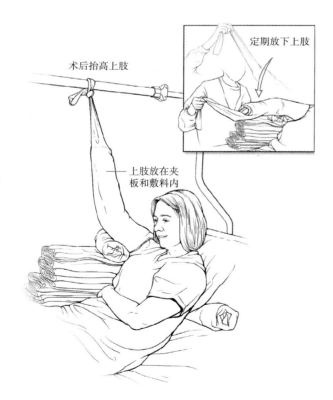

图 13-4 如图所示，术后即刻开始，将肘关节伸展并抬高可以控制水肿

止关节内粘连。CPM 最大的好处是能够让肘关节达到全范围的活动。CPM 对肘关节屈曲和伸展运动最有效。一些 CPM 机器提供旋前和旋后的活动，但通常不是那么有效。当恢复旋前和旋后成为主要康复目标时，患者最好不使用 CPM 机器，而是徒手牵拉前臂旋转。

使用 CPM 机器时，需要注意一些细节。调整 CPM 机器的高度，使肘关节高于心脏平面，手臂舒适地放置在床边或椅子上，也能最大限度地减少肿胀。为了能最大限度地减少在屈曲中所花费的时间，可以将 CPM 机器设置为以最高速度通过全屈曲弧度。去除外部的敷料，换成轻便的弹性加压套筒。如果不这样做的话，剪切应力会继发性地导致软组织损伤。肘关节屈曲的褶皱处应该正向上，并且对准机器的铰链中心处。然后在整个上肢缠绕宽且软的带子。患者可以使用机器来进行末端牵伸（图 13-5）。如果伸展时感觉不适，患者可以关停 CPM 机器。休息 1~2 分钟后血液和组织液从软组织中被挤出，患者通常能够获得更多的伸展范围。继续进行这种渐进式的练习，直到获得最大的伸展范围。患者最好能理解这一过程的基本原理，以免他们认为是在"挤压"他们的肘关节。为了在屈曲时得到牵拉，当屈曲变得不适时，患者可以停止 CPM 机器。在屈曲的位置上休息 1~2 分钟后，患者可以试着"挤压"肘关

节来增加一些活动度。达到最大的屈曲活动范围通常比达到最大的伸展范围要难。一旦患者到达 ROM 的末端，机器就会连续运行。通过在前臂下垫一块折叠的毛巾，可以增加 CPM 训练屈曲的范围，而在上臂下垫一块折叠的毛巾则可以增加伸展的范围。

关于每天使用 CPM 机器的时间，根据肘关节的反应有所不同。有些患者能够自己维持肘关节的活动范围，可以较少使用 CPM 机器，但另外一些患者则需要更多地使用 CPM 机器来防止活动范围的丧失。在术后的前几天，尽可能地多使用 CPM 机器，只有在吃饭和洗澡时休息。

使用 CPM 机器并非没有风险。无人监督的使用可能会导致严重的并发症，尤其是在术后早期，当患者有深度臂丛神经阻滞时，疼痛并不能作为（出现）问题的征兆。当神经受到剪切力、过度拉伸或长时间压迫时，会继发导致周围神经病变，其中包括尺神经、桡神经和正中神经。尺神经如果没有减压或者前移，就会处于危险中。上肢被压在 CPM 机器上时桡神经也有可能损伤。在严重屈曲挛缩的患者中，正中神经和桡神经都有损伤风险，因为对神经的急性拉伸可能导致神经病变。最后，因术后肿胀而引起的筋膜室综合征，在深度臂丛麻醉中可能未被及时发现。

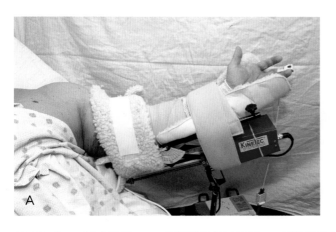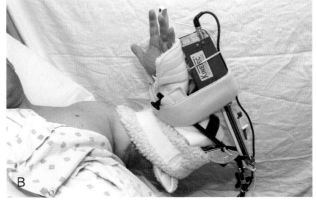

图 13-5　A 图为使用 CPM 机器进行伸展练习；B 图为屈曲练习

静态可调式矫形器

这些支具可被动牵伸肘关节以达到一个可以长期保持的姿势，以协助维持肘关节挛缩松解术中获得的活动范围（图 13-6）。分别需要支具来进行屈 – 伸运动和旋前 – 旋后运动。持续的牵伸可以使①软组织得到塑性延伸，这是得益于它们的黏弹性质；②细胞外基质的重建。大多数患者在术后 3~4 个月使用静态可调式矫形器能够获益，但使用矫形器的时间可能需要根据肘关节的反应进行调整。表 13-3 总结了推荐给大多数患者使用的常用计划。

在屈伸和伸展的过程中，时间分配应该与每个方向的僵硬程度成正比；在手术前有严重屈曲挛缩的患者应该多花些时间伸展肘关节，反之亦然。

徒手牵伸

除了 CPM 机器和肘关节矫形器外，主动辅助运动和被动牵伸 ROM 训练可以由患者、家庭成员或物理治疗师在 CPM 机器和矫形器不适用或不可用的情况下进行。练习肘关节伸展时，将上臂后侧放在一个平面上（如桌子），在物理治疗师的帮助下，另一侧上臂用一根棍子，或依靠自身重力，尽量将前臂放在平面上（图 13-7A）。在练习屈曲时，可以用另一侧上肢，在物理治疗师的帮助下或在静止的平面如墙壁上让前臂尽量贴近上臂（图 13-7B）。前臂旋转的牵伸动作最好是抓握住手腕的近端。由于腕骨的灵活性，抓住手牵伸不太有效，也会引起腕部的疼痛。正确的方法是肘关节屈曲 90°，放在躯干的一侧防止肩关节内旋、外旋，以避免在前臂旋转时出现错误结果。

放射治疗

在外科手术切除了异位骨化后，可以使用单

表 13-3	静态可调式矫形器的常用计划
阶段	内容
晚饭时间	休息，不使用支具
睡前（伸直）	使用矫形器，让肘关节尽量伸直达到痛点，但不是剧烈疼痛，15 分钟后增大伸展角度
整夜	佩戴矫形器入睡，在睡前保持肘关节伸直位
清晨，早餐时间（休息）	不使用矫形器，洗个热水澡让肘关节热身，慢慢屈曲肘关节
早餐后（屈曲）	使用矫形器，让肘关节弯曲至痛点，但不是剧烈疼痛，15 分钟后增加弯曲角度。穿戴矫形器 2 小时（整个穿戴矫正器的过程需达到 2 小时）
中午	休息，不使用矫形器，尽量缓慢使用肘关节
其他时间	明确安排一天中伸展、休息、屈曲的交替时长周期

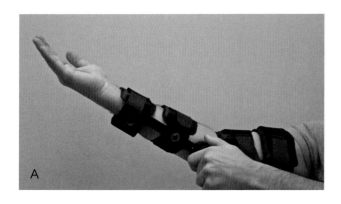

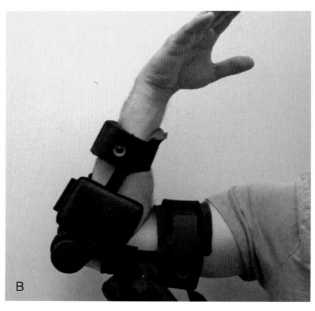

图 13-6　静态可调试矫形器的照片，可用于牵伸（A）和屈曲（B）肘关节

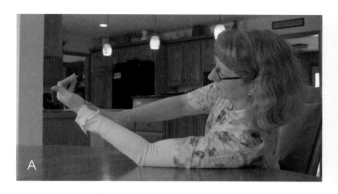

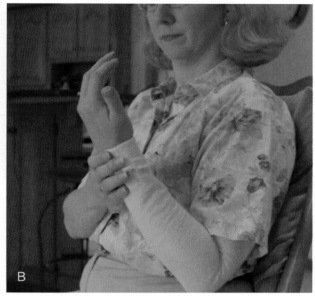

图 13-7　肘关节伸展练习（A）和屈曲练习（B）

一剂量的放射线进行治疗。此外，放射治疗还可选择性地用于患有严重或难治性关节纤维化的患者。在肘关节处使用放射治疗的基本原理是通过复杂性髋关节异位骨化关节成形术和髋臼骨折相关文献推断出的。在术前 24 小时和术后 72 小时内，应使用 700cGy 的低剂量的射线。放射治疗的潜在并发症包括骨不连、伤口愈合问题和放射后肉瘤。

药物

非甾体抗炎药（NSAIDs）

吲哚美辛在基于证实可有效减少髋关节周围形成异位骨化后而被部分运用在挛缩关节松解术后。我们一般建议所有患者在术后的 6 周内口服吲哚美辛治疗；然而，对此我们并没有科学依据。吲哚美辛和其他非甾体抗炎药并不会给放射治疗带来并发症的风险，它们的止痛和抗炎特性使它们值得选择。然而，它们确实有一些副作用，如消化道溃疡，以及肝和肾功能障碍。在挛缩松解术后的推荐剂量为每天 75mg 的单剂量。

GABA 类似药物（抗癫痫药）

临床或亚临床神经病变，如尺神经炎和 CRPS 可能导致一些患者肘关节挛缩。如加巴喷丁（gabapentin）或普瑞巴林（pregabalin）这样的药物可以给予持续存在异常或疑似神经病变的患者使用。

肉毒毒素

难治性肌肉挛缩对某些患者的术后康复计划不利，包括痉挛或帕金森病患者。肉毒毒素 A 和 B 在这种情况下可能被认为是一种辅助方式，可以暂时麻痹所涉及的肌肉。注射最好在肌电图的引导下定位，作用于肱二头肌、肱肌和肱桡肌导致屈曲痉挛和挛缩的肌肉，以及肱三头肌导致伸展痉挛和挛缩的肌肉。随着时间的推移，肉毒毒素的效果逐渐消失，大多数患者在术后的最初几周需要单一的治疗方法来纠正肌肉挛缩。

麻醉下手法操作

有些患者对于维持术中 ROM 非常困难，可以考虑在肘关节麻醉下进行手法操作。术后 6 周时，ROM 进展不理想或已经明显达到停滞期的患者，可以进行麻醉下手法操作。使用药物全身麻醉，然后温和地渐进屈曲和伸直；在操作后，肘关节可能需要注射局部麻醉剂和糖皮质激素。操作之后，应立即进行大量的 CPM 训练、佩戴矫形器或执行徒手牵伸方案。

功能性目标和限制

肘关节挛缩松解的目标是恢复一种无痛和完整，或者至少是功能性的活动。大多数患者在术后康复 3 个月后受益。在康复结束时，许多患者能够达到功能性活动范围，但只有少数人恢复全范围活动。原发性骨关节炎（相对于创伤后）患者和那些需要在神经损伤或烧伤损伤（相对于创伤后的外伤性骨形成后）移除异位骨化的患者相比，效果最好。一旦康复计划完成并恢复活动，活动限制就由潜在的病理决定。大多数患者能够恢复不受限制的活动，但拎重物可能会加重关节炎患者的症状。

结局

因外部挛缩导致的肘关节僵硬进行手术松解被证实能够可靠地改善 ROM。大多数的研究报道显示，大约 85% 的患者增加了活动范围，并且绝大多数患者恢复功能性范围，改善了活动。Mansat 和 Morrey 报道说，在 38 例肘关节中，开放式挛缩松解术使 38 例粘连的肘关节活动范围平均改善 45° 范围。Kodde 等进行了一项系统性回顾研究，报道了类似的结果，关节镜和开放性挛缩松解术分别平均使活动范围增加 40° 和 51°。已发表的证据表明，各种类型的矫形器有助于改善肘部活动。Muller 等对矫形器的效果进行系统性回顾，发现在治疗过程中平均改善 $38.4° \pm 8.9°$。

在肘关节挛缩松解术后，CPM 所带来的益处难以得到科学证实。在麻醉下进行手法操作的证据很有限，但很有力。Araghi 等报道了 51 例接受麻醉下手法操作的患者。在跟踪调查中，关节活动范围从手法操作前平均 40° 提高到操作后平均 78°。异位骨化通常在切除后不会复发。根据发表的关于髋部异位骨化文献的证据，放射治疗和吲哚美辛都被使用。Ploumis 等回顾了所有可用的文献，发现只有微弱的证据支持使用放射治疗来预防肘部的异位骨化。大多数其他辅助治疗方法缺乏强有力的科学支持。

精要

手术过程

- 使用先进的成像技术来研究移除骨性结构。
- 确认并处理临床和亚临床尺神经病变，以及其他导致肘关节神经病变的风险。
- 商议开放性或关节镜手术，以最大限度地提高疗效、减少并发症，尤其是医源性神经损伤。
- 尽可能在手术结束时恢复完全 ROM，因为绝大多数肘关节在术后恢复时存在丢失一些活动范围的风险（图 13-8）。
- 在完全恢复肘关节 ROM 前不要移除硬件，以防止因压力上升而导致术中发生的骨折。

术后康复

- 患者的教育和依从性是手术成功和康复计划的最重要的部分。
- 集中精力控制术后炎症反应，在早期尽可能进行完全 ROM 训练，并持续拉伸，包括 CPM、矫形器和（或）徒手牵伸练习。
- 特别要注意恢复肘关节旋前和旋后功能。
- 根据需要，有选择性地添加辅助治疗。

小结

在肘关节挛缩松解术后，康复非常重要。最重要的因素包括在术后第 1 天控制炎症、使用 CPM 设备，以及使用矫形器。徒手练习可能非常有效，但如果导致炎症，那么徒手练习的使用则会是有害的。辅助药物治疗中 NSAIDs 也常用

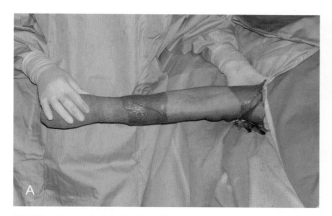
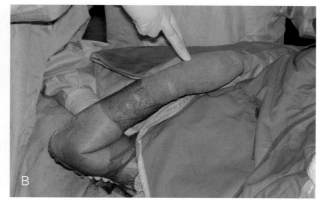

图 13-8　A. 挛缩松解术后伸展的临床照片；B. 挛缩松解术后屈曲的临床照片

于治疗，有时需要应用几周，以防止异位骨化的形成。也可考虑放射治疗，特别是在切除异位骨化后。对于在术后的前几周内没有太大进步的患者也可考虑进行麻醉下手法操作。在大多数情况下，良好的手术技术和适当的康复治疗手段应用可以恢复肘关节功能。

（李　雯　译，乔　钧　朱　毅　张志杰　审）

参考文献

Araghi A, Celli A, Adams R, Morrey B: The outcome of examination (manipulation) under anesthesia on the stiff elbow after surgical contracture release. *J Shoulder Elbow Surg* 2010; 19(2):202–208.

Kodde IF, van Rijn J, van den Bekerom MP, Eygendaal D: Surgical treatment of post-traumatic elbow stiffness: a systematic review. *J Shoulder Elbow Surg* 2013;22(4):574–580.

Mansat P, Morrey BF: The column procedure: a limited lateral approach for extrinsic contracture of the elbow. *J Bone Joint Surg Am* 1998;80(11):1603–1615.

Muller AM, Sadoghi P, Lucas R, et al.: Effectiveness of bracing in the treatment of nonosseous restriction of elbow mobility: a systematic review and meta-analysis of 13 studies. *J Shoulder Elbow Surg* 2013;22(8):1146–1152.

Ploumis A, Belbasis L, Ntzani E, Tsekeris P, Xenakis T: Radiotherapy for prevention of heterotopic ossification of the elbow: a systematic review of the literature. *J Shoulder Elbow Surg* 2013;22(11):1580–1588.

Eugene W. Brabston III , MD; James J. Perry, OT/L, OTR, CHT, RNCST 和 John-Erik Bell, MD, MS

概述

　　肱骨内、外上髁炎是肘关节疼痛和功能紊乱的常见原因。有效的肱骨上髁炎治疗通常形成于对诸多学科的理解，如关于此类疾病的解剖学、生物化学和生物力学原则。通常是从非手术治疗开始，一般都很成功。手术治疗主要针对顽固的病例和慢性病例，这类病例病程持续时间很长，且已经尝试过诸多非手术治疗方法。治疗方法依据患者的职业、需求及活动强度来个体化制订。

　　肱骨外上髁炎是肘关节疼痛最常见的原因，据记载比肱骨内上髁炎多 10 倍，男性和女性的患病率持平。引起肱骨外上髁炎的危险因素有年龄增长、吸烟、肥胖、提举重物和重复动作使用等。尽管诊断通常命名为"网球肘"，实际因网球运动本身而形成肱骨外上髁炎的病例非常少。虽然如此，在网球和其他球拍类运动参与者中此类状况很常见，20%~50% 会受到影响，且在业余或娱乐参与者中发生频率显著增加。病变主要发生在 ECRB 起点，偶尔发生在 EDC。

　　肱骨内上髁炎常常发生在 40~50 岁的患者，通常影响优势侧肢体，男性和女性的患病率持平。和肱骨外上髁炎相似，肱骨内上髁炎由慢性炎症状况下的反复压力导致。病理改变发生在屈曲 – 旋前肌群，尤其是旋前圆肌、桡侧腕屈肌、

掌长肌，有时也发生在尺侧腕屈肌和指浅屈肌等。内上髁炎虽已获得"高尔夫球肘"的命名，但在运动员和非运动员身上都可以看到。

　　自从 19 世纪晚期，上髁炎第一次被描述，多种理论也被提出用以解释它的病理过程。最新的理解是，上髁炎代表内侧或外侧肌腱起点的微小撕裂。随后的修复反应过程被血管浸润或肌腱接合处的结构改变所损坏。Nirschl 和 Pettrone (1979) 描述了肱骨上髁炎病理改变过程中大体和组织学的外观。他们描述组织的大体外观为灰色非晶态物质。在组织学水平，正常的组织胶原架构被破坏，然而随着不成熟的血管侵入，他们惊讶地发现慢性和急性炎症细胞的缺失。在慢性状况下，这将导致肌腱的退变，被描述为"血管成纤维细胞增生"。第一期，代表进程的早期，伴随着急性炎症，无组织架构的改变；第二期，有病理改变，血管成纤维细胞侵入，但肌腱仍保持完整性；第三期，肌腱的结构发生改变；第四期，在慢性状况时，以纤维化或钙化为标志。"肌腱炎"是一个容易令人产生混淆的术语，在描述病理过程时显得用词不当，尤其是慢性的状况。尽管有炎症细胞的出现，但病理的样本并非典型的炎症表现，而是大量的成纤维细胞、血管增生和正常组织的胶原缺失。

相关解剖学

外上髁

外上髁是手腕和手指伸展肌群的起点，也是桡侧尺副韧带（lateral ulnar collateral ligament, LUCL）的起点。桡侧腕长伸肌（extensor carpi radialis longus, ECRL）起自于髁上嵴贴近肱桡肌起点的近端。桡侧腕短伸肌（extensor carpi radialis brevis, ECRB）的起点在桡侧腕长伸肌的深层，且靠近下方和外侧。指伸肌（extensor digitorum communis, EDC）在桡侧腕长伸肌的后侧和远端。ECRB 是最常见的发生病变的点，尽管接近 1/3 的患者也会有指伸肌受到牵连。桡侧韧带复合体位于 ECRB、ECRL 及 EDC 肌腱的深部，有 4 个主要组成部分：LUCL、桡侧副韧带、环状韧带和桡侧副韧带复合体。由于与韧带邻近，外上髁在 MRI 中会发现韧带肌腱撕裂和增厚。在肱骨外上髁手术中，存在 LUCL 医源性损伤的风险。

内上髁

内上髁是屈曲－旋前肌群的起点，这些肌群有旋前圆肌、桡侧腕屈肌、掌长肌、指浅屈肌和尺侧腕屈肌。MCL 与屈曲－旋前肌群贴近，可能会在病变过程中受累。尺侧副韧带由 3 个分离的束组成：前束、后束和横向束。前束在稳定肘关节、抵抗外翻应力时起主要作用。尺神经症状在临床中也较常见，因为尺神经靠近屈肌的起点。肱骨内上髁炎引发尺神经症状时，最常见的尺神经压迫部位在尺侧腕屈肌的 2 个头之间。

患者评估

内上髁炎和外上髁炎的明确诊断依赖的是一个完整的但突出重点的病史和体格检查。症状的长期性、部位、疼痛的类型、受影响的活动、相关联的感觉异常，以及肌肉力量变弱必须明确，

可以解释这类事件的运动史或其他抗阻力且重复性的活动应该被记录下来。

内上髁炎引起的疼痛是沿着内上髁，且伴随前臂旋前或腕屈曲抗阻活动而加重的。将肘关节置于伸展位，这样在评估时肌腱被拉伸到最大生理范围。靠近内上髁的远端和前部压痛更加明显的部位，是桡侧腕屈肌和旋前圆肌的附着点。

应该进行尺神经评估，观察是否有半脱位和再现感觉异常的症状。Tinel 试验或肘关节屈曲试验也可以用来评估尺神经受压或激惹。使用移动外翻应力试验（moving valgus stress test）和"挤奶"法（milking maneuver）来评估内侧尺侧副韧带，以排除其是肘关节内侧疼痛的来源。

肘关节外侧检查时，直接触诊外上髁的远端和前部可能会引出疼痛。特殊检查方法包括腕关节伸展抗阻和手指伸展抗阻。典型的是，这些方法在肘关节伸展时测试会比肘关节屈曲时更加疼痛。要排除其他原因引起的肘关节外侧疼痛，应当触诊肱桡关节，以排除是否存在关节炎疼痛和"弹响肘"综合征（snapping plica syndrome），桡管也需要触诊是否存在压痛。

在大多数的肱骨上髁炎患者中，X 线片显示是正常的。部分患者会有外上髁的骨刺或钙化。肱骨上髁炎不需要通过 MRI 扫描来进行诊断或治疗。但在诊断不明确时，MRI 可以用来排除一些其他病变，如副韧带损伤或皱襞的问题。超声诊断可以显示肌腱起点增厚和低回声，甚至会有少量积液。

非手术治疗和康复

非手术治疗是肱骨内、外上髁炎治疗的主流。一项全面的关于外上髁炎的非手术治疗的随机对照研究显示非手术治疗的有效率高，且长期效果显著。肱骨内、外上髁炎的手术治疗是为顽固的案例预留的，特别是 6~12 个月非手术治疗后未愈。不到 10% 的肱骨上髁炎患者经过非手术治疗失败而最终需要外科手术治疗。

手术治疗

适应证和禁忌证

尽管非手术治疗是治疗肱骨内、外上髁炎的主要方式，但患者经过 6~12 个月的非手术治疗失败时，通常考虑外科手术。手术的禁忌证包括与肱骨外上髁炎不相关的肘关节疼痛，如肘关节不稳、桡管综合征、背侧骨间神经综合征、尺神经病变及肘关节炎晚期。其他禁忌证包括不能遵从术后方案和妨碍手术麻醉安全的并发症。

肱骨外上髁炎的手术治疗

手术治疗包括切除炎症组织和改变术后肌腱起点的微损伤的机械性因素。手术治疗可以是开放性手术、关节镜或是经皮手术。从术后的效果来看，没有哪一种手术方式优于其他方式。在决定手术方式之前，需在麻醉下进行检查肘关节，以评估关节活动度和稳定性。外上髁炎引起的关节活动受限是罕见的。在极少的案例中，肘关节外侧疼痛是肘关节后旋不稳定的临床表现。

肱骨外上髁炎开放式手术（图 14-1）

在肘关节外侧进行斜向的切口以暴露伸肌总腱。在桡侧腕短伸肌的深部及后方可以辨认出伸肌总腱和桡侧腕长伸肌。桡侧腕短伸肌实质中浅灰色外观的退化组织会被清除。外上髁也可能会被磨平，但要避免尺骨桡侧副韧带的损伤。然后

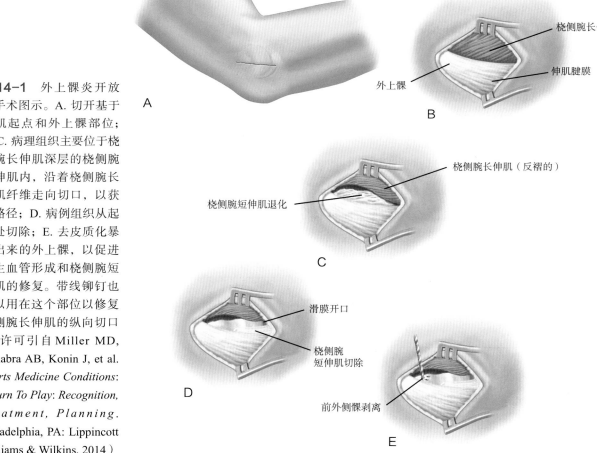

图 14-1　外上髁炎开放式手术图示。A. 切开基于伸肌起点和外上髁部位；B, C. 病理组织主要位于桡侧腕长伸肌深层的桡侧腕短伸肌内，沿着桡侧腕长伸肌纤维走向切口，以获得路径；D. 病例组织从起点处切除；E. 去皮质化暴露出来的外上髁，以促进新生血管形成和桡侧腕短伸肌的修复。带线铆钉也可以用在这个部位以修复桡侧腕长伸肌的纵向切口（经许可引自 Miller MD, Chhabra AB, Konin J, et al. *Sports Medicine Conditions*: *Return To Play*: *Recognition, Treatment, Planning*. Philadelphia, PA: Lippincott Williams & Wilkins, 2014）

桡侧腕长伸肌

伸肌腱膜

外上髁

桡侧腕短伸肌退化

桡侧腕长伸肌（反褶的）

滑膜开口

桡侧腕短伸肌切除

前外侧髁剥离

重新拉紧表层剩下的肌腱。依次缝合皮下组织、皮肤，无菌纱布覆盖伤口，手臂用悬吊带固定制动。

肱骨外上髁炎关节镜手术

关节镜手术包含关节镜入路选择，通常是邻近前内侧和前外侧，在手术开始时进行关节的诊断评估（图 14-2）。使用刨削刀清除外侧关节囊，以观察桡侧腕短伸肌的下表面。然后从外上髁松解桡侧腕短伸肌的起点，且松解从桡骨小头前半部分延伸到桡侧腕长伸肌的起点。桡骨小头后半部分覆盖的肌腱保留，且作为参照物，使对桡侧副韧带复合体的损害最小化。肱骨外上髁可能会被去皮质化，为有助于修复而创造一个出血点。一些外科医师会修复桡侧腕短伸肌，但也有一些不会。然后关闭关节镜入路，无菌纱布覆盖创口，手臂使用悬吊带固定制动。

肱骨内上髁炎手术治疗

肱骨内上髁炎的手术治疗和肱骨外上髁炎有相似的原则。因为比较靠近尺神经，大部分外科医师比较偏爱使用开放式手术来治疗肱骨内上髁炎。内侧皮肤切口，沿着肱骨内上髁延伸到远端，小心地经皮切开以保护前臂内侧皮神经。标记尺神经和屈曲－旋前肌群，需小心保护尺神经。展开旋前圆肌和桡侧腕屈肌之间的间隙，然后清除任何病变的组织。如果需要切除更深层的组织，应保护尺侧副韧带。一旦清创术完成，应开始修复周围的组织。临床上会伴随肘管综合征，此时需要进行尺神经的减压术或移位术。可能会执行肱骨内上髁的去皮质化手术，但要注意避免损伤到 MCL。可能执行内上髁上屈肌起点的修复，但通常不是必需的。缝合关闭皮下组织和皮肤，无菌纱布覆盖于创口，手臂使用悬吊带固定制动（图 14-3）。

最近有一些人对将关节镜辅助治疗作为内上髁炎的手术介入感兴趣。这样可能需要额外的前内侧的其他手术切口，以进入内上髁炎退变的组织，尽管有可能将关节镜手术介入内上髁炎的治疗，但没有研究显示患者的结局，对尺神经和潜在的 MCL 医源性损伤的担忧使得许多外科医师无法进行这一手术。

术后康复

术后康复在术后的 3~5 天开始，治疗主要集中在减轻肿胀和渗出，使用冰敷、抬高和（或）

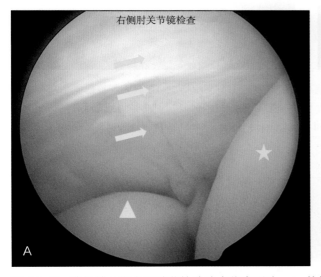
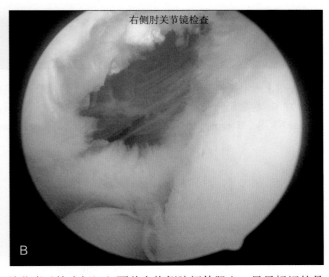

图 14-2　肱骨外上髁炎的关节镜清除术临床照片。A. 外侧关节囊（箭头标记）覆盖在桡侧腕短伸肌上。星星标记的是肱骨小头，三角形标记的是桡骨小头；B. 松解桡侧腕短伸肌，清除周围的退变组织（Courtesy of Andrew Green, MD）

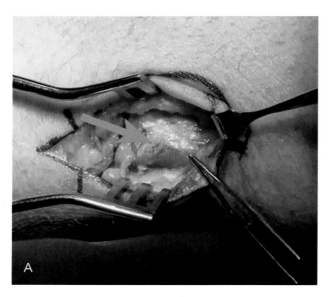
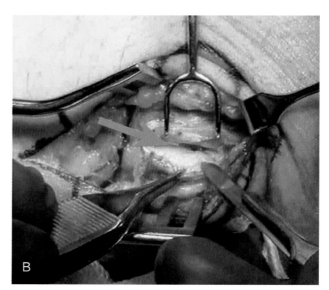
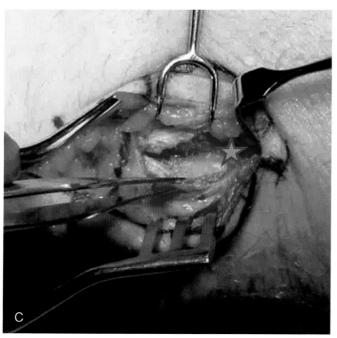
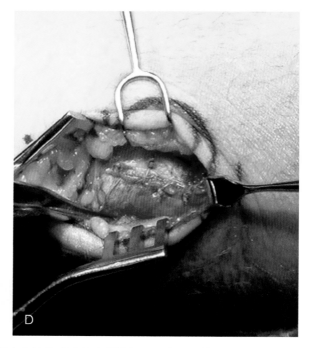

图 14-3　内上髁炎开放手术清除术临床照片。A. 肌腱内的病理改变被发现（箭头所指）；B. 内上髁被暴露出来（箭头所指）；C. 病变组织被移除（星号）；D. 在清除这些组织后，使用"边对边"技术修复肌腱［经许可转载自 Amin NH, Kumar NS, Schickendantz MS. Medial epicondylitis: Evaluation and management. *J Am Acad Orthop Surg*, 2015, 23(6): 348-355］

加压、控制活动等方法。强调手指和肩关节的主动活动，有助于水肿的消除及预防关节僵硬。通常用一个后方的夹板或者悬吊带来保护组织而避免被激惹到，最小化疼痛，使其休息以促进修复。在手术后的前 1~2 周，固定在屈曲 90°的位置，可以减少肌腱止点处手术部位的紧张。

在需要时，患者在术后 10~14 天需进行门诊随访，以便于进行术后的创口检查和拆线。主动的腕关节和肘关节活动在患者的舒适范围内及在必要时消除重力或需要辅助的动作平面上开始。受疼痛影响，在运动之间应持续使用夹板。可以使用电疗来减轻炎症水肿，促进修复。瘢痕治疗在伤口显现出修复期的征象时开始，即在开始结痂时。治疗的选择包括按摩、超声波治疗、使用树脂板或弹性合成橡胶脱敏，以及轻度加压等。贴扎（肌内效贴布）也可用于瘢痕松动（图14-4）。

术后早期

总体目标

● 保护修复组织。

● 减少疼痛和炎症。

● 预防肌肉萎缩。

● 依据诊断（肱骨内上髁炎或外上髁炎），避免早期的屈 / 伸肌群的力量训练，以保护组织的修复。

1~2 周

● 夹板 / 支具 / 悬吊带：90°屈肘位。

● 冷疗：肘关节。

● 肘关节主动辅助 ROM 训练。

● 支具：肘关节 ROM 在 0°~120°（每周逐渐增加伸展 –5°，增加屈曲 10°）。

● 腕关节 ROM 训练。

● 轻度的瘢痕松动术。

　　在术后第 3 周，可以开始肘关节各个平面的抗重力全范围活动。在需要时，可利用牵伸和反力支具控制疼痛，以起到改善关节活动范围的作用。一旦重获活动范围且疼痛得到控制，在肘关节屈曲 90°的位置上就可以开始伸肌群活动。除了肘关节的软组织按摩和关节松动术外，可以开始复合的主动和主动辅助腕关节 ROM 训练和手

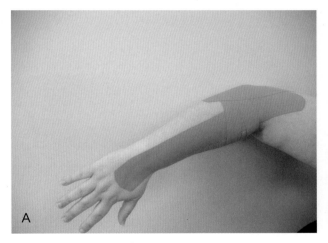

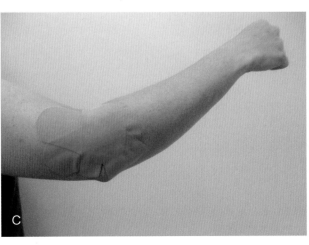

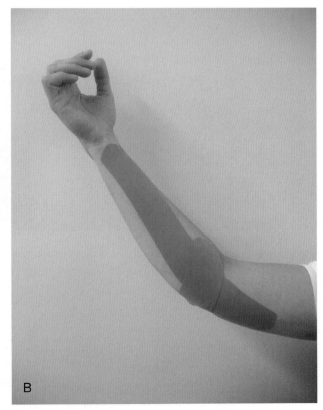

图 14-4　（A）肱骨外上髁炎和（B）内上髁炎的保守治疗管理中肌内效贴布的应用；C. 肌内效贴布也可以应用于肱骨外上髁炎术后的瘢痕修复

指屈伸的牵伸。患者可以回归有氧运动和在日常生活中轻度的手功能运用。由于制动带来的撞击症状及肩胛骨的运动功能障碍的风险会上升，也许可以开始轻阻力的肩袖肌群及肩胛骨的活动和稳定性训练。复合牵伸应逐渐进阶，包括肘关节的完全伸直（图 14-5）。

术后中期

总体目标

- 逐渐增加至完全 ROM。
- 促进修复组织的恢复。
- 重获和增加力量。

3~4 周

- 移除所有的肘关节制动器具。

- 继续前面提到的所有运动。
- 开始肘关节和腕关节的主动 ROM 训练（无阻力）。
- 开始轻度的腕关节伸展 / 屈曲牵伸。
- 开始肩关节主动 ROM 训练。
- 开始低强度的肩胛骨力量训练。
- 腕关节夹板。
- 开始低强度抗阻运动（1 磅，约 0.45kg）。
    - 腕关节弯举、伸展、旋前、旋后。
    - 肘关节屈曲 / 伸展。

4~6 周

- 停止使用肘关节支具，使用腕关节支具。
- 开始手臂的轻强度抗阻运动（1 磅，约 0.45kg）。
    - 腕关节弯举、伸展、旋前、旋后。
    - 肘关节屈曲 / 伸展。

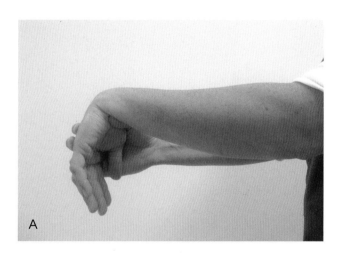

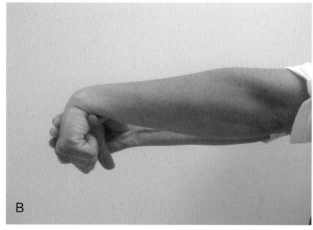

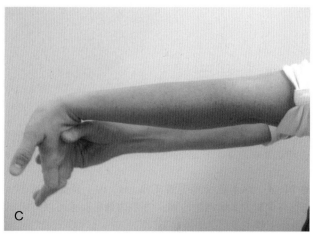

图 14-5　A. 伸肌牵伸；B. 复合腕伸肌和指伸肌牵伸；C. 屈曲肌群的牵伸

- 进阶肩关节训练，强化肩袖及肩胛肌群的力量训练。
- 开始使用轻哑铃进行肩关节的力量训练。

在术后的第 6 周，患者预期会达到全范围的肘关节活动，包括腕关节和指关节的复合屈曲，从腕屈曲到复合屈曲少于 10° 的差异，或者与非手术侧对比。活动的限制和力量训练依据手术方法和手术修复技术而不同（手术方法：关节镜、开放式手术）。腕关节伸肌的力量训练可以逐渐开始，从等长收缩到离心训练，再到向心训练。如果疼痛仍存在，在运动中继续使用反力支具（图14-6：离心训练、等长训练及向心训练，在反力捆扎带的保护下，使用弹力带或重量训练）。

恢复的最后一期从术后 12 周开始，包括重返重体力和更高要求的活动，如体育活动、庭院劳动和工作。患者可能仍然需要使用反力支具 / 捆扎带以最小化不适。与活动类型无关的无痛上肢功能运用可能需要几个月到 1 年才能恢复。

晚期力量强化期

总体目标

- 增加力量、爆发力和耐力。
- 保持完全肘关节 ROM。
- 逐渐开始体育活动和功能性活动。

6~18 周

- 完全肘关节 ROM 训练。

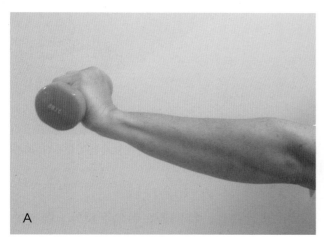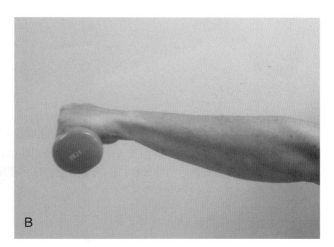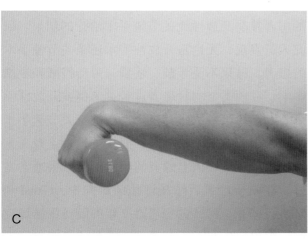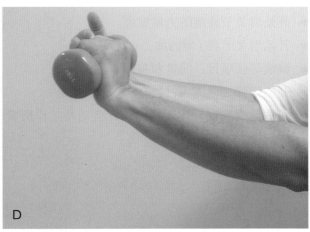

图 14-6　A. 外上髁炎的离心力量训练，起始位时使腕伸肌拉紧产生张力；B. 外上髁炎离心力量训练，持续 8 秒，控制张力；C. 离心力量训练，完成时是复合屈曲位，达到伸肌群可伸展的全范围；D. 离心力量训练，被动伸展腕关节回到动作起始位置，以避免在恢复初期进行向心收缩

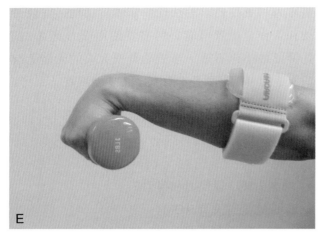
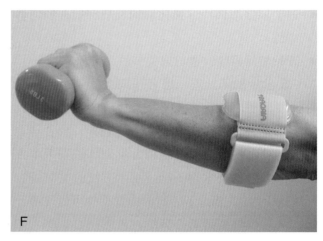
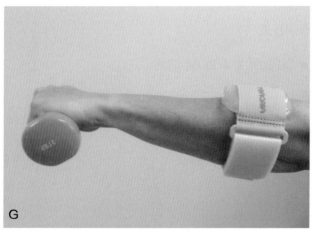
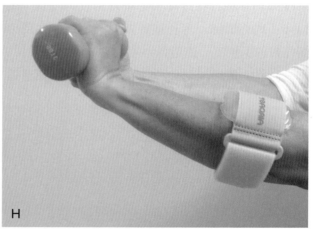

图 14-6　E. 离心力量训练，使用反力支具，在复合屈曲位；F. 离心力量训练，使用反力支具，在复合伸展位；G. 离心力量训练，使用反力支具，持续 8 秒；H. 离心力量训练，使用反力支具，被动伸展

- 继续前面所有的运动。
- 肘关节力量训练进阶。
- 开始肩关节外旋的力量训练。
- 开始肘关节屈 / 伸的离心训练。
- 继续等张项目：前臂和腕关节。
- 开始增强式训练项目。
- 根据耐受程度，逐渐返回体育活动及工作所需的活动。

手术治疗结局

肱骨内上髁炎和外上髁炎的手术治疗结局一般都良好。但是，持续性疼痛在开放性手术和关节镜手术后被关注，高达 40% 的患者存在一定程度的慢性疼痛，特别是在手术干预外上髁炎的情况下。最近一篇文献研究接受随机前瞻性试验的患者接受开放性或关节镜手术治疗的结果。研究人员发现，无论是开放性手术还是关节镜手术的患者，结果不受年龄、性别、劳动报酬和吸烟影响。一项类似的对患者进行关节镜或开放性手术 3~6 年的结果的研究显示，在进行关节镜手术的患者中，有一个很小的，但在统计学上意义重大的结果。肱骨内上髁炎的手术治疗结果通常良好。在一项对术后结局评估的研究中，Gabel 和 Morrey 指出，87% 的患者在 7 年的随访中结局良好。大约 50% 的接受过手术治疗的患者存在尺神经症状。那些伴随严重尺神经症状的患者手术干预治疗结局不太好。

精要

非手术治疗

- 完善的非手术治疗方案，采用渐进的方法来恢复力量、ROM 和改善疼痛的方法通常都可取得成功。
- 在考虑手术前，持续的治疗方案应该包括至少 6 个月的治疗。
- 应使用多种治疗方式，包括牵伸、贴扎、注射和各种疼痛治疗仪器。
- 患者应该被告知病情的长期性，以便于他们明白有意义的改善和完全的功能恢复是需要时间的。

手术治疗

- 适用于非手术治疗无效，病情顽固的病例。
- 存在多种技术，且大多数有良好的结果。
- 开放性手术和关节镜手术有相似的结果，一些研究显示关节镜方法有小的改善。
- 在手术治疗后应恢复结构化的治疗，以改善术后疼痛、控制水肿，并在适当的治疗后恢复功能。

小结

对肱骨内、外上髁炎的治疗体现了从观察到手术干预的连续选择。大多数病例都是通过非手术方式进行治疗的，包括运动、支具和注射。如果手术是必要的，可以通过适当的技术和术后康复来达到合理的结果。

（张小波 译，李 雯 朱 毅 张志杰 审）

参考文献

Cyriax JH: The pathology and treatment of tennis elbow. *J Bone Joint Surg* 1936;18:921–940.

Gabel GT, Morrey BT: Operative treatment of medial epicondylitis: The influence of concomitant ulnar neuropathy at the elbow. *J Bone Joint Surg Am* 1995;77:1065–1069.

Hoogvliet P, Randsdorp MS, Dingemanse R: Does effectiveness of exercise therapy and mobilisation techniques offer guidance for the treatment of lateral and medial epicondylitis? A systematic review. *Br J Sports Med* 2013;47:1112–1119.

MacDonald PB, Clark T, McRae S, Leiter J, Dubberley J: Arthroscopic versus open lateral release for the treatment of lateral epicondylitis: a prospective randomized controlled trial. *J Shoulder Elbow Surg* 2016 Jun 1;25(6):e176.

Morrey BF: Functional anatomy of the ligaments of the elbow. *Clin Orthop* 1985;201:84–90.

Mullett H, Sprague M, Brown G, Hausman M: Arthroscopic treatment of lateral epicondylitis: Clinical and cadaveric studies. *Clin Orthop Relat Res* 2005;439:123–128.

Nirschl RP, Pettrone FA: Tennis elbow: the surgical treatment of lateral epicondylitis. *J Bone Joint Surg Am* 1979;61:832–839.

Peerbooms JC, Sluimer J, Bruijn DJ, Gosens T: Positive effect of an autologous platelet concentrate in lateral epicondylitis in a double-blind randomized controlled trial platelet-rich plasma versus corticosteroid injection with a 1-year follow-up. *Am J Sports Med* 2010 Feb 1;38(2):255–262.

Roquelaure Y, Ha C, Goldberg M, Zins M, Descatha A: Workrelated risk factors for incidence of lateral epicondylitis in a large working population. *Scand J Work Environ Health* 2013 Nov 1;39(6):578.

Shiri R, Viikari-Juntura E, Varonen H, Heliövaara M: Prevalence and determinants of lateral and medial epicondylitis: a population study. *Am J Epidemiol* 2006;164(11):1065–1074.

Smidt N, van der Windt DA WM, Assendelft WJJ, Deville WLJM, Korthals-deBos IBC, Bouter LM: Corticosteroid injections, physiotherapy, or a wait and see policy for lateral epicondylitis: a randomized controlled trial. *Lancet* 2002;359:657–662.

Solheim E, Hegna J, Øyen J. Arthroscopic versus open tennis elbow release: 3-to 6-year results of a case-control series of 305 elbows. *Arthroscopy* 2013 May 31;29(5):854–859.

Struijs PA, Kerkhoffs GM, Assendelft WJ, Van Dijk CN: Conservative treatment of lateral epicondylitis: brace versus physical therapy or a combination of both—a randomized clinical trial. *Am J Sports Med* 2004;32:462.

Szabo SJ, Savoie FH, Field LD, et al: Tendinosis of the extensor carpi radialis brevis: an evaluation of three methods of operative treatment. *J Shoulder Elbow Surg* 2006;15:721.

Tyler TF, Thomas GC, Nicholas SJ, McHugh MP: Addition of isolated wrist extensor eccentric exercise to standard treatment for chronic lateral epicondylitis: A prospective randomized trial. *J Shoulder Elbow Surg* 2010;19:917–922.

Zonno A, Manuel J, Merrell G, Ramos P, Akelman E, DaSilva MF: Arthroscopic technique for medial epicondylitis: Technique and safety analysis. *Arthroscopy* 2010;26(5): 610–616.

Christopher S. Ahmad, MD; Adrian James Yenchak, DPT, PT 和 Joseph L. Ciccone, PT, DPT, SCS, CIMT, CSCS

概述

尺侧副韧带（ulnar collateral ligament, UCL）损伤常见于投掷运动员，常导致其不得不脱离体育运动。虽然首次报道的病例是标枪运动员，但 UCL 损伤最常见于棒球投手。在投掷动作加速期，动作产生重复力使肘关节内翻力矩达到120nm，伸展速度为 2300deg/s 时，在投掷者举起手臂的末期过渡到跟进期时，可产生反复的肘外翻负荷，在肘内侧产生张力，挑战韧带的极限强度。这种反复拉伸力可导致急性或者反复肘部微创伤。

因为投掷运动导致韧带功能不全的患者，可产生一系列症状：肘内侧不适或不稳、尺神经感觉异常、肘或肩无力、肘运动受限、肩部肌肉缺乏耐力、手臂速度降低、投掷位置控制力受损。以上因素，加上肘关节软骨不完整和鹰嘴骨赘形成引起的生理变化，可能会影响运动员的职业生涯。因此，需要骨科医师进行诊断、治疗，甚至需要手术干预。

手术治疗

适应证

UCL 重建手术适用于投掷 / 过头运动时持续肘内侧疼痛、非手术治疗无效、愿意进行术后康复计划的患者。赛季、竞技水平、个人期望值和伴随的病理改变可影响手术指征。

虽然仅有少量文献证明投掷运动员 UCL 撕裂非手术治疗的有效性，但大多数病例最初都选择保守治疗。统一的观点是首先停止运动 6~8 周，配合恢复肘关节和肩关节运动、肩袖耐力、肩胛骨稳定性，最终进行改良的投掷训练。有人提倡在康复开始前或康复过程中，在肘内侧注射富血小板血浆（platelet-rich plasma, PRP），以促进韧带损伤的愈合。但是目前缺乏支持 PRP 治疗有效的一致性研究结果。

成功的康复计划会处理运动链（下肢 / 核心）的具体部位，尤其会注意恢复肩部运动和力量。为了降低恢复竞技运动后潜在的损伤风险，需评估和治疗肩关节复合体完整关节活动范围（TROM）和力量。ROM 一旦恢复，且能达到足够的肩部力量比，盂肱关节 ROM 在可接受的参数范围内，运动员可以开始改良的两期投掷训练。该训练将逐渐增加肘关节 / 肩关节压力，包含平地投掷，下一步是土丘投掷，逐渐回归竞技运动。

禁忌证

无症状的撕裂（投掷时无伴随症状），患者不愿意或不能参加术后康复训练，或患者经过详细咨询后仍有过高的期望值。

Ahmad 博士或其直系亲属担任 Arthrex 公司的付费顾问；并从 Arthrex、Major League Baseball 和 Stryker 公司获得研究和制度性支持。Ciccone 博士和 Yenchak 博士或其直系亲属均未直接或间接从与本文相关的商业公司或机构获得任何报酬，未持有股票或股票期权。

手术过程 / 技术

UCL 外科重建的目的是修复肘内侧的稳定性，减轻症状。可根据患者伴随的病理改变、相关症状和检查，决定是否同时行其他操作，例如尺骨后内侧骨赘的清除和尺神经移位术。自体移植可选择同侧或对侧的掌长肌腱或股薄肌腱。有几种不同的肘韧带重建方案，其手术入路、骨隧道置入、尺神经定位、移植物固定 / 链数不同。文献中最常引用的方法是改良 Jobe 技术和 Docking 技术。

改良 Jobe 技术

取同侧掌长肌腱、股薄肌腱，在肱骨内上髁的位置做 8~10cm 的弧形皮肤切口，剥离时需保护前臂内侧皮神经分支。选用肌肉间隙入路，即从尺侧腕屈肌（FCU）的 2 个头之间进入。从 UCL 上钝性分离肌肉纤维。尺神经从尺侧副韧带（MCL）的后缘穿过，将其牵拉至一侧进行保护。如果有明显的尺神经症状或尺神经半脱位，则可以在完成 MCL 重建后进行尺神经移位术。在 UCL 上做一个纵形切口（图 15-1）。肱尺关节面的空隙提示 UCL 功能不全，还可以观察到尺骨和肱骨分

离或中间骨质破坏等病理改变。用钻头在尺骨上打 2 个交汇的隧道，分别位于高耸结节的前后两侧（图 15-1）。在内下髁前束的起点建立隧道，但不要穿透后侧皮质。在内侧肌间隔附着处的前方钻一个 3.2mm 的隧道与中间钻孔相通，至少留 1cm 的骨桥，再钻第二个 3.2mm 的隧道。移植物以 8 字形穿过尺骨和肱骨内侧髁的隧道（图 15-2）。给予移植物张力，将移植物的尺侧缝合至 UCL 与高耸结节附着的残余部分。将移植物的近端与内侧肌间隔缝合。可以将原始的韧带覆盖于移植物上，缝合肌肉筋膜和皮肤。

Docking 技术

Docking 技术是 Jobe 技术的改良，其简化移植物隧道的做法，缩小髁通道的直径，改善移植物的张力。该技术与改良 Jobe 技术一样，选择肌肉间隙入路，做类似的尺骨隧道。肱骨远端中央隧道位于原 UCL 与肱骨内侧髁相接处。暴露髁上缘，切开其表面筋膜。自上而下做 2 个外口 2mm 的隧道，中间隔 5mm~1cm 的骨桥，与中间隧道的近端相通。将移植物穿过尺骨隧道，然后将移植物后根穿过中间肱骨隧道，通过牵拉其相关缝线，通过隧道后出口，将其拉紧固定于远端

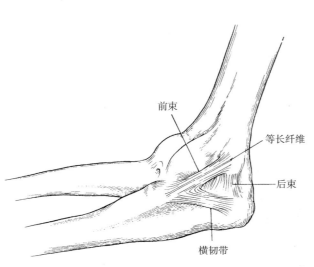

图 15-1　UCL 解剖。UCL 包括三束，即前束、后束和横束。前束是对抗外翻应力的主要力量

前束
等长纤维
后束
横韧带

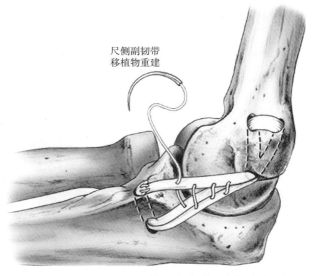

图 15-2　改良 Jobe 手术重建。该外科重建术将移植物以 8 字形穿过尺骨和肱骨髁的骨性隧道

尺侧副韧带
移植物重建

皮质。估算移植物前根的长度，置入缝线，通过肱骨隧道（图 15-3）。肘屈曲 40° ~60° ，前臂旋后，产生内翻应力，将牵拉移植物的缝线固定在骨桥上。修复覆盖在旋前肌 – 屈肌上的筋膜，然后用标准的方式缝合筋膜。

术后管理 / 康复

术后康复计划根据 UCL 重建方法和同时进行的手术操作而制订。康复采用循序渐进分阶段的方法，根据患者个人需求，最大限度地减少固定时间，对愈合的组织进行适当加压。从全局考虑，重建整体运动链，确保功能最佳恢复。为了安全及时地恢复至患病前的状态，外科医师和康复专家的合作对于康复过程是不可或缺的。

术后即刻管理（0~3 周）

康复专业人员必须充分考虑已实施的手术，从而为患者制订合适的、安全的、循序渐进的等张力量训练计划。与以前完全分离屈肌 – 旋前肌复合体的技术相比，改良 Jobe 技术允许康复专业人员针对可见的肌肉分离 / 保留的康复过程中，更早开展肘关节内侧 ROM 和抗阻运动。改良 Jobe 技术允许手腕和前臂进行早期活动。在手腕

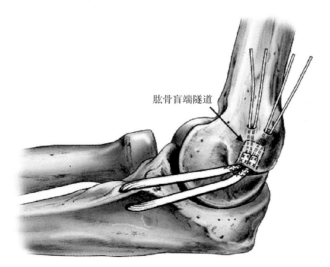

图 15-3 Docking 技术。该外科重建技术将移植物的 2 个头穿入肱骨髁，用缝线将其固定在骨桥上

肱骨盲端隧道

近端动员瘢痕组织限制酒窝效应（掌长肌腱移植产生缺口）。手腕和手的早期活动可提高掌腱膜的延展性，使得手腕和手的活动更灵活（图 15-4）。

根据已施手术、患者的生理愈合情况、主观反应来决定是否过渡到中级强化阶段，以及实现全被动关节活动范围（PROM）的进展速度。最初，肘部屈曲 90° ，固定于后夹板中 5~7 天，前臂旋至中立位以保护移植物、屈 / 旋前肌和皮肤切口。然后将肘放在铰链支具上，在保护重建的同时，允许进行 ROM 训练。

术后并发症可出现在肘关节伸展的早期康复阶段。关节或骨赘清创术引起的疼痛、肘关节水肿及前臂屈肌和伸肌痉挛可导致肘 ROM 受限。持续的疼痛和肌肉痉挛可导致肘部屈曲软组织挛缩和关节囊僵硬，继发于前关节囊粘连。康复专家可在早期的康复课程中，通过持续评估运动时的末端感觉，尽量减少肘关节僵硬的倾向。如果患者表现出活动度丧失、紧的肘关节囊、感觉不到末端疼痛，可选用更加激进的 PROM 技术，例如Ⅲ或Ⅳ级关节松动和静态渐进伸展（图 15-5）。如果关节活动受限，但疼痛出现在关节活动末端前，则使用更为保守的方法，如软组织按摩、热敷、Ⅰ级或Ⅱ级肱尺关节牵伸、小幅度拉伸。

中级强化阶段（4~8 周）

从第 4 周开始，术后即刻过渡到中期强化阶段，持续至第 8 周。在这一阶段，必须要达到一些特定的临床指标。全肘关节运动应该在第 6 周之前完成。上肢力量的加强应注意与肩袖的加强、肩胛骨的稳定和核心耐力的加强同步推进。当前臂屈肌 / 伸肌达到徒手肌力评定 4 分时，上肢肌肉力量训练进阶。

在该阶段首先进行肩肘复合体的等张强化，肩袖肌肉共同收缩促进盂肱关节稳定性、肘近端稳定性和肩周神经肌肉控制。在术后 5~6 周，利用投手 10 步训练，包括利用弹力带进行肩内旋和外旋（限定于 ROM 外旋至中立位，来降低肘外翻

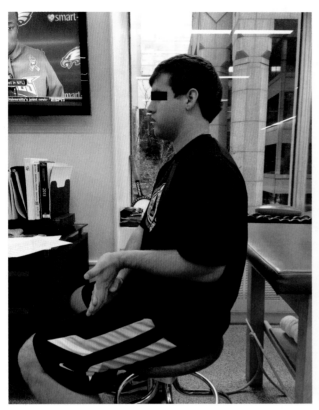

图 15-4　前臂伸腕牵伸（屈肘），开始练习时肘关节屈曲 90°，掌心向上。另一只手抓住 4 根手指，牵拉手指和手腕，直至感觉到轻微的伸展

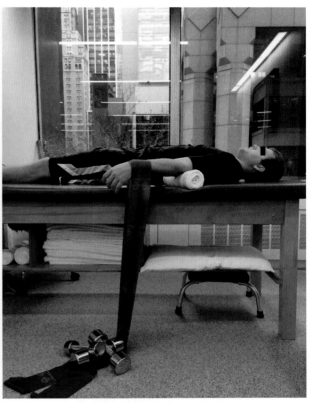

图 15-5　关节活动度静态训练。患者取仰卧位，在肱骨远端垫一个毛巾卷，在前臂远端放置一条宽的弹力带，治疗师可通过增加重量来建立张力，肘和手腕在这一过程中处于中立位

的应力）。站立位的肩外展和肩胛骨平面上抬训练最初使用手臂的重量，然后通过缓慢增加哑铃的重量来加强。采用侧卧外旋、伴有外旋的俯卧伸展、俯卧肩胛骨平面上抬和俯卧外展练习增强近端肩带的力量。肘部加强等张训练需要根据患者的症状和耐力，逐渐开展腕屈、腕伸和前臂旋前/旋后练习。对抗训练进行每组 10 次，共 3 组。

采用坐位进行肩胛骨神经肌肉控制训练（图 15-6），然后逐渐过渡到坐位，挑战核心肌群。术后 8~10 周用瑞士球训练上肢和下肢的高阶神经肌肉控制。患者在瑞士球上坐位或俯卧位进行肩等张训练，进一步提高盂肱关节/肩胛胸关节稳定性（图 15-7）。联合运用下肢和核心肌群的训练来增强运动链的康复。通常抗阻训练采用瑞士球肩等张练习和踢脚板练习交替进行，采用高频率、低阻力的瑞士球练习提高肌肉耐力。手臂绕环可

进一步提升肌肉耐力和上肢（肩和肘）关节活动度，因此，应将其纳入接下来的康复方案中并坚持进行。肘屈肌徒手对抗训练对于投掷动作时肘内侧的稳定性有非常重要的意义（图 15-8）。给予每组 10 次，共 2 组的训练，来增强肌肉力量和耐力。侧卧肩外旋（图 15-9A）和俯卧划船抗阻训练可加强后肩袖（图 15-9B）。

强调提升本体感觉的神经肌肉控制训练，如利用药球进行节律稳定性训练辅助肘关节和肩关节肌肉同步收缩（图 15-10），这在体育相关活动中是必需的稳定和控制运动。这些抗阻练习从接近肱盂关节的近端起始，逐渐进展到远端肢体，进行更高级别的神经肌肉控制训练。

该阶段的训练强度、持续时间和频率为患者进行高级强化康复训练做准备，高级强化康复训练包括投掷运动员相关功能姿势的力量、爆发力

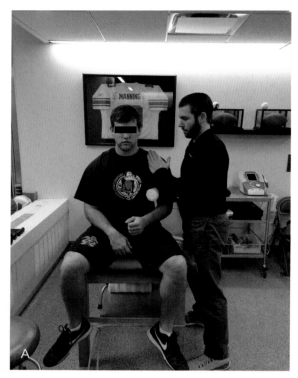
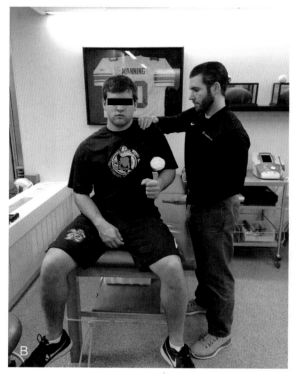

图 15-6　坐位肩胛骨神经肌肉控制训练。患者坐直，上臂下夹一个毛巾卷，当肩胛骨下降 / 沉肩（A）或上提 / 耸肩（B）时，治疗师给予相应的阻力

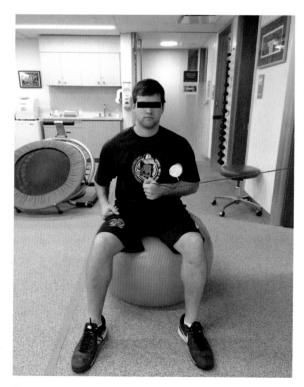

图 15-7　瑞士球等张强化训练。患者以标准姿势坐在瑞士球上，双足踩地。保持脊柱中立位，用弹力带做内旋和外旋动作

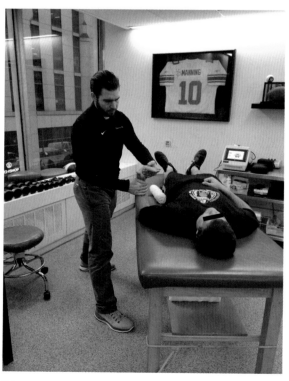

图 15-8　肘屈肌抗阻训练。治疗师一手握住患者手腕，一手握住患者手指。患者屈指、屈腕、屈肘时，治疗师给予阻力，以强化指、腕、肘屈肌复合体

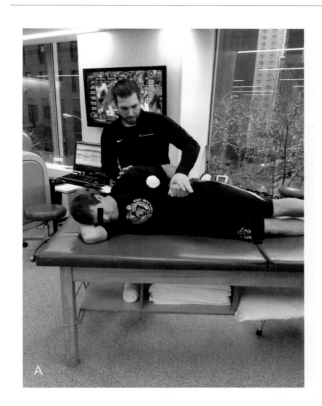

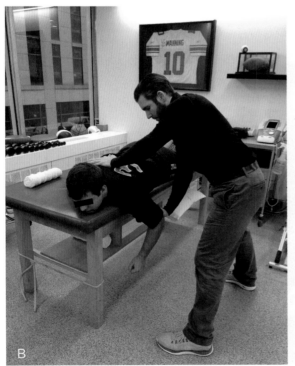

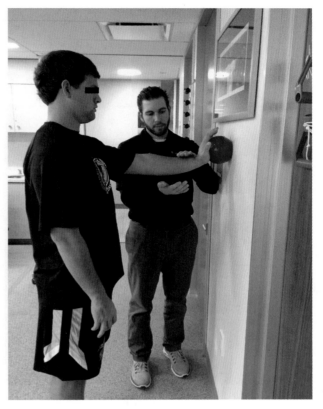

图 15-10　球墙节律稳定性训练。患者将手掌完全张开放在一个小球上，将球抵在墙上。当患者保持该开始姿势时，治疗师提供节律稳定训练

和耐力训练。对于肘关节和肩关节施加的压力与投掷运动密切相关，压力即是模仿之前重复的投掷运动。高级强化阶段是渐进抗阻运动和运动员开始回归竞技运动之间的重要过渡。

高级强化阶段（8~16 周）

该高级强化阶段的特点是持续徒手抗阻练习、肩肘等张强化，保持肘 PROM 和开始肘肩复合体增强式训练（plyometric exercises）。已经证明增强式训练以离心预伸展来激活肌梭，可产生有力的肌肉收缩。这些训练强调强化肘、盂肱关节和肩胛骨的各个方面。

在术后 12~14 周开始单手增强式训练，内旋和外旋练习均保持手臂 0° 外展（图 15-11）。用一个加重的球进行胸前传球、侧传球、投掷以提升肘内侧的压力，使软组织为更高层次的单手增

图 15-9　A. 侧卧位徒手外旋训练。在上臂下放置一个毛巾卷，治疗师徒手向心或离心方向对抗外旋。随着计划的进行，治疗师需告知患者交替进行最大范围外旋和内旋；B. 俯卧划船训练。患者俯卧位，患肢悬挂于床边，当患者肱骨处于伸展位时，治疗师对肱骨远端施加阻力。然后治疗师再次施加阻力，患者偏心对抗回到起始位

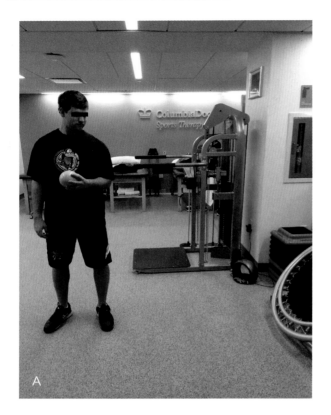
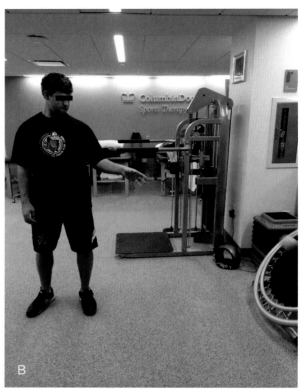
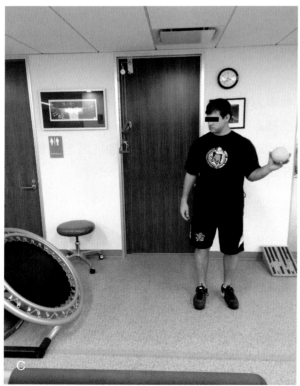
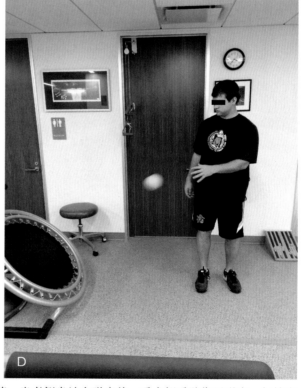

图 15-11　单手 0° 外展外旋（A）和内旋（B）增强式训练。患者侧身站在弹床前，手术侧手臂靠近弹床，保持肩关节 0° 外展，旋转手臂将球投出至弹床上。当球弹回时，运动员回至起始姿势，抓住球，快速将球再次投出（A 和 B）。患者再次侧身站在弹床前，手术侧手臂远离弹床，再次做相同的运动，进行内旋练习。将球扔至弹床上，回到起始姿势接住它，然后立刻将球再次抛出（C 和 D）

强式训练做好准备。内旋和外旋练习均采用投手姿势（90/90）（图 15-12）。在术后 14~16 周，开始单手增强式训练。对墙运球、俯卧位外展腕翻转、坐位腕翻转交替进行，逐渐增加对肩肘复合体的应力。对墙运球 30-60-90- 秒，每组 10 次，做 3 组。我们的进阶投手 10 步训练整合了神经肌肉控制的力量训练。

改进屈肘练习，以促进快速离心训练，在后续的投掷运动中，肱二头肌在上臂离心减速运动中起到重要作用。可以采用运动训练带和徒手抗阻练习进行快速肱二头肌卷曲训练（图 15-13）。在投掷加速阶段，肱三头肌向心运动提高其在上臂向心运动中的作用。

为加强肩袖和提升肘关节近端稳定性，可进行动态末端范围和进阶神经肌肉控制训练。例如 90/90ER 体位弹力带徒手干扰练习，在瑞士球上进行有节奏的徒手向心 / 离心外旋练习（图 15-14），在外旋的最大范围内进行瑞士球对墙运球干

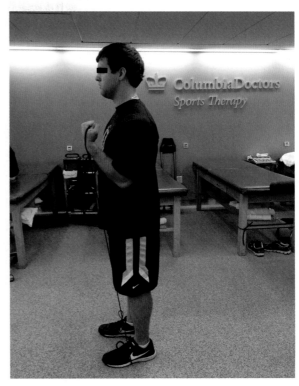

图 15-12　使用弹力带训练肱二头肌。患者直立位踩住弹力带一端，患者完全屈曲肘关节，然后向下至完全伸展，一旦可以完成该动作，则鼓励患者加速

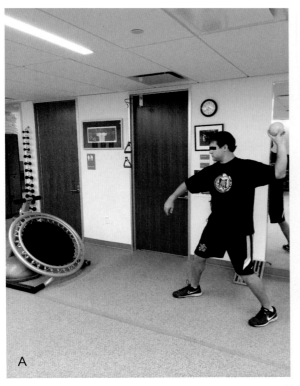

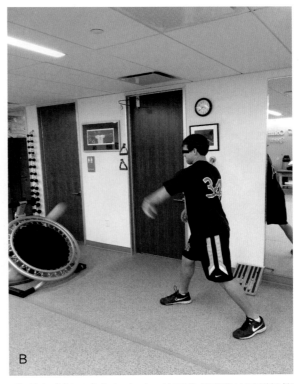

图 15-13　站立增强 90/90 投掷，患者以投掷姿势起始（A），将弹力球扔至弹床中（B）。然后患者平稳地回到投掷姿势，接住从弹力床中弹回的球，快速将球再次投出

扰练习。康复师对侧卧位患者肩胛骨上提、下降（耸肩和沉肩）进行徒手对抗练习，来提高肩胛骨周围肌肉的耐力。

回归运动

通常在术后 16 周，成功完成多阶段、渐进抗阻和动作恢复的康复计划之后，开始进行间歇投掷训练（表 15-1）。患者根据严格的临床评价标准开始投掷练习，包括完全 PROM、肘内侧无痛和无压痛、肩 / 肘复合体等速肌力合适、投掷者满意的 PROM。运动员在投掷阶段的训练中感到不适并不少见。通常休息 3~5 天后，再次开始之前感到不适的练习。

用移植物进行改良 Jobe 技术术后康复

阶段 1：术后阶段（1~3 周）

术后即刻目标
- 保护手术步骤 / 组织愈合。

表 15-1	回归活动和间歇投掷练习

阶段 1

- 在第 16 周开始投球练习，距离不要超过 45 英尺（约 13.7m）
- 投掷练习需要隔日进行，在休息日进行牵伸、心肺训练和核心肌群训练
- 在开始投掷运动之前，有必要进行适当的热身运动
- 在投掷训练开始之前，需要进行 10 次等张肩部运动（投手 10 步训练）
- 在成功完成投掷之后，需要进行 2 组额外的等张加强练习
- 阶段 1 间歇投掷训练后紧跟着的是 120 英尺（约 36.6m）的鸦式跳投（crow hop）
- 成功完成 120 英尺（约 36.5m）的无痛投掷后，可开始直线（平地）投掷

阶段 2

- 根据开始时患者的症状，阶段 1 开始 4~6 周后可进行土堆深蹲进阶（mound progressions）
- 阶段 2 的土堆深蹲训练进阶通常需要 8~10 周来重建适当的力学、信心和球速
- 在术后 9~12 个月之内，不能进行竞技性投掷项目。

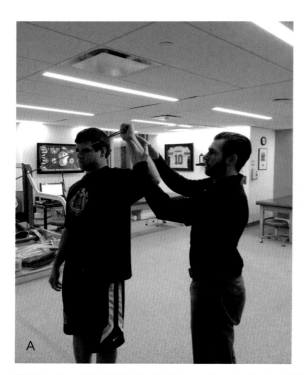 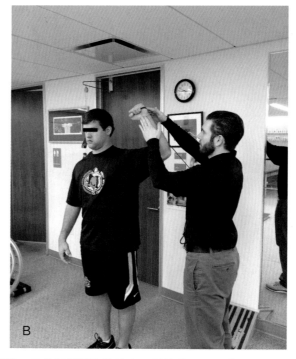

图 15-14 弹力带 90/90 外旋（A）和内旋（B）抗阻训练。患者以投掷姿势站立，肘关节 90° 屈曲，90° 外展，做弹力带外旋训练。当患者做手臂 0° ~90° 外旋时，肘关节保持 90° 屈曲外展，在外旋的最大范围，治疗师做干扰练习（A）。然后患者转身，做 0° ~90° 内旋，治疗师在 90° 时做干扰练习（B）

- 减少术后不适 / 肘关节水肿。
- 避免肘 / 肩肌肉萎缩。

1 周

- 肘关节屈曲 70°~90°，后夹板固定。
- 每小时进行一次冷敷来减少局部肿胀、水肿和疼痛。
- 术后 1~2 周加压包扎。
- 用面团和泡沫球进行手腕 PROM 和抓握训练。
- 肩等长训练（无外旋）最好配合引起后肩袖 / 肱二头肌等长的收缩电刺激。

2 周

- 术后第 5~7 天开始肘关节支具固定。
- 支具以肘关节 30°~100° 角固定。
- 术后 2~6 周，睡眠时也用支具固定。
- 在第 3 周开始渐进性手腕等长训练，以达到手腕 AROM。

- 次于最大的手腕和肘的等长训练（图 15-15）避免前臂肌肉萎缩。
- 持续肩等长练习，以 50% 的外旋起始至 75% 的最大强度。
- 对肘关节屈肌和伸肌应用软组织理论避免反射性痉挛。
- 对末端感觉密切监督，开始 PROM 训练，从肘屈曲 15°~110°。
- 保持患侧肩的 PROM。

3 周

- 继续肩等长训练，腕 AROM 训练和肘 PROM 训练。
- 设定肘关节支具为 15°~110°，每周增加伸展角度 5°~10°，每周增加屈曲角度 10°~15°。
- 继续上臂和前臂软组织练习。

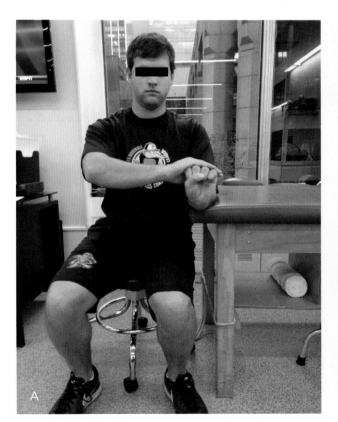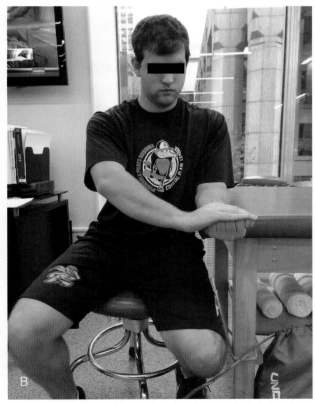

图 15-15 手腕等长训练。患者将患侧肘关节屈曲 90° 放在桌子上，健侧手放在手背上抵抗手腕主动伸展（A），然后健侧手放在拳掌面抵抗手腕主动屈曲（B）

阶段 2：肘关节 ROM 强化 / 恢复过渡期（4~8 周）

目标

- 努力恢复肘 ROM。
- 保护手术修复部位。
- 进阶肩 / 肩胛骨 / 肘强化训练。
- 保持肌肉 / 软组织的柔韧性。

4 周

- 开始肘和肩等张强化训练，强调内旋、外旋（8 周内限制完全弧线运动）、肩胛骨平面上举、侧卧位外旋、俯卧划船。
- 要求支具 10°~120° 活动范围。
- 继续努力恢复全肘关节被动伸展（接近监测的末端感觉）。
- 继续肘关节 ROM/ 延展性软组织原则。
- 开始坐位肩胛骨神经肌肉控制训练。
- 开始患侧肩肱节律稳定性训练。

5~6 周

- 肘关节支具设定为 0°~130° （第 5 周），第 6 周停止。
- 继续肩等张训练（停止使用电刺激）。
- 患者应该在第 6 周达到全被动肘关节伸展。
- 继续肩胛骨控制训练。
- 开始腹部等长 / 等张训练。
- 患者在第 6 周开始跑步训练。
- 有条件的话，可以采用手臂测功仪。

7~8 周

- 采用俯卧伸展，俯卧外展和俯卧肩胛骨平面进行强化肩等张强化训练。
- 继续腹部训练和跑步训练。
- 保持肘 PROM（接近最小末端感觉）。
- 进阶肩胛骨控制训练。
- 可以通过全运动弧等张练习进行进展外旋 ROM。
- 通过软组织技术保持肌肉长度。
- 保持肩 PROM。

阶段 3：进阶强化阶段

目标

- 强化力量、爆发力、耐力训练。
- 保持肘关节术后全被动 / 主动运动范围。
- 开始增强式训练 / 间断运动项目。

9~12 周

- 继续等张肩、肘和腹部练习。
- 开始徒手对抗练习，强调俯卧划船和仰卧外旋。
- 保持患侧肩投手运动。
- 开展肩胛神经肌肉控制训练。
- 开展腹部训练。
- 开始进阶投手 10 步训练。
- 可以开始间断击打项目（10~12 周）。
- 可以开始间歇高尔夫项目（12 周）。
- 开始双手增强式训练（胸前扔、侧扔、过头扔）。

阶段 4：回归体育运动阶段
（13~36 周；表 15-1）

目标

- 继续进行肌力强化训练、肩胛骨神经肌肉控制训练、上肢力量 / 耐力训练。

13~16 周

- 继续强化投手 10 步训练。
- 继续徒手对抗练习，强调侧卧位外旋训练。
- 继续节律稳定性训练，强调投手姿势。
- 开始单手增强式训练（侧方内 / 外旋，墙上运球；14 周；图 15-11）。
- 开始远距离抛球打击训练（15~16 周）。
- 开始内侧投手训练（16~18 周）。
- 开始土堆深蹲训练（22~24 周）。
- 回归竞技运动项目（30~36 周）。

采用 Docking 技术进行自体移植的术后康复

阶段 1：术后阶段（1~3 周）

术后即刻目标

- 保护手术 / 愈合组织。
- 减轻术后不适 / 肘水肿。
- 预防肘 / 肩肌肉萎缩。

1 周

- 肘关节屈曲 90°，后夹板固定。
- 每 1 小时冷敷 1 次，减少局部肿胀、水肿和疼痛。
- 术后 1~2 周加压包扎。
- 手腕 PROM，握力练习。
- 术后 4~5 周内禁止肩等长训练。

2 周

- 术后 5~7 天开始佩戴铰链式肘支具。
- 设定铰链支具 30°~90° 肘关节活动度。
- 第 2~6 周睡觉时佩戴支具。
- 在第 3 周开始腕等长训练，逐渐过渡至腕 AROM 训练。
- 腕和肘的亚极量等长训练（图 15–14）限制前臂肌肉萎缩的影响。
- 对肘伸肌和屈肌应用软组织原则限制反射性痉挛。
- 保持患侧肩的 PROM。

3 周

- 继续腕 AROM 训练和肘手术后 PROM 训练。
- 设定铰链式肘支具角度为 30°~90°。
- 继续前臂 / 肱骨软组织活动。

阶段 2：肘关节 ROM 强化 / 恢复过渡期（4~8 周）

目标

- 开始肘 PROM 训练。
- 开始肩等长强化训练。

- 保持肌肉软组织柔韧性。

4 周

- 开始肩等长强化训练，强调后肩袖的电刺激，但禁止等长外旋。
- 在第 6 周，将支具设定为 15°~120° 的活动范围。
- 继续以恢复全肘关节被动伸展为目标（密切监测结束时的感觉）。
- 针对肘 ROM/ 延展性采用软组织原则。
- 开始坐位肩胛骨神经肌肉控制训练。
- 开始患侧节奏稳定性训练。

5~6 周

- 第 5 周设定支具角度为 10°~130°，第 8 周间歇佩戴支具。
- 继续肩等长强化训练（继续采用电刺激）。
- 患者应在第 6 周之前达到全被动肘关节伸展。
- 继续肩胛骨控制训练。
- 开始腹部等长 / 等张训练。
- 患者可以在 6~8 周开始跑步训练。

7~8 周

- 开始并强调肩等张强化训练，继续腹部训练和跑步训练。
- 达到全肘 PROM（密切监测结束时的感觉）。
- 开展肩胛骨控制训练。
- 通过软组织技术保持肌肉长度。
- 保持肩 PROM。

阶段 3：渐进性强化阶段

目标

- 肌力强化，开展爆发力和耐力训练。
- 保持肘关节术后全 PROM/AROM（密切监测结束时的感觉）。
- 开始增强式训练 / 间歇运动项目。

第 9~14 周

- 继续肩、肘和腹部等张训练。
- 开始徒手对抗训练，强调俯卧划船和仰卧外旋。
- 保持患侧肘全 PROM。
- 开展肩胛神经肌肉控制训练。
- 开展腹部训练。
- 开始高阶投手 10 步训练（10~12 周）。
- 可以开始间歇击打练习（12 周）。
- 可以开始间歇高尔夫练习（14 周）。
- 开始双手增强训练（胸前投掷、侧方投掷、过顶投掷）。

阶段 4：回归体育运动阶段
（14 周——回归运动；表 15-1）

目标

- 继续开展进阶强化训练、肩胛神经肌肉控制和上肢力量 / 耐力训练。

第 13~16 周

- 继续进阶投手 10 步训练。
- 继续徒手对抗训练，强调侧卧位外旋。
- 继续节奏稳定训练，强调投手位置。
- 开始单手增强式训练（侧方内旋 / 外旋，墙上运球；14 周）。
- 开始远距离抛球打击（long toss）训练（第 15~16 周）。
- 开始间歇投掷练习（16~18 周）。
- 开始土堆深蹲投掷练习（22~24 周）。
- 在术后 10~12 个月回归竞技体育运动。

结局

2008 年，Vitale 和 Ahmad 发表一篇系统评价，证明在 83% 的患者中有极好的结果，仅有 10% 的并发症发生率。这篇综述强调肌肉间隙入路替代传统的旋前肌分离的入路。Cain 等报道

83% 的运动员可以回归相同水平的竞赛，并发症的发生率相对较低。Makhni 等回顾 147 名棒球投手肘部 UCL 重建术后回归美国职业棒球大联盟的档案，总共 80% 的投手归队后可以参加至少一个常规赛季的比赛，67% 的投手术后恢复到之前的竞技水平。归队的运动员中，有 57% 的投手因为投掷手臂创伤，再次返回至伤员名单。如合并其他因素，例如 UCL 修复过程中旋前肌 - 屈肌撕裂，尽管修复勉强成功，但只有 12.5% 的投手恢复至之前的竞技水平。修复过程中出现肱尺软骨软化、UCL 钙化、骨缺损，也被证实预后不良。

精要

手术

- 显露——尽量减少对屈肌 - 旋前肌复合体的切割对于肘部动态稳定性的优化至关重要。
- 尺神经——尽量减少触碰神经，可以有较好的预后。
- 隧道位置——肱骨下端隧道的位置对于移植物进行等长牵拉非常重要。
- 移植物位置——建立在滑囊外，避免延迟愈合 / 隧道扩大。
- 骨缺损——推荐选用混合干涉螺钉或皮质纽扣固定。

康复

- 需要依照特定的步骤制订康复方案。
- 采用 Jobe 技术可以提前进行肘运动和肩强化训练。
- Docking 技术：允许为运动恢复提供更多的时间，共 8~10 周。
- 强调腕 / 肩强化。
- 为进行持久增强的投掷做准备。
- 远距离抛球打击：在间歇投掷项目中，允许使用更多的时间进行该训练。

● 延迟用力投掷至术后 7~9 个月。

小结

　　UCL 损伤或重建后，临床和功能的最佳转归需要基于连续的、渐进的、多阶段的康复途径。清晰认识导致 UCL 断裂的生物力学和生理后遗症，对于正确治疗这类患者非常必要。详细了解外科手术技术，将有助康复专家指导患者通过保护性的、全面的康复方案在康复过程中特别注意术后因素，例如适度对愈合组织加压、恢复肘ROM、增强上肢肌肉力量和耐力，并基于间歇运动方案与整体动力链的结合，促使患者逐步回归体育运动。外科医师和康复专家的通力协作，对于术后康复的管理和成功必不可少。

（马丹旭　译，张小波　朱　毅　张志杰　审）

参考文献

Bernas GA, Ruberte Thiele RA, Kinnaman KA, Hughes RE, Miller BS, Carpenter JE: Defining safe rehabilitation for ulnar collateral ligament reconstruction of the elbow: a biomechanical study. *Am J Sports Med* 2009;37(12):2392–2400.

Cain EL Jr, Andrews JR, Dugas JR, et al: Outcome of ulnar collateral ligament reconstruction of the elbow in 1281 athletes: Results in 743 athletes with minimum 2-year follow-up. *Am J Sports Med* 2010;38:2426–2434.

Dugas JR, Bilotta J, Watts CD, et al: Ulnar collateral ligament reconstruction with gracilis tendon in athletes with intraligamentous bony excision: technique and results. *Am J Sports Med* 2012;40:1578–1582.

Fleiseg GS, Escamilla RF: Biomechanics of the elbow in the throwing athlete. *Oper Tech Sports Med* 1996;4(2):62–68.

Makhni EC, Lee RW, Morrow ZS, Gualtieri AP, Gorroochurn P, Ahmad CS: Performance, Return to competition, and reinjury after Tommy John surgery in major league baseball players. A review of 147 cases. *Am J Sports Med* 2014;42(6): 1323–1332.

Osbahr DC, Dines JS, Rosenbaum AJ, Nguyen JT, Altchek DW: Does posteromedial chondromalacia reduce rate of return to play after ulnar collateral ligament reconstruction? *Clin Orthop Relat Res* 2012;470:1558–1564.

Osbahr DC, Swaminathan SS, Allen AA, Dines JS, Coleman SH, Altchek DW: Combined flexor-pronator mass and ulnar collateral ligament injuries in the elbows of older baseball players. *Am J Sports Med* 2010;38:733–739.

Reinold MM, Wilk KE, Reed J, Crenshaw K, Andrews JR: Interval sport programs: guidelines for baseball, tennis, and golf. *J Orthop Sports Phys Ther* 2002;32(6):293–298.

Rettig AC, Sherrill C, Snead DS, Mendler JC, Mieling P: Nonoperative treatment of ulnar collateral ligament injuries in throwing athletes. *Am J Sports Med* 2001;29(1):15–17.

Thomas SJ, Swanik KA, Swanik CB, Kelly JD 4th: Internal rotation deficits affect scapular positioning in baseball players. *Clin Orthop Relat Res* 2010;468(6):1551–1557.

Vitale MA, Ahmad CS: The outcome of elbow ulnar collateral ligament reconstruction in overhead athletes: a systematic review. *Am J Sports Med* 2008;36:1193–1205.

Werner SL, Fleisig GS, Dillman CJ, Andrews JR: Biomechanics of the elbow during baseball pitching. *J Orthop Sports Phys Ther* 1993;17:274–278.

Wilk KE, Macrina LC, Arrigo C: Passive range of motion characteristics in the overhead baseball pitcher and their implications for rehabilitation. *Clin Orthop Relat Res* 2012;470(6): 1586–1594.

Wilk KE, Obma P, Simpson CD, Cain EL, Dugas JR, Andrews JR: Shoulder injuries in the overhead athlete. *J Orthop Sports Phys Ther* 2009;39(2):38–54.

Wilk KE, Yenchak AJ, Arrigo CA, Andrews JR: The advanced throwers ten exercise program: a new exercise series for enhanced dynamic shoulder control in the overhead athlete. *Phys Sportsmed* 2011;39(4):90–97.

Shannon R. Carpenter, MD; Vikram M. Sathyendra, MD 和 *Anand M. Murthi, MD*

概述

桡侧韧带复合体是维持肘关节稳定的关键结构。所有肘关节脱位以及很多肘关节骨折合并脱位都存在桡侧韧带复合体损伤。

桡（外）侧副韧带（lateral collartoral ligament，LCL）复合体功能不全可引起经常性脱位或者后桡（外）侧旋转不稳（posterior lateral rotatory instability，PLRI），后者比前者更为常见。此外，医源性桡（外）侧韧带功能不全是肱骨外上髁炎外科治疗的一种少见并发症。对于有症状且经常发生肘关节脱位的青少年和成人，为了恢复肘关节的稳定和功能，推荐进行关节囊和桡侧韧带复合体修复手术。

相关解剖学

LCL 复合体由四部分组成（图 16-1）。其中，LCL 起于肱骨外上髁，止于环状韧带；桡侧尺副韧带（lateral ulnar collateral ligament，LUCL）起于肱骨外上髁等长点，止于尺骨旋后肌嵴；环状韧带包绕桡骨颈，分别起止于尺骨桡切迹的前方和后方；附属 LCL 起于环状韧带，止于尺骨的旋后肌嵴。LCL 复合体的功能是防止肘关节旋转不稳。PLRI 可能发生于单纯肘关节脱位之后桡侧关节囊和韧带结构无法重新附着时，或者发生于多发伤后 LCL 复合体慢性退变。桡侧韧带复合体功能不全在前臂旋后发生旋转时，平移向后远离肱骨远端。

患者评估

PLRI 患者常常既往有肱尺关节脱位史。在急性损伤时，应该进行完整的体格检查，包括神经血管检查和患侧肢体 ROM 检查。在前臂充分旋后位，对肘关节施予轴向同时外翻的力进行肘关节手法复位。随着肘关节慢慢由伸展位转为屈曲位，肱尺关节将由半脱位或脱位复位。在慢性情况时，PLRI 患者存在于创伤性损伤后或者手术后，症状表现从轻微的机械撞击感或肘部钝痛到直接半脱位、脱位不等。由于患者的自我保护，临床上对意识清醒的患者很难进行充分的体格检查，因此对轻度 PLRI 的诊断非常有挑战性，可能需要麻醉下进行透视成像检查才能明确诊断。

Murthi 博士或其直系亲属已从 Integra Orthopedics 获得特许使用费；担任 Arthrex、Integra Orthopedics 和 Zimmer 公司的付费顾问；已收到来自《骨科新见》（*Current Opinion in Orthopaedics*）和《美国骨与关节外科杂志》（*Journal of Bone and Joint Surgery-American*）的非资金支持（如设备或服务）、商业酬金或其他非研究相关资金（如带薪旅行）；同时是美国骨科医师协会、美国肩肘外科医师协会、《当代骨科实践》（*Current Orthopaedic Practice*）、《美国骨与关节外科杂志》（*Journal of Bone and Joint Surgery-American*）及《肩肘外科杂志》（*Journal of Shoulder and Elbow Surgeons*）的董事会成员、经理、行政人员或委员会成员。Sathyendra 博士及其直系亲属均未从与本文主题直接或间接相关的商业公司或机构获取任何报酬，未持有股份和股票期权。

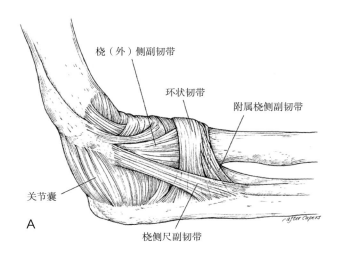
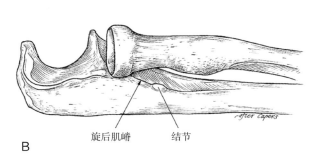

图 16-1　A. 图示肘关节骨与韧带的解剖，外侧观；B. 图示去除桡侧副韧带复合体后，尺、桡骨的解剖，外侧观（A 经 Mehta JA, Bain GI 同意转载自 Posterolateral rotatory instability of the elbow. J Am Acad Orthop Surg, 2004, 12: 405-415. B. 经 Bain GI, Mehta JA 允许后转载自 Anatomy of the elbow joint and surgical approaches// Baker CL Jr, Plancher KD. *Operative Treatment of Elbow Injuries*. New York, NY: Springer-Verlag, 2001: 1-27）

以下两项检查尤其重要：仰卧位旋转不稳试验（也称轴移试验）和抽屉试验。进行仰卧位外侧轴移试验时，嘱患者仰卧于检查床上，肘关节充分旋后，屈肘约 30°，该位置可致肘关节半脱位。而后检查者继续充分屈曲肘关节，同时对肘部施予外翻的力，当关节复位时检查者可触诊到半脱位的桡骨头。可能会发出关节复位的声音。该试验也能让患者在俯卧位进行，但患者的自我保护使其很难通过该检查作出诊断。抽屉试验也可用于 PLRI 的诊断。嘱患者仰卧于床上，患侧前臂充分旋后置于头部，检查者将示指置于桡骨头后方，将拇指置于桡骨头前方，试图将桡骨向后移动。如果能感知到桡骨头半脱位则该试验为阳性，说明该患者可能存在 PLRI。

此外，PLRI 患者在借助上肢从椅子上坐起或者用力撑起时可能主诉疼痛和困难。座椅撑起试验即嘱患者前臂旋后，用前臂从椅子上撑起身体。如抗阻伸肘时有疼痛即为阳性，提示 PLRI。

手术过程

适应证

手术适应证包括肘部疼痛、功能受限及不稳。针对青少年和成人的慢性肘关节不稳，可尝试非手术治疗。通常，无论是急性脱位还是慢性脱位引起的不稳，都应该首先修复桡侧韧带复合体，而后检查 MCL。如果无明显的内侧不稳，即使是复杂的肘关节骨折如恐怖三联征（terrible triad），也可以不修复 MCL。

禁忌证

LCL 重建的禁忌证包括骨骺未闭合及韧带广泛松弛的儿童。随着儿童年龄的增长，肘关节周围的关节囊和韧带趋于变紧，进而脱位频次减少，最终不再发生。当儿童发生后外侧旋转不稳时，采用 LUCL 重叠重建而非正式重建。肘关节炎也是 LUCL 重建的相对禁忌证。

过程：切开修复术

　　将患者全身麻醉，上肢置止血带，行外侧轴移试验确定肘关节后外侧旋转不稳。然后，经改良 Kocher 入路在尺侧腕伸肌和肘肌之间进入（图16-2A 和 B）。在急性损伤时，伸肌及其表面筋膜常断裂。将断裂的筋膜和肌肉分为近端和远端，我们向近端探查便是外上髁。一旦确认外上髁，即可暴露伸肌总腱起点，确认 LUCL 近侧残端（图 16-2C）。LCL 复合体通常从肱骨起点处撕脱，但也可能从尺骨上撕脱。清除血肿，前臂旋前使肱尺关节、肱桡关节复位。然后，确定肘关节肱骨外上髁的等长点，并在等长点处放置缝合铆钉或经骨钻孔。用锁针将 LUCL 残端重新接至外上髁，同时将伸肌总腱起点修复于外上髁上。在急性损伤时，也必须处理可能引起肘关节不稳

的相关骨损伤，给予合理的固定和修复。

过程：切开重建术

　　LUCL 重建即将移植物固定于尺骨和肘关节外侧的等长点（图 16-3）。切开重建 LUCL 的方法和入路与之前描述的切开修复术非常相似。采用改良 Kocher 入路，前方对应伸肌总腱，后方对应肘肌，显露断裂和（或）受损的韧带，同时暴露外上髁和旋后肌嵴。通过轴移试验检查肱桡关节囊是否松弛。检查关节是否有游离体或关节软骨损伤。如果韧带松弛，但是组织质量良好，则对 LCL 的桡骨端和尺骨端进行叠瓦状重建，对肱桡关节的前方和后方关节囊也进行叠瓦状重建。如果组织受损或质量不良，则采用移植物进行韧带重建。各种移植物均可使用，最常使用前臂掌长肌进行自体移植。然而，如果患者没有掌

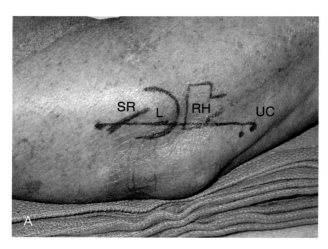

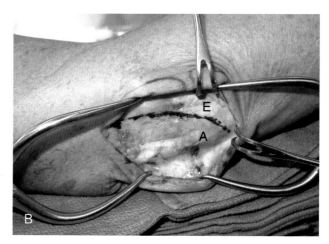

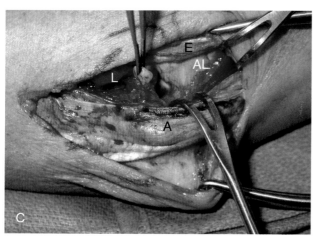

图 16-2　肘关节标准 Kocher 入路。A. 临床照片示解剖标记和手术切口；B. 临床照片示肘肌（A）和腕伸肌（E）之间间隔；髁上嵴（SR）、外上髁（L）、桡骨头（RH）、尺骨嵴（UC）；C. 临床照片示沿间隔切开后可见撕裂的 LCL（L）和环状韧带（AL）

长肌，可用股薄肌腱进行自体移植或者同种异体移植。

远端附着部位需在尺骨上钻 2 个孔，第 1 个孔在旋后肌嵴附近，第 2 个孔在距离第 1 个孔向近端约 1.25cm。这 2 个孔相连，需要非常仔细操作以维持皮质桥。将缝合线穿过尺骨骨道，辨明外上髁附着处的等长点。而后通过肘关节屈曲弧找到并标记等长点，缝合线尾部抵靠外上髁（图 16-4）。在外上髁的等长点上钻 1 个孔，在外上髁近端髁上嵴的前侧和后侧钻 2 个附加孔，两者与外上髁的等长孔相连。在 2 个近端孔之间要保留至少 1cm 的完整骨桥。将肌腱移植物穿过尺骨骨道，然后穿过等长孔骨道，并将其固定在等长点上（图 16-5）。缝合线尾端从肱骨近端的这 2 个孔穿出。前臂充分旋前同时施加于肘部—外翻负荷以拉紧移植物。在肘关节屈曲 30°，前臂完全旋前位，将近端骨桥的缝合线系紧。尺侧腕伸

肌—肘肌间隙用不可吸收缝合线缝合关闭。

过程：关节镜修复和重建

患者靠枕侧卧，使用手臂支架固定，上臂置止血带，使用标准关节镜入路方式。经前内侧入路，在进行轴移操作过程中，我们能够识别桡骨头半脱位。经后外侧入路，因 LUCL 松弛，我们能够轻松地通过侧方间隙驱动关节镜，可以通过关节镜下 LUCL 折叠来治疗这种松弛。

要完成这一折叠，需沿尺骨向肱骨径向放置 6~7 条缝线。用脊椎穿刺针将缝线引入肘关节，然后使用逆行取回器向近侧取回。在缝合取回的过程中，必须小心地沿着外上髁后方放置取回器，以避免损伤桡神经。一旦取出缝合线，将其系在肘肌腱的浅层或深层。经内侧入路在关节镜下将缝合线盲法缝合，观察到组织呈叠瓦状。随着缝合由远及近，穿通征（即关节镜可以很容易

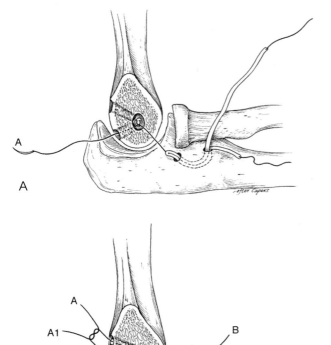

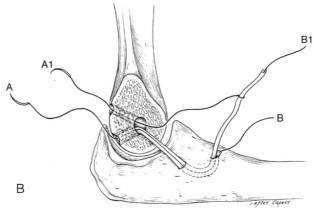

图 16-3　图示使用切开对接技术进行桡侧副韧带重建。A. 移植物穿过在旋后肌嵴上钻的骨道；B. 后支穿过在外上髁上的等长点；C. 前支穿过等长点，并将两支系在一起；而后，将前支环绕上去再和其本身系在一起（经 Mehta JA, Bain GI 许可转载自 Posterolateral rotatory instability of the elbow. *J Am Acad Orthop Surg*, 2004, 12: 405-415）

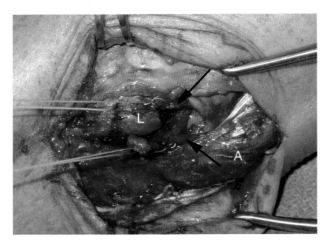

图 16-4　肘关节外侧的等长点。两箭头代表移植物的分支。（A）肘肌；（L）外上髁

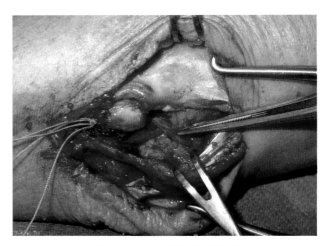

图 16-5　移植物固定。止血钳指向移植物

地从后外侧间隙通过肱尺关节移入内侧间隙）将逐渐消失。如果仍残余松弛或 LUCL 从外上髁撕脱，可以使用缝合锚放置在外上髁等长点上进行修复。

并发症

　　肘关节韧带重建术后的主要并发症是持续不稳和僵硬。针对术后早期康复阶段 ROM 期望值，外科医师和物理治疗师有必要进行非常明确的沟通。康复应在保护韧带修复和早期恢复 ROM 防止僵硬之间达成一个平衡。通常，韧带修复、韧带重建或者关节镜技术对患者的结果相似。在肘关节急性创伤后，不管使用何种技术治疗，很难恢复全 ROM。

术后康复

　　进行肘关节 LUCL 重建或修复术后康复，手术医师和治疗师之间的沟通至关重要。首要目标是控制疼痛和肿胀，同时开始早期主动活动。遵照修复和重建的愈合阶段进行康复，以免损伤。冰敷、加压袖套及抬高上肢有助于消肿和止痛。此外，使用麻醉性和非麻醉性镇痛药帮助控制疼

痛也是明智之举。对于术后僵硬，只要不损害修复或重建，应使用温和的被动牵伸方案。另外，在康复期间，牵伸之前进行热敷和温水涡流浴有助于组织预准备。

　　术后 1~2 周，患者肘关节后方佩戴夹板予以保护。肘关节屈曲 90°，前臂通常保持旋前位以保护修复。旋前位拉紧后外侧软组织，并有助于维持桡骨和尺骨在肱骨远端复位。旋后位使桡骨和尺骨发生旋转，外侧软组织松弛，可能导致半脱位。

　　术后前 3 周，患者肘部外固定，允许进行腕和手的活动，以及轻握训练。夹板可使用能取下的热塑夹板或者能保持肘关节屈曲 90°、前臂旋前的商业铰链式支具。可进行能耐受的腕和手的等长训练（图 16-6），如果有必要也要进行肩关节的主动、被动 ROM 训练。我们要注意避免肩关节内收，因为肩内收可引起肘内翻力矩，可能损害修复或重建。

　　随后，使用铰链式肘关节支具以防受到内外翻的力，允许肘关节在保护下活动。在康复阶段 2，肘关节 ROM 逐渐增加，同时开始屈曲旋前肌群的等长肌力训练。屈曲旋前等长肌力参与提供动态稳定。通常让患者使用铰链式肘关节支具，由外科医师设定限制（图 16-7）。在 20°~120°

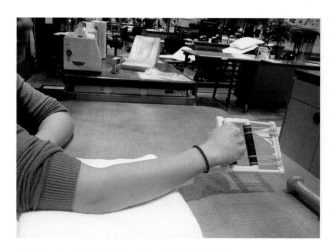

图 16-6 图为患者进行手等长肌力训练

的屈曲范围内进行主动辅助肘关节 ROM 和肘关节主动 ROM 训练时，使前臂保持旋前位以保护修复或重建的桡侧韧带（图 16-8A 和 B）。前臂旋前位拉紧伸肌总腱肌群，降低对修复的 LCL 复合体的压力，有助于维持肱尺关节复位。同阶段 1，继续肩、腕和手的训练。此时，一般较少关注水肿和肿胀。通常联合使用麻醉性和非麻醉性镇痛药来控制疼痛。在术后 6 周内不允许进行腕伸肌力量训练。

术后 6 周后解除支具和固定。为了使活动完全恢复，继续进行肘关节被动 ROM 和主动辅助 ROM 训练。在阶段 3，主要目标包括恢复肘关节

全 ROM、强化肘内侧的腕屈肌群和前臂旋前肌群及肘外侧的腕伸肌群以提供动态稳定。此时，无限制地强化屈曲、旋前肌力训练，伸展、旋后肌力训练在可耐受的情况下进行。同时，此阶段也要进行肘关节屈伸肌力训练。注意，一定要避免肩关节内收动作，因为这可能产生过多的肘内翻应力，导致对 LCL 复合体施压。3 个月后，患者继续进行强化训练及终末位肘关节牵伸，术后 6 个月内避免任何肘内翻应力。

僵硬是肘关节桡侧韧带重建术后的主要问题之一。此阶段，在开始轻柔地被动牵伸肘关节之前进行热敷包和温水涡流浴按摩可能有助于对组织进行预处理。在夜间佩戴肘伸展夹板有助于预防肘关节屈曲挛缩。如果僵硬持续 3 个月以上，应采用静态进展性牵伸支具或动态牵伸支具。

术后 3 个月以上，继续逐步强化训练。如果 ROM 已经恢复，康复重点转移到功能恢复上来。手术后前 6 个月应避免进行更重的、更高要求的活动，以及对肘部施加大量内翻应力的活动。

推荐方案

阶段 1：0~3 周

在肘关节软组织愈合的同时，进行肩关节、腕关节的运动。

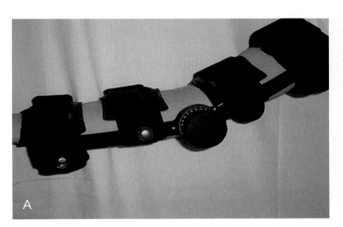

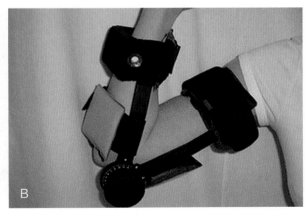

图 16-7 患者佩戴铰链式肘关节支具进行肘关节伸展（A）和屈曲（B）ROM（经 Morrey BF 许可引自 Master Techniques in Orthopaedic Surgery: *The Elbow*. 3rd ed. Philadelphia, PA: Lippincott Williams & Williams, 2015）

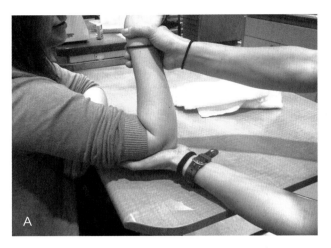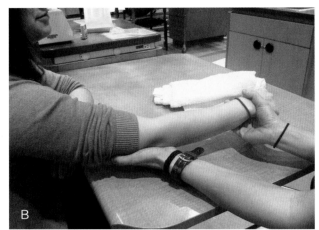

图 16-8　患者前臂旋前位肘关节屈曲（A）和伸展（B）ROM 练习

- 术后第 1 周拆除皮肤缝钉或缝线。
- 加压袖套控制水肿和肿胀。
- 冰敷 / 冷疗。
- 佩戴后方夹板 / 支具肘关节制动。
- 可耐受下腕和手的等长肌力训练。
- 避免肘内翻应力。

阶段 2：4~6 周

开始肘关节运动，加强屈曲旋前和腕关节训练。

- 佩戴肘关节铰链式支具，由手术医师在 20°～ 120°的范围内设置限定活动度。
- 开始屈曲 / 旋前等长肌力训练。
- 继续以上肩关节的运动。
- 保持前臂旋前，在 20°～120°的屈曲范围内进行主动辅助 ROM 训练。

阶段 3：6~12 周

- 开始肘关节全 ROM 训练，加强前臂肌力训练。
- 停止固定。
- 被动 ROM 和主动辅助 ROM 达到全范围。
- 开始不加限制地强化前臂屈曲 / 旋前 / 伸展练习。
- 可耐受下开始旋后 ROM 训练。

阶段 4：3~6 月

- 完全恢复肘关节力量，强化肩关节训练。
- 避免肘内翻应力和活动末端冲击运动。
- 开始轻微抗阻肩关节强化训练（重点在肩袖）。
- 开始全身训练。
- 屈伸终末端肘关节牵伸。
- 可耐受下肘关节屈伸抗阻训练。

结局

总而言之，有很少的大型研究评估肘关节外侧不稳修复和重建的手术结果。在现有可获得的研究中，桡侧韧带手术疗效显示良到优的评分结果，且并发症少。

1991 年 O'Driscoll 等所著的经典原创文献追踪 5 例患者，其中 2 例行修复术、3 例行自体肌腱重建术。随访时间为 15~30 个月，患者均恢复全 ROM，且没有复发不稳定或者焦虑。随后 Sanchez Sotelo 等报告 44 例 PLRI 患者的治疗效果，其中 86% 的患者主观上对他们的修复手术满意；总体上，重建术比修复术疗效更好。

最近一篇系统综述回顾 8 个研究，共纳入因后外侧旋转不稳而行手术治疗的患者 130 例。报告发现，在记录有 Mayo 肘关节功能评分和平均随访 44.5 个月的患者中，91% ROM 改善，有良到优的结果，该 130 例患者中有 8% 复发不稳。

精要

1. 后外侧旋转不稳定相对少见且难以诊断。

2. 侧方轴移操作可以明确诊断。

3. 急性创伤性损伤的手术治疗通常涉及桡侧韧带复合体的初步修复。

4. 在慢性病例中使用肌腱移植进行外科重建，要确保适度的移植物张力。

5. 康复早期阶段在保护韧带修复或重建的同时启动 ROM 的恢复。

6. 前臂旋前位开始肘关节的运动。

7. 避免肘内翻应力，术后前 3 个月内避免肩内收。

8. 康复中至晚期恢复肘关节全 ROM，并强化肘关节伸展、屈曲和旋前训练。

小结

　　桡侧韧带复合体对维持肘关节稳定至关重要，且经常在肘关节脱位中损伤。慢性肘关节外侧不稳可能很难诊断。急性桡侧韧带功能不全可采用开放性或关节镜下修复，而慢性损伤通常需要韧带重建。修复或重建术后康复治疗强调前 3 个月内避免肘内翻应力，因为这可能影响手术疗效。通常，桡侧韧带修复或重建手术疗效良好；在疼痛、ROM 及肘关节稳定性方面，大多数患者都能看到功能改善。

（田　斐　译，马丹旭　朱　毅　张志杰　审）

参考文献

Anakwenze OA, Kwon D, O'Donnell E, Levine WN, Ahmad CS: Surgical treatment of posterolateral rotatory instability of the elbow. *Arthrosc—J Arthrosc Relat Surg* 2014;30(7):866–871.

Clitherow HDS, McGuire DT, Bain, GI: Lateral elbow instability. *Sports Med Arthrosc Rehabil Ther Technol* 2014;1:11–18.

Fedorka CJ, Oh LS: Posterolateral rotatory instability of the elbow. *Curr Rev Musculoskelet Med* 2016;9:240–246.

Josefsson PO, Gentz CF, Johnell O, Wendeberg B: Surgical versus non-surgical treatment of ligamentous injuries following dislocation of the elbow joint. A prospective randomized study. *J Bone Joint Surg Am* 1987;69(4):605–608.

Mehta JA, Bain GI: Posterolateral rotatory instability of the elbow. *J Am Acad Orthop Surg* 2004;12(6):405–415.

Nestor BJ, O'Driscoll SW, Morrey BF: Ligamentous reconstruction for posterolateral rotatory instability of the elbow. *J Bone Joint Surg Am* 1992 Sep;74(8):1235–1241.

O'Driscoll SW, Bell DF, Morrey BF. Posterolateral rotatory instability of the elbow. *J Bone Joint Surg Am* 1991 Mar;73(3):440–446.

Osborne G, Cotterill P: Recurrent dislocation of the elbow. *J Bone Joint Surg Br* 1966;48(2):340–346.

Safran MR, Baillargeon D: Soft-tissue stabilizers of the elbow. *J Shoulder Elbow Surg* 2005;14(1 Suppl S):179S–185S.

Sanchez-Sotelo J, Morrey BF, O'Driscoll SW: Ligamentous repair and reconstruction for posterolateral rotatory instability of the elbow. *J Bone Joint Surg Br* 2005;87-B:54–61.

Savoie FH, 3rd, Field LD, Gurley DJ: Arthroscopic and open radial ulnohumeral ligament reconstruction for posterolateral rotatory instability of the elbow. *Hand Clin.* 2009;25(3):323–329.

Savoie FH, 3rd, O'Brien MJ, Field LD, Gurley DJ: Arthroscopic and open radial ulnohumeral ligament reconstruction for posterolateral rotatory instability of the elbow. *Clin Sports Med* Oct;29(4):611–618.

Smith JP, 3rd, Savoie FH, 3rd, Field LD: Posterolateral rotatory instability of the elbow. *Clin Sports Med* 2001;20(1):47–58.

Stein JA, Murthi AM: Posterolateral rotatory instability of the elbow: our approach. *Oper Tech Orthop* 2009;19(4): 251–257.

Szekeres M, Chinchalkar SJ, King GJ: Optimizing elbow rehabilitation after instability. *Hand Clin* 2008;24(1):27–38.

Wolff AL, Hotchkiss RN: Lateral elbow instability: nonoperative, operative, and postoperative management. *J Hand Ther* 2006;19(2):238–243.

Jay D. Keener, MD

概述

肱二头肌远端肌腱损伤主要通过手术治疗。手术目标是通过肌腱的成功愈合，使整个肘关节和前臂的肌力和功能得到最大恢复。良好的结局不仅依赖于肌腱解剖位的修复，而且与全面的术后康复方案及患者的依从性相关。基于已有的肌腱愈合分期，康复阶段和回归活动的时间线与其进展一致。近年来，手术技术的发展提高了肌腱固定微创手术的优势，并且允许康复早期的介入。本章节将回顾肱二头肌远端肌腱修复术后的康复阶段和原则。

手术过程：肱二头肌远端肌腱修复

适应证／禁忌证

肱二头肌远端肌腱损伤最常见于中年男性，常发生在优势手臂，因肘关节主动屈曲和前臂旋后时受到强大的离心负荷所致。损伤最多见于肌腱止点处完全断裂，导致肱二头肌临床畸形。急性撕裂常伴有肘前窝和前臂近端掌侧瘀斑。肌腱部分损伤较少见，但非手术治疗的失败率很高，因此通常采取手术治疗。与非手术治疗结果相比，手术的首要目标是最大限度地恢复肘部和前臂的力量和功能，达到正常 ROM 和解决疼痛。而非手术治疗导致肘关节屈曲肌力丧失 20%~30%，前臂旋后肌力丧失 30%~50%。

手术的最佳适应证是急性损伤，定义为小于 6 周的医学上适合手术的活跃期患者。因为固定的肱二头肌腱回缩和肌腹短缩，延迟手术修复更困难。然而，如果完整的肱二头肌腱膜这一附件使肌腱和肌肉短缩最小化，有时会延迟发生肌腱和肌腹的回缩定型。如果回缩的肌腱可以在屈肘 90° 位进行一期修复手术，则能切实获得完全 ROM 和良好的功能。延迟重建通常需要肌腱嵌入移植术。肱二头肌远端肌腱部分损伤在为期 3 个月的保守治疗失败后，接受手术修复。

手术的禁忌证包括低需求的患者、慢性肌腱破裂（＞ 6 个月）和患有无法手术的医学疾病的患者。在作出决策的过程中，患者潜在的依从不良也必须作为一项因素考虑进去。

手术技术

肱二头肌远端肌腱修复术将肌腱重新附着在桡骨粗隆上。手术可以通过前路单切口（横向或纵行）或前、后路双切口的方法进行。应该注意将肌腱重新附着到桡骨粗隆的止点，从而再现解剖学上的止点和肱二头肌旋后功能的最大化（图17-1）。肌腱固定可采用多种方式进行，包括通过穿骨道缝合、缝合铆钉固定、皮质纽扣固定或使

Keener 博士或一位直系亲属已获得《基因》（*Genesis*）、《肩部革新》（*Shoulder Innovations*）支付的版税；作为 Arthrex 的付酬顾问；已经获得来自于美国国立卫生研究院（National Institutes of Health, NIAMS and NICHD）和 Zimmer 的研究或机构的支持；并作为《肩肘外科杂志》（*Shoulder and Elbow Surgery*）的董事会成员、管理者、行政人员或委员会成员。

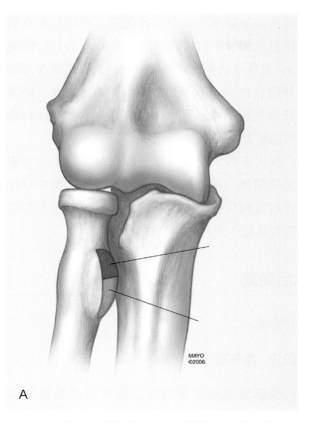

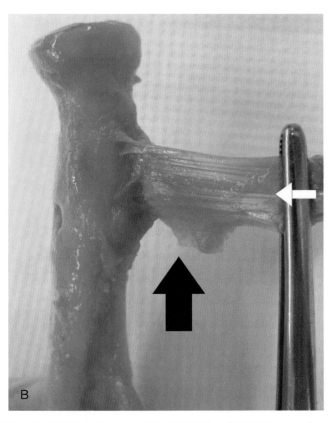

图 17-1　肱二头肌腱止点。A. 图示肱二头肌长头和短头肌腱在桡骨粗隆上的止点。长头肌腱平均占位面积为 48mm²，短头肌腱为 60mm²。B. 临床尸体标本照片示远端肌腱长头和短头间分离（白色箭头）。黑色箭头指向肱二头肌腱短头（A 图经 Mayo Foundation of Medical Education and Research, Rochester, MN. 许可转载。B 图经 Athwal GS, Steinmann SP, Rispoli DM 许可转载自 The distal biceps tendon: Footprint and relevant clinical anatomy. *J Hand Surg Am*, 2007, 32: 1225-1229）

用肌腱螺钉固定到骨道（图 17-2）。当前的固定技术提供足够的强度，允许前臂和肘关节早期被动和主动 ROM 训练。在某些情况下，固定的强度完全可匹配或者超过原来的肱二头肌腱强度。

　　单切口修复术在肌层之间进行，不侵犯肌肉或肌腱组织。在屈曲 / 旋前肌群和肱桡肌之间切开。注意保护与肌筋膜表面的头静脉相邻的前臂外侧皮神经和位于肱桡肌前缘下方的桡神经浅支。切开到深层时需要识别和控制好肱二头肌腱鞘浅层和远端的交叉血管。必须保护好肱二头肌腱鞘内侧的肱动脉和正中神经。浅浅切开发炎的肱二头肌腱鞘，可见位于肱肌筋膜上撕裂的肱二头肌腱。当肱二头肌回缩时，进行近端切开以便识别和取回肱二头肌腱。前臂旋后，手指触诊肱

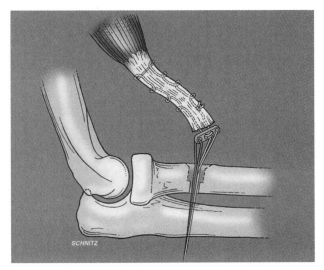

图 17-2　"负荷"内按钮复合体（the "loaded" ENDOBUTTON complex）的图示，准备通过桡骨近端建立垂直通道。这项技术是将肱二头肌固定到桡骨结节上的技术之一（经许可转载自 Greenberg JA, Fernandez JJ, Wang T, Turner C: Endobutton-assisted repair of distal biceps tendon ruptures. J Should Elbow Surg 2003;12: 484-490.）

二头肌鞘使桡骨粗隆显露。在暴露的桡骨粗隆周围小心放置牵开器有助于开阔视野；但是注意不要夹住骨间后神经，且应尽量减小牵拉力度以防压迫神经。

双切口修复术需要前路取回肱二头肌腱，后路暴露桡骨粗隆。一旦取出肱二头肌并用连续锁定缝合固定好，将弯止血钳穿过尺骨到桡骨粗隆（屈肘状态下），然后推向前臂后侧的伸肌总腱（图 17-3）。

这有助于定位后路皮肤切口。分离止血钳周围的伸肌腱 / 肌腹，直至看到旋后肌纤维。注意不要从尺骨剥离肌肉组织以防异位骨化。而后在前臂旋前位分离旋后肌，以保护骨间后神经和暴露桡骨粗隆。通常采用双切口入路穿骨道法固定肌腱到桡骨粗隆。

与单切口修复术相比，双切口修复术可能会轻微增加术后的早期疼痛和僵硬。此外，尽管术后异位骨形成和桡尺骨融合并发症在分离伸肌且不暴露尺骨时不太常见，但双切口修复术历来仍

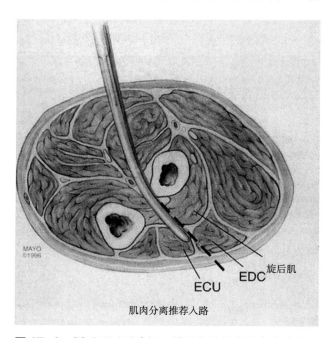

肌肉分离推荐入路

图 17-3　图示通过后路切口暴露桡骨粗隆的正确路径。首选路径利用肌肉分离方法通过尺侧腕伸肌（extensor carpi ulnaris，ECU），并避免暴露尺骨。EDC，指总伸肌（extensor digitorum communis）（经许可转载自 Mayo Foundation for Medical Education and Research,Rochester, MN.）

与这些并发症概率高具有相关性。单切口和双切口修复术都与术后神经麻痹有关（10%~15% 的病例）。最常见的是前臂外侧皮神经，其次较少见的是骨间后神经。鉴于肱二头肌回缩，前方入路需要获得桡骨粗隆视野，单切口修复术神经损伤概率可能更高。

在大多数情况下，神经损伤是一时的，不影响最终结果。最近的一个系列报道称，单切口修复术的骨间后神经损伤发生率为 3.2%。所有患者通常在术后 3 个月内恢复神经功能。

术后康复

推荐方案

阶段 1：急性期（7 天）

根据修复的紧张程度，通常用夹板将肘部和前臂固定在一个安全的位置。通常屈肘 80°～90° 前臂中立位固定。如果修复处于紧张状态，则前臂旋后。没有必要在屈肘 ＞ 90° 位夹板固定肘关节。术后早期用悬吊带以增加支撑。术后早期 72 小时内建议抬高肢体。鼓励手指活动以减轻水肿和僵硬。术后前 72 小时通过夹板定期冰敷，之后按需使用。

阶段 2：亚急性期（1~6 周）

康复初期的目标是以保护修复手术的方式允许早期肘部和前臂运动。传统的肌腱修复方法在修复充分的前提下，允许早期在保护下运动。第 1 周，定制模压塑料夹板在屈肘 90° 的前臂中立位固定手臂（图 17-4），佩戴 4 周。或者可使用铰链支具结合悬吊带，肘关节 ROM 初步设定在 30°～120°。指导患者每天取掉夹板 / 支具 3~4 次，开始轻柔自主辅助屈肘、主动或重力辅助伸肘 ROM 训练。考虑到近端桡骨和尺骨位置紧靠，早期主动辅助前臂运动至关重要，以期前臂旋转运动优化恢复和骨性结合形成风险最小化。

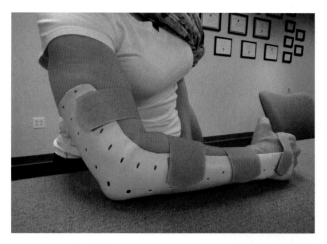

图 17-4　定制模压矫形塑料夹板。手臂位置是屈肘 80°～90°，前臂呈旋转中立位

- 鼓励在健侧肢体辅助下，在可忍受的范围内主动辅助屈肘运动（图 17-5）。
- 允许屈肘 90° 下前臂可忍受范围内旋转运动，包括旋前和旋后。由对侧手或治疗师或家庭成员提供辅助（图 17-6A 和 B）。
- 允许重力辅助下肘伸展至手术时确定的安全角度（图 17-7A）。前臂旋后位伸肘牵伸可最小化修复术张力。
- 仰卧位重力辅助伸肘牵伸（图 17-7B）。肘部肌肉放松，持续静态牵伸 3~4 分钟。

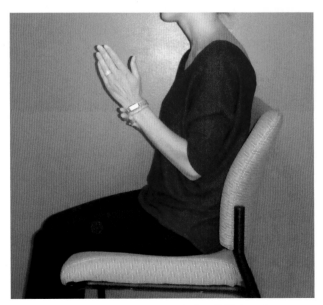

图 17-5　主动辅助屈肘运动。前臂呈旋转中立位

在经典修复手术中，术后 1 周开始，鼓励患者在 3~4 周内慢慢活动至全范围伸展。对于高张力修复手术（手术时，修复术限制在 45°～60°，不能全范围伸展），4 周内应避免终末 30° 伸展，同时在这个时间窗内前臂旋后位进行伸展牵伸。4 周后，开始无限制的伸展牵伸。甚至在大多数张力修复手术中，患者只要早期开始 ROM 训练，很少发生屈曲挛缩。根据患者个体需求或病情进展情况，选择性地给予物理治疗 / 作业治疗。

术后前 3 周内用弹性绷带保护皮肤，第 3 周开始每天瘢痕按摩，这对于前路肘前切口极其重要。

阶段 3：肌腱愈合 / 重建（6~12 周）

如果 6 周内患者肘部和前臂未达到全范围主动 ROM，更应积极地开始被动牵伸。此阶段最常见的活动障碍是终末端伸展和前臂旋转运动。有时，除了白天使用静态进展性夹板或动态夹板外，夜间也需要静态伸展夹板固定（图 17-8）；然而，因为肱二头肌远端肌腱修复术引起的关节挛缩很少见，所以很少需要这些夹板。

- 肘关节屈曲终末端被动牵伸（图 17-9）。由治疗师或家庭成员给予活动范围末端牵伸。
- 肘关节伸展终末端被动牵伸（图 17-10）。由治疗师或家庭成员给予活动范围末端牵伸。
- 前臂旋前旋后终末端被动牵伸。

通常术后 6~8 周开始轻柔的肘、前臂和抓握等长肌力训练；不过，在 12 周内进行肌力训练仍可接受。允许在无痛活动范围内进行肱二头肌肌力训练，强调低阻力、逐渐增加重复次数。

- 肘关节抗阻屈曲（图 17-11）。开始时低阻力，强调高频次首次 2~5 磅（0.9~2.3kg）。当每组 12~15 次，重复 3 组可很好耐受时，则增加阻力。
- 前臂抗阻旋后（图 17-12）。
- 建议在前 4 周进行肌力训练，阻力限制在 5~10 磅（2.3~4.5kg）。在这之后阻力在可承受的范围内逐步增加，同时重视肌力和肌耐力（尤其是前臂旋后）。完全回归活动基于每位患者的

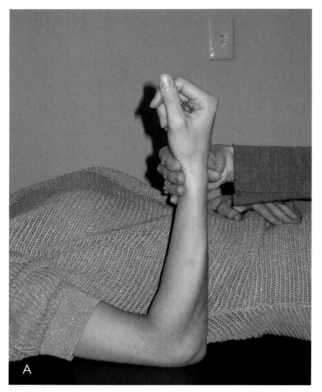

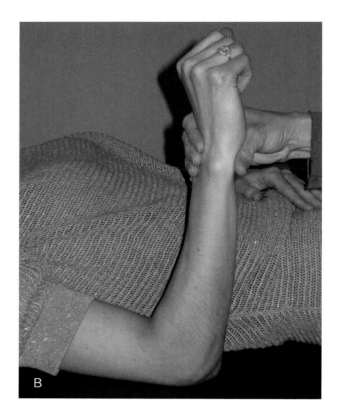

图 17-6　前臂被动旋转。A. 旋后；B. 旋前

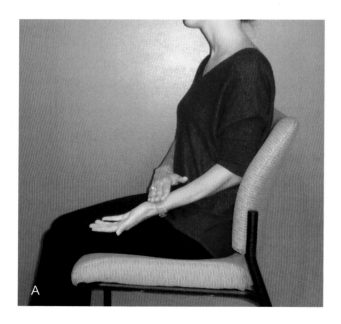

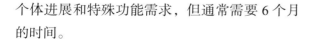

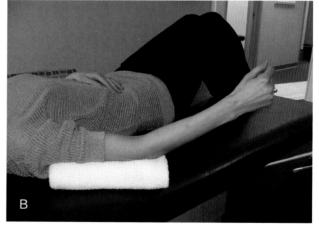

图 17-7　A. 重力辅助伸肘：前臂首先应处于旋后位使肱二头肌腱牵拉张力最小；B. 仰卧位重力辅助伸肘

个体进展和特殊功能需求，但通常需要 6 个月的时间。

功能性目标 / 循证评价

　　手术的功能目标是 6~12 周恢复肘部和前臂

完全 ROM 活动，6~9 个月肌力完全恢复。何时回归工作取决于工作对肢体的功能需求。大多数结果研究显示，肱二头肌远端修复术的临床结果很好，很少遗留残疾。最近多项研究主张术后早期无保护 ROM 训练，允许抗重力主动屈曲和术

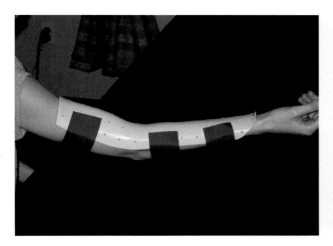

图 17-8　静态伸展夹板

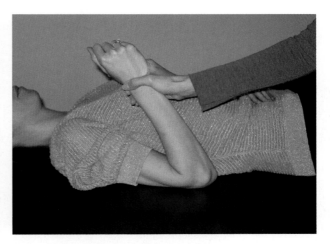

图 17-9　肘关节屈曲终末端被动牵伸

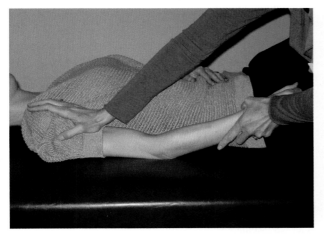

图 17-10　肘关节伸展终末端被动牵伸。最初在肘旋后位进行

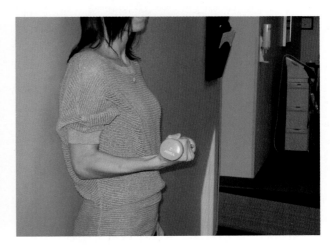

图 17-11　前臂旋后，肘关节抗阻屈曲

后尽快伸展牵伸，这些不会对肌腱愈合或临床结果产生不良影响。作者首选的治疗方案是允许在屈肘 30°~45° 以最小张力实施修复手术且依从性好的患者，尽早进行无限制运动。但是仍然主张前 4 周静态制动，同时全天内进行几个阶段的训练。

精要

- 需要适当的手术技术来优化结果和避免并发症。
- 正确放置牵开器和注意回缩有助于避免术中的神经损伤。对于双切口修复术，避免侵犯尺骨膜并仔细冲洗骨碎片对预防过度异位骨化非常

重要。

- 有必要对回缩的肱二头肌腱 / 肌腹进行全范围运动，以免修复术张力过度。
- 肱二头肌远端重新实现在桡骨粗隆的解剖附着，可能使肌力恢复最优化。
- 在特定情况下，尤其是延迟或翻修修复术，对于首次张力过高的修复，最好使用移植物置入术。
- 功能成功恢复的关键是早期活动。手臂制动时间应该很短。术后初期，应根据术中的修复张力限制伸肘 ROM。指导患者每天轻柔牵伸数次和主动辅助 ROM 训练。
- 需要术后密切随访，识别在自我导向运动下未

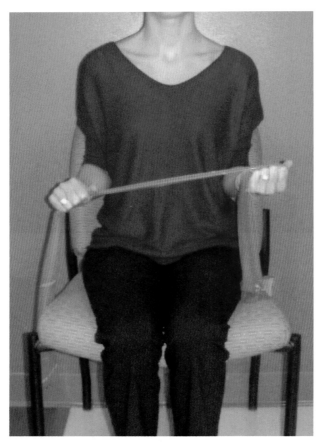

图 17-12　左上肢前臂弹力带抗阻旋后

按预期进阶的患者，并给予监督下康复。

● 对于术后第 6 周肘部或前臂过度僵硬的患者，应进行 X 线片检查排除异位骨化。

（陆伟伟　译，田　斐　朱　毅　张志杰　审）

参考文献

Athwal GS, Steinmann SP, Rispoli DM: The distal biceps tendon: footprint and relevant clinical anatomy. *J Hand Surg Am* 2007;32(8):1225–1229.

Bain GI, Prem H, Heptinstall RJ, Verhellen R, Paix D: Repair of distal biceps tendon rupture: a new technique using the Endobutton. *J Shoulder Elbow Surg* 2000;9(2):120–126.

Baker BE, Bierwagen D: Rupture of the distal tendon of the biceps brachii. Operative versus non-operative treatment. *J Bone Joint Surg Am* 1985;67(3):414–417.

Cain RA, Nydick JA, Stein MI, Williams BD, Polikandriotis JA, Hess AV: Complications following distal biceps repair. *J Hand Surg Am* 2012;37(10):2112–2117.

Cheung EV, Lazarus M, Taranta M: Immediate range of motion after distal biceps tendon repair. *J Shoulder Elbow Surg* 2005; 14(5):516–518.

Greenberg JA, Fernandez JJ, Wang T, Turner C: EndoButtonassisted repair of distal biceps tendon ruptures. *J Shoulder Elbow Surg* 2003;12(5):484–490.

Grewal R, Athwal GS, MacDermid JC, Faber KJ, Drosdowech DS, El-Hawary R, King GJ: Single versus double-incision technique for the repair of acute distal biceps tendon ruptures: a randomized clinical trial. *J Bone Joint Surg* 2012;94(13):1166–1174.

Hartman MW, Merten SM, Steinmann SP: Mini-open 2-incision technique for repair of distal biceps tendon ruptures. *J Shoulder Elbow Surg* 2007;16(5):616–620.

Idler CS, Montgomery WH 3rd, Lindsey DP, Badua PA, Wynne GF, Yerby SA: Distal biceps tendon repair: a biomechanical comparison of intact tendon and 2 repair techniques. *Am J Sports Med* 2006;34(6):968–974.

Kelly EW, Morrey BF, O'Driscoll SW: Complications of repair of the distal biceps tendon with the modified two-incision technique. *J Bone Joint Surg Am* 2000;82-A(11):1575–1581.

Kettler M, Lunger J, Kuhn V, Mutschler W, Tingart MJ: Failure strengths in distal biceps tendon repair. *Am J Sports Med* 2007;35(9):1544–1548.

Lemos SE, Ebramzedeh E, Kvitne RS: A new technique: in vitro suture anchor fixation has superior yield strength to bone tunnel fixation for distal biceps tendon repair. *Am J Sports Med* 2004;32(2):406–410.

Michael Darowish, MD 和 *Kathleen Beaulieu, OTR/L, CHT*

概述

肘管综合征是第二大常见的上肢压迫神经病变。肘管综合征的症状包括环指和小指麻木或刺痛、肘部内侧疼痛、手部抓握无力或常见的手部笨拙感。麻木感经常出现在夜晚，患者可因睡眠中麻木而醒来或清醒时有麻木感。当手做围绕自己面部或头部的活动、打电话、使用键盘和反复屈伸肘关节时，患者会因延长肘关节屈曲时间而加重症状。外力压迫神经，如开车、伏案工作或坐在有扶手的椅子时将肘倚靠在坚硬表面都会加重手的麻木和疼痛。

压力或张力压迫尺神经而降低尺神经的血液供应，从而导致脱髓鞘病变。而更严重的神经功能障碍最终会引起尺神经支配肌肉的肌源性改变。肘管综合征的临床表现是尺神经在肱骨内上髁后侧穿过时神经传导异常的结果。神经传导受穿过部位压力或者拉力影响。各种不同的解剖结构，包括 Struthers 弓（一条从尺侧肱三头肌到尺侧肌间隔的筋膜带）、滑车上肘肌、Osborne 韧带，以及深、浅层尺侧腕屈肌筋膜都可以引起压迫。肘管占位性损伤包括腱鞘囊肿、骨质增生或游离骨是尺神经压力增加的罕见原因。最后，神经的外围压迫，如依靠在肘关节或姿势因素包括肘关节长时间屈曲和尺神经半脱位，这些都可以引发症状。

在很多病例中，为了缓解症状，需要进行尺神经减压术伴随或不伴随尺神经移位治疗，同样也是为了阻止后期神经疾病恶化。包括康复在内的术后治疗来确保最佳恢复。

相关解剖学

尺神经是从 C_8~T_1 颈神经根臂丛神经内侧束的终末分支，它穿过胸廓出入口进入腋下。在近心端，内侧束或者尺神经可能被大量上肺叶（肺上沟瘤）或胸廓出口处压迫；在鉴别诊断中应该考虑这些。之后神经穿过尺侧肌间隔，进入 Struthers 弓水平的后侧腔室。尺神经继续沿着肌间隔向远端进入肱三头肌内侧头下方。在肘关节处，神经沿着髁间沟穿过肘管进入 Osborne 韧带下方。之后神经进入尺侧腕屈肌（flexor carpi ulnaris, FCU），这里覆盖有 FCU 的浅筋膜和 FCU 肌纤维的深层筋膜。再之后尺神经开始分支，提供肌肉分支给 FCU 和指深屈肌（flexor digitorum profundus, FDP）的尺侧端。神经继续向远端延伸到深层并辐射到 FCU 肌腱，进入腕关节。然后尺神经从 Guyon 管进入手，分为浅层的感觉分支（提供小指和环指尺侧的感觉）和深层的运动分支。深层的运动分支缠绕着钩骨并穿过手掌，提供小鱼际肌、骨间肌、拇短屈肌深侧头和尺侧 2 条蚓状肌的运动支配。

在肘关节水平，尺神经会被 Struthers 弓、

Darowish 博士或其直系亲属是美国骨科医师协会的董事会成员或委员会成员。Beaulieu 博士及其任何直系亲属均未从任何与本章内容直接或间接相关的商业公司或机构获得利益，未持有此类公司的股票或股票期权。

覆盖的肱三头肌、Osborne 韧带和 FCU 压迫。当神经传导时，由于神经从后侧间隔穿行到前侧间隔，尺侧肌间隔就变成一个压迫结构。此外，神经重新进入 FCU 远端会发生医源性压迫或痉挛（图 18-1）。

评估

患者的评估从了解完整的病史开始。患者描述他们手部麻木和疼痛，鼓励患者指出麻木的具体位置会很难但非常有帮助。同样地，鉴别诱发症状加重的活动或者手臂姿势可以帮助区分引起麻木的不同原因。通常，涉及肘关节屈曲的活动如开车、打电话、发短信、翻报纸、头面部周围活动或者睡觉都会加剧症状。同样地，反复屈伸肘关节或者倚靠肘关节都将加重患者疼痛或麻木。相关的医疗状况如糖尿病、周围神经病变、类风湿关节炎、肾脏疾病或者肘关节骨折或外伤史存在与否也可以帮助缩小诊断范围。

物理检查从评估肘关节活动范围开始，找到屈曲和伸直的受限程度可以指出潜在的关节炎。观察肘外翻角可以鉴别肘外翻，而肘外翻会增加尺神经的张力。任何肿胀或者水肿，尤其是在肘关节尺侧的，也应该被记录下来。应该评估手部尺神经支配的肌肉组织萎缩是否出现，包括小鱼际肌和第 1 骨间背侧肌。在严重的病例中，尺侧的 2 个手指会呈现爪型的姿势——掌指关节（metacarpophalangeal，MCP）过伸、近端指骨间关节（proximal interphalangeal，PIP）和远端指骨间关节（distal interphalangeal，DIP）屈曲（图 18-2A 和 B）。

尺侧运动功能是评估手指的外展和内收，以及检查患者一侧手是否能够将示指和中指交叉。这是一个更可靠的测试，手指伸直时测试者容易进行鉴别。另外，我们发现即使之前 Frank 肌萎缩被标记，手指交叉时受影响的一侧明显比未受影响的一侧笨拙。环指和小指的指深屈肌可能受影响，从而导致握拳不完全或抓握无力。侧捏力经常受尺神经病变的影响而导致 Froment 征（夹纸试验）。当要求患者捏一张纸时，尺神经病变患者用对指捏替代侧捏并伴有拇指指骨间关节（interphalangeal，IP）弯曲。在此情况下，患者使用正中神经支配下的拇长伸肌（flexor pollicis longus，FPL）来替代尺神经支配的拇收肌（图 18-3A 和 B）。Jamar 握力器可用于客观评估抓握力和捏力，包括对指捏、侧捏和三指捏。

还应该评估尺神经支配的感觉区域。小指指腹被推断为尺神经支配，因此可以作为评估指标。另外，手背部尺侧是由尺神经在腕关节近端几厘米处分开的背侧皮支支配的。手背侧感觉减退表明一个更近端的损伤，可以帮助区分尺神经压迫在肘管还是在 Guyon 管。多种方法可以使用，包括轻触觉、Semmes-Weinstein 单丝觉和两点辨别觉。直到疾病后期，两点辨别觉才会受影响；而 Semmes-Weinstein 单丝测试在疾病早期就

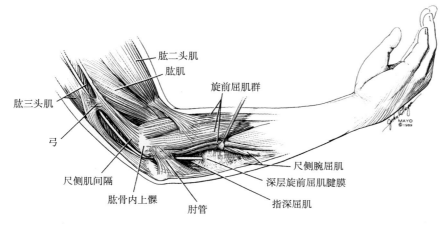

标注：肱二头肌、肱肌、旋前屈肌群、肱三头肌、弓、尺侧肌间隔、肱骨内上髁、肘管、尺侧腕屈肌、深层旋前屈肌腱膜、指深屈肌

图 18-1　尺神经经过肘关节处图解，包括潜在的压迫结构（经许可引自 Elhassan B, Steinmann SP: Entrapment neuropathy of the ulnar nerve. *J Am Acad Orthop Surg*, 2007;15: 674. Reproduced with permission from the Mayo Foundation for Medical Education and Research, Rochester, MN）

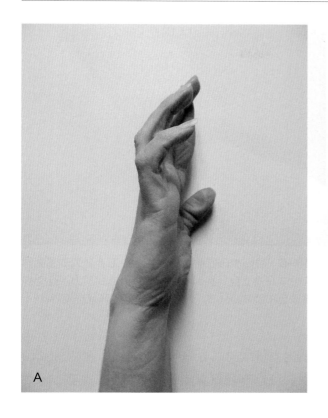

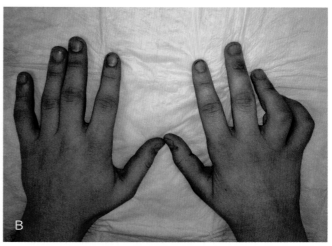

图 18-2　A. 典型的环指和小指尺侧爪形畸形，伴随着掌指关节过伸及近端指骨间关节和远端指骨间关节屈曲。B. 伴爪形手（患者的右手）出现第 1 骨间肌萎缩

有用。

在肘管综合征的很多病例中，症状不会表现出来，除非被激惹。因为它是一个动态过程，取决于姿势和压力，很多患者在最初的测试中显示出完好无损的运动和感觉，可进行各种激惹测试来显示尺神经症状。Tinel 征是叩击神经时，在肘管或在 Guyon 管尺神经分布处出现触电感或麻木感及刺痛感（图 18-4）。至少 10% 的未受影响的患者会表现 Tinel 征阳性。在肘部加压屈曲试验中，测试者维持肘关节屈曲，在肘管处给尺神经加压，同时维持腕关节中立位，防止产生会引起手部麻木的腕管或 Guyon 管间接压力（图 18-5）。测试者也应该评估更多的近端神经损伤，包括颈椎和下臂丛神经损伤，这些会类似于尺神经

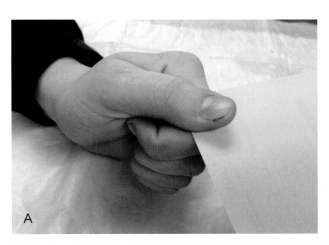

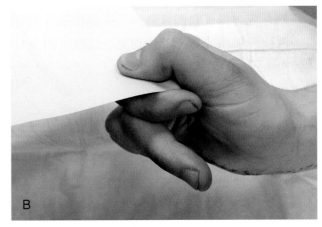

图 18-3　夹纸试验。当测试者尝试拿走纸时要求患者捏住纸。A. 患者左手显示出正常的侧捏姿势。B. 患者右手显示用指捏替代侧捏，使用拇长屈肌（正中神经支配）多于拇内收肌和第 1 骨间背侧肌（尺神经支配）

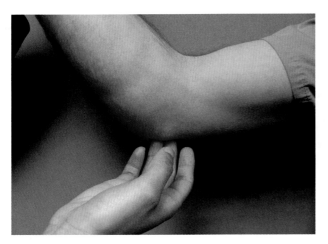

图 18-4　肘管处轻击尺神经激发 Tinel 征。Tinel 征阳性反应指环指和小指疼痛或感觉异常

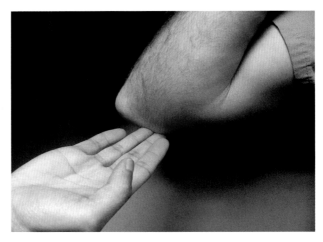

图 18-5　肘部加压屈曲试验中，维持患者肘关节屈曲同时腕关节在中立位，在肘管处给尺神经施加压力。这个姿势测试会在尺神经分布区域产生麻木、疼痛或感觉异常

病变。

电诊断评估，包括肌电图（electromyography, EMG）和神经传导检查（nerve conduction study, NCS），可以用来评估肘管综合征。由于肘管综合征的动态特性 EMG/NCS 检查经常是正常的，而 EMG/NCS 的阳性结果经常只出现在疾病后期或者在更严重的病例中。EMG/NCS 在有争议的病例中很有帮助，用来鉴别是颈部疾病还是周围神经压迫，或者帮助鉴别是近端还是远端损伤。我们经常在术前做神经测试来获得基线数据，以防术后症状延续；同时在更严重的病例中，也可以缓和患者的期望。放射性检查或 MRI 不是肘管综合征评估的常规方法；它们只适用于考虑伴随有关节炎、占位性损伤或有肘部外伤史，这些可能会对神经产生压迫的病例。

治疗

保守治疗的首要目标是减少疼痛，消除感觉异常或过敏，增加或代偿受限的关节活动范围，消除神经压力，增加肌力，以及提高或恢复功能。在很多病例中，运动纠正在解决症状中起关键作用。通常非手术治疗对轻度、间歇性症状和不存在肌肉力量减弱或萎缩的病例有效，多达 50% 的轻度肘管综合征患者能够成功恢复。然而，重要的是注意非手术治疗并未显示出可以提高肌力。

患者宣教是治疗中的重要部分。为患者解释相关的解剖，并展示整个尺神经位置，有助于提高对特定运动或活动如何影响神经的理解。宣教巩固动作的纠正或人体工效学的改变怎样可以辅助减轻症状及对结果的积极影响，这些有助于提高患者对治疗计划的依从性。

治疗技术可以联合使用物理因子。湿热法可以用于消除疼痛，也可用于练习或功能性活动之前的软组织准备。冷疗可以应用在症状区域来减轻水肿和疼痛。超声波可以增加症状区域的血流量。应该特别注意避免烫伤，建议在感觉改变的区域应用热疗时应密切监测。

通过肌筋膜松解技术、缓慢匀速牵伸或者肌内效贴布可以提高肌筋膜的移动性，降低尺神经在功能活动时的压力。神经松动技术有助于减轻症状；注意不要在神经上施加压力。神经滑动技术更有助于神经在有限张力下活动。肌筋膜松解、肌内效贴布和神经松动技术的使用需要对评估和治疗过程有更深的理解，这些均在此章范畴之外。

对于必须抗阻或维持肘关节屈曲活动的患者，可以增强其近端肌群，增加肩部力量和肩胛骨稳定性，通过改善姿势将上举的压力转移到更多的近端肌群，降低更多远端受影响肌群的压力。

改变不良姿势和活动可能是非常有用的。治疗师应评估患者的日常生活活动，包括自我照护、工作和娱乐活动，来鉴别和定位潜在的改造范围。可关注具体的方面，包括避免压力和牵拉、降低腕关节屈曲和旋前肌的过度使用、改变引起症状的某些任务的方法。现场评估患者的工作场地很重要。检查物体设置和工作要求，提供关于人体工程学调整、环境改变和工作流程的建议。

在受伤肢体的功能使用时，用一个软垫覆盖肘关节来辅助缓冲肘管以避免尺神经外部压力升高或无意识的创伤（图 18-6A 和 B）。

- 活动纠正建议
  - 避免活动时肘管处尺神经受压。

- 开车：避免将肘倚靠在扶手、车窗或门把手上。使用肘垫或者枕头来缓冲神经受压。
- 电脑台：打字、阅读或书写时，避免倚靠在椅子扶手、桌面上。使用没有扶手的椅子来降低肘部倚靠的意图。使用肘垫或枕头缓冲神经压迫。工作中定时休息。
- 轮椅使用者：避免倚靠在扶手或桌板上或使用肘垫或枕头。
- 工具使用：改良技术或把手来确保使用工具时前臂处于中立位。
- 上举：前臂中立位来放置双手。
- 避免长时间肘关节屈曲而牵拉尺神经。
  - 打电话：使用肩托、耳机或者免提电话。
  - 电脑台：将键盘放低或者远离身体来避免长时间肘关节屈曲超过 90°。当使用键盘时调节椅子高度，使肘关节屈曲不超过 90°。打字时，键盘放在键盘托

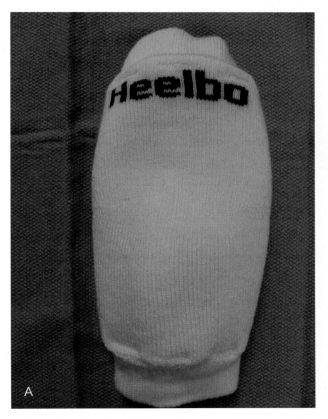
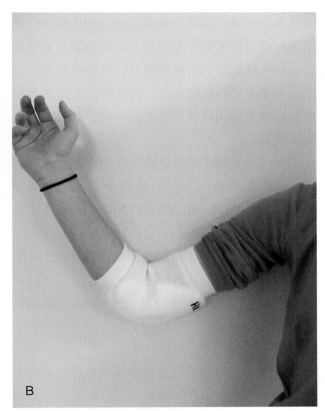

图 18-6　A. Heelbo 弹力护肘，可以显著消除尺神经外部压力（B）

上而不是桌面，这样可以使键盘位置更低，允许肘关节伸展范围更大。

- 面部和头部的自我照护：中途休息，逐渐增加肘关节屈曲。使用吹风机架，减少肘关节使用。
- 睡眠：夜间伸直矫形器。

关于睡眠应该讨论一个特殊的问题。在我们的经验中，很多患者无法忍受在睡眠时佩戴肘关节硬质支具。软质肘关节支具更易于耐受和达到同样的目的，即限制长期严重的肘关节屈曲。昼夜使用硬质肘关节支具被证明可用于症状更严重和病程更长的病例中。肘关节屈曲在 90° 或 90° 以上时尺神经受压最大，而在肘关节完全伸直时最小。患者对肘关节制动在全伸直位的耐受性差时，文献建议位置在 35° ~45°。

术前治疗

对于作为手术对象的患者，术前治疗可以降低关节挛缩，增加关节活动范围，并且提高功能，最大化术后的最终结果。如果形成尺侧爪形手，术前治疗可以极大地提高术后手部的功能。关注点应该放在恢复全关节被动活动，并将手放置在一个具有更多功能的位置上，尤其增加掌指关节屈曲和近端及远端指骨间关节的伸展，以及消除小指外展。

- 使用支具或矫形器来增加手指关节活动范围。
- PIP 屈曲挛缩 < 35°：使用一个动态 PIP 伸直支具，例如一个预制的 LMB 动态伸直弹簧夹板。
- 更严重或长期的 PIP 屈曲挛缩：需要制作一个定制动态或进阶式静态 PIP 伸直支具。
- 使用夜间静态支具来维持白天 ROM 训练和使用支具的成果。
- 功能性夹板。
- 限制掌指关节过伸或反抓型支具有助于提高手功能。
- 阻挡掌指过伸，重塑外部伸直力，容许 PIP 和

DIP 伸直更多。

- 在我们的经验中，将内在肌放置在更为放松的位置可以更利于屈曲的启动。
- 8 字形设计是最有效也最轻便的（图 18-7）。
- 如果小指内收功能丧失间接导致小指在休息位外展（Wartenburg 征），兄弟绑带可以保持小指内收，防止其在活动时外展（图 18-8）。

手术治疗

严重的尺神经病变、尺神经支配的肌肉萎缩或者对非手术治疗无反应的患者需要手术干预。曾经治疗肘部尺神经病变的手术方法包括单纯减压、尺神经皮下前置术、肌内或肌下前置术和肱骨内上髁切除术。选择哪种方法取决于神经病变的严重程度、是否存在尺神经半脱位、外科医师的偏好和不同手术方法的舒适度。手术没有绝对禁忌证；而且对于虚弱的慢性严重神经病变患者，手术的需求要慎重考虑，因为严重长期的神经问题可能没有机会达到有意义的恢复。

原位尺神经减压术

进行原位尺神经减压术不仅可使用开放性技术，还可使用内镜技术。内镜减压术不仅可以表现为 Hoffmann 所述的"外向内"，还可表现为 Cobb 所述的"内向外"。如本节所述，可实施开放式减压术。不管怎样的途径要保持减压的原则。

在尺神经处做弧形切口，从肱骨内上髁近端 1cm 处开始，延伸 2~3cm 至肘管远端。直接切开皮下组织，小心地找到并保护前臂内侧皮神经（medial antebrachial cutaneous nerve,MABC）。 在肘管近端首先在肱三头肌筋膜下方找到尺神经。断开肱三头肌筋膜，包括 Struthers 弓（一般在肱骨内上髁近端 8cm 处）。如果滑车上肘肌（从鹰嘴到肱骨内上髁）出现，则切除。

然后继续向远端剖开，分隔开位于肘管尺神经上方的 Osborne 韧带。在 Osborne 韧带远端部分找到尺侧腕屈肌。切入尺侧腕屈肌浅筋膜，剩

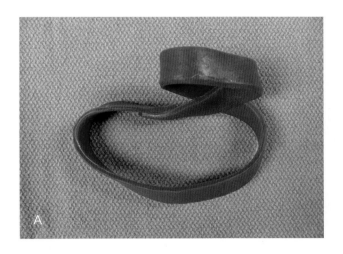

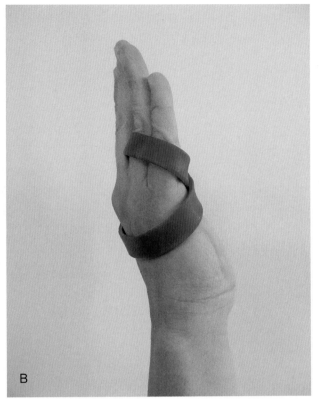

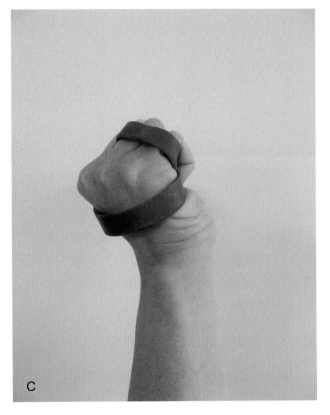

图 18-7　A. 8 字形支具，它对有爪形畸形的患者是有效的。B、C. 这个设计在容许全关节活动的同时可以防止掌指关节过伸

余保护神经的浅层肌纤维。然后从尺侧腕屈肌的两个头之间直接分离肌纤维，暴露尺神经。找到并分离覆盖在尺神经上的深层肌纤维和深筋膜。在尺神经沟远端 5~9cm 处可以看到受压神经的增厚。必须小心地保护尺侧腕屈肌的分支。在原位松解中，只有尺神经的表层部分被切开，而环切可能使神经不稳定，增加肱骨内上髁处神经高位或半脱位的可能性。

一旦减压完成，全关节活动范围活动肘关节。如果屈曲时出现肱骨内上髁处神经高位或 Frank 半脱位，则要做一个正式的前置移位术。

前皮下尺神经移位术

手术初始部分如之前描述的原位减压术一样。在完成减压后，沿着神经的长度环切，可允许神经移动到前侧位置。一些作者建议保护与尺

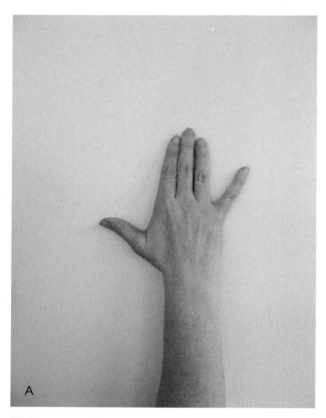
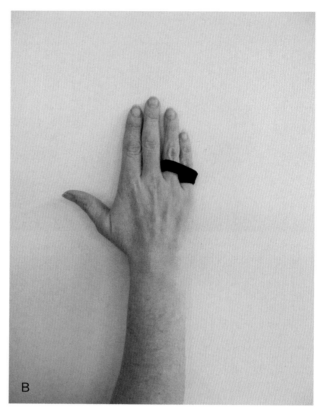

图 18-8　A. 手由于小指内收功能丢失而产生小指外展。B. 使用兄弟绑带，防止小指被物体勾住，提高功能

神经同行的纵向血管可以提高治疗效果。

　　一旦神经充分活动起来，在肱骨内上髁近端确定肌间隔并切除。这个操作失败会引起神经的医源性压迫，也是手术失败的一个普遍因素。一些大的静脉血管始终在肌间隔底部穿过，应该注意避免损伤血管或者止血。然后将神经置于肱骨内上髁前侧。制作一个吊带来防止神经向后侧转移。皮下组织可以保护旋前屈肌筋膜的下部皮瓣，形成一个"托架"来防止神经向后侧移位。皮下组织可以直接与旋前屈肌缝合，或者可以将肌间隔的远端滑膜作为旋前屈肌筋膜的翻转皮瓣。FCU 前侧头近端部分切除术帮助从深层 FCU 平滑地转移到旋前屈肌筋膜表面，降低这个神经关键部位的医源性痉挛。

　　在更换和稳定吊带后，必须密切观察神经。然后全范围活动肘关节，来确定活动过程中神经没有痉挛。在全关节活动范围内，吊带或者覆盖的组织不应该对神经产生压迫。松解神经的要点是松解神经的近端和远端足够远，以使神经在转移位置时有一个平滑的过程。移位过程中松解不足会导致神经出现希腊字母 Ω 样，在肱三头肌筋膜出口处或再次进入 FCU 筋膜处引起神经痉挛，导致手术失败（图 18-9）。

肌内、跨肌肉或肌肉下尺神经移位术

　　肌内、跨肌肉或肌肉下尺神经移位有一些理论上的优点。相比于皮下部位，放置在血管床内的神经在屈肌系统内或下面能被保护得更好。另外，当神经在肱三头肌深层下方、屈曲旋前肌深层下方、尺侧腕屈肌深层下方时，相比于皮下移位，神经在更深层的位置有更直接的途径。然而，这个途径需要屈曲旋前肌更大的剥离，伴随致残的后果。

　　对于肌内和跨肌肉移位，首先要做之前描述的尺神经减压、松动和肌间隔切除。其次，抬高屈曲旋前肌筋膜的近端和远端皮瓣来容许筋膜在

一个延长位置修复。沿着尺神经移位的路线制作一个肌肉纤维槽，并切除或切开任何纵向筋膜带以预防医源性神经压迫。用延长的方式互相修复屈曲旋前肌筋膜瓣；外科医师的手指应该能够在修复的筋膜下方通过。再次，在完成移位和筋膜

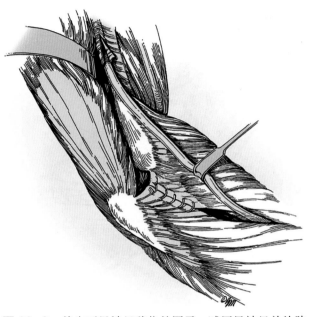

图 18-9　前皮下尺神经移位的图示。减压尺神经并从肱骨内上髁前移。起自于屈曲或旋前的一个筋膜皮瓣缝合在外皮上防止神经回到肘管的原始位置

修复后，通过肘部关节活动范围检查是否存在医源性压迫或痉挛（图 18-10）。

如果实施肌下移位术，先要做之前描述的尺神经减压和肌间隔切除，然后在肱骨内上髁原位远端 1~2cm 处切开。然而，是用一个起子从近端到远端的表层下被膜抬起整个屈肌，而不是在肌纤维中制作一个槽。在肘肌深处可见正中神经，并将尺神经放置在屈曲旋前肌纤维中，在正中神经路线内侧且与之平行。之后在插入物后侧修复屈曲旋前肌，可直接（Learmonth 技术）或延长筋膜来防止修复的筋膜引起的医源性压迫（Dellon 技术）。再次在全关节活动范围检查神经的医源性压迫或痉挛，尤其应注意肌间膜区域和屈曲旋前肌远端的神经医源性压迫（图 18-11）。

肱骨内上髁切除术

先进行之前描述的原位尺神经减压。暴露肱骨内上髁骨膜，使用骨凿去除肱骨上髁表层 5mm（20%）。必须注意不要去除太多，以避免损伤内（尺）侧副韧带（medial collateral ligament, MCL）的起点。用咬骨钳或锉刀将骨边缘磨平滑，并将

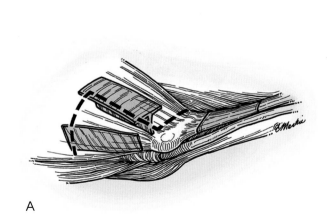

A

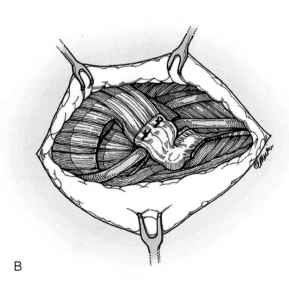

B

图 18-10　肌内移位术的图示。A. 神经减压和松动。从屈曲旋前肌筋膜抬高 Z 字形延长瓣。在屈曲旋前肌纤维中制作一个槽，小心松解所有纵向筋膜带，防止医源性压迫。B. 然后跨过神经，在一个延长位置修复筋膜瓣（绘图 Elizabeth Martin © 2011. 经许可引自 Wolfe SQ, Pederson WC, Hotchkiss RN, Kozin SH: *Green's Operative Hand Surgery*, ed 6. Philadelphia, PA, Elsevier, 2011, p. 1002.）

骨膜覆盖在骨上。随着肱骨内上髁去除，允许尺神经在肘内侧随意活动，当神经离开肘管并移动到肱骨内上髁前侧时，可预防突发症状（图18-12）。

术后康复

尺神经术后的康复包括一些局部伤口和软组织愈合的通用原则，恢复肘关节功能、上肢功能

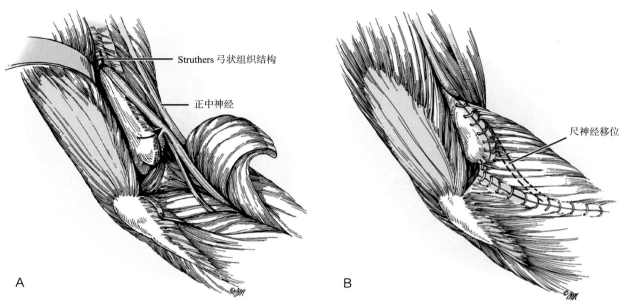

图 18-11　肌下移位的图示。A. 减压和松动神经。从被膜抬高整个屈曲旋前肌。神经置于整个屈曲旋前肌深层，平行于正中神经。B. 之后可直接在原位修复（Learmonth 技术）或在一个延长位置（Dellon 技术）（绘图 Elizabeth Martin © 2011。经许可引自 Wolfe SQ, Pederson WC, Hotchkiss RN, Kozin SH: *Green's Operative Hand Surgery*, ed 6. Philadelphia, PA, Elsevier, 2011, p. 1000）

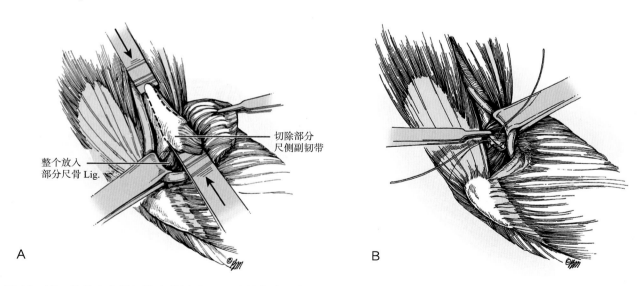

图 18-12　肱骨内上髁切除术的图示。A. 用骨凿移开肱骨内上髁的表面部分。B. 修复暴露在骨上方的筋膜。尺神经在此修复过程中滑动，并将找到新的休息位。必须注意要切除足够的肱骨内上髁防止神经通过此突出时突然折断。同时不能切除太多，否则会导致起止点的不稳定。另外，为了防止神经压迫必须松解神经进入尺侧腕屈肌处的筋膜（图中未显示）（绘图 Elizabeth Martin © 2011。经许可引自 Wolfe SQ, Pederson WC, Hotchkiss RN, Kozin SH: *Green's Operative Hand Surgery*, ed 6. Philadelphia, PA, Elsevier, 2011, p. 1000）

及手功能，尤其是在后期肌源性改变的患者。

　　根据我们的经验，在术后 7~10 天内使用肘关节后侧夹板可以降低疼痛。因为是关节外手术，所以短期制动不可能会引起明显的肘关节僵硬。在术后早期不使用其他夹板。患者手术出院后，指导抬起四肢和主动使用手指，尽可能减轻肿胀

和水肿。紧接着进行手指练习，包括肌腱滑动、手指外展 / 内收和拇指对指（图 18-13）。

　　在首次术后预约复诊时，去除夹板，拆线，开始肘部关节活动。指导患者进行日常关节活动。如果 7~10 天内完成肘关节全范围活动和前臂活动有困难，则更多关注放在指导进行被动和主

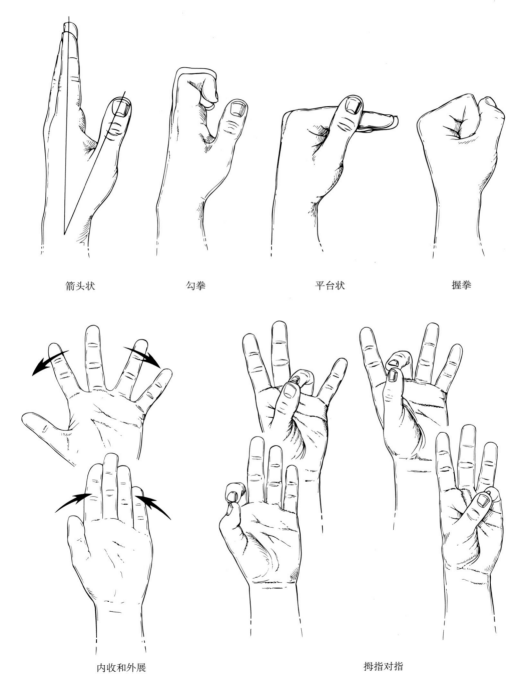

箭头状　　　　　　　勾拳　　　　　　　平台状　　　　　　握拳

内收和外展　　　　　　　　　　　　拇指对指

图 18-13　"6 组练习"图示。所有患者及时开始关于肌腱滑动的手指练习：屈曲、伸直、外展和内收及对指

动辅助牵伸训练上以恢复活动。

如果出现明显的过敏反应或神经炎，不论在前臂内侧皮神经或尺神经本身，可以进行药物治疗，最常见的有加巴喷丁或非甾体抗炎药（NSAIDs）。局部利多卡因凝胶或补剂还可以帮助降低皮肤敏感性。在作者的经验中，只有不到5%的患者需要神经炎的处方管理。

特别注意的是，对于更严重的术前压迫神经病变病例及爪形手和手指挛缩的手部功能障碍病例，手的康复可能是必需的。

推荐治疗方案

- 水肿管理
  - 术后即刻
    - 评估。
    - 主动肌肉泵。
  - 取下敷料后开始
    - 软组织松动。
    - 逆行性按摩。
    - 冷疗。
    - 加压。
      - 我们发现，与弹力绷带相比，Tubigrip 的压力袖套可提供更持续的压力，并且更容易穿戴。
      - 如果手部出现水肿，需要使用压力手套。
- 瘢痕管理是从切口愈合和缝线拆除后开始，进行手术瘢痕和周围组织之间的滑动。
  - 进行软组织松动包括浅层和深层挤压、纵向移动、横向摩擦、在切口处画圈。
  - 对很厚或者有附着的瘢痕使用硅胶薄膜、胶带或压力橡胶。
- 敷料去除后开始脱敏。
  - 分类刺激
    - 深压和轻触。
    - 轻叩。
    - 振动。

- 热和冷。
- 不同质地（从平滑到粗糙）。
- 使用肘部袖套或者护垫直到敏感性降低。
  - 一些患者发现薄袖套，如 Tubigrip（Mölnlycke Health Care, Norcross, GA），有助于降低轻触过敏。
  - 一些患者更喜欢厚的护垫，如弹力护肘（Briggs Healthcare, Waukegan, IL）。
  - 大部分患者适应 MABC 麻木感，并很少引起长期缺陷。
- 感觉代偿：在长期感觉缺失或改变的病例中，神经移植术可能被延迟或不可能实施。当操作尖锐或烫的东西时要格外小心，这样的宣教是必要的。将手的尺侧放在视野范围内进行视觉代偿是必要的。
- 去除敷料后开始物理因子治疗。
  - 热疗：必须注意避免烫伤；在感觉改变的区域使用热疗时，建议密切监控。
    - 湿热疗法
      - 增加血流量。
      - 缓解疼痛。
      - 增加软组织柔软性。
    - 冷疗
      - 缓解疼痛。
      - 减轻水肿。
    - 超声波
      - 提供深层加热。
      - 缓解疼痛。
      - 增加血流量。
  - 电刺激
    - 神经肌肉再训练。
    - 经常很难刺激到单一的肌肉。
    - 经皮神经电刺激（transcutaneous electrical nerve stimulation, TENS）：在训练中很少用。
- 关节活动范围
  - 术后即刻开始手指的 AROM 和 AAROM 训

练。在术后取掉敷料后立即开始腕关节、前臂、肘关节和肩关节 ROM 训练。如果出现关节挛缩，立即开始手指的被动 ROM 训练。

- 术后 1~2 周加入轻柔的肘关节被动 ROM 训练，如果有必要可以包括前臂旋转。
- 如果在手术过程中腕关节屈曲／旋前肌起点被修复（如肌内或肌下移位术），那么在腕关节和前臂的正中位开始肘关节 ROM 训练。在术后 2~3 周加入前臂旋转和腕关节屈伸。
- 在患者可耐受下逐渐增加 ROM。
- 支具
  - 为了纠正环指和小指的爪形状况需要一个 MCP 限制支具直到出现神经再生（图 18-7）。
  - 为了让小指内收可以使用兄弟绑带直到小指内收功能恢复（图 18-8）。
- 肌力训练
  - 肌下或肌内移位
    - 为了屈曲旋前肌的恢复，将肌力训练推迟 6 周。
    - 开始轻度的肌力训练，如抓握、捏、腕关节屈伸、前臂旋前旋后及肘关节屈伸。
    - 在可耐受的范围内增加阻力。
  - 原位减压、皮下前侧移位和肱骨内上髁切除
    - 术后 2~4 周开始肌力训练。
    - 一旦达到完全 ROM 主动活动并且可耐受疼痛，则在可耐受范围内开始轻柔的渐进式抗阻训练。
  - 手部肌力训练
    - 抓握训练：使用治疗胶泥、抗阻橡皮筋式手部拉力器来训练粗大抓握和钩状抓握。
    - 捏力训练：使用治疗胶泥训练三指捏和侧捏。
    - 手内在肌训练：使用治疗胶泥针对手指训练外展和内收，或用橡皮筋训练指外展，用海绵块训练指内收。

- 腕关节、前臂、肘关节和肩关节肌力训练：自由力量训练、沙袋或者抗阻训练。
- 功能活动训练
  - 一般原则
    - 首先开始无阻力功能活动。
    - 在患者耐受性允许下进一步谨慎地加入抗阻活动。
    - 避免需要长时间或反复肘关节运动的活动。
    - 维持适当的姿势，并不断地改变姿势以避免远端扭伤和过度使用。
  - 促进受影响的肢体主动使用
    - 鼓励回归自我照顾活动、轻松的家务活动和娱乐活动。
    - 鼓励使用手部的活动
      ○ 操作硬币。
      ○ 用镊子夹起珠子。
      ○ 捡起埋在胶泥中的晾衣夹或珠子。
      ○ 游戏：非洲棋、弹子游戏、四子棋、操作游戏。
      ○ 娱乐活动：针线手工、拼图。
      ○ 家务活动：洗碗。
      ○ 工作活动：电脑使用、写字。
      ○ 促进肘关节屈曲的活动
        ■ 面部和头部的自我照护活动：洗头发、化妆、剃胡须、戴上或摘下耳环或项链。
      ○ 鼓励肘关节伸直的活动
        ■ 家务活动：打扫、擦窗户。
      ○ 鼓励使用双侧上肢的活动
        ■ 家务活动：折叠衣物、整理床铺。
        ■ 娱乐活动：扔大沙滩球、织布机织造。
      ○ 促进肌力和耐力的活动
        ■ 家务活动：提洗衣篮、擦地、购物。
        ■ 娱乐活动：园艺、健身课程、运动。

结局

与其他首次手术相比，治疗肘管综合征的非手术技术结果更好。一些研究显示原位减压和皮下移位对于正常或轻度 EMG/NCS 阳性反应的患者有等效结果。对于中度或重度肘管综合征患者，原位减压的疗效较差。Dellon 研究报道称，在重度肘管综合征的病例中肌下移位疗效较好。然而，在重度病例中，只有 50% 能够极好地完成感觉修复，只有 25% 能获得关于运动功能极好的结果。

年迈、酒精滥用、糖尿病、多重性神经病变或双重叠加现象的患者预后较差。症状的持续时间越长预示结果越差，例如存在无法逆转的萎缩、爪形手或 EMG/NCS 检查结果严重。二次手术比首次手术更难预计症状的恢复。Goldfarb 研究报道称，原位减压的修复比率为 20%，并报道了关于肌下前侧移位修复的可接受结果。肌下移位修复术需要辅助程序，包括神经包绕、吻合血管脂肪蒂皮瓣或将神经放置进肌内或肌下的位置。

精要

- 尺神经病变的非手术治疗包括人体工程学调节和活动修正，治疗师可以增强或最优化。
- 最优化的术前准备可以降低爪形手、PIP 挛缩和小指外展，能够提高手功能和帮助术后恢复。
- 手术方式的选择取决于病变的严重程度、是否存在尺神经半脱位和外科医师的偏好，以及不同方法的舒适度。
- 避免医源性压迫或挛缩的本质是所有病变结构的手术彻底解压和尺神经完全松解。获得最佳疗效的关键是关于患者预期的讨论和适当的使用术前、术后康复。
- 术后应立即开始手指运动。

- 敷料去除后，应开始肘部关节活动和 MABC 及尺神经的脱敏治疗，如果有必要可以补充药物治疗。
- 可以立即开始轻松的日常生活活动；但是如果进行了肌内、跨肌肉或肌下尺神经移位，肌力训练应该推迟 6 周进行。
- 使用合适的矫形器或护垫对有爪形手、小指外展或皮肤过敏的患者有很大的益处。

小结

药物干预和治疗技术的结合能够产生尺神经病变保守和手术治疗的积极结果。近期发作、轻度的或者有间歇性症状的患者对非手术治疗反应良好。如果非手术治疗解决症状失败，或者那些患者出现更多的损害症状（不断改变的感觉、运动无力和无法逆转的萎缩），则需要手术治疗。症状少于 12 个月并且没有萎缩的患者通常疗效良好；在先前运动丢失或肌肉萎缩的病例中，或者在慢性疾病的患者中，恢复可能更受限。最佳疗效的关键是适当的术前、术后康复。

（萧玉婷　译，陆伟伟　朱　毅　张志杰　审）

参考文献

Apfel E, Sigafoos GT: Comparison of range of motion constraints provided by splints used in the treatment of cubital tunnel syndrome— a pilot study. *J Hand Ther* 2006;19(4):384–391; quiz 392.

Cobb TK: Endoscopic cubital tunnel release. *J Hand Surg Am* 2010;35(10):1690–1697.

Coppieters MW, Butler DS: Do 'sliders' slide and 'tensioners' tension? An analysis of neurodynamic techniques and considerations regarding their application. *Man Ther* 2008;13:213–221

Danoff JR, Lombardi JM, Rosenwasser MP: Use of a pedicled adipose flap as a sling for anterior subcutaneous transposition of the ulnar nerve. *J Hand Surg Am* 2014;39(3):552–555.

Day JM, Willoughby J, Pitts DG, McCallum M, Foister R, Uhl TL: Outcomes following the conservative management of patients with non-radicular peripheral neuropathic pain. *J Hand Ther* 2014;27:192–200.

Dellon AL: Review of treatment results for ulnar nerve entrapment at the elbow. *J Hand Surg Am* 1989;14:688–700.

Earle AS, Vlastou C: Crossed fingers and other tests of ulnar nerve motor function. *J Hand Surg Am* 1980;5:560–565.

Goldfarb CA, Sutter MM, Martens EJ, Manske PR: Incidence of re-operation and subjective outcome following in situ decompression of the ulnar nerve at the cubital tunnel. *J Hand Surg Eur* 2009;34(3):379–383.

Hoffmann R, Siemionow M: The endoscopic management of cubital tunnel syndrome. *J Hand Surg Br* 2006;31(1):23–29.

Krogue JD, Aleem AW, Osei DA, Goldfarb CA, Calfee RP: Predictors of surgical revision after in situ decompression of the ulnar nerve. *J Shoulder Elbow Surg* 2015;24(4):634–639.

Lund AT, Amadio PC: Treatment of cubital tunnel syndrome: perspectives for the therapist. *J Hand Ther* 2006;19(2):170–179.

Mackinnon SE, Novak CB: Compression Neuropathies, In Wolfe SW, Hotchkiss RW, Pederson WC, Kozin SH, eds: *Green's Operative Hand Surgery,* ed 6. Philadelphia, PA, Elsevier, 2011.

McAdam SA, Ghandi R, Bezuhly M, Lefaivre KA: Simple decompression versus anterior subcutaneous and submuscular transposition of the ulnar nerve for cubital tunnel syndrome: a metaanalysis. *J Hand Surg Am* 2008;33(8):e1–e12.

Novak CB, Lee GW, Mackinnon SE, Lay L: Provocative testing for cubital tunnel syndrome. *J Hand Surg Am* 1994;19:817–820.

Rayann GM, Jensen C, Duke J: Elbow flexion test in the normal population. *J Hand Surg Am* 1992;17:86–89.

Zlodowski M, Chan S, Bhandari M, Kalliainen L, Schubert W: Anterior transposition compared with simple decompression for treatment of cubital tunnel syndrome. A meta-analysis of randomized, controlled trials. *J Bone Joint Surg Am* 2007;89:2591–2598.

Cynthia Watkins, PT, DPT, CHT 和 *Charles L. Getz, MD*

概述

　　肘关节的稳定性取决于肘部骨关节与侧副韧带的高度相适性。肘关节脱位相对比较普遍，在易发生脱位的大关节中位于第 2 位。大多数简单的肘关节脱位通过闭合复位、短期固定、早期保护下的康复训练就能恢复正常。但是对于合并桡骨头或尺骨冠状突骨折的肘关节脱位处理就比较复杂，常常需要外科干预。

相关解剖学

　　正常肘关节的稳定性是由骨关节表面的相适性和关节周围的软组织结构来维持的。内侧的软组织结构（图 19-1）为内（尺）侧副韧带（medial collateral ligament, MCL）复合体与屈肌 – 旋前肌群。外侧软组织结构（图 19-2）包括外（桡）侧副韧带（lateral collarteral ligament, LCL）复合体和伸肌 – 旋后肌复合体。外翻不稳的主要限制因素是肱桡关节，而 MCL 是次要稳定因素，但当桡骨头切除后则成为主要稳定因素。肱尺关节的适配性是内翻不稳的主要限制因素，而 LCL 是次要稳定因素。

　　前臂旋后位时，轴向负荷从前臂传导到肘，尺骨近端和桡骨头相对于肱骨远端发生旋转移位，导致桡骨头移位至肱骨小头的后方，以及尺骨近端旋转离开滑车。桡侧尺副韧带（lateral ulnar collateral ligament, LUCL）是防止这种不稳定倾向的主要稳定结构，一旦发生这类不稳定，临床上称之为后外侧旋转不稳定（posterolateral rotatory instability, PLRI）。

　　大多数肘关节脱位是由于手掌着地、上肢伸直位跌倒而引起的。前臂过度旋后位并轴向负荷时，传导的外力在到达肘部的瞬间而转变为肘关节外翻及前臂旋后的应力，这种机制导致肘关节周围稳定结构的破坏，O'Driscoll 描述这种稳定性破坏过程始于桡侧尺副韧带结构破坏，并进一步出现前后关节囊的撕裂，严重者发生尺侧尺副韧带（medial ulnar collateral ligament, MUCL）的撕裂。这种暴力作用使前臂与上臂的锁定结构破坏，桡骨头继而脱位于肱骨小头的后方。

　　由于复合体不稳，在前臂未能充分打开的情况下，桡骨头与肱骨小头、尺骨冠状突与肱骨滑车会直接碰撞，应力的传导产生不同程度的桡骨头和尺骨冠状突骨折及侧副韧带损伤。临床上严重的肘部外伤为肘关节恐怖三联征，包括肘关节脱位、桡骨头骨折、尺骨冠状突骨折。

　　PLRI 是相对罕见的创伤性肘关节脱位或半脱位后遗症。当 LCL 复合体的稳定性被破坏、不能有效阻止前臂的旋转脱位时容易发生 PLRI，这也

　　Getz 博士或其直系亲属为发言部门成员，代表 Mitek 和 Zimmer 进行付费演讲；担任 Cayenne Medical 的有偿顾问；担任 Zimmer 的无偿顾问；持有 OBERD 的股票或股票期权；并获得 Integra、Rotation Medical 和 Zimmer 的研究支持。Watkins 博士及其任何直系亲属都未持有任何与本文章有关的商业公司或机构的股票或股票期权。

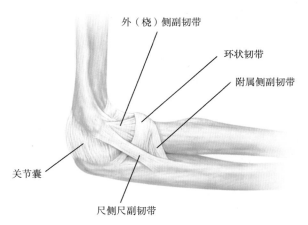

图 19-1　肘关节尺侧韧带复合结构（经许可引自 Gramstad G. Anatomy of the shoulder, arm, and elbow// Boyer MI. *AAOS Comprehensive Orthopaedic Review* 2. Rosemont, IL, American Academy of Orthopaedic Surgeons, 2014)

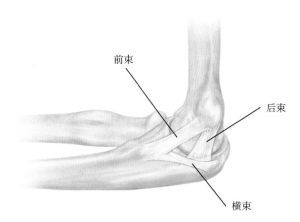

图 19-2　肘关节尺侧韧带复合结构（经许可引自 Gramstad G. Anatomy of the shoulder, arm, and elbow// Boyer MI. AAOS Comprehensive Orthopaedic Review 2. Rosemont, IL, American Academy of Orthopaedic Surgeons, 2014)

是导致习惯性肘关节脱位或半脱位的原因之一。内翻 – 后内侧旋转不稳定（varus posteromedial rotatory instability, VPRI）是由内翻负荷引起的结果。损伤机制是摔倒时上肢伸直、手部撑地，轴向负荷时肘关节受到内翻、后内侧旋转应力而发生 LCL 撕裂，尺骨纵轴面内侧冠突与滑车挤压引起冠状突前内侧面骨折。冠突是肘关节前内侧稳定的重要的骨性阻挡，损伤后易引起不稳定。损

伤机制是 LCL 受压后损伤，以及由于尺骨冠突对抗肱骨滑车内侧面产生压力而引起的尺骨内侧关节线骨折。

手术治疗

简单的肘关节脱位

大多数简单的肘关节脱位通过闭合复位、短期的固定、早期保护下的康复训练就能获得理想效果。但少部分患者即使在肘关节屈曲 90°、前臂旋前位时也不能保持稳定，这些患者需要手术来维持稳定性。

少数患者外伤后 7~14 天影像学上有不稳定表现或 14 天左右有不稳定的临床表现者将考虑手术重建。其中大多数患者的 LCL 和伸肌总腱从外上髁起点处撕脱，通过骨隧道或铆钉技术能使损伤的韧带复合体快速达到解剖复位，恢复功能。但如果在起点外撕脱，就要通过肌腱移植术来重建韧带功能（图 19-3）。部分严重病例在桡侧修复以后还要进行尺侧副韧带修复手术以恢复内侧稳定结构。若两侧均接受手术，但术后肘关节仍然不稳定，则要应用外固定装置来维持关节的稳定性。

理论上，损伤后的固定能为早日康复提供安全保障。然而，广泛的手术创伤或肢体肿胀往往导致康复训练的延迟。伤口愈合及感染预防是优先关注的问题，然后才是肘关节修复后的稳定性及关节活动范围。

肘关节的稳定手术可以通过肘后路进行，全层皮肤切开或皮瓣下隧道都可进入关节的外侧和内侧。也可以单独应用内侧切口或外侧切口。相比于后路切口，侧切口对软组织的破坏相对要少，因而创面的修复要快，在设计手术入路时要综合考虑。如果预计将来可能要行关节粘连松解就尽量采取侧方入路，如果以后可能要进行肘关节置换就可以考虑采用后侧入路。

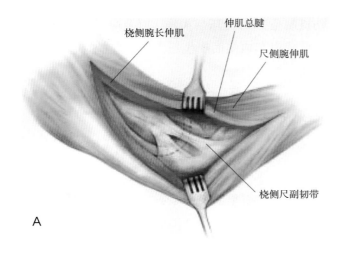

桡侧腕长伸肌　伸肌总腱　尺侧腕伸肌

桡侧尺副韧带

A

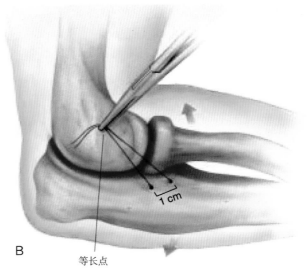

1 cm

等长点

B

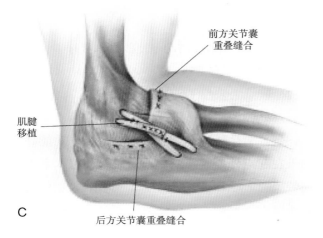

前方关节囊
重叠缝合

肌腱
移植

C

后方关节囊重叠缝合

图 19-3　A~C. 通过延伸的 Kocher 入路重建桡侧尺副韧带（LUCL）[经许可引自 Morrey BF. Acute and chronic instability of the elbow. J Am Acad Orthop Surg, 1996, 4(3): 117-128; the Mayo Foundation for Medical Educa-tion and Research, Rochester, MN.]

复合体不稳：肘关节骨折脱位

复合体不稳常导致肘关节恐怖三联征和肘关节内翻 – 后内侧旋转不稳定。恐怖三联征是相对于简单的肘关节脱位而言的，包括骨折及韧带损伤。当涉及冠状突或桡骨头骨折时建议外科手术干预。当肘关节屈伸活动时关节适配性明显下降或屈曲 > 45° 时有不稳定表现也要考虑手术治疗。

恐怖三联征的外科手术治疗包括 Ⅱ 型和 Ⅲ 型冠突骨折复位固定、桡骨头骨折复位固定或置换术，以及 LCL 的修复或重建。而 MCL 的修复往往需要应用外固定装置来巩固关节的稳定性。尺骨冠状突的暴露比较容易，可以经内侧入路，如果同时有桡骨头置换则可以从外侧入路到达，但

骨折的处理比较困难，尤其是遇到粉碎性冠状骨折。尺骨冠状突骨折有多种固定方式，包括专用拉力螺钉固定、微型钢板 – 螺钉系统固定、套索缝合技术固定。采取哪种手术入路取决于外科医师的偏好。这类创伤存在严重的软组织损伤、关节肿胀等问题，伤口愈合困难往往是手术的一大并发症。

肘关节 VPRI 是一类特殊类型的损伤，即冠状突前内侧面骨折或缺损、LCL 损伤，X 线片上显示肱桡关节间隙增宽，骨性损伤使冠状突相对于滑车内侧缘发生半脱位，往往需要手术处理。这类损伤 X 线片上显示不明显，常难判断，极易漏诊，对于可疑病例就需要计算机断层扫描（CT）明确。冠状突骨折可以通过肘内侧入路操

作，首先游离暴露尺神经并加以保护，然后将尺侧腕屈肌（flexor carpi ulnaris muscle, FCU）分离向前方提起，暴露骨折端进行固定。桡侧副韧带损伤需要经外侧入路修复或重建功能。如果手术固定不牢靠，则要应用外固定装置来加强关节的稳定性。

术后康复

虽然肘关节脱位的术后康复没有一种固定的模式，但一些基本原则还是被广泛采纳。早期术后管理主要集中在预防和减轻水肿、疼痛管理、修复保护。肘关节脱位术后的首要康复目标是保护韧带的同时尽量恢复关节活动范围，保持肘关节稳定性，最终恢复功能。增加关节活动范围不应该以牺牲关节稳定性为代价。恢复功能性运动弧是患者达到正常活动的必要条件。正常的肘关节活动范围为屈伸 0°~140°，旋后 / 旋前 80°~85°。虽然有一些任务需要肘关节的高度屈曲及前臂的大幅旋转才能完成，但完成大多数 ADLs 的功能活动范围为 30°~130°（屈 / 伸）和 50° / 50°（旋后 / 旋前）。患者早期健康教育很重要，尤其是在防止肘关节伸直弧度的丢失方面，因为临床上发现简单的肘关节脱位常导致其肘关节伸展活动 15° 以上的丢失。

患者术后往往辅以夹板固定并悬吊制动。夹板固定制动有助于减轻水肿和保护重建的韧带功能。通常手术后夹板固定 7~10 天，更换为可塑性的可拆卸热塑材料托固定或定制的通用肘关节可调节支具，以便于保护修复结构的同时早期行 ROM 训练（图 19-4）。

手术后 7~10 天要进行肘关节保护下的轻柔主动或辅助主动练习。注重加强 AROM 训练而不是 PROM 训练，尽量行关节周围肌肉的主动收缩运动以防止肌肉萎缩，改善血液循环。鼓励患者移除矫形器，尽量频繁练习。随着骨折和软组织的渐进性愈合，关节活动范围也有所改善并出现轻

微的功能性活动。一旦医师判断关节稳定性得到可靠维系时就要开始力量训练。通常手术后 8 周肘关节损伤修复足以耐受力量训练，但粉碎性尺骨冠状突和桡骨头骨折需要更长时间的保护。

由于合并有软组织的创伤，术后 14 天内会出现组织水肿和关节肿胀，加上伤后数天就出现的关节囊增厚及肱肌挛缩，这就共同导致肘关节活动受限，尤其是伸直受限。消除水肿的方法包括抬高患肢、手法向心按摩、弹性绷带轻度加压包扎或佩戴弹力袖套。

疼痛也会导致关节活动受限和肌肉僵硬，治疗师需要区分的是正常的损伤，是手术引起的疼痛，还是神经刺激性疼痛。肘内侧的创伤刺激或不稳定都会对尺神经产生干扰，必须注意及时监测。尺神经刺激症状包括肘内侧轻触觉异常及环指、小指感觉异常。不可控的神经炎和神经病变往往伴发疼痛，可导致肘关节挛缩和反射性交感神经营养不良及慢性区域疼痛综合征（CRPS）。

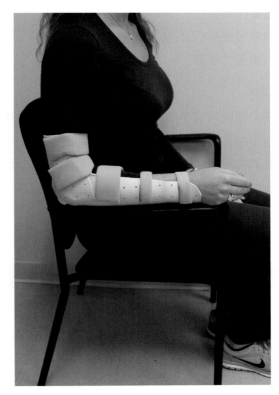

图 19-4　肘关节后侧衬托

长期的尺神经受压也能导致肌肉萎缩或尺神经支配肌肉的失用，包括手骨间肌。

疼痛管理技术包括药物治疗、经皮神经电刺激（transcutaneous electrical nerve stimulation, TENS）、生物反馈等，松解技术也可以用来减轻疼痛并增加参与活动的积极性。

整个康复过程中鼓励患者在保护下尽量使用患肢进行主动功能性活动训练。例如，在夹板固定下鼓励患者使用患手辅助参与日常生活活动。当患者不能在负重下完成上举训练时，仍然可以鼓励使用患肘参与不负重的日常活动训练。由于肘的功能与诸如穿衣、洗澡和进食等日常生活活动密切相关，因而患者很乐意积极配合训练。

推荐康复方案

阶段 1（炎症期，0~2 周）（表 19-1）

目标
- 保护性制动。
- 减轻水肿。
- 缓解疼痛。
- 抑制瘢痕形成。
- 防止关节挛缩。

矫形器
- 用定制的跨肘关节长臂矫形器屈肘 90° 固定，固定的位置视骨折类型而定：桡骨头骨折术后患者前臂取中立位、LCL 损伤术后患者前臂旋前位固定。
- 铰链式肘关节支具固定。

训练
- 卧位下肘关节主动助力下轻柔屈伸练习（LCL 损伤术后患者前臂需置于旋前位）。
- 卧位或坐位下肘关节辅助主动下轻柔主动旋前、旋后运动。
- 腕关节 AROM / AAROM 训练。
- 肌腱滑动练习。
- 肩关节可在佩戴保护性支具下行 AROM 训练。

水肿管理
- 抬高患肢高于心脏水平。
- 向心按摩。
- 弹性压力袖套。

瘢痕管理
- 在拆线后用可可油或维生素 E 软膏对瘢痕进行每日 2~3 次的涂抹。

阶段 1（术后 0~2 周）

保护 / 制动

通常情况下，患者需佩戴定制的长臂矫形器或可调节支具以加强肘关节稳定性，固定的位置视骨折类型而定，可进行不同程度的屈曲和前臂旋转。一般而言，肘关节在屈曲 90° 时是最稳定的。前臂旋前可以保护桡侧韧带结构，而前臂旋后则可保护内侧结构，但对外侧会施加应力。必须注意的是要在骨性隆起（肱骨内外侧髁、鹰嘴及尺骨茎突）处放置柔软的衬垫来避免过度压迫及保护皮肤，避免隆起处皮肤受压刺激及损伤。应每日指导患者拆除支具进行训练，进行保护下

表 19-1	炎症期康复治疗总结					
保护选择	ROM	水肿管理	瘢痕管理	疼痛管理	家庭练习计划	功能目标
长臂矫形器；铰链式支具	安全范围内 AAROM 训练	抬高患肢；远端向近端按摩；压力衣	瘢痕按摩；硅胶贴；脱敏疗法	TENS、IFC、冷敷、药物治疗	肘关节在安全范围内 AAROM 训练，未受累关节 AROM 达到全关节活动度	佩戴保护性支具下完成轻度手功能活动

注：AAROM（active assisted range of motion）= 主动辅助关节活动范围；AROM（active range of motion）= 主动关节活动范围；ROM（range of motion）= 关节活动范围；IFC（interferential current therapy）= 干扰电疗法；TENS（transcutaneous electrical neves stimulation）= 经皮神经电刺激。

运动、卫生清理及轻柔功能活动 3~4 次，这种方式大约需 6 周。

关节活动范围

术后 7~10 天进行第 1 次术后随访，指导患者仰卧位下进行 AAROM 训练。当涉及 LCL 损伤修复术后，前臂旋前位下伸展训练是最安全的；当涉及 MCL 损伤修复术后，前臂旋后位下进行伸展训练是最安全的；如果 LCL、MCL 都受伤严重，则术后前臂取中立位辅助下伸展是最安全的。患者仰卧位练习可以稳定肩胛骨，避免代偿运动的干扰，如果合并冠状突损伤修复还能减少肱肌的耗能、降低冠状突的剪切力，同时允许重力辅助主动屈肘。仰卧位时肩关节前屈 90°，指导患者使用健侧上肢辅助患肢在安全范围内运动（图 19-5）。如果患者不能耐受仰卧位训练或者关节的稳定性良好，则选择进行坐位下辅助练习。在仰卧位下，指导患者使用健侧手在肘关节屈曲位下进行前臂轻柔的旋前、旋后运动（图 19-6）。

仰卧位下功能性训练还要求患者加强肱三头肌抗重力下伸展训练，有助于保持肘关节的稳定。一般情况下屈肘位固定一段时间后患者都有一定的伸展受限。如果在医师指导下患者难以限定在安全的伸展范围内活动，就需要制作临时性的肘关节支具以确保关节的安全活动。

前臂旋转练习要将前臂置于桌面屈肘 90° 时

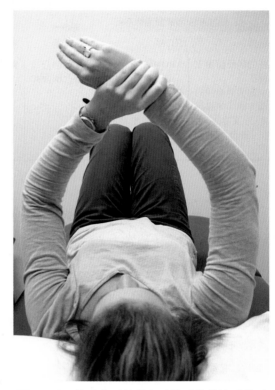

图 19-6　仰卧位肘关节主动辅助旋前旋后练习

进行。当桡骨头骨折固定术后尤其需要尽早开始旋转练习。LCL 损伤修复术后需要增加稳定性时可以采取仰卧位下训练，进行简单的功能活动，如翻转卡片或翻阅杂志，都可以用来加强主动旋前、旋后功能。

肩、手、腕关节早期进行主动和主动辅助练习可以避免关节僵硬及肌肉萎缩。

阶段 2（纤维形成期，术后 2~8 周）（表 19-2）

目标
- 增加 ROM（确保肘关节稳定性的前提下，可适当增加肘关节 PROM）。
- 通过控制性施压来影响软组织和关节的活动性。
- 避免炎症反应。
- 减轻水肿。
- 缓解疼痛。
- 提高在轻度功能活动中的使用。

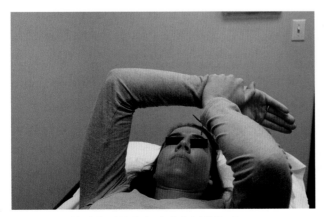

图 19-5　仰卧位肘关节主动助力屈伸练习

表19-2	纤维形成期康复治疗总结					
保护选择	ROM	水肿管理	瘢痕管理	疼痛管理	家庭训练计划	功能目标
在拥挤的场所使用支具保护 避免引起关节牵伸的活动方式（如提沉重的公文包或袋子）。避免推沉重的门	AROM/AAROM训练 患侧上肢所有关节进行Ⅰ～Ⅱ级关节松动术	冷疗；向心按摩；压力衣	瘢痕按摩；硅胶贴；脱敏疗法；射流治疗	TENS、IFC、冷疗、药物治疗	训练前，在最大活动极限的最终位置行湿热敷AROM/AAROM训练，强调尽量达到极限位置	使用患侧手臂进行轻度的功能活动，如打字、穿衣、系领带、进食 散步时，鼓励手臂处于自然位

矫形器

- 一旦骨折稳定性良好、韧带修复完善，就不再继续使用支具固定（通常为术后6~10周）。

训练

- 主动及主动辅助肘关节屈伸练习
  - 先行前臂旋前，进一步行前臂旋后。例如，滚动瑞士球、手杖辅助伸展。
- 主动及主动辅助前臂旋转练习。例如，链球牵伸、徒手辅助主动牵伸、悬吊辅助牵伸。

水肿及疼痛管理

- 弹性压力袖套。
- 远端向近端按摩。
- TENS/IFC。

瘢痕管理

- 必要时使用硅胶薄膜敷贴。
- 脱敏技术。
- 瘢痕按摩。

阶段2（术后2~8周）

在此期的恢复阶段，患者会被建议脱离支具来做一些简单的活动，一般术后6周内可间断使用保护性支具。待医师评估确认并经X线片证实骨折处、关节、修复的组织愈合良好，能抗应力时可拆除支具。

肘关节僵硬，尤其是伸展受限是肘部外伤常见的并发症。在进行ROM训练之前进行物理治疗，如湿热敷等，可增加软组织的延展性、增加血流量、让患者放松。在进行肘关节ROM训练

之前，一般让患者取仰卧位，患侧肘关节尽可能地伸直来进行自我牵伸。

这一时期经医师允许行患肢全范围PROM训练。可以采用低负荷、长时间的作用力应用在患者感觉不适的部位，不要产生疼痛，避免可能产生的炎症反应。Ⅰ或Ⅱ级关节松动术用于改善受限的终末端活动范围，尤其是肘关节伸展和旋后。关节松动的力度及位置很重要。例如加强肘关节伸展练习，应力应该垂直于尺骨，作用在肱尺关节处。在肘关节伸展训练过程中，治疗师需要不断调整患者手和身体的姿势，以便于持续施加垂直应力。同样地，当疼痛减轻时，可以使用Ⅲ～Ⅳ级关节松动术进一步增加ROM以达到最大活动范围（图19-7和图19-8）。当然，要避免过度的PROM训练，高强度运动训练会损伤软组织导致异位骨化的发生。

肱二头肌和肱肌的收缩/放松技术能在被动活动训练时改善肘关节的伸展范围，这种技术还可增加患者的主动参与度，获得控制感。

患者可以在坐位或站位下行AROM及AAROM训练。在肘关节屈伸运动训练时通常在保护下进行前臂旋前过渡到前臂旋后。AROM模式中本体感觉神经肌肉促进疗法（proprioceptive neuromuscular facilitation, PNF）对增强关节的本体感觉和改善前臂的功能同样有用。运动过程中治疗师和患者都可以在不同的位置通过分级抗阻加强肌力训练。此外，为了维持训练效果和增加活动，患者必须坚持每天多次独立的练习。

为了改善功能，应当鼓励患者使用患肢做一

些轻度的 ADLs，如自我照护、膳食准备、梳头、使用手机、系领带等来锻炼屈肘功能，利用叠衣服、使用键盘等活动来改善前臂旋转功能。建议患者自然摆动前臂，少用吊带，避免肩关节内收、内旋、屈肘而使前臂处于悬吊位姿势。

主动和主动辅助肘关节屈伸运动

这些训练方式都要求在肘关节稳定性可靠的前提下由前臂旋前过渡到前臂旋后。

1. 瑞士球置于底座平面上，嘱患者前臂旋前位，用双上肢在瑞士球上来回滚动，这种方法也能帮助患者完成主动练习（图 19-9）。

2. 患侧肩胛骨抵墙，双手抓持手杖，利用健侧主动用力帮助患肘来回屈伸以完成患肘助力主动伸展训练。指导患者尽量鹰嘴贴墙，以防止肩关节外旋影响训练效果。为了保持正确的姿势，可以在臂后垫一块毛巾作为支撑（图 19-10）。

3. 前臂 APOM/AAROM 训练：肘关节维持在 90° 屈曲位，将前臂置于桌面进行主动的旋前 / 旋后训练。一定重量的铁锤可以辅助提供终末端牵伸力量训练。患者也可以使用健手辅助做旋转方面的自我牵伸，同样前臂处于旋后位时还可以借助弹力绷带在活动极限的终末位提供低强度的持续的牵伸力量（图 19-11）。对患者来说这是一个简单方便的牵伸方法，如果终末端

僵硬而弹力绷带无法奏效，可以使用静态进展型支具或动态支具牵伸。

4. 关节松动术

a. 肱尺关节分离技术改善肘关节的伸展功能。患者仰卧，掌心向上，肘关节放松。治疗师一手固定肱骨远端［或用 Mulligan 治疗带固定（Mulligan Mobilisation Belt ™）］，另一手与尺骨干呈 45° 分离牵伸。当肘关节伸展角度增加时，治疗师需要改变用力方向继续牵伸（图 19-7）。关节松动后交替应用等长收缩技术能增加关节本体感觉，患者可以利用新获得的关节活动范围积极主动训练。

b. 肱尺关节分离技术改善肘关节的屈曲功能。治疗师一手固定肱骨远端，另一手分离尺骨的同时勺状屈曲肘关节。患者回家也可以在肘关节盂处垫一小毛巾卷，在尺骨远端施加力量做自我关节松动。

c. 桡尺骨近端关节松动改善前臂旋转功能。治疗师通过向掌内侧滑动改善前臂旋后或者向背外侧滑动来改善旋前功能，应用交替的等长收缩运动能增加关节的本体感觉，之后进行诸如反转卡片、拧毛巾、握轻锤旋转等主动训练。

5. 抓握和腕部肌力训练，如捏橡皮泥、腕部轻量

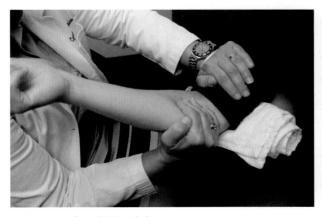

图 19-7　肱尺关节松动术

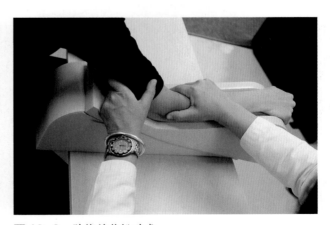

图 19-8　肱桡关节松动术

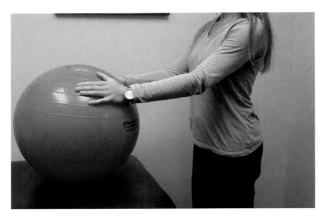

图 19-9　瑞士球辅助肘关节主动伸展练习

抗阻训练。

6. 软组织松动 / 瘢痕管理。如果发生肢体水肿，
要进行逆向按摩，在外固定支具拆除后通常要
佩戴弹性压力袖套 3~4 周，以促进静脉回流；
如果存在瘢痕增生，可涂抹可可油或维生素 E
软膏对瘢痕进行每日 2 次的按摩，增生过度可
使用硅胶薄膜敷贴。过敏性瘢痕增生需要脱敏

治疗——使用不同材质的脱敏或者射流治疗
（Fluidotherapy®）。

并发症

　　持续疼痛、发热、肢体肿胀伴随关节活动受
限，预示可能会发生异位骨化。疼痛、水肿、手
指僵硬及皮肤色泽改变可能预示存在 CRPS。

**阶段 3：瘢痕成熟期 / 骨折愈合期（大约第 8 周
~6 个月）（表 19-3）**

目标

● 达到最大 ROM。
● 增加肌力。
● 增加耐力。
● 正常参与功能活动，包括娱乐和工作活动。

支具

● 调节静态进展性支具或动态夹板至被动活动终
末端范围的位置，尤其是肘关节伸展和旋后
功能。

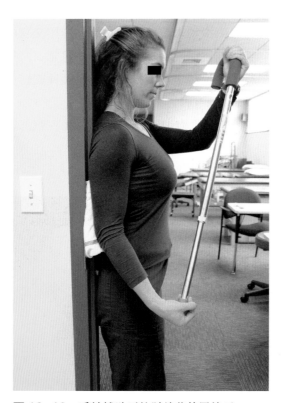

图 19-10　手杖辅助下的肘关节伸展练习

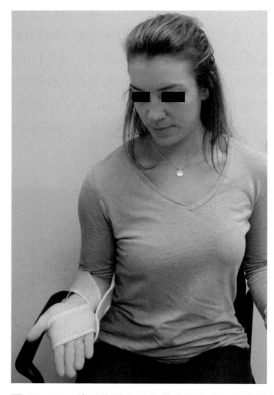

图 19-11　旋后位弹力治疗带牵伸改善关节旋转功能

训练

● AROM/AAROM/PROM 训练，没有限制。

● 力量训练：使用重物或弹力带进行分级式渐进性抗阻训练。

● 闭链活动训练。

● 增强式训练。

● 功能性或工作模拟训练。

阶段 3：ROM

此期允许加强 AROM 和 PROM，包括各种组合运动训练。使用被动牵伸和关节松动技术来增加受限的 ROM。如果患者存在明显的活动受限，可以佩戴支具来扩大最终活动范围，定制或其他商用支具如 Dynasplint（Dynasplint System Inc, Severna Park, MD）或 JAS（Joint Active Systems Inc, Effingham, IL）可实现这个目标（图 19–12）。我们推荐在治疗师监督下对定制支具改造使用。

如果患者肘关节同时存在屈曲和伸展受限，那么患者需要佩戴 2 种支具，一般夜间持续佩戴伸展型支具，日间间断佩戴屈曲型支具，间隔时间 30 分钟。经常调节支具参数至最终 PROM 的位置是极其重要的，这样才能保持获得的 ROM，扩大末端活动范围，改善关节活动功能。

当骨折愈合稳定和软组织没有炎症反应时，开始加强肌力、耐力训练。为患者量身定制功能性活动训练和工作模拟训练，这样才能让患者早日回归社会并适应特定的工作岗位。

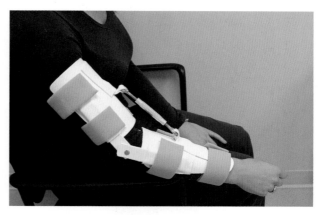

图 19–12　可调节伸展型支具

阶段 3：肌力训练

1. 开始行中度等长收缩训练

2. 过渡到轻量等张收缩训练

　　a. 肱二头肌屈肘训练。

　　b. 肱三头肌后伸或过头伸展训练。

　　c. 借助弹力带或哑铃做前臂旋后 / 旋前训练。

　　d. 借助弹力带或重物做腕关节屈 / 伸训练。

　　e. 借助弹力带或重物做 PNF 模式训练（图 19–13）。

3. 闭链运动

　　a. 推力训练

　　　　i. 墙。

　　　　ii. 台面（图 19–14）。

　　　　iii. 地面。

　　　　iv. 波速平衡板（Bosu Fitness LLC, San Diego, CA）（图 19–15）。

表 19–3	骨折愈合期康复治疗总结				
保护选择	ROM	肌力和耐力	支具管理	家庭训练计划	功能目标
停止使用矫形器	实现完全 AROM/PROM	等长收缩过渡到渐进性抗阻训练；功能性的运动模式（PNF）；近端肌肉力量强化训练（肩袖、肩胛肌）；模拟工作训练，如推 / 拉，举 / 搬渐进性负重活动训练和增强式训练	用静态进展性支具达到 ROM 目标	AROM/PROM 训练，借助重物或弹力带抗阻训练增强肌力	正常参与日常生活活动、工作和休闲娱乐

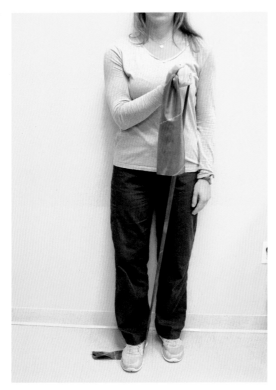

图 19-13　借助弹力带进行 PNF 模式训练

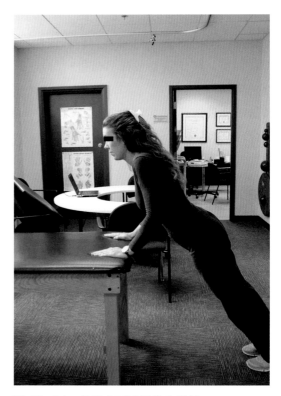

图 19-14　借助台面进行推力训练

4. 功能性 / 工作模拟训练

    a. 提举箱子训练（图 19-16）。

    b. 推 / 拉训练（图 19-17）。

    c. 增强式训练——蹦床投掷训练（根据个体情况进行体操训练）。

结局

    肘关节外伤导致的解剖结构异常决定肘关节脱位的手术治疗方法，其损伤程度对最终结果有重要影响。对于恐怖三联征患者，最初认识不足，报道例数很少，预后也普遍很差。随着对肘关节损伤的病理学和生物力学机制的进一步了解，目前的治疗效果达到大约 70% 良好或优秀。肘关节 VPRI 的手术探讨也有了明显进展，陆续有部分病例报道。简单的肘关节脱位基本不需要手术干预，但闭合复位后仍然存在关节不稳定就需要外科手术介入，效果也很满意，90% 的病例能获得良好或优秀的结果。

精要

1. 在肘关节不稳的手术治疗后，伤口愈合和水肿控制要优先考虑。

2. 关节的稳定性比关节的活动范围更重要，一个僵硬稳定的肘关节可以通过手术干预来改善，而习惯性肘关节脱位的临床处理比较棘手，效果也不肯定，最佳办法就是预防发生。

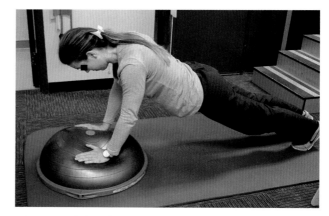

19-15　波速平衡板上俯卧撑力量训练

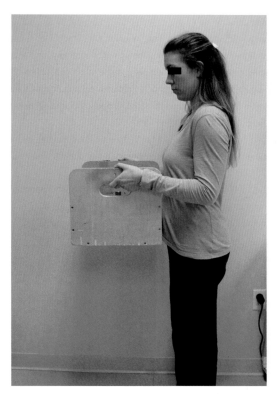

图 19-16　提举箱子训练

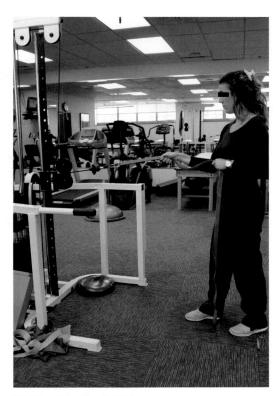

图 19-17　推 / 拉训练

3. 关节稳定性的决定因素包括前臂的位置，是制订早期康复方案的首要决定因素。

4. 患者仰卧位抗重力下的主动辅助伸展训练是安全的。

小结

　　肘关节外伤后不稳的手术治疗要想取得理想的效果，需要外科医师和治疗师共同对解剖结构、不稳定机制深入了解。行肘关节松动治疗时，必须时刻保护所修复的结构。因此，要想达到预定目标，加强患者、治疗师和外科医师之间的开放式沟通至关重要。

（江水华　译，萧玉婷　朱　毅　张志杰　审）

参考文献

An KN, Zobitz ME, Morrey BF: Biomechanics of the elbow,
In Morrey BF, Sanchez-Sotelo J, eds. *The Elbow and its Disorders,* ed 4. Philadelphia, PA, Saunders, 2009, pp 39–63.

Chan K, King GJ, Faber KJ: Treatment of complex elbow fracturedislocations. *Curr Rev Musculoskelet Med* 2016;9(2): 185–189.

Davila S: Therapist's management of fractures and dislocations of the elbow, In Skirven TM, Osterman AL, Fedorczyk JM, Amadio PC, eds. *Rehabilitation of the Hand and Upper Extremity,* ed 6. Philadelphia, PA, Elsevier, 2011.

Doornberg JN, Ring DC: Fractures of the anteromedial facet of the coronoid process. *J Bone Joint Surg Am* 2006;88(10): 2216–2224.

Heo YM, Yi JW, Lee JB, Lee DH, Park WK, Kim SJ: Unstable simple elbow dislocation treated with the repair of lateral collateral ligament complex. *Clin Orthop Surg* 2015;7(2): 241–247.

Josefsson PO, Johnell O, Gentz CF: Long-term sequelae of simple dislocation of the elbow. *J Bone Joint Surg Am* 1984;66: 927–930.

Kaltenborn FM: *Mobilisation of the Extremity Joints.* Oslo, Norway, Olaf Norlis Bokhandel Universitetgaten, 1980.

Lockard M: Clinical Biomechanics of the Elbow. *Journal of Hand Therapy* 2006;19(2):72–81.

Maitland GD: *Maitland's Peripheral Manipulation,* London, England, Butterworths, 1977.

McKee MD, Schemitsch EH, Sala MJ, O'Driscoll SW: The

pathoanatomy of lateral ligamentous disruption in complex elbow instability. *J Shoulder Elbow Surg* 2003;12:391–396.

McKee MD, Pugh DM, Wild LM, Schemitsch EH, King GJ: Standard surgical protocol to treat elbow dislocations with radial head and coronoid fractures. Surgical technique. *J Bone Joint Surg Am* 2005;87(1):22–32.

Morrey BF, An KN: Functional anatomy of the ligaments of the elbow. *Clin Orthop Relat Res* 1985;201:84–90.

Morrey BF, Askew LJ, Chao EY: A biomechanical study of normal functional elbow motion. *J Bone Joint Surg Am* 1981;63: 872–877.

O'Driscoll SW, Bell DF, Morrey BF: Posterolateral rotatory instability of the elbow. *J Bone Joint Surg Am* 1991;73:440–446.

Richard MJ, Aldridhe JM 3rd, Wiesler ER, Ruch DS: Traumatic valgus instability of the elbow: pathoanatomy and results of direct repair. *J Bone Joint Surg Am* 2008;90(11):2416–2422.

Ring D, Jupiter JB, Zilberfarb J: Posterior dislocation of the elbow with fractures of the radial head and coronoid. *J Bone Joint Surg Am* 2002;84(4):547–551.

Sardelli M, Tashjian RZ, MacWilliams BA: Functional elbow range of motion for contemporary tasks. *J Bone Joint Surg Am* 2011;93(5):471–477.

Wolff AL, Hotchkiss RN: Lateral elbow instability: nonoperative, operative, and postoperative management. *J Hand Ther* 2006;19(2):238–243.

Gregory N. Nelson, Jr, MD; Laura Walsh, MS, OTR/L,CHT 和 Joseph A. Abboud, MD

概述

肱骨远端骨折相对少见，虽然占肘关节骨折的 1/3，但它只占所有骨折的 5%~7%。肱骨远端骨折通常呈双峰分布，常发生在年轻人群的高能量创伤和老年人的低能量创伤中，由于损伤机制不同，这 2 种损伤应区别对待，但 2 种创伤的处理都具有挑战性。对肱骨远端骨折的预后判断、干预时机的把握及治疗方法的选择，除了考虑患者的年龄和损伤机制外，与创伤有关的如局部软组织状况、并发症和骨折类型也都是重要的考虑因素，因为这些因素最终影响患者的治疗与康复效果。

骨折的分型

肱骨远端骨折有多种分型方法，目的是为健康护理小组提供一个通用的交流方式，以指导临床决策并帮助预测治疗后的结局。最常见的分型方法的具体细节不在本章的讨论范畴内，本章的主要内容是要了解骨折分型是如何影响治疗过程的。

肱骨远端骨折通常被分为 3 种类型：完全关节外骨折、部分关节内骨折、完全关节内骨折（图 20-1），其中完全关节外骨折包括肱骨干远端和干骺端，但没有影响关节面。部分和完全关节内骨折线波及关节面，但损伤程度不同。每种骨折类型根据骨折线的位置和所涉及的粉碎程度，将由不同的手术方法处理。最终目的是使骨折达到足够的稳定，以便进行早期的康复训练，并保持或恢复肘关节的功能性 ROM。

治疗

非手术治疗

不同于肱骨干骨折，在肱骨远端骨折的治疗中很少采用保守治疗，除非是罕见的无移位的骨折。有报道指出，在肱骨远端 1/3 的关节外骨折使用外固定支具有良好的效果，但支具也常意味着长时间的固定，可能导致肘关节挛缩和僵硬。导致肘关节挛缩的解剖学因素包括同一滑膜腔内有 3 个关节、连接较多、关节协同性高及关节囊和周围韧带肌肉的关系密切。长时间固定（僵硬）

Abboud 博士或其直系亲属已从 Cayenne、DJ 骨科、Globus Medical、Integra Life Sciences 和 Wolters Kluwer Health–Lippincott Williams & Wilkins 获得版税费，担任 Cayenney、DePuy、A Johnson & Johnson Company、DJ 骨科、Globus Medical、Integra、Mininvasive、Tornier 的有偿顾问；持有股票或股票期权；曾获得 DePuy、A Johnson & Johnson Company、Integra、Tornier 和 Zimmer 的研究或机构支持；从 Wolters Kluwer Health–Lippincott Williams & Wilkins 获得了非收入支持（如设备或服务），获得商业酬金或其他与研究无关的资助（如带薪旅行）；并担任《美国肩肘杂志》、中大西洋肩肘关节协会和骨科在线知识的董事会成员、管理者、行政人员或委员会成员。Nelson 博士和 Walsh 博士及其任何直系亲属均未从直接或间接与本文主题相关的商业公司或机构获得任何有价物，未持有股票或股票期权。

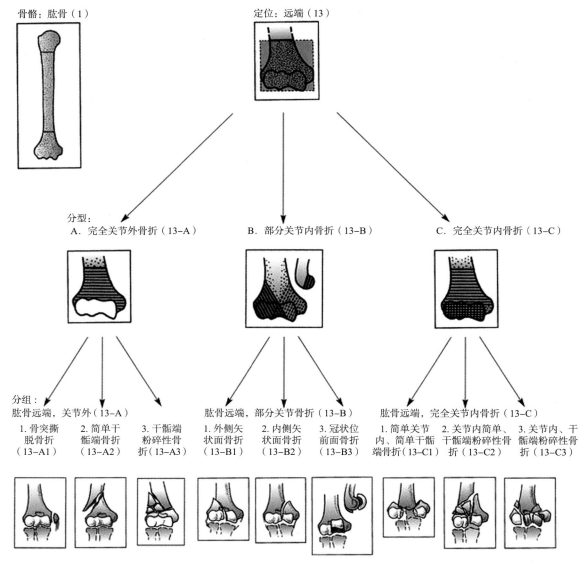

骨骼：肱骨（1）　　　　　　　　　定位：远端（13）

分型：
A. 完全关节外骨折（13-A）　　B. 部分关节内骨折（13-B）　　C. 完全关节内骨折（13-C）

分组：
肱骨远端，关节外（13-A）　　　　肱骨远端，部分关节骨折（13-B）　　　肱骨远端，完全关节内骨折（13-C）

1. 骨突撕脱骨折（13-A1）　　2. 简单干骺端骨折（13-A2）　　3. 干骺端粉碎性骨折（13-A3）　　1. 外侧矢状面骨折（13-B1）　　2. 内侧矢状面骨折（13-B2）　　3. 冠状位前面骨折（13-B3）　　1. 简单关节内、简单干骺端骨折（13-C1）　　2. 关节内简单、干骺端粉碎性骨折（13-C2）　　3. 关节内、干骺端粉碎性骨折（13-C3）

图 20-1　肱骨远端骨折的分型和固定。涉及肱骨远端和关节面的骨折可表现为多种形式。A. Ⅰ型，完全关节外骨折，不累及关节面；B. Ⅱ型，部分关节内骨折，骨折累及部分关节面，关节面的其他部分仍与骨干相连，注意骨折可能发生在轴向、矢状面、冠状面或斜平面上；C. Ⅲ型，完全关节内骨折，关节面破裂，完全从骨干分离（续）

引起的后遗症往往和原发性损伤导致的后果一样严重。在某些情况下，根据骨折的类型，定制的矫形器可保证肘关节安全运动，尽量减少损伤后的僵硬。通过支具或矫形器进行固定要求骨折端碎骨块尽可能减少分离，以产生桥接骨痂。虽然小部分损伤通过非手术治疗能达到预期目的，但大多数肱骨远端骨折不适合保守治疗。一般情况下，建议手术干预。

如果有严重的并发症或相关的创伤性损伤（如软组织损害、伤口感染、麻醉风险）而使手术干预的风险加大，则也需要采取非手术治疗，最常见的就是对功能要求相对较低、关节内骨折伴有严重并发症的老年患者。在这种情况下，用矫形器固定肘关节，一旦疼痛和肿胀得到改善，就可进行 ROM 训练，但这种姑息方法通常会导致关节内碎片的纤维性骨不连或假关节形成。若患者对功能要求较低，这种情况有时也是可以容忍的。

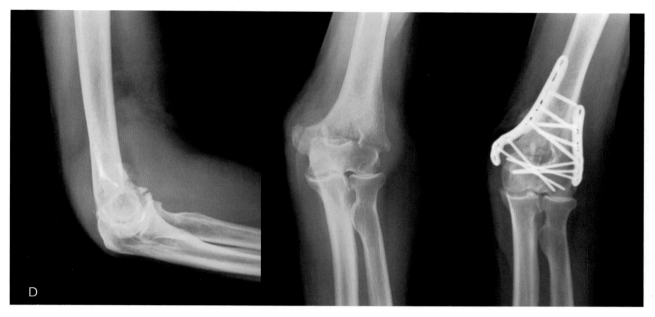

图 20-1 续　D. 肱骨远端髁间骨折的前位、后位和侧位 X 线片。术后 X 线片显示骨折解剖复位，双钢板固定，多轴锁定螺钉，相互交叉的螺钉使内固定的坚强度最大化［经许可引自 Sculco TP, Lim MR, Pearle AD, et al. *Hospital for Special Surgery Orthopaedics Manual*. Philadelphia, Lippincott Williams & Wilkins, 2014. 经许可引自 Marsh JL, Slongo TF, Agel J, et al. Fracture and dislocation classification compendium-2007: Orthopaedic Trauma Association classification, database, and outcomes committee. *J Orthop Trauma*, 2007,21(10 Suppl):S1-133］

手术治疗

适应证

在绝大多数患者中，手术治疗的目的是最大限度地获得肢体稳定，从而使肘关节有一个功能性的活动范围。最常见的手术策略是切开复位内固定术（open reduction and interal fixation, ORIF），尤其是对年轻的或要求高的患者。手术的目标是获得稳固的内固定，以便于在康复期间能够承受通过骨折部位传递的生理性应力，能允许早期进行 ROM 训练，以尽量减少术后僵硬。

过程

ORIF 大多采用肘关节后侧入路，沿肘后正中线做延伸到尺骨鹰嘴的纵向切口，向两侧分离内外侧全层的筋膜皮瓣，游离尺神经。当骨折涉及内侧结构时，大多数要将尺神经前置。牵开尺神经是为了从内侧向外侧方向放置植入物，或方便放置内侧钢板和螺钉。

接下来要强调的解剖结构是伸肘装置。如果肱三头肌在最初的创伤中没有损伤，则首选保留完整的伸肘装置，如通过肱三头肌两侧入路、肱三头肌纵行劈开入路或极少数情况下的 V-Y 推进来接近骨折处。而高度粉碎性关节内骨折则需进行尺骨鹰嘴截骨术以增加手术视野，尺骨鹰嘴和肱三头肌向近端翻转改善滑车关节面显露水平，这对于关节严重的粉碎性骨折是首选方法。在该方法中，尺骨鹰嘴截骨处也将采用坚固的内固定进行修复。

一旦肱骨远端暴露充分，骨性损伤就会得到解决。手术的首要目的是实现所有关节表面及关节外结构的解剖复位，以恢复肘关节的解剖结构；其次，外科医师必须恢复和保持肘关节的骨骼和软组织结构的稳定性。对这些骨折修复技术进行综合评述已超出本章的范畴，但一些有关内固定的关键基本原则还是需要遵循的。首先，对尺神经充分安全的显露与识别、游离牵开及保护都是非常重要的；其次，通过识别损伤类型、粉碎状况和关节解剖关系来重建关节面，并通过使用复位钳、克氏针和加压螺钉临时固定骨折碎片；再次，利用双锁定钢板从远端到近端固定骨折部位（图 20-1D）；最后，需要对肘关节的稳定性进行评估，恢复稳定性有必要加以修复侧副韧带，有时甚至需要使用外固定装置来加强稳定。在手术结束时，肘部通常需要夹板固定，以保护修复后的软组织。

术后康复

由于肘关节骨折容易导致挛缩和僵硬，因此提倡及早康复训练。外科医师与治疗师之间的沟通是非常必要的，内容包括骨折固定的稳定性、尺神经的状态和是否被前置，以及肱三头肌的状态。这将使治疗师能够制订一个早期运动最大化的治疗方案，同时能安全地保护受损的结构及减少并发症。在 ORIF 病例中，通常情况下，坚固的内固定允许在术后几天内进行 ROM 训练，最理想的是即时运动；而稳定性较弱的内固定可能需要保护或延迟运动，由于有挛缩的风险，肘关节运动应在术后 3 周内开始。

推荐方案

阶段 1：炎症反应期（0~2 周）（表 20-1）

- 矫形器：治疗师在术后第一次会诊时将制作一个可穿戴的轻型热塑成型矫形器来代替术后夹板。以下是矫形器选项。
  - 长臂矫形器：可以使受伤的肘部固定在一个被外科手术确定的保护位置，这种类型的矫形器穿戴时可以防止任何活动（图 20-2）。
    - 可在日常生活活动和睡觉时穿戴。
    - 在治疗师的指导和外科医师的允许下，可以脱下进行有保护的 ROM 训练。
  - 铰链矫形器
    - 铰链的设计允许在安全活动的同时限制

表 20-1	阶段 1（0~2 周）治疗概况			
治疗方法，阶段 1				
护具	长臂矫形器	铰链矫形器	铰链式外固定支架	肩吊带
水肿控制	冷疗法	抬高	加压	
早期 ROM 训练	AROM 训练	AAROM 训练		
特定解剖结构	骨折部位的稳定性	尺神经	肱三头肌	

过度活动。铰链参数设置为一个特定的活动范围，以阻止过度的屈曲或伸展，但不影响前臂的旋后和旋前（图 20-3 和图 20-4）。此外，如果需要，铰链将防止肘关节受到内翻和外翻应力的影响，以保护韧带。

○ 因内置保护性运动装置，可穿戴进行 ROM 训练和 ADLs 训练。

○ 这种矫形器是我们的首选，由于患者不需要脱掉它，因此避免受伤或不正

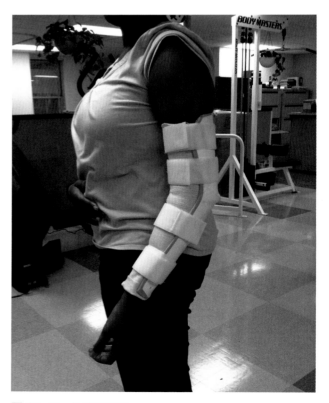

图 20-2　长臂矫形器

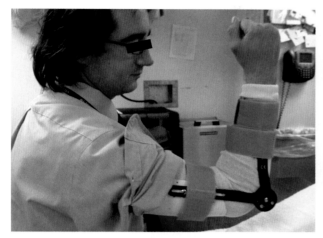

图 20-3　肘关节铰链矫形器下屈曲

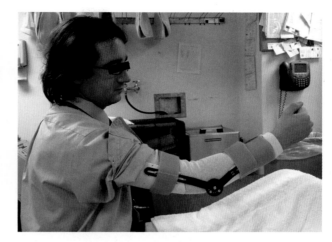

图 20-4　肘关节铰链支具下伸展

确穿戴带来的风险。

- 铰链式外固定支架
  - 用于外科手术中肘关节严重不稳定类型。
  - 患者可以在手术期间就设定好的活动角度内进行 ROM 训练和功能性活动（图 20-5）。
  - 如患者感到外固定支架可能会出现碰撞身体，可在外部再穿戴一个矫形器（图 20-6）。
- 肩部吊带
  - 除了矫形器外，在早期阶段使用肩部吊带还可以得到额外的支持，但会有导致肩关节僵硬的风险，因此不建议持续穿戴。
- 水肿控制
  - 冷疗法：运动后冷敷 10~20 分钟。
  - 抬高。
    - 指导患者抬高患肢，高于心脏水平每小时 1~2 分钟。
    - 松开和握紧手指以产生类似泵的作用。
  - 低强度的弹性压力绷带或袖套。
    - 应用分级法。
      - 远端压力较高，形成一个使液体流动的压力梯度。
    - 观察手部肿胀情况以免增加不必要的僵硬和不适。

○ 可用压力手套处理。

- 早期运动：防止术后僵硬和残留症状
  - 首先温热理疗 10~20 分钟以增加组织的延展性。
  - 可以在仰卧位或直立位（坐或站）进行肘关节的屈曲和伸展。尽管肘关节的伸展往往较难恢复到终末端，但肘关节的屈曲是 ADLs 中最重要的运动。
  - 最初，患者通常感到仰卧位最舒适，并且能对肩带和躯干提供稳定支持（图 20-7）。
  - 如果是坐位，可以将手臂放在桌上进行运动，为有疼痛和恐惧者提供一个消除

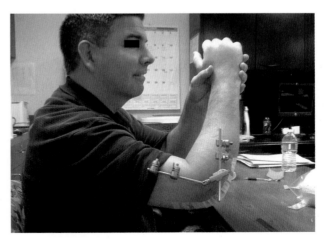

图 20-5　肘关节外固定支架下屈曲

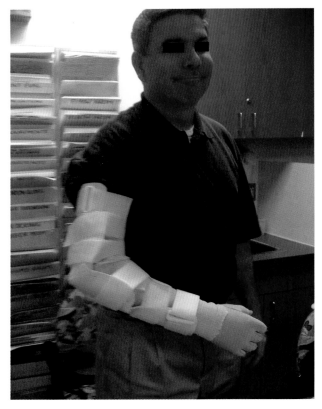

图 20-6　保护外固定支架的矫形器

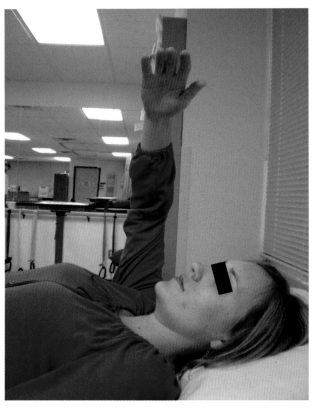

图 20-7　仰卧位肘关节 ROM 训练

重力的位置（图 20-8），随后逐步过渡到离桌运动。

- 站立时，将毛巾卷或枕垫置于肱骨后方，有助于稳定肩部，防止代偿性肩关节抬高（图 20-9）。
- 肩关节内收、肘关节屈曲 90° 时，进行前臂旋转 ROM 训练。
- 为防止邻近关节的僵硬和失能，对肩、腕和手也应进行 ROM 训练。
  - 应及时评估 ROM 的进展情况，如果出现运动丧失或没有改善，需调整治疗计划。
  - 虽然文献中没有被推荐的训练频率和重复次数的记载，但为患者制定具体的训练计划是很重要的。我们推荐一个在初始阶段的训练计划：每天训练 5 次，每次重复 5~10 下，每下持续 5~10 秒。

- 将 ROM 训练纳入家庭计划是成功的关键。
  - 重要的是，外科医师和治疗师都要强调家庭康复的重要性，在促进或阻碍关节功能恢复方面，手术医师和治疗师的影响同等重要。

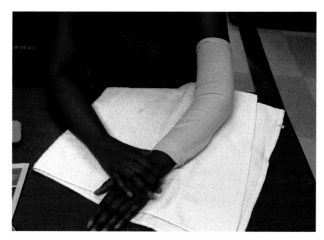

图 20-8　去除重力下肘关节 ROM 训练

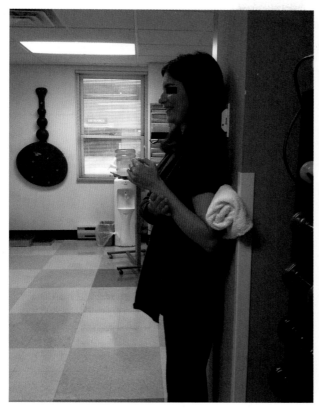

图 20-9 用毛巾稳定肩关节，进行肘关节 ROM 训练

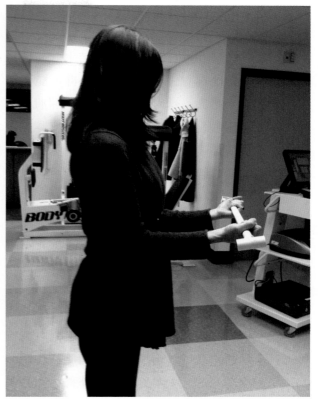

图 20-10 使用木棍进行 AAROM 训练

- AROM 训练
  - 患者在没有辅助或阻力的情况下轻轻地活动肘关节。
- AAROM 训练
  - 使用健侧肢体和木棍（图 20-10）帮助患侧上肢进行适当的伸展运动将有助于增加无痛活动范围和活动极限保护。作者更倾向于双侧的 AAROM 训练（图 20-10），我们发现，以同样的方式活动健侧肢体，可在减少保护的同时增加运动效果。
- 进一步的治疗性运动，旨在进一步增加 ROM 和加强肘关节周围肌肉力量。
  - PROM 训练。
    - 留待后期，骨折愈合有进展后进行。
      - 不建议早期过度牵伸，因为会加重损伤，延长炎症期，并延缓组织修复。

- 强化肌力训练方案。
  - 同样留待后期，骨折愈合有进展后进行。
    - 着重于抗阻训练（等长和等张）。通常最初进行闭链运动，然后是强化力量的开链运动。
    - 告知患者力量训练要循序渐进，在家庭康复中，要将 60%~75% 的时间用在恢复肘关节 ROM 训练上，这是肘部创伤康复最具挑战性的方面。
- 特殊解剖结构
  - 尺神经
    - 若尺神经易受刺激，则限制肘关节长时间屈曲运动，因肘屈曲会使尺神经处于牵伸状态，并压迫肘管。同时，教育患者不要用患侧肘支撑，避免对尺神经施加额外的压力，尤其在坐位进行肘关节运动时应特别注意。

- 如果神经已经被减压或前置，早期结合神经滑行运动的 ROM 训练可以避免神经瘢痕和嵌压，防止不良结果。如果尺骨神经前置，屈肌－旋前肌群可能会被手术抬高，这时就要注意保护屈肌－旋前肌群复合体。患者在 3 周内应避免肘关节伸展时完全伸腕，而在肘关节保持屈曲时腕关节可以伸展，以及手腕保持中立位时肘关节伸展。

- 肱三头肌和伸肘装置

  - 如果采用肱三头肌两侧入路的手术方法，治疗师可以允许肘关节充分地屈曲和伸展，以避免肱三头肌的瘢痕形成。

  - 如果采用尺骨鹰嘴截骨术或肱三头肌 V-Y 切开修复术，则需要推迟全肘关节屈曲，以免影响尺骨鹰嘴和肱三头肌的修复，这些手术方式都有外科医师的明确记录。

    - 如果尺骨鹰嘴截骨术后需要保护，用铰链矫形器锁定肘关节以防止肘关节完全屈曲时对修复结构产生过度应力，同时允许伸展、旋后和旋前运动。外科医师将决定安全运动的程度。

阶段 2：恢复期（1~8 周）（表 20-2）

- 瘢痕管理：一旦切口愈合良好，即刻开始。

  - 瘢痕按摩

    - 术后大约 2 周去除手术缝合薄胶条。

    - 当切口完全愈合时，用可可脂或维生素 E 乳液进行按摩。瘢痕按摩确实有积极的疗效。

      - 常规推荐：对瘢痕及周围区域轻柔按摩。每天 5 次，每次 5~10 分钟。

  - 硅胶垫或凝胶片

    - 当应用于瘢痕时，通常贴在瘢痕上，外面套上弹性袖套，硅胶在减少瘢痕组织方面显示出积极的效果（图 20-11 和图

表 20-2	阶段 2（1~8 周）治疗概况		
治疗方法，阶段 2			
瘢痕管理	按摩	硅胶	脱敏
增加 ROM	继续 AAROM	增加 PROM	功能性运动
利用矫形器增加运动	静态	静态进展	动态

20-12）。硅胶可以在睡眠时佩戴，以避免限制白天的活动。注意，硅胶有不同的形式，如透明薄片或称为弹性体的胶泥，选择的形式取决于患者的需求。图 20-11 显示一个代表性产品。

- 瘢痕脱敏

  - 在敏感区域上用不同质地的物品摩擦，从柔软质地开始，逐渐过渡到粗糙质地。这样每天数次，持续 5~10 分钟是有效的。

  - 如果瘢痕太敏感，不能忍受白天的压力，可以用肘垫来进一步保护敏感区域（图 20-13）。

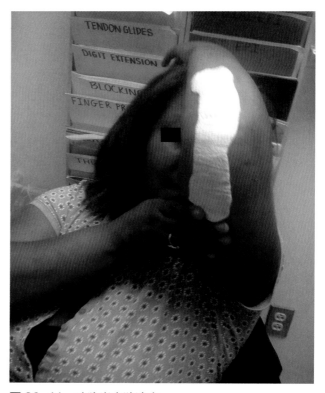

图 20-11　硅胶瘢痕贴治疗

- 关节活动范围：在这个阶段恢复运动是最重要的，因为此时治疗效果最好。
  - 术后或伤后第 6 周可停止使用矫形器，患者开始使用肢体进行轻微活动。矫形器只在夜晚和拥挤环境或繁忙的情况下使用，以保护肘关节。
    - 甚至可以完全不用矫形器，这取决于骨折愈合情况和关节稳定的程度。
  - 如果外科医师允许，则可进行被动 ROM 训练（通常要有伤后 10~12 周明确的影像学上骨折愈合的证据）。
    - 由于被动运动会对修复部位施加应力，因此要等到骨骼及软组织条件允许后才能进行。
    - 被动运动应包括低负荷、稳定和持久的力量，这可能会有不适，但不应该是痛苦的，疼痛可能会导致共同收缩，不利于牵伸训练。

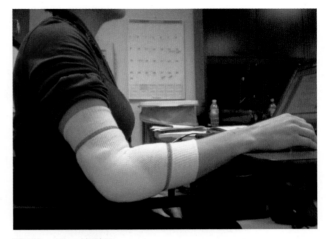

图 20-13 护肘垫

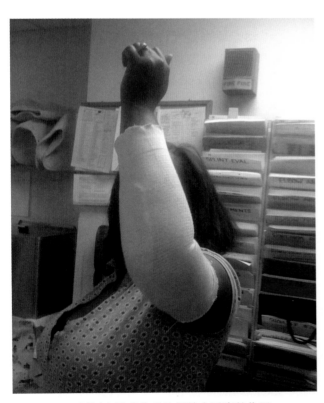

图 20-12 用压力袖套将硅胶保持在适当的位置

- 视需要增加被动 ROM 训练，这主要取决于僵硬的程度。进行被动牵伸有许多不同的方法。
  - 图 20-14 和图 20-15 显示进行肘关节屈曲的"靠墙牵伸"方法。患者屈肘，前臂靠墙，肘关节逐渐向下滑动，增加关节屈曲活动范围，前臂始终保持与墙面接触。
  - 我们发现这种特殊的被动牵伸是非常有效的，而且患者可以很容易正确执行。治疗师将与患者合作，在舒适度、避免保护姿势及提高运动能力方面，为特定患者制订最佳牵伸方案。
  - 由于被动活动会对修复部位施加应力，因此要等到骨骼及软组织条件允许后才能进行。
- 利用矫形器提高运动能力
  - 如果术后早期僵硬持续存在，用最大长度的张力夹板施加在组织上，并持续一段较长的时间，有助于增加活动范围。
  - 可用的矫形器有持续静态矫形器、静态进展矫形器或动态矫形器。
    - 持续静态矫形器没有活动部件，要获得运动则需由治疗师调整。该类矫形器主要用于肘关节伸展障碍。矫形器长度应

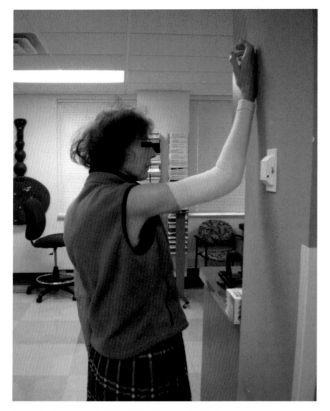

图 20-14　肘关节靠墙被动屈曲位牵伸

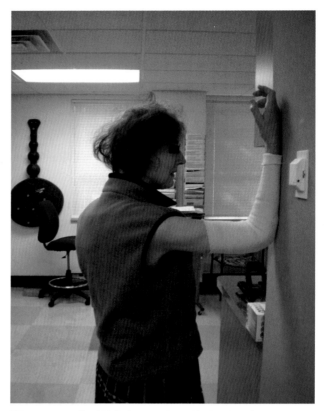

图 20-15　将肘关节向下滑动以增加被动屈曲程度

该接近整个手臂的长度，以提供最佳的压力分配。

- 手腕和上臂上的固定带用来固定矫形器的位置，肘部的固定带可以根据所需的拉伸量而收紧或松开，所制作的矫形器肘部有轻微的"突出"，这使肘关节更容易伸展。这就是所谓的"belly gutter"矫形器（图 20-16）。

- 静态进展矫形器利用非弹性牵引在组织上产生动力。

- 患者可以根据耐受性来调节张力，这种矫形器有助于肘关节的屈曲。作者更倾向于袖套设计。它制作简单，患者使用也更方便。将一个袖套置于手腕，一个置于上臂，两个袖套之间用 D 环扣带连接。患者可以简单地拉紧调整扣带，使肘关节屈曲至耐受（图 20-17）。

- 动态矫形器通过弹性牵引在组织上产生

动力。

- 动态矫形器允许患者自行调整张力；然而，作者发现，有时患者出于自我保护而会对抗持续牵伸。

- 对选择使用静态进展还是动态矫形器来作为增加运动的首选方法，文献认为动

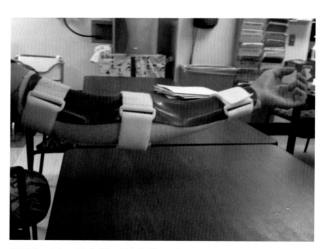

图 20-16　热塑性肘关节伸展夹板

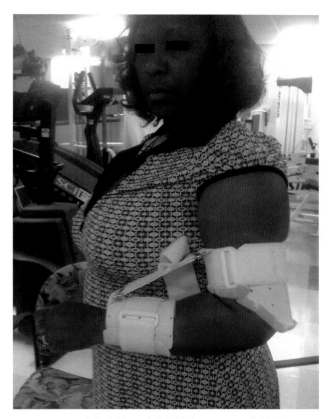

图 20-17　袖套式样的肘关节静态进展型屈曲矫形器

态和静态进展矫形器都有助于改善运动，且 2 种方法的结果没有显著性差异。

- 我们建议矫形器应穿戴在牵伸范围的末端，并持续一段时间，这是为了通过牵伸来影响组织结构的改变。文献表明，矫形器 / 夹板应该每天至少穿戴 6 小时。

阶段 3：重塑（6 周~6 个月）（表 20-3）

- 保持和增加运动：去除改善活动的限制因素。
  - 瘢痕管理
    - 视需要继续，直到瘢痕和周围组织保持柔软为止。

- 关节活动范围
  - 视需要继续进行当前的 ROM 训练计划。
  - 继续使用进展式静态或动态矫形器，作用于关节活动范围末端的位置。
  - 近端和远端保持稳定下增加闭链运动，使用轻微的抗阻运动以改善 ROM。在桌子上滚球是一个很好的闭链运动，患者可以很容易地在家中进行，可以作为家庭训练计划的一部分（图 20-18）。
- 强化训练（术后 10~12 周）
  - 一旦骨折和软组织顺利愈合，就可以实施分级强化训练。
    - 肘关节屈伸，前臂旋前 / 旋后，肩、腕和手等功能都要综合考虑到，治疗师将着重于薄弱环节恢复。
    - 如果肱三头肌在手术中受损，应特别注意。我们发现肱三头肌在肘部手术后功能恢复比较困难。在仰卧位进行屈伸训练有助于单独加强肱三头肌的功能，减少代偿运动（图 20-19）。
- 功能性运用
  - 鼓励患者开始进行 ADLs，并使用受伤的手臂参与所有的 ADLs。
  - 对于那些回归工作岗位的患者来说，工作适应性训练是一个必要的选择。

并发症

历来，肱骨远端关节内骨折由于并发症发生率高（11%~48%），治疗效果不一，包括僵硬、感染、血肿形成、伤口并发症、内固定失效和神

表20-3	阶段3（6 周~6 个月）概况		
治疗方式，阶段3			
保持和增加运动效果	继续瘢痕管理	继续 ROM 训练	继续使用矫形器以增加运动
增强肌肉力量和耐力	循序渐进地加强肌力训练	增加常规的肌力训练计划	关注薄弱环节
恢复上肢正常功能	鼓励使用上肢进行所有的 ADLs		

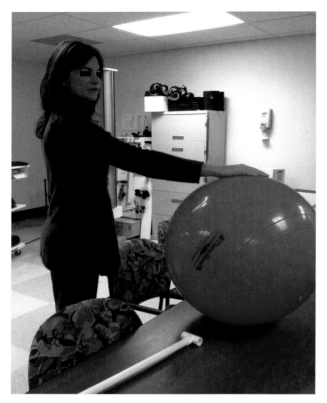

图 20-18　肘关节闭链 ROM 训练

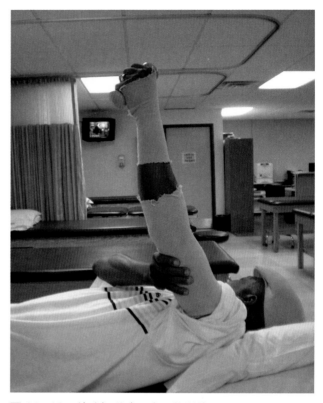

图 20-19　单独加强肱三头肌的训练

经损伤，再加上相关的软组织损伤和创伤后的关节炎等，这就清晰地说明为什么这些患者的术后恢复过程会如此困难。对于严重肘部损伤的患者来讲，无论是软组织还是骨关节，都会出现明显的僵硬，尤其是在伸展位的末端。所有患者在受伤时都应接受这一现实，以帮助降低治疗和康复的期望值。

有报道认为 ALDs 所需的肘关节最小屈伸功能为 100°，但很多患者并不满意这个功能水平。术后运动障碍的原因很多，从关节的适配性、粘连、游离体到关节囊挛缩、异位骨化、骨性撞击和内固定突出，应重视每种情况，因为这些潜在的因素可能会导致康复的早期停滞，而再次外科干预可以解决这些障碍。治疗师应警惕这些可能导致康复停滞的病理因素，特别是当患者在运动末端有坚硬感、运动丧失或随着时间推移变得越来越疼痛而无法取得稳定的进展时。

患者早期恢复会进展明显，但很快就停滞不

前或开始丧失运动，这也应引起治疗师的关注。如果患者值得信赖，并且康复治疗与家庭计划一致，那么早期康复失败可能是由于异位骨化（heterotopic ossification, HO），外科医师的重新评估有助于明确这一点。早期 HO 在影像学上可能不会有表现，然而一旦确诊，由 HO 引起的僵硬将不会明显改善，除非通过手术治疗。而手术要在 HO 成熟后（通常是 3~6 个月）再进行，以防止复发。值得注意的是许多 HO 病例都是无症状的，其存在并不总是等同于僵硬和不良的功能预后。有经验的外科医师应该能够确定 HO 是否有真正严重的后果。在疗程结束后，如果患者对关节僵硬的治疗效果不满意，可就术后或损伤后的挛缩问题是否需要再次手术再咨询外科医师。肱骨远端骨折 ORIF 术后，HO 导致的术后僵硬可进行后关节囊松解或切除手术，以改善肘关节运动。然而，重复手术也存在风险，而且在长期的治疗失败后，可能会存在持续性僵硬。进一步的细节可参阅第13章。

遗憾的是，有些患者从没有良好的进展，只有持续性僵硬和疼痛，虽然他们可能缺乏明显的感染迹象，如全身症状、红斑和肿胀、创面渗液和伤口开裂，但应注意感染。这些患者可能也存在影像学上的表现，包括骨折延迟愈合和（或）早期弥漫性关节炎改变。与任何关节感染一样，这可能是非常具有挑战性的，需要与感染性疾病专家和外科医师一起进行团队合作，以决定是否采用抗生素、翻修手术和可能的分期外科手术进行治疗。

精要

● 如有可能，尽量使用能允许早期运动的稳固内固定。

● 首先重建关节面，因为关节面对复位的要求非常高。

● 在整个手术过程中都应切实保护尺神经，外科医师分离和（或）转置该神经时应小心轻柔。

● 尺骨鹰嘴截骨术大幅提高关节内骨折的显露程度。

● 术后早期 ROM 训练是手术和康复的目标。

● 早期过度牵伸会延长炎症期，减缓恢复。

小结

肱骨远端骨折比较难以处理，手术干预是大多数患者的主要治疗手段，但也有少数例外。僵硬是最常见的康复问题，然而通过适当的治疗方案，强调早期保护性运动，功能结局可以最大化，从而保留患者的功能独立性。

（陈　君　译，江水华　朱　毅　张志杰　审）

参考文献

Blackmore, S: Splinting for elbow injuries and contractures. *Atlas of Hand Clinics* 2001;6:21–50.

Brouwer KM, Guitton TG, Doornberg JN, Kloen P, Jupiter JB, Ring D: Fractures of the medial column of the distal humerus in adults. *J Hand Surg Am* 2009;34(3):439–445.

Charalambous CP, Morrey BF: Posttraumatic elbow stiffness. *J Bone Joint Surg Am* 2012;94(15):1428–1437.

Cheung EV, Steinmann SP: Surgical approaches to the elbow. *J Am Acad Orthop Surg* 2009;17(5):325–333.

Dávila SA, Johnston-Jones K: Managing the stiff elbow: operative, nonoperative, and postoperative techniques. *J Hand Ther* 2006; 19(2):268–281.

Doornberg JN, van Duijn PJ, Linzel D, Ring DC, Zurakowski D, Marti RK, Kloen P: Surgical treatment of intra-articular fractures of the distal part of the humerus. Functional outcome after twelve to thirty years. *J Bone Joint Surg Am* 2007;89(7):1524–1532.

Flowers KR, LaStayo PC: Effect of total end range time on improving passive range of motion. 1994. *J Hand Ther* 2012;25(1): 48–54; quiz 55.

Galano GJ, Ahmad CS, Levine WN: Current treatment strategies for bicolumnar distal humerus fractures. *J Am Acad Orthop Surg* 2010;18(1):20–30.

Glasgow C, Wilton J, Tooth L: Optimal daily total end range time for contracture: resolution in hand splinting. *J Hand Ther* 2003;16(3):207–218.

Lindenhovius AL, Doornberg JN, Brouwer KM, Jupiter JB, Mudgal CS, Ring D: A prospective randomized controlled trial of dynamic versus static progressive elbow splinting for posttraumatic elbow stiffness. *J Bone Joint Surg Am* 2012;94(8):694–700.

Lund AT, Amadio PC: Treatment of cubital tunnel syndrome: perspectives for the therapist. *J Hand Ther* 2006;19(2):170–178.

Mustoe TA: Evolution of silicone therapy and mechanism of action in scar management. *Aesthetic Plast Surg* 2008;32(1):82–92.

Wolf JM, Athwal GS, Shin AY, Dennison DG: Acute trauma to the upper extremity: what to do and when to do it. *Instr Course Lect* 2010;59:525–538.

Robert Z. Tashjian, MD

概述

在所有成人的上肢骨折中，鹰嘴骨折约占10%，其中大多数骨折（约85%）都是简单的横向移位骨折。脱位伴随鹰嘴骨折的情况在文献报道中不太常见。一般来讲，鹰嘴骨折 − 脱位可以分为2类：经鹰嘴骨折 − 脱位和孟氏骨折 − 脱位。每种类型都有其独特的损伤机制、风险人群、结构损伤模式、修复技术、术后康复和功能结局。

骨和软组织损伤的复杂性对外科手术的细节有很大的影响。关于简单鹰嘴骨折和经鹰嘴骨折 − 脱位，只有尺骨受累，如果有移位的情况，就需要固定。而在孟氏骨折 − 脱位这种情况下，如果鹰嘴移位，也需要修复。在 Mason 2 型损伤的情况下，应该采用切开复位内固定（open reduction and internal fixation，ORIF）来治疗桡骨头骨折；在 Mason 3 型损伤的情况下，可以进行修复或置换。只有当 LCL 复合体完整时，才应考虑切除粉碎性骨折的桡骨头。如果桡侧韧带复合体受损，那么也应该进行手术修复。同样，术后康复的细节也取决于损伤的整体复杂性及手术治疗的细节。了解差异和细微差别将有助于优化治疗和达成较好的临床结局。

鹰嘴和近端尺骨骨折

简单鹰嘴骨折

简单鹰嘴骨折（稳定型）在所有年龄组中都是很常见的损伤。骨折的原因是由于创伤导致尺骨近端受力传导至肱骨远端，或者是肱三头肌强力收缩。鹰嘴骨折可以分为稳定型（横断、斜型或粉碎型）或不稳定型（骨折 − 脱位）2 种类型（图 21−1）。多数鹰嘴骨折需要手术固定；然而，非移位骨折、稳定骨折、非粉碎性骨折可以考虑非手术治疗。横向移位骨折可以用多种手术材料来治疗，包括张力带、髓内钉或钢板和螺钉固定，目的是恢复适当的尺骨长度和解剖的关节一致性（图 21−2A 和 B）。粉碎性骨折或斜行骨折需要背侧钢板固定，在钢板外可能有附加骨折块间螺钉。手术的主要目的是提供稳定、坚强的固定，允许对运动提供即刻的保护，以优化运动最终 ROM 和力量。

经鹰嘴骨折 − 脱位

经鹰嘴骨折 − 脱位的发生通常是由于对前臂背侧的冲击。这些伤害发生在骨骼质量好的年轻人群，是由于高能量伤害所致。典型情况下，鹰

Tashjian 博士或其直系亲属已从 Cayenne Medical、IMASCAP 和 Shoulder Innovations 获得了版税；担任 Cayenne Medical 和 Mitek 的付费顾问；持有 Conextions、INTRAFUSE 和 KATOR 股票或股票期权；获得了《美国骨和关节杂志》的非收入支持（如设备或服务），获得商业酬金及其他非研究相关资助（如带薪旅行）；并为《骨科创伤杂志》（*Journal of Orthopaedic Trauma*）的董事会成员、管理者、行政人员或委员会成员。

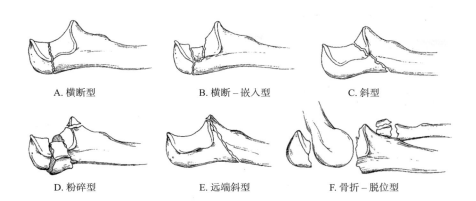

A. 横断型　　　　　　　　　B. 横断 – 嵌入型　　　　　　　C. 斜型

D. 粉碎型　　　　　　　　　E. 远端斜型　　　　　　　　　F. 骨折 – 脱位型

图 21–1　鹰嘴骨折的 Shatzker 分类［经许可引自 Hak DJ, Golladay GJ. Olecranou fractures; treatment options. J Am Acad Orthop surg, 2000,8(4):266-275］

嘴高度粉碎性骨折合并桡骨头向前半脱位或脱位（图 21–3A 和 B）。桡尺近侧关节在这一模式中并没有受伤，这是经鹰嘴骨折 – 脱位和孟氏骨折 – 脱位的一个重要区别。桡骨干和尺骨干都是在同一方向上进行旋转的；而在孟氏骨折损伤中，桡骨和尺骨在相反的方向上进行旋转。桡骨头和颈部骨折合并经鹰嘴骨折脱位不常见，如果冠状突发生骨折，则是典型的基底损伤。与典型的肘关节脱位或孟氏骨折相比，MCL 和 LCL 在这一损伤中通常不受伤害。鹰嘴脱位骨折的主要损伤是对肱尺关节的破坏。治疗这些损伤的关键是恢复稳定固定的滑车切迹（图 21–4A 和 B）。采用 3.5mm 重建、预塑形或压缩钢板作为首选植入物，如果使用张力带装置或 1/3 管形钢板，则失

败率较高。一般来说，这些损伤的治疗效果非常好，只要滑车切迹的轮廓和尺寸没有破坏，则只会有较轻的创伤性关节炎。稳定固定情况下，非常激进的术后治疗就可以在有限的保护下进行，因为不依赖于软组织韧带的愈合。早期的牵伸将优化临床效果。

孟氏骨折

尺骨骨折伴近端桡尺关节脱位被称为"孟氏骨折"。传统的孟氏骨折根据桡骨头脱位（前、侧、后）的方向分类。在成人中，孟氏骨折后向脱位是最常见的，这是 Bado 2 型。在此损伤模式下，近端桡尺关节受累，桡骨头向后脱位，近端尺骨骨折的顶端指向前。Jupiter 根据尺骨骨折

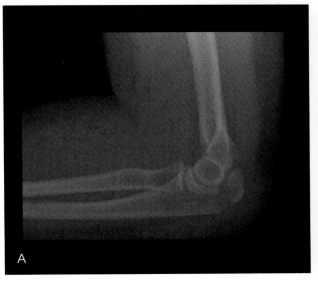
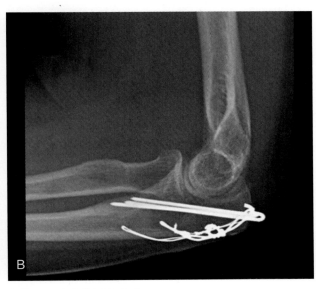

图 21–2　一种简单的横向移位的鹰嘴骨折侧位 X 线平片。A. 术前；B. 张力带固定术后

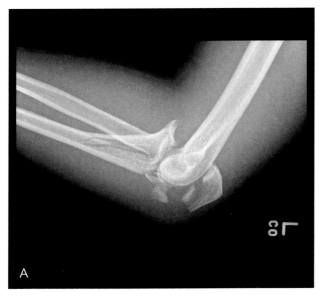

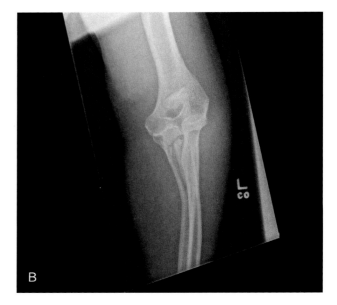

图 21-3　A. 前后向；B. 一种经鹰嘴骨折的侧位 X 线平片

的位置将 Bado 2 型进一步分类为：A，鹰嘴远端和冠状突；B，干骺端结合部；C，骨干部；D，尺骨近端的 1/3~1/2。这些损伤通常发生在老年人及骨质疏松的人群，这些因素会影响内固定的稳定。手臂过伸位低能量的跌倒是最常见的伤害机制。鹰嘴的粉碎性骨折较为典型，并且通常与

冠状突（经常）和桡骨头（几乎总是）的骨折有关（图 21-5A 和 B）。在多达 2/3 的患者中，伴随 LCL 复合体损伤发生，且肱尺关节不稳定也会发生。手术治疗通常涉及治疗所有的病理结构，包括尺骨骨折（主要目标）的解剖轴向排列、桡骨头和冠状突骨折的修复或置换，以及修复受伤的

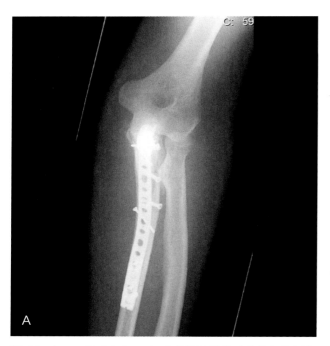

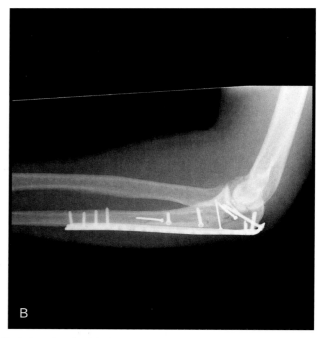

图 21-4　A. 前后向和 B. 经鹰嘴骨折脱位手术修复的侧位 X 线平片，应用复合螺钉和背侧 3.5mm 长鹰嘴塑形钢板

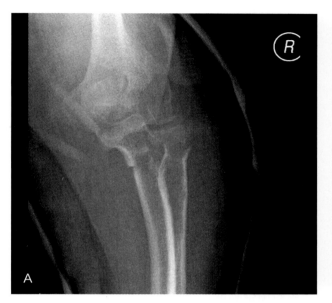
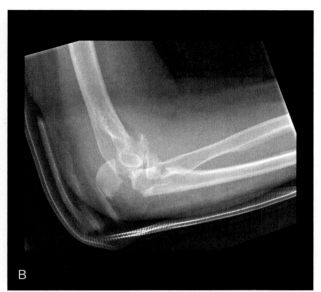

图 21-5　A. 前后向和 B. 孟氏骨折后向脱位的侧位片

LCL 复合体（图 21-6A 和 B）。

　　应采用背侧 3.5mm 重建钢板、预塑形钢板或压缩钢板的方法来处理尺骨骨折。总的效果由于并发症的风险增加较经鹰嘴骨折的结果略差，包括近端桡尺联合、尺骨连接不正和后外侧旋转不稳定，以及由于骨质疏松引起的固定失败。相关

的桡骨头和冠状突骨折对这些损伤的手术效果有负面影响。术后康复治疗师需要对这些损伤进行更谨慎的治疗，原因是骨质疏松而引起的固定不稳定和 LCL 复合体修复术后的保护。尽管存在这些限制，但仍然可以通过结构化的康复程序来达到较好的效果。

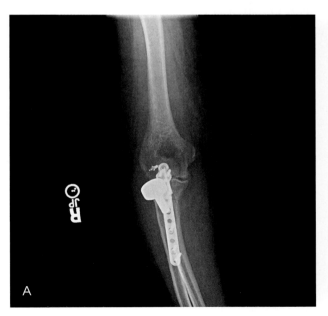
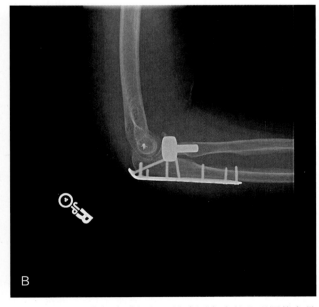

图 21-6　A. 前后向和 B. 孟氏骨折后向脱位的外侧位片。使用外形 3.5mm 的背侧鹰嘴钢板，缝合固定小的 I 型冠状突骨折，桡骨头关节置换术，桡侧副韧带修复

手术过程

适应证

鹰嘴骨折的手术固定适应证——简单稳定型粉碎性或非粉碎性骨折、经鹰嘴骨折－脱位及孟氏骨折后向脱位相当明确。一般来讲，鹰嘴移位骨折一般需要手术固定，而非手术治疗的情况是非移位的稳定损伤或因其他共存疾病不适合手术。

禁忌证

一般来讲，对这些损伤的外科修复几乎没有什么禁忌。如果患者身体不适，不能耐受麻醉剂，则可被考虑为禁忌证。开放性骨折需要绝对固定，但在进行初始固定之前，要先进行适当的清创和创面管理。

过程

对于治疗所有鹰嘴和尺骨近端骨折的手术方法，手术设置、患者体位和表面入路都完全相同。固定方法的深度和不同取决于具体的损伤模式。患者可以被置于"慵懒的侧躺"的体位，将柔软的填充物垫在同侧胸前，手臂置于其上，或完全侧卧位。这两种体位都提供肘部和前臂的后部和外侧面的通道，同时在必要时仍然允许内侧进入。在手术中使用一种小型 C 型臂或全尺寸图像增强器，并从手术臂的同侧引入，无菌止血带用于控制出血。

重要的是要有足够数量的钢板和螺钉可用。对于简单稳定骨折，选择张力带和髓内钉固定及适当大小的克氏针（K 线；1.6 或 2mm）、线（18 或 20 线规）和髓内钉（7.3mm 部分穿线网眼）可使用（图 21-2A 和 B）。对于其他粉碎性、稳定性骨折及脱位类型，建议采用钢板和螺钉固定。目前的预塑形锁定鹰嘴钢板比传统的重建和压缩钢板具有优势。此外，可能需要不同长度的小螺钉来修复小的骨折碎片。为了获得临时固定，需

要长 K 线和修复钳。如果移位的桡骨头骨折是损伤模式的一部分，则桡骨头和桡骨颈钢板、无头螺钉和桡骨头置换术应该是可行的。最后，用小螺钉和钢板固定冠状突骨折。

内侧入路方法经常用来修复和固定冠状突骨折。通常采用的内侧入路的方法包括肱骨远端和尺骨近端间尺侧腕屈肌（flexor carpi ulnaris, FCU）的劈开入路，以及尺骨干和尺骨近端间的 Taylor-Schamm 入路。

简单鹰嘴骨折切开复位内固定

单独的简单鹰嘴骨折可以用张力带、髓内钉或钢板固定来处理。张力带或髓内钉固定对非粉碎性、非斜型骨折是合理的。钢板固定可以用于这些损伤，也可以用于斜型和粉碎性骨折。

对鹰嘴背侧的直接后入路是首选。近端和远端骨折碎片需要顺着骨折线从软组织中清除，以便进行解剖复位。关节复位的可视化可以很容易地通过从肘部的肌肉抬高来实现。尺神经通常不需要移位，但在固定时应辨别并保护。修复术通常是用骨复位钳来维持的。如果使用张力带，从近端鹰嘴尖端插入 2~3 个光滑的 1.6mm 或 2.0mm 的 K 线，在穿过骨折线后进入尺骨前皮层。在前皮层的接触后，导线有轻微的后退和弯曲。1~2 根 18 线规的线被深入到肱三头肌腱，并在尺骨的背皮层上交叉。然后，线的分支通过 2mm 的横孔，位于骨折部位 2cm 远端，背侧到尺骨的轴（图 21-7）。拉紧 18 线规的线，压紧张力带，末端埋在三头肌内。

同时也可以使用预塑形锁定鹰嘴钢板或 3.5mm 重建钢板或 LCDC 钢板（图 21-8A 和 B）。张力带固定在粉碎性骨折中不能提供足够的稳定性，也不能在斜型骨折处产生动态的压缩力。因此，在这些病例中应使用钢板固定。

经鹰嘴骨折－脱位

对于经鹰嘴骨折－脱位的治疗，一般不需要

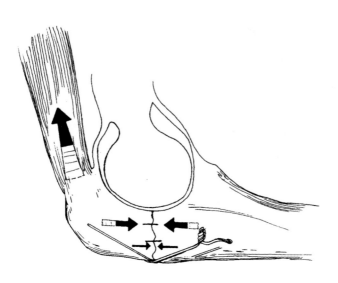

图 21-7　鹰嘴骨折张力带钢丝固定。在背侧发生静态加压（成对的细箭头）。肱三头肌伸展方向的拉力（单粗箭头）在关节表面以下（成对厚箭头）转化为动态压力［经许可引自 Hak DJ, Golladay GJ. Olecranon fractures: treatment options. *J Am Acad Orthop Surg*, 2000,8(4): 266-275］

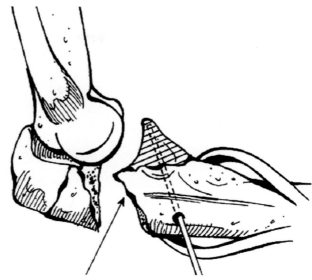

图 21-9　尺骨近端骨折后的冠状突复位术（箭头）［经许可引自 Tashjian RZ, Katarincic JA. Complex elbow instability. *J Am Acad Orthop Surg*, 2006,14(5):278-286］

内侧和外侧的手术窗口。直接的后入路进入鹰嘴和尺骨轴的背侧，在那里完成大部分工作。作者的偏好是通常从远端到近端，依次修复每个碎片直至远端。每块碎片都用 K 线暂时修复，然后用独立的螺钉固定。外固定器被认为是在固定前将尺骨拉长的方法，但除非有明显的骨质流失，否则则不需要。冠状突的修复是通过鹰嘴骨折部位的

远端到近端在关节"内部"修复（图 21-9）来实现的。

在所有关节段的解剖修复后，使用长背钢板固定，恢复滑车切迹（图 21-10A 和 B）。内侧和外侧的钢板不允许抵抗阻力。在近端尺骨碎块中有一个 3.5mm 预塑形锁定鹰嘴钢板，在尺骨远端至少有 3 个钻孔是理想的。常见的错误包括

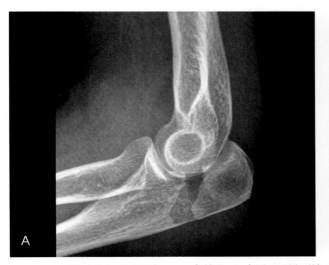

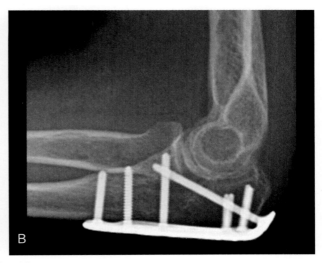

图 21-8　简单横向移位骨折。A. 术前和 B. 术后经预塑形钢板固定

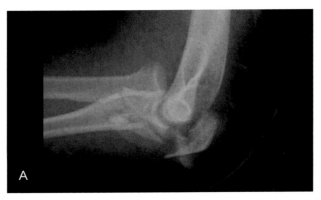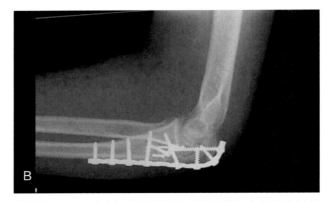

图 21-10　经鹰嘴骨折 - 脱位的外侧位片。A. 术前和 B. 术后背侧长 3.5mm 重建钢板，用几个碎片间螺钉在钢板外解剖修复滑车切迹

由于粉碎性骨折和不适当的冠状突固定而导致的滑车畸形。如果还需要冠状突的内侧钢板，那么 Taylor-Scham 入路即使用小的 2.0mm 或 2.4mm T 或 L 钢板是首选方法（图 21-11）。Taylor-Scham 入路位于尺骨的背侧与尺侧腕屈肌的尺骨头端之间。尺侧腕屈肌的尺骨头端可以移除，留下一根

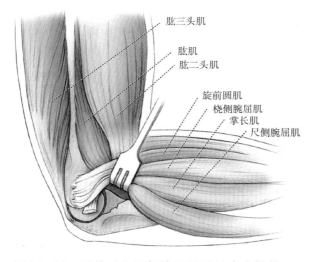

图 21-11　尺骨干和尺侧腕屈肌尺骨头之间的 Taylor-Scham 暴露。尺骨头可被分离，留下残肢修复。更多的近端暴露可通过剥离尺神经和分离尺侧腕屈肌的肱骨头部分及部分共同屈肌来实现［经许可引自 Ring D, Doornberg JN. Fracture of the anteromedial facet of the coronoid process. Surgical technique. *J Bone Joint Surg Am* 2007;89 Suppl 2 (Part 2): 267-283.］

肌腱进行修复。进一步的近端伸展可以通过尺神经的移位和移除尺侧腕屈肌的肱骨头端及部分屈肌总腱来实现。暴露近端尺骨时，尺神经的张力最小或可以分离尺神经。由于韧带结构在这种损伤模式中通常是完整的，所以不需要进行韧带修复或再附着。一旦骨的稳定性足够并重建滑车切迹，就应该恢复肘部的稳定性。

孟氏骨折 - 脱位

孟氏骨折后向脱位的治疗更遵循恐怖三联征的固定原则，而不是鹰嘴骨折。在大多数情况下，孟氏骨折 - 脱位可被认为是"恐怖三联征加鹰嘴骨折"。固定术的原则包括切开复位内固定与桡骨头骨折相关的关节置换术、冠状突骨折的切开复位内固定、LCL 复合体的修复，以及最后鹰嘴骨折的固定。通常，桡骨头骨折通过 Kocher、Kaplan 或 EDC 劈开入路进行（图 21-12）。如果出现 I 型冠状突骨折，则可以通过在尺骨背侧钻孔（图 21-13）进行缝合固定。如果较大的冠状突骨折需要固定，则可通过另一种内侧入路采用 Taylor-Schamm 入路和尺神经松动一起进行。对严重移位的冠状突骨折的内侧固定包括螺钉或钢板固定。如果需要冠状突固定术，则应首先固定鹰嘴和尺骨近端的骨折，为冠状突修复提供一个稳定的基础。鹰嘴和尺骨近端骨折固定应在背侧应

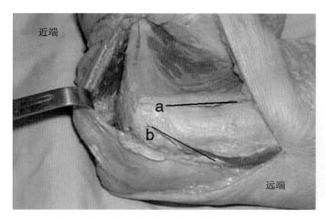

图 21-12　右肘外侧面的彩色照片展示 Kaplan 入路（a）和 Kocher 入路（b）的相对位置［经许可引自 Cheung EV, Steinmann SP. Surgical approaches to the elbow. *J Am Acad Orthop Surg*, 2009,17(5):325-333 ］

用 3.5mm 预塑形钢板，并且从远端到骨折部位至少要有 3 个螺钉孔。最后，LCL 修补术应在肱骨外上髁等距点进行或在手术完成时使用缝合锚或钻孔进行。

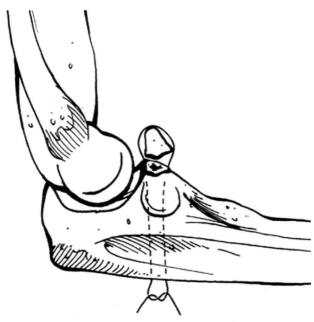

图 21-13　如图所示，冠状突骨折固定使用 Lasso 修复，在小的冠状突骨折块周围缝线，然后在尺骨的后方钻孔穿过［经许可引自 Tashjian RZ, Katarincic JA. Complex elbow instability. *J Am Acad Orthop Surg*, 2006,14(5):278-286 ］

术后康复

鹰嘴和尺骨近端骨折及骨折伴脱位行 ORIF 后的康复原则由两个因素决定：骨质和韧带稳定性。如果骨质非常好并且韧带未受损伤则不需要修复，这通常是简单鹰嘴骨折和经鹰嘴骨折－脱位，早期实施积极的治疗几乎不会引起反复发生的不稳定或内固定失效。如果是由于骨质疏松导致的骨质较差和（或）韧带损伤需要修复，这通常是孟氏骨折后向脱位，那么就需要更保守的康复治疗方案。这两种情况下早期手术的主要目标是提供坚强固定，并在进行充分的关节活动时不影响肘关节的一致性和稳定性或骨折内固定。

手术固定后，用长臂夹板保持患者患侧上肢处于中立位并屈肘 90° 持续 1 周。如果考虑孟氏骨折后向脱位固定后肘关节的稳定性，那么少量前臂旋前可以促进稳定。经鹰嘴骨折后固定无须此调整。

推荐方案

简单鹰嘴和经鹰嘴骨折－脱位

● 如果骨质好且韧带完好，用夹板固定患侧中立位和肘关节屈曲 90° 1 周。

● 在术后 1 周，开始辅助和被动牵伸肘关节达到全关节活动范围（图 21-14A 和 B），以及肘关节屈曲 90° 时前臂的旋前和旋后（图 21-15A 和 B），但是在训练过程中仍要用悬吊带保护肘关节。

● 每天需要进行几组牵伸，每组 4~5 次。

● 术后 3 周可以停止使用悬吊带，并且允许进行 ADLs，提起重物不超过 2~3 磅（0.9~1.4kg），继续各个方向上进行达到全关节活动范围的主动、辅助和被动牵伸。

● 第 6 周，允许提起重物在 5~10 磅（2.3~4.5kg），继续牵伸。

● 如果 6 周内存在明显的僵硬，则可以采用关节

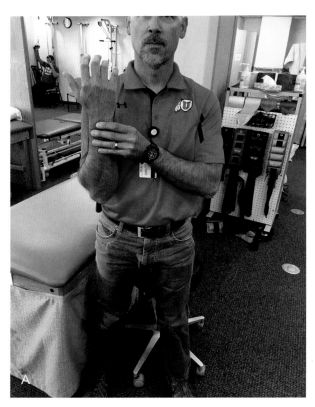
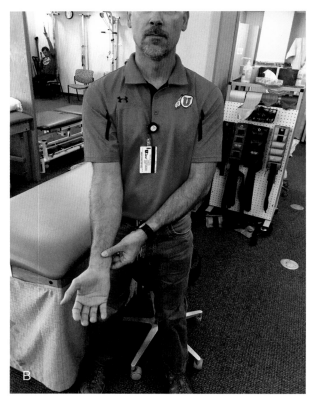

图 21-14　如图所示，辅助和被动牵伸训练。屈曲（A）和伸展（B）

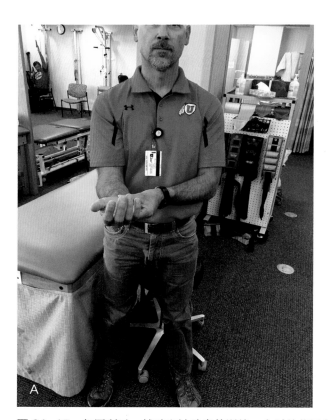
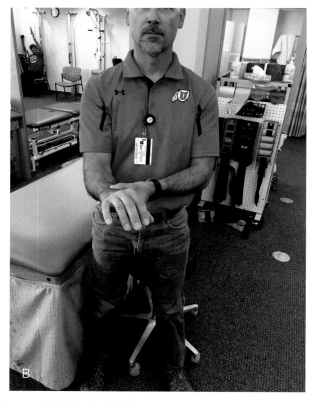

图 21-15　如图所示，辅助和被动牵伸训练。在肘关节屈曲 90° 时旋后（A）和旋前（B）

运动系统（Joint Active Systems，JAS）支具进行静态进展性牵伸来改善 ROM（屈曲 < 110° 和伸展终末 > 40° 的情况）。

- 上肢的等长肌力训练在 6 周后开始。
- 上肢的抗阻肌力训练开始于 3 个月后，这时骨折已基本愈合。
- 5 个月后，允许患者重新参与各类活动，包括接触类运动，无受限。
- 完全恢复可能需要 1 年的时间。

孟氏骨折后向脱位

- 如果没有 LCL 修复且骨质良好，那么治疗方案和经鹰嘴骨折 – 脱位的治疗方案相同。
- 如果有 LCL 复合体修复，康复进程会变慢。
- 使用夹板使肘屈曲 90°，中立位，前臂少量旋前固定 1 周。
- 当夹板被拆卸时，应用肘关节支具。支具被锁定在 30° 的伸展极限。
- 除支具之外，前 3 周穿戴悬吊带。
- 每天脱下悬吊带和支具进行牵伸训练，包括仰卧位时肘关节主动辅助和被动的屈曲和伸展练习，同时伸展限制在 30° 以减小肘关节的内翻应力（图 21–16）。
- 前臂在伸展时也保持旋前，以保护修复后的 LCL。
- 屈肘 90° 时，可不受限制地进行主动辅助和被动的前臂旋前和旋后运动。
- 3 周后，不再使用悬吊带，但支具仍需全天佩戴。
- 3 周后，支具的伸展极限锁定为 15°，在术后 5 周可进行全范围伸展。
- 如果在 6 周内出现明显的僵硬，则可以采用 JAS 的静态进展性牵伸辅助运动（屈 < 110° 和伸展极限 > 40° 的情况）。
- 在 3 周内，可举起 2~3 磅（0.9~1.4kg）的重物和进行日常活动。
- 术后 6 周，可举起 5~10 磅（2.3~4.5kg）的重

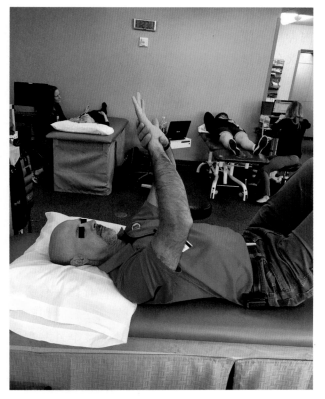

图 21–16　如图所示，仰卧位在前臂旋前时肘关节进行被动屈曲和伸展，这样能减轻负荷并保护修复后的桡侧副韧带

物，以及上肢的轻度等长收缩肌力训练。

- 3 个月后，不再使用支具，开始手臂抗阻强化肌力训练，重量不超过 20~30 磅（9.1~14kg）。
- 在 4.5 个月时，允许举起 40~50 磅（18~23kg）的重量。
- 在 6 个月时，重新参与所有活动和身体接触性运动，还可以举起重物。

并发症

简单鹰嘴骨折和经鹰嘴骨折手术治疗后的并发症包括固定失败、骨折不愈合、肘关节不协调和不稳定、关节僵硬、异位骨化、尺神经病变及固定部位疼痛，可在鹰嘴骨折和经鹰嘴骨折手术治疗后发生。即使是简单骨折，在手术后出现肘部僵硬也很常见。避免僵硬的关键是在手术后 1 周内进行早期活动。如果僵硬发生，早期治疗

包括应用静态进展性支具。如果患者在术后 6 周内伸展不能达到 30° 和屈曲不能达到 120°，只要 X 线片显示愈合就可以使用 JAS 支具进行静态进展性牵伸。在术后 3~6 个月，继续使用支具。如果在术后 4~6 个月还没达到功能性关节活动范围（30°~130° 的屈曲－伸展弧度），那么将考虑打开或关节镜下关节囊松解以改善运动。如果肘屈曲 < 100° 或者术前有尺神经病变的症状存在，为了防止术后尺神经病变，应在原有的位置松解尺神经或转置。

异位骨化在鹰嘴骨折－脱位后并不常见。一般来讲，如果关节活动范围没有明显的限制，那么可以忽略异位骨化。如果异位骨化伴有明显的运动受限，则可以在打开关节囊松解时切除骨化的部分。异位骨化应最早于术后 4 个月左右切除，通常在平片上骨化成熟后。在切除前需要进行最大程度的护理和计划，因为在这个过程中神经血管结构处于高度危险的状态。

术后单独发生尺神经病变相对少见，但如果发生的话，最初可以用夜间伸展夹板来治疗单独的感觉改变或感觉异常。如果运动受累或夹板治疗失败，则可根据手术医师的喜好进行原位减压松解或转置。如果减压后神经出现屈曲不稳，则应进行转置。

最后，鹰嘴骨折固定后由于尺骨近端皮下组织的性质，固定部位疼痛非常常见。在术后 12 个月，不应考虑移除固定。放射线影像应显示骨折部位完全重建，并且患者不应在骨折处感到局部压痛。对内固定处施加压力的疼痛应是拆除内固定的提示。如果存在任何有关骨折愈合的问题，应进行术前 CT 扫描，以确定愈合。在移除固定后，手臂应该使用悬吊带保护约 4 周，但是应立即开始康复治疗始以恢复运动功能。为了减少再次骨折的可能性，必须在 12 周内限制举起重物或者进行身体接触性运动。

结局

总的来说，关于经鹰嘴骨折－脱位后治疗结局的文献相对有限，而孟氏骨折后向脱位则有更多的数据。Ring 等最初报道 17 例经鹰嘴骨折－脱位进行 ORIF 后的患者的治疗结果。13 例行 ORIF 的患者采用动态加压钢板或者重建钢板，1 例患者接受 1/3 管状板治疗，3 例患者采用张力带固定。使用 1/3 管状钢板治疗的患者固定失败，需要早期翻修。在术后平均约 25 个月，15 例患者达到良好或优秀的治疗效果，2 例患有严重关节炎的患者的治疗效果一般。只要获得稳定的解剖固定，严重的冠状突骨折和滑车切迹粉碎性骨折会在一定程度上被治愈。作者的结论是，治疗的目标应该是恢复适当的尺骨滑车切迹的轮廓和尺寸，因为在大多数情况下能得到很好的效果。

Moushine 等也报道了 14 例采用多种技术治疗经鹰嘴骨折－脱位的患者，包括用动态加压钢板或重建钢板（4 例患者）或张力带固定或 1/3 管状钢板（10 例）进行 ORIF。3 例患者需要对固定失败进行早期翻修，所有人都进行张力带固定。在术后平均 3.6 年，10 例患者有良好或优秀的效果，另外 2 例有一般的效果，还有 2 例在 Broberg 和 Morrey 的评分不高。4 例患者在后续的放射线影像中显示出退行性关节炎。作者建议在这些损伤中避免张力带重建，因为它们的高失败率且需要翻修。

几位作者对孟氏骨折后向脱位手术后的结果进行评估。总的来说，手术治疗的结果比那些经鹰嘴骨折－脱位的报道稍差一些。Ring 等报道 38 例 Bado 类型的 Ⅱ 型损伤，尺骨骨折行 ORIF 使用钢板（35 例）或张力带固定（3 例）。在这 38 例中有 28 例涉及桡骨头骨折，使用完全或部分切除（12 例）、切开复位内固定（10 例）、无干预（4 例）或硅胶关节成形术治疗。在 38 例病例中，有 10 例是冠状突骨折。在 3 个月内，有 9 例需要进行翻修手术，其中包括翻修尺骨固定松脱（5 例）、桡骨头骨不连或固定导致的切除（3 例）及因疼痛需要移除固定（1 例）。在这 38 例患者中，有 6 例出现一般或不佳的结果，并且所有患者均伴有桡骨头骨折。这些一般 / 不佳的结果是继发的冠状突骨折连接不正、桡尺近端骨性联合或尺骨骨折连接不正。一般来讲，与冠状突或桡骨头骨折相关的问题是治疗这些损伤最具挑战性的因素。

Konrad 等还报道了 27 例应用 ORIF 治疗尺骨 Bado II 型损伤。27 例患者中有 11 例桡骨头骨折和 11 例冠状突骨折。总的来说，4 例尺骨骨折不愈合，4 例患者由于桡骨头骨折而出现并发症，5 例患者出现明显的异位骨化。最终的功能结果包括梅奥手肘表现评分为平均 81 分，平均屈曲 – 伸展弧度为 103°，臂肩手残疾指数问卷（DASH）的平均分为 22 分。不佳的临床结果与 Jupiter II a 型骨折及伴随的桡骨头和冠状突骨折损伤有关。

精要

● 稳定的尺骨解剖复位和固定是关键。

● 斜型、粉碎性或不稳定性骨折需要钢板固定，不要使用张力带固定这些骨折。

● 如果在孟氏骨折后向脱位中有任何 LCL 损伤的担忧，可以进行桡骨头骨折修复或者关节成形术，不要切除桡骨头。

● 在孟氏骨折后向脱位和经鹰嘴骨折 – 脱位中如有冠状突骨折，则必须处理。通过内侧入路转置尺神经以获得减压。

● 注意骨质疏松症，特别是在孟氏骨折后向脱位中，利用固定技术包括锁定钢板以提高稳定性。

● 在康复期间，仰卧位进行肘部康复（屈曲和伸展练习）时，有 LCL 修复者，前臂应旋前以保护桡侧韧带免受重力和内翻应力的影响。

● 在术后前 3 个月中，使用铰链式肘关节支具

进一步保护孟氏骨折后向脱位修复后的桡侧韧带。

小结

尺骨近端骨折从相对简单的鹰嘴横向骨折到复杂的尺骨近端骨折。复杂的尺骨近端骨折既有可累及远至冠状突的粉碎性骨折，也可累及 LCL 复合体和桡骨头。外科手术的最重要的目标是达到稳定解剖复位，减少固定失败的风险，并允许早期的 ROM 训练。通过精确的复位和稳定的内固定及适当和协调的康复，可以取得满意的治疗效果。

（苏　彬　译，陈　君　朱　毅　张志杰　审）

参考文献

Bado JL. The Monteggia lesion. *Clin Orthop*, 1967,50:71–76.

Baecher N, Edwards S. Olecranon fractures. *J Hand Surg Am*, 2013, 38:593–604.

Jupiter JB, Leibovic SJ, Ribbans W, et al. The posterior monteggia lesion. *J Orthop Trauma*, 1991,5(4):395–402.

Konrad GG, Kundel K, Kreuz PC, et al. Monteggia fractures in adults. Long-term results and prognostic factors. *J Bone Joint Surg Br*, 2007,89:354–360.

Mortazavi SM, Asadollahi S, Tahririan MA. Functional outcome following treatment of transolecranon fracture-dislocation of the elbow. *Injury Int J Care Injured*, 2006,37:284–288.

Moushine E, Akiki A, Castagna A, et al. Transolecranon anterior fracture dislocation. *J Shoulder Elbow Surg*, 2007,16:352–357.

Ring D, Jupiter JB, Sanders RW, et al. Transolecranon fracture-dislocation of the elbow. *J Orthop Trauma*, 1997,11(8):545–550.

Ring D, Jupiter JB, Simpson NS. Monteggia fracrures in adults. *J Bone Joint Surg Am*, 1998,80(12):1733–1744.

Ring D. Monteggia fractures. *Orthop Clin N Am*, 2013,44:59–66.

Strauss EJ, Tejwani NC, Preston CF, et al. The posterior Monteggia lesion with associated ulnohumeral instability. *J Bone Joint Surg Br*, 2006,88:84–89.

第22章 桡骨头骨折后切开复位内固定术及桡骨头置换术

Kevin Chan, MD, MSc, FRCSC; Joey G. Pipicelli, PhD Student, MScOT, CH; Shrikant J. Chinchalkar, MThO, BScOT, OTR, CHT; George S. Athwal, MD, FRCSC

概述

在成人中，桡骨头骨折是肘部周围最常见的骨折。桡骨头在对抗外翻、轴向和后外侧应力方面起稳定作用。切开复位内固定（ORIF）或桡骨头置换术的主要目的是恢复关节的吻合性及稳定性。术后允许进行早期、稳定的肘关节活动，以及前臂旋转运动，以预防关节僵硬和长久的功能障碍。术后具体的康复治疗计划在很大程度上取决于相关骨和（或）韧带的损伤情况。

切开复位内固定术

适应证

桡骨头骨折的手术适应证具有争议性。通常，当桡骨头骨折产生 ≥ 3mm 的移位且关节面损伤 > 30% 时，即使它们不阻碍前臂旋转，医师也应进行 ORIF。无论骨折碎片的大小，只要对运动造成机械性阻碍，桡骨头骨折就必须进行固定。固定术能够为复杂的肘关节骨折－脱位提供额外的稳定性。桡骨头被认为是肘部的次要稳定结构。然而，当肘关节的主要稳定结构（LCL、MCL 及肱尺关节）损伤时，桡骨头的重要性就提升了。个别不发生移位和轻微移位的桡骨头骨折通常不会对前臂旋转造成任何机械性阻碍，因此采取保守治疗即可。

禁忌证

ORIF 的相对禁忌证是桡骨头粉碎性骨折并且存在多于 3 块移位的骨折碎片。这种情况虽然可以尝试 ORIF，但是通常首选桡骨头置换。

手术过程

患者通常处于仰卧位，患侧上肢放于胸前或伸直放于手术台上。根据手术医师的偏好及相关损伤情况，一般采用后方入路或侧方皮肤切口。根据 LCL 的情况，通过不同的肌肉间隔侧方切入进行深层解剖。如果仅存在桡骨头骨折，我们推荐指伸肌腱劈开入路的手术方式。该入路方式能够保护 LCL，充分暴露桡骨头骨折中需要固定的关节部分，这些骨折部位通常位于前臂的前外侧 1/4（前臂处于中立位时）（图 22-1）。如果伴有 LCL 断裂，我们就更倾向于经典的 Kocher 入路（尺侧腕伸肌－肘肌间隙）的手术方式。在肘

Athwal 博士，Depuy 公司（强生旗下的子公司）、施乐辉公司及 Wright 医疗技术公司顾问，已从 Imascap 和 Wright 医疗技术公司获得稿酬，其研究得到 Depuy 公司、美国精技公司、施乐辉公司、法国 Tornier 公司及美国捷迈公司的支持；Athwal 博士是美国肩肘外科协会主任委员；本章作者 Chan 博士、Chinchakar 博士、Pipicelli 博士或其直系亲属均未从与本文直接或间接相关的公司或研究机构获得有价物，未持有股票或股票期权。

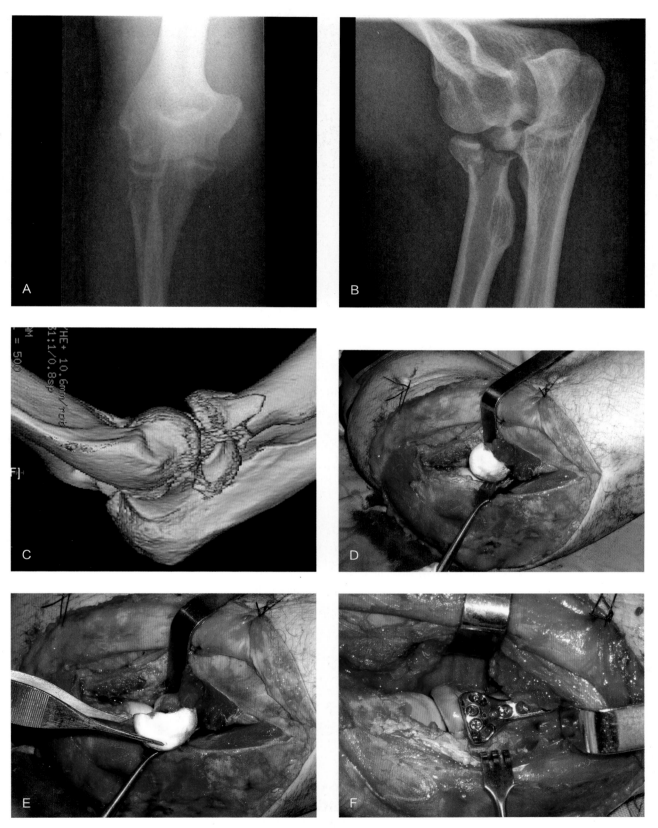

图 22-1 一名 27 岁的粉碎性桡骨头和桡骨颈骨折的男性患者。A. 前后位和 B. 斜位片；C. 三维 CT 扫描显示骨折粉碎块；D、E、F. Kocher 入路的临床图示，切开复位和内固定，在桡骨头 / 颈解剖位置放置钢板

关节外侧暴露的情况下，后骨间神经会存在损伤风险，因此可通过避免过多的远端切口及将前臂置于旋前位来保护后骨间神经。

发生移位的骨折碎片应使用小型的无头或埋头螺钉进行复位及固定。从桡骨头斜向插入螺钉到桡骨颈的技术是为了避免骨折手术中钢板的位置影响整个关节面或者钢板插入桡骨颈。在手术中，钢板或者螺钉应尽可能避免，因为这些都与术后僵硬有关。另外，后期需要移除的钢板或螺钉会破坏桡骨头骨膜周围的血液循环功能。但是，如果钢板对于恢复关节的稳定性是必要的，那么放置钢板的位置应与患者的解剖结构吻合，置于桡骨头的非关节部位。在符合手术适应证的情况下对相关损伤应进行手术修复，包括侧副韧带、其他骨性结构如冠状突。

所有损伤是否需要进行手术修复，都应该做好记录，并与治疗师进行交流探讨，以免影响术后康复。特别是 MCL（是否手术修复）和 LCL 的情况（牢固的修复或低质量的修复）应该做好记录。然后一层一层地进行伤口缝合。术后通常将肘关节制动固定并抬高来以减轻治疗前的肿胀和疼痛。

并发症

肘关节僵硬是桡骨头骨折 ORIF 后常见的并发症，可能的病因包括明显的金属异物、关节囊产生瘢痕和粘连、异位骨化（HO）、长期制动或对术后康复的不依从。通过体格检查评估可以判断关节活动的终末端感觉：坚硬或柔软。后者可通过牵伸或者静态渐进性矫形器成功解决。但是如果终末端感觉比较坚硬，就必须明确其原因。成熟关节囊瘢痕及粘连就需要切开或者在关节镜下进行松解。

其他相对少见的并发症包括感染、尺神经或后骨间神经损伤、骨畸形愈合、骨不连及永久性的肘关节不稳。

桡骨头置换术

适应证

桡骨头置换的适应证为无法通过 ORIF 进行稳定固定的粉碎性骨折、移位性骨折。有证据表明对于关节完全损伤的桡骨头骨折，桡骨头置换明显优于 ORIF。

手术过程

患者体位及手术入路方式与 ORIF 相似。置换术通常采用金属假体。虽然专业的技术会因使用的假体而异，但假体的最佳尺寸对于避免并发症至关重要，如疼痛、术后僵硬及关节病变。骨折碎片应保留下来并且重新复位，有助于确定假体的直径和长度。所选假体的直径取决于患者自身桡骨头外直径的最小值，而通过桡切迹来确定假体的直径是不可靠的。另一种方式即采用术前同侧肱骨小头 X 线片来估量桡骨头的直径。同理，假体的长度大致可以通过游离的桡骨头来确定。当植入假体时，关节面应该与近端滑车切迹面相吻合。对侧肘关节 X 线片可以进一步辅助判断所植入的桡骨头假体长度是否过长或不足。假体长度是否合适仅通过患侧肘关节的 X 线片很难判断出来。因为存在解剖结构的个体差异，通过局部解剖标志来判断也不准确，包括外侧肱尺关节间隙在正常人肘关节前后位 X 线片并非平行。内侧肱尺关节间隙同样也不可信，因为前后位 X 线片可能并不能显示出间隙变宽，除非出现假体长度过长的情况。

一旦试验假体植入，应该将肘关节放置在关节活动末端，进行稳定性测试，以及在关节镜下进行评估。通过观察桡骨头假体在肱骨小头上的运动轨迹来确保关节的吻合。与 ORIF 相同，对于相关损伤也应进行修复，如果需要，同时做好记录。

并发症

桡骨头置换术后可能的并发症包括感染、关节松弛、桡骨头过长或过度填塞、肱桡关节炎、关节不稳、HO 及假体断裂。在一篇回顾性研究文献中报道 47 例利用金属假体进行桡骨头置换失败的案例，其中 31 例（占 66%）是由无菌松动导致的，其他原因包括关节僵硬、不稳及深度感染。对于 HO 的预防仍然存在争议。作者认为，仅存在桡骨头骨折并且伴随微小软组织损伤的情况下，没有必要预防 HO。

术后康复

肘关节创伤的术后康复对于外科医师、治疗师及患者来说都极具挑战性。关于桡骨头骨折后通过 ORIF 或桡骨头置换进行处理的术后康复治疗文献报道较少。因此，全面掌握相关的解剖学知识和附属结构非常必要，以促进外科医师和治疗师的良好沟通。这样可以实施系统的康复训练，旨在鼓励患者在安全范围内进行关节活动的同时维持关节稳定性。

推荐方案

治疗师需要从外科医师处获得的关键信息

在开始进行术后康复治疗之前，治疗师应知晓的内容包括如下。

1. 手术方式。
2. 内固定的强度。
3. 肘关节周围软组织的情况，包括韧带、神经、肌肉及关节囊。
4. 是否存在异常的影像学表现，如坠落征（肘关节在无应力情况下的侧位片可见肱尺关节间隙 ≥ 4mm）。

这些重要的、详细的资料有助于治疗师制订有针对性的康复计划（图 22-2）。理想情况下，患者应在术后 48~72 小时接受专业的康复治疗。

术后肢体摆放和制动

通过保留桡侧尺副韧带（LUCL）的方法来处理单纯性桡骨头骨折时，可将患肢置于吊带支撑（图 22-3），肘关节保持 80° ~90° 屈曲位，这种体位能够使肢体放松。同时，该体位可在训练中的组间休息时使用。

当伴有相关软组织损伤或者骨折时，应将患肢置于肘关节后方休息位矫形器，肘关节屈曲 80° ~90° 。为了最大限度地保护肘关节周围韧带，前臂旋转位置应根据韧带损伤的类型来确定。

● 如果 LCL 损伤后进行手术修复而 MCL 完整，应将前臂置于旋前位。

● 如果 LCL 修复后稳定且有足够的强度，同时 MCL 受损，应将前臂置于旋后位。

● 如果 MCL 和 LCL 都断裂，应将前臂置于中立位并佩戴矫形器。

早期活动

虽然关于桡骨头骨折术后进行 ROM 训练的最佳时间没有统一标准，但内固定的稳定性非常重要。我们通常建议患者术后 2~5 天开始进行可控的主动和被动活动。如果同时伴随相关的软组织损伤，康复训练计划应进行改良。

● 如果 LCL 损伤后进行手术修复而 MCL 完整，术后 6 周内，在前臂处于充分旋前的体位下进行主动肘关节屈伸运动，以保证韧带充分愈合。前臂旋转训练应该在肘关节屈曲 > 90° 的情况下进行，以保护 LCL 复合体。

● 如果 LCL 修复后比较稳定并且有足够的强度，但是 MCL 的完整状况未知，可以考虑将患肢置于充分旋后位，进行肘关节主动屈曲 / 伸展训练。前臂旋转训练应该在肘关节屈曲 > 90° 的情况下进行，以保护 LCL 和 MCL。

● 如果韧带修复后强度不够，并且伴随 MCL 损伤，应将患肢置于中立位以保护 MCL 和

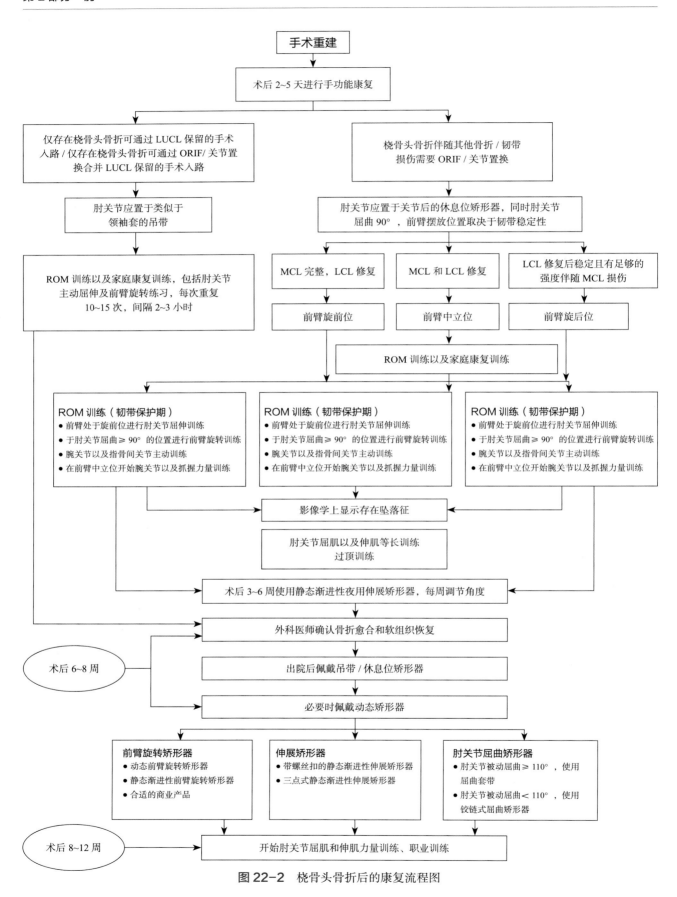

图 22-2　桡骨头骨折后的康复流程图

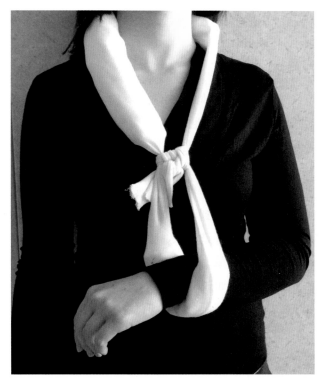

图 22-3　肘关节损伤后将肘关节放置在类似于颈腕吊带，肘关节屈曲 80°~90°

LCL。仅在前臂处于中立位进行肘关节屈曲和伸展训练。最初，肘关节终末端伸展活动度应控制在 30°~45° 的范围内，然后每周增加 10°。在肘关节屈曲 > 90° 的情况下进行前臂旋转训练。

渐进性 ROM 训练和肌力训练

对于 ROM 训练的最佳频率没有统一标准。我们建议患者在康复的早期阶段每隔 2~3 小时进行 1 组肘关节及前臂 ROM 训练，每组重复 10~15 次。训练的频率及重复次数可增加到 15~25 次。但治疗师应保证训练的频率及持续时间不引起疼痛、炎症或者肌肉疲劳。患者能在指导下熟练完成各项训练后，才可自行在家中进行被动 ROM 训练。

在肘关节屈曲 > 90° 时进行前臂旋转训练能将 MCL 和（或）LCL 上的应力降到最低。通常韧带的愈合时间为 6~8 周，韧带充分愈合后才能进行前臂的被动旋转训练。一种比较简单的自我牵伸方法是利用毛巾进行前臂的旋前和旋后牵伸训练（图 22-4）。在桡骨头骨折且未伴随韧带损伤的情况下，ROM 训练和物理治疗可能会进阶得更快（图 22-2）。

术后 6~8 周，在影像学上显示韧带愈合的情况下，各个方向的主动和被动 ROM 训练均可以开始进行。术后 8 周，可以开始进行肘关节屈肌群、伸肌群，前臂旋前、旋后肌群及肩关节的低强度力量训练。在康复训练中可以使用轻负荷阻力，但是应该重点关注肱三头肌的力量训练，这样有助于减轻肘关节屈曲挛缩的形成。

影像学坠落征

影像学坠落征是一种客观的，可在静态肘关节侧位片测量到明显的肱尺关节间隙增大的现象（图 22-5）。正常的肱尺关节间隙为 2~3mm，当肱尺关节间隙 > 4mm 时则可以判断为坠落征阳性。通过手术治疗或保守治疗单纯或者复杂的肘关节脱位后均可出现坠落征，提示肘关节永久性不稳。如果患肢存在坠落征，可控的运动训练内容需要改良。包括以下内容。

- 肱三头肌、肱二头肌及肱肌的等长训练。等长训练应每天定期进行，训练时患肢应置于吊带或者矫形器。等长训练可以增加肱尺关节面之

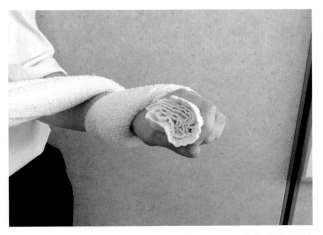

图 22-4　利用毛巾进行内旋牵伸。这是一种非常容易的前臂自我牵伸方法。改变牵拉的方向可以用来改善旋后

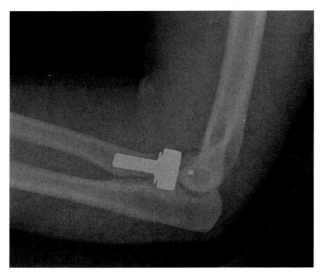

图 22-5　在肘关节侧位片上明显可见坠落征；显示肱尺关节间隙增大

间的压力，从而减小肱尺关节坠落。等长肌力训练每天进行 4~6 组，每组重复 5~10 次，每次保持 5~10 秒。

● 肘关节过顶及前臂主动 ROM 训练（图 22-6）。在仰卧位，肩关节屈曲 90° 的位置进行过顶的 ROM 训练。进行肘关节屈曲和伸展训练时，过顶位置可以减少肱尺关节间隙在重力作用下被牵拉过开，并且使肱尺关节的运动轨迹正常化。过顶训练可以减少早期在进行 ROM 训练时出现肱尺关节坠落、关节铰链及撞击现象。

● 治疗师指导患者进行主动腕关节及指骨间关节运动。由于腕、指屈肌及伸肌起点跨过肘关节，因此腕关节和指骨间关节的运动可以增加肱尺关节面的压力。在进行这些运动时，不需要在过顶体位下进行，因为肱尺关节没有产生任何运动。

根据经验，在通过上面提及的改良康复方案进行训练后，2~4 周内影像学坠落征可减少。一旦通过 X 线片观察到坠落征得到纠正，患者即可停止过顶训练，以及在基于相关结构愈合的情况下，训练可以逐渐进阶，患者可在所有关节平面进行主动 ROM 训练。

佩戴矫形器的注意事项

伸展矫形器

静态渐进性伸展矫形器可在术后 3~6 周内使用（图 22-7）。通常建议患者在夜间佩戴该矫形器。静态渐进性伸展矫形器不会施加过度的压力。经过每天多次的 ROM 训练后，它能够让患者维持增加的伸展角度。该矫形器应每周进行持续调整直到达到满意的伸展角度。如果坚实的屈曲挛缩现象持续发展，静态渐进性矫形器则可每天间歇性佩戴，以提供低负荷及长时间牵伸。一般情况下，通过佩戴静态渐进性伸展矫形器即可达到足够的伸展效果。但是如果改善作用比较小，则应佩戴带螺丝扣的静态渐进性伸展矫形器。该矫形器在恢复 ROM 方面的效果已经被证实。患者在治疗师指导下通过调节螺丝扣来进行伸展活动度的改变。这些矫形器可由治疗师为患者量身定做或在商业机构进行预订（图 22-8）。

只有在外科医师认为骨折和软组织充分愈合时才可以使用静态渐进性伸展矫形器。随着伸展活动度的改善，则有必要将定制矫形器换成三点式伸展矫形器（图 22-9）。从数学原理上可证明该矫形器能够提供更有效的轴向旋转力，从而来改善伸展活动度。

屈曲矫形器

桡骨头骨折后，肘关节屈曲活动范围的恢复情况通常是可以预知的。但是如果出现肘关节屈曲活动受限，则应佩戴肘关节静态渐进性屈曲矫形器。在康复训练时过早佩戴屈曲矫形器会导致损伤、韧带功能不全，以及可能形成 HO。因此，在术后 6~8 周骨折和软组织充分愈合时才佩戴。

矫形器中存在各种类型的设计产品，但是需要量身定制静态渐进性屈曲袖套或者铰链式带螺丝扣的肘关节屈曲矫形器（图 22-10）。如何选择需要的屈曲矫形器类型非常关键。当患侧肘关节

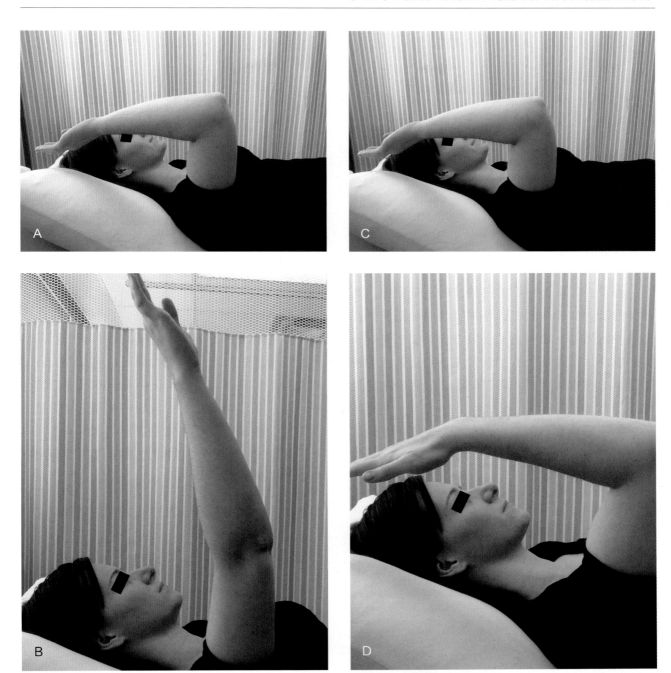

图 22-6　A，B. 患者仰卧位，前臂旋前位进行过顶的肘关节主动屈曲和伸展训练。在训练时前臂的位置取决于韧带的稳定性。C，D. 在过顶、肘关节屈曲 90°（保护损伤的韧带）位置进行前臂旋转训练

屈曲 ≥ 110° 时，屈曲袖套矫形器是一种比较好的选择，它能够通过有效的轴向旋转力来增加肘关节屈曲活动。但是当患侧肘关节屈曲 < 110°时，带螺丝扣的铰链式矫形器应作为首选，铰链可以减小关节上承受的压力，同时产生最大的旋转力量。静态渐进性肘关节屈曲矫形器应每天佩戴 3~4 次，每次 15~40 分钟，同时需要监测是否存在尺神经病变的体征。

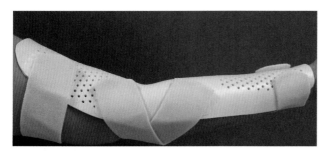

图 22-7　静态渐进性伸展矫形器。为了保护尺侧及桡侧副韧带，前臂处于中立位

旋转矫形器

　　桡骨头骨折会导致前臂的旋转活动受限。当前臂的旋转活动受限时，不同类型的动态及静态渐进性矫形器在改善活动受限方面被证明是有效的。但是，为保证骨折及韧带充分愈合，这些矫形器至少在术后 8 周才可以佩戴。通常会在早期使用动态前臂矫形器（图 22-11）。但是，当患者的活动范围改善不明显时，我们会建议患者佩戴

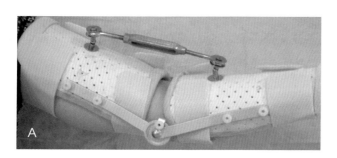

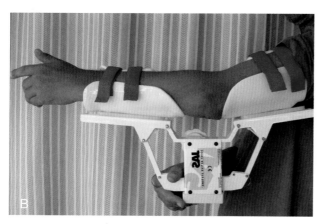

图 22-8　A. 量身定制的静态渐进性带螺丝扣肘关节伸展矫形器。B. 商用静态渐进性肘关节伸展 – 屈曲矫形器，来源于关节活动系统

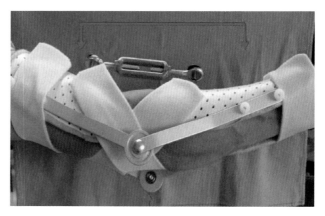

图 22-9　三点式静态渐进性肘关节伸展矫形器，它能够通过肘关节后方简单的十字交叉的带子产生较大的轴向旋转力量

商用静态渐进性矫形器。当佩戴动态矫形器并且通过其动态负荷产生蠕变的原理对前臂的旋转活动改善不明显时，我们可让患者佩戴静态渐进性矫形器，并且利用其加压 – 放松原理能够明显改善前臂的旋转活动。通常建议患者每天佩戴 2~4 次，每次 15~45 分钟，同时监测疼痛是否会加剧及出现炎症反应。

当存在影像学坠落征时佩戴矫形器的注意事项

　　当患肢存在坠落征时，尽管努力进行治疗，但术后 2~4 周肱尺关节间隙并没有自发缩小。在这种情况下，应谨慎佩戴动态矫形器，以防止关节铰链。关节铰链可导致关节损伤、疼痛、炎症及更严重的关节僵硬。当患侧肘关节屈曲挛缩活动度 ≤ 30° 时，静态渐进性伸展矫形器应谨慎佩戴，因为此时佩戴该矫形器会产生关节深度铰链（图 22-12）。并且当患侧肘关节屈曲能达到 130° 时，应禁止佩戴静态渐进性屈曲矫形器，此时佩戴该矫形器会导致鹰嘴和鹰嘴窝之间铰链（图 22-13）。但是，当患侧肘关节屈曲不能达到 130° 时，也应谨慎佩戴静态渐进性屈曲矫形器。相反，前臂旋转矫形器可以用来改善终末端旋转活动。在关节结构正确对位下，该活动主要由近端和远端桡尺关节产生。

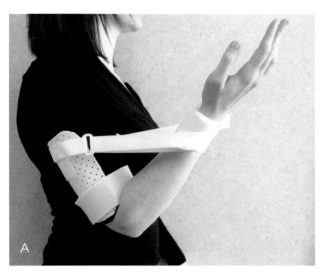
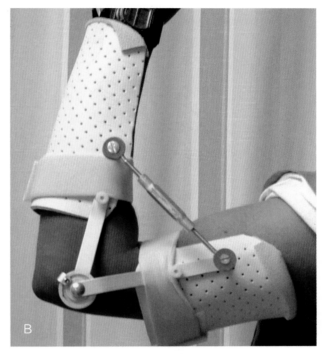

图 22-10　A. 量身定做的肘关节静态渐进性肘关节屈曲袖套。适用于肘关节屈曲 > 110° 的患者。B. 量身定做的带螺丝扣的静态渐进性肘关节屈曲矫形器。适用于肘关节屈曲 < 100° 的患者（经许可引自 Pipicelli JG, Chinchalkar SJ, Grewal R, et al. Rehabilitation considerations in the management of terrible triad injury to the elbow. *Tech Hand Up Extrem Surg*, 2011,15:198-208）

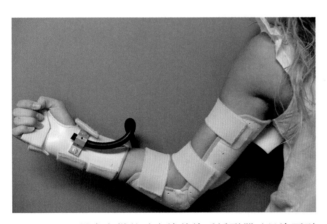

图 22-11　量身定做的动态旋前旋后矫形器（经许可引自 Pipicelli JG, Chinchalkar SJ, Grewal R, et al. Rehabilitation considerations in the management of terrible triad injury to the elbow. *Tech Hand Up Extrem Surg*, 2011,15:198-208）

治疗技术

　　渐进性徒手关节松动术在桡骨头骨折术后的康复中发挥重要作用，能够缓解疼痛和降低肌肉痉挛，有助于恢复正常关节活动范围。但是，这些治疗手法必须谨慎操作。对于正在愈合的骨性结构、韧带及周围软组织，应用该技术时应将压力最小化。

　　在治疗过程中，治疗师通常会使用热疗。热疗能使肌肉放松以及增加软组织的延展性，为牵伸软组织做准备。常见的、有效的热疗包括热敷包、涡流浴或射流治疗。如果需要改善肘关节伸展活动范围，可将肘关节置于可耐受的伸展活动终末端，然后持续进行一段时间的热疗。一旦骨折和软组织充分愈合，可采用同样的方法进行治疗，同时在使用热疗期间施加较轻的负荷，热疗时间通常为 15~20 分钟。

　　治疗过程中常会出现由于拮抗肌同步收缩导致的肌肉自我保护或进行 ROM 训练时产生的肌肉痉挛现象，尤其是在某些患者活动到关节活动范围终末端时。这种拮抗肌的同步收缩会限制关节的活动范围，并且这是一个比较难处理的问

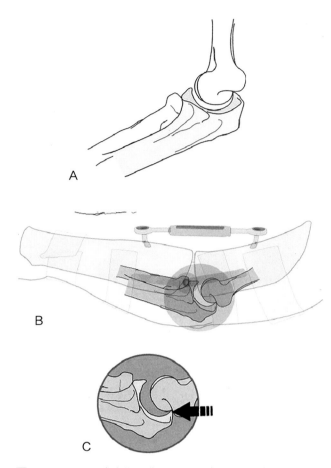

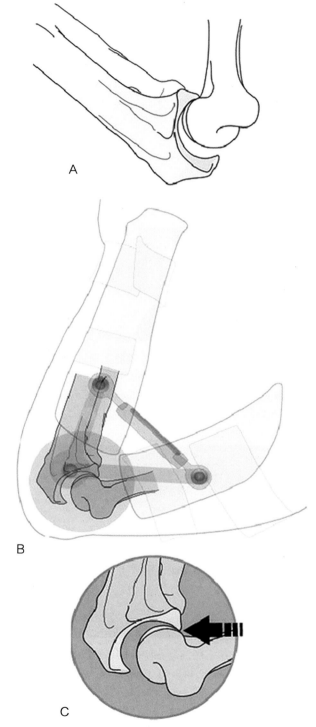

图 22-12 A. 肘关节屈曲约 30° 时伴随的坠落征。B. 当存在未能解决的坠落征时，佩戴静态渐进性带螺丝扣的肘关节伸展矫形器能够改善 30° 的肘关节屈曲挛缩。C. 佩戴静态渐进性伸展矫形器时可能会导致肘关节后方产生撞击、铰链、炎症和疼痛（经许可引自 Pipicelli JG, Chinchalkar SJ, Grewal R, et al. Rehabilitation considerations in the management of terrible triad injury to the elbow. *Tech Hand Up Extrem Surg*, 2011,15:198-208）

题。虽然不能完全明白其机制，但是可以假设这是由于肘关节周围的神经感受器（通常能够感受张力、关节的位置及肌肉的长度方面的变化）在肘关节受到创伤后导致的。简而言之，这将会导致关节感受器系统出现紊乱。治疗师可在康复训练项目中增加肌电生物反馈来处理异常的肌肉自我保护问题，使用一个双通道的肌电生物反馈设备即可。在进行肌电生物反馈治疗的过程中，该仪器可通过语言提示来鼓励患者抑制拮抗肌的同步收缩，以及在肘关节运动时进行本体感觉刺

图 22-13 A. 肘关节屈曲约 115° 时伴随的坠落征。B. 当存在未能解决的坠落征时，佩戴静态渐进性肘关节屈曲矫形器。C. 佩戴静态渐进性屈曲矫形器可能会导致肘关节前方产生撞击、铰链、炎症和疼痛（经许可引自 Pipicelli JG, Chinchalkar SJ, Grewal R, et al. Rehabilitation considerations in the management of terrible triad injury to the elbow. *Tech Hand Up Extrem Surg*, 2011,15:198-208）

激。一旦关节活动范围达到期望值，治疗师可应用触发式肌电生物反馈电刺激仪来进行肘关节周围肌肉的力量训练。电刺激联合肌肉主动收缩能够产生强有力的肌肉收缩，从而达到增强肌力以及改善主动关节活动范围的目的。

结局

通过保守治疗单纯性非移位或轻度移位的桡骨头骨折的观念通常是被接受的。Duckworth 等回顾显示 100 位 Mason Ⅰ 和 Ⅱ 型桡骨头骨折患者通过保守治疗获得比较好的结果，臂肩手残疾指数问卷（DASH）的平均得分为 5.8 分。92% 的患者对于保守治疗的效果比较满意，只有 2 位患者需要继续进行手术治疗。其中 1 位患者属于 Mason Ⅱ 型桡骨头骨折，由于损伤限制前臂的旋转活动，于伤后 10 天进行 ORIF 治疗。另 1 位患者由于受伤后出现持续性疼痛及关节咔咔声，于伤后 8 年进行桡骨头切除术。

对于完全性关节损伤的桡骨头骨折（多于 3 块移位性骨折碎片）的手术治疗，桡骨头置换的治疗效果优于 ORIF，这个观点被普遍接受。然而对于部分关节损伤的桡骨头骨折，最佳治疗方法的报道较少。Yoon 等回顾性研究 ORIF 和保守治疗 2 种方法对于移位距离在 2~5mm 的部分关节损伤的桡骨头骨折治疗效果的比较，他们发现在结局上并不存在差异，但是他们观察到年龄 > 60 岁可以作为治疗效果较好的独立预测因素。因此，需要更加完善的研究来明确桡骨头骨折的最佳治疗方法。

精要

- 对于粉碎性桡骨头骨折同时伴随 3 块以上的骨折碎片，可尝试进行 ORIF 治疗。但桡骨头置换术通常是首选的治疗方法。
- 手术暴露深度的选择取决于 LCL 的情况。

- 在桡骨头置换术中植入合适尺寸的假体对于避免填塞过度以及术后并发症如疼痛、僵硬和关节病变非常重要。
- 骨科医师和治疗师之间应进行密切交流，根据个人情况为患者制订康复方案，以达到最佳治疗效果。
- 早期康复治疗的介入，术后 2~5 天开始进行可控的肘关节和前臂的活动，能够防止关节出现严重僵硬而导致需要更长时间的康复。
- 术后肘关节和前臂的摆放位置主要取决于损伤的类型，从而为韧带提供最佳的保护。
- 治疗师必须意识到如果存在坠落征，康复治疗的效果就会受到直接影响。
- 术后 3~6 周应尽早佩戴夜用静态渐进性矫形器防止肘关节屈曲挛缩加剧。
- 如果术后存在关节僵硬，佩戴静态渐进性或者动态矫形器则有助于恢复正常关节活动范围。
- 患者在家中自行训练和在治疗室进行 ROM 训练前，使用热疗如热敷包、涡流浴或射流治疗有助于放松软组织。

小结

桡骨头骨折是比较常见的骨折，对于这类损伤应从全面评估可能存在的骨折和韧带断裂开始。遵循在肘关节稳定状态下尽早开始 ROM 训练的原则进行治疗，可取得满意的效果。与资深的治疗师合作能够极大地帮助桡骨头骨折患者恢复至损伤前的功能状态。

（陈　灿　译，苏　彬　朱　毅　张志杰　审）

参考文献

Alolabi B, Studer A, Gray A, Ferreira LM, King GJ, Johnson JA, Athwal GS: Selecting the diameter of a radial head implant: an assessment of local landmarks. *J Shoulder Elbow Surg* 2013;22(10):1395–1399.

Armstrong AD, Dunning CE, Faber KJ, Duck TR, Johnson JA, King GJ: Rehabilitation of the medial collateral ligamentdeficient elbow: an in vitro biomechanical study. *J Hand Surg Am* 2000;25(6):1051–1057.

Athwal GS, Rouleau DM, MacDermid JC, King GJ: Contralateral elbow radiographs can reliably diagnose radial head implant overlengthening. *J Bone Joint Surg Am* 2011;93(14): 1339–1346.

Bonutti PM, Windau JE, Ables BA, Miller BG: Static progressive stretch to reestablish elbow range of motion. *Clin Orthop Relat Res* 1994;(303):128–134.

Chinchalkar SJ, Pearce J, Athwal GS: Static progressive versus three-point elbow extension splinting: a mathematical analysis.*J Hand Ther* 2009;22(1):37–42; quiz 3.

Coonrad RW, Roush TF, Major NM, Basamania CJ: The drop sign, a radiographic warning sign of elbow instability. *J Shoulder Elbow Surg* 2005;14(3):312–317.

Duckworth AD, Clement ND, Jenkins PJ, Aitken SA, Court-Brown CM, McQueen MM: The epidemiology of radial head and neck fractures. *J Hand Surg Am* 2012;37(1):112–119.

Duckworth AD, Wickramasinghe NR, Clement ND, Court-Brown CM, McQueen MM: Long-term outcomes of isolated stable radial head fractures. *J Bone Joint Surg Am* 2014;96(20): 1716–1723.

Dunning CE, Zarzour ZD, Patterson SD, Johnson JA, King GJ: Muscle forces and pronation stabilize the lateral ligament deficient elbow. *Clin Orthop Relat Res* 2001;(388):118–124.

Gelinas JJ, Faber KJ, Patterson SD, King GJ: The effectiveness of turnbuckle splinting for elbow contractures. *J Bone Joint Surg Br* 2000;82(1):74–78.

Green DP, McCoy H: Turnbuckle orthotic correction of elbowflexion contractures after acute injuries. *J Bone Joint Surg Am* 1979;61(7):1092–1095.

Lapner M, King GJ: Radial head fractures. *J Bone Joint Surg Am* 2013;95(12):1136–143.

Li N, Chen S: Open reduction and internal-fixation versus radial head replacement in treatment of Mason type III radial head fractures. *Eur J Orthop Surg Traumatol* 2014;24(6):851–855.

Pipicelli JG, Chinchalkar SJ, Grewal R, Athwal GS: Rehabilitation considerations in the management of terrible triad injury to the elbow. *Tech Hand Up Extrem Surg* 2011;15(4):198–208.

Pipicelli JG, Chinchalkar SJ, Grewal R, King GJ: Therapeutic implications of the radiographic "drop sign" following elbow dislocation. *J Hand Ther* 2012;25(3):346–353; quiz 354.

Ring D, Quintero J, Jupiter JB: Open reduction and internal fixation of fractures of the radial head. *J Bone Joint Surg Am* 2002;84-A(10):1811–1815.

Shulman BS, Lee JH, Liporace FA, Egol KA: Minimally displaced radial head/neck fractures (Mason type-I, OTA types 21A2.2 and 21B2.1): are we "over treating" our patients? *J Orthop Trauma* 2015;29(2):e31–e35.

Smith AM, Morrey BF, Steinmann SP: Low profile fixation of radial head and neck fractures: surgical technique and clinical experience. *J Orthop Trauma* 2007;21(10):718–724.

Szekeres M: A biomechanical analysis of static progressive elbow flexion splinting. *J Hand Ther* 2006;19(1):34–38.

van Riet RP, Sanchez-Sotelo J, Morrey BF: Failure of metal radial head replacement. *J Bone Joint Surg Br* 2010;92(5):661–667.

Yoon A, Athwal GS, Faber KJ, King GJ: Radial head fractures. *J Hand Surg Am* 2012;37(12):2626–2634.

Yoon A, King GJ, Grewal R: Is ORIF superior to nonoperative treatment in isolated displaced partial articular fractures of the radial head? *Clin Orthop Relat Res* 2014;472(7): 2105–2112.

第**23**章 全肘关节置换术

Michael Szekeres, OT Reg (Ont.), CHT 和 *Graham J.W. King, MD, MSc, FRCSC*

概述

全肘关节置换术于 40 多年前首次被文献报道。随着植入物设计和手术技术的进步及对肘部生物力学和康复相关知识的全面认识，全肘关节置换术成为治疗肘关节炎和肱骨远端骨折可行的治疗选择。康复的效果与手术操作方式密切相关，因此康复治疗师需要与外科医师进行良好的沟通。康复治疗方案根据植入物的类型和手术方式有所差异，因此本章基于植入物的类型介绍两种康复治疗方案。

手术技术（全肘关节置换术）

适应证

全肘关节置换术最常见的适应证是类风湿关节炎或其他类型的炎症性关节炎、原发性或创伤后骨关节炎及急性骨折。近期由于炎症性关节疾病医疗管理的进展，因炎症性关节炎进行全肘关节置换术的数量相对减少，因原发性和创伤后关节炎、急性骨折进行全肘关节置换术的数量相对增加。全肘关节置换术也适用于骨坏死、血友病性关节病、肱骨远端粉碎性骨折、肱骨远端骨不连和关节周围肿瘤。

禁忌证

与其他关节置换术一样，活动性感染是全肘关节置换术的绝对禁忌证。既往感染史、软组织条件差、非利手、患者不能依从术后长期的活动限制是全肘关节置换术的相对禁忌证。

手术过程

尺神经在全肘关节置换术的整个手术过程中都存在损伤的风险，因此识别和保护尺神经至关重要。手术中为了充分暴露术野以置入植入物，简单的操作是将肱三头肌从鹰嘴剥离。但此操作可能造成肱三头肌缺损，因此外科医师在手术时会尽可能地保留部分或全部肱三头肌附着于鹰嘴上。为了使植入物顺利置入关节内，手术时通常会切开尺（内）侧副韧带（MCL）和桡（外）侧副韧带（LCL）。进行连接式（半限制型假体）全肘关节置换术时，由于肱骨和尺骨组件之间的机械性连接可防止肘关节不稳（图 23-1），所以不需进行韧带的修复。但当进行非连接式（非限制型假体）全肘关节置换术时，因肱骨和尺骨组件之间没有连接（图 23-2），易造成术后肘关节不稳，需进行韧带的解剖修复。非连接式全肘关节置换术通常用于骨骼和韧带的完整性良好、无畸形的年轻患者。非连接式全肘关节置换术的优点是没

King 博士，为 Wright 医疗技术公司顾问、美国肩肘外科协会委员、《美国手外科杂志》（*Journal of Hand Surgery–American*）和《肩肘外科杂志》（*Journal of Shoulder and Elbow Surgery*）委员。King 博士已从 Wright 医疗技术公司获得稿酬。

Szekeres 博士或其直系亲属为《手部治疗杂志》（*Journal of Hand Therapy*）董事会成员、管理者、行政人员或委员会成员。

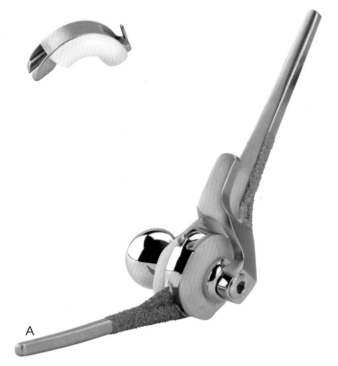

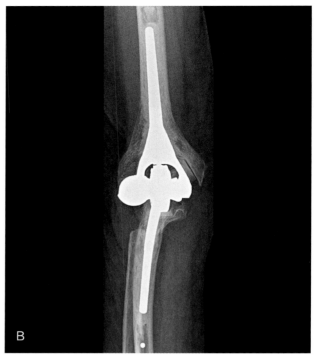

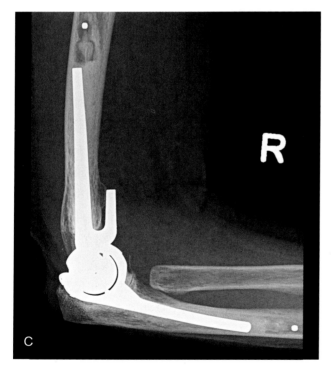

图 23-1　A、B、C. 连接式全肘关节置换术。注意尺骨组件上的帽将尺骨与肱骨组件连接在一起（Courtesy Wright Medical, Bloomington MN.）

有机械性连接造成的植入物磨损和松动，只要肘关节侧副韧带、桡骨头和其他软组织结构良好，非连接式植入物可安全承载肘部较大的负荷，这也是其用于功能要求较高的年轻患者的主要原因。

全肘关节置换术时由植入物取代肱尺关节的

连接。非连接式全肘关节置换时，保留或置换桡骨头有助于肘关节的稳定。保留桡骨头或使用桡骨头植入物理论上可减少肱尺关节的磨损，延长植入物的使用寿命。但使用桡骨头植入物会增加手术的成本和复杂性，也会增加植入失败的潜在

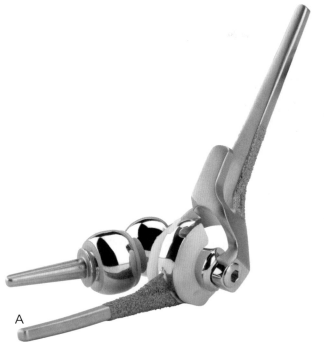

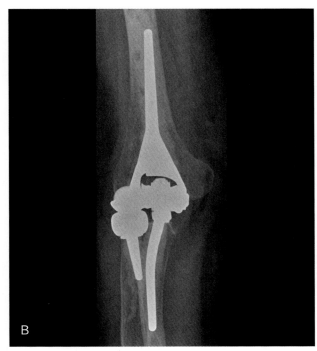

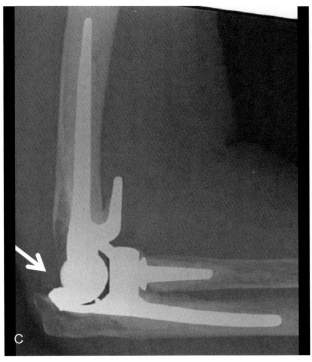

图 23-2　A、B、C. 非连接式全肘关节置换术。注意在肱骨组件和尺骨组件之间没有连接（白色箭头）。此植入物系统使用双极桡骨头置换提高肘关节稳定性和荷载传递（Courtesy Wright Medical, Bloomington MN.）

风险。因此，在全肘关节置换术中是否进行桡骨头置换仍有争议。

随着近年来连接式植入物可靠性的提高，非连接式植入物的应用有所减少。许多非连接式植入物已经退出市场，目前北美只余 1 家。最近已

开发出可转换型植入物，这种可转换型植入物可对不稳定的非连接式植入物进行连接，而无须移除原有的植入物组件。由于可转换型植入物的操作快速且可靠，非连接式植入物可能会越来越多地用于年轻有活力的患者。目前临床常用连接式

肘关节植入物，其术后肘关节不稳的风险低，也适于关节周围骨缺损和韧带条件差者。

手术技术

手术技术取决于所使用的植入物的类型。肘关节置换术通常取仰卧位，也可取侧卧位。给予患者标准预防性静脉抗生素注射，采用全身麻醉或局部麻醉，推荐使用无菌止血带扩大无菌区域，必要时可延长近端切口。取尺骨鹰嘴内侧后中线纵向切口，防止皮神经损伤，拉起深筋膜上的全层皮瓣，预防皮瓣坏死，保护和前移尺神经。

由外科医师决定进入肘关节内部的手术入路。在肱骨远端骨缺损的情况下，采用肱三头肌旁入路，保留肱三头肌附着于尺骨鹰嘴，以保护伸肌装置促进快速的功能恢复。特别是对于肱骨远端粉碎性骨折患者，移除肱骨远端骨块后，该入路可充分暴露尺骨近端。肱三头肌旁入路沿肱三头肌内侧外缘进入关节内。在肘关节僵硬的情况下，为保留肱骨远端充足的骨量，可将肱三头肌从鹰嘴处剥离，充分暴露术野以置入肘关节植入物。肱三头肌可从鹰嘴自内向外方向（Bryan-Morrey）或自外向内方向（改良 Kocher）翻起。另外一种入路方式是肱三头肌劈开入路，将肱三头肌在中央劈开，在尺骨近端向内侧和外侧翻起。还有一种入路方式是肱三头肌舌形瓣入路，部分肱三头肌附着于尺骨鹰嘴以促进后期的修复。将肱三头肌从鹰嘴剥离的手术入路方式有利于充分暴露术野，以便更准确地置入尺骨假体组件。但术中剥离肱三头肌腱将延长功能恢复的时间，因为需要肌腱愈合才能进行抗阻伸肘。如果术后发生伸肌失效，会给那些需要使用拐杖、步行器、轮椅等辅助步行的患者带来功能问题。

近期有学者应用外侧鹰嘴旁入路，这是肱三头肌翻转入路和肱三头肌旁入路的折中方式。这种方式可充分暴露近端尺骨，术后活动不受限制，也不影响伸肌装置。操作时在肱骨上髁处切开 MCL 和 LCL，过屈肘关节使其脱位，使鹰嘴远离肱骨，拉起关节囊前部，在肱骨组件前凸面后方植入骨块。

选择合适大小的植入物。使用专用工具切断肱骨远端、尺骨近端和桡骨近端（如果需要），插入假体试件（图 23-3）。急性骨折或轻度关节炎受累时保留桡骨头。试复位检查肘关节屈伸活动，确认植入物的位置正确。如果植入物的位置不理想，非连接式植入物需重新置入。非连接式植入物仅适用于屈肌、伸肌、侧副韧带条件良好充分，无既往畸形，保留或置换桡骨头的年轻患者。当不能满足上述条件或非连接式植入物试件的位置不理想时，应选择连接式植入物。如果在全关节活动范围中桡骨头不能与肱骨小头相匹配，则不应使用桡骨头组件。对于功能要求较低的老年患者，推荐使用磨损和松动发生率较低的连接式植入物。

通常情况下，植入物通过骨水泥固定，并尽可能在肱骨组件的前凸面和肱骨之间植入松质骨。连接式植入物要固定好连接装置，非连接式植入物需修复侧副韧带并与肱骨上髁和假体缝合。如果剥离肱三头肌，则使用非可吸收 Krackow 锁定缝线通过钻孔将肱三头肌与鹰嘴缝合。前移尺神经至内上髁前方的皮下组织内，放置引流管，逐层闭合伤口。

连接式全肘关节置换术后早期，肘关节应用前侧支具（前侧肘托）固定于完全伸直位，非连接式全肘关节置换术后肘关节固定于屈肘 70°的位置。术后 1 天拔除引流管，术后 10~14 天软组织愈合后开始肘关节 ROM 训练。术后 1~2 天内可以开始康复治疗，以减轻水肿，并进行肩关节、腕关节和手指的练习。

并发症

全肘关节置换术的并发症仍较常见。术中的并发症包括皮质穿孔、骨折和神经损伤。术后的并发症包括伤口延迟愈合、皮瓣坏死、感染和肱三头肌缺损。术后尺神经感觉异常相对常见。非连接式肘关节置换可能会发生肘关节不稳。长期随访可见感染、无菌性松动、聚乙烯磨损、骨折、连接失败和假体周围骨折的发生。

术后康复

一般康复治疗

尽管文献中对全肘关节置换术后康复的效果仍有疑问，但作者认为康复治疗对患者有益。治疗师可帮助患者减轻水肿，装配适当的矫形器，教育患者注意事项，督导 ROM 训练；关节僵硬时予以轻柔被动的牵伸。

无论使用哪种植入物，肘关节置换术后的康复过程中均应注意以下重要因素。首先是肱三头肌的状态。肱三头肌缺损是全肘关节置换术后潜在的并发症，在肱三头肌翻转入路的手术中发生

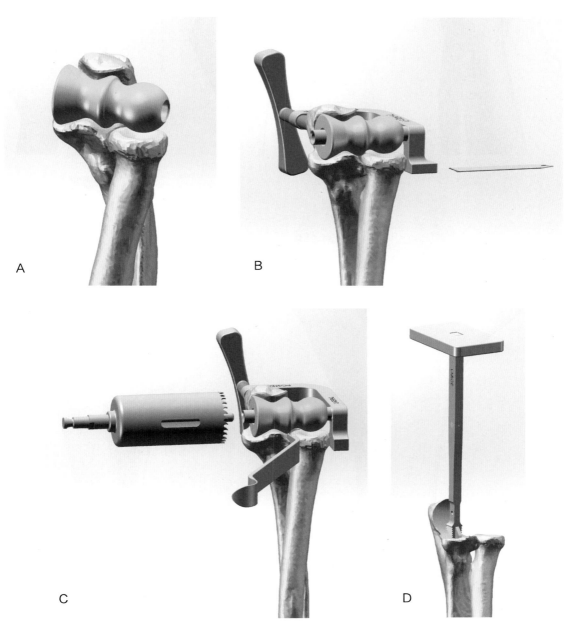

图 23-3　全肘关节置换术手术过程。A. 使用线轴测量关节宽度，确定肘关节植入物的尺寸。B. 桡骨头切除（如果需要）。C. 钟锯切除近端尺骨。D. 锉刀制备尺骨髓腔（待续）

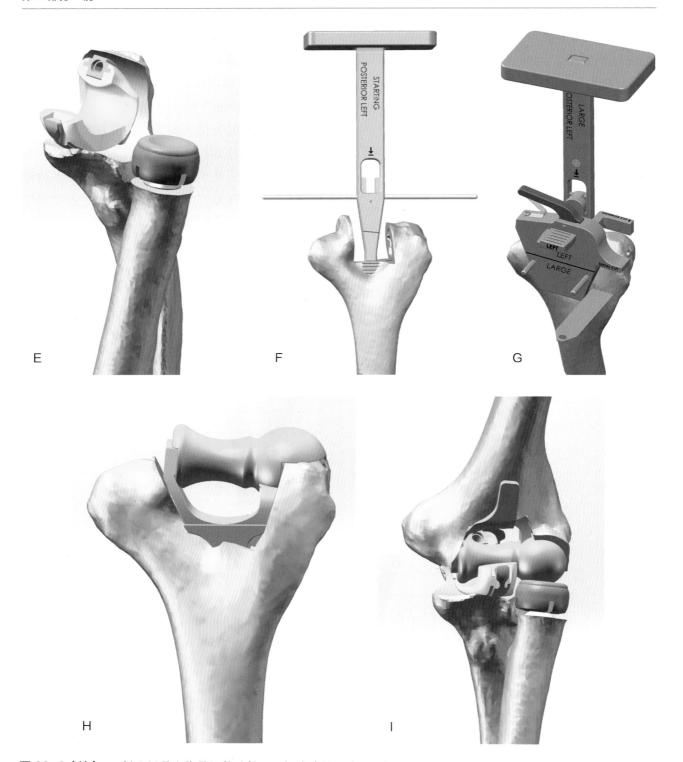

图 23-3（续） E. 插入尺骨和桡骨组件试件。F. 切除肱骨远端髁间部分，锉刀制备肱骨髓腔，注意髓腔方向和深度与运动轴线一致。G. 使用切骨试件和矢状锯完成肱骨制备。H. 插入肱骨组件试件。I. 置入植入物并复位（Courtesy Wright Medical, Bloomington MN.）

率为 2%~5%。肱三头肌无力比肱三头肌缺损更常见，导致患者对治疗的满意度降低。肱三头肌是重要的肘关节动态稳定肌，该肌肉的收缩有助于维持必要的关节反作用力，防止肱尺关节形成间隙。如果肱三头肌在手术过程中被翻转或剥离，需要调整康复治疗方案以促进肱三头肌愈合，防止肱三头肌缺损。调整方案包括术后早期限制肘关节屈曲，重力辅助体位下进行伸肘练习以减少肱三头肌收缩，在肱三头肌完全愈合前不能用患侧上肢负重使用拐杖、步行器。

植入物的类型也是影响术后康复的重要因素。全肘关节置换植入物分为连接式和非连接式。连接式植入物在肱尺关节处连接，肘关节稳定性主要取决于轴和铰链组件，除非连接机制失效，否则术后不易出现肘关节不稳。非连接式植入物的稳定性取决于侧副韧带和软组织的稳定性，术后早期需进行保护以防止半脱位。最新研发的可转换型植入物允许外科医师根据术中情况决定植入物的类型是采用连接式还是非连接式，解决非连接式植入物术后肘关节不稳的问题。

采用连接式植入物的全肘关节置换术后的患者不易发生关节僵硬，因为只要术中未剥离肱三头肌，患者术后拆除敷料后即可进行全 ROM 训练。如果术中剥离肱三头肌，则应控制肘关节屈曲活动范围逐渐增加，以利于肱三头肌愈合。同时术后 6 周内应避免过度的主动活动，日间应用颈腕吊带，夜间应用伸肘支具（图 23-4A 和 B）。虽然缺乏高级别证据支持连接式肘关节置换术后应使用伸肘矫形器，但我们常应用其来降低后侧切口愈合期的张力，并维持肘关节的伸展。肘关节屈曲僵硬较少见，并且能够通过训练来改善。由于制动时间短，患者常常在术后 2 周内即开始使用上肢，因此术后早期康复的重点是解决功能限制。

因为不涉及肱三头肌愈合的问题，行非连接式植入物和肱三头肌入路的全肘关节置换患者可进行早期全范围的主动屈肘练习和屈肘位前臂旋

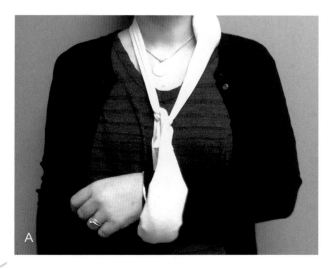

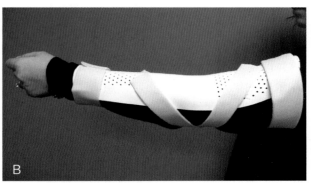

图 23-4　术后肘关节矫形器。A. 颈腕吊带。B. 静力渐进型伸肘支具

转练习。为了保护侧副韧带的愈合和预防肘关节半脱位，肘关节的伸展练习开始时限制在 40° 以内，每周增加 10° ，直至完全伸展。除了练习和皮肤护理外，患者术后需屈肘 90° 佩戴肘关节后侧支具（后侧肘托）6 周（图 23-5）。由于活动限制和支具保护，与连接式全肘关节置换术相比，非连接式全肘关节置换术的患者术后早期更易出现关节僵硬。非连接式全肘关节置换术的主要问题是术后 6~8 周肘关节不稳，通过谨慎选择患者、细致的手术操作和正确的术后康复可减少术后肘关节不稳的发生。

全肘关节置换术后的一般康复治疗包括早期肿胀和水肿的控制及瘢痕的处理。控制肿胀和水肿包括抬高手臂和屈伸手指，也可使用压力袖套。术后 2 周内推荐患者应用冰敷，活动后冰敷

可减轻炎症。一旦切口愈合，即可进行瘢痕按摩松解，以软化瘢痕、改善美观和降低超敏反应。

一般治疗方法

- 术后立即控制水肿，包括久坐时抬高手臂和活动手指。
- 术后 2 周内活动后冰敷 15 分钟。
- 保持伤口干燥清洁，直到术后 10~14 天拆线。
- 一旦伤口完全愈合，每日按摩松解瘢痕 2~3 次，每次 5 分钟。

连接式全肘关节置换术

保护 / 制动

- 日间佩戴颈腕吊带 4 周（图 23-3A~图 23-4A）。
- 术中如果未剥离肱三头肌，患者去掉吊带进行轻度的功能活动。
- 根据 ROM 情况，夜间佩戴伸肘支具 8~12 周（图 23-3B~图 23-4B）。
- 由于术后疼痛、肿胀或肌肉紧张导致肘关节不能完全伸展者，每 7~10 天调整 1 次支具，增加伸肘角度。

关节活动范围训练（表 23-1）

- 每天训练 5~6 次，每个动作重复 10 次，每次

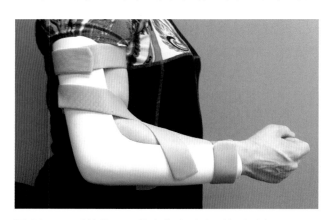

图 23-5　肘关节 90° 休息位支具（经许可引自 Szekeres M：A biomechanical analysis of static progressive elbow flexion splinting. *J Hand Ther*, 2006,19:34-38.）

持续 10 秒（根据肿胀、疼痛和患者的耐受程度调整）。

- 所有的练习缓慢进行，必要时使用健侧辅助。
- 肘 ROM 训练时可伴有轻度不适，这种不适应在练习结束时缓解。如果持续疼痛，应减少重复次数或练习强度。
- 练习内容见表 23-1，包括肩关节主动屈曲和外旋、腕关节主动屈伸、前臂主动旋前 / 旋后和下列肘关节活动。
  - 保留肱三头肌腱附着点者（肱三头肌在其上）：一旦术后敷料摘除（表 23-1 中的 1.5），即可进行全 AROM 训练。
  - 肱三头肌剥离者（Bryan-Morrey，肱三头肌劈开）：术后第 1 周主动屈曲至 90°，每周增加 10° 屈曲。在重力体位下，使用健侧辅助患侧进行伸肘练习（表 23-1 中的 1.6）。
- 其他练习包括主动屈指、勾拳和拇指对掌。
- 如果患者的 ROM 未达标，在第 4 周开始进行轻柔的肘关节被动屈曲 / 伸展练习（PROM 训练）。
- 水肿减轻后（术后 4 周），活动前使用热敷袋或涡流浴提高组织弹性和减轻牵伸时的疼痛 / 协同收缩。
- 术后 8 周肘关节僵硬者，使用静态渐进性矫形器如静态渐进性屈曲袖套和可调式屈肘或伸肘支具（图 23-3~图 23-6），每天牵伸后穿戴 3~4 次，每次 1 小时。

力量训练

- 根据需要适当进行肌力训练。由于接受全肘关节置换术的患者通常功能要求较低，适当的肌力训练即可满足上肢功能性使用的要求。
- 肱三头肌完整保留者术后 6 周开始肌力训练，肱三头肌剥离者术后 10 周开始肌力训练。
- 肌力训练时负荷限制于 5 磅（约 2.3kg）以内。
- 肌力训练在无痛范围内进行，每天 1 次，内容包括抗阻抓握、腕和肘的屈伸。

表 23-1	连接式全肘关节置换术后的康复程序

1.1 肩关节主动屈曲

- 患者坐在坚硬的表面上，双臂放在身体两侧
- 保持前臂处于中立位或轻度旋后位，让患者将手臂高举过头
- 保持骨盆前倾的良好坐姿，进行缓慢、无痛的 ROM 训练
- 避免耸肩或代偿模式

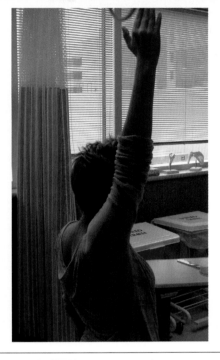

1.2 肩关节主动外旋

- 患者取坐位或站立位，屈肘 90°，肩关节中立位
- 让患者主动外旋肩关节
- 如果患者完成困难，治疗师坐或站于患者面前进行动作的镜像演示和指导
- 避免躯干旋转，以免减轻对肩关节囊前部的牵伸

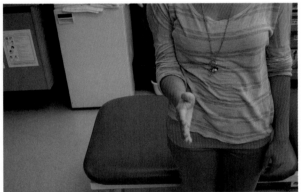

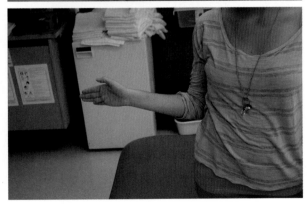

表 23-1	连接式全肘关节置换术后的康复程序

1.3 腕关节主动屈曲和伸展

- 患者坐在桌旁，前臂放在桌面上，手悬空于桌面外
- 让患者放松手指，屈曲腕关节
- 重复完成 10 次屈腕动作后，进行 10 次伸腕动作
- 让患者在伸腕练习的同时轻微握拳，以牵伸腕伸肌

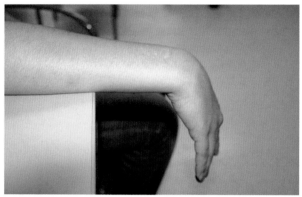

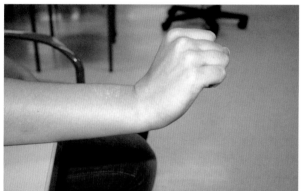

1.4 前臂主动旋前和旋后

- 患者取仰卧位
- 避免躯干旋转，利于前臂进行旋转
- 如果切口疼痛不适，可于坐位完成此练习
- 肘关节屈曲 90°，前臂中立位，让患者前臂旋前"看"手掌
- 重复完成 10 次旋前动作，让患者前臂旋后"看"手背，重复 10 次

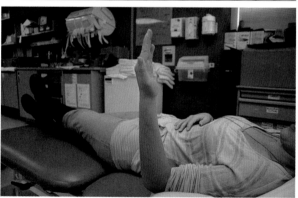

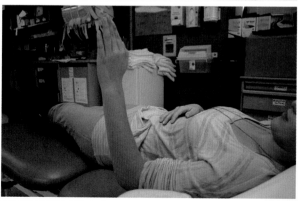

表 23-1	连接式全肘关节置换术后的康复程序

1.5 肘关节主动屈曲和伸展（肱三头肌完整保留者）

- 患者取仰卧位，上臂放在小枕头或毛巾卷上
- 取仰卧位以避免肩关节代偿动作
- 前臂中立位，让患者屈曲肘关节至手触及肩部
- 鼓励患者保持完全屈曲 10 秒
- 重复完成 10 次屈肘动作后，进行伸肘动作。让患者收缩肱三头肌保持肘关节最大伸展 10 秒。必要时通过触诊激活肱三头肌收缩

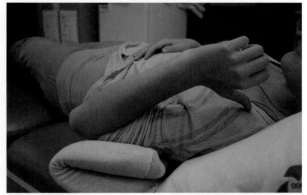

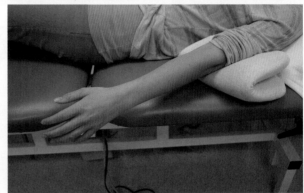

1.6 肘关节主动屈曲和伸展（肱三头肌剥离者）

- 患者取仰卧位，上臂放在小枕头或毛巾卷上
- 取仰卧位以利用重力帮助伸展
- 使用对侧手臂进行辅助，让患者屈肘至 90° 并保持 10 秒。屈曲活动度可每周增加 10°
- 重复完成 10 次辅助屈肘动作后，进行辅助伸肘练习
- 使用对侧手臂进行辅助，让患者完全伸直肘关节
- 避免肱三头肌收缩，通过触诊确保患者未激活肱三头肌，完全由对侧手臂辅助完成动作

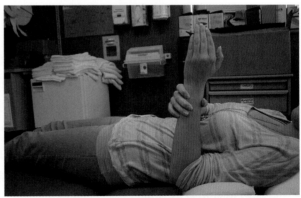

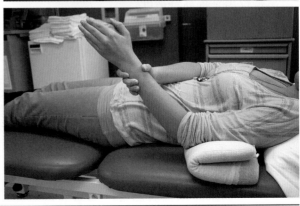

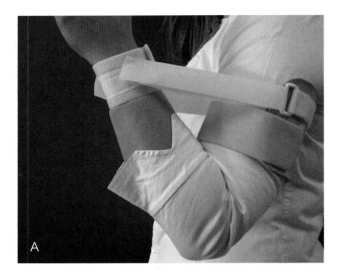

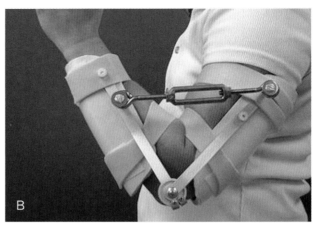

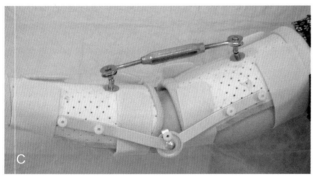

图 23-6　静态渐进性屈肘和伸肘矫形器。A. 屈曲袖套；B. 可调性静态渐进性屈肘矫形器；C. 可调性静态渐进性伸肘矫形器

功能恢复

- 相对于非连接式肘关节置换，连接式肘关节置换术后（肱三头肌完整）的肘关节稳定性不依赖于软组织愈合，术后早期即可进行功能性活动。
- 如果肱三头肌完整且伤口愈合良好，患者可在术后 2 周内开始进行轻度的功能性活动，颈腕吊带仅用来提高舒适度。
- 如果肱三头肌剥离，建议患者除训练时间外，颈腕吊带保护 6 周，夜间使用伸肘支具。
- 患者终身肘关节负荷限制在 5 磅（约 2.3kg）以内，较重的肘部负荷可导致机械性磨损和松动。

非连接式全肘关节置换术

保护 / 制动

- 除训练和皮肤护理时间外，肘关节屈曲 90°位佩戴肘部后侧支具（后侧肘托）6 周（图 23-4）。
- 6 周后复查 X 线片和通过临床评估判断肘关节稳定性，如果关节稳定，日间不再佩戴支具。
- 如果术后 6 周肘关节伸展未达标，夜间佩戴伸肘支具。
- 为保持肘关节的稳定性，保持肌肉张力至关重要。鼓励患者早期进行腕关节和肘关节的屈伸训练（肱三头肌完整保留的情况下），每日多次。

关节活动范围训练（表 23-2）

- 每天 6 次，每个动作重复 10 次，每次持续 10 秒（根据肿胀、疼痛和患者的耐受度调整）。
- 佩戴支具进行肩关节、腕关节和手指关节活动范围训练。肩关节活动范围训练时应避免肘关节内翻或外翻应力。

表 23-2 非连接式全肘关节置换术后康复程序

2.1 肩关节主动屈曲

- 佩戴肘关节后侧支具（后侧肘托）
- 患者坐在坚硬的表面上，双臂放在身体两侧
- 保持肩关节不要内旋，让患者将手臂高举过头
- 保持骨盆前倾的良好坐姿，进行缓慢、无痛的 ROM 训练
- 避免耸肩或代偿模式

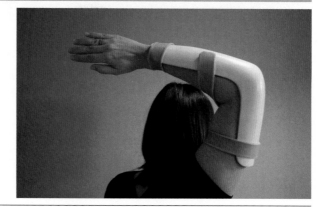

2.2 肩关节主动外旋

- 佩戴肘关节后侧支具（后侧肘托）
- 患者取坐位或站立位，屈肘 90°，肩关节中立位
- 让患者主动外旋肩关节
- 如果患者完成困难，治疗师坐或站于患者面前进行动作的镜像演示和指导
- 避免躯干旋转，以免减轻对肩关节囊前部的牵伸

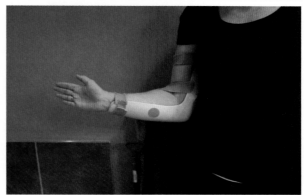

2.3 腕关节主动屈曲和伸展

- 佩戴肘关节后侧支具（后侧肘托）
- 患者取坐位，前臂放在膝关节上
- 让患者放松手指，屈曲腕关节
- 重复完成 10 次屈腕动作后，进行 10 次伸腕动作
- 让患者在伸腕练习的同时轻微握拳，以牵伸腕部伸肌

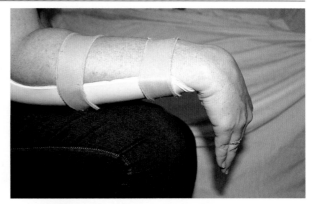

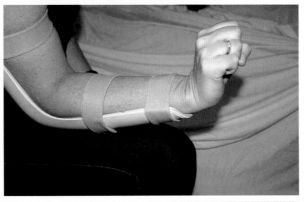

续表

表 23-2　非连接式全肘关节置换术后康复程序

2.4 前臂主动旋前和旋后

- 摘去肘关节后侧支具（后侧肘托）
- 患者取仰卧位，避免躯干旋转，利于前臂进行旋转
- 如果伤口疼痛不适，可于坐位完成此练习
- 尽可能屈曲肘关节（＞90°），以减少侧副韧带的张力
- 前臂中立位，让患者前臂旋前"看"手掌
- 重复完成 10 次旋前动作，让患者前臂旋后"看"手背，重复 10 次

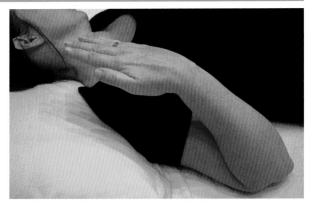

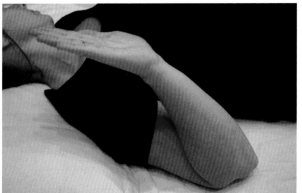

2.5 肘关节主动屈曲和伸展（肱三头肌完整保留者）

- 患者取仰卧位，上臂放在小枕头或毛巾卷上
- 取仰卧位以避免肩关节代偿动作
- 对于不稳的患者应用以下方法提高稳定性：患者取仰卧位，先屈曲肩关节 90°，再进行肘关节活动
- 前臂中立位，让患者屈曲肘关节至手触及肩部
- 鼓励患者保持完全屈曲 10 秒
- 重复完成 10 次屈肘动作后，让患者进行伸肘动作
- 肘关节伸展练习从 40° 开始，每周增加 10°。根据肩关节稳定性调整伸展练习的强度，必要时通过触诊激活肱三头肌，让患者保持最大伸展 10 秒

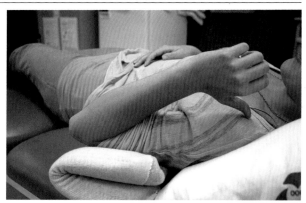

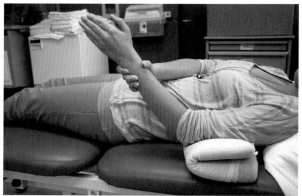

续表

表 23-2	非连接式全肘关节置换术后康复程序

2.6 肘关节主动屈曲和伸展（肱三头肌剥离者）

- 患者取仰卧位，上臂放在小枕头或毛巾卷上
- 取仰卧位以利用重力帮助伸肘
- 使用对侧手臂进行辅助，让患者屈肘超过 90° 并保持 10 秒。屈曲活动度可每周增加 10°
- 重复完成 10 次辅助屈肘动作后，进行辅助伸肘练习。伸肘练习从 40° 开始，每周增加 10°

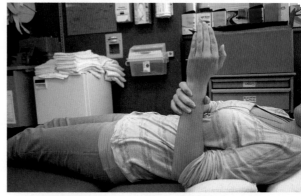
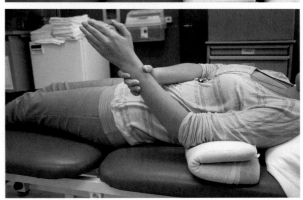

- 训练内容包括肩关节主动屈曲和外旋、腕关节主动屈伸、前臂主动旋前 / 旋后、手指屈伸、勾拳和拇指对掌。
- 完成上述训练后，摘下支具进行肘 ROM 训练。
- 肘关节训练通常在仰卧位进行，包括以下内容。
  - 保留肱三头肌腱附着点者（肱三头肌完整）：可进行全范围主动的肘关节屈曲训练。术后第 1 周伸展至 40°，每周增加 10°（表 23-2 中的 2.5）。
  - 肱三头肌剥离者（Bryan-Morrey，肱三头肌劈开）：术后第 1 周主动屈曲至 90°，每周增加 10° 屈曲。在重力辅助体位下，术后第 1 周伸展至 40°，每周增加 10°（表 23-2 中的 2.6）。
- 如果患者的 ROM 未达标，术后第 6 周开始进行轻柔的肘关节被动屈曲 / 伸展训练。
- 如果患者的 ROM 未达标，距完全伸展相差 20°~30° 时，术后 6 周开始夜间佩戴支具。
- 术后 8 周肘关节僵硬者，使用静态渐进性矫形器如静态渐进性屈曲袖套和可调式屈肘或伸肘矫形器（图 23-5 和图 23-6），每天牵伸后穿戴 4 次，每次 1 小时。

力量训练

- 术后早期制动期间即开始进行腕屈肌和伸肌等长收缩训练，并在整个康复期继续进行。肱三头肌完整者术后 3~5 天开始进行轻柔的肘屈肌和肱三头肌等长收缩训练，以增加关节的反作用力和稳定性。
- 肱三头肌完整者术后 8 周开始肘关节等张肌力训练，肱三头肌剥离者根据修复情况术后 12

周开始等张肌力训练。

- 如果患者因肌力减弱限制功能性活动，可进行负荷在 5 磅（约 2.3kg）以内的力量训练。
- 力量训练每天 1 次，内容包括抗阻抓握、腕和肘的屈伸。

功能恢复

- 由于术后的稳定性取决于侧副韧带的愈合，患者需术后保护和制动 6 周。
- 非连接式全肘关节置换术后的康复过程与肘关节脱位术后的康复过程相似，术后早期康复的重要目标是保持肘关节稳定。
- 一旦达到肘关节稳定，患者可在负荷限制的范围内进行可耐受的功能性活动。
- 患者终身肘关节负荷限制在 10 磅（约 4.5kg）以内。非连接式全肘关节置换患者通常更年轻和活跃，因此宣教至关重要，要教育患者在功能性活动时保护关节并限制通过肘关节的负荷量。

结局

大多数全肘关节置换术后的患者早期效果良好，功能性活动、稳定性得到恢复，甚至没有任何疼痛。类风湿关节炎患者术后的中、长期效果良好。植入物松动和磨损更多见于年轻活跃的患者和肘关节创伤后上肢功能良好的患者。围术期并发症的发生率仍高于髋关节和膝关节置换术，尤其是感染风险、尺神经病变和伤口愈合问题。

精要

五大手术精要

1. 尽可能保留肱三头肌附着于鹰嘴。
2. 非连接式全肘关节置换术适用于年轻、活跃、骨骼和韧带完整性良好的患者。
3. 保证植入物组件的正确位置，避免冠状突或鹰

嘴突撞击肱骨造成尺骨组件松动。

4. 进行非连接式全肘关节置换时，需要修复韧带和保留或置换桡骨头。
5. 应制动肘关节，直到皮肤愈合。

五大康复治疗精要

1. 与外科医师密切沟通。
   （1）了解进行的是连接式还是非连接式全肘关节置换术。
   （2）术中的活动情况。
   （3）肱三头肌腱的完整性。
   （4）术中肘关节的稳定性和侧副韧带的情况。
2. 早期的等长收缩对于恢复肌肉张力非常重要，特别是对于行非连接式全肘关节置换术的患者。
3. 如果剥离肱三头肌，应避免早期进行激进的肘关节屈曲训练。
4. 避免支具对鹰嘴上方的压力，防止其造成伤口延迟愈合、影响康复进程和增加深度感染的风险。
5. 首次康复治疗评估时应对患者进行功能限制的宣教，以预防肘关节不稳、肱三头肌功能不全和植入失败等相关的潜在并发症。

（周凤华　译，陈　灿　朱　毅　张志杰　审）

参考文献

Brownhill JR, Pollock JW, Ferreira LM, Johnson JA, King GJ: The effect of implant malalignment on joint loading in total elbow arthroplasty: an in vitro study. *J Shoulder Elbow Surg* 2012;21(8):1032–1038.

Bryan RS, Morrey BF: Extensive posterior exposure of the elbow. A triceps-sparing approach. *Clin Orthop Relat Res* 1982;(166):188–192.

Celli A, Arash A, Adams RA, Morrey BF: Triceps insufficiency following total elbow arthroplasty. *J Bone Joint Surg Am* 2005;87(9):1957–1964

Davis RF, Weiland AJ, Hungerford DS, Moore JR, Volenec-Dowling S: Nonconstrained total elbow arthroplasty. *Clin Orthop Relat Res* 1982;(171):156–160.

Dowdy PA, Bain GI, King GJ, Patterson SD: The midline posterior elbow incision. An anatomical appraisal. *J Bone Joint Surg Br* 1995;77(5):696–699.

Ewald FC, Simmons ED Jr, Sullivan JA, Thomas WH, Scott RD, Poss R, Thornhill TS, Sledge CB: Capitellocondylar total elbow replacement in rheumatoid arthritis. Long-term results. *J Bone Joint Surg Am* 1993;75(4):498–507.

Gay DM, Lyman S, Do H, Hotchkiss RN, Marx RG, Daluiski A: Indications and reoperation rates for total elbow arthroplasty: an analysis of trends in New York State. *J Bone Joint Surg Am* 2012;94(2):110–117.

Gill DR, Morrey BF: The Coonrad-Morrey total elbow arthroplasty in patients who have rheumatoid arthritis. A ten to fifteen-year follow-up study. *J Bone Joint Surg Am* 1998;80(9):1327–1335.

Kocher T: Textbook of Operative Surgery, ed 3. London, Adam and Charles Black, 1911.

Mehta JA, Bain GI: Surgical approaches to the elbow. *Hand Clin* 2004;20(4):375–387.

Schneeberger AG, Adams R, Morrey BF: Semiconstrained total elbow replacement for the treatment of post-traumatic osteoarthrosis. *J Bone Joint Surg Am* 1997;79(8):1211–1222.

Studer A, Athwal GS, Macdermid JC, Faber KJ, King GJ: The lateral para-olecranon approach for total elbow arthroplasty. *J Hand Surg Am* 2013;38:2219–2226.

第 24 章　手和腕关节解剖概述

Jun Matsui, MD, Ryan P. Calfee, MD, MSc

概述

详细了解手和腕关节的解剖结构是安全、有效地进行外科手术的基础。在本章节，我们将回顾和讨论与外科手术相关的手和腕部的解剖结构。

腕关节

骨骼和关节

桡骨远端有 3 个关节面，即舟骨关节面、月骨关节面及尺切迹，后者与尺骨远端相连。正常桡骨远端的特点可以通过以下测量确定：桡骨倾斜程度（22°）、桡骨外侧倾斜程度（掌侧11°）、桡骨高度（12mm 高的桡骨茎突与月骨关节面的尺骨角度有关），以及与尺骨相关的长度（正常为中性尺骨变异，图 24-1）。在骨折之后，这些值的改变均需要被重新评估。由于关节移位，这些变动常常会影响治疗。在月骨关节面掌侧缘的近端 2mm 处与舟骨关节面的近端 12mm 处之间有一明显突出的横嵴（图 24-2）。桡骨远端骨折处的掌侧钢板最好放置在此横嵴的近侧，以便于使骨性突出物最接近掌侧屈肌腱。

腕骨呈近、远侧两行排列。近侧列包括舟骨、月骨、三角骨和豌豆骨，远侧列包括大多角骨、小多角骨、头状骨及钩骨。这些腕骨通过复杂而协调的方式相互作用，从而使腕关节产生运动，这在后面的运动学部分将会描述到。从外科的角度看，舟骨的逆向血管供应来自桡动脉背侧支，经过舟骨的背侧嵴。因此，舟骨骨折后大范围的组织切开在腕关节掌侧操作完成，以避免中断血流供应。其次，月骨的掌侧面比背侧面宽，从而导致月骨更容易从掌侧面脱位。在某种程度上，这也是在月骨周围不稳定的最后阶段月骨发生掌侧脱位较背侧脱位更多的原因。

韧带

稳定腕关节的掌侧韧带主要包括桡骨 – 舟骨 – 头状骨韧带、长桡月韧带和短桡月韧带（图24-3）。这些韧带起自桡骨远端掌侧关节的边缘，而且在行桡骨远端骨折固定时必须保护好这些韧带，否则会导致医源性尺侧腕骨移位。在桡骨茎突切除术中，保留桡骨 – 舟骨 – 头状骨韧带的起

Calfee 博士或直系亲属曾接受 Medartis 的研究或机构支持；并为美国手外科学会和《美国手外科杂志》的董事会成员、管理者、行政人员或委员会成员。Matsui 博士或其直系亲属已获得 Arthrex 的研究或机构支持。

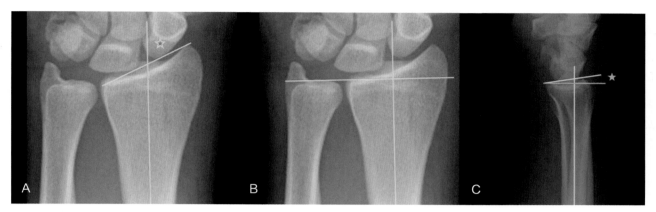

图24-1　X线平片显示桡骨远端测量特点。A.桡骨倾斜程度；B.尺骨变异（图为中性变异）；C.桡骨外侧倾斜程度（图为掌侧位）

点是掌骨切除术（4mm）的限制性因素。

　　背侧腕骨间韧带和背侧桡腕韧带是横跨腕关节背侧的重要韧带（图24-3）。背侧桡腕韧带起自桡骨远端，止于三角骨；而背侧腕骨间韧带起自三角骨，止于舟骨、大多角骨和小多角骨。这些韧带可以被识别出并沿纤维走行的方向切入远端桡骨和腕骨的背侧面。近侧列腕骨主要的固有韧带包括舟月韧带和月三角骨间韧带。舟月韧带是腕关节背侧最强的韧带，而月三角骨间韧带是掌侧最强的韧带。在腕关节背侧暴露时，需要采取保护措施以预防舟月韧带发生医源性损伤。相

对于桡骨纵轴线，当舟月韧带通过 Lister 结节时通常伴有轻度尺偏。

　　在腕关节尺侧，三角纤维软骨复合体（triangular fibrocartilage complex, TFCC）是关节盘、尺腕半月板同系物、背侧和掌侧桡尺韧带、尺侧腕伸肌（extensor carpi ulnaris, ECU）腱鞘深层及掌侧尺腕韧带的汇合处（图24-4）。三角纤维软骨复合体分布在尺骨窝、桡骨和三角骨之间，呈两面凹形。背侧和掌侧桡尺韧带是稳定远端桡尺关节（distal radioulnar joint, DRUJ）的重要结构。当暴露腕关节背侧时，需要小心地抬高深层没有

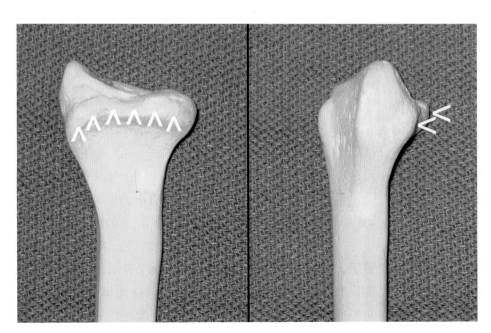

图24-2　桡骨远端分水线，箭头标注处（经许可引自 Soong M, Earp BE, Bishop G, et al. Volar locking plate implant prominence and flexor tendon rupture. *J Bone Joint Surg*, 2011,93:328-335）

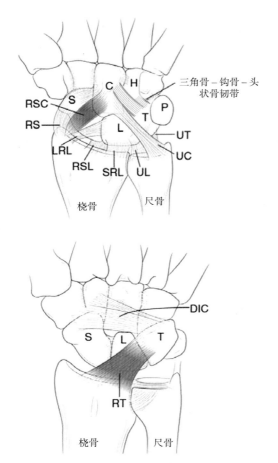

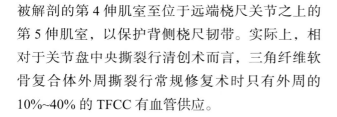

图 24-3　腕关节掌侧（上）和背侧（下）韧带（引自 Wolfe SW, Garcia-Elias M, Kitay A. Carpal instability nondissociative. *JAAOS*, 2012,20:575-585）

注：RSC= 桡头舟韧带；RS= 桡舟韧带；LRL= 桡月韧带；RSL= 桡舟韧带；SRL= 舟桡月韧带；UL= 尺月韧带；UC= 尺头韧带；UT= 尺三角韧带；DIC= 骨间背侧韧带；RT= 桡三角韧带；S= 舟骨；C= 头状骨；H= 钩骨；T= 三角骨；L= 月骨；P= 豌豆骨

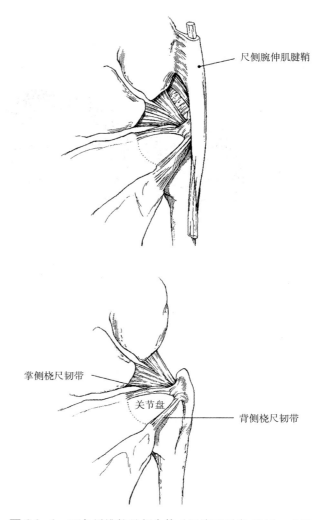

图 24-4　三角纤维软骨复合体（经许可引自 Chidgey LK. The distal radiounlar joint: problems and solutions. JAAOS, 1995,3:95-109）

被解剖的第 4 伸肌室至位于远端桡尺关节之上的第 5 伸肌室，以保护背侧桡尺韧带。实际上，相对于关节盘中央撕裂行清创术而言，三角纤维软骨复合体外周撕裂行常规修复术时只有外周的 10%~40% 的 TFCC 有血管供应。

肌腱

在腕关节水平，伸肌腱穿行在伸肌支持带下的 6 个独立的纤维骨质鞘内。从桡侧到尺侧，6 个隔间分别为拇长展肌和拇短伸肌、桡侧腕长伸肌和桡侧腕短伸肌、拇长伸肌、指伸肌和示指伸肌、小指伸肌、尺侧腕伸肌。第 1 伸肌室肌腹经背侧穿行达到第 2 伸肌室肌腱，距离近侧腕横纹 6~7cm。在第 1 背侧隔间内，拇长展肌通常由多个腱划构成，而拇短伸肌在止于拇指近节指骨之前被包含于一个独立的、较小的腱鞘中。拇长伸肌以 45° 的角度起自尺骨桡侧，然后通过 Lister 结节的尺侧，附着于拇指远节指骨背侧，最后延伸并后退到拇指。在腕关节背侧第 3、第 4 伸肌室进行手术操作时，需要采取措施识别并保护拇长伸肌，因为它是唯一一条让拇指大幅偏离纵轴线的伸肌腱。因此，大部分暴露腕关节背侧的手术，无论是关节固定术、关节成形术还是创伤后重建术，都需要在抬高周围伸肌室离开桡骨之前，打开伸肌支持带进入第 3 伸肌室，首先识别拇长伸肌腱，然后对其进行保护（图 24-5）。在第 4 伸肌室的桡侧底部容纳骨间后神经。虽然有争议说需要保护骨间后神经，因为它能为腕骨提供本体感觉信息，但是在暴露腕关节背侧时，骨间后神经常常被切除以缓解疼痛，如同局部腕关节去神经支配法。另外位于第 4 伸肌室内的示指伸肌常常被用于肌腱转移。可以通过示指伸肌肌腹位置更远、缺少肌腱结合及位于指伸肌腱尺侧深部的特点，将示指伸肌区别于指伸肌。在临床上，采取单独主动伸展示指掌指关节而其他手指保持握拳状态来确认示指伸肌完好。在第 5 隔间

内，小指伸肌腱有 2 个腱划，并且直接跨过远端桡尺关节，行三角纤维软骨复合体和远端桡尺关节手术操作时必须暴露小指伸肌。第 6 隔间只容纳单个尺侧腕伸肌腱，在清除肌腱炎或者稳定小指伸肌腱时需要暴露出第 6 隔间。最重要的是将伸肌支持带拓展并固定于尺骨的掌侧 - 尺侧表面。小指伸肌的稳定性依赖于小指伸肌腱完整的腱鞘。

神经血管结构

正中神经通过腕管进入手掌部，穿行于腕横韧带之下，跨过舟骨结节、大多角骨边缘到达豌豆骨和钩骨的钩部。腕管平均宽 22mm、长 26mm。腕管容纳正中神经，其中正中神经是最表层的结构，4 条指浅屈肌（flexor digitorum superficialis，FDS）腱，4 条指伸屈肌（flexor digitorum profundus, FDP）腱及拇长屈肌（flexor pollicis longus, FPL）腱（图 24-6）。位于腕管内的正中神经由 94% 的感觉神经和 6% 的运动神经组成。正中神经掌侧皮支起自腕横纹近侧 5~7cm 处，在经过腕横韧带表面之前，于正中神经外膜内穿行 16~25mm，以提供手掌鱼际区的感觉支

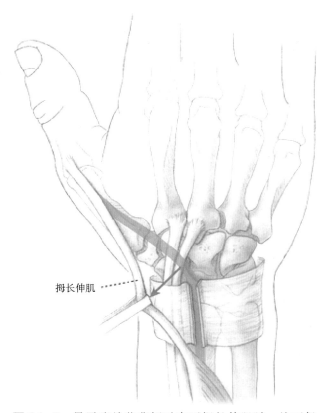

图 24-5　暴露腕关节背侧时牵开拇长伸肌腱，从而保护拇长伸肌［经许可引自 Stern PJ1, Agabegi SS, Kiefhaber TR, et al. Proximal row carpectomy. *J Bone Joint Surg Am*, 2005,87 Suppl 1(Pt 2): 166-174］

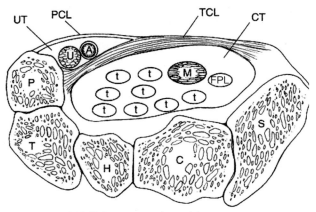

图 24-6　腕管横截面观（经许可引自 Szabo RM, Steinberg DR. Nerve entrapment syndromes in the wrist. *JAAOS*, 1994,2: 115-123

注：S= 舟骨；C= 头状骨；H= 钩骨；T= 三角骨；P= 豌豆骨；A= 动脉；U= 尺神经；M= 正中神经；FPL= 拇长屈肌腱；TCL= 腕横韧带；CT= 腕管；PCL= 腕掌侧韧带；UT= 尺管

配。正中神经掌侧皮支受损后，将会出现该小范围的感觉异常，但更重要的是在神经恢复过程中常常会出现剧烈疼痛和过度敏感。

尺神经大约在尺骨头近端 6cm 处离开背侧皮支，然后通过远端尺管或腕尺管进入手掌部，位于腕屈肌腱桡侧，并走行于尺动脉掌侧面尺侧。尺神经分为浅层感觉神经支和深层运动神经支。深层运动神经支起自近侧豌豆骨面的远端 11mm 处。远端尺管可被分为 3 个区（图 24-7）。Ⅰ 区位于掌侧韧带近端与尺神经分叉处之间，此区内的尺神经包含运动神经支和感觉神经支。Ⅱ 区包含尺神经的深层运动支，经过钩骨的钩部周围，此区的神经损伤会导致骨间肌、第 3 和第 4 蚓状肌、拇内收肌、拇短屈肌的运动功能缺失。腱鞘囊肿和骨折（如钩骨钩部骨折）会导致 Ⅰ 区、Ⅱ 区的尺神经损伤。Ⅲ 区包含尺神经的感觉支，发生神经病变症状最常见的原因包括动脉血栓形成或者来自异常肌肉的压迫，这些都将会导致小指、环指的感觉缺失。

桡神经浅支位于皮下，因为它存在于手背侧，从前臂远端的肱桡肌腱下穿出，走行于腕关节桡

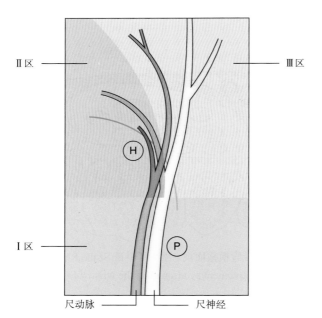

图 24-7 尺管图示（经许可引自 Szabo RM, Steinberg DR. Nerve entrapment syndromes in the wrist. JAAOS, 1994,2: 115-123）

侧的皮下组织。桡神经有很多分支，并且都容易受到尖锐或者钝头的影响而发生医源性损伤，例如在回缩时受到牵引或者压迫。

桡动脉在腕关节处分为浅支和深支。桡动脉浅支供血于掌浅弓，而更主要的背侧深支通过解剖鼻烟窝底部，覆盖于舟骨和大小多角骨（scaphotrap-ezotrapezoidal，STT）关节之上。在进行拇指腕掌关节手术时，通过切开位于背侧 STT 关节上脂肪组织深部的第 1 伸肌室中的肌腱，就可以很容易找到桡动脉的背侧支。这时，将几根桡动脉的细小分支麻木以使动脉安全回缩。

尺动脉在腕关节处没有主要分支。尺动脉位于尺侧腕伸肌腱桡侧和深部，以及尺神经表面和桡侧。在大多数人群中，尺动脉主要提供掌浅弓的血供。

运动学

腕关节的稳定性主要取决于腕部骨性关节、韧带及肌腱之间的复杂关系。腕关节活动范围为背伸 70° 到掌屈 80°，主要由经过腕骨和附着于掌骨基底部的肌腱所产生。但是不包括豌豆骨，因为它是尺侧腕屈肌的籽骨。当近侧腕骨相对于远侧腕骨进行背伸时，产生尺偏。当近侧腕骨相对于远侧腕骨进行屈曲时，产生桡偏。当进行中立位轴向负重时，大约 80% 的力量通过桡骨远端传递，而 20% 的力量通过尺骨远端进行传递。然而，这种关系会发生变化，尺偏每增加 2mm，通过尺骨远端和 TFCC 的力量就会增加 20%。

手和指

骨骼和关节

掌指关节（metacarpophalangeal, MCP）和近端指骨间关节（proximal interphalangeal joint, PIP）的特殊解剖结构赋予这两个关节的功能的特殊性，但是也使这两个关节在损伤后容易畸形。

掌指关节是一个髁状关节，有 3 个轴向运动，即屈曲－伸展、外展－内收及环转运动。因为侧副韧带背侧的起点相对于运动轴和掌侧较宽大的掌骨头做离心收缩，产生一个凸轮效应，因此掌指关节屈曲时侧副韧带是拉紧的。掌指关节的掌板连接深部横掌骨韧带，而且近端容易断裂。深部横掌骨韧带又称掌板间韧带，穿过各掌指关节之间，伴随骨间肌从背侧走行至此韧带，而且蚓状肌和神经血管束从掌侧穿过此韧带。骨性连接为掌指关节提供很小的机械稳定性，囊韧带支持是维持掌指关节稳定的关键因素。囊韧带支持常常受到炎症性关节炎影响，而影响此炎症性关节炎产生的是使用铰链硅胶垫片关节成形术替代关节表面置换术。

PIP 是一个单轴铰链运动的双髁关节，只有屈伸活动，无论 PIP 处于哪个位置，侧副韧带都是拉紧的。PIP 是很多韧带和肌腱的止点，包括位于中间指骨背部基底之上的中央腱束、侧副韧带、指浅屈肌、A4 滑车（图 24-8）。PIP 背侧暴露最常受到伸肌装置中央腱束的限制，因为它非常小的骨性标志比较接近关节表面和此水平的细薄肌腱。预防 PIP 过伸的关节掌板主要通过近端牵制韧带达到稳定，而在远端比较容易断裂。

腕掌关节或者拇指基底部在 ROM、拇指形状及所承受的应力方面有很大的独特性。拇指腕掌关节由第 1 掌骨底与大多角骨交互构成，属于鞍状关节，可做屈曲－伸展、外展－内收、对掌和反掌 3 个方面的运动。拇指腕掌关节的骨性结构并不能提供实质性的稳定性。它的稳定性依靠 5 根主要韧带提供，包括 3 根囊内韧带（前斜韧带、后斜韧带、桡背侧韧带）和 2 根囊外韧带（尺侧副韧带、掌侧骨间韧带）。另外两侧的桡侧副韧带和尺侧副韧带及相关附属结构也对拇指腕掌关节有稳定作用。当拇指指尖做捏的动作时，在拇指腕掌关节处会承受巨大的压力。因此在进行该关节的手术抢救或者重建时，一定要保持该关节的持久性。

肌腱和筋膜

伸肌腱装置是由韧带和肌腱汇聚并延伸至手指的精致平衡系统。指伸肌腱在掌骨水平通过联合腱索进行连接，这将会保留掌指关节的主动伸展功能（通常很弱或者不完整），在此水平肌腱可能会发生撕裂。在掌指关节，增厚的背侧腱间筋膜的矢状束使远端伸肌腱集中于掌骨头中线上方，并且通过它们的附属结构与掌板相连，从而促进掌指关节进行背伸。仅远端的腱筋膜矢状束、骨间肌延伸部分及横向纤维束使掌指关节屈曲。蚓状肌延伸部分和斜行纤维部分进一步增加肌腱的稳定性，同时屈曲掌指关节和伸展近端指骨间关节。

在靠近 PIP 处，指伸肌分为 3 叉，即中央腱束和两侧腱束。中央腱束止于中节指骨基底部。两侧腱束分别与蚓状肌斜行纤维汇聚形成结合外

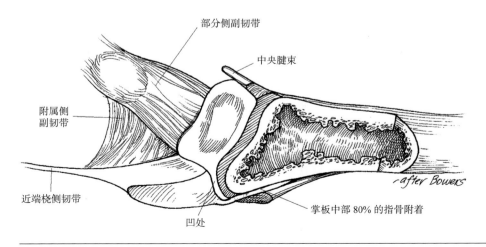

部分侧副韧带

中央腱束

附属侧副韧带

近端桡侧韧带

凹处

掌板中部 80% 的指骨附着

—after Bowers

图 24-8　近端指骨间关节解剖图（经许可引自 Blazar PE, Steinberg DR. Fractures of the proximal interphalangeal joint. *JAAOS*, 2008,8:383-390）

侧束，然后在中节指骨背侧远端汇合，作为终端腱止于远节指骨基底部，延伸至远端指骨间关节（distal interphalangeal joint，DIP）。横支持韧带是PIP纤维鞘，预防所结合的外侧束在背侧分离，因为外侧束在手指鹅颈畸形时会受到牵连。三角韧带维持外侧束的稳定性和它们在背侧的位置。在手指纽扣畸形时，三角韧带的弱化将会导致外侧束向掌侧滑动分离，这可能会导致近端指骨间关节屈曲畸形的形成。

在手部，指浅屈肌腱走行于指伸屈肌腱掌侧。指浅屈肌腱功能是独立屈曲PIP，而指伸屈肌腱主要通过肌腹屈曲DIP。在近节指骨中段，指浅屈肌变平并且分叉，而指伸屈肌沿近节指骨掌侧面至末端。在指骨掌侧面的断裂将会导致指伸屈肌腱的断裂，从而导致DIP的主动活动丧失，而PIP的主动运动仍然保留。在坎帕尔（Carnper）交叉（又称指腱交叉），指浅屈肌中间腱束和外侧腱束在近节指骨和PIP背侧面上方与指伸屈肌腱再聚合，并止于中节指骨底部。

屈肌腱在指部被2层具有特殊功能的滑液鞘包裹。附在腱膜之上的支持带形成5个环形和3个十字形滑车，从而预防肌腱相互交错，并使屈肌腱生物力学方面的拉力最大化（图24-9）。在手指，具有这些功能的大多数关键滑车有A2和A4，这些滑车覆盖于近节指骨和中节指骨之上，而且它们是最强、最长的滑车，长度分别为17mm和7mm。在生物力学上，当A2和A4滑车保持完整时，需要全范围关节活动的肌腱滑动是很少增加的。在拇指活动方面，A1滑车及其斜向滑车是最重要的生物力学结构。A1滑车在掌指关节与桡神经远端相近，并在此处延伸形成斜向滑车。膜层或滑膜层为这些肌腱提供血管供应、营养供应和润滑作用。腱鞘中有限的空间迫使术者在不增加肌腱体积的情况下进行精密的断裂肌腱的修复。

屈肌腱的血管供应有两大来源，即系带扩散和滑液扩散。横向手指动脉或者称阶梯分支，来

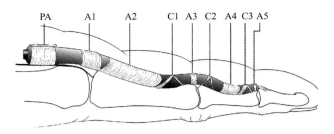

图24-9　屈肌腱鞘解剖（经许可引自Draeger RW, Bynum DK: Flexor tendon sheath infections of the hand. *JAAOS*, 2012,20:373-382）

自手指动脉，并供血于系带，是指浅屈肌腱和指伸屈肌腱背侧面的血管网。在屈肌腱鞘内的指浅屈肌腱和指伸屈肌腱相对供血较少的部分主要依靠腱内小管通过滑液扩散进行营养供应。

在手掌面，掌筋膜由掌腱膜、腱前束、浅掌骨韧带、横向掌骨韧带、指蹼间韧带、Legeau及Juvara垂直隔膜构成。掌腱膜是掌长肌腱和浅层至横向腕骨韧带末端的延伸。当使用掌长肌对抗转移时，位于手掌中央的掌筋膜与掌长肌同步收紧数厘米。掌筋膜尺侧缘一般是覆盖在横向腕骨韧带尺侧以形成合适的位置，从而使腕管缓解。

腱前束是手掌纵向筋膜束，走行于掌腱膜掌侧，止于腕掌关节处的皮肤。Legeau及Juvara将手掌分为7个纵向隔间，其中4个隔间容纳屈肌腱、3个隔间容纳神经血管束和蚓状肌。在患有Dupuytren病时，掌筋膜及其附属结构会增厚并挛缩。

神经血管结构

手主要由正中神经和尺神经支配，掌浅弓和掌深弓的血液供应主要来自尺动脉和桡动脉。

在手部，正中神经有一运动神经分支支配鱼际肌，另外由分布在示指桡神经及在拇指、第2指蹼、第3指蹼的3个指掌侧总神经支配拇指、示指、中指尺桡侧及环指桡侧区域。第1、第2蚓状肌由指总神经分支支配。正中神经有一差异比较大的运动神经分支，走行于掌侧或背侧腕横韧带或者穿行于腕横韧带内。正中神经是最常见

的韧带外神经，穿行于掌侧腕横韧带，支配拇短展肌、拇短屈肌及拇对掌肌。

在手部尺侧，尺神经浅感觉分支支配小指尺侧缘、指总神经支配小指桡侧缘和环指尺侧缘。指神经非常小，感觉神经包括3~6根纤维束，并在远端指骨间关节分为3叉。在手指处神经并行于掌侧动脉。正如在腕关节部分所述，尺神经的深部运动分支在走行到钩骨钩部附近后，对骨间肌、第3蚓状肌、第4蚓状肌、拇内收肌、拇短屈肌进行支配。

手背及近端手指感觉是由桡神经浅支和尺神经背侧皮支产生的。这些神经在手背部的分支较多，当神经受伤时，常常出现大量的灼烧感。

尺动脉从钩骨钩部尺侧穿过，是在掌浅弓分布最为广泛的动脉，然后再分支成小指动脉、3支指总动脉及掌深弓动脉支（图24-10）。掌浅弓神经支配来自正中神经及其分支。在掌骨颈部，指神经第一次并行于指动脉掌侧，并延伸至全手指掌侧或者浅层。掌浅弓比较完整，有84%的血

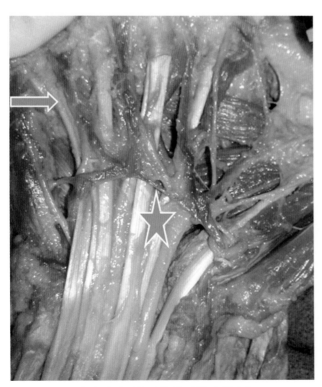

图 24-10　掌浅弓（星）及指总动脉（箭头）

管间相互吻合，并延伸至掌弓。在邻近掌浅弓的掌深弓主要来自桡动脉，并发出桡示指动脉分支及其干系供应拇指（也就是拇主动脉）。近端到远端的位置可以通过 Kaplan 主线进行预测，从示指和拇指间的指蹼顶点到钩骨钩部。掌浅弓位于远侧掌横纹近侧。

桡动脉在腕部有3个主要分支：腕部掌侧支、掌浅支、腕部背侧深支。浅支主要形成掌浅弓，而背侧深支穿过解剖鼻烟窝结构底部后，穿过 STT 关节表面，潜伏于第1骨间背侧肌的2个头之间，形成掌深弓。

Grayson 韧带和 Cleland 韧带分别从手指掌侧和背侧对神经血管束进行支持，这些神经血管束最后止于掌侧和背侧皮肤。Grayson 韧带和 Cleland 韧带均有利于手指两侧薄层纤维沿着螺旋带和指蹼韧带走行。螺旋带起自腱前韧带，从背侧穿过神经血管束，止于手指两侧的薄层纤维，而指蹼韧带在掌指纹处呈横向纤维排列。

小结

腕、手及指的解剖非常复杂。同样，手的功能依赖于解剖结构的完整性。腕、手及指的术后康复对于结局至关重要。全面清晰理解这些解剖部位及对外科手术特点和细节的了解是采取合适的康复策略、确保成功结局的必要组成部分。

（敖学恒　译，汤炳煌　李云霞　王雪强　审）

参考文献

Berger RA: The anatomy of the ligaments of the wrist and radioulnar joints. *Clin Orthop Relat Res* 2001;(383):32-40.

Bettinger PC, Linscheid RL, Berger RA, Cooney WP 3rd, An KN: An anatomic study of the stabilizing ligaments of the trapezium and trapeziometacarpal joint. *J Hand Surg Am* 1999;24:786-798.

Boyer MI, Gelberman RH: Operative correction of swan-neck and boutonniere deformities in the rheumatoid hand. *J Am Acad*

Orthop Surg 1999;7(2):92–100.

Doyle JR: Anatomy of the finger flexor tendon sheath and pulley system. *J Hand Surg Am* 1988;13(4):473–484.

el-Badawi MG, Butt MM, al-Zuhair AG, Fadel RA: Extensor tendons of the fingers: arrangement and variations–II. *Clin Anat* 1995;8:391–398.

Gross MS, Gelberman RH: Anatomy of distal ulnar tunnel. *Clin Orthop Relat Res* 1985;238–247.

Harris C Jr, Rutledge GL Jr: The functional anatomy of the extensor mechanism of the finger. *J Bone Joint Surg Am* 1972;54: 713–726.

Kauer J: Functional anatomy of the carpometacarpal joint of the thumb. *Clin Orthop Relat Res* 1987;7–13.

Leversedge FJ, Ditsios K, Goldfarb CA, Silva MJ, Gelberman RH, Boyer MI: Vascular anatomy of the human flexor digitorum profundus tendon insertion. *J Hand Surg Am* 2002; 27(5):806–812.

Leversedge FJ, Goldfarb CA, Boyer MI: *A Pocketbook Manual of Hand and Upper Extremity Anatomy Primus Manus.* Philadelphia, PA, Lippincott Williams and Williams, 2010.

Palmer AK, Werner FW: The triangular fibrocartilage complex of the wrist – anatomy and function. *J Hand Surg* 1981;6: 153–162.

Schmidt H and Lanz U: Anatomy of the Median Nerve in the CT-Ch. 61. In: Richard H. Gelberman. *Operative Nerve Repair and Reconstruction.* Philadelphia, PH: Lippincott; 1991:889–898.

Smith RJ: Intrinsic muscles of the fingers: function, dysfunction, and surgical reconstruction. In: *AAOS Instructional Course Lecture,* St. Louis, MO, C. V. Mosby, vol. 24, 1975, 200–220.

第25章　掌腱膜挛缩症

Charles Eaton, MD

概述

掌腱膜挛缩症是影响结缔组织的最常见的遗传性疾病。在年长的高加索人中较为常见，至少有上千万的美国人深受其害。本病尚无法根治，至今所有治疗都是姑息性的，复发较为常见。本病的最大危险因素是家族史（父母、祖父母或兄弟姐妹）。标志性表现是手掌或指关节伸肌表面的结节及有可能导致手指畸形、限制伸展的掌腱膜束病变。

掌腱膜挛缩症只有发展到继发性病变并明确实验室生物标志物时，才临床确诊。该病与其他医学问题（甲状腺功能减退症、抑郁症、心血管疾病、早期病死率、癌症）的相关性越来越受到重视，应将其作为系统性疾病进行研究，而不仅仅是手的局部问题。

本病的生物学基础是筋膜的机械应力异常反应（图25-1）。肌成纤维细胞通常只出现在新的机械应变损伤反应中，正常筋膜中并不常见。肌成纤维细胞具有成纤维细胞和平滑肌细胞的双重特征，可循机械张力线产生和调整胶原蛋白链，从而导致筋膜的强度和刚度增高，以适应支持性组织相关活动张力的反应。肌成纤维细胞组织缩短涉及细胞收缩、附着于肌成纤维细胞的单胶原链重新排列及细胞外酶活性（图25-2）。纤维化

组织改变的结局类似于瘢痕组织。

对于本病细胞层面的组织重建是否更类似于伤口瘢痕挛缩或固定纤维化（图25-3）尚有争议。本病多数会导致手指类似于手休息位弯曲。虽然也影响手指背侧的 Dupuytren 结节或"指节垫"，但由于掌指关节的休息姿势为屈曲状态，故通常并不导致伸展挛缩。

本病的临床表现差异较大。多数患者轻微受累，不发生挛缩。少量患者出现严重的复发性挛缩，以及所有相关并发症的生物学方面的侵袭性症状。严重者更容易发生挛缩并需要治疗干预。在掌腱膜挛缩过程中行手部治疗的患者普遍较一般患者更严重些。

在50岁前确诊的患者，治疗后仍有进一步挛缩和复发的风险。复发性挛缩并不罕见，但并非所有的再挛缩都是掌腱膜挛缩症。本病的目标并非治愈，而是改善畸形，并且尽可能地延长挛缩复发前的稳定期。但并不是每次都能实现目标。术后康复对本病的手术治疗结局非常重要。

解剖学

掌腱膜束在多数模式下仍遵循普通解剖结构（图25-4）。图25-5为常见的条索（束）模式。条索限制手掌、手指或两者兼而有之。掌腱膜束包括中央束、螺旋束和近侧第1指蹼束。常见的

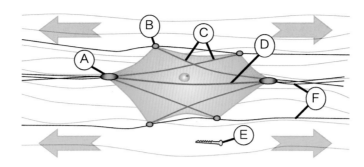

图 25-1　肌成纤维细胞的收缩见图 25-2。肌成纤维细胞为核心结构，粉色箭头显示组织上的张力通过细胞外胶原蛋白链与肌成纤维细胞细胞膜和内部细胞结构的附着（黏附）传递给单个肌成纤维细胞。A. 细胞膜上大的黏附复合物，附着细胞外和细胞内的应激原纤维。B. 细胞膜中的局部附着，附着细胞外基质原纤维和亚细胞的应激原纤维。C.（较弱、短暂）周期性收缩的亚细胞应激原纤维。D.（较强、持续）等长收缩的整体应力纤维。E. 细胞外基质蛋白水解酶与连接相邻胶原蛋白链的交联剂。F. 细胞外基质中的胶原纤维

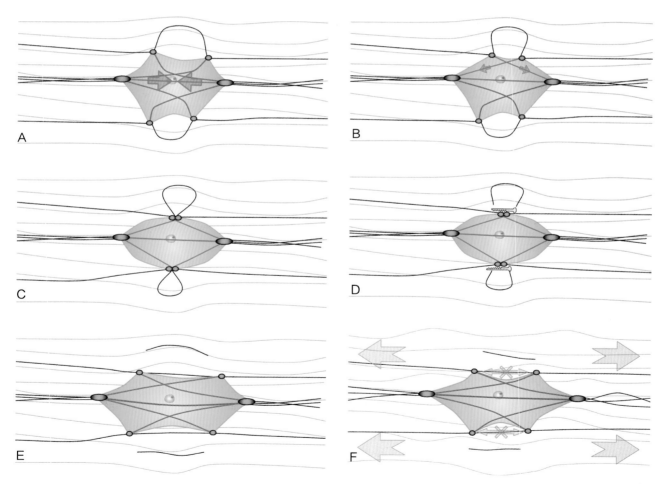

图 25-2　胶原蛋白缩短收缩机制。A. 整体应力使原纤维等长收缩，使基质变形，拉动肌成纤维细胞两端的胶原蛋白链，从而使细胞的每侧松弛；B、C. 亚细胞应激纤维周期性收缩使细胞外胶原蛋白链松弛，在细胞侧面产生胶原链环；D. 细胞外蛋白水解酶和交联酶将重叠的胶原环和连接片段末端分离；E. 等长收缩结束，细胞形状回复；F. 新缩短的胶原蛋白链由活动细胞收缩造成的基质变形维系

指腱膜束包括游泳束、远端指蹼束、小指外展肌束和鱼际筋膜束。鱼际筋膜束与小指外展肌束较少见，通常伴有弥漫性疾病或侵袭性改变。多数 MCP 关节挛缩由孤立的中央束导致。多数对 PIP 关节挛缩涉及多个指腱膜束的影响。手指中，对神经血管束的影响取决于条索是腱前束、侧束、螺旋束还是逆血管束（图 25-5）。指束挛缩中约 1/4 因神经血管束受螺旋束影响而异常移位。

患者评估

　　掌腱膜受累程度的差异很大，包括最小的挛缩畸形到最严重的受累。挛缩的测量受掌腱膜挛缩症的两种特性的影响。首先，虽然掌腱膜束本身不具备弹性，但却常锚定在弹性组织上，从而可能导致主、被动测量结果存在显著性差异，也可能误导被动关节活动范围（PROM）测量的评估结果。其次，跨多关节的腱膜束有可能导致动态挛缩，其中任一关节的测量均受相邻关节位置的影响。横跨掌腕关节（CMC）的筋膜的动态挛缩也会导致测量结果显著不同（图 25-6）。图 25-7 为掌腱膜挛缩评测专用图，用来记录检查所见和测量结果。

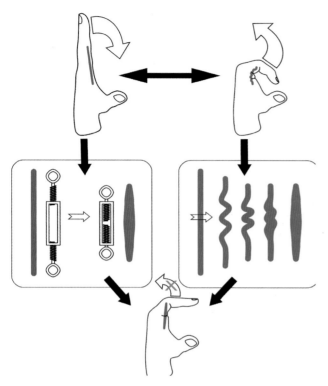

图 25-3　图解掌腱膜挛缩生物学概念。图中的蓝线代表受影响的结缔组织。图（上）：筋膜通过类似于折叠、铺展等构象变化适应手指屈伸。手指休息位为屈曲姿势。图（中左）：挛缩的组织，类似于伤口瘢痕愈合。旋扣表示与手指的姿势无关的组织收缩。图（中右）：组织重塑被动挛缩，类似于制动所导致的纤维化。静止时，根据手指姿势，组织重塑导致组织松弛，造成构象变化、缩短、固化，胶原蛋白链中与姿势相关的松弛部分消失。图（下）：各种机制的最终结果都是同样的限制效应，手指伸展受限

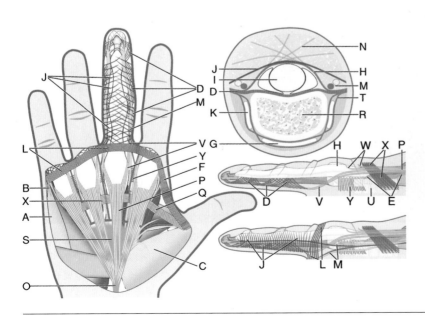

图 25-4　正常手筋膜解剖图解。A. 小指展肌筋膜；B. 小指展肌腱；C. 拇短展肌筋膜；D. Cleland 韧带；E. 深腱鞘纤维；F. 远端第 1 指蹼韧带；G. 伸肌腱；H. 屈肌腱腱鞘；I. 屈肌腱；J. Grayson 韧带；K. 侧方支持带；L. 指蹼韧带；M. 神经血管束；N. 手掌固定纤维；O. 掌长肌腱；P. 腱鞘支持带；Q. 近端第 1 指蹼韧带；R. 近节指骨；S. 近端腱鞘联合支持带；T. 支持带韧带；U. Legueu Juvara 间隔；V. 螺旋带；W. 浅腱鞘纤维；X. 掌浅横韧带；Y. 掌横韧带

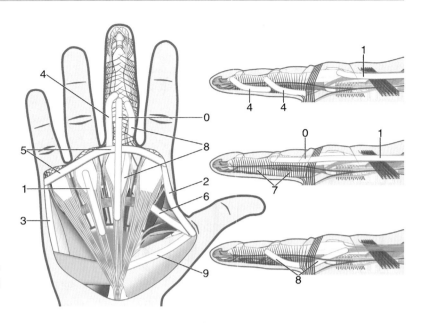

图 25-5　常见的条索模式。0. 指中央束；1. 掌束；2. 远端第 1 指蹼束；3. 小指外展肌束；4. 指侧束；5. 指蹼束；6. 近端第 1 指蹼束；7. 逆血管束；8. 螺旋束；9. 鱼际筋膜束

手术治疗

　　尽管试验性研究显示夹板是掌腱膜挛缩症患者顺应性干预的唯一治疗方法，但本病的预防或非手术治疗的有效性尚无定论。职业活动和攀岩对掌腱膜挛缩发生率影响的研究发现，高应力/剪切等手工活动有可能激发核心生物学变化。虽然全部的掌腱膜挛缩症患者并不适合这样的生活方式或活动方面的类似建议，但仍值得探讨。

　　原发性掌腱膜挛缩症的手术类型分为 3 种

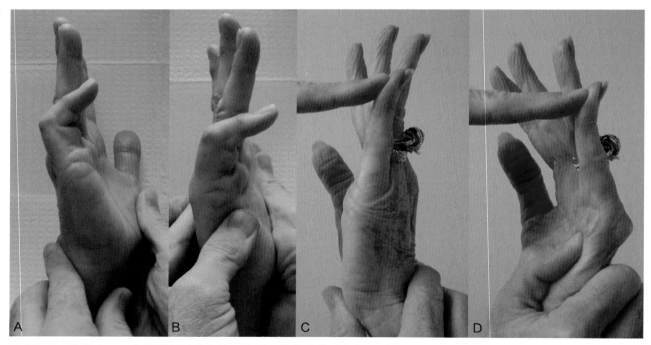

图 25-6　腕掌（CMC）筋膜的动态挛缩。患者以代偿来掩盖紧绷的筋膜。当掌腱膜束跨越 MCP 和 PIP 时，患者屈曲 MCP 以延伸 PIP；反之亦然。若掌腱膜束延伸到手掌近端也是类似情况，患者可略屈曲环指、屈腕以改善 MCP 的伸展。A、B 图（左手）：CMC 屈曲，MCP 可达 10° 过伸；但当 CMC 屈曲受阻时，MCP 屈曲 20° 受限，但 PIP 的伸展有 10° 的改善。C、D 图（右手）：限制 CMC 屈曲，MCP 的被动伸展由 0° 至 65°

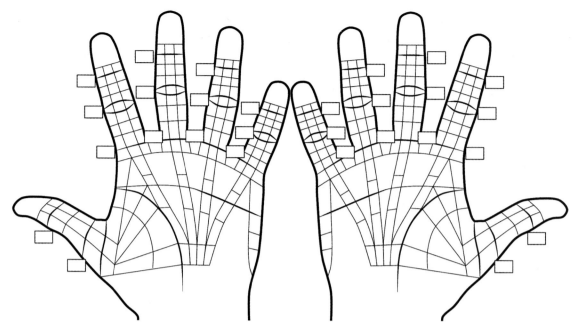

图 25-7　该图基于掌腱膜束累及的共同区域设计，并可标准化标记物理检查发现、流程和关节测量的位置。评估操作表格的 PDF 版本可从 http://Dupuytrens.org/forms 获取

（图 25-8）。第一种手术方式是以微创手术破坏病变的筋膜索，但不去除组织。例如经皮针筋膜切开术（percutaneous needle fasciotomy，PNF）和注射溶组织梭菌胶原酶（Xiaflex®, Auxilium Pharmaceuticals, Inc., Chesterbrook PA）进行酶促胶原酶切腱术。第二种是去除部分或全部受累的条索组织，为该病最常见的手术方式。第三种是将掌腱膜和受累皮肤切除，即去除受影响的条索组织及其覆盖的皮肤，并进行表皮植皮。手术失败的补救措施包括皮瓣重建、PIP 关节融合和截肢。原发性疾病的三种治疗方法在初始矫正畸形方面结局相似。对于微创手术而言，恢复时间、并发症发生率和复发前的平均时间相对最少，但掌腱膜和受累皮肤切除术花费的时间最多。

手术目标之一为消除条索组织的张力，可通过去除病变的条索或完全切开单一或多层次的全部条索组织来实现该目标。掌腱膜挛缩由机械张力引起，松解组织张力可暂时性实现终止局部的生物学变化。严重挛缩或强侵袭性疾病患者可能无法去除或松解所有涉及的组织。如果掌腱膜组织未充分松解，即便手术时得以被动拉伸，最终仍会发生渐进性掌腱膜挛缩。

经皮针筋膜切开术

适应证

PNF 适用于可触及条索的掌腱膜挛缩症的治疗，需患者配合，轻至中度病变但无皮肤缺损者相较早期复发风险更看重快速恢复者。随着术者经验的积累，PNF 可用于同一阶段的复杂的涉及多方向、多条索合并手掌手指腱膜挛缩症的患者。

禁忌证

无法耐受清醒手术的患者，皮肤紧绷或瘢痕扩展，广泛的皮肤受累，条索触及不明显，或细胞病变处于活动期，或短期复发性疾病的患者禁用 PNF。PNF 为关节外治疗，并不能解决关节囊或韧带病变引起的固定关节挛缩。

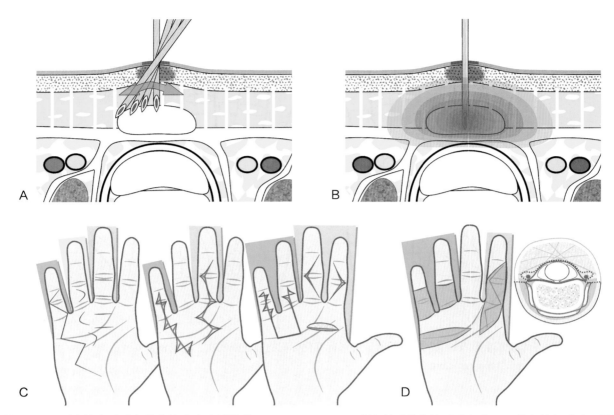

图 25-8　原发性掌腱膜挛缩症的治疗选择说明。A. PNF。B. Xiaflex® 注射手掌挛缩腱膜条索。C. 节段性切除或区域筋膜切除术、Z 字成形术和 Y-V 成形术、多指初级缝合或 McCash 手掌张开技术（自左边起：切口为红线，闭创为蓝线）。D. 原发性或复发性掌腱膜挛缩症的腱膜皮肤切除术和皮肤移植术；手指切除组织的横截面（组织切除植皮覆盖显示为橙色）

过程

　　一次门诊治疗即可完成。外科医师皮内注射少量局麻药（0.1ml）浸润麻醉腱膜条索以避免指神经阻滞。腱膜束不敏感，但神经血管束和屈肌腱鞘较敏感。因此，一旦术者转变方向过于靠近这些结构，患者即可感知并提示。接着，术者以一根较小的针（如 25 号）穿刺麻醉处皮肤，以针尖感觉筋膜索表面，然后清扫、贯穿切开腱膜条索。当阻力感降到足够低时即可被动牵拉撕裂剩余的条索纤维，此时先前受限的关节得以牵伸。

并发症

　　治疗中发生皮肤裂伤的概率约 1/10，一般 1~2 周即可痊愈，较大的伤口也可以愈合。神经、肌腱损伤的发生率不足 1%。感染非常罕见，术后的风团潮红反应（见椎间盘切除术）或复杂性区域疼痛综合征反应也相当罕见。虽然疼痛较少见，但也需提醒患者注意术后 1 周内避免过度使用手部或进行抓握动作，以免引起局部炎症。

胶原酶注射

适应证

　　梭菌胶原酶注射的适应证同 PNF。

禁忌证

　　有严重过敏反应史的患者及存在任何其他治疗应用或应用方法禁止使用的情况下严禁使用 Xiaflex®。本文撰写之时，尚未有 Xiaflex® 的严重过敏反应报道。Xiaflex® 在妊娠、计划妊娠、哺乳、计划母乳喂养、出血倾向，或其他方面的医疗风险如抗凝药物使用、曾有 Xiaflex® 轻度过敏反应或未满 18 岁等情况下的安全性未知。其他禁忌证同 PNF。

过程

连续 2 次 Xiaflex® 注射治疗可门诊完成（通常每只手持续 2 天），但注射间隔至少 30 天。

技术

以酶解药物的推荐剂量在所选的筋膜束中心位置核心及前、后靠近位置 3 处注射。注射后，以柔软的绷带厚厚包扎手。指导患者保持手部抬高，避免移动手指，直至下一次门诊。次日门诊时，医师予以手法按摩矫正，可局部麻醉。

并发症

常见反应为瘀血和肿胀。手部疼痛、淋巴结触痛和皮肤血疱也是较为常见的药物自限性反应，可在 1 周内消退。这些都是可预见的药物反应而非并发症。与 PNF 一样，手法操作过程中也可能发生皮肤裂伤，局部伤口护理即可。尽管也称为非手术治疗，但 Xiaflex® 是一种微创的酶促筋膜切除术，也会发生手术并发症。

筋膜切除术

适应证

对微创治疗无效、弥漫性病变、并发治疗继发性病变者，或者根据外科医师和患者的选择意愿行筋膜切除术者。

禁忌证

无法耐受长治疗过程、恢复时间长或细胞病变处于活动期，或短期复发性疾病的患者禁用筋膜切除术。

过程

技术

在外科手术中，筋膜切除术可在门诊进行。在美国，最常见的三种筋膜切除术包括部分（或节段性）筋膜切除术和根治性腱膜切除术。部分筋膜切除术可通过延展切口或系列横切完成。节段性筋膜切除术在欧洲更常用，包括切除足够的病变筋膜以恢复手指的伸展，通过沿病变筋膜束做一系列小切口来实现。根治性腱膜切除术彻底切除正常和患病的掌腱膜，并发症发生率较高，且复发率相同，现已不再推荐。

锯齿形切口或纵向直切口闭合好。但根据 McCash 或手掌张开技术（图 25-8），横向切口或横向锯齿形切口可使皮肤张力得以松解。

根据手术方式和手术完成时的组织松弛程度选择不同的固定方式。可插入经关节的钢针（并且将末端埋在皮下）以固定植皮或未植皮的 PIP 关节。绷带固定方式也可采用石膏、玻璃纤维或热塑性材料。未植皮时，尽量不用钢针和无弹性包扎，以减轻压力和改善皮瓣血供。

并发症

与其他选择性手部手术相比，筋膜切除术具有较高的并发症发生率。并发症分为三类，最棘手的并发症是神经或血管损伤，解剖标志和手指神经血管束的解剖结构因疾病而改变，故而较为常见。部分筋膜切除术最常见的术后并发症是延迟愈合（图 25-9）、手术创面边缘坏死或皮瓣坏死。这是由于皮下病变使外科医师只能做薄皮瓣，且由于本病皮肤本身就会纤维化。此外，手术结束时用夹板将手指置于伸展位也可能会导致皮瓣应力过高而出现局部缺血。最棘手的术后生物并发症是筋膜切除术后的风团潮红反应。由于掌腱膜核心的生物学与伤口挛缩的类似，因此会受到皮肤伤口和皮瓣抬高的刺激。

术后风团潮红反应不一，包括长时间肿胀、僵硬和疼痛发作，术后可无反应，但几周后恶化并持续数月之久。每 10 位患者中就会有 1 位出现术后风团潮红反应，每 20 例患手就会有 1 例永久性丧失屈曲功能。微创手术的流程通常与风团潮红反应不相关。

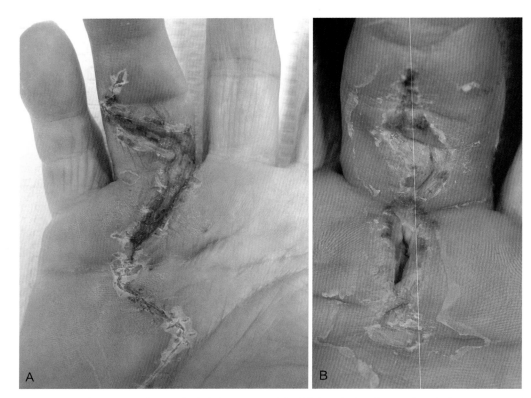

图 25-9　筋膜切除术后伤口延迟愈合。A. 锯齿状切口。于 3 周时拆除缝合线，伤口边缘不愈合。B. Z 形缝合筋膜切除术后 5 周。在远端手掌的中央创口上皮化需重复清创以防止窦道形成。该患者最终瘢痕情况和关节活动范围较好

掌腱膜和受累皮肤切除术

适应证

掌腱膜和受累皮肤切除术适用于伴有弥漫性皮肤受累或广泛瘢痕形成的复发性挛缩，或作为罹患特殊侵袭性疾病青年患者的首选手术方式。

禁忌证

无法耐受长手术过程、恢复时间长或植皮禁忌的患者禁用掌腱膜和受累皮肤切除术。

过程

技术

掌腱膜和受累皮肤切除术为门诊手术。从技术上讲，该手术方式是用一块大的全层皮肤移植物代替病变的筋膜及其所覆盖的皮肤，但不是简单的筋膜切除术。原发性疾病需将掌骨远端和近节指骨指腹组织块切除并进行移植。对于复发性疾病，皮肤瘢痕部也应被切除（图 25-8）。术中固定取决于外科医师的选择。可插入经关节的钢针来固定 PIP 关节，并且将针的末端埋于皮下。绷带固定可结合石膏、玻璃纤维或热塑性材料。

并发症

并发症类似于前述的筋膜切除术，也与涉及手掌皮肤移植的其他手术过程类似。另外，由于掌腱膜和受累皮肤切除术常用于术后复发性弥漫性瘢痕形成，所以神经或血管损伤的风险更大。术后恢复时间总体上比筋膜切除术多出近 50%，但长期复发率不及筋膜切除术的一半。

术后康复

根据掌腱膜挛缩症治疗过程的不同，康复需求差别很大。微创治疗通常不需要增加灵活性、力量、ROM、耐力或降低敏感性等程序干预，

但筋膜切除术或掌腱膜和受累皮肤切除术患者的术后康复都是常规需求。对于夹板的作用尚有争议，尽管有证据表明缺乏有效性，但常规治疗后伸展位夹板还在广泛应用。所有术后研究显示术后 3 个月或更长时间的夹板应用并无额外获益。虽然这看起来有悖常理，但也反映掌腱膜挛缩症的生物学复杂性。不过，研究仅比较符合和不符合夹板治疗患者的夹板治疗结果，无法证实夹板的有效性。相反，前述研究提示早期或渐进性再挛缩的患者不适用夹板。夹板获益的伸展与可能失去的屈曲是相对应的。在微创术后的头几个月中，伸展逆差较未治疗时明显改善。许多经验表明，积极的夹板干预、长时间使用被动复合伸展夹板或夹板干预有疼痛者术后风团潮红反应、僵硬和屈曲丧失的发生率均增加。

外科医师和治疗师间的沟通、协调非常重要。具体的病理细节、术前运动和挛缩情况、手术所见和流程细节是术后护理和康复的基础。

经皮针筋膜切开术

建议仅对少数具有特定适应证的患者治疗，适应证包括对无法自理患者的脱敏过程相关的神经刺激和皮肤裂伤后的伤口管理。

胶原酶注射

梭菌胶原酶 Xiaflex® 制造商建议在最终关节手法治疗后应用静态伸展夜间夹板 4 个月。患者日间进行有效的 AROM 训练。治疗手数周内须避免剧烈活动。此外，治疗建议同 PNF。

筋膜切除术

根据现有的证据，常规筋膜切除术后不建议常规应用术后夹板。夹板使用即意味着有其他情况需要同时治疗或是外科医师的选择。

筋膜切除术后的常规治疗过程如下。
- 术后第 1 次复诊（术后 1 天 ~1 周）
  - 去除术后敷料。

- 测量主动关节活动范围并每周复评。关节活动意外的刚性感觉意味着可能有未告知的钢针埋入固定关节。
- 评估感觉缺失区域，如果有的话，指导患者保护麻木区域。
- 指导患者伤口护理、提供非限制性敷料，必要时提供护理。如果使用手掌撑开技术，则应指导患者每天更换敷料，如果污染或有需要应即刻更换以防浸渍。
- 指导患者进行节段运动（阻力训练）和复合屈伸运动（表 25-1；DIP 屈曲 / 伸展、PIP 屈曲 / 伸展、MCP 屈曲 / 伸展），让患者演示并为其提供书面指导，要求每天训练 4~6 次。鼓励手抬高和较轻地主动无痛用手。
- 前 2 周
  - 每周安排 2~3 次治疗，以监督、护理伤口和强化 ROM 训练。
  - 开始伤口脱敏治疗，指导患者做叩击脱敏治疗的家庭方案，训练可增至每天 4~6 次。叩击脱敏：患者标识出轻触触痛区域。各个敏感区分别处理，均从最痛处开始。患者以另一只手的指尖或折叠的纱布或毛巾的边角轻叩最敏感区域的皮肤：轻柔（刚能感觉到的触感）、快速（每秒 2~3 次）、持续（1~2 分钟）。然后在下一个最敏感的区域重复，直至全部敏感区都处理完。
- 2~8 周
  - 鉴于延迟愈合倾向，通常术后 2~3 周拆线。
  - 如果患者状况尚可，治疗逐渐递减到每周 1 次。
  - 如果被动活动仍然僵硬需增加热疗（当次治疗开始时热敷，结束时冷敷）。
  - 如果水肿消退后仍主动屈曲不良，则需内牵伸，包括斜行支持韧带牵伸和复合屈曲牵伸（表 25-2），但不推荐被动伸展。
  - 一旦伤口愈合且肿胀和疼痛许可，可使用泡沫橡胶以舒适的水平做力量训练或以硅胶凝

表 25-1	掌腱膜挛缩术后的家庭训练计划：主动活动		

运动前：温热治疗可使家庭训练计划更为舒适。可将手浸入温热的水槽中 3~5 分钟（温度不超过 102℉ / 39℃）预热。
运动后：手冷敷 5~10 分钟，预防炎症。
训练均不应产生疼痛，手也不可有训练后的固定痛或跳痛。

运动类型	重复次数 / 组数	频率（天 / 周）	周数
DIP 屈曲 / 伸展	4 ×（4~6）组 / 天	每天	6 周或直至平台期
PIP 屈曲 / 伸展	4 ×（4~6）组 / 天	每天	6 周或直至平台期
MCP 屈曲 / 伸展	4 ×（4~6）组 / 天	每天	6 周或直至平台期
复合屈曲 / 伸展	4 ×（4~6）组 / 天	每天	6 周或直至平台期
内收 – 外展	4 ×（4~6）组 / 天	每天	6 周或直至平台期

以下训练图表用白色箭头显示辅助手，用黑色箭头显示接受治疗的手的训练效果

DIP 屈曲 / 伸展
在辅助手的帮助下，将治疗手小指 MCP 和 PIP 保持舒适挺直。患者主动屈曲手指尖并保持 5 秒，然后辅助手将其被动拉直并保持 5 秒

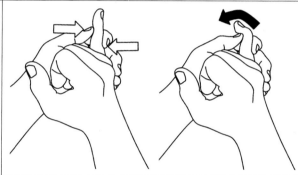

PIP 屈曲 / 伸展
在辅助手的帮助下，保持 MCP 舒适伸直并避免弯曲。患者主动屈曲 PIP 并保持 5 秒，然后辅助手将其被动拉直并保持 5 秒

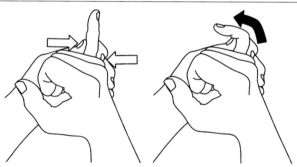

MCP 屈曲 / 伸展
以辅助手施加舒适的压力于治疗手掌中部。同时，让患者弯曲 MCP 且要尽量保持指骨间关节平直，保持 5 秒，然后伸直再保持 5 秒

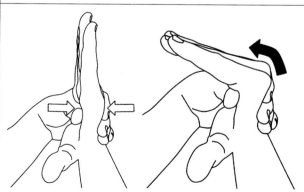

续表

表 25-1　掌腱膜挛缩术后的家庭训练计划：主动活动	
复合屈曲 / 伸展 起始位所有手指尽可能舒适地伸直。让患者将指骨间关节屈曲至钩状位置，保持 5 秒，再将手指蜷成完整的拳头，握实并保持 5 秒	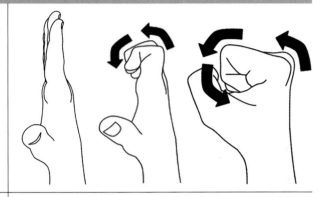
内收 - 外展 起始位所有手指尽可能舒适地伸直，然后并拢在一起保持 2 秒，再将手指和拇指分开并保持 2 秒	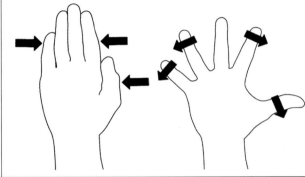

胶片结合贴布治疗增生性瘢痕。

● 8 周后

　● 只在患者需要更长时间的监督或强化家庭训练计划的情况下才继续干预（如家庭训练计划指导表所示）。

并发症及存在的问题

在少数患者中出现延迟愈合（主要为伤口边缘到边缘愈合失败）。伤口边缘可能因分离时间太长而形成上皮化（图 25-9）。此时需换敷料时剥除上皮化的边缘来清洁皮肤并防止窦道形成。边缘坏死（伤口边缘坏死）和皮瓣缺失的须行伤口护理、清创处理，如果范围广泛，可能需要植皮。

术后风团潮红反应、肿胀不相称和僵硬可能会在术后第 1 天加重，或直至术后数周才加重。风团潮红反应可能与复杂性区域疼痛综合征无法区分。部分（非全部）患者口服类固醇药物治疗可受益。术后风团潮红反应的最大风险是长期僵硬。首要目标是恢复主动屈曲。水肿控制措施包括逆向按摩，冷、热水浸浴，主动使用，避免单一姿势，避免环形敷料（包括加压手套）。任何时候均应注意安全、循序渐进的压力程序。若患者出现血管不稳、多汗、体温变化、疼痛加重或渐进性僵硬和有肿胀的迹象请立即通知医师。

早发型再挛缩：矫形术后数天至数周即失效，6~12 周后进入平台期。但这并非复发性掌腱膜挛缩，而是因为挛缩的继发性影响持续存在。PIP 关节挛缩超 45° 可致侧副韧带过紧，超过 60° 或更大的活动度则会导致伸肌无力。虽然这些问题可通过手术操作来矫正，但其潜在的力学问题仍然存在。这样的手指在手术初期矫正时效果最好，但可能术后数周内就会再次出现挛缩。不过这是静态的持续性机械性异常，治疗效果确切，可用临时夹板来对抗挛缩。

表 25-2	掌腱膜挛缩术后的家庭训练计划：被动牵伸运动		
运动类型	重复次数 / 组数	频率（天 / 周）	周数
内在牵伸	3 × 4 组 / 天	每天	4~6 周或直至平台期
斜行支持韧带牵伸	3 × 4 组 / 天	每天	4~6 周或直至平台期
复合屈曲牵伸	3 × 4 组 / 天	每天	4~6 周或直至平台期

这些训练均可选择用来帮助改善僵硬受限的主动训练能力。主动训练前，应先做这些训练。应以足够的力量缓慢、轻柔地训练，可感受牵张感，但又不会引发疼痛。训练应保持稳定的姿势，牵伸过程中关节不可"回弹"。训练图表用白色箭头显示辅助手的训练效果

内在牵伸
内在肌紧张使得指骨间关节难以屈曲而 MCP 伸展。这个练习拉伸内在肌。按住手指两端，弯曲 2 个指骨间关节。一旦弯曲手指，将整个 MCP 向后牵拉。保持这个姿势 30~60 秒

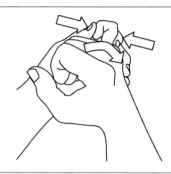

斜行支持韧带牵伸
斜行支持韧带过紧使 PIP 伸展困难而 DIP 屈曲。这个练习牵伸斜形支持韧带。保持 PIP 舒适挺直，同时被动屈曲 DIP。MCP 可置于任何舒适的位置。保持 30~60 秒

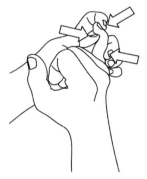

复合屈曲牵伸
保持手指的 2 个指骨间关节被动屈曲。MCP 关节可在任何舒适的位置，但通常也是最舒适的屈曲位。在这个姿势保持 30~60 秒

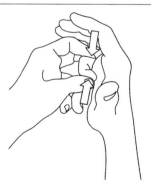

渐进型再挛缩：矫形术后不久即失效，并在之后的 1 年中持续变差。这不是复发性掌腱膜挛缩症，而是原有活动性病变残留部分的持续进展。

迟发型再挛缩：矫形在持续 1 年或经更长时间的平台期后失效。此为真正的复发，是以前不活跃的部位新发生的病变。与前面所述病变扩散类似，在患手先前无病变的区域出现新的病变。

掌腱膜和受累皮肤切除术

因为外科医师对皮肤移植固定倾向不同而采取不同于筋膜切除术的术后治疗方法，从 1 周的轻微活动，到临时性关节固定术，再到 6 周的石膏固定等。由于手术范围更为广泛，掌腱膜和受累皮肤切除术后的恢复通常需要 3~4 个月，类似于筋膜切除术，术后 1 年才会出现最终的平台期。

结局

患者和医疗服务提供者对掌腱膜挛缩治疗结局的看法相去甚远。大多数患者的初始参考原点是另一侧无痛的正常手。患者对治疗结果的判断常根据参考原点比对他们接受治疗的痛苦经历和治疗后持久的并发症。无痛微创手术时间短、恢复简单，即使完全成功也仅被患者视为有所改善；只有解决筋膜切除术失败、长期痛苦的治疗和异常的手掌永久性敏感才被患者认为是有效的。患者自我结局评估（Patient Reported Outcome Msasures，PROMs）尚未解决这个复杂的问题。肩臂手残疾指数问卷快速评定结果与掌腱膜屈曲挛缩的严重程度并不相关。特制的患者自我结局评估表如 Unité Rhumatologique de Defections de la Main（URAM）量表尚需改进。

治疗师和外科医师最常使用的结局评价指标是 ROM 和复发时间。这些虽然很容易衡量，但很难解释。掌腱膜挛缩患者其功能适应缓慢变化的畸形致屈曲挛缩的严重程度与功能丧失间的相关性较差。复发率受许多因素影响，平均 PIP 相比于 MCP 关节、年轻患者相较年老患者、微创治疗相较筋膜切除术、部分矫正与完全矫正挛缩相较复发更早。复发的定义很宽泛且程序化。Xiaflex® 研究所用的复发定义排除部分纠正挛缩的患者，结果"复发"率的报道低于用于其他手术方式。多项研究数据汇总显示，与微创手术相比，筋膜切除术复发前的维持时间约为前者的 2 倍；

但与掌腱膜和受累皮肤切除术相比，仅为后者不到一半的时间。

精要

- 掌腱膜挛缩症的术后恢复取决于以下情况。
  - 患者个体的严重程度。
  - 手术方式选择类型。
  - 治疗前长期缺乏活动的继发性解剖学改变。
  - 治疗期间施于手上的压力。
- 夹板较常用，但并无证据显示常规使用有益，或许对某些特殊继发性改变有益。
- 再挛缩并不一定都是掌腱膜挛缩症复发。再挛缩模式包括以下几型。
  - 早发型：术后 6~12 周发生，然后进入平台期（挛缩的继发性改变）。
  - 渐进型：术后 6~12 周发生，然后进行性加重（活动性疾病残留）。
  - 迟发型：术后初时平台期可达 1 年或更长时间，然后复发（真正的复发）。
- 激进的手部治疗、被动伸展牵伸及使用夹板所致的疼痛或肿胀加重者均可能比不治疗更差。

小结

掌腱膜挛缩症是一种炎症和瘢痕调节障碍所致的掌腱膜挛缩的慢性系统性疾病。经治疗后恢复的患者可能仍会有掌腱膜挛缩病变。掌腱膜挛缩矫正治疗的预期和照护要求与一般瘢痕挛缩松解的预期和照护要求差别很大。筋膜切除术及掌腱膜和受累皮肤切除术后，伤口延迟愈合和长期炎症非常常见。异常过低的应力阈值也会引起不对等的长期炎症。术后炎症、疼痛和屈曲丧失可能与交感神经介导疼痛的范围无法区分。绝大多数筋膜切除术或微创治疗患者会在 10 年内复发。

解决掌腱膜挛缩症的这些问题，需要引导治疗师和患者作出康复方面的努力。其生物学影响对于患者来讲并不直观，可能会低估术前讨论恢复的细节。这类患者往往会因为自己的努力加速康复活动而引发炎症，或者认为缓慢的恢复是一种预期外的并发症。这些问题的宣教指导及在康复期间对适应情况进行密切监测，对掌腱膜挛缩症治疗最佳疗效的实现和提高患者满意度至关重要。

（许志生 译，敖学恒 李云霞 王雪强 审）

参考文献

Ball C. The use of splinting as a non-surgical treatment for Dupuytren's disease: a pilot study. *British Journal of Hand Therapy*, 2002,7(3):6-8.

Ball C, Pratt AL, Nanchahal J. Optimal functional outcome measures for assessing treatment for Dupuytren's disease: a systematic review and recommendations for future practice. *BMC Musculoskelet Disord*, 2013,14:131.

Collis J, Collocott S, Hing W, et al. The effect of night extension orthoses following surgical release of Dupuytren contracture: a single-center, randomized, controlled trial. *J Hand Surg Am*, 2013,38(7):1285-1294.e2.

Ebskov LB, Boeckstyns ME, Sorensen AI, et al. Results after surgery for severe Dupuytren's contracture: does a dynamic extension splint influence outcome? *Scand J Plast Reconstr Surg Hand Surg*, 2000,34(2):155-160.

Evans RB, Dell PC, Fiolkowski P. A clinical report of the effect of mechanical stress on functional results after fasciectomy for Dupuytren's contracture. *J Hand Ther*, 2002,15(4): 331-339.

Jerosch-Herold C, Shepstone L, Chojnowski A, et al. Severity of contracture and self-reported disability in patients with Dupuytren's contracture referred for surgery. *J Hand Ther*, 2011,24(1):6-10.

Jerosch-Herold C, Shepstone L, Chojnowski AJ, et al. Night-time splinting after fasciectomy or dermo-fasciectomy for Dupuytren's contracture: a pragmatic, multi-centre, randomised controlled trial. *BMC Musculoskelet Disord*, 2011,12:136.

Kemler MA, Houpt P, van der Horst CM. A pilot study assessing the effectiveness of postoperative splinting after limited fasciectomy for Dupuytren's disease. *J Hand Surg Eur*, 2012, 37(8):733-737.

Larson D, Jerosch-Herold C. Clinical effectiveness of postoperative splinting after surgical release of Dupuytren's contracture: a systematic review. *BMC Musculoskelet Disord*, 2008,9:104.

第26章 拇指腕掌关节炎：LRTI 术、单纯大多角骨切除术、CMC 融合术

Jennifer Moriatis Wolf, MD 和 Katherine Barnum Baynes, MS, OTR, CHT

概述

大多角骨－掌骨（trapeziometacarpal, TM）关节炎较常见，好发于中年女性，随着年龄增长，发病率也增高。据推测该退行性病变是由于拇指基底部稳定韧带的退变，以及拇指使用过程中鞍状关节长期受力导致的。在对掌位支具固定、糖皮质激素注射等保守治疗无效的情况下，可选择外科手术。

韧带重建和肌腱移位（ligament reconstruction and tendon interposition, LRTI）由 Eaton 和 Littler 率先发表，并经 Burton 和 Pellegrini 改良，改良后保留大部分常规手术步骤。术中移除大多角骨，以半根腱束或整根桡侧腕屈肌（flexor carpi radialis, FCR）的肌腱做双 8 字形缠绕（"凤尾鱼"状）垫于第 1 掌骨基底来重建稳定。单纯大多角骨切除术与前面的术式相似，但不需肌腱转移或专门的韧带重建。腕掌关节（CMC）融合术（将大多角骨融合在第 1 掌骨上）更适合年轻的劳动者，常使用钢针或钢板／螺钉来固定。

所有这些手术术后都会常规制动，从而导致腕掌关节周围的软组织僵硬。术后康复是预防的关键环节，是从外科手术解剖和随后的制动中恢复所必需的。术后的手康复目标是一个活动逐级恢复的过程，包括改善关节活动范围、恢复功能性夹捏和抓握及增强肌力。

手术过程

韧带重建和肌腱移位术及单纯大多角骨切除术

LRTI 术和单纯大多角骨切除术的适应证相似。这些手术适用于中度到晚期的第 1 腕掌关节炎，以及诸如活动改良技术、对掌位支具固定、糖皮质激素注射等保守治疗无效的患者。

单纯大多角骨切除术的禁忌证为胶原血管疾病合并关节过度松弛，此类患者可能需要韧带重建来避免关节不稳。

过程

最常见的 2 种手术入路一是瓦氏（Wagner）掌侧入路（图 26-1），剥离鱼际肌以充分显露关节囊；二是拇长展肌、拇长伸肌间的纵向背侧入路（图 26-2），以显露解剖鼻烟窝。识别、保护鼻烟窝近端的桡动脉深支和桡神经浅支非常重要。LRTI 术需在前臂做一个或数个切口来切取半根腱束或整根桡侧腕屈肌腱。

在这两种术式中，大多角骨需部分或全部切除。若术式选择桡侧腕屈肌腱，则需在第 1 掌骨背侧斜行钻一个通向其基部的孔，将肌腱穿过基

Barnum 博士或其直系亲属是"猎鹰康复"产品的雇员。Wolf 博士或其直系亲属已经获得来自 Elsevier 公司、《手外科杂志》的非收入支持（如设备或服务）并获得商业酬金或其他非研究相关的资助（如带薪旅行）；为美国手外科协会、《美国骨与关节外科》《美国手外科杂志》和《骨科杂志》的董事会成员、管理者、行政人员或委员会成员。

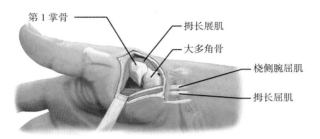

图 26-1 拇指腕掌关节瓦氏（Wagner）掌侧入路图示。在大多角骨上方做一个纵向切口并向掌侧剥离鱼际肌以充分显露关节囊（经许可引自 Wiesel S. Operative Techniques in *Orthopaedic Surgery. Philadelphia*, PA: Lippincott Williams & Wilkins, 2010）

部缝合回自身以悬挂掌骨，其余肌腱缠绕成"凤尾鱼"状垫于关节内，然后以可吸收线缝合关节囊。皮下组织也使用可吸收线缝合，皮肤切口关闭采用连续皮下缝合。

术后以厚敷料包扎夹板制动 6 周，其中术后即使用拇指人字形夹板固定于对掌功能位，制动的后 4 周改为人字形短臂石膏固定。

可能影响康复效果的潜在并发症包括桡神经浅支损伤形成的神经瘤及切口疼痛，或由于切取半根桡侧腕屈肌腱导致的肌腱炎。

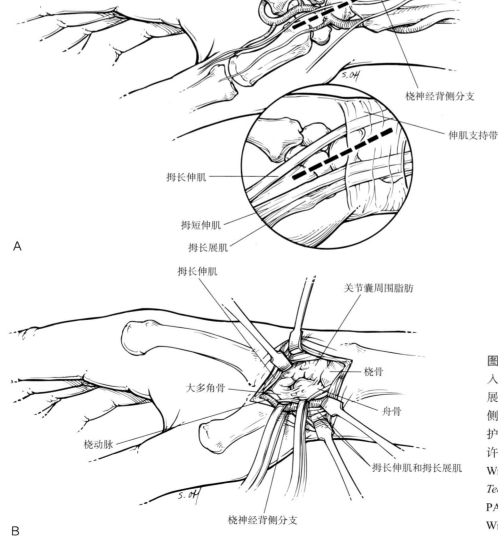

图 26-2 拇指腕掌关节背侧入路图示。A 和 B. 打开拇长展肌和拇长伸肌间隔，显露背侧关节囊。做切口后须仔细保护鼻烟窝底部的桡动脉（经许可引自 Cooney WP. The Wrist: *Diagnosis and Operative Teeatment*. 2nd ed. Philadelphia, PA: Lippincott Williams & Wilkins, 2010）

大多角骨－掌骨关节融合术

TM 关节融合术适用于年轻的劳动者或其他需要稳定关节来承受重荷的工人。前面提及的拇指掌指关节（metacarpophalangeal，MCP）融合术对于腕掌关节而言就是禁忌证，更靠近近端的关节融合会严重限制拇指的灵活性。相对禁忌证包括对拇指高度灵活工作需求的患者，如乐手、牙科医师和平面设计师。

TM 关节融合术通常采用前述背侧入路。充分暴露并游离 TM 关节，将关节放置成拇指远节指骨能触碰到示指、中指关节，且拇指应旋转到足以跨越手掌充分对掌的位置。然后以克氏针、U 形钉、螺钉或在第 1 掌骨和大多角骨背侧放置钢板来稳定关节。再将骨膜缝合，关闭肌腱间隔和皮肤。如前所描述，以敷料包扎伤口，使用拇指人字形夹板固定，至 10~14 天后改为人字形短臂石膏固定。

大多角骨－掌骨关节假体植入性关节成形术

TM 关节的植入性假体选择很多，包括硅胶、金属聚乙烯及高温石墨构成物，可选择柄式（将移植体置入第 1 掌骨基底）或垫片式。根据术者的偏好，手术入路可选择背侧入路或瓦氏掌侧入路。在关节面切除、假体植入后，牢固修复囊膜间隔至关重要，因为 TM 关节植入假体脱位是很常见的并发症。术后，患者至少需要佩戴 2~3 周的拇指人字形夹板才能活动，并在软组织愈合到足以稳定植入物时才使用可去除式拇指人字形夹板。

大多角骨－掌骨关节术后的康复过程

考虑到制动稳定、伤口愈合、功能性活动三者之间的平衡，术后患者的康复应尽早开始以确保获得最佳效果。早期干预包括拇指充分功能位的术后制动、水肿的处理和最初的术后随访即开始的 ROM 训练。接受 TM 关节手术的患者，通常邻近关节也会罹患骨关节炎，或由于术后制动期过度依赖对侧手而造成对侧手和拇指的疼痛及症状恶化。康复的最终目标是患者通过个性化的方案恢复到拇指疼痛、不稳及活动受限前的状态。操持简单家务劳动的老年人与手部有较大力量需求的患者的术后计划应是不同的。根据患者手的功能水平，术后的恢复时间通常在 3~6 个月。

如果没有获得手术矫正，术前的抓握模式可能会在术后重现。应鼓励患者采取均衡的拇指姿势来减轻手术部位的压力，使用适当的肌肉组织完成活动。术前主要以拇内收肌做抓取活动的患者由于关节的塌陷需要指导调整抓握模式，加强拇对掌肌、拇短展肌、第 1 骨间背侧肌的肌力来再训练。鼓励在用力少的活动时，做拇指掌指关节屈曲和指骨间关节屈曲的拇指动态稳定平衡抓握模式，随进度来增加活动负荷，这是术后神经肌肉再教育计划的一部分。

分阶段和分级训练过程设计如下。

- 功能性关节活动范围任务活动。
- 患者抓－捏活动和特定任务的功能性力量训练。
- 神经肌肉再教育，鼓励采取平衡捏取姿势训练，逐步增加负荷以实现长期防护的过程。
- 关节保护宣教。

LRTI 术式和单纯大多角骨切除术后康复（推荐方案）

术后制动

- 石膏期（0~4 周）
  - 最初的术后敷料以拇指人字形石膏替代。
  - 拇指的理想肢体位介于桡侧外展和水平外展之间，同时保持虎口微张。
  - MCP 关节屈曲 30°，IP 关节自然放松。
- 夹板期（4~8 周）
  - 使用基于手掌或前臂管型的拇指人字形夹板

固定（图 26-3）以方便腕与拇指主动 ROM 训练，此阶段可开始被动 ROM 训练。

- 6~8 周时去除夹板，练习用力少的轻巧任务。
- 根据需要，过渡期可进展至手部保护性支具。
- 手部支具（8 周及 8 周后）
  - 术后有舒适性的需求，即可使用热塑性材料（图 26-4）或柔性支具（图 26-5）对手术部位提供持续的防护，并使 MCP 及 IP 关节处于最适肢位。

术后评估和干预

- 术后立即进行水肿处理。
  - Coban 抗菌敷料包裹及加压指套佩戴。
  - 向心性按摩（图 26-6）。
  - 冷敷和抬高患肢。
  - 一旦患者去除石膏，即使用其他加压技术，包括使用 Isotoner™ 手套和加压袖套。
- 疼痛——通常是手部肿胀造成的。
  - 石膏和夹板同样需要评估，避免由于护具不匹配或过高的压力造成疼痛，并根据需要进行调整。
- 瘢痕粘连。
  - 粘连的瘢痕会限制 ROM。
  - 瘢痕按摩，沿着整个瘢痕区域轻轻地松动瘢痕。

- 采用环形模式。
- 垂直于瘢痕。
- 平行于瘢痕。

- 最好在不用润肤乳液的情况下进行瘢痕按摩，以提高皮肤的摩擦力。

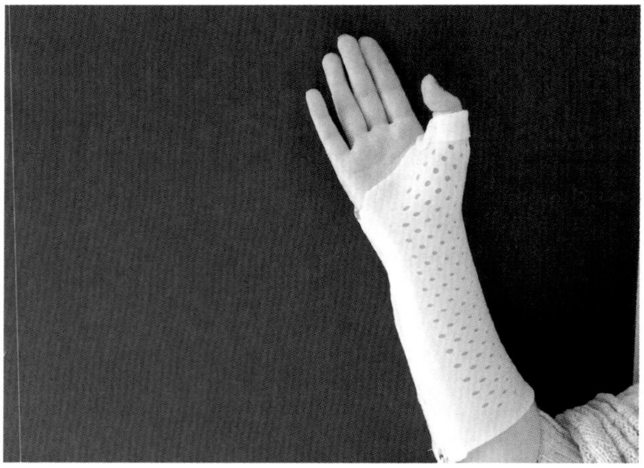

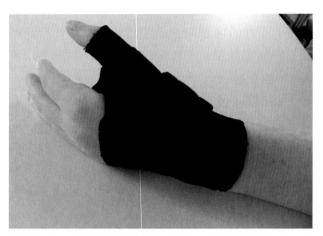

图 26-4　基于拇指的热塑性夹板。拇指置于略外展、伸展姿势

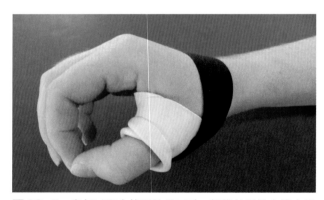

图 26-5　康复过程中使用的基于手 – 拇指的柔性支撑支具

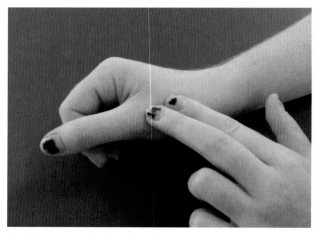

图 26-3　包绕前臂的拇指掌侧人字形多孔热塑性夹板

图 26-6　向心性按摩治疗水肿

- 如果皮肤完全愈合，为减轻对侧手的用力可使用防滑材料如 Dycem™防滑垫（图 26-7）或铅笔橡皮擦。这些材料可增加皮肤的摩擦力，并减少患者对侧手施加的力量。
- 瘢痕和皮肤感觉过敏——比较常见的问题。
  - 由于术后瘢痕过于敏感，瘢痕按摩技术对患者来说可能不太舒服。
  - 桡神经浅支的刺激会增加皮肤的敏感性。
  - 脱敏程序
    - 瘢痕按摩时涂抹乳液。
    - 轻叩瘢痕。
    - 用不同结构材料轻抚瘢痕，从棉花、布料到毛毯和尼龙材料循序渐进（图 26-8）。

关节活动范围

- 石膏期的 AROM（0~4 周）
  - 指导患者活动上肢其他未受累的关节，包括肩关节、肘关节、示指 – 小指等。
  - 手指抗组训练（blocking exercise）。
  - 肌腱滑动。
  - 拇指 IP 关节屈曲。
- 去除石膏后的 ROM（4 周后）
  - 继续最初的 AROM 训练。
  - 增加腕 ROM 训练，直至达到完全 AROM。
- 拇指 ROM 训练

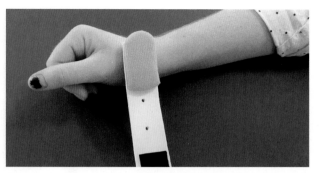

图 26-8　使用不同材质（包括棉花和尼龙材料）对瘢痕进行脱敏治疗

- 改善拇指 MCP 和 IP 关节的独立活动。
- 在拇指主动外展活动练习之前向掌侧桡侧被动外展拇指以牵伸拇内收肌（图 26-9）。
- 内收肌释放技术（图 26-10）。
- 早期拇指主动活动强调拇指外展和伸展的组合练习及拇指内收和屈曲的有限组合练习。
- 术后 6~8 周，开始拇指 AROM 环转运动及拇指主动桡侧和掌侧外展练习。开始拇指及示指和中指的对掌运动练习，为抓取任务做准备。

功能性目标和限制

- 将日常生活活动融入治疗计划中。
- 指导患者的精细抓取或抓握模式。
- 6 周时，鼓励患者取下支具，开始进行穿衣、

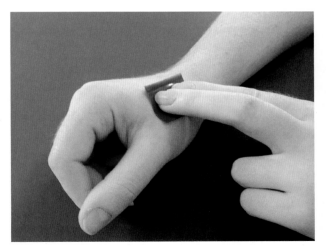

图 26-7　使用 Dycem™防滑垫按摩瘢痕

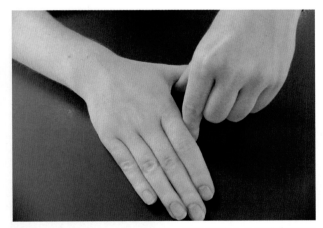

图 26-9　拇指被动外展牵伸，以改善第 1 骨间背侧肌和鱼际肌的柔韧性

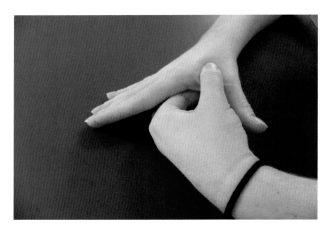

图 26-10　拇指内收肌释放技术展示，以施加于背侧和掌侧的压力来软化和拉伸拇内收肌

　　洗漱及折叠衣服和使用餐具练习。

- 重新训练抓取较大的物体（图 26-11）。
- 用较小的物体重新训练抓捏（图 26-12）。
- 无痛情况下逐渐增加活动量。
- 再训练和功能恢复期间可能需要用到矫形器。

关节保护

　　患者回顾关节保护技术并作为习惯伴随终身。

- 拇指及手关节减压技术和减压设备是关键（图 26-13~图 26-17）：用剪刀拆包装，使用改良开罐器、开瓶器，使用钳子来做力量性捏取及在园艺和烹饪时使用关节减压工具。
- 计划应基于患者的需求和业务爱好进行个体化设计。

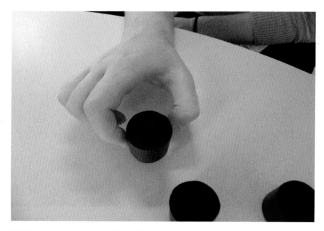

图 26-11　较大物体的抓取再训练

力量训练

- 等长收缩肌力训练。
  - 患者佩戴可拆卸夹板时即开始腕的等长收缩肌力训练。
  - 术后夹板期最初的 ROM 恢复后即可开始拇指等长收缩肌力训练。
    - 拇指外展练习（图 26-18）。
    - 拇指与示指对掌练习（图 26-19）。
- 第 1 骨间背侧肌运动（图 26-20）。
- 手指力量训练。
  - 佩戴夹板时即可开始练习。
  - 抓握泡沫小轴练习（图 26-21）。
  - 轻便橡皮筋练习（图 26-22）。
  - Theraputty™康复黏土练习（图 26-23）。
- 捏力训练——在 10~12 周以 Theraputty™康复黏土做轻柔、无痛的捏力练习（图 26-24）。
- 若患者不能进行无痛的练习就推迟以上练习开始的时间，继续先前的静力等长收缩训练。
- 肌力会随着手和拇指功能性活动的改善而提升。

大多角骨－掌骨关节融合术后康复（推荐方案）

　　尽管 TM 关节融合术的最终结局和前述的 CMC 成形术相似，但关节融合术更适合那些需要

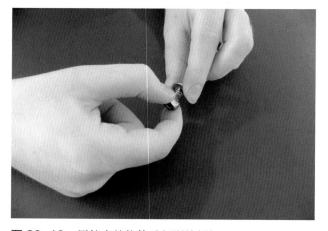

图 26-12　用较小的物体重新训练抓捏

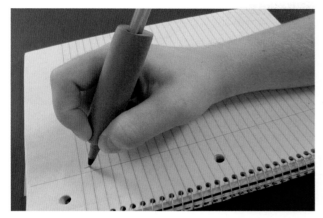

图 26-13　用以降低拇指基底部关节压力的持笔器

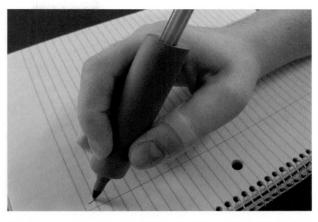

图 26-14　联合应用指骨间关节支撑板和持笔器对关节提供保护

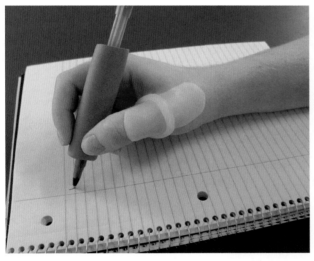

图 26-15　应用特殊定制的热塑性夹板防止拇指掌指关节过伸

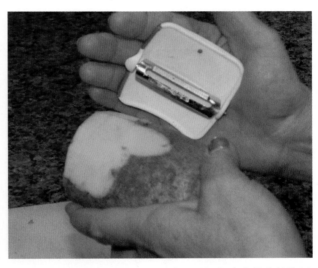

图 26-16　使用掌持式削皮器减少对拇指腕掌关节的挤压

手来完成更多体力活动的患者。

- 制动期
  - 佩戴 IP 关节可随意活动的拇指人字形夹板 2 个月。
  - 使用管形或基于手掌的支具，直至有明显的影像学愈合。
- 对水肿进行评估和治疗（同前）。
- 石膏固定期即可开始手指和拇指 IP 关节的 AROM 训练（同前）。
- 夹板期即可开始拇指 MCP 活动及拇指对指练习。

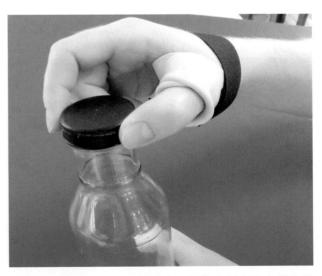

图 26-17　在拧瓶盖时佩戴小型拇指夹板以稳定拇指腕掌关节及减少疼痛

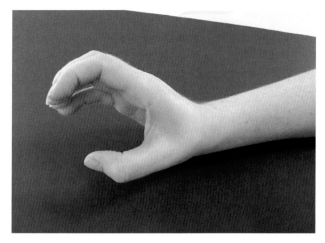

图 26-18　拇指外展康复练习。如图，拇指置于外展位，进行功能性抓取练习

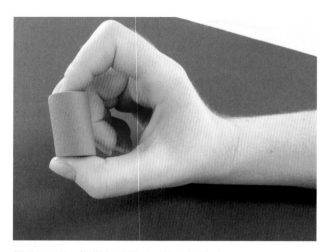

图 26-19　拇指与示指对指静力性练习

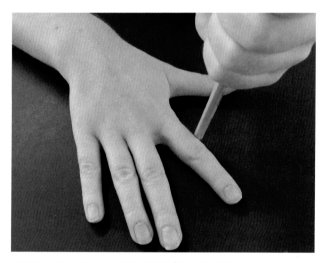

图 26-20　第 1 骨间背侧肌康复力量训练

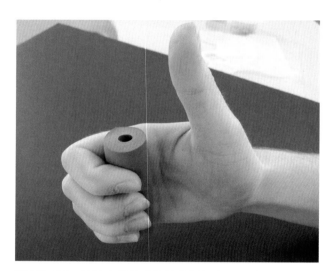

图 26-21　泡沫小轴的手指钩状抓握力量训练

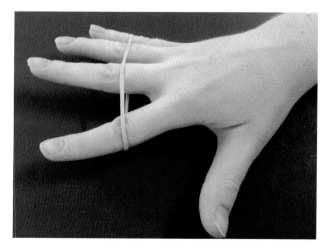

图 26-22　橡皮筋抗阻外展肌力练习

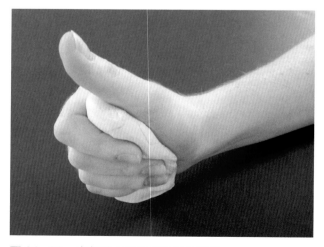

图 26-23　康复黏土改善手抓握的练习

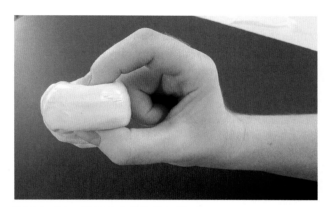

图 26-24　康复黏土指腹挤捏练习

- 随着时间的推移，患者可进行一些拇指桡侧和掌侧的外展活动。
- 使用前面提到的技术来松解拇指外展肌可能有效。
- 力量训练
  - 如果患者是年轻的劳动者，最初的治疗可通过弹力带练习来协助患者维持肩关节和肘关节的力量，从而保持受影响肢体的肌力。
  - 患者一旦去除石膏，腕关节即可从静力性收缩进展为力量训练，若需要减少手术区的压力可使用改良式抓握。
  - 一旦手外科医师明确指出患者可以进行全肌力训练，就需要设计更积极的力量性抓捏训练及上肢的力量和协调训练，从而为患者做好满足其日后工作的身体需求。

结局

　　TM 关节骨关节炎的手术结局普遍较好，标准化的结局评估显示患者的满意度较高，疼痛获得缓解。对大量手术进行系统性回顾研究，发现单纯大多角骨切除术和合并韧带重建术或 TM 关节融合术相比，结果并没有区别。单纯大多角骨切除术后的并发症发生率极低，但关节融合术的并发症发生率较高，包括固定物折断和骨折不愈合。对最常见的大多角骨切除术和 LRTI 的长期结局显示疼痛缓解和功能恢复良好。

精要

- 较小的切口及锐性分离与术后疼痛较少和对麻醉的需求量降低相关。
- 采用瓦氏（Wagner）掌侧入路后应小心地将鱼际肌置回并进行修复缝合，以便在拇指基部提供最优力量和运动恢复。
- 术后 3~5 天应严格执行肢体抬高。
- 如果术后早期患者不能自然地活动非受累手指，正规治疗对于防止手指僵硬至关重要，应在确认此问题后立即启动。
- 患者在石膏或夹板制动时均可以自由地活动指骨间关节。
- 韧带松弛的患者需要更长时间的制动，这些患者的瘢痕组织需要更多恢复时间以稳定关节置换区。
- 术后制动延长会导致很难控制的组织水肿和僵硬。应检查患者有否活动非受累部分肢体以减轻水肿和增加血流，如前所述，对于这些患者建议早期康复介入治疗。
- 医师应警惕慢性区域疼痛综合征（chronic regional pain syndrome，CRPS）的早期表现，尤其患者伴有非检查区的疼痛、持续肿胀或颜色改变或异常出汗等应尽早鉴别并立即转介患者采取疼痛治疗药物、星状神经节阻滞或其他干预治疗。

小结

　　拇指腕掌关节炎患者的术前与术后康复治疗都很重要。术后运用专门的夹板和运动训练来治疗拇指基部的疼痛和功能障碍，增强肌力，恢复功能。

　　　　　（李衍昊　赵　欣　叶伟胜　译，
　　　　　　许志生　李云霞　王雪强　审）

参考文献

Avisar E, Elvey M, Wasrbrout Z, Aghasi M: Long-term follow-up of trapeziectomy with abductor pollicis longus tendon interposition arthroplasty for osteoarthritis of the thumb carpometacarpal joint. *J Orthop* 2013;10(2):59–64.

Bamburger JB, Stern PJ, Kiefhaber TR, McDounough JJ, Cantor, RM: Trapeziometacarpal joint arthrodesis: a functional evaluation. *J Hand Surg Am* 1992;17:605–611.

Beatus J, Beatus RA: Management of the basal joint of the thumb following interposition arthoplasty for pain and instability. *Physiother Theory Pract* 2008;24(4)299–309.

Burton RI, Pellegrini VD Jr: Surgical management of basal joint arthritis of the thumb. Part II. Ligament reconstruction with tendon interposition arthroplasty. *J Hand Surg Am* 1986; 11(3):324–332.

Colditz J: The Perplexing Thumb and CMC Joint Osteoarthritis. Available at: http://myemail.constantcontact.com/HandLab-Clinical-Pearl—23.html?soid=1102126638168&aid=tW6VIZU 83hc. Accessed June, 2013.

De Smet LD, Meir V, Verhoeven N, Degreef I: Is there still a place for arthrodesis in the surgical treatment of basal joint osteoarthritis of the thumb? *Acta Orthop Belg* 2010;76: 719–724.

O'Brien VH, Giveans MR: Effects of a dynamic stability approach in conservative intervention of the carpometacarpal joint of the thumb; a retrospective study. *J Hand Ther* 2013;26:44–52; quiz 52.

Patel TJ, Beredjiklian PK, Matzon JL: Trapeziometacarpal joint arthritis. *Curr Rev Musculoskelet Med* 2013;6(1):1–8.

Roberts RA, Jabaley ME, Todd NG: Results following trapeziometacarpal arthroplasty of the thumb. *J Hand Ther* 2001; 14:202–207.

Valdes K, von der Heyde R: An exercise program for carpometacarpal osteoarthritis based on biomechanical principles. *J Hand Ther* 2012;25:251–263.

Vermeulen GM, Slijper H, Feitz R, Hovius SE, Moojen TM, Selles RW: Surgical management of primary thumb carpometacarpal osteoarthritis: a systematic review. *J Hand Surg Am* 2011;36(1):157–169.

Wajon A, Carr E, Edmunds I, Ada L: Surgery for thumb (trapeziometacarpal joint) osteoarthritis. *Cochrane Database Syst Rev* 2009;(4):137–142.

Weiss S, LaStayo P, Mills A, Bramlet D: Prospective analysis of splint the first carpometarpal joint; an objective, subjective and radiographic assessment. *J Hand Ther* 2000;13: 218–226.

第27章 掌指关节和近端指骨间关节成形术

Lindley B. Wall, MD 和 *Rhonda K. Powell, OTD, OTR/L, CHT*

概述

手部的掌指（MCP）关节和近端指骨间（PIP）关节的功能对人的日常生活活动（ADLs）非常重要，并且退化性改变的可能性很大。手部小关节成形术，特别是 MCP 和 PIP 关节，是一种已经被医学界广为接受的治疗症状性关节炎的方法。小关节的关节成形术在治疗关节疼痛、恢复关节活动范围、整体提高手部功能方面有显著疗效。硅胶和表面重建型（石墨或金属）假体都可以用于 MCP 和 PIP 关节。

掌指关节成形术

相关解剖学

MCP 关节为球窝结构，通过侧副韧带来维持稳定。同时，该关节在屈曲位相较伸展位时，对于内翻和外翻应力更稳定。掌板又可以通过限制 MCP 关节伸展过度来稳定 MCP 关节。在关节的背部有伸肌腱，由桡侧和尺侧的矢状支持带固定于关节的中心。

患者评估

通过术前检查来评估手指的 ROM，以及手指握捏的力量，同时兼顾功能性需求和整体目标。还需要检查关节的对线、AROM、PROM、稳定性，以及与其相关关节的松弛度。通过手的后前位（posterior-anterior, PA）和侧位 X 线片来观察其退变，包括关节间隙变狭窄、骨赘的形成情况和软骨下骨的硬化情况。

适用证和禁忌证

MCP 关节硅胶关节成形术已经应用 50 年以上，并且在缓解疼痛和恢复关节活动方面被医学界广为接受。硅胶是一种合成的聚合物，可以被做成不同的形状，同时提供像橡胶一样的灵活柔软的形态。硅胶关节成形术用一种限制型假体连接近端指骨和掌骨，形成屈戌关节来提供内在的稳定性。这种关节成形术最常用在风湿性关节炎和一些其他病症，如韧带或关节囊松弛缺损。患者必须要有足够的骨量结构来支持这类假体，并且通过屈肌腱和伸肌腱的支持来保障正常的ROM。

关节表面置换成形术是针对疼痛的掌指关节炎采用的新一代假体，系采用高温石墨、含聚乙烯的钴铬合金或者其他混合材料制成的。高温石墨是一种由碳热解层包含的石墨芯合成材料组成的。这种置入材料需要周边的副韧带和关节囊来保持其稳定性。因此，这种植入物对于骨关节炎或创伤后的关节而言是理想的治疗方式，并且能

Powell 博士和 Wall 博士或其任何直系亲属均未从与本文主题直接或间接相关的商业公司或机构获得任何有价物，未持有股票或股票期权。

提供完整的韧带支持系统。炎症期关节炎或者软组织缺损都不适合使用这种高温石墨材料的假体，因为有关节不稳定的风险。

关节成形术不适用于感染性关节炎，因为会造成关节进一步松弛或手术失败。

手术过程

使用硅胶和表面置换成形术的手术技术是相似的，通常使用背侧入路进入 MCP 关节。在受累单个 MCP 关节背侧，进行纵向中心切口。如果一次性针对所有或者多个 MCP 关节，可沿关节中心使用横切口。要注意保护感觉神经分支。在类风湿关节炎患者中，伸肌腱通常会向尺侧半脱位，所以伸肌腱帽在伸肌腱尺侧被切开。如果肌腱没有出现半脱位，手术可以纵向切开，并且在闭合时对其进行修复。接下来打开关节囊，进行滑膜切除术，去除广泛增生的滑膜炎组织。

从副韧带起始部的远端切除掌骨。在使用硅胶移植体时，只需将硅胶移植体的远端部放在近节指骨的骨隧道内，不用切除软骨下骨。对于表面植入假体，在 X 线透视的帮助下，使用校准锥来对掌骨和指骨进行截骨术。在使用校准锥时，不断增加钻头尺寸进而打开骨髓腔。

使用实验模型来测试假体大小是否合适及关节的稳定性和关节活动范围，同时使用 X 线透视确定假体的位置，修复背侧关节囊和伸肌腱。术后将手放入体积较大的填充掌板夹板中，MCP 关节弯曲，PIP 关节伸展。如果术后感到关节相对松弛，那么假体大小需要重新决定，或者术后康复需要更保守一些。从图 27-1 和图 27-2 可以看到 2 个 MCP 关节成形术后的 X 线片。

并发症

小关节成形术的潜在并发症有关节脱位、关节不稳定、神经瘤的形成、感染和关节僵硬。特别是成形的硅胶关节长时间使用后会发生破裂，导致由硅胶造成的滑膜炎，以至于需要进行关节翻修术或者关节融合术。表面关节成形型假体同样会有断裂的风险，但通常发生在假体松动之后，所以会需要进一步的关节修复术或者融合术。

术后康复

简介

手术和治疗的目的在于减少 MCP 关节的疼痛并增强手的功能。患者的恢复目标也可能包括改善手部的外观。患者需要被告知术后短期 ADLs 能力的潜在困难，以及了解整体的康复项目，包括治疗手段、必须佩戴的矫形器具及大致的治疗频率和治疗时间。患者可能需要提前安排康复复诊的行程或者预算康复费用。

物理治疗师、手术医师及患者之间的合作和沟通对于术后的康复和护理至关重要。手术过程的细节有助于患者注意恢复及防护的重点，从而确保康复过程的安全性。还要注意患者合并存在的疾病情况和功能限制，特别是那些使用人造纤维假体者，要注意炎性关节炎等。

康复治疗通常在术后的 1~2 周开始，取决于手术医师的意见。首要目标是使假体能密封在关节内。在术后拆线之前开始康复治疗的一个很重要的原因就是伤口的护理。术后初始评估包括检查手术切口的愈合情况（包括是否有肿胀或者水肿）手指对线、ROM（包括手指的主动屈曲和被动伸展），以及 ADLs 情况。

术后干预

● 伤口护理：在大的纱布移除后，使用轻型压力绷带。需要在康复中心或者医师护理中心换绷带，直到伤口完全愈合。2 周左右，直到伤口完全愈合时开始在拆线后进行瘢痕按摩。

● 肿胀处理：轻型弹性绷带，如可以在手指和手掌使用自黏性绷带，在术后的前几周保持肩肘、腕和指的主动 ROM 训练，可以减轻上肢肿胀。患者在坐位时要持续保持手部抬高。

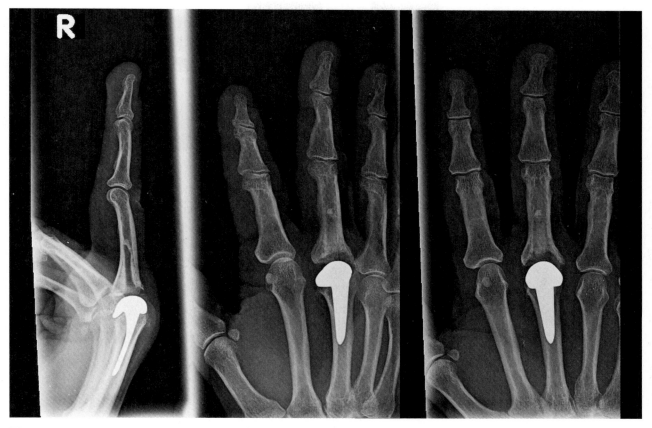

图 27-1 中指掌指关节采用高温石墨材料关节成形术后的侧位、斜位和正位 X 线片

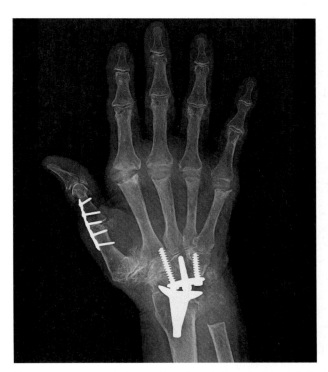

图 27-2 示指、中指、环指和小指掌指关节采用硅胶材料关节成形术后的后前位 X 线片

- 矫形器：2 种不同的组合式矫形器，一种在日间使用，另一种在夜间使用。
  - 日间使用矫形器来保持 ROM（图 27-3）。
    - 组合成前臂背侧手部动态伸指矫形器。
    - 通过舷外支架和手指悬吊环围绕固定近节指骨，通过弹力带的拉力来被动伸展 MCP 关节。
    - 矫形器将手腕固定在中立位，MCP 关节处于 0° 或轻微屈曲，并且可以使 MCP 关节主动弯曲到 70°，在弹力带的动力下可以恢复到休息位置，并保证手指的正常对线。
    - 务必调整动态伸指矫形器的拉力，避免 MCP 关节过伸状态，注意第 5 掌指关节的位置，因很容易造成其过伸。
    - 采用 X 线片或者透视来判断 MCP 关节是否在矫形器内处于过度伸指位。

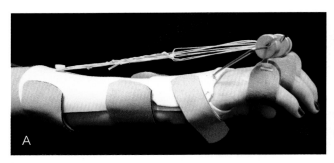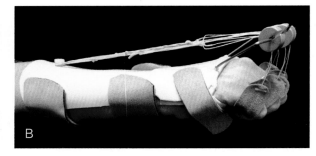

图 27-3　A. 用于掌指关节成形术后 6~8 周内使用的动态矫形器，该矫形器配有轻便的悬吊环，掌指关节处于伸指状态。B. 这种矫形器允许掌指关节屈曲活动

- 患者能够演示或主诉，通过 MCP 关节屈伸产生的力可以轻松对抗弹力带的张力。在这种轻便的悬吊环下主动弯曲手指需要增加 40% 左右的力（图 27-3），多数患者倾向于选择这种轻便的悬吊环。力度的大小需要非常仔细调整。
- 对于示指桡侧副韧带修补的患者要附加旋后保护装置（图 27-4），该装置要在训练时穿戴。
- 夜间使用矫形器以固定（图 27-5）：因为悬外支架矫形器夜间使用不便，所以改用掌部矫形器来固定手腕和手指保持在中立位对齐。
  - 矫正托板在尺骨侧折返增高以预防向尺侧移动。矫形器的护带和指间隔板连接在托板上，形成的导引槽确保手指中立位对齐。
  - 夜用矫形器通常在术后使用几个月，以维持侧副韧带在自然、松弛的位置上，并且在最大程度上通过长时间的韧带平衡性来帮助恢复关节的对齐。
- 康复训练：重点在 MCP 关节的活动。
  - 1~4 周
    - 在第一次康复治疗期进行主动及温和的被动 ROM 训练。
    - 所有 ROM 训练都会影响伤口的瘢痕形成，主动 ROM 可以帮助控制术后产生的肿胀。练习每小时进行一次。
    - 在每次治疗前后都要测量 ROM，以监测指伸展滞后情况。如果出现指伸展滞后（> 30°），被动屈曲训练需要停止。
    - 2~3 周：MCP 关节屈曲至少达到 50°。如果没有达到，需要增加额外的矫形干预。
      - 需要使用 PIP 关节套袖来阻止 PIP 关节活动，并且重点放在 MCP 关节活动（图 27-6）。
      - 辅助以静态渐进性或者动态 MCP 关节屈曲运动。
    - 3 周：关节囊愈合，可提供充足的关节稳定性，患者可以在没有动态矫形器的帮助下进行 AROM 训练。

图 27-4　矫形器的旋后装置用于保护桡侧副韧带

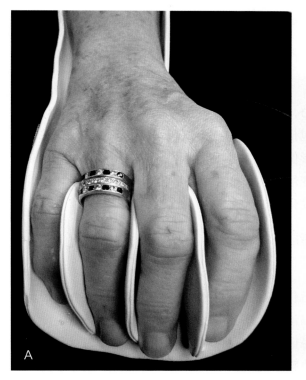
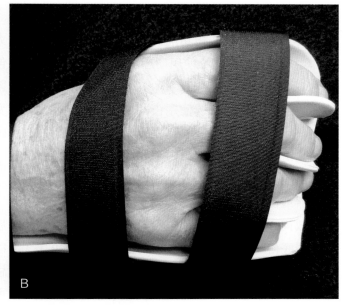

图 27-5　A. 夜间托板设有手指导引槽以确保其正常的位置。B. 护带加强保护手指的中立位对齐

- 4~6 周：可以在不使用矫形器的条件下进行简单的 ADLs。
  - 安全活动包括不是很紧的或者用力握或捏的动作，并且要避免在 ADLs 中需要尺侧压力到手指的动作。
  - 需要告知并教授患者关节保护的要领，包括怎么样调整运动方式、如何握、怎样处理疼痛并且增加握力。
  - 如果发现在活动中有尺侧偏移，需穿戴手部矫形器，保证主动 ROM，并确保手指的中立位对齐。
  - 如果伸指肌滞后角度 > 30°，患者需要继续佩戴动态伸指矫形器。
- 6~8 周
  - 继续 0~6 周的康复训练内容。
  - 持续进行 ROM 训练和控制水肿。
  - 日间动态矫形器可不再使用。
  - 但仍然需要使用夜间矫形器。

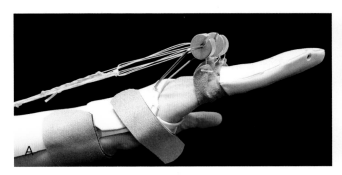
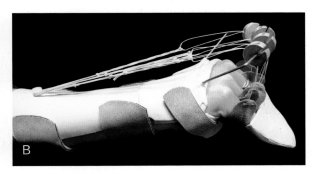

图 27-6　A. 近端指骨间关节套袖阻止近端和远端指骨间关节运动，动力驱使掌指关节运动。B. 套袖允许掌指关节运动

- 8~12 周
  - 如果需要，轻度功能性力量训练可以开始进行。首先在进行训练时保证良好的手指对齐，避免异常受力。
  - 如果主动伸指功能满意，而屈曲范围不满意，则继续使用动态屈曲矫形器。
- 家庭项目
  - 夜间需要继续使用夜间矫形器直至术后 6 个月。无长期活动限制或注意事项。

此治疗计划旨在提供一般指导。值得注意的是，目前对何时必须要开始康复治疗、何时使用矫形器或静态屈曲和静态伸指矫形器交替使用是否有效尚无共识。同样，也没有具体详细的要求规定到底何时不用日间或者夜间矫形器。MCP 关节成形术后的康复需要专业的康复治疗师将每位患者对手术和治疗干预的组织反应与临床推理结合起来，以确定个性化治疗方案。

精要

- 关节的稳定性和无痛的功能活动是最终目标，而不是 ROM 或者力量的大小。
- 矫形器应适合患者，而不是让患者来适应矫形器。
- 告知患者术前与术后对关节的保护非常重要。
- 尽管在治疗条件下，但持续的关节僵硬仍会导致纤维化。
- 咔嗒声和拉动感可能表明伸展肌腱的脱位和半脱位。
- 要小心关节变形，这会导致以后的关节不稳定。
- 持续的关节过伸位也会导致关节不稳定。

近端指骨间关节成形术

相关解剖学

PIP 关节是一个公轴屈戌关节，在完全 ROM 内有相同的外侧稳定性。各个侧副韧带提供这种稳定性，掌板防止关节过伸。

患者评估

术前检查包括手指的 ROM、手指的握力和捏力，同时要考虑功能性需求和整体康复目标，还包括对齐、AROM 和 PROM、稳定性及松弛度。影像学检查包括后前位和侧位 X 线照片。检查退变情况，包括关节间隙变小、骨赘形成和软骨下硬化。

适应证和禁忌证

PIP 关节成形术适用于经过保守的非手术治疗后仍存在关节炎和疼痛的患者。该关节成形术可以治疗疼痛和增加关节活动范围。其适应证和禁忌证与 MCP 关节成形术相似。此外，必须保留中央腱来完成关节成形术。硅胶关节成形术的相对禁忌证为不可在示指上进行捏的动作，因为会产生侧向压力。

手术过程

与 MCP 关节成形术的手术过程相似，PIP 关节成形术也是使用硅胶或表面成形的假体。最常用的是使用背侧切口，在 PIP 关节中心进入。可以看到伸指装置在中央腱位和侧带产生的空隙，要注意保护中央腱。有些人主张 Chamay 入路，将中央腱抬高，并在闭合伤口时修复。使用锯来切除指骨末端，保留侧副韧带。使用初始锥可以找到指骨髓腔；之后使用钻孔器打开指骨髓腔，进一步扩髓以便于安置假体。之后使用试模测试关节完整的活动范围、稳定性。并使用 X 线透视确定假体放置在正确的位置上。在放置最终假体前，在骨上钻孔，用于缝合修复侧副韧带，修复关节囊，最后使用不可吸收缝合线来闭合皮肤。作者不提倡在选择硅胶假体时使用骨水泥。术后将手放入体积较大的填充掌板夹板中，CMP 关节屈曲，PIP 关节伸展。图 27-7 为良好坐位 PIP 关节成形术的影像学图片。

并发症

　　与 CMP 关节成形术的并发症类似。

术后康复

　　PIP 关节成形术的康复目标要确保该关节在功能范围之内可以无疼痛地活动。患者的康复目标也可能包括改善手部的外观。患者教育应该包括术后会导致在日常活动中潜在的困难，以及大致告知患者整个康复的流程，包括所使用的术后干预措施、矫形器及治疗的频率与时间。患者可能会需要提前安排参加治疗的行程和预计的治疗费用。

　　治疗通常在术后的 1~2 周开始。初始目标是确保假体能稳定在关节内，在术后拆线之前开始康复治疗的原因是提供伤口护理，并且保持相邻指骨间关节的活动。初始术后检查包括检查伤口是否愈合（包括肿胀或水肿）、手指对齐、ROM 检查（包括手指的主动屈曲及被动伸指），以及日常生活活动的状态。

术后干预

- 伤口护理：在大的止血纱布移除后，可以使用轻便的松紧纱布来包裹伤口，换纱布等处理需要在专业的治疗师或者医师医疗诊所内进行。在拆线后，需要进行瘢痕的按摩直到大致 2 周以后伤口完全愈合。
- 肿胀处理：轻型弹性绷带，如可以在手指和手上使用自黏性绷带，在手术后的前几周保持肩、肘和腕、指关节的正常 AROM，可以减少上肢肿胀。患者需要在前几周，在坐位时持续保持手部抬高。
- 矫形器
  - 1~5 周
    - 使用静态手部固定托。
    - 掌指关节在 15° 屈曲姿势。
    - PIP 关节保持在 15°~30° 屈曲姿势来增加关节的稳定性，防止过伸。
    - 最近的一项研究表明使用静态矫形器与动态矫形器所取得的结果相似。静态矫

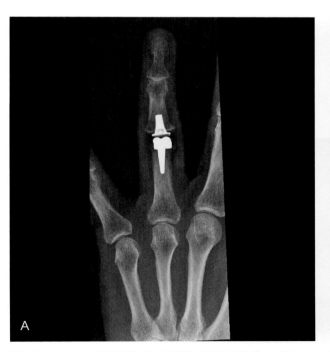 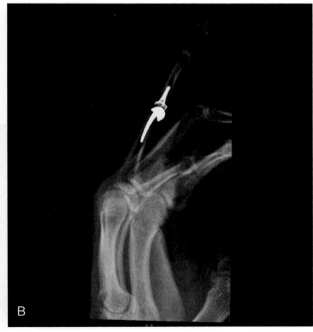

图 27-7　A. 近端指骨间关节成形术后的后前位 X 线片；B. 近端指骨间关节成形术后的侧位 X 线片

形器的花费更少，而且对于临床治疗人员更好操作和运用。

- 患者需要在夹板固定时，X 线透视来确定 PIP 关节没有过伸。

- 6~11 周
  - 持续使用夜间矫形器大约 2 周，这样可以让关节用手 ADLs 后获得一定的休息。
  - 不再需要使用矫形器。患者开始使用手来完成简单的活动和练习，无须使用伸指限制套。在术后 6 周左右关节组织在微屈的位置也充分瘢痕化。

- 康复运动
  - MCP 关节和 DIP 关节 AROM 训练如图 27-8 所示。3~4 区伸展肌腱修复需要 PIP 关节的固定，以便于 MCP 关节和 DIP 关节活动时，减少该区域内的伸肌腱滑动。
  - PIP 关节短弧移动（short arc motion，SAM）：在矫形器内 −15°~35° 的 AROM 训练；MCP 关节保持在伸展位，腕关节轻屈曲位（图 27-9）。早期的 AROM 训练可减少肿胀和肌腱粘连。限制过伸，防止假体过伸位。在没有伸肌滞后的情况下，主动屈曲每周可以增强 10°。

- 6~11 周
  - 矫形器

- 康复运动
  - 适当 ADLs 可以帮助重新获得功能性力量，避免应力过大造成肿胀和疼痛的风险。
  - 如果侧副韧带在手术中有损伤，6 周时应避免阻力训练，因为这样会导致关节不稳定。阻力训练还会导致疼痛的产生。

- 12 周：直到患者获得正常的功能性力量。
  - 康复运动：开始轻微的阻力训练（轻型握泥或者辅助手训练）来帮助重新获得功能性力量。

精要

- 压力弹性绷带可能会导致不必要的扭矩，与 MCP 关节不同，只在掌侧和背侧使用压力弹性绷带，而手掌关节是连续的。
- 尽量避免关节完全伸直以防出现过伸的风险。
- 患者在关节成形术后，由于疼痛减轻，以及日益增强的功能改善或 ROM 的改变而表示满意。
- 尽管一直在治疗，但关节僵硬仍可能持续，并导致关节纤维化。
- 要时刻注意关节变形，避免导致关节不稳定。
- 持续的关节过伸会导致关节不稳定。

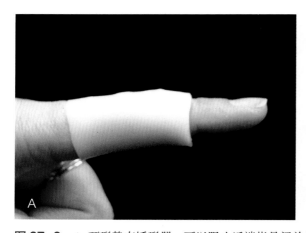
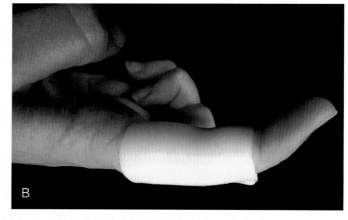

图 27-8　A. 环形静态矫形器，可以阻止近端指骨间关节运动，允许掌指关节和远端指骨间关节运动（B）

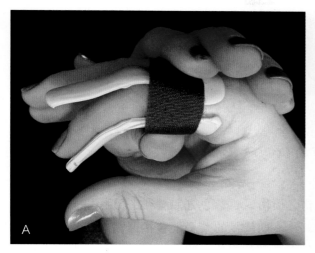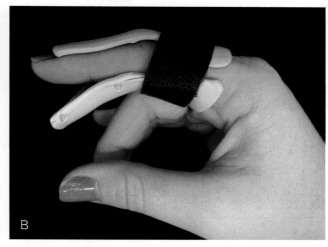

图 27-9　A. 短弧运动矫形器，允许近端指骨间关节主动屈曲到 35°，伸到 -15°（B）

小结

　　若患者的适应证选择恰当，MCP 关节和 PIP 关节成形术可以有良好的临床结果。手术医师需要认真遵循手术的适应证，同时术前的目标也需要清晰。术后必须要遵照执行康复计划，与手康复治疗师紧密配合来确保合适的运动和固定。护理、手术和康复的合作才可达到更完美的临床效果，同时减少患者疼痛和改善关节功能。

（张　乾　译，叶伟胜　李云霞　王雪强　审）

参考文献

Bielefeld T, Neumann DA: The unstable metacarpophalangeal joint in rheumatoid arthritis: anatomy, pathomechanics, and physical rehabilitation considerations. *J Orthop Sports Phys Ther* 2005;35(8):502–520.

Boozer JA, Sanson MS, Soutas-Little RW, Coale EH Jr, Pierce TD, Swanson AB: Comparison of the biomechanical motions and forces involved in high-profile versus low-profile dynamic splinting. *J Hand Ther* 1994;7:171–182.

Burr N, Pratt AL, Smith PJ: An alternative splinting and rehabilitation protocol for metacarpophalangeal joint arthroplasty in patients with rheumatoid arthritis. *J Hand Ther* 2002;15:41–47.

Estes JP, Bochenek C, Fasler P: Osteoarthritis of the fingers. *J Hand Ther* 2000;13:108–123.

Evans RB, Thompson D: An analysis of factors that support early active short arc motion of the repaired central slip. *J Hand Ther* 1992;5(4):187–201.

Evans RB: Managing the injured tendon: current concepts. *J Hand Ther* 2012;25:173–189; quiz 190.

Luther C, Germann G, Sauerbier M: Proximal interphalangeal joint replacement with surface replacement arthroplasty (SR-PIP): functional results and complications. *Hand (NY)* 2010;5(3):233–240.

Massy-Westropp N, Krishnan, J: Postoperative therapy after metacarpophalangeal arthroplasty. *J Hand Ther* 2003;16:311–314.

Michlovitz S: Arthroplasty of the hand and wrist: therapist's commentary. *J Hand Ther* 1999;2:133–134.

Riggs JM, Lyden AK, Chung KC, Murphy SL: Static versus dynamic splinting for PIP joint pyrocarbon implant arthroplasty: a comparison of current and historical cohorts. *J Hand Ther* 2011;24(3):231–239.

Christopher H. Judson, MD; Mark E. Warren, OTR/L, CHT 和 Craig M. Rodner, MD

概述

手屈肌腱损伤因为预后不良，一直是一个非常棘手的问题。开放性损伤常引起屈肌腱损伤，导致肌腱撕裂。闭合性损伤也会引起屈肌腱损伤，如 "Jersey finger"（指深屈肌腱损伤），但不太常见。在任何年龄都可以出现这些损伤，损伤肌腱的手指要恢复正常力量和 ROM 是非常困难的。肌腱损伤修复完成后的制动易引起肌腱在腱鞘内粘连，限制长期功能。但另一方面，过多的早期活动使肌腱承受应力，会破坏肌腱修复。因此，最主要的重心在于如何选择一个最佳的手术修复方案和避免上述并发症的康复方案。所以，屈肌腱损伤常需外科医师和手康复治疗师之间的良好合作。

手术过程：急性屈肌腱损伤

适应证和禁忌证

在手部 5 个屈肌腱分区中，完全损伤的屈肌腱需手术修复来重建手指的主动屈曲（图 28-1）。虽然建议在屈肌腱损伤后的第 1 周内进行一期修复以限制肌腱回缩和瘢痕形成，但是损伤后的 4 周内仍然可以进行一期修复。过了此时间点，须考虑行分期肌腱重建。对于肌腱部分损伤来讲，损伤 > 60% 的屈肌腱须进行手术修复。

一期修复的禁忌证包括严重的伤口污染、肌腱多个部位损伤、覆盖屈肌腱鞘的软组织大量缺损。如肌腱修复时骨折能同时被稳定，肌腱损伤伴随的骨折就不一定是肌腱修复的禁忌证。同理，神经血管损伤也可以和肌腱损伤一起修复。

相关解剖学

屈肌腱损伤可发生于前臂和手 5 个区的任何一区（图 28-1）。在前臂即 V 区，指浅屈肌腱（flexor digitorum superficialis, FDS）位于指深屈肌腱（flexor digitorum profundus, FDP）和拇长屈肌腱（flexor pollicis longus, FPL）的掌面。通过腕管（Ⅳ区）和手掌（Ⅲ区）后，除拇指外，所有手指上的 FDS 和 FDP 都被包裹在一个从掌指关节水平（Ⅱ区）开始的骨-纤维滑膜鞘内。Ⅱ区损伤是最难治疗的，因为 2 个肌腱几乎占据多层纤维滑车下相对较小的空间。在 Ⅱ 区，FDS 开始走行表浅，随即分成两部分逐渐向深部走行，沿FDP 的两侧止于中节指骨的掌侧。于 FDS 止点水平，FDP 继续前行止于远节指骨掌侧（Ⅰ区）。在 Ⅰ区和 Ⅱ区有许多环状和十字交叉的滑车，其中最重要的是 A2 和 A4 滑车，主要用于防止手指屈曲时肌腱的弓弦现象（tendon bowstringing）（图28-2）。

Rodner 博士、Judson 博士和 Warren 博士或其任何直系亲属均未从与本文主题直接或间接相关的商业公司或机构获得任何有价物，未持有股票或股票期权。

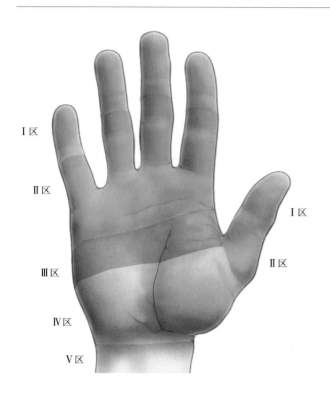

图 28-1　屈肌腱的 5 个分区图示（经许可引自 Hunt TR, Wiesel SW. *Operative Techniques in Hand, Wrist, and Forearm Surgery*. Philadelphia: Lippincott Williams & Wilkins, 2011）

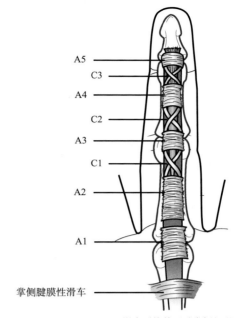

滑车系统前面（掌侧）观

图 28-2　屈肌腱鞘的解剖图示。包含 4 个环状滑车（A1~A5）和 3 个十字形滑车（C1~C3）（经许可引自 Bindra R, Sinclair M. Trigger Finger Release, in Flatow E, Colvin AC, eds: *Atlas of Essential Orthopaedic Procedures*. Rosemont, IL: American Academy of Orthopaedic Surgeons, 2013: 253-257）

修复技术

手术方法

　　在 I、II 和 III 区的损伤，可切一个 Z 形或 Bruner 切口以暴露受伤区域（图 28-3），或切一个中外侧切口。上述 2 种方法的切口都可根据外伤的情况进行稍微改良。这些方法易探查到神经血管束和评估有无其他须同时修复的损伤。只要 A2 和 A4 滑车完整，可能有必要松解 1 个或多个屈曲滑车以暴露受伤区域。完成肌腱修复后，当手指被动屈曲或伸直时，如修复区域被 A2 和 A4 滑车夹挤，可释放 A2 和 A4 以促进术后关节活动范围恢复。如这些滑车在受伤时被完全破坏或被医源性释放，须于皮肤缝合前进行修复。然而不需修复 A1 和 A3 来提高修复区域肌腱的滑动。在 IV、V 区的损伤，可以将前臂掌侧放置于腕管伸直位，采用 Henry 方法。

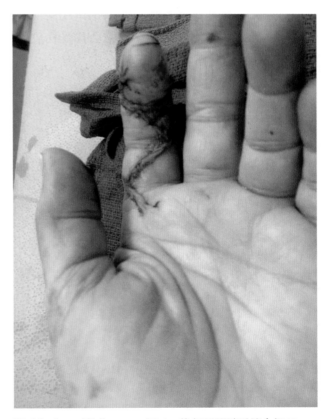

图 28-3　Z 形或 Bruner 切口，修复屈肌腱后缝合切口

过程

在修复屈肌腱前，须识别和探查肌腱断端，同时尽可能减小对周围软组织的破坏（以减少腱鞘内粘连）。近端肌腱损伤，肌腱断端易回缩，尤其是随着受伤时间的延长。远端肌腱损伤，肌腱回缩的概率小。远端肌腱上的腱纽（vincula）可阻止肌腱向手掌回缩。对于Ⅰ区损伤，可以使用 Leddy 分类来描述指深屈肌腱回缩的程度及是否有骨性撕脱（图 28-4）。

在Ⅰ和Ⅱ区的损伤，对于近端肌腱的恢复，很多时候可以通过对手掌和前臂的推拿按压来完成。一个小的、狭窄的工具可以从滑车下穿过来抓住肌腱。如果不成功，可能需要扩大或单独做一个近端切口来识别和探查肌腱。一旦受伤的肌腱在近端被识别，我们倾向于用小儿饲管从远端向近端穿过滑车（图 28-5）。然后把饲管缝在肌腱上，从而帮助引导肌腱回到受伤的位置。之后，肌腱末端可以用一个小规格的针固定以便缝合。对于Ⅱ、Ⅲ和Ⅳ区损伤，如果手指在受伤时处于屈曲状态，远端肌腱断端经常会比受伤皮肤更靠近远端，因此需要扩大远端。

推荐方案

缝合良好的损伤肌腱为术后康复提供最大可承受的应力，同时又有足够的血液供应和肌腱末端接触以促进愈合。对于Ⅱ～Ⅴ区损伤，有许多实验研究穿过受伤区域的核心缝合数量、缝合位置、缝合技术类型。作者更喜欢用 3-0 单丝、不可吸收缝合线进行 4 股核心修复。为了达到这样的效果，我们推荐像图 28-6 描述的那样进行外观缝合。虽然可使用其他修复形状，包括 2 股环状 Kessler 法缝合，但作者更倾向于图 28-6 所示的缝合形状进行 4 股核心修复。使用不可吸收的 6-0 单丝进行腱表缝合时，切勿于修复部位掌侧打结（图 28-7）。谨慎地缝合肌腱断端、使用腱表缝合以减少修复部位的体积，同时应用松解滑车技术和指浅屈肌切除术都可促进肌腱滑动和减少粘连形成。

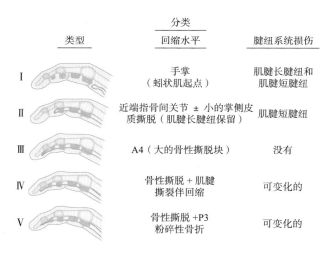

类型	分类		
		回缩水平	腱纽系统损伤
Ⅰ		手掌 （蚓状肌起点）	肌腱长腱纽和 肌腱短腱纽
Ⅱ		近端指骨间关节 ± 小的掌侧皮 质撕脱（肌腱长腱纽保留）	肌腱短腱纽
Ⅲ		A4（大的骨性撕脱块）	没有
Ⅳ		骨性撕脱 + 肌腱 撕裂伴回缩	可变化的
Ⅴ		骨性撕脱 +P3 粉碎性骨折	可变化的

图 28-4　示指深屈肌腱撕裂伤的 Leddy 分类［经许可引自 Ruchelsman DE, Christoforou D, Wasserman B, et al. Avulsion inju-ries of the flexor digitorum profundus tendon. *JAAOS*, 201,19(3): 152-162］

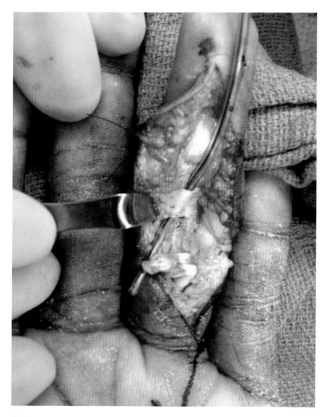

图 28-5　图示为使用一个小儿饲管从远端向近端穿过滑车系统，同时和肌腱末端缝合来帮助肌腱穿过滑车系统

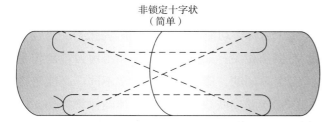

非锁定十字状
（简单）

图 28-6　肌腱对端四股修复方法的示意图［经许可引自 Chauhan A, Palmer BA, Merrell GA. Flexor tendon repairs: techniques, eponyms, and evidence. *J Hand Surg Am*, 2014,39(9):1846-1853. doi: 10.1016/j.jhsa.2014.06.025］

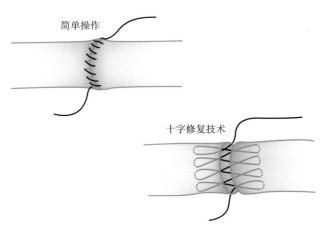

简单操作

十字修复技术

图 28-7　腱表缝合，增加修复强度并减小间隙（经许可引自 Hammer WC, Boyer MI, Bozentka DJ, et al. *ASSH Manual of Hand Surgery*. Philadelphia: Lippincott Williams & Wilkins, 2010）

修复强度是断裂风险的一个主要预测因子。连接修复部位的缝合股数与修复强度呈正相关，如 4 股缝合的修复强度为 2 股缝合的 2 倍。根据既往文献，Strickland 估计 1 周修复强度达 50%，3 周达 67%，最终 6 周可达 120%。额外进行腱表缝合可以减少修复部位间隙和增加 10%~50% 的修复强度。即使于肌腱修复后强度最弱的 1 周，4 股缝合加上腱表缝合也可提供肌腱的足够强度以进行轻的主动抓握。对于修复强度和愈合最佳的缝合方式、材料、大小，研究没有形成一致意见。

Ⅱ区损伤 FDS 和 FDP 时，是否要修复 FDS 仍存在争议。如果同时修复 2 股 FDS，可能阻碍肌腱在 A2 滑车下滑动和促进粘连形成。虽然缺失

FDS 不会造成明显的功能缺失，但 FDS 是 FDP 血供的重要来源。因此只要 FDS 没有造成明显的滑动阻力，作者更倾向于修复至少 1 股 FDS；否则须切掉 FDS。肌腱在滑车系统下滑动时，须观察修复情况。A1、A3、A5 滑车可能会阻碍肌腱滑动。如果 A2、A4 滑车阻碍手指全范围被动屈曲和伸展，可能需要部分释放滑车以达到全范围活动。

Ⅰ区损伤是独特的，修复方法取决于是否有撕脱性骨折。最常见的修复方法包括铆钉技术、于背侧纽扣上缝合、直接于骨上缝合。如果撕脱的骨折碎片足够大，需要进行开放复位内固定术时，就可以运用小螺丝或克氏针固定。

伤口闭合

肌腱修复完成后，须进行皮肤彻底冲洗。对于Ⅴ区损伤，可用可吸收线松弛地缝合皮下层，然后再缝合皮肤。对于其他区的损伤，用可吸收或不可吸收的 4-0 单丝线间断缝合皮肤。

并发症

屈肌腱修复后最常见的并发症是形成粘连，限制手指的活动和功能。手外科医师和手康复治疗师早期识别粘连是非常重要的，这可使治疗重点放于分离指浅屈肌腱和指深屈肌腱的单独滑动上。最后，如果进行几个月的康复治疗后手指仍不能达到一个可接受的 ROM，可能偶尔需要进行屈肌腱松解术。

修复屈肌腱后，近端指骨间关节和远端指骨间关节僵硬或关节挛缩相对比较常见，约 15%。其中Ⅰ区损伤更为常见。对术后关节僵硬的患者进行早期活动和佩戴可耐受支具是预防并发症的最有效的措施。类似于肌腱术后粘连的治疗，处理屈肌腱修复后产生的关节僵硬需要最适合患者临床情况改良的康复方案。某些患者如有持续的挛缩，保守治疗无效后，可能需要行关节松解手术。

对于患者、外科医师、治疗师来讲，修复后的屈肌腱断裂仍是最严重的并发症。一个大型研究中数据显示术后断裂的概率大约在 4%。需要注意的是，修复后 6~18 周肌腱强度最弱。手术水平差、激进的康复治疗或患者不配合（如尝试用力抓握或自行脱掉支具）一般都易引起肌腱断裂。如肌腱断裂，须于 1~2 周内进行手术探查。完全断裂且距离修复 4 周内，就可以达到一期修复。距离修复超过 4 周，就要进行分期重建和肌腱移植。无断裂但只是强度减弱，可切除瘢痕，瘢痕长度＜ 1cm 可达一期修复。瘢痕长度＞ 1cm，建议进行肌腱移植以避免肌腱短缩。

肌腱滑动时滑车夹挤修复部位可能导致术后扳机指，物理治疗师可进行治疗性超声和按摩。另一极端是由于完全松解 A2 或 A4 滑车，导致弓弦现象。

最后，由于所有 FDP 连接共同的肌腹，所以 FDP 的总体活动范围会受限于最短的那根肌腱。类似于四马二轮战车现象，损伤的 FDP 不能抵抗过度的张力，这会导致修复后肌腱总体缩短。在这种情况下，患者不能用非手术手指完全握拳，手术肌腱相对更短，这导致抓握力减弱。患者若持续产生症状，可能是由于肌腱松解术或者修复的肌腱松弛所导致的。

术后康复

简介

屈肌腱损伤的术后康复充满挑战，同时影响最终的功能结果。随着手术方法的进步，现有的康复方法也在稳步发展。当为患者设计康复方案时，一定要考虑 3 个方面的因素：患者、损伤、手术。

- 与患者相关：除了疾病本身外，认知能力、年龄、生活方式（如吸烟、药物使用、酒精滥用）都可能影响患者遵从康复方案，也会影响

术后肌腱和皮肤的恢复速度。此外，患者的期望、目标、功能性要求也应被考虑。

- 与损伤相关：如割草机割伤和厨房刀具割伤是完全不同的，康复预后也非常不同。高能量损伤常伴随皮肤缺失、骨折、神经血管损伤，这些都会影响康复。
- 与手术相关：术后的康复计划应该根据手术技术的条件及修复的程度来设计。如 4 股腱表修复比单独的 2 股修复能承受更激进的康复方案。
- 屈肌腱修复后康复的主要目标是保护修复的易受损伤的肌腱，同时预防肌腱粘连和关节僵硬。治疗师须了解受伤的范围、肌腱如何修复的和其他相关的程序。

本章着重介绍进行 4 股腱表修复术后的肌腱康复。需要注意的是，这不是一个教条的、适用于所有损伤的方案。我们倾向于早期主动、徒手活动方案，因为证据表明这比被动活动方案的效果更好。一个前瞻性随机对照试验表明早期主动活动方案比被动活动方案可获得更大的手指关节活动范围，同时不会增加断裂的风险。然而，最近一篇关于屈肌腱康复方案的系统评价表明早期主动活动的康复方案中肌腱有更高的断裂风险，虽然这高度依赖于核心缝合的数量。

每位患者的康复都需根据患者病情的进展、组织反应、受伤机制和区域、修复强度，以及术后时间进行不断地评估和调整。如有持续肿胀和伤口愈合问题，康复进程需要调整，否则可能影响最终预后。

根据我们的临床实践，术后 3 天可去掉敷料、评估伤口、佩戴非活动性支具、进行注意事项和训练教育。肌腱无论是主动还是被动活动，早期活动都非常重要，可促进滑膜扩散、提高修复肌腱营养、增加肌腱滑动、减少粘连形成。在康复过程中，根据屈肌腱损伤的位置，制订与恢复过程相关的治疗性方法。

Ⅰ～Ⅲ区

3 天～4 周

- 患者可穿戴背侧限制性矫形器（dorsal blocking orthosis, DBO）使腕关节于 0°～20° 屈曲、掌指关节于 40°～45° 屈曲、指骨间关节处于完全伸展位。这可维持肌腱于松弛位，同时使指骨间关节在支具限定的范围内进行伸展活动，因此减少指骨间关节挛缩屈曲的风险（图 28-8）。
- 在支具保护下进行手指被动屈曲；在支具允许的范围内进行主动伸展（图 28-8～28-11）。
  - 我们认为此期的患者教育对预后非常重要，可以使用运动手册、图片或视频等。

- 一旦水肿消退、PROM 改善，就可以开始协同保持训练（图 28-12）。指导患者被动屈曲手指，同时伸展腕关节。一旦可活动到此位置，指导患者松开被握住的受伤的手，然后主动于此位置维持 5 秒，放松，然后腕关节自然屈曲，从而促进手指伸展。运用这种协同运动可增加 FDP 和 FDS 间的滑动，同时降低达到完全屈曲所需的力。

4～7 周或 8 周

- 在训练的间歇期和夜间穿戴 DBO。如采用 DBO 开始时维持腕关节于屈曲位，就需调整其于中立位。
- 去掉矫形器，腕关节中立位下主动屈曲和伸展

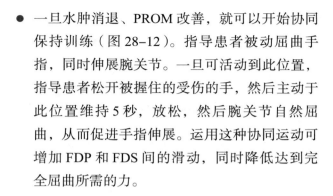

图 28-8　背侧限制性支具

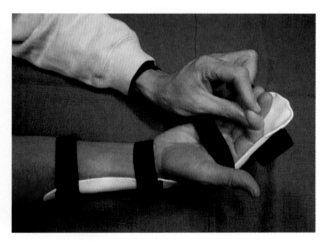

图 28-9　远端指骨间关节被动屈曲

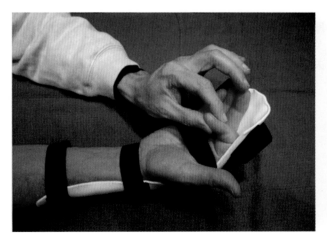

图 28-10　近端指骨间关节被动屈曲

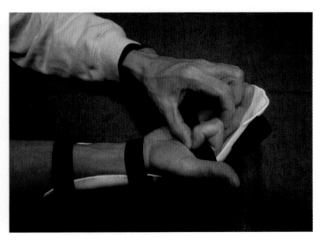

图 28-11　近端与远端指骨间关节同时被动屈曲

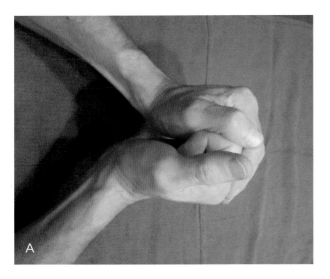

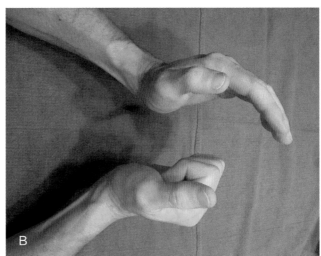

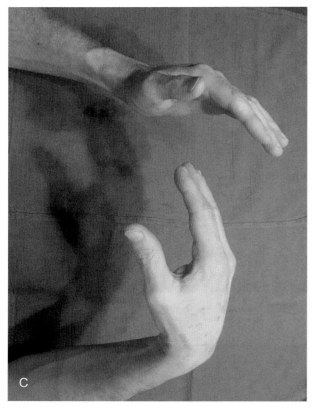

图 28-12　右手指协助保持训练。A. 患者被动屈曲指骨间关节，同时伸直腕关节。B. 维持此位置 5 秒。C. 放松，腕关节自然屈曲，促使指骨间关节被动伸直

手指。腕关节和手指不能同时伸展。

- FDS 滑动训练。DIP 关节固定于伸直位，PIP 关节主动屈曲。

- 钩状抓握。MCP 关节伸直位，主动屈曲 IP 关节。此活动有助于 FDS 和 FDP 的相对最大滑动。

- 同时屈曲。同时主动屈曲手指的所有关节。

- 如果肌腱滑动不足，在 5~6 周需要进行抗阻训练；否则需于术后 7 周进行。抗阻训练包括掌指关节徒手固定于伸直位，PIP 关节主动屈曲以使 FDS 单独滑动；MCP 关节和 PIP 关节固定于伸直位，DIP 关节屈曲以使 FDP 单独滑动。用下述 2 种方法确定肌腱应该如何进行滑动。

- 美国手部医师协会（American Society for

Surgery of the Hand）建议进行全范围主动活动（total active motion, TAM）测定，也可使用 TAM 确定是否可以进行更进一步的训练。MCP、PIP、DIP 关节屈曲活动度之和减去伸直受限的活动度就得到 TAM。比较 TAM 和全范围被动活动（total passive motion, TPM）差异可确定何时开始进行抗阻训练。如果 TAM 和 TPM 有 50° 的差异，表明存在致密的粘连，可以进行抗阻训练。

- 确定何时开始抗阻训练的另一种方法是确定肌腱有无主动不足（主动活动范围和被动活动范围间的差异），以及此不足如何影响当前的肌腱滑动。如果于治疗后不能减少 10% 的不足，就可进行抗阻训练。
- 如存在屈曲挛缩，术后 6~8 周开始于夜间佩戴静态进展性伸展支具（图 28-13）。

7~12 周或 14 周

- 停止使用 DBO, 如果需要，可继续夜间佩戴伸展支具。
- 鼓励进行轻度的 ADLs，但不能持续抓握重物。每周逐渐进行渐进性抗阻训练，以增加手的使用。开始训练非用力抓握，如抓豆子、抓皱纸巾、抓毛巾，或持续抓握大小不同的圆柱体。患者可使用不同强度的康复手泥或手夹持器。
- 12~14 周活动不受限制，允许进行用力抓握。

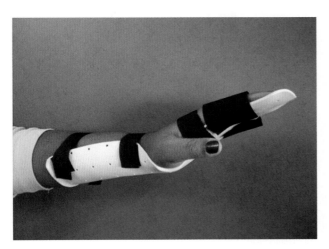

图 28-13　静态渐进性伸展支具，用于屈曲挛缩患者

并发症

即使进行最好的手术修复和术后康复，仍然存在许多并发症，包括水肿加重、肌腱粘连、关节挛缩、感染、肌腱裂开及断裂，会影响手指的最终功能性状况。所有这些情况都应当细心观察和谨慎处理，以达最大功能恢复。

尤其是在主动活动开始前，应尽快控制术后水肿。肿胀会增加屈曲的摩擦力和做功，可能会造成肌腱断裂。使用加压绷带、手指套、自黏性绷带及抬高都是减轻肿胀的方法。

术后康复最常见的并发症是肌腱粘连。术后减少粘连的方法有早期活动（可主动或被动）。虽然早期活动能够减少屈肌腱术后粘连，但是术后粘连还是一个相对常见的并发症，尽管治疗师和患者都尽了最大努力。如果术后早期康复时粘连已很明显，就须考虑更激进的方案。Groth 根据粘连是否对现有治疗有反应建立了一个粘连分级系统，由物理治疗师据组织反应作出相应的治疗决策。此系统不但对预防和治疗粘连有帮助，也对预防修复后没有足够瘢痕形成的肌腱损伤和断裂很重要。瘢痕粘连的治疗方法包括但不局限于深部软组织按摩、超声、加强肌肉收缩的电刺激、肌腱牵拉与松动瘢痕、刮擦板、抓握毛巾、单根肌腱滑动及阻挡训练。需注意的是，如果太用力固定 PIP 关节以增加指深屈肌腱功能，可能导致 FDS 断裂。需强调的是，一定要根据个体术后的恢复进程及肌腱修复后的强度，在合适的时间和地点使用这些技术。

IV 和 V 区

3 天 ~4 周

- 使用 DBO 使腕关节于 0° ~20° 屈曲、MCP 关节于 40° ~45° 屈曲、IP 关节处于完全伸展位。
- 穿戴支具下被动屈曲手指。
- 双手协同保持训练。
- 腕屈肌腱和手指屈肌腱同时修复，勿活动腕关节超过中立位。

4~7 周或 8 周

- 于治疗间歇和夜间持续使用 DBO。
- 6~7 周如手外在肌明显过紧，可使用腕或手或指伸直支具。
- 去掉 DBO 进行腕和指的 AROM 训练，包括一些协调伸展运动。
- 温和的抗阻训练。
- 肌腱相对滑动以预防肌腱间粘连形成。此活动使肌腱达到最大滑动和最大相对滑动。此训练包括一系列运动：钩状抓握、完全的直握拳（图 28~14）。

7~12 周

- 开始渐进的力量训练。到 12 周，手和腕关节不受限制使用。

并发症

　　对于Ⅳ区损伤，术后肌腱粘连是相对常见的并发症。Ⅴ区损伤修复后，肌腱和前臂远端软组

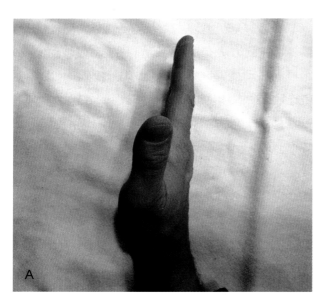
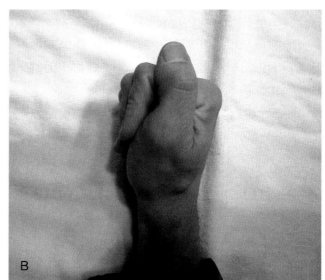
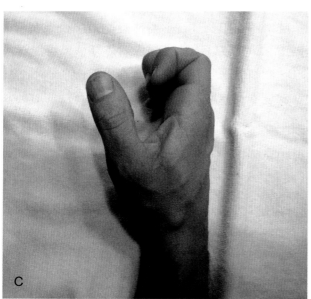
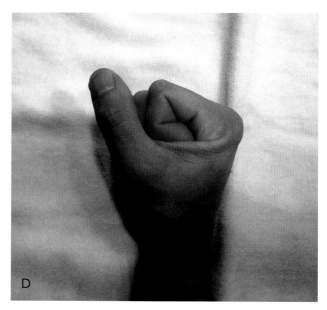

图 28-14　肌腱分离滑动。从直手开始（A），到直拳（B），再到钩状抓握（C），到远端指骨间关节、近端指骨间关节及掌指关节屈曲的完全握拳（D）

织粘连可造成手指运动时皮肤产生凹陷。此外，因为此区常损伤正中神经和尺神经，所以术后需长时间制动腕关节，这会引起关节僵硬和挛缩。对于这种情况，一旦修复的神经能够承受牵张力，就可以佩戴矫正支具。

拇长屈肌腱

从康复的角度来看，拇长屈肌腱损伤和其他Ⅰ~Ⅲ区的肌腱损伤在治疗上相似。

3 天 ~4 周
- 佩戴腕或手或拇指 DBO，使腕于 0~20° 屈曲、拇指屈曲、拇指水平外展、MCP 关节屈曲、IP 关节伸展（图 28–15）。
  - 在支具保护下被动屈曲拇指。
  - 在支具限制范围内主动伸展拇指指骨间关节。
  - 协同保持训练，以肌腱固定术为理论基础。
  - 被动伸直腕关节和被动屈曲拇指，维持此位置 5 秒，然后自然放松腕关节至屈曲，这会自动伸展拇指（图 28–16）。

4 周 ~7 或 8 周
- 在治疗间歇和夜间佩戴 DBO。

- 无支具下主动活动腕和拇指关节。
- 如滑动不良，在第 5 周继续阻挡训练。如果滑动理想，则停止阻挡训练。
- 如手外在肌过紧，被动活动拇指。
- 如手外在肌过紧，夜间需佩戴静态拇指、腕伸直支具。

7~12 周
- 去掉 DBO。
- 如需要，可继续佩戴静态伸直支具。
- 渐进性力量训练，避免用力抓握和持续用力的捏挤动作。
- 至 12 周，手不受限制活动。

并发症

正如此前讨论的所有手部区域的屈肌腱损伤，肌腱粘连也是拇长伸肌修复术后最常见的并发症。需注意的是拇长伸肌损伤也可能在腕关节水平形成粘连，如果肌腱回缩太靠近近端，手术区域需到达腕关节水平。

精要

手术修复

- 至手术这段时间（＜1 周）尽可能减少损伤，可降低修复的难度和达到更好的预后。
- 温和的、创伤小的手术技术对预防术后肌腱在腱鞘内粘连有很大帮助。
- 用 4 股腱表缝合可允许肌腱在修复后最弱的时期（6~18 周）进行轻微主动抓握。
- 如同时损伤 FDS 和 FDP，手术须至少修复 1 条指浅屈肌腱。修复后，需要确认不会对 FDP 滑动造成阻力。
- 术中可以释放 A1、A3、A5 滑车以降低肌腱滑动阻力，但同时须保留 A2、A4 滑车来预防弓弦的产生，但可部分释放来提高肌腱滑动。

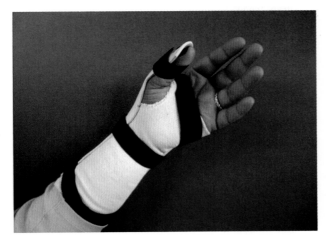

图 28–15 用于拇长伸肌腱修复的背侧限制性支具

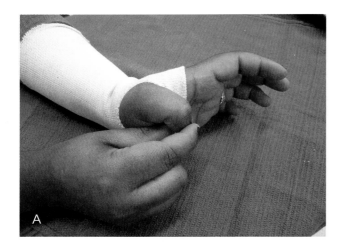

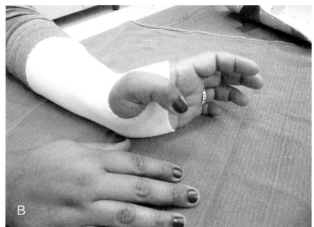

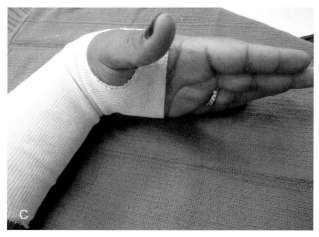

图 28-16　拇长伸肌的协同保持训练。A. 被动背伸腕关节，在指骨间关节水平被动屈曲拇指。B. 维持此位置。C. 放松，腕关节自然屈曲，进而被动伸展拇指

康复

● 早期活动开始前，使用消肿技术以减轻水肿和炎症，这能降低屈曲做功。

● 加强术后的活动训练和注意事项宣教，包括指导患者在家如何康复的图片或视频。

● 预防屈肌挛缩发生，务必使用 DBO 固定指骨间关节于完全伸展位。

● 使用 TAM 确定何时开始阻挡训练。

● 没有固定的屈肌腱康复方法，须紧密观察个体对康复的反应。

● 手外科医师和治疗师密切交流对获得好的预后非常关键，尤其在康复过程中出现并发症时。

（沈　鹏　译，张　乾　李云霞　王雪强　审）

参考文献

Bishop AT, Cooney WP 3rd, Wood MB: Treatment of partial flexor tendon lacerations: the effect of tenorrhaphy and early protected mobilization. *J Trauma* 1986;26(4):301–312.

Groth GN: Pyramid of progressive force exercises to the injured flexor tendon. *J Hand Ther* 2004;17(1):31–42.

Harris SB, Harris D, Foster AJ, Elliot D: The aetiology of acute rupture of flexor tendon repairs in zones 1 and 2 of the fingers during early mobilization. *J Hand Surg Br* 1999;24(3): 275–280.

Lilly SI, Messer TM: Complications after treatment of flexor tendon injuries. *J Am Acad Orthop Surg* 2006;14(7):387–396.

Ruchelsman DE, Christoforou D, Wasserman B, Lee SK, Rettig ME: Avulsion injuries of the flexor digitorum profundus tendon. *J Am Acad Orthop Surg* 2011;19(3):152–162.

Savage R: In vitro studies of a new method of flexor tendon repair. *J Hand Surg Br* 1985;10(2):135–141.

Starr HM, et al: Flexor Tendon Repair Rehabilitation Protocols:

a Systematic Review. *J Hand Surg Am* 2013;38-A(9):1712–1717. e1–e14.

Strickland JW: Flexor tendon repair: Indiana method. *Indiana Hand Center Newsletter* 1993;1:1–12.

Strickland JW: Flexor Tendon Injuries: I. Foundations of Treatment. *J Am Acad Orthop Surg* 1995;3(1):44–54.

Taras JS, Gray RM, Culp RW: Complications of flexor tendon injuries. *Hand Clin* 1994;10(1):93–109.

Trumble TE, Vedder NB, Seiler JG 3rd, Hanel DP, Diao E, Pettrone S: Zone-II flexor tendon repair: a randomized prospective trial of active place-and-hold therapy compared with passive motion therapy. *J Bone Joint Surg Am* 2010;92(6): 1381–1389.

Zhao C, Amado PC, Momose T, Couvreur P, Zobitz ME, An KN: Effect of synergistic wrist motion on adhesion formation after repair of partial flexor digitorum profundus tendon lacerations in a canine model in vivo. *J Bone Joint Surg Am* 2002;84-A(1):78–84.

Carol Recor, OTR/L, CHT 和 *Jerry I. Huang, MD*

概述

　　手指的伸肌腱损伤相当常见。然而，伸肌腱撕裂伤通常在急诊室完成修复，所以很容易忽视伸肌腱损伤的影响和潜在的致残性。虽然已经有大量关于手屈肌腱修复后的康复治疗方法的研究报道，但是手伸肌腱修复的康复治疗效果却没有得到重视。

　　手伸肌腱的解剖结构，外观平坦，远端游离少，与骨和相邻结构相贴近，康复治疗方案需要深思熟虑。此外，与修复的手屈肌腱相比，修复的手指伸肌的尺寸减小和拉伸强度降低，在推进伸肌腱修复方案时更需要格外小心。伸肌腱修复失败会导致手指伸展活动功能丧失，这会严重影响 ADLs。此外，手伸肌腱损伤引致的瘢痕也将造成手指屈曲功能丧失。

　　由于手伸肌腱的解剖结构很复杂，各种各样的损伤需要特定的手术去修复，并需要与之配套的术后康复。早期干预及适当关注治疗的细节和时间，对于获得良好的功能结果至关重要。外科医师和治疗师之间的交流也很关键，治疗师的宣教和监督对于预防患者早期伸肌迟滞非常重要。

相关解剖学

　　手的伸肌腱根据运动机制总共分为 8 个解剖学区域。奇数区间在关节上方，从远端指骨间关节（DIP）开始，向近端延伸；而偶数区间在骨干之上。区域 Ⅲ 在远端前臂之上并且包含肌腱连接点。在第 Ⅵ 区，腱间联合（junctura tendinae）连接中指、环指和小指的伸肌腱。由于患者通常可以保留一些伸肌功能，所以腱间联合处的损伤经常被忽略。手伸肌腱损伤的位置是手术决策时的重要考量因素，也决定术后的康复治疗方案。

手术治疗

适应证

　　手伸肌腱损伤可发生于直接撕裂伤、复杂的开放性损伤或闭合性损伤，如近端指骨间关节（PIP）和 DIP 的暴力过屈。是否选择手术干预，取决于肌腱受累的数量和覆盖其上的软组织损伤及相关的骨损伤。一般来讲，撕裂超过 50% 的肌腱或肌腱部分撕裂伴手指伸肌肌力丧失时应进行手术修复。Ⅰ～Ⅵ区损伤主要是在急诊室进行伤口冲洗和修复。如果创面有明显的污染或关节受累，如在掌

　　Huang 博士或其直系亲属为发言部门成员，或已经代表 Arthrex 和 Trimed 公司进行付费报告；担任 Acumed 和 Arthrex 公司的付费顾问；并为美国手外科协会和美国手外科学会及《美国手外科杂志》的董事会成员、管理者、行政人员或委员会成员。Recor 博士及其直系亲属均未从与本章节主题直接或间接有关的商业公司或机构收受任何有价物，未持有股票或股票期权。

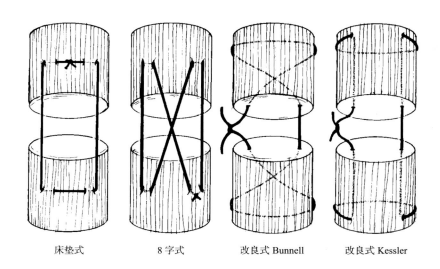

| 床垫式 | 8字式 | 改良式 Bunnell | 改良式 Kessler |

图 29-1 4 种常见的伸肌腱损伤后的修复方法（经许可引自 Newport ML.Extensor tendon injuries in the hand. *J AM Acad Orthop Surg*, 1997,5:59-66）

指关节（MCP）上方的Ⅴ区"咬伤"或软组织丢失，应在手术室进行手术清创和修复。靠近Ⅶ区和Ⅷ区近端的损伤也应该在手术室进行治疗，因为它们通常需要更大的手术切口来进行手术操作。手术修复应使用 3-0 或 4-0 不可吸收缝合线。因为肌腱非常薄且平坦，所以对相对远端的损伤使用水平床垫式缝合或 8 字式缝线法。在相对近端，如果肌腱保留相对完好，推荐使用核心缝合技术，如改良式 Bunnell 修复法或改良式 Kessler 修复法。

撕裂伤和开放性损伤

Ⅰ和Ⅱ区

手术过程

通常在手指神经阻滞局部麻醉下，于Ⅰ区切开手指伸肌腱。皮肤切口以 Y 字形为佳，Y 字中间的交叉点在 DIP 关节上，分叉的两头延伸至远侧两端，而远侧中轴和近侧延伸部分在中线背侧。Ⅰ区和Ⅱ区撕裂伤的末端伸肌损伤通常采用不可吸收缝合线（4-0 尼龙线），通过 8 字式或水平床垫式进行修复（图 29-1）。撕裂靠近远端，肌腱非常薄且平坦，推荐使用肌腱真皮缝合术将肌腱和皮肤进行单层缝合。由于将 DIP 关节保持在伸展位的同时保护已修补的肌腱非常困难，所以最好用 0.1cm 的克氏针将 DIP 关节固定于伸展位，并使 PIP 关节保持自由活动。我们将该针埋在皮下，并在局部麻醉下于术后 8 周取出。

术后康复

- 术后 5~7 天，安装静态热塑性 DIP 关节夹板保护远端指尖和克氏针，直至克氏针移除（图 29-2）。淋浴时可取下夹板。
- 克氏针取出前不鼓励提重物或抓握。
- 第 2 周时开始进行 PIP 主动关节活动范围训练。
- 移除钉后，鼓励轻微的 AROM 训练。
- 给患者提供具体指导，监测伸肌迟滞的发展。
- 如果伸肌迟滞复发，则应重新使用矫形器，并

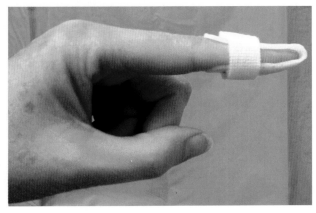

图 29-2 热塑性蛤壳矫形器，有助于保护固定在指间的克氏针，以及为远端指骨间关节提供支撑

在接下来的 4 周内逐步取下矫形器。

- 手部进行主动活动可使患者恢复握力，而不会对伸肌腱施加额外的压力。
- 应该避免家庭力量训练，如治疗泥胶或者类似的力量训练。术后 8 周内在 DIP 关节没有任何伸肌迟滞的情况下可恢复完全不受限制的活动。

精要

- 应该抬高全厚皮瓣以减少皮瓣坏死和伤口问题。抬高过程中注意避免损伤生发基质。
- 如果出现轻度的伸肌迟滞，我们推荐使用椭圆 8 字夹板（oval-8 splint 3-Point Products, Stevensville, MD），并将其调节在 PIP 关节的轻度屈曲位。这种夹板也可用作反向抗阻训练，以改善 DIP 关节的伸展力量（图 29-3）。

Ⅲ 区

手术过程

此区域中央束的伸肌撕裂伤通常伴有开放性骨折和感染的伤口，应小心处理伴随的损伤。应进行彻底的关节冲洗及修复损伤的侧副韧带。沿着撕裂伤口和 PIP 关节背侧的纵向切口进行手术暴露。另外，一些外科医师更倾向于曲面皮肤切口，以避免切口直接穿过撕裂的肌腱和修复的缝

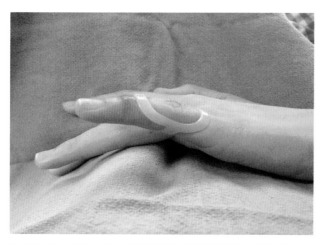

图 29-3 椭圆 8 字夹板保持近端指骨间关节轻微弯曲，允许反向抗阻伸展训练远端指骨间关节

合线。伸肌腱修复采用不可吸收的 3-0 或 4-0 缝合线（图 29-1），用水平床垫式缝合或 8 字式缝合。中指骨背侧撕脱骨折常见。对于较大的碎片，可以使用 1.2mm 或 1.5mm 的方头螺钉进行固定。对于较小的碎片，可用 1~2 个小缝合螺钉（1.8mm 或 2.2mm 螺钉，图 29-4）进行手术修复。如果撕裂，可以通过 5-0 或 6-0 缝合线以 8 字式缝合侧韧带。

术后康复

- 使用热塑性矫形器，将 PIP 关节固定于全伸位，以防伸肌迟滞，DIP 关节可自由活动（图 29-5）。作者更倾向于使用包裹 3/4 手指的热塑性矫形器，它在手指的背侧和掌侧表面提供了足够的支撑，容易适应水肿的波动。
- 矫形器通常连续使用 6 周。
- 佩戴矫形器后，DIP 关节可立刻进行主动活动。这样提供一个可以让 DIP 关节单独进行反向抗阻训练的条件。主动的 DIP 关节屈曲将拉动侧带，并允许中央束重新接合。
- 单独的 PIP 关节活动在术后第 2 周佩戴支具时进行。从主动屈曲 15° 开始，每周增加 15° 屈曲。这种渐进式的矫形器可以防止过度屈曲（图 29-6）。这不仅可以防止肌腱断裂，还可以减少固定早期背侧瘢痕粘连导致的伸肌迟滞的发展。如果出现伸肌迟滞，停止主动活动至少 1 周，并将 PIP 关节固定于伸展位。
- 联合指骨间关节屈曲训练在术后 6 周开始。
- 术后 6 周开始停止使用矫形器，夜间继续使用静态的 PIP 伸展夹板，持续 2~4 周。
- 术后 8 周开始配合轻度的被动屈曲，仔细监测伸肌迟滞的发展。
- 如果复合屈曲受限并且无伸肌迟滞的迹象，则可能需要静态渐进性屈曲矫形器。矫形器的使用应限于短时间（每次不超过 20 分钟）和低张力以避免伸肌迟滞复发。
- 术后 8 周使用轻度抗阻治疗泥胶进行轻度的肌

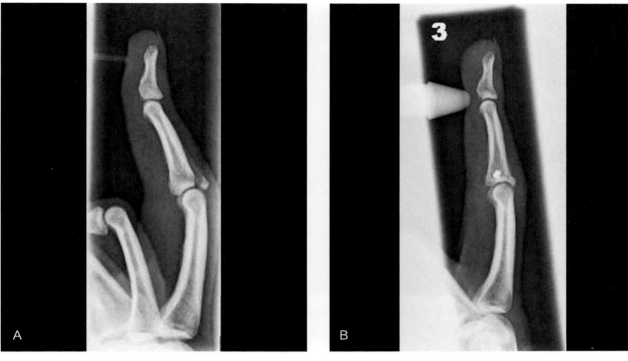

图 29-4 A. 中指骨撕脱性骨折中央滑脱的基部平片。B. 平片显示用于撕脱碎片的缝合铆钉可通过骨内缝合治疗 A 图中的骨折

力训练。

● 术后 12 周恢复完全无限制的活动。

精要

● 如果发生伸肌迟滞，可在 6 周内进行反向抗阻训练。

● 相对活动屈曲矫形器作为反向抗阻训练的一种

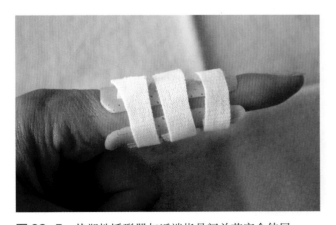

图 29-5 热塑性矫形器与近端指骨间关节完全伸展

方法，可以使所有手指进行 AROM 训练，使受影响的手指相对于未受影响的手指弯曲（图 29-7）。

Ⅳ ~ Ⅶ区

手术过程

Ⅳ ~ Ⅶ区的伸肌腱撕裂用不可吸收的 3-0 或 4-0 缝合线修复。作者的首选技术是采用改良的克氏技术，采用 3-0 的不可吸收缝合线进行 4 线修复，并用 8 字式缝合加强。在Ⅳ和 V 区或更小的肌腱中，使用 4-0 尼龙缝合线。在Ⅵ和Ⅶ区，肌腱近体侧更宽，使用 3-0 号线。Ⅵ区肌腱撕裂经常被遗漏，不能被识别，因为受伤的手指仍然可以通过邻近手指的腱间结合进行伸展动作（尽管很弱，有时甚至不完整）。在整个 MCP 关节屈曲时检查手指与其他未受伤的手指的伸展是很重要的，以便分离有问题的肌腱。

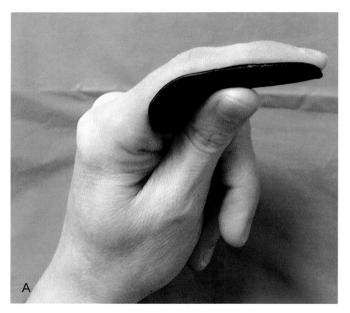
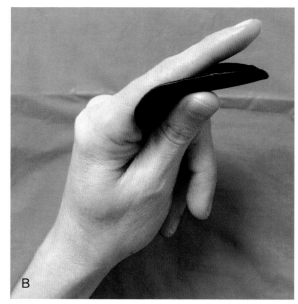

图 29-6　A 和 B 为渐进式活动，可阻止过度屈曲和反向抗阻训练近端指骨间关节伸展

术后康复

过去很长一段时期，手 IV～VII 区伸肌腱修复术后常使用动态或静态伸展矫形器。动态矫形器佩戴笨重且制作麻烦。一种静态的以前臂为支托的矫形器可将手腕和掌指关节固定不动，但允许早期指骨间关节（interphalangeal, IP）活动，制作

简单，且便于康复治疗训练（图 29-8）。然而，如 Howell 等所述，通过早期保护性主动活动，并配合使用相对活动矫形器，可以为依从性较好的患者提供另一种方法。该设计由一个手指矫形器和手腕矫形器组成（图 29-9）。手指矫形器将伤指置于与其他相邻手指在掌指关节处过伸 25°的位置。在矫形器范围内允许手指主动屈曲和伸展。

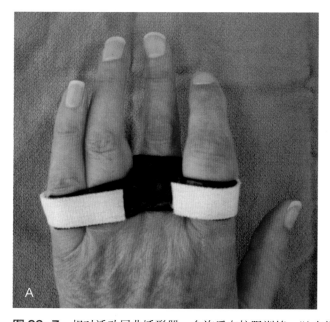
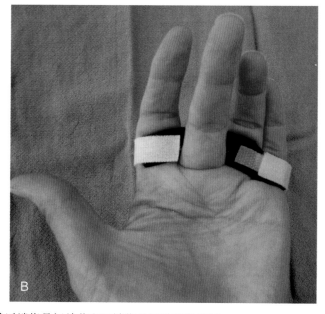

图 29-7　相对活动屈曲矫形器，允许反向抗阻训练，以改善近端指骨间关节和远端指骨间关节的伸展

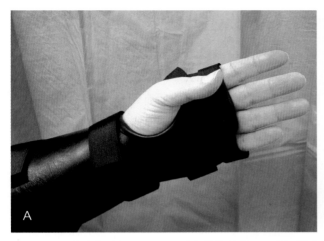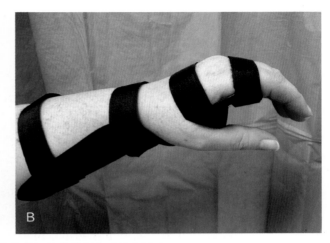

图 29-8 静态前臂矫形器用于固定掌指关节，以便于游离的指骨间关节进行主动关节活动

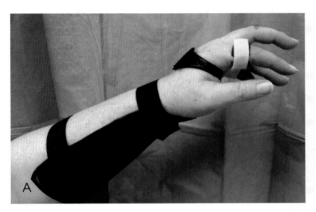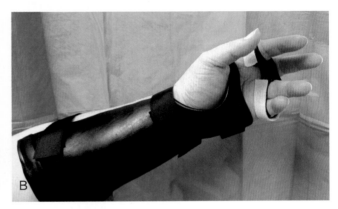

图 29-9 相对活动伸展矫形器设计图示，在手Ⅵ～Ⅶ区损伤修复后的伸肌腱进行早期受保护的活动

相对活动矫形器康复方案

● 术后 5~7 天使用相对活动矫形器，使伤指在矫形器允许活动范围内进行早期主动屈曲和伸展。

● 术后 3 周停止使用手腕矫形器，继续使用手指矫形器 2 周。进行危险的粗重活动时才使用手腕矫形器。

● 术后 5 周完全停止使用手腕矫形器，继续使用手指矫形器。再持续使用 1~2 周手指矫形器。

● 术后 6 周逐渐增加腕关节和手指关节复合屈曲活动。

● 术后 8 周完全恢复正常的活动。

静态伸展矫形器康复方案

● 当 4 个手指全部受伤时，不能使用相对活动矫形器康复方案。此情况可使用前臂型静态矫形器，其中手腕在 30° 的伸展位和 MCP 关节在 30° 的屈曲位。IP 关节可在术后自由屈伸。

● 持续佩戴矫形器，第 1 周在治疗师的监督下可取下矫形器。在此期间，在治疗师的引导下进行轻微的肌腱固定训练，以增加肌腱游离和减少背侧粘连。

● 后续 2 周可缓慢增加手指主动活动。

● 术后 6 周允许手腕和手指进行主动活动和被动活动。

● 如果有伸肌迟滞的迹象，可能需要及早干预，包括全伸展位制动延长 2 周。

● Ⅶ区修复要求将手腕置于矫形器的中间位置，以允许肌腱相对于支持带游离。

精要

● 位于手Ⅴ区和Ⅶ区的损伤，可以通过绷带和肌效贴来提供轻柔的剪切力，用以对抗背侧瘢痕产生的伸肌迟滞（图 29-10）。

闭合性伸肌腱损伤

I 区　槌状指

大多数伴随远端指骨背侧撕脱性骨折的闭合性槌状指均采用支具固定保守治疗，即使对 3 个月内的亚急性损伤，此方法也依然有效。骨折部位即使大于 50% 的关节面，非手术治疗也可以有很好的疗效，可仅伴随少许的伸肌迟滞。不同种类的支具或矫形器可用于处理急性槌状指变形。所有支具都应将 DIP 关节置于完全伸展的位置，避免过度伸展和防止皮肤变白，以保护远端尖端的血管完整性。尽管如此，偶尔也会有需要手术治疗的情况。

适应证

对于因职业而导致持续使用支具有困难的患者，如牙医和外科医师，以及那些尝试保守治疗超过 12 周却仍然不见好转的患者，推荐使用槌状指复位和骨钉固定。如果 DIP 关节半脱位，建议开放性手术治疗骨性槌状损伤。

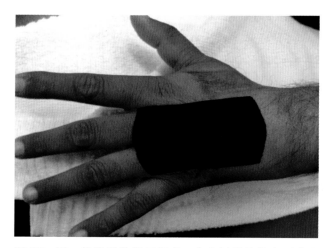

图 29-10　拉伸带作用于瘢痕，产生轻微的拉力可减少粘连

非手术治疗

- 多种矫形器可以选择。
- 非处方夹板可能会沿指甲甲床边缘施加过度的压力，特别是如果伤后有明显的水肿。
- 背侧槌状指夹板，会让手指的掌侧面部分暴露出来，让受伤手指的功能性使用更多地得以保留。但是会存在压疮和皮肤浸软的问题。
- 掌侧铝合金夹板维持全伸位的效果不太理想。
- 掌侧热塑性支具（作者首选的康复方案）可以实现 DIP 关节轻微的过伸位，并对背部皮肤无过度的压力。
- 可以在夜间使用掌侧矫形器，在日间交替使用另外一种背侧矫形器。
- 矫形器应使用整整 8 周。
- 更换时请保持 DIP 关节处于过伸位。
- 逐渐慢慢停止使用矫形器的结果会更好，每 2~3 天将夹板移除 1 小时，并在夜间继续使用夹板，持续 4 周。
- 应避免肌力训练，因为容易造成肌力不平衡和反常的伸肌迟滞。

手术过程

对于闭合性软组织槌状损伤，关节应固定在中立伸展位或略微过度伸展，并用 0.1cm 的克氏针固定。避免克氏针置于过度的背伸位置，防止对指甲基质的伤害是很重要的。对于骨性槌状损伤，建议使用伸展位骨钉而不是切开复位内固定术（图 29-11）。首先，将一根 0.1cm 的克氏针穿过中节指骨的顶部，在 DIP 关节保持屈曲的状态下背向骨碎片。DIP 接头略微过伸以减少接头，并用 0.1cm 的克氏针固定。克氏针可埋于皮下，8 周内在局部麻醉下取出。槌状指固定的并发症包括指甲畸形、骨钉牵引感染、骨髓炎和 DIP 关节的创伤后关节炎（图 29-12）。

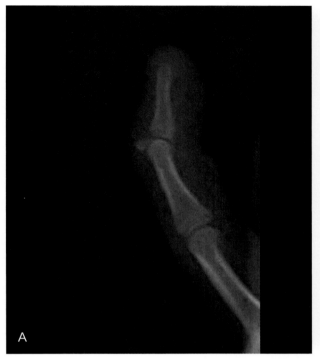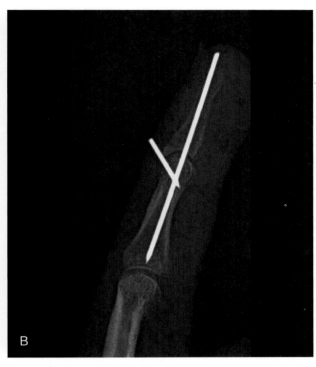

图 29-11　A. 累及关节表面的 40% 的槌状指的患者平片。B. 用 0.1cm 的克氏针穿过中节指骨的顶部，然后在远端指骨间关节伸直的情况下，再用第 2 根 0.1cm 的克氏针固定远端指骨间关节

术后康复

- 术后 5~7 天，除去敷料，定做热塑性蛤壳矫形器进行保护。

- 在清洁和轻微的日常功能活动时可移除矫形器，但在粗重活动中应一直使用。

- 8 周后取出克氏针后，日间患者可停止使用矫形器，但夜间继续使用 2 周，效果会更好。

- 去除克氏针后，开始温和地进行 DIP 关节主动活动，以及复合的手指关节屈曲。

- 应该避免肌力训练，因为容易造成肌力不平衡和复发伸肌迟滞。

精要

- 如果已经存在过度性活动，则将全指型矫形器置于纽扣指（畸形）的角度，可以防止早期的天鹅颈畸形（图 29-13）。

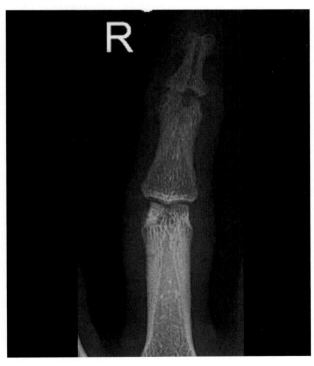

图 29-12　一名患者发生槌状指伤后，远端指骨间关节继发创伤后关节炎的平片

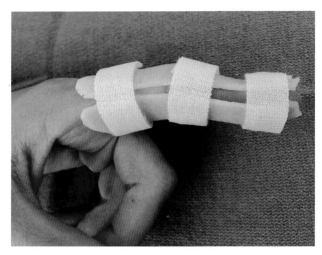

图 29-13　对于有过度性活动的 I 区损伤患者，将其支具置于畸形指的角度，可以预防早期的天鹅颈畸形

V 区矢状带破裂

手术过程

矢状带急性破裂很少需要手术，转诊至手部治疗科，用矫形器具即可处理。最常见的是桡侧矢状带破裂，伴随中央伸肌腱尺侧半脱位。门诊常见患者无法伸展受影响手指的 MCP 关节。具体而言，患者不能从弯曲的姿势达到完全的 MCP 关节伸展位，但是当放置在 MCP 关节伸展位时，患者能够在肌腱处于伸展位时保持伸展。若矫形器保守治疗失败，可选择手术治疗。在亚急性损伤中，可以使用 4-0 的不可吸收缝合线以 8 字式进行桡侧矢状带的初步修复。在慢性矢状带损伤中，可以使用中央肌腱外侧 1/3 的肌腱重建矢状带。在手部背侧上做一个纵向切口，以 MCP 关节为中心，全厚皮瓣被抬高，同时识别伸肌结构。中央腱外侧 1/3 的远端滑移从近端到远端，深达交叉韧带，然后缝合回中央腱。

术后康复

矢状带急性破裂的患者如果保守治疗失败，应进行手术治疗，术后主张使用相对活动手指伸展矫形器。

● 受伤的手指相对于未受伤的手指定位在 25° 的过度伸展位置。矫形器必须连续佩戴 6 周。

● 不建议进行肌力训练。

● 针对不适用于相对活动矫形器康复方案的患者，使用一种以手为支托的热塑性矫形器，将 MCP 关节置于轻度过度伸展状态，使 IP 关节自由活动（图 29-14）。

预期使用静态延伸矫形器的患者在去除矫形器后会因过度制动出现明显的 MCP 关节僵硬。这些患者可能需要更多的康复治疗手段来纠正 MCP 关节的伸展挛缩。

推荐方案

● 相对活动指骨间伸展矫形器佩戴 6 周，其间仔细观察伸肌腱与屈肌腱是否对准位置。当佩戴矫形器主动屈曲时，手术修复处不应产生任何张力。如果发现有张力，伤指 MCP 关节相对于其他手指摆放的过伸角度应该更大。

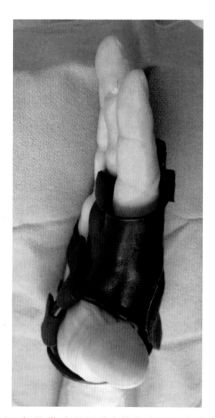

图 29-14　矢状带破裂行手术修复之后，完全伸展的掌指关节的固定

精要

● 对于 MCP 关节伸展挛缩的患者，在进行主动掌指关节屈曲时使用 IP 关节伸直矫形器可以使活动更加有效（图 28-15）。

拇长伸肌修复

手术过程

拇长伸肌（thumb extensor pollicis longus, EPL）损伤使用 3-0 或 4-0 的不可吸收缝合线，采用修复 Kessler 核心缝合线进行修复。对于 I 区损伤，通过用 0.1cm 的克氏针将 IP 关节固定在轻度过伸位来进行保护性修复。EPL 肌腱断裂通常发生在非移位性桡骨远端骨折保守治疗的情况下，主要依赖一期修复是不可能的。治疗选择包括肌腱重建与自体腱间肌腱移植或示指伸肌腱到拇长伸肌腱的转移。

术后康复

拇指伸肌腱手术修复的术后治疗在康复初期需要一个保护性活动夹板、以前臂为支托的静态伸展位矫形器，腕部位于 30° 伸展位，拇指 MCP 关节和 IP 关节位于完全伸展位。

● 前臂式静态伸展位矫形器；腕部伸展 30°，拇指 MCP 和 IP 关节完全伸展（图 29-16）。

● 也可以使用以手掌为支托的热塑性拇指矫形器，矫形器在拇指上向远侧延伸以允许不超过 40° 的 IP 关节屈曲。

● 术后 2 周开始早期受保护的活动，允许拇指 MCP 和 IP 关节分离屈曲 10°，然后被动伸展。只有在第 1 周才需在治疗诊所进行康复训练，直到患者在家中也可以完成治疗计划。

● 类似于 I 区和 III 区手指伸肌腱修复，可为患者提供训练夹板，以防止关节弯曲超过所需的量。屈曲每周增加 10°。

● 术后 4 周开始温和的肌腱固定训练。

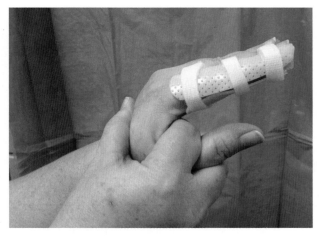

图 29-15 活动掌指关节屈曲并固定指骨间关节可减少掌指关节伸展挛缩

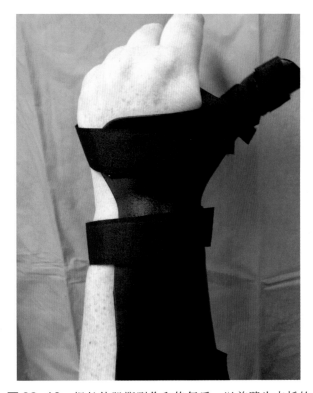

图 29-16 拇长伸肌撕裂伤和修复后，以前臂为支托的矫形器保护背侧

● 术后 6 周日间停止使用矫形器。若发现伸肌迟滞，则夜间矫形器再持续使用 2~4 周。

● 术后 8 周可启动家庭肌力训练计划。

● 术后 10 周无任何限制地恢复正常活动。

精要

- 患者需要大约 30° 的拇指 IP 关节屈曲才能进行夹捏活动。
- 无早期保护活动、长时间固定可能会造成背侧粘连，从而限制 IP 关节屈曲，导致精细运动功能性障碍。

小结

各种手和腕部的伸肌腱损伤均需手术修复。关注术后的管理和康复是取得成功疗效的关键。具体的治疗方案和时间框架可为治疗师提供依据，但严格遵守方案并不总是符合患者的最佳利益。应基于每位患者的生理恢复情况进行早期主动活动，以早期干预僵硬和瘢痕形成为指导，以更快地推进保护性早期活动。此外，必须考虑患者遵守家庭康复训练计划和正确使用矫形器的能力并融入康复计划中。

（邓　学　译，沈　鹏　李云霞　王雪强　审）

参考文献

Chester DL, Beale S, Beveridge L, Nancarrow JD, Titley OG: A prospective, controlled, randomized trial comparing early active extension with passive extension using a dynamic splint in the rehabilitation of repaired extensor tendons. *J Hand Surg Br* 2002;27:283–288.

Evans, RB: Immediate active short arc motion following extensor tendon repair. *Hand Clin* 1995;11(3):483–512.

Howell JW, Merritt WH, Robinson, SJ: Immediate controlled active motion following zone 4–7 extensor tendon repair. *J Hand Ther* 2005;18:182–190.

Howell JW, Peck F: Rehabilitation of flexor and extensor tendon injuries in the hand: current updates. *Injury, Int J Care Injured* 2013;44:397–402.

O'Brien LJ, Bailey MJ: Single blind, prospective, randomized controlled trial comparing dorsal aluminum and custom thermoplastic splints to stack splint for acute mallet finger. *Arch Phys Med Rehabil* 2011;92:191–198.

Pike J, Mulpuri K, Metzger M, Ng G, Wells N, Goetz T: Blinded, prospective, randomized clinical trial comparing volar, dorsal, and custom thermoplastic splinting in treatment of acute mallet finger. *J Hand Surg Am* 2010;35:580–588.

第**30**章　肌腱松解术：屈肌和伸肌

Gleb Medvedev, MD 和 *Elisa J. Knutsen, MD*

概述

手部屈肌腱和伸肌腱的损伤会导致粘连形成，从而抑制活动。肌腱损伤后的早期活动治疗方案旨在破坏这些粘连。然而，当治疗用尽而束手无策时，肌腱松解术是一种消除粘连和改善活动的挽救过程。肌腱松解术不能轻易进行，因为这是对已经受伤的手指的再一次创伤，并伴有肌腱断裂的风险及造成先前受伤的手指的神经支配和血液供应减少的危害。术后，患者必须在家中或者在治疗师的参与下积极进行术后康复治疗。为了达到这个目的，患者必须在进行肌腱松解手术之前具有能证明其遵循治疗的病史记录，并确认联系了手部治疗师。在进行肌腱松解之前，患者必须具有解剖学上的复位和骨折完全愈合，任何开放性的伤口都有柔而软的皮肤覆盖，完整的肌腱，足够的肌肉力量和接近完全的被动关节活动范围。

屈肌腱松解术

适应证

屈肌腱需要能够在屈肌腱鞘内滑动才能起正常作用。粘连作为创伤后愈合过程的一部分，如挤压伤、感染或肌腱撕裂，会影响肌腱滑动和导致活动的丧失。肌腱松解术的适应证是康复达到一个平台期时，主动关节活动范围比被动活动范围减少的患者。肌腱松解术的时间通常在受伤或肌腱修复术后 3 个月及手部康复治疗 4~8 周的进展平台期。这样就有足够的时间对修复的肌腱和软化覆盖的组织进行康复。其他与肌腱松解术有关的先决条件包括所有手指骨折的愈合、关节挛缩的松动，以及患者必须依从并积极参与术后康复。应根据患者的期望和其他因素，如患者的功能性需求及伴随的其他损伤如手掌或手指关节炎，与患者一起决定是否继续进行肌腱松解。

过程

局部麻醉，无论是局部区域神经阻滞或皮下浸润麻醉，推荐联合使用静脉镇静和镇痛药。这样就允许患者在肌腱松解术中与治疗师进行一个互动的屈曲功能检查。这一手术过程是通过使用一个 Bruner 切口或一个中央偏侧切口充分暴露屈肌腱来完成的。入路通常由最初的伤口和切口决定。在解剖过程中，注意保护滑车，特别是 A2 和 A4，以防止弓弦状畸形。接下来，对屈肌腱进行确认，并将浅束和深束区分开来。这可以通过在支持带上横向的多处开窗和使用特殊的肌腱松解刀、骨膜剥离器或编织缝合线来实现粘连的松解（图 30-1）。如果进行屈肌腱修复，则应检查和清理该区域，以使肌腱顺利滑动。如果肌腱宽度的

Knutsen 博士和 Medvedev 博士或其任何直系亲属均未从与本文主题直接或间接相关的商业公司或机构获得任何有价物，未持有股票或股票期权。

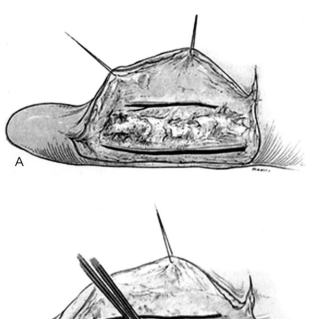

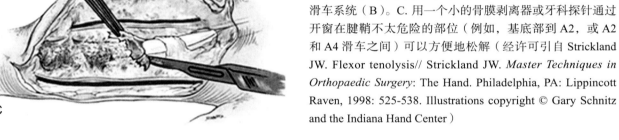

图 30-1　屈肌腱松解术插图，说明通过识别有瘢痕生成的肌腱和腱鞘来执行手术（A），然后松解粘连和小心保护滑车系统（B）。C. 用一个小的骨膜剥离器或牙科探针通过开窗在腱鞘不太危险的部位（例如，基底部到 A2，或 A2 和 A4 滑车之间）可以方便地松解（经许可引自 Strickland JW. Flexor tenolysis// Strickland JW. *Master Techniques in Orthopaedic Surgery*: The Hand. Philadelphia, PA: Lippincott Raven, 1998: 525-538. Illustrations copyright © Gary Schnitz and the Indiana Hand Center）

30% 缺失或者肌腱没有连续性，那么就必须进行阶段性的重建。

　　一旦手指和手掌的整个肌腱完成松解，就可以告诉在局部麻醉下的患者主动地弯曲手指。在全身麻醉下，有必要建立一个单独的近端切口，并手动拉出肌腱进行 "牵引屈肌检查"。

并发症

　　肌腱松解术后的并发症包括创面愈合问题和粘连反复而不能维持活动。肌腱断裂并不常见，但显然是一个灾难性的并发症，需要分期重建或修补，而这取决于肌腱的质量。

术后康复

　　对积极和早期治疗的投入是必要的，以保证手术的成功，这是在肌腱松解术后由肌腱的质量决定的。对于受磨损的肌腱，我们建议将注意力集中在主动式的 "放置和维持" 训练（稍后解

释），但是需要在术后的 4 周内避免主动的屈曲训练。应该尽量减少断裂的风险，同时维持尽可能多的肌腱滑移。

　　术后疼痛控制是患者参与治疗的关键。可以在术后 5~7 天内放置一个区域临时导管，以方便及时治疗。许多情况会使疼痛控制困难，包括水肿和广泛的疼痛。

　　对于正常或接近正常肌腱的患者，在术后 12~24 小时内立即开始活动治疗方案。治疗方案应包括控制水肿、伤口管理、AROM 和 PROM 及家庭训练方案。随着患者病情的进展，这些项目应该被增进或修改以保持和增加活动范围和强度。

主动关节活动范围

● 立即开始 AROM 训练，目的是在第一次治疗期间重复术中活动。

● "放置和维持" 肌腱滑动训练是将手指被动地放置到一个位置，让患者主动地维持这个姿势

的方法。维持 3 种姿势：轻微、中度和最大手指屈曲。这个训练是用健侧手将患手放在训练位置，然后用手的肌肉力量进行控制。它需要屈肌腱的激活和滑移来维持位置，而不会引起肌腱的高度紧张。在最初的几周内，这种训练比肌腱滑动活动更容易耐受。

● 肌腱滑动活动是通过 AROM 训练提供最大的微分肌腱滑动来防止指浅屈肌和深层肌腱之间形成粘连。它们是由手指的屈曲通过一组位置来完成的：直手、钩状抓握、平拳姿势、直拳（半握拳）、完全握拳（图 30-2）。随着患者康复的进展，患者可以开始用手腕的屈曲和伸展训练来增加肌腱的滑移。

● 在第 1 周内就开始进行抗阻训练以隔离单个关节和肌腱的活动。首先，MCP 关节限制伸展的情况下进行主动 PIP 关节活动。然后，握住（或阻挡）PIP 关节，同时主动弯曲 DIP 关节（图 30-3）。这直接将肌腱滑移到畅通的关节。

被动关节活动范围

● 对于同时出现关节挛缩的患者，PROM 训练是一种有用的辅助手段。

● 除了复合活动外，还应进行隔离每个关节（MCP、PIP 和 DIP）的 PROM 训练。

● 必须注意不要过于剧烈，因为这会引起疼痛和引发炎症。

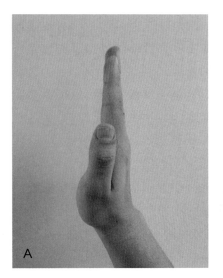
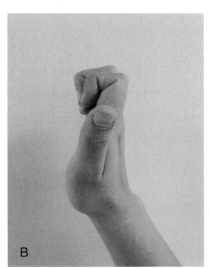
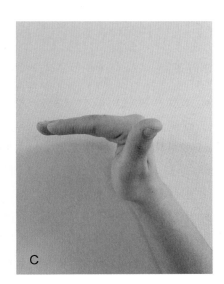
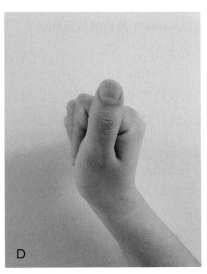
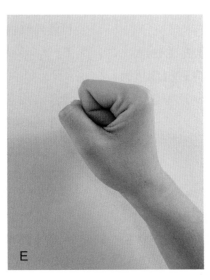

图 30-2　肌腱滑动训练。直手（A）、钩状抓握（B）、平拳姿势（C）、直拳（半握拳）（D）、完全握拳（E）

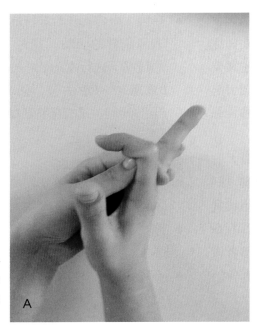
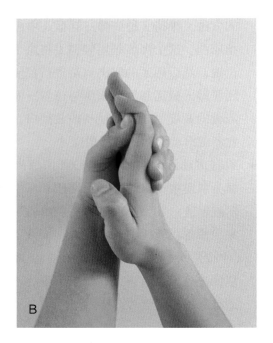

图 30-3　抗阻训练。A. 患者阻挡近节指骨，同时积极屈曲近端指骨间关节。B. 患者阻挡中节指骨，同时积极屈曲远端指骨间关节

水肿控制

● 水肿和肿胀可减少 ROM，增加疼痛，增加治疗配合困难。
● 患手高于心脏的高度是减轻水肿的有效手段。
● 过头训练，如拳泵，可以训练 ROM 和控制水肿。
● 用自粘绷带轻轻地从远端到近端 8 字形包扎，用来控制水肿。
● 在进行活动前，应去掉粗大的敷料。

家庭训练方案

● 在日间应每小时做 1 次训练，每次重复 5~10 次。
● 拆线后，患者还应沿切口直线方向进行深层瘢痕按摩，每天数次，以软化瘢痕，改善组织流动性。

夹板

● 夹板是治疗的有效辅助手段。它可以保护修复，允许软组织休息，增加或保持 ROM。
● 如果担心肌腱质量，手指可以用夹板固定在屈曲位，前 3 周不执行控制训练。

● 伸展夹板可用于存在屈曲挛缩的患者在挛缩松解后保持关节伸展。
● 夹板应该是可拆卸的，这样患者可以很容易地进行每小时的训练。

持续性被动活动

● 持续性被动活动（CPM）训练可在肌腱松解术后直接增加肌腱滑移。
● 与标准治疗相比，CPM 训练后的总的主动活动无显著性差异。
● CPM 如果使用不当，可能引起剧烈的疼痛，并可能导致肌腱断裂。作者不推荐常规使用。

肌力训练

● 术后 6 周开始进行抗阻训练和握力训练，以保证足够的肌腱愈合。这对最终重返工作很重要。

结局

　　最初 Strickland 等报道，一般来讲，屈肌腱松解术有望恢复 DIP 和 PIP 关节主动和被动活动之间的 50% 的术前差异。表 30-1 总结了屈肌腱粘连的 4 项相关研究。

表 30-1		屈肌腱松解术的结果		
作者	年份	研究组	结局	并发症
Schneider 和 Hunter	1975	60 名患者	72% AROM 改善，48% 结局为良好到优异	4 根屈肌腱断裂
Whitaker 和 Strickland	1977	77 根手指	65% 的手指 TAM 恢复 50%	8% 屈肌腱断裂
Jupiter 等	1989	41 根移植的手指	平均的 TAM 改善为 72°~130°，13 根优异，11 根良好，11 根差（其余未追踪）	只有 II 区损伤：1 根感染，2 根肌腱断裂
Goloborod'ko	1999	20 根手指	18 根结局优异，1 根一般，1 根差 *	3 根肌腱断裂

注：* 根据 Strickland 等所述，结局报告为优异、良好、一般、差。

伸肌腱松解术

适应证

与屈肌腱损伤相似，粘连是伸肌腱损伤后的主要并发症之一。然而，在伸肌腱修复后早期的 AROM 治疗方案已经改善伸肌腱修复的活动。更常见的情况是伸肌腱粘连是由于挤压伤或手指骨折引起的，需要手术治疗。在伸肌侧面的粘连可伴关节挛缩，以及偶有的主动伸展导致被动屈曲受限。伸肌腱松解术同样需要患者参与术后康复，如同屈肌腱松解术，手术适应证是在受伤或手术后 3 个月的治疗进展平台期。与屈肌腱松解术一样，所有的手指骨折都必须愈合良好，所有的瘢痕必须在开始伸肌腱松解术之前保持稳定和柔软。

过程

肌腱的广泛暴露是必要的，从正常的部位开始，以确定正常的解剖结构，并在肌腱松解过程中小心地保护肌腱。解剖出背侧全厚皮瓣并与伸肌腱分离开。然后，将伸肌腱从下面的骨表面上锐性分离开，小心不要损伤肌腱末端和中央束与指骨的连接处。伸肌腱侧束必须从 MCP 到 PIP 关节彻底松解。相关的解剖结构如图 30-4 和图 30-5 所示。如果完全被动屈曲未恢复，则可能有必要进行背侧关节囊松解术。如果观察到活动更多的是受影响的关节的开链活动，而不是和关节囊松解后的活动一致，则可能需要进行掌板的松解。在更多近端的松解术中，应注意保护腕关节处的伸肌。

术后康复

手伸肌腱的术后护理不同于手屈肌腱，因为伸肌肌力较弱、肌腱较薄。过度激进的康复也容易造成伸肌腱过度牵伸，这可能导致伸肌迟滞。

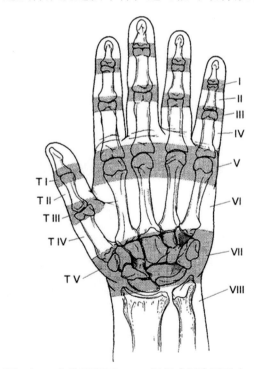

图 30-4　8 个伸肌腱区。T = 拇指［经许可引自 Newport M. Extensor tendon injuries in the hand. *J Am Acad Orthop Surg*, 1997,5(2):59-66.］

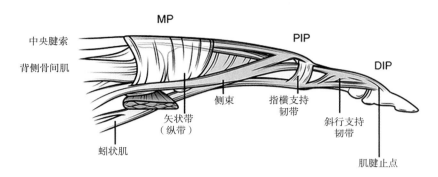

图 30-5　掌指关节的伸肌侧面解剖图。矢状带起自掌板和掌骨间韧带，具有稳定伸肌腱的作用［经许可引自 Kleinhenz, BP，Adams, BD．Closed sagittal band injury of the metacarpophalangeal joint. *J Am Acad Orthop Surg*，2015，23(7):415-423］

图中标注：
MP、PIP、DIP、中央腱索、背侧骨间肌、蚓状肌、矢状带（纵带）、侧束、指横支持韧带、斜行支持韧带、肌腱止点

在努力恢复手指屈曲与避免损伤或过度牵伸之间必须达到一个平衡。伸肌腱松解术后的康复方案与屈肌腱松解术重点关注的方面是相同的，包括 AROM、PROM、水肿控制、夹板等，同样应在肌腱松解后的 1~3 天内开始康复，以避免粘连的形成，并提供最大的伸肌腱滑移。如下描述，AROM 和 PROM 训练的进展常由是否存在伸肌迟滞决定。伸肌迟滞是过度牵伸的并发症。认识到这种并发症是很重要的，因此可以采取适当的干预措施。强化伸肌肌力可以减少迟滞，但考虑到肌腱愈合情况，在术后 6 周内不能开始。随着活动范围和力量的改善，患者可以进展到强度更大的活动。

主动关节活动范围

● 术后立即开始 AROM 训练。

● 使用"放置和维持"技术（参见屈肌腱松解术部分的描述）。

● "反向抗阻"是一个特定于 PIP 扩展的训练。它是患者使用健侧的手去维持 MCP 在过度屈曲位，同时伸展指骨间关节。这可以使 PIP 更容易延长，因为屈肌腱的张力减轻（图 30-6）。

● 主动的 MCP 伸展是通过患者将手指搭在桌子边缘，然后在 MCP 关节处主动伸展来完成的（图 30-7）。

● 伸肌腱滑动训练基本上与屈肌腱活动相反。患者从一个完全的握拳位置开始，变为钩状抓握，然后伸直手（图 30-2）。这促进指伸肌的滑移。当患者能够耐受时，还可以进行手腕屈曲。

被动关节活动范围

● PROM 对防止关节挛缩很有用。护理必须不要损害减弱的伸肌腱。这尤其要关注远端区域的损伤，如 I 区和 II 区。

● 过度的 PROM 训练也可能会导致炎症的发生而阻碍进展。

夹板

● 当存在术前屈曲挛缩或术后伸肌迟滞时使用夹板。

● 除了在进行运动治疗时，其他时间都穿戴夹板。

● 随着活动的进展，夹板应该被放弃。

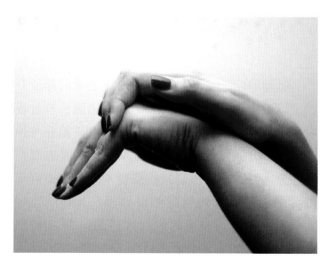

图 30-6　"反向抗阻"训练。患者在掌指关节上进行被动屈曲，同时伸展指骨间关节

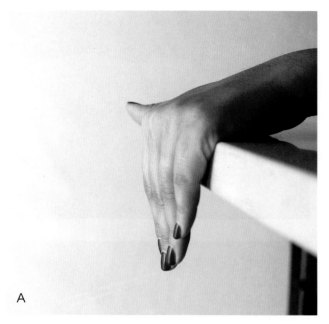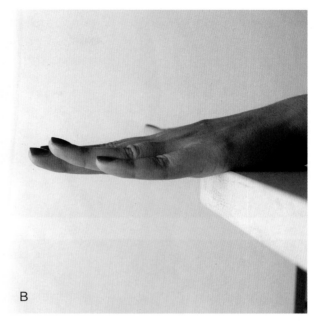

图 30-7　主动的掌指关节伸展。患者将手放在桌子边缘（A），然后主动地伸展掌指关节（B）

- 夹板的选择取决于最初损伤的区域。
  - 区域 I 和 II：DIP 伸展夹板（图 30-8）。
  - 区域 III 和 IV：PIP 动态伸展夹板（图 30-9）。
  - 区域 V 和近端：MCP 伸展夹板（图 30-10）。
  - 屈曲夹板有时被用来在存在伸肌挛缩时进行完全屈曲。然而，伸肌腱的过度牵伸和伸肌迟滞可能会发生在屈曲夹板的使用中（图 30-11）。

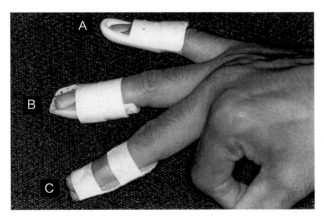

图 30-8　3 种不同的手指伸展夹板。A．一种套式夹板；B．多孔的热塑性夹板；C．铝合金海绵夹板［经许可引自 Bendre AA, Hartigan BJ, Kalainov DM: Mallet Finger. *J Am Acad Orthop Surg*, 2005,13(5):336-344 ］

肌力训练

- 肌力训练应推迟 6 周，这允许适当的伤口愈合和避免增生性愈合期。
- 活动等级随着时间推移，从容易的 ADLs 开始，然后进展到抗阻训练和握力训练。
- 8 周后，重点转向重返工作岗位的训练，这包括工作模拟和增加训练难度。
- 在这个时期，改善整体健康对于重返工作岗位是非常重要的，这可以包括有氧训练或心血管训练。

结局

已报道的证据显示伸肌腱松解术后的效果是有限的。Creighton 和 Steichen 报道平均改善主动活动范围 54°和改善 50% 的伸肌迟滞患者。他们还发现，在肌腱松解术后主动运动的最好结局是没有发生因关节挛缩而必须进行手术。总的来讲，人们必须接受会术后失去一些手术中增加的 ROM，特别是在同时进行关节囊切开术或者是同时进行屈肌腱和伸肌腱松解术时。然而，从功能

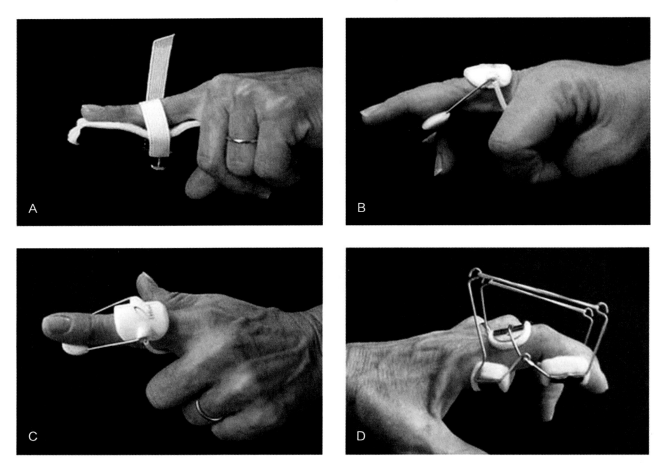

图 30-9　手指夹板。A. 关节夹板。B. 关节夹板外侧。C. 关节夹板背侧（DeRoyal 夹板）。D. 反向指关节弯曲器［经许可引自 Hogan CJ, Nunley JA. Posttraumatic proximal interphalangeal joint flexion contractures. *J Am Acad Orthop Surg*，2006，14(9):524-533 ］

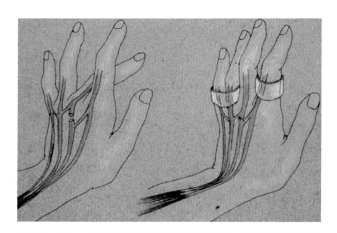

图 30-10　相对活动伸展夹板的说明，它允许在掌指关节的活动范围内活动，并减少修复肌腱的张力［经许可引自 Merritt WH. Relative motion splint: active motion after extensor tendon injury and repair. J Hand Surg，2014，39(6):1187-1194 ］

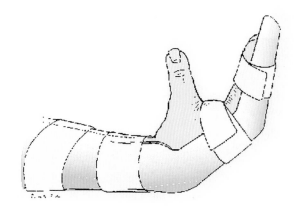

图 30-11　屈曲夹板（经许可引自 Seiler JG, Taras JS, Kaufmann RA. flexor tendon injury,in Wolfe SW. *Greens Operative Hand Surgery*, 6th ed. Philadelphia, PA：Elsevier, 2011:189-238 ）

上讲，大多数患者对结局满意，且能够重返工作岗位。

小结

屈肌腱和伸肌腱松解术是需要外科医师、手康复治疗师和患者密切配合的挽救过程。对于一个在创伤和肌腱损伤后接受种种手部治疗的积极配合的患者来说，这些治疗步骤是非常成功的。

（高海军　译，邓　学　李云霞　王雪强　审）

参考文献

Azari KK, Meals RA: Flexor tenolysis. *Hand Clin* 2005;21:211–217.

Cannon NM, Strickland JW: Therapy following flexor tendon surgery. *Hand Clin* 1985;1:147–165.

Creighton JJ Jr, Steichen JB: Complications in phalangeal and metacarpal fracture management. Results of extensor tenolysis. *Hand Clin* 1994;10:111–116.

Derby BM, Wilhelmi BJ, Zook EG, Neumeister MW: Flexor tendon reconstruction. *Clin Plastic Surg* 2011;38:607–619.

Feldscher SB, Schneider LH: Flexor tenolysis. *Hand Surg* 2002;7:61–74.

Goldfarb CA, Gelberman RH, Boyer MI: Flexor tendon reconstruction: current concepts and techniques. *J Am Soc Surg Hand* 2005;5:123–130.

Goloborod'ko SA: Postoperative management of flexor tenolysis. *J Hand Ther* 1999;12:330–332.

Jupiter JB, Pess GM, Bour CJ: Results of flexor tendon tenolysis after replantation in the hand. *J Hand Surg* 1989;14:35–44.

McCarthy JA, Lesker PA, Peterson WW, Manske PR: Continuous passive motion as an adjunct therapy for tenolysis. *J Hand Surg* 1986;11:88–90.

Schneider LH: Tenolysis and capsulectomy after hand fractures. *Clin Orthop Relat Res* 1996:72–78.

Schneider LH, Hunter JM: Flexor tenolysis, in *AAOS Symposium on Tendon Surgery in the Hand.* St. Louis, MO, Mosby, 1975.

Schwartz DA, Chafetz R: Continuous passive motion after tenolysis in hand therapy patients: a retrospective study. *J Hand Ther* 2008;21:261–266.

Strickland JW: Delayed treatment of flexor tendon injuries including grafting. *Hand Clin* 2005;21:219–243.

Strickland JW: Flexor tendon surgery. Part 2: Free tendon grafts and tenolysis. *J Hand Surg* 1989;14:368–382

Whitaker JH, Strickland JW, Ellis RK: The role of flexor tenolysis in the palm and digits. *J Hand Surg* 1977;2:462–470.

David M. Brogan, MD, MSc; Stephanie Kannas, OTD, OTR/L, CHT, CLT-LANA 和 *Sanjeev Kakar, MD, MRCS*

概述

肌腱移植是一种重建手段，可以用来恢复当手部及腕部相关的内在肌和（或）外在肌受损情况下而受影响的功能。对于桡神经功能障碍的患者，肌腱移植手术的目的是恢复腕部、拇指和其余手指的主动伸展活动。虽然手指的屈肌肌肉组织未受到影响，但由于手指屈曲时无法有效地稳定腕部的伸展，所以会丧失抓握的能力。因此，传递至手指的屈肌力量较差。对这些患者来说，感觉障碍不是常规的功能性结果，除非发展成有症状的神经瘤。本章节以桡神经麻痹为典型实例，介绍了肌腱移植的一般原则和具体的移植方法。

相关解剖学

桡神经起源于臂丛后束，构成了臂丛最大的终末分支。它沿着腋窝后壁穿行并穿过三角间隙，继续深入到肱三头肌的长头和外侧头并绕着肱骨后外侧螺旋状旋转。桡神经在肱骨外上髁的近端相对恒定的距离处穿过外侧肌间隔（称为外侧神经高度），从而进入到肱桡肌和肱肌之间手臂前侧部分。这个高度被定义为跨髁间距（trans-epicondylar distance，TED）的一个功能。TED 是肱骨外上髁和内上髁之间的距离，外侧神经高度

和 TED 的平均比值是 1.7。然后神经穿过肘部并继续深入到肱桡肌，分为桡神经浅支（superficial branch of the radial nerve，SBRN）和骨间后神经（posterior interosseous nerve，PIN）。SBRN 为前臂和手的桡侧部分提供感觉神经支配，而 PIN 则深入穿行至旋后肌（桡神经沟），以支配腕和指的伸肌（表 31–1）。

高位对比低位神经麻痹

桡神经麻痹可由多种原因引起：穿透性伤口、开放或闭合性肱骨骨折或在肱骨远端和肘部的手术过程中发生的医源性损伤。不管原因如何，重要的是判断桡神经的损伤程度（高位对比低位），因为这将决定手部残余的功能和可能的供体肌腹和肌腱的可用性。低位损伤通常被归类为肘关节远端的损伤，即 PIN，而高位损伤则涉及其分叉近端的桡神经。低位损伤或者单纯的 PIN 病变将会造成在腕关节伸展过程中手指掌指关节（metacarpophalangeal，MCP）的伸展不足同时腕关节会产生桡偏的运动，具体的原因是尺侧腕伸肌（extensor carpi ulnaris，ECU）丧失了功能，以及桡侧腕长伸肌（extensor carpi radialis longus，ECRL）和（或）桡侧腕短伸肌（extensor carpi radialis brevis，ECRB）的持续性活动。拇长

Brogan 博士或其直系亲属已经从 Arthrex 和 Axogen 公司获得了非资金支持（如设备或服务）、商业酬金或其他与研究无关的资助（如带薪旅行）。Kakar 博士或其直系亲属担任 AM 外科、Arthrex 和 Skeletal Dynamics 的付费顾问。Toomey 博士或其直系亲属是 Celleration 的付费顾问。

表 31-1	桡神经及其分支支配的肌肉	
神经	肌肉	功能
桡神经	肱三头肌的长头，外侧头和内侧头	肘部伸展
桡神经	肱桡肌	肘部屈曲
至肘部远端（按照支配顺序）		
桡神经	肱桡肌	肘部屈曲
桡神经和 PIN	ECRL	腕部伸展
桡神经和 PIN	ECRB	腕部伸展
PIN	旋后肌	前臂旋后
PIN	EDC	MCP 伸展 *
PIN	ECU	腕部伸展 *
PIN	EDM	MCP 伸展 *
PIN	APL	CMC 伸展 *
PIN	EPB	MCP 伸展 *
PIN	EPL	IP 伸展 *
PIN	EIP	MCP 伸展 *

注：APL（abductor pollicis longus），拇长展肌；EDC（extensor digitorum communis），指伸肌；EDM（extensor digiti minimi），小指伸肌；ECRB（extensor carpi radialis brevis），桡侧腕短伸肌；ECRL（extensor carpi radialis longus），桡侧腕长伸肌；ECU（extensor carpi ulnaris），尺侧腕伸肌；EIP（extensor indicus proprius）示指伸肌；EPB（extensor pollicis brevis），拇短伸肌；EPL（extensor pollicis longus）拇长伸肌；PIN（posterior interosseous nerve），骨间后神经。

* 受低位神经麻痹影响。

（经许可引自 Mazurek MT, Shin AY: Upper extremity peripheral nerve anatomy: current concepts and applications. *Clin Orthop Relat Res* 2001; 383:7–20.）

伸肌（EPL）失去功能后，拇指回缩及其指骨间关节过伸活动丧失。高位病变也会使其丧失所有腕部伸展（ECRB 和 ECRL）和肱桡肌的功能。在任何桡神经麻痹后，近端指骨间关节（proximal interphalangeal，PIP）和远端指骨间关节（distal interphalangeal，DIP）的伸展活动仍保持完整，由于控制这些关节伸展的蚓状肌和骨间肌是被尺神经和正中神经所支配。

肌腱移植手术的原则

在计划肌腱移植手术时，必须满足以下几个基本要求。这些包括：①灵活的关节；②软组织平衡；③供体和目标肌肉之间相似的偏差程度；④组织有足够的强度；⑤可选做移植的供体肌腹和肌腱；⑥移植肌腱之间相似的拉力线；⑦协同作用；⑧一个肌腱一个功能；⑨所有骨折必须愈合。以上每一项都会被更仔细地检查，因为手术医师必须在术前解决这些情况以更好地保证术后功能最大化。

灵活的关节

灵活的关节可以通过 PROM 训练、关节囊松解和夹板（稍后会论述）来获得。术后的 ROM 不能超过术前的 PROM，因此，在神经麻痹后保持完整的 PROM 对于恢复最大的活动至关重要。

软组织平衡

手术过程中肌腱将要滑动穿过的那些软组织的状况对手术都至关重要。所有的伤口都必须成熟且适当的柔软以最大化完成肌腱的移动——瘢痕性和受感染的组织床都必须痊愈或考虑是否应该用皮瓣来重新浮出组织床面及其滑动的表面。

异体的偏移

外科医师必须要考虑供体肌腱或者肌肉的力量和偏移情况，以保证可以达到接受者的需求。肌肉的工作能力与肌肉施加的力乘以其产生移动（偏移）的距离有关。为了恢复全部功能，肌腱的偏移程度应该与接受者相似，否则受影响关节的活动范围将会改变。肌肉的偏移与静息时肌纤维的平均长度有关，可以认为是肌腱可影响运动的幅度。腕部屈肌和伸肌的平均偏移范围是 15~33mm，指伸肌和 EPL 的平均偏移范围是 50mm，指屈肌的平均偏移范围一般认为是 70mm。为记住这一点的有用方法是 3-5-7 原则（分别为腕部肌腱、指伸肌腱和指屈肌腱偏移的厘米数值）。仅在偏移的基础上，腕屈肌对于指伸肌来说可能是较差的替代物，但是可以通过释放任何的筋膜附着物并将穿过单关节的肌腱转移到穿过两个关节的部位，来相对性地增加偏移量。用这种方式，实际上腕部屈曲将会增加腕部屈肌腱移植的偏移量以提供手指伸展。

力量

假设供体和受体之间的偏移是适当匹配的，还需考虑到供体的肌肉力量。肌肉工作的能效和其质量成比例，肌肉力量的绝对值因人而异，但同一肢体肌肉之间的力量比是相对恒定的。前臂各肌腱的强度测量值见表 31-2。

表 31-2　可做肌腱移植的供体和受体肌肉力量比较	
肌肉 / 肌群	相对肌力
肱桡肌，FCU	2
FCR、腕伸肌、指伸肌、PT	1
指屈肌	0.5
掌肌、拇长展肌	0.1

注：FCR（flexor carpi radialis），桡侧腕屈肌；FCU（flexor carpi ulnaris muscle），尺侧腕屈肌；PT（pronator teres），旋前圆肌。（数据来源 Youm Y, Thambyrajah K, Flatt AE: Tendon excursion of wrist movers. *J Hand Surg* 1984;9A:202-209.）

可选做（移植）供体的肌腱

当一个可能的供体肌腱在力量和偏移上都很匹配时，它必须同时具备足够的功能，才能成为理想移植候选供体。肌腱移植要找到最大限度的肢体平衡重建位置，因此，供体肌肉的冗余功能是允许牺牲肌腱而不产生新的功能缺陷的必要条件。桡侧腕屈肌（flexor carpi radialis，FCR）或者尺侧腕屈肌（flexor carpi ulnaris，FCU），或重建一个具有一定功能的旋前圆肌（pronator teres，PT）都是诠释这种假设很好的例子。

拉力线

垂直的拉力线对于肌肉的长度张力关系最大化至关重要。当肌肉收缩和缩短的方向与牵引接受者肌腱所需的向量一致时，肌肉才会达到最大的工作能力。当然，这并不总是能满足的，当需要改变肌腱的拉力线时，固定的、光滑的结构可以被当作滑轮使用。举例来说，在无论是高位或低位的正中神经麻痹时，都可以用示指伸肌（extensor indicis proprius，EIP）的移植来恢复拇指对掌功能。通过围绕腕部的尺侧移植，当肌腱被移植到拇短展肌插入点时，拉力线的方向是朝向恢复拇指的对掌方向。

协同作用

协同作用是特定肌肉和肌腱单元同时工作的固有特性。例如，腕关节屈曲伴随手指伸展，当腕关节屈曲时，手指自然会松开。将腕屈肌移植到指伸肌利用了这种自然的协同作用。另一个协同作用的例子是随着腕关节伸展加强了手指屈曲力量（抓握力量）——腕关节伸展使手指屈肌处于其最佳的长度 - 张力关系，从而产生了最大的抓握力量。

一个肌腱一个功能

通过利用一个肌腱一个功能，可以将功能最

大化。尝试通过单次的肌腱移植来恢复多关节功能可能会产生令人失望的结果。违反这一原则的例子是试图通过使用尺侧腕屈肌来恢复腕部和手指的伸展。

骨折愈合

所有的骨折都应该在手术前愈合以便在需要时尽早进行肌腱移植。

非手术治疗方法

非手术治疗（物理治疗和夹板）可以用在有证据表明的桡神经麻痹（预期神经可以恢复）的患者或者那些不适合做手术的患者身上。使用夹板的目的是保持腕部稳定，并且保持被动手指伸展和拇指外展及其他伸展活动。已有多种夹板设计被展示，其中最流行的是动态悬吊夹板（图 31–1）。动态外部悬吊夹板的功能是保持腕部在中立位或伸展位，增加手部的正常肌腱固定效果（如前所述）。通过放置一个牵拉带，手指的主动屈曲可以通过牵伸放置的弹力带而实现腕部伸展。腕部未伸展放松时，加上重力的作用，允许通过支架伸展所有掌指关节及随后通过使用内在肌伸展 PIP 和 DIP 关节。

手术适应证

手术时间

对于桡神经麻痹的手术时机存在很多争议。进行早期肌腱移植的原理是把将其作为内在夹板，在桡神经恢复的同时，将手指置于生物力学的有利位置以维持腕部的伸展和抓握力。以往来看，这涉及将 PT 移植到 ECRB 上。支持者认为这将会使抓握力量先于神经再生，保持灵活的腕关节及在神经恢复不良的情况下补充腕部伸展功能。Dabas 等人报道了一组 10 例患者在损伤 10 周内因桡神经麻痹

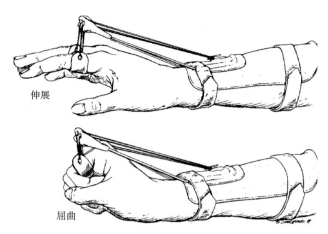

伸展

屈曲

图 31-1 动态外部悬吊夹板图示，增加了肌腱固定效果，以手指屈曲促进腕部伸展［经许可引自 Colditz JC: Splinting for Radial Nerve Palsy. *J Hand Ther*, 1987;1(1):18-23.］

而行 PT-ECRB 移植的患者，他们发现从术前到术后，患者抓握力量提高了 48%，同时指间捏力提高了 162%，关键肌的捏力提高了 90%。

肱桡肌功能的恢复是桡神经持续再支配的重要预测因素，因为它是手臂伸肌群中由上而下第一块被神经支配的肌肉。一旦肌肉恢复，随之而来的可能是腕部和指伸肌的神经再生，若未发生则表明腕部和指伸展功能的恢复机会很小，因此将会考虑晚期的桡神经肌腱移植。表 31–3 显示了早期和晚期肌腱移植的比较。

肌腱移植的类型

有数种肌腱移植的选择用于桡神经麻痹的治疗。具体的移植选择根据神经损伤的程度、引起的功能障碍及可适用的供体肌腱来决定。近端或者高位的桡神经损伤需要移植以恢复肘部的伸展、腕部伸展及 MCP 的伸展、拇指的伸展和外展。在低位的桡神经损伤（PIN 麻痹）中，患者保留了肘部伸展和可能的腕部伸展，这取决于损伤区域是位于 ECRL 和 ECRB 的运动分支之上还是之下，但是缺少手指伸展和拇指伸展及外展。

各种肌腱移植的组合用以恢复腕部伸展，手指伸展和拇指伸展的方法已经被描述。目前，最

表 31-3	早期和晚期肌腱移植术的比较	
	早期移植	**晚期移植**
时间	损伤后 1~4 周开始	6~18 个月
肌腱数量	移植单个肌腱来保持腕部的伸展。在神经预后不佳的情况下移植多个肌腱（神经缺口 > 4cm，广泛性瘢痕）	移植多个肌腱来解决主要问题：腕部伸展、手指伸展（含拇指伸展）
优势	早期恢复抓握能力	神经修复后等待数月以允许神经的自发恢复，可能避免肌腱移植的需要

（经许可引自 Ingari JV, Green DP: Radial nerve palsy. In: Worlfe SW, Hitchkiss RN, Pederson WC, Kozin SH, eds. *Green's Operative Hand Surgery*, ed. 6. Philadelphia, Elsevier, 2011. ）

常用的一组移植方法是移植掌长肌至 EPL 以恢复拇指伸展，以及 PT 移植到桡侧 ECRB 以恢复腕部伸展。PT 和掌长肌的移植严格遵从在本章一开始提到的原则——与它们使用相关的功能性损伤发生率很低，偏移与肌力和供体肌腱相匹配，并且可以有一个合适的矢量牵引力。所有的这些优势使它广泛应用在桡神经麻痹的肌腱移植中。然而，比较有争议的是选择移植指伸肌总腱（extensor digitorum communis，EDC）以恢复手指伸展［FCU、FCR 或指浅屈肌（flexor digitorum superficialis，FDS）］。

FCU 是腕部尺侧主要的稳定者，当作"扔飞镖"动作时，FCU 需要完成从桡侧伸展到尺侧屈曲及提供抓握力。基于此，一些人警告不要使用 FCU，而建议使用 FCR 移植到 EDC。此外，在 ECU 和 ECRB 麻痹的情况下，将 FCU 移植到 ECRL 可能会引起明显的桡侧偏移。一个可能的解决方案是将 PT 移植到 ECRB 中，以便沿着前臂的纵轴线获得更靠向中心的拉力线。或者，可以将 PT 移植到 ECRL 和 ECRB 中，同时将 ECRL 的插入点嵌入到第四掌骨中。

为了努力消除与 FCU 移植相关的疾病发生率，Brand、Starr 和 Tsuge 主张通过皮下隧道或者经骨间膜移植 FCR 到 EDC。PT 移植到 ECRB，同时掌长肌移植到 EPL。

Boyes 提倡使用中指和环指的 FDS 来恢复手指的伸展。鉴于 FCR 和 FCU 的原有偏移距离是 30mm，EDC 是 50mm，Boyes 建议 FDS 更大偏移幅度（70mm）将为 EDC 肌腱提供更合适的移植。将环指的 FDS 通过分离 FDS 近端交叉点而移植到 EDC，以降低 PIP 关节的过伸，然后穿过 FDP 和 FPL 之间的骨间膜。中指的 FDS 可被移植到 EIP 和 EPL 通过 FDP 的尺侧骨间膜。FDS 移植的优势在于患者可以同时伸展腕部和手指，并且手指伸肌和指屈肌之间的偏移匹配度比使用腕屈肌时更接近。但是，这种移植有两个缺点：第一个是，FDS 是一个异相供体；第二个是，肌腱穿过骨间膜有粘连的风险。解决最后这个问题的方案是在骨间膜上开一个大的开口。

手术技术

考虑到使用 FCU 作为供体肌腱的潜在功能障碍，优先选择的治疗桡神经麻痹的肌腱移植方式是 FCR 移植到 EDC，PL 移植到 EPL，以及 PT 移植到 ECRB。遵循之前提到的原则，手术首先通过掌侧桡侧切口分离供体肌腱，包括 PL（注意一定要确保从前臂筋膜浅层寻找以防止意外损伤正中神经）、FCR 和 PT。为了确保最大长度的 PL 和 FCR 肌腱，可以在腕部远端横纹处将其切断并松解所有的近端筋膜粘连以增加它们的相对偏移。为了增加 PT 的相对长度，可取下远端桡骨的骨膜。然后可以识别背侧的 EPL、EDC 和 ECRB。为了确保拇指充分伸展并且减少 EPL 的自然内收力矩，在近端横切 EPL 并从中指背侧改道至拇指背侧，向桡侧偏移至 APL 肌腱（图 31-2）。

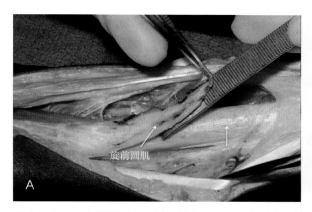
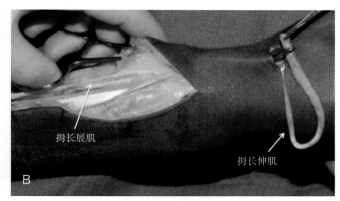

图 31-2　A. 用滑膜套切取旋前圆肌；B 临床照片：找到单独的拇长伸肌，从第三背室径向转移以减少其内收向量，促进其伸展（由 A. Shin, MD 提供）

将掌侧的供体肌腱移植到背侧可以通过骨间膜或者通过连接掌侧与背侧的桡侧皮下隧道。皮下隧道位于皮肤感觉神经（桡神经浅支，位于前臂外侧）深处，但是背侧至 ECRL 和肱桡肌。

供体肌腱背侧移植后，移植的顺序是 FCR 移植到 EDC，PL 移植到 EPL，PT 移植到 ECRB。最后移植 PT 至 ECRB 的目的是确保使用腕部肌

腱固定效应来检查 FCR 移植到 EDC 和 PL 移植到 EPL 的正确张力（图 31-3）。

EDC 常位于伸肌支持带的浅层以允许直线的牵拉。助手帮助放置手的位置，以使腕部位于中立位至伸展 20° 的位置，MCP 完全伸展，FCR 位于休息位。可以用来普尔维特组织编织完成肌腱的编织（tendon weaver），并在每次通过后，使用

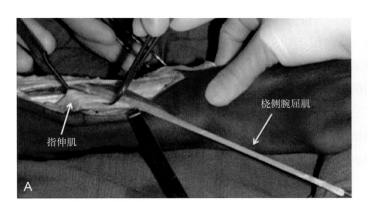
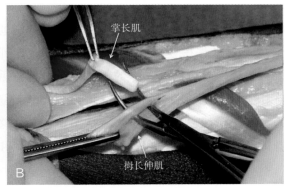
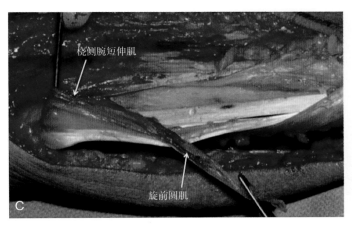

图 31-3　A. 桡侧腕屈肌背侧移植至指伸肌；B. 使用编织器移植掌长肌至拇长伸肌；C. 在确保之前的移植张力合适的情况下将旋前圆肌移植到桡侧腕短伸肌（由 A. Shin, MD 提供）

2-0 不可吸收缝合线与肌腱编织进行补充缝合。FCR 首先移植到 EDC 中，然后是掌长肌至 EPL。应用腕部肌腱固定原则来测试肌腱移植的张力。如果张力看起来令人满意，那么随着腕部屈曲，会出现 MCP 的被动伸展，接着 PT 在腕部保持 45°伸展状态下，移植到 ECRB。桡侧 ECRB 可以在肌腹肌腱结合处被横切，或者在桡神经有运动恢复的机会下以并排重叠的方式处理。术中对肌腱移植进行适当的张力测试对于成功的结果至关重要（图 31-4）。Freehafer 等人认为肌肉在移植之后的长度应该和移植前一样，以使收缩功能最大化。伤口应用可吸收和不可吸收缝合线进行标准化缝合。应用填充良好的肘关节以上石膏夹板保持肘关节屈曲 90°、腕关节伸展 45°，MCP 屈曲 45°、PIP 和 DIP 关节全伸展。拇指保持在伸展和掌侧外展位。这样保持 3~6 周后，就可以开始有监督的康复计划。

术后康复

手术医师、康复治疗师和患者之间的沟通交流在康复过程中是非常重要的。对于治疗师来说，明确手术日期、移植的肌腱及肌腱移植后的修复质量都非常重要。肌腱移植后的典型康复分为不同的阶段以保护移植，减少瘢痕，允许移植合适的肌腱的滑行距离。最终，通过再教育和肌力强化来恢复功能。这三个阶段包括制动、活动和轻度功能性使用结合肌力训练。

制动阶段

这一阶段通常将持续 6 周。制动时间长短取决于移植的类型、组织的质量及患者的依从性。至少有三次肌腱间编织进行牢固的修复才可能允许有早期活动。在这一阶段中，肌腱需被保护以防止过度牵拉或断裂。最初，肢体应该被制动在移植时最少量压力或张力的位置。在制动阶段，需要进行水肿控制和疼痛管理，维持未被影响关节的 ROM。如果患者使用可拆卸的矫形器，同时应用瘢痕管理策略协助肌腱的滑动。注意处理切口和深处的瘢痕都可以直接促进活动。浅层瘢痕按摩（切口）包括直接在伤口上进行环绕按摩，每次 3~5 分钟。在瘢痕按摩的最后，使用润肤乳。另外，硅胶和弹性体片可以用于预防瘢痕肥厚或瘢痕的形成。深层的瘢痕管理目标是防止粘连形成，因为粘连会限制肌腱的滑动。这包括早期的肌腱滑动技术（如果外科医师表示肌腱修复很牢固）并且在肌腱早期愈合 6 周后进行超声检查。在此阶段，手术侧肢体不应该做功能性训练。

活动阶段

典型的康复计划中，肌腱移植的活动和持续性激活通常持续 3~4 周。患者需要在术后 4~6 周的治

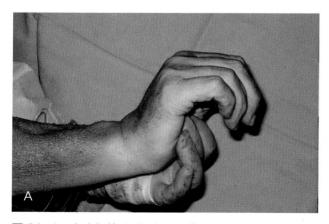
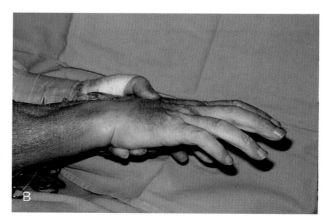

图 31-4　在腕部伸展（A）和屈曲（B）时检查移植肌腱的张力（图片由 A. Shin, MD 提供）

疗期间内佩戴保护性矫形器，如果移植的肌腱激活仍受限，则需更长的佩戴时间。可利用矫形器使移植肌腱处于无张力的位置。在 FCR 移植到 EDC、PL 移植到 EPL、PT 移植到 ECRB 的术后，矫形器以前臂为基础，保持腕部 30°~45° 的伸展位，MCP最大伸展，IP 关节保持自由状态，拇指保持在桡侧和掌侧外展中立位，IP 关节保持 0°~10° 过度伸展（图 31-5）。

训练和运动阶段将会注重神经再教育技术以激活移植的肌腱。为了激活移植的肌腱，必须要学习同时激活供体肌肉，如同移植接受者先前的肌肉运动模式。例如，如果 PT 被移植到 ECRB，患者可尝试同时前臂旋前和伸展腕部或者如同抬起手看腕表的动作。一些患者受益于首先在未被影响的肢体上尝试激活技术，或者同时在两侧肢体上执行激活技术刺激。生物反馈、镜像视觉反馈、振动及神经肌肉电刺激（NMES）可以被用来帮助移植肌腱的激活。日间应经常进行运动训练。为了避免疲劳和代偿模式，鼓励在每组练习中间安排 10~20 秒的休息时间。一旦移植的肌腱可被持续激活，轻度的功能性训练就可以开始了。轻度功能性训练包括洗脸、刷牙、饮食。在此阶段不应过度使用手术肢体。在整个康复阶段，通常避免使用 PROM 来牵伸移植的肌腱。

此阶段可能会被怀疑或发现的并发症包括：瘢痕粘连和移植肌腱无力。需要利用瘢痕管理技术（之前有阐述）。放置和维持（place-and-hold）及 AROM 训练很有帮助。大约 6 周后也可以开始使用超声和电刺激来帮助肌腱的滑动。

强化阶段

这是治疗最后的阶段，即强化受累肢体的肌力和功能性使用。这一阶段开始于移植肌腱的插入点足够牢固且可承受阻力时，通常是在术后6~12 周。渐进性肢体肌力训练开始应该特别针对供体肌肉和整个肢体。在此康复阶段应鼓励患者手部的功能性使用，而尽量避免代偿运动。此阶

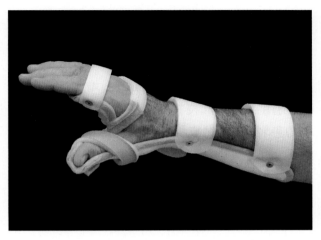

图 31-5　典型桡神经麻痹的矫形器，腕部保持 30°~45° 伸展位，掌指关节处于完全伸展位，指骨间关节自由位

段，患者如果不存在屈曲或伸展的肌肉无力，则可以不必再佩戴矫形器。同时，应该鼓励患者在此阶段恢复所有活动。

在肌腱移植康复的每个阶段，患者教育对于成功至关重要。患者必须了解每个治疗阶段的重点和限制。本部分对康复阶段的概述可作为对外科医师和手功能治疗师的治疗指导。

结局

以往来看，肌腱移植技术在桡神经麻痹之后的功能恢复过程中被证明非常有效，尽管在手术选择和术后制动时间上一直存有争议。在一组包含 35 名进行 FCR 移植到 EDC，PL 移植到 EPL，PT 移植到 ECRB 的肌腱移植手术的患者中，平均的术后腕关节伸展达 54°，腕关节屈曲达 42°，拇指桡侧外展达 36°。患者在平均 11.3 年的随访中，有 3 名患者出现腕关节桡侧偏，12 名患者中发现 PL 移植到 EPL 后的弓状状态，且抓握力相当于对侧手的 63%。另一组 14 名肌腱移植伴单独的桡神经麻痹的患者，结局抓握力是 20kg，腕关节伸展 38°，虎口张开 40°。在这些患者均是将 PT 移植至 ECRB，FCU 移植至 ED+EPL 和 PL 移植到 APL+ EPB。作者的确注意到，将 FCU 移植

后会引起腕关节桡侧偏而导致抓握力下降。这在 15 名伴有桡神经高或低麻痹的患者的混合肌腱移植术中得到了进一步证实。作者使用 FCR 或 FCU 进行手指伸展，使用 PT 或 ECRL 增加腕部伸展（分别用于高或低桡神经麻痹）。在 5 名 FCU 移植的患者中，4 名有抓握时的腕部尺侧偏，相比之下，10 名 FCR 移植的患者中有 4 名出现尺侧偏移。与移植 FCU 的患者相比，移植 FCR 的患者平均保留更大的腕关节屈曲（41° *vs* 21°）。在 MCP 屈曲时，腕部平均伸展为 38°，15 名患者中，13 名可以主动伸展拇指。作者根据 Bincaz（2002）编制的量表对其结果进行评分，报告中有 11 例结局非常好、2 例较好、1 例一般、1 例较差。

如前所述，合适的术后康复与肌腱移植的选择一样是成功的关键。对于肌腱移植早期活动的研究表明，其可缩短治疗时间且降低成本。如果可能，通常在术后的第 1 周开始这些方案。Rath 研究了 5 例患有低位正中神经麻痹的手部即时主动运动方案（immediate active motion protocol，IAMP）。这 5 名患者接受了对侧移植 IAMP，并与 7 名实行传统肌腱移植方案的患者进行了回顾性比较。研究发现，进行 IAMP 移植肌腱没有发生断裂。研究发现早期主动活动方案与传统肌腱移植方案之间的 ROM 和握力结果没有差异。Sultana 等人对早期活动的有效性进行了系统性回顾，它的结果包含 6 项研究。3 项研究集中于因尺神经、正中神经或合并神经麻痹进行肌腱移植的汉森（Hansen）病患者。在后期的随访中，研究发现早期活动在全自主运动、畸形矫正、改善内在固有位置及提升握拳力量方面均有明显的提高。2 项研究发现在早期活动组和制动组中的结果没有差异。另 1 项研究评估了爪形指畸形的矫正。该研究发现早期活动疼痛更少且恢复功能更快。另外 2 项研究集中在应用 EIP 和 ECRL 来达到拇指伸展。这些研究都认为早期运动控制组恢复更快，成本效益更高，并且缩短了误工时间。

未来的研究需要充分了解并支持肌腱移植后的早期活动。

最后，关于每个康复阶段的时间依赖于许多变量，但是并不局限于以下方面：肌腱移植的类型、肌腱移植的质量、患者积极参与治疗的能力，以及患者或者照护者进行家庭运动计划的学习能力。无论选择何种技术或康复方案，外科医师、治疗师及患者之间的紧密沟通，对于确保最佳效果至关重要。

小结

在严格遵守手术前计划、供体肌腱选择、手术技术和术后康复的情况下，肌腱移植可增强周围神经或脊髓损伤患者的功能。尽管在每个案例中对于肌腱的准确性选择存有争议，但是肌腱移植的基本原则和肌腱移植术后的康复可以被应用到任何类型的肌腱移植术中。同样地，手功能治疗师和外科医师之间的密切合作对于最大化术后活动，同时保护移植肌腱的完整性至关重要。

（张前程　曾　真　译，王雪强　审）

参考文献

Bincaz LE, Cherifi H, Alnot JY: Les transferts palliatifs de réanimation de l'extension du poignet et des doigts. A propos de 14 transferts pour paralysie radiale et dix transferts pour lésion plexique. *Chirurgie de la Main* 2002;21(1):13–22.

Brand PW, Beach RB, Thompson DE: Relative tension and potential excursion of muscles in the forearm and hand. *J Hand Surg Am* 1981;6(3):209–219.

Burkhalter WE: Early tendon transfer in upper extremity peripheral nerve injury. *Clin Orthop Relat Res* 1974;(104):68–79.

Cannon NM: *Diagnosis and treatment manual for physicians and therapists,* ed 8. Indianapolis, Ind, Hand Rehabilitation Center of Indiana, 2001, p vi, 296.

Colditz JC: Splinting for radial nerve palsy. *J Hand Ther* 1987;1(1):18–23.

Dabas V, Suri T, Surapuraju PK, Sural S, Dhal A: Functional restoration after early tendon transfer in high radial nerve paralysis. *J Hand Surg Eur vol* 2011;36(2):135–140.

Dorf ER, Chhabra AB: Chapter 19—Tendon transfers, in T. Trumble T, et al, eds: *Principles of Hand Surgery and Therapy*. Philadelphia, PA, Saunders, 2010, pp 302–313.

Duff SV, Humpl, D: Therapist's management of tendon transfers, in Skirven TO, A; Fedorczyk, J; Amadio, P, eds: *Rehabilitation of the Hand and Upper Extremity*, Philedelphia, PA, Elsevier Mosby, 2011, pp 781–791.

Freehafer AA, Peckham PH, Keith MW: Determination of muscle-tendon unit properties during tendon transfer. *J Hand Surg Am* 1979;4(4):331–339.

Ingari JV, Green DP: *Radial Nerve Palsy, in Green's Operative Hand Surgery*, Wolfe SW, Pederson WC, Kozin SH, eds, Philadelphia, PA, Elsevier, 2011.

Ishida O, Ikuta Y: Analysis of Tsuge's Procedure for the Treatment of Radial Nerve Paralysis. *Hand Surg* 2003;8(1):17–20.

Jones NF, Machado GR: Tendon Transfers for Radial, Median, and Ulnar Nerve Injuries: Current Surgical Techniques. *Clin Plast Surg* 2011;38(4):621–642.

Kamineni S, Ankem H, Patten DK: Anatomic relationship of the radial nerve to the elbow joint: Clinical implications of safe pin placement. *Clin Anat* 2009;22(6):684–688.

Kozin SH: Tendon transfers for radial and median nerve palsies. *J Hand Ther* 2005;18(2):208–215.

Mazurek MT, Shin AY: Upper extremity peripheral nerve anatomy: current concepts and applications. *Clin Orthop Relat Res* 2001;(383):7–20.

Naeem R, Lahiri A: modified camitz opponensplasty for severe thenar wasting secondary to carpal tunnel syndrome: Case Series. *J Hand Surg Am* 2013;38(4):795–798.

Raskin KB, Wilgis EF: Flexor carpi ulnaris transfer for radial nerve palsy: functional testing of long-term results. *J Hand Surg* 1995;20(5):737–742.

Rath S: immediate active mobilization versus immobilization for opposition tendon transfer in the hand. *J Hand Surg Am* 2006;31(5):754–759.

Ratner JA, PeljovichA. Kozin SH: Update on tendon transfers for peripheral nerve injuries. *J Hand Surg Am* 2010;35(8): 1371–1381.

Richards RR: Tendon transfers for failed nerve reconstruction. *Clinics in Plastic Surgery* 2003;30(2):223–45, vi.

Ropars M, Dreano T, Siret P, Belot N, Langlais F: Long-term results of tendon transfers in radial and posterior interosseous nerve paralysis. *J Hand SurgBr* 2006;31(5):502–506.

Sammer DM, Chung KC: Tendon transfers: part I. Principles of transfer and transfers for radial nerve palsy. *Plastic Reconstr Surg* 2009;123(5):169e–177e.

Smith RJ: Tendon transfers to restore wrist and digit extension, in Smith RJ, ed: *Tendon Transfers of the Hand and Forearm*, Boston, MA, Little, Brown and Company, 1987, p. 35–56.

Starr CL: Army experiences with tendon transference. *J Bone Joint Surg* 1922;4(1):3–21.

Sultana SS, MacDermid JC, Grewal R, Rath S: The effectiveness of early mobilization after tendon transfer in the hand: a systematic review. *J Hand Ther* 2013;26:1–20.

Toth S: Therapist's management of tendon transfers. *Hand Clin* 1986;2:239–246.

Youm Y, Thambyrajah K, Flatt AE: Tendon excursion of wrist movers. *J Hand Surg Am* 1984;9(2):202–209.

第32章 桡骨远端骨折

Corey McGee, PhD, MS, OTR/L, CHT; Agnes Z. Dardas, MD, Msc 和 Ryan P. Calfee, MD, MSc

概述

桡骨远端骨折是一种常见的骨折，发病分布呈双峰趋势：男性，以青年为主，常因如机动车事故等高能量损伤所致；女性，以老年为主，常因平地跌伤等高或低能量损伤所致。据报道其发病率约为每年 195.2 人 /10 万。患者可出现疼痛、肿胀、压痛、腕部畸形，甚至导致正中神经失用症（伤后麻木感逐渐缓解或消失）或急性腕管综合征（伤后麻痹加重和剧烈疼痛）等。治疗的目的是使患者恢复到基本功能状态。

具体考虑各个患者的目标和期望，采取合适的治疗方案（手术或非手术），并配合适当的伤后或术后管理，对于这些相对普通的损伤后功能的优化显得至关重要。

手术治疗

AO/OTA 分类系统将桡骨远端骨折分为 3 种类型：A 型，关节外型；B 型，部分关节内型；C 型，完全关节内型。凡是骨折复位后仍具以下特征的，应采取手术治疗而非保守治疗：桡侧缩短 > 3mm，背侧倾斜 > 10°，关节内台阶样移位 > 2mm，或伴有血管神经损伤。大多数的桡骨远端骨折可采用石膏外固定的非手术治疗方法。手术治疗包括闭合复位经皮穿针固定、闭合复位支架外固定、切开复位内固定（ORIF）。在美国，ORIF 常作为首选的技术。对不稳定型老年桡骨远端骨折患者采取手术治疗，能够更早地进行功能恢复，影像学检查可见更好的骨折复位，获得更强的抓握能力。然而，有明确的证据证明，采取手术治疗或非手术治疗对于老年桡骨远端骨折患者来讲，在 1 年或更长时间后最终日常生活活动能力上没有显著性差异。如果患者存在内科疾病不能耐受手术或严重污染的开放性骨折，则 ORIF 是手术治疗的禁忌证。

手术过程

桡骨远端骨折的 ORIF 可通过掌侧或背侧入路完成。在大多数情况下，采取掌侧入路钢板固定。掌侧入路钢板固定除了在对远端向掌侧移位的关节内骨折具有机械优势外，与背侧入路钢板固定的效果相似。而背侧入路钢板固定更有利于直接显露关节内紊乱。

掌侧钢板固定

在准备和悬垂手臂后，肢体驱血，充气加压止血带。取掌侧切口，沿桡侧腕屈肌（flexor carpi radialis，FCR）方向纵向切开皮肤（图 32-1A），对皮下出血进行电凝止血。打开 FCR 腱鞘膜，注意避开鞘内正中神经的掌侧皮支。分开鞘膜，经拇长屈肌（flexor pollicis longus，FPL）桡侧进入。

Calfee 博士或其直系亲属已获得 Medartis 的研究或机构支持；并为美国手外科协会及《美国手外科杂志》的董事会成员、管理者、行政人员或委员会成员。

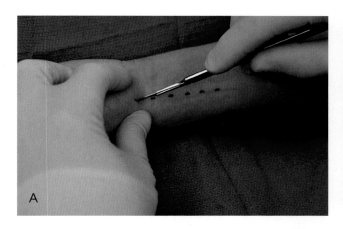

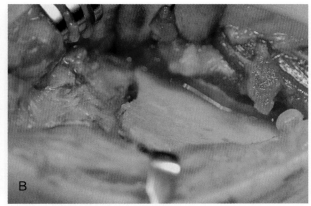

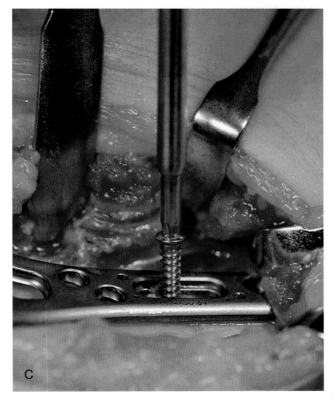

图 32-1　桡骨远端掌侧入路切口（A）、显露骨折（B）、钢板固定（C）

显露旋前方肌并向桡侧远端牵开。为了便于纵向复位和桡侧倾斜，将肱桡肌腱纤维从桡骨茎突上做必要的剥离。手法复位骨折（图 32-1B），再将钢板放置在桡骨远端掌侧接近关节面处。我们倾向于第 1 枚螺钉经靠近骨折的椭圆形螺钉孔，固定钢板。椭圆形螺钉孔可轴向滑动，便于调整钢板的位置（图 32-1C）。克氏针通过位于钢板远端的针孔，临时固定。通过透视检查骨折的复位和钢板的位置情况。必要时，重新复位骨折，通过第 2 和第 3 枚螺钉将钢板固定于桡骨骨干。对于

所有干骺端骨折，我们都采用单皮质螺钉固定干骺端，以最大限度地减少伸肌腱断裂的可能性。除非背侧骨折伴有腕关节半脱位，否则所有其他的背侧骨片都不需特别处理。在固定后，我们再次检查桡骨远端骨折的对位对线和远端桡尺关节（distal radioulnar joint，DRUJ）的稳定性，并评估前臂旋前、旋后功能，以及腕部的屈伸活动情况。若有骨擦音，则提示可能有固定物侵入关节内。最后再透视，检查骨折的复位和固定物的位置情况。在关闭皮肤之前取下止血带以确认止

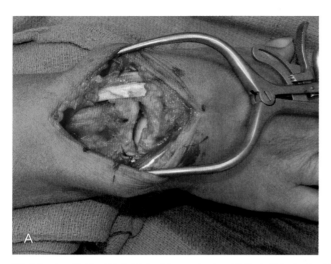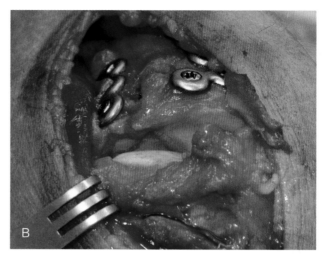

图 32-2　桡骨远端背侧入路切口（A）、关节内骨折复位后钢板固定（B）

血。患者离开手术室之前，常规进行腕关节掌侧短臂小夹板外固定。

背侧钢板固定

在准备和悬垂手臂后，肢体驱血，充气加压止血带。取腕关节背侧做纵向切口，切开皮肤至伸肌支持带。折行切开伸肌支持带，以便能够暴露背侧钢板。找到拇长伸肌（extensor pollicis longus，EPL）腱并向桡侧牵开。将（第 2 和第 4 隔间）指伸肌鞘从桡骨远端骨面及关节囊上剥离并牵开（图 32-2A）。在桡骨远端横向切开腕关节囊，可显露舟骨和月骨软骨面及其关节囊附着。纵向切开关节囊，可将关节囊从腕骨上剥离，以便在需要时给予更多的暴露。检查舟骨和月骨有无相应的软骨损伤及舟月韧带损伤。直接显露关节内骨折，直视下复位。将分离或台阶样移位的骨折复位，克氏针临时固定。在直视及透视下，检测骨折复位情况。复位满意后，在桡骨远端背侧，跨越骨折线放置钢板（图 32-2B）。通常，第 1 枚螺钉穿过靠近骨折的椭圆形钉孔，将钢板固定在骨干上。调整钢板的位置，避免骨折碎片进入远端桡尺关节。在远折端骨片内置入螺钉固定，以及在近折端置入双皮质螺钉固定。最后，在直视及透视下，再次检查骨折的对位对线、前

臂和腕部的活动性、远端桡尺关节的稳定性，以及内固定物的位置（有无过度的突出）情况。修复伸肌支持带，使拇长伸肌腱回复到皮下组织。在关闭皮肤之前取下止血带以确认止血。患者离开手术室之前，常规进行腕关节掌侧短臂小夹板外固定。

其他手术方法

其他手术方法都是利用韧带复位骨折、克氏针或支撑固定物（外固定支架或支撑钢板固定）维持复位。如若仅采取克氏针固定，当不能确认神经或肌腱是否安全时，建议手术切开。术后需固定至骨折临床愈合（4~6 周）。腕部必须完全固定到支撑固定去除时。外固定架通常在 6 周内被拆除，而感染风险相对较低的支撑钢板则可放置长达 3 个月之久。在这期间，防止手指关节僵硬的康复训练至关重要。

并发症

桡骨远端骨折的并发症包括后期肌腱断裂、腕管综合征和慢性区域疼痛综合征（CRPS）。FPL 和示指的指深屈肌（flexor digitorum profundus，FDP）腱断裂最为常见，据报道 FPL 肌腱断裂可能晚至放置掌侧钢板的数年后才发生。该屈肌

腱断裂是由于钢板远侧边缘或桡骨远端横嵴，即掌侧钢板太过远端或残存的背侧倾斜移动增加了经行于其表面的屈肌腱的压力。掌侧或背侧钢板均可导致伸肌腱断裂，最常见于 EPL、指伸肌（extensor digitorum communis，EDC）和桡侧腕长或短伸肌（ECRL/ECRB）。伸肌腱断裂是由于骨折或在固定掌侧钢板时钻孔或螺钉穿透损伤供应肌腱的血管，或背侧钢板直接刺激肌腱所致。如果术后出现肌腱炎的迹象，应进行手术移除有问题的固定物，以防止进一步的刺激和损伤肌腱。桡骨远端骨折后也可能出现腕关节尺侧疼痛，尤其应当专门检查月三角背侧韧带损伤、尺侧挤压痛（尺偏腕关节引起疼痛）和尺侧腕伸肌（extensor carpi ulnaris，ECU）肌腱炎或其紊乱征。通常情况下，不明原因的腕关节尺侧疼痛或紊乱征会在 6 个月内缓解。如若不缓解，我们通常在腕关节尺侧注射类固醇皮质激素。

桡骨远端骨折术后最常见的神经性并发症是腕管综合征和 CRPS。CRPS 表现为一系列症状，包括持续性的与刺激不成比例的疼痛、过度的肿胀、感觉异常及手指活动受限。在桡骨远端骨折的人群中，CRPS 最常表现为 Ⅱ 型，区域类似于正中神经的分布。任一患者（Ⅰ 型或 Ⅱ 型）都须通过腕管减压手术来解决。高能量创伤或严重骨折的女性患者发生 Ⅰ 型 CRPS 的风险较高。早期诊断和多学科治疗是成功康复的关键。

目前仍有争议的是补充维生素 C 能否有效预防 CRPS，然而初步评估认为给予桡骨远端骨折患者 5 周内每天 500mg 推荐剂量的维生素 C 是没有风险的。

桡骨远端骨折后康复

随着手术固定技术的更新发展，桡骨远端骨折患者术后可早期进行腕部和前臂的活动，使其疗效得到明显提高。例如，掌侧钢板固定后 8 周内，在治疗师的督促下早期进行腕关节和前臂的活动，改善腕关节的 ROM 和前臂的旋转功能，减少失能，提高治疗效果。除了以往用于恢复 ROM 的传统练习外，活动呈现技术（即镜像治疗或分级活动想象疗法）有助于疼痛的治疗（甚至可能防止 CRPS 的发生），以及在大脑中保持上肢末端的正常表现（图 32-3）。镜像治疗则是患侧手腕静置于镜后，通过健侧手腕在镜前做治疗动作，反射出患侧手腕的功能。对患者来讲，它以一种无痛的方式在视觉上呈现出患侧手腕与健侧手腕在做对称的活动。

成功的术后康复治疗依赖于早期外科医师与治疗师之间沟通讨论手术方法、成功地复位骨折而无任何并发症，以及相应的术后管理。这样有助于治疗师设定目标，作出干预计划，并积极应对有关的问题或并发症。

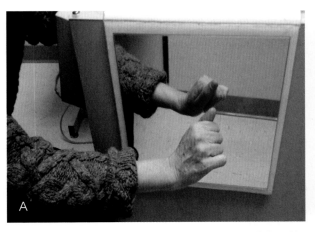
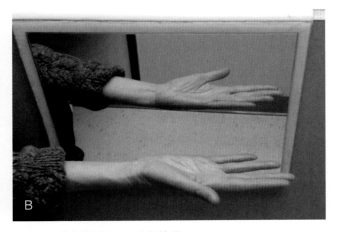

图 32-3　活动呈现技术（即镜像治疗）。患手隐藏于镜后不可见。A. 协同握拳；B. 反掌伸指

桡骨远端骨折后的康复可以分为 3 个功能性阶段：保护阶段（0~5 周）、动员阶段（6~8 周）和负重阶段（9~12 周）。

闭合复位术和石膏固定：非手术治疗

保护阶段

- 根据骨折的粉碎程度和骨质的情况，石膏固定 4~8 周。
- 检查石膏的松紧合适度和其他相关症状（如桡神经浅支或正中神经激惹征）。
- 评估残疾和修订计划，调节上肢固定和限制负重，确保患者能够从事日常生活活动。
- 消肿止痛治疗。
- 手指的主动活动或肌腱滑动，所有靠近前臂的上肢关节的 AROM。

动员阶段

- 有必要对老年患者进行督促治疗，疼痛、肌力减弱及固定都会妨碍患肢的日常功能。通常从动员阶段开始，需每周进行跟踪，随访 6~8 周，此过程需重视家庭康复训练。
- 开始腕关节主动辅助训练和主动 ROM 训练。
- 若 ROM 恢复不完全时，治疗师应根据对齐情况进行干预，予以补偿训练等。

外固定和经皮针固定术闭合复位

保护阶段

- 遵从上述的非手术治疗的要点。
- 针道护理培训。
- 评估固定针道感染的症状或体征。
- 采用夹板或支具保护腕关节，直到支架或固定针被拆除。
- 在对骨折部进行加压保护下，主动辅助旋转前臂。
- 强调早期的手指主动和被动 ROM 训练。
- 进行握拳或拇指对掌、屈曲、内收和外展多种

复合活动，防止屈肌腱、拇长伸肌或指长伸肌腱僵硬挛缩（图 32-4A~D）。

动员和负重阶段

- 6 周后，拆除固定针或支架，腕关节进行初步的 AROM 和轻柔的 PROM 训练。
- 在每个康复环节中，针对瘢痕按摩应该先于 AROM /PROM 训练，并且细化到家庭康复训练中去。
- 调整松紧度，一般第 8 周后逐步松开腕关节支具。
- 腕部静态渐进性矫形器对于腕部僵硬，恢复腕部 PROM 十分必要。
- 8 周后，骨折完全愈合或基本愈合时，进行更进一步的腕关节被动 ROM 训练。通常也可以开始进行渐进性阻抗训练（progressive resistive exercises，PREs）。家庭康复训练应包括被动牵伸和 PREs。
- 通常情况下，10~12 周后不再限制活动。

切开复位内固定术

采用掌侧或背侧钢板内固定治疗骨质良好的非粉碎性骨折，可以早期进行功能训练。是否开始早期功能训练取决于骨折固定程度、有无伴随损伤或影响骨折愈合的内科疾病，以及患者对治疗的反应。与传统的方法相比，切开复位内固定早期功能训练患者的功能恢复进展更快，从而可以较早地结束康复训练。除了闭合复位非手术治疗所采取的治疗措施外，ORIF 后的早期功能训练包括以下内容。

保护阶段（0~4 周）

- 在不训练时，佩戴环形护腕支具（图 32-5A 和 B）。通常在 4~6 周拆除。
- 术后 3~5 天，主动进行手腕、前臂活动训练。
- 术后 3~5 天，早期开始腕关节屈伸使 FPL 和手指屈肌腱滑动，以防止肌腱粘连。

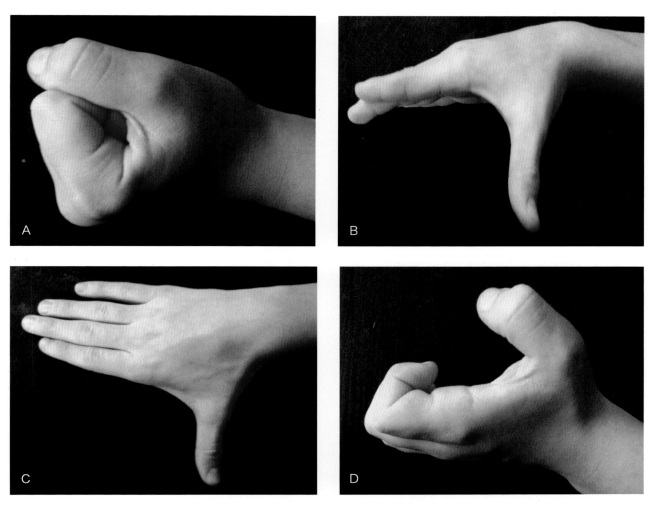

图 32-4　握拳（A）、拇指内收（B）、拇指外展（C）、主动屈曲（D）

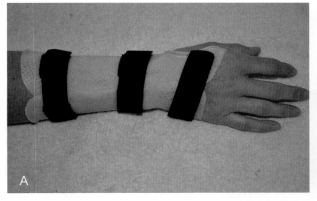

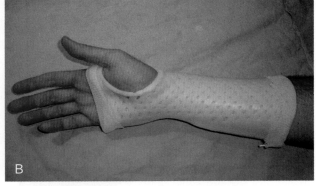

图 32-5　环臂型静态固定的腕部支具。A. 背侧面；B. 掌侧面

- 拆线后，瘢痕管理包括对瘢痕进行按摩，以软化瘢痕组织，减少皮肤与肌腱的粘连（图 32-6）。
- 硅凝胶瘢痕贴适用于切口瘢痕表面，使瘢痕柔

软，促进美容。
- 轻柔的被动活动（图 32-7A 和 B）。
  - 在被动活动时，轻柔地牵引桡腕关节，可减少患者的不适感并提高患者的反应度。

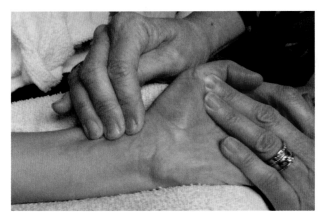

图 32-6　沿拇长屈肌按摩瘢痕

- 在对桡骨远端骨折部进行加压保护下，主动辅助旋转前臂，以免增加固定物的应力。
- 术后 2~4 周为早期肌力训练阶段。握力应限制在 3~5 磅（1.4~2.3kg），以免应力过度集中在愈合中的骨折部位。可以使用低弹力海绵治疗绑带。

动员阶段（4~8 周）

- 湿性热敷 / 浸泡，促进消肿。
- 确保 DRUJ 不参与的同时，积极利用毛巾和锤子辅助进行前臂伸展活动（图 32-8）。
- 继续主动活动和轻柔的被动活动，屈曲或伸展和桡偏或尺偏腕关节。
- 强调进行腕关节的屈伸活动，而不是进行手指的屈伸活动。鼓励患者进行以下活动：在伸展

腕关节时屈指握拳，以及屈曲腕关节时完全伸直手指（图 32-9A 和 B），从而促进形成有效的日常协作活动模式。
- 有愈合迹象时，实施中等阻力和等张活动训练。进一步加强的等张活动训练在术后 4 周内就可以开始，持续 6~8 周。

负重阶段（6~12 周）

- 在 6~8 周，恢复到能负重的 ADLs。
- 根据耐受力增加提举力。通常肌力和功能都能恢复到受损前的水平。
- 通常情况下，10~12 周后不再限制活动。
- 准备结束正式的治疗（如注重家庭康复训练和症状管理的独立性）。

精要

所有桡骨远端骨折

- 早期的重点应放在解决残疾问题上，而不是假设解决疼痛和身体障碍就会最终解决残疾问题；应认识到患者须尽早在术后 6 ~ 8 周内参与 ADLs。
- 早期的手指活动至关重要。
- 警惕感觉的变化，感觉的改变可能提示发生创伤性腕管综合征。

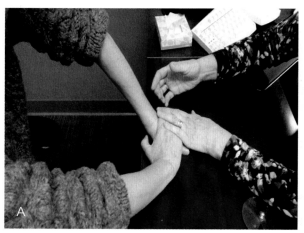

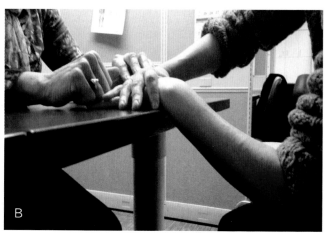

图 32-7　桌面辅助下轻柔地被动腕关节背伸（A）和屈曲（B）

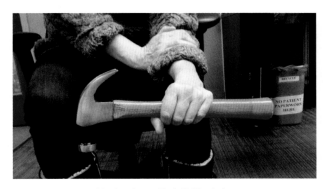

图 32-8　锤子辅助下加强前臂旋转活动

- 注意慢性 CRPS 的早期征象。
- 随着骨折在影像学和临床愈合，在不影响腕部牵伸的情况下，长期低负荷的静态夹板固定腕部仍是必要的。

外固定 / 经皮针固定术闭合复位

- 术后即刻进行手指复合活动，防止拇长伸肌腱或指长伸肌腱僵硬挛缩。
- 支架外固定可引起桡神经浅支激惹或损伤；评估是否需要重新穿针、脱敏治疗或再复位。

切开固定术和内固定术

- 如果不是粉碎性骨折或骨折固定稳定，早日进

行功能性训练。
- 早期开始屈伸活动，使 FPL 和手指屈肌腱滑动，以防肌腱粘连。

结局

尽管桡骨远端骨折 ORIF 后的最初 3 个月内手腕活动、力量等大部分功能可恢复，但患者报告在 1 年内功能仍有持续改善。但治疗期间固定时间的长短并不影响最终的功能，因为在 2 周内的腕关节活动与 6 周后的腕关节活动相比，结果并没有明显差异。然而，无法握拳的损害要比腕部僵硬大得多。与正常的腕关节活动范围（在每个方向上 0°~15°）相比，桡骨远端骨折患者最终的腕关节活动通常仅是轻微的受限，但预期功能完好。除非有并发症，桡骨远端骨折患者很少有不能完成工作或日常活动的情况发生。

长期随访显示，大多数桡骨远端关节内骨折患者在 7~15 年后有创伤性关节炎的影像学证据。然而，客观或主观的症状与这种不负重关节的关节炎毫无相关性。桡侧腕关节关节炎的发生与关节内残余的骨折移位有关。同样，与伴随的未治的舟月韧带损伤（Geissler Ⅰ ~ Ⅲ B）或三角纤

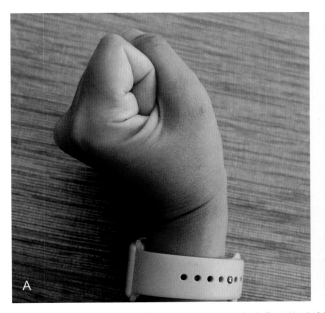

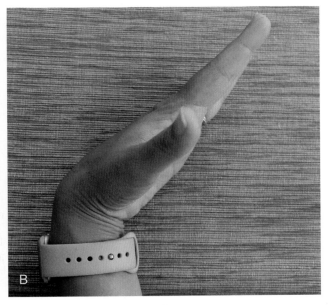

图 32-9　腕关节主动屈曲伸展活动，以避免非典型的活动模式。A. 屈指伸腕；B. 伸指屈腕

维软骨复合体（trangular fibrocartilage complex，TFCC）撕裂相关，有时需要采取手术的方法治疗这些相关的损伤。因此，尽管伴发腕骨内损伤的发生率很高，但大多数的不完全性损伤不会影响最终的功能。

小结

桡骨远端骨折是所有年龄段患者的常见损伤。采取非手术的闭合复位外固定或手术切开复位内固定治疗，取决于各自骨折的特点、患者的喜好和健康状况。早期的整个手指的活动训练对最终的结果至关重要，并强调从初次发生时就开始进行手指的活动训练。桡骨远端骨折 1 年后，客观或主观的症状基本稳定，少有改变。

鸣谢

感谢 Virginia O'Brien，操作培训师、作业治疗师、注册高压氧工艺师提供图片，以及 Logan 和 Avery McGee 提供手部示意。

（张启锋　译，曾　真　李云霞　王雪强　审）

参考文献

Arora R, Lutz M, Deml C, Krappinger D, Haug L, Gabl M: A prospective randomized trial comparing nonoperative treatment with volar locking plate fixation for displaced and unstable distal radial fractures in patients sixty-five years of age and older. *J Bone Joint Surg Am* 2011;93(23):2146–2153.

Bell JS, Wollstein R, Citron ND: Rupture of flexor pollicis longus tendon: a complication of volar plating of the distal radius. *J Bone Joint Surg Br* 1998;80:225–226.

Brehmer JL, Husband JB: Accelerated rehabilitation compared with a standard protocol after distal radial fractures treated with volar open reduction and internal fixation: A prospective, randomized, controlled study. *J Bone Joint Surg Am* 2014; 96(19):1621–1630.

Chen NC, Jupiter JB: Management of distal radial fractures. *J Bone Joint Surg Am* 2007;89(9):2051–2062.

Court-Brown CM, Caesar B: Epidemiology of adult fractures: A review. *Injury* 2006;37(8):691–697.

Ipaktchi K, Livermore M, Lyons C, Banegas R: Current concepts in the treatment of distal radial fractures. *Orthopedics* 2013; 36(10):778–784.

Koval KJ, Harrast JJ, Anglen JO, Weinstein JN: Fractures of the distal part of the radius. The evolution of practice over time. Where's the evidence? *J Bone Joint Surg Am* 2008;90(9):1855–1861.

Lee DS, Weikert DR: Complications of distal radius fixation. *Orthop Clin North Am* 2016;47(2):415–424.

Putnam MD, Meyer NJ, Nelson EW, Gesensway D, Lewis JL: Distal radial metaphyseal forces in an extrinsic grip model: implications for postfracture rehabilitation. *J Hand Surg Am* 2000;25(3):469–475.

Roh YH, Lee BK, Noh JH, Baek JR, Oh JH, Gong HS, Baek GH: Factors associated with complex regional pain syndrome type I in patients with surgically treated distal radius fracture. *Arch Orthop Trauma Surg* 2014;134(12):1775–1781.

Rostami H, Arefi A, Tabatabaei S: Effect of mirror therapy on hand function in patients with hand orthopaedic injuries: A randomized controlled trial. *Disabil Rehabil* 2013;35(19):1647–1651.

Soong M, Earp BE, Bishop G, Leung A, Blazar P: Volar locking plate implant prominence and flexor tendon rupture. *J Bone Joint Surg Am* 2011;93(4):328–335.

The Treatment of Distal Radius Fractures: Guideline and Evidence Report. AAOS 2009.

Thieme H, Morkisch N, Rietz C, Dohle C, Borgetto B: The Efficacy of Movement Representation Techniques for Treatment of Limb Pain—A Systematic Review and Meta-Analysis. *J Pain* 2016;17(2):167–180.

Valdes K, Naughton N, Burke, CJ: Therapist-supervised hand therapy versus home therapy with therapist instruction following distal radius fracture. *J Hand Surg Am* 2015;40(6): 1110–1116.e1.

Rowena McBeath, MD, PhD, Annie Ashok, MD 和 Terri Skirven, OTR/L, CHT

概述

全关节置换术开创了骨科手术的新领域。全腕关节置换术（total wrist arthroplasty，TWA）尽管具有创新性，但尚未累计到与髋关节和膝关节置换术相同的成功例数。尽管相较于上述关节，腕关节在解剖学、力学和运动学方面存在差异，但新颖的 TWA 设计已被证实对于合适的患者是有希望的。

适应证和禁忌证

与许多手术一样，TWA 的成功取决于对患者的选择。TWA 的理想候选人为存在一侧或两侧腕关节疼痛、重度腕关节炎、合并或不合并多处上肢部位的关节炎。患者必须愿意接受低需求的生活方式，以换取腕关节功能 ROM 稳定、无痛，并能够执行需要腕关节运动的 ADLs，如书写、按钮和会阴护理。

TWA 的主要适应证是疼痛、有严重功能障碍的腕关节炎。以往，TWA 一直被用于患有晚期类风湿关节炎的患者，这种疾病通常影响双侧腕关节或上肢的多个关节。此外，研究表明，TWA 对严重的非类风湿关节炎、骨关节炎和创伤后关节炎患者有益。TWA 也可应用于晚期腕骨缺血性坏死患者。

TWA 的禁忌证是不能坚持严格的活动限制如体力劳动者或需要使用助行器、手腕要承重的患者。其他禁忌证包括活动性感染、脓毒血症或骨髓炎病史、上肢周围神经损伤、桡侧腕伸肌断裂、韧带松弛。相对禁忌证包括免疫抑制、系统性红斑狼疮、近排腕骨切除术，以及其他导致腕骨缺损的病症。

过程

相关解剖学

腕关节在 3 个运动平面上运动：屈伸，桡、尺偏，旋前和旋后。手腕的正常 ROM 包括 85°～90° 的掌屈、80°~85° 的伸展（或背伸）、20°～25° 的桡偏，以及 30°~35° 的尺偏。手腕的运动沿着轴线进行，旋前和旋后发生在远端桡尺关节。

腕关节的力学轴向相对其解剖学轴向稍倾斜，其主要力学轴向可处于背伸伴桡偏和掌屈伴尺偏的位置，大多数功能性 ADLs 所需的腕关节 ROM 是在掌屈 30° 和背伸 30° 之间，伴尺偏和桡偏 10°，使手处于有利控制手指的精细运动和握力的位置。

McBeath 博士、Ashok 博士和 Skirven 博士及其直系亲属均未从与本文主题直接或间接相关的商业公司或机构获得任何有价物，未持有股票或股票期权。

技术

　　TWA 的手术方法在植入物方面与其他置换术是相似的，基于所使用的特定假体的不同而仅有某些变化。术后康复也是相似的，没有任何特殊改变（图 33-1）。

　　术前摄腕部 X 线片模拟和评估植入物的大小，以及要切除的桡骨远端部分。采用局部或全身麻醉，在上臂缚止血带，胳膊和手都置于标准体位，用 Esmarch 驱血绷带止血。手术在显微镜下进行。

　　取腕背侧纵向切口，从第三掌骨的中部至靠近桡骨远端的 Lister 结节 2cm。切开皮肤，游离皮瓣，钳夹和微电刀止血。必须小心操作以保护

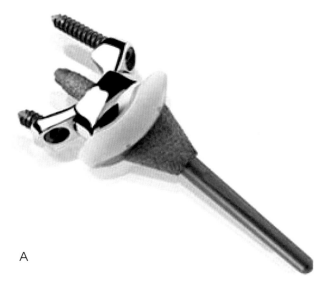

A

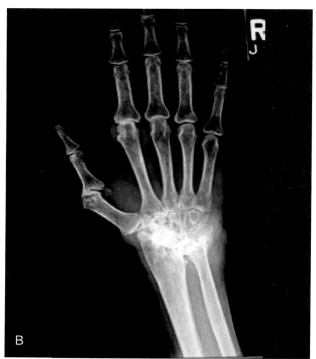

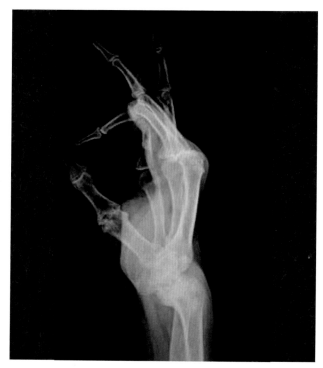

图 33-1　A. 全腕关节置换术的内植物；B. 类风湿关节炎患者的术前腕部 X 线片（待续）

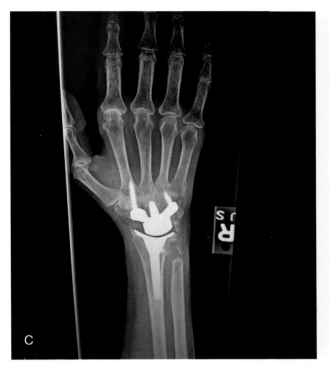
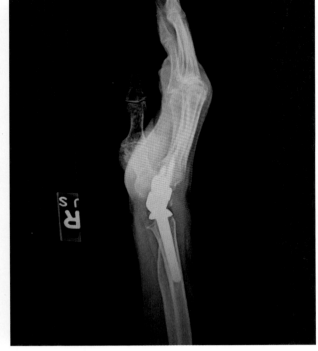

C

图 33-1 续 C. 类风湿关节炎患者腕关节置换术后的 X 线片

桡神经的感觉分支，该分支穿过解剖鼻烟窝，以及尺神经背侧支，分布在尺骨茎突的远端。切开伸肌支持带，打开第三间室，松解、牵开拇长伸肌（EPL）肌腱。伸肌腱鞘切除术在所有间室进行。

接下来，纵向切开、剥离关节囊。用咬骨钳切除腕骨。将腕管导向器平行于第三掌骨放置，并用 2 根 0.062 英寸（约 0.16cm）长的克氏针（K-wire）进行固定。根据每个植入物的要求切除近端腕骨、钩骨的边缘和近端头状骨，然后放置腕部模块测试。

接下来将注意力转向桡骨模块，将腕关节掌屈，并将克氏针推入桡骨远端髓腔的中心，通过透视确认位置。切除桡骨远端关节面，扩髓，放置模块后测试，密切注意保护周围的软组织结构，包括桡腕掌侧韧带。通过临床和影像，试验腕骨和桡骨模块，以检查腕关节的稳定性和 ROM。

然后将模块换成植入物，并用螺钉固定到第二掌骨骨干和钩骨上。在确认有足够的 ROM 和

稳定性之后，冲洗伤口，松开 EPL，修复伸肌支持带，逐层缝合切口，术后拍 X 线片以确认假体对齐。通常采用夹板将腕关节固定于中立位，术后抬高患肢以防止和减少肿胀。

并发症

除了出血和对周围组织的损伤等一般性手术并发症外，TWA 的许多并发症与原发性疾病的性质有关。感染是一个特别严重的问题，且潜在存有较高的发生率。类风湿关节炎患者可能特别容易感染，因为药物治疗对该病有免疫抑制作用。

TWA 失败的最常见的原因是掌部假体松动、掌骨背侧穿孔。其他并发症包括内置物不合格、针移位和持续疼痛。这些后果可能是由于假体的对位和固定不良和（或）韧带等软组织力量不均衡造成的。导致 TWA 失败的因素还包括一些诸如骨骼缺陷和活动性骨病、韧带松弛或挛缩，以及过度运动等特定因素。失败 TWA 的补救手术包括翻修术或关节融合术。

术后康复

简介

　　TWA 术后康复的总体目标是最大化 ROM，以在维持假体稳定性的前提下实现 ADLs 的功能。康复方案应该量身定制，以达到患者对自我照顾、家庭责任、工作和休闲活动能力要求的个人目标。应在术前与患者进行讨论制订合理的康复目标、康复的时间表和最终可能遗留的功能障碍。根据患者的适应与承受能力、软组织的完整性和外科手术的方式，应由外科医师调整新训练的开始和持续时间。通常在术后的 6~12 个月达到最终康复结果。

推荐方案

早期康复和保护阶段（1~2 周）

- 康复过程中可以使用包括抬高患肢、弹力袖套或手套，以及轻柔的向心性按摩等水肿控制技术（图 33-2）。
- 可根据需要使用疼痛管理技术，包括使用冷敷或经皮神经电刺激（TENS）。
- 定制热塑板材的掌腕矫形器（图 33-3）固定腕关节在背伸 15° 的位置，除了锻炼时间应全天穿戴。
- 全部手指的 AROM 和 PROM 训练。
- 伸肌腱滑动训练。
- 肩和肘关节 ROM 训练。

过渡阶段（2~6 周）

- 继续佩戴矫形器，为保持合适，可能需要重塑。
- 瘢痕管理。
- 继续全部手指的 ROM 训练。
- 腕关节掌屈、背伸和桡尺偏的 AROM 和 AAROM 训练（图 33-4）。
- 肩和肘关节的 ROM 训练。
- 开始轻柔的无抗阻和非重复性 ADLs 训练。

肌力训练阶段（第 6~8 周）

- 去掉腕关节矫形器，可以根据需要使用柔性的支撑（如氯丁橡胶护腕）（图 33-5）。
- 继续全部手指 ROM 训练。
- 继续主动和主动辅助腕关节 ROM 训练。
- 开始腕关节等长收缩训练（图 33-6）。
- 开始轻柔的抗阻握力训练。
- 完成可承受的 ADLs 任务。

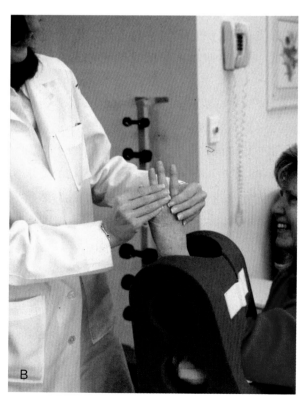

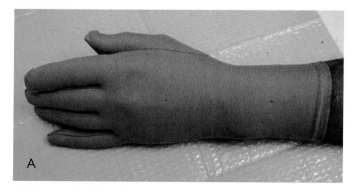

图 33-2 水肿控制技术。A. 弹力手套；B. 向心性按摩

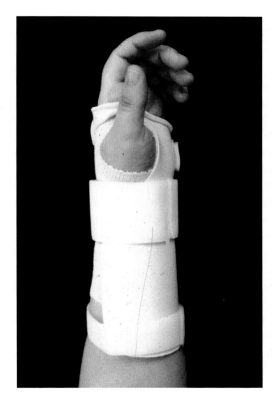

图 33-3　定制的掌腕矫形器

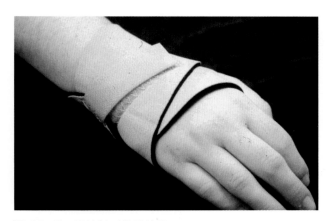

图 33-5　柔性氯丁橡胶护腕

功能恢复阶段（8~12 周）

- 用动态渐进性（图 33-7A）或静态渐进性（图 33-7B）伸缩矫形器解决腕关节僵硬问题。
- 根据需要使用辅助支具和（或）改良技术来辅助完成 ADLs 任务。
- 根据需要继续全部手指和腕关节活动，以最大限度地提高功能。

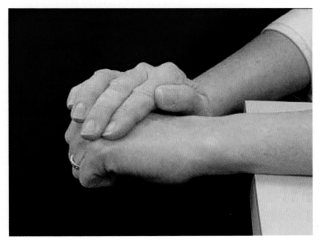

图 33-6　腕关节等长收缩训练

- 根据承受度逐步回归 ADLs。
- 在 TWA 之后应该避免腕部撞击的活动（如锤击）或者手腕极端负重（如俯卧撑）的活动。

结局

　　由于植入物不断在改进，TWA 后的效果难以评估。因此，这个主题的文献往往落后于现有的系统。针对目前应用的植入物进行研究，Nydick 等报道 28 个月内采用同种假体的 23 例 TWA 患者中发生 7 种并发症，功能性结果合理，疼痛减轻，平均屈曲范围 90°。同样，另一个 TWA 的研究报道，32 个月内进行的 20 例 TWA 中，发生 2 例假体松动，但不需要翻修。

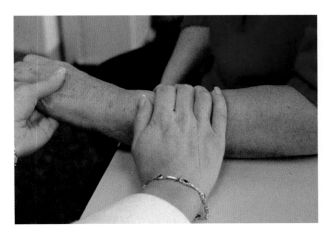

图 33-4　主动辅助训练

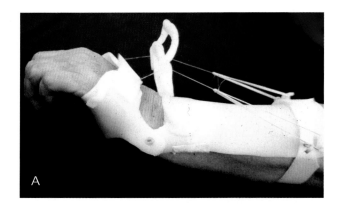

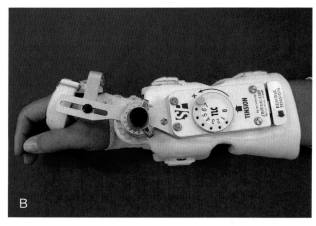

图 33-7　用于改善日常生活活动范围的辅助支具。A. 动态伸展性手腕矫形器；B. 静态渐进性手腕矫形器

精要

- 在考虑 TWA 时仔细选择患者，以确保预期能够维持 ADLs 的活动，而非影响功能恢复。
- TWA 中仔细操作骨切除术，以确保适当的紧张度。

小结

　　TWA 正在发展成为一种挽救腕关节功能的救助方法。这是一个技术要求很高的手术，需要仔细选择患者。该手术可减轻疼痛和改善功能，有可能显著改善患者的生活质量。未来，设计和技术将不断改进。还需要进行长期研究来明确其临床效果和生存率。

　　（介　思　译，张启锋　李云霞　王雪强　审）

参考文献

Beer TA, Turner RH: Wrist arthrodesis for failed wrist implant arthroplasty. *J Hand Surg Am* 1997;22:685–693.

Brumfeld RH, Champoux JA: A biomechanical study of normal functional wrist motion. *Clin Orthop Relat Res* 1984;(187):23–25.

Carroll RE, Dick HM: Arthrodesis of the wrist for rheumatoid arthritis. *J Bone Joint Surg Am* 1971;53:1365–1369.

Crisco JJ, Heard WM, Rich RR, Paller DJ, Wolfe SW: The mechan- ical axes of the wrist are oriented obliquely to the anatomical axes. *J Bone Joint Surg Am* 2011;93(2):169–177.

Hamalainen M, Kammonen M, Lehtimaki M: Epidemiology of wrist involvement in rheumatoid arthritis. *Rheumatol* 1992;17:1–7.

Hastings H 2nd: Total wrist arthrodesis for post-traumatic conditions. *Indiana Hand Center Newsletter* 1993;1:14.

Herzberg G: Prospective study of a new total wrist replacement: Short term results. *Chir Main* 2011;30(1):20–25.

Ilan DI, Rettig ME: Rheumatoid arthritis of the wrist. *Bull Hosp Jt Dis* 61(3–4):179–185.

Landsmeer JM: Studies in the anatomy of articulation, 1 and 2. *Acta Morphol Neerl Scand* 1961;3:287–303.

Lorei MP, Figgie MP, Ranawat CS, Inglis AE: Failed total wrist arthroplasty: analysis of failures and results of operative management. *Clin Orthop Rel Res* 1997;(342):84–93.

MacConaill MA: The mechanical anatomy of the carpus and its bearings on some surgical problems. *J Anat* 1941;75:166–175.

McBeath R, Osterman AL: Total wrist arthroplasty. *Hand Clin* 2012;28(4):595–609.

Millender LH, Nalebuff EA: Arthrodesis of the rheumatoid wrist. An evaluation of sixty patients and a description of a different surgical technique. *J Bone Joint Surg Am* 1973;55:1026–1034.

Nydick JA, Greenberg SM, Stone JD, Williams B, Polikandriotis JA, Hess AV: Clinical outcomes of total wrist arthroplasty. *J Hand Surg Am* 2012;37:1580–1584.

Palmer AK, Werner FW, Murphy D, Glisson R: Functional wrist motion: a biomechanical study. *J Hand Surg Am* 1985;10(1):39–46.

Rizzo M, Ackerman DB, Rodrigues RL, Beckenbaugh RD: Wrist arthrodesis as a salvage procedure for failed implant arthroplasty. *J Hand Surg Eur* 2011;36:29–33.

Ryu JY, Cooney WP 3rd, Askew LJ, An KN, Chao EY: Functional ranges of motion of the wrist joint. *J Hand Surg Am* 1991;16(3):409–419.

Trieb K: Treatment of the wrist in rheumatoid arthritis. *J Hand Surg Am* 2008;33A:113–123.

Nicole S. Schroeder, MD 和 *Karen Pitbladdo, MS, OTR/L, CHT*

概述

腕关节紊乱不经治疗会引起桡腕关节压力异常，最终导致腕关节炎。局部腕关节融合术和全腕关节融合术是创伤后症状型、退化型、感染型或腕关节炎炎症期的最终治疗方法。任何类型的腕关节融合术的目的都是促使腕关节功能稳定，使腕关节 ADLs 时没有疼痛。尽管腕关节融合术以降低疼痛和减少 ROM 为代价，但术后康复治疗的目的依旧是维持尽可能大的可有的关节活动范围、减缓疼痛、最终恢复并且保留手功能。

一些学者研究表明正常的腕关节活动范围远远超过 ADLs 所需要的活动范围。Palmer 和他的同事表明日常生活中大多数标准的任务性活动需要腕关节掌屈 5°、背伸 30°、桡偏 10° 及尺偏 15°。因此，尽管腕关节融合术可能会限制一些活动范围，但是它能够减轻疼痛并且保留一定的活动范围，这有利于日常活动。

本章讲述下列关节融合术的手术过程和术后康复过程：舟骨大多角骨梯形（scaphotrapezial-trapezoidal，STT）融合、腕骨间融合（intercarpal fution，ICF）、四角融合（four-corner fusion，FCF）和全腕融合（图 34–1）。另外，手术适应证及手术方法会在近排腕骨切除术（proximal row carpectomy，PRC）中进行讨论。对患者进行完整的评估，从而发现问题并且选择治疗方法，包括评估患者的功能性需要和目标。腕关节炎患者影像学上的表现并不总与临床症状一致，关键是通过临床检查来准确定位产生疼痛的位置。对于弥漫性关节炎，分离舟骨、大多角骨和小多角骨或者在桡腕关节注射 1% 利多卡因可以使疼痛减轻，还可以缓解患者术后的疼痛。这里会讲述术后康复的一般原则，以及手术过程中的特殊方面。

康复

术后康复取决于患者确切的恢复过程，所有方案都包含 3 个阶段：①保护期；②关节活动期；③肌力训练期。治疗进程从一个阶段过渡到下一个阶段取决于影像学表现和手术医师的意见，并且优先考虑手术医师的意见。医师的术后目标和期望在所有治疗综合的基础上形成。大多数局部腕关节融合术后会减少术前关节活动范围的 40%。

阶段 1：保护期（0~6 周）

- 术后使用夹板固定。
- 夹板（有效穿戴）在 2 周时撤除，更换为短臂或拇指人形石膏（short arm or thumb spica cast）。
- 穿戴石膏时保证可自由活动所有掌指关节。
- 立即通过肌腱滑动来主动活动手指关节（图 34–2）。

Pitbladdo 博士和 Schroeder 博士及其直系亲属均未从直接与间接与本文主题相关的商业公司或机构获得任何有价物，未持有股票或股票期权。

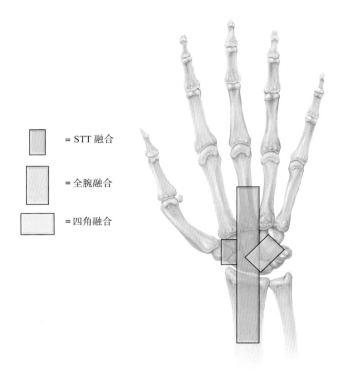

图 34-1　STT 融合、四角融合和全腕融合的区域

- 抬高手臂以减少肿胀和水肿。
- 患者存在严重肿胀或者不能够遵医嘱进行术后活动时应该尽早去诊所进行手功能康复。
- 主动活动肩关节和肘关节。

阶段 2：关节活动期（6~10 周）

术后的目标是要恢复无痛的功能性腕关节活动范围。

- 此阶段通常开始于影像学上显示出融合块较牢固时。

- 避免以牺牲稳定性或产生疼痛来增加 ROM。
- 撤除石膏，继续控制水肿。
- 选择和使用舒适的、适合的，以及满足所需支撑功能的定制或成品夹板。
- 开始进行瘢痕脱敏。硅胶垫和瘢痕按摩是脱敏的最重要的部分（图 34-3A 和 B）。
- 主动 ROM 训练应该着重于指关节屈曲和腕关节伸展的协同运动。
- 被动牵伸至末端，易于恢复至最大活动范围。
- 鼓励患者进行轻度的双侧活动和完成基本的卫生活动，允许双手共同操作完成 ADLs。

阶段 3：肌力训练期（10 周后）

- 10~12 周患者开始逐步增加跨关节的负荷，进行抓握和腕关节等长收缩、向心收缩及离心收缩相结合的活动。
- 当过渡至肌力训练时仍然需要处理关节活动受限的问题。
- 根据飞镖投掷者的运动（dart thrower's motion，DTM），发现患者许多腕关节活动表现为桡偏伴背伸、尺偏伴掌屈的模式，并且这一模式在 ADLs 中反复出现（图 34-4A 和 B）。
- 达到完全融合后（一般在 12 周左右），可以开始进行抓握肌力训练和模拟工作训练。
- 可以采用康复黏土进行肌力训练，或者在 ROM 训练时结合使用轻质的自由物体训练肌肉力量。

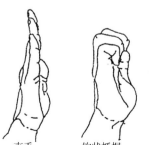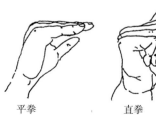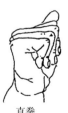

直手　　钩状抓握　　完全握拳　　平拳　　直拳

1. 每次训练从手指和腕关节伸直位开始。
2. 每种手型__次，保持__秒。
3. 每天做__次。

图 34-2　主动肌腱滑动训练

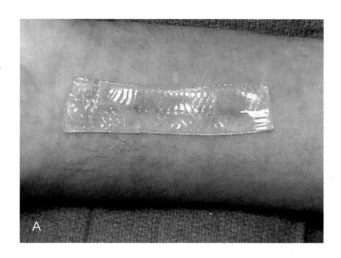

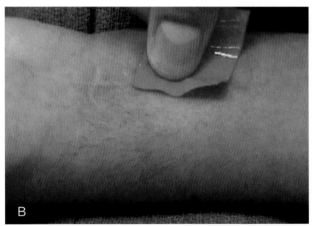

图 34.3　A. 硅胶瘢痕垫直接覆盖在术后修复的瘢痕上。B. 在周围软组织上使用粗糙表面摩擦进行瘢痕脱敏

手术过程

舟骨大多角骨梯形融合

适应证

舟骨大多角骨梯形（STT）融合用于症状性舟骨 – 大多角骨 – 小多角骨关节炎的治疗。它也用于部分腕骨间失稳、舟骨静态或动态旋转半脱位、慢性舟月骨分离和月骨无血管性坏死的治疗。该融合术可以在没有丧失功能性 ROM 的前提下保留捏力和握力。

禁忌证

STT 融合禁用于全腕关节炎或者并发桡舟关节炎的治疗。尽管提倡用 STT 融合术治疗慢性舟月骨失稳，但是发生并发症的概率很高，并且因为独立的舟月韧带力量不足而很少使用。

过程

通过手背桡侧横向或斜向切口可以找到舟骨 – 大多角骨 – 小多角骨关节。桡骨茎突切除术通常通过相同的切口。切入背侧腕关节囊暴露远端舟骨的关节表面及近端大多角骨和小多角骨的关节软骨和软骨下骨。此关节和舟骨的融合在屈曲 50°~55° 位，这是腕关节功能性活动的最佳中

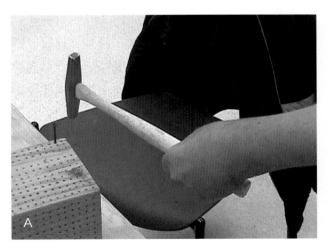

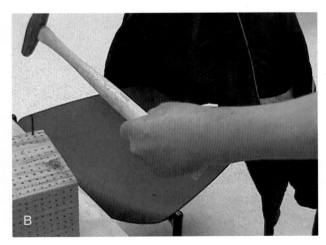

图 34-4　飞镖投掷者腕关节主动从桡偏背伸到尺偏掌屈的活动轨迹。A. 掌屈和尺偏；B. 背伸和桡偏

心位。融合器材包括可变螺距无头螺钉、融合板或者克氏针。在固定之前截取同侧远端桡骨植入融合部位（图 34-5）。术后立即使用体积大的拇指人形夹板。术后 2 周拆线，拇指人形夹板继续使用 4 周。

并发症

如果舟骨在过伸位固定，那么术后可能发生腕关节屈曲受限。术后的并发症包括影像学表现为桡舟关节炎或大多角骨掌骨关节炎、神经损伤和骨折不愈合。

康复

推荐在保护期使用短臂拇指人形夹板来限制融合块的旋转力矩。在关节活动期，当患者腕关节活动改善时可以撤除拇指人形夹板。STT 融合术后预期腕关节有大约 100° 的屈曲 - 伸展活动度。

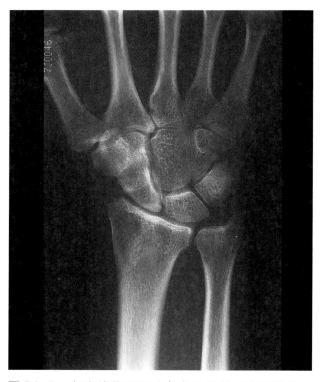

图 34-5　右腕关节 STT 融合术后的前后位 X 线片。［经许可引自 Watson HK, Wollstein R, Joseph E, et al. Scaphotrapeziotrapezoid arthrodesis: a follow-up study. *J Hand Surg Am*, 2003, 28(3): 397-404］

四角融合（月骨 - 头状骨 - 三角骨 - 钩骨）

适应证

舟骨切除术和四角融合术（月骨 - 头状骨 - 三角骨 - 钩骨关节融合术）用于因舟骨骨折不愈合的进行性塌陷（scaphoid nonunion advance collapse，SNAC）或者舟月骨进行性塌陷（scapholunate advanced collapse，SLAC）导致的腕关节炎的治疗。针对以上两种疾病，该关节融合术可以防止远端腕骨的坍塌和近端头状骨的移位。

禁忌证

四角融合术禁用于桡月关节炎。

过程

该融合术经腕关节背侧纵向切口入路。第三伸肌室是开放的，第二间室穿过第四间室离开桡骨向上走行。通过剥离韧带的方式来暴露桡腕关节和腕骨间关节。舟骨被完全切除，并且头月骨、月三角骨和钩三角骨关节的关节面和软骨下骨被切割成多孔状的骨。为了增加腕关节背伸活动度，月骨应该在中立位或轻度屈曲位融合。融合器材包括使用无头螺钉、钉板或者融合板，并且特别需要从桡骨远端局部植骨（图 34-6）。术后立即使用体积大的短臂拇指人形夹板。

并发症

并发症可能包括延迟愈合、骨折不愈合，以及影像学表现为桡腕关节炎。吸烟的患者不完全融合和骨折不愈合的风险会大大增加，因此要求患者在做融合术的前 2 个月禁止吸烟。如果月骨在背伸位融合，术后腕关节背伸活动度会受限。

康复

由于术中固定方式不同，保护期的长短也不同。我们通常使用无头加压螺钉，并且使用拇指人形夹板固定 8 周，或者固定直至有证据表明骨

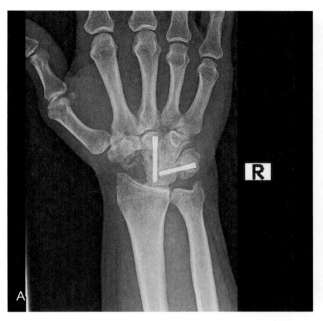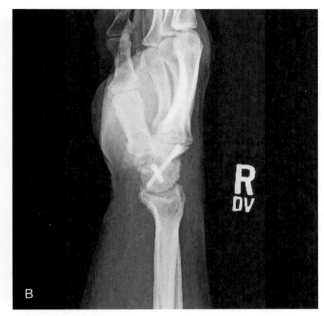

图 34-6 右腕关节舟骨切除术和四角融合术后的前后位（A）和侧位（B）X 线片：月骨 - 头状骨 - 三角骨 - 钩骨关节融合术（感谢医学博士 Christopher Got 提供图片）

折已经发生融合。在这一时期维持指关节 ROM 和控制水肿至关重要。一旦观察到融合较牢固，就进入关节活动期，同时撤除拇指人字形夹板。

术后功能性目标和局限性

患者应该预期腕关节大约有 80° 的屈曲 – 伸展活动范围，或者有术前活动范围的 60%。抓握力量是对侧腕关节的 80%。

全腕关节融合

适应证

全腕关节融合术是全腕关节感染或骨关节炎、骨坏死、创伤后关节炎或者其他局部关节融合术失败后的补救治疗措施，也可用于感染后骨质流失、肿瘤切除术或者创伤的治疗。尽管有许多融合方式，但是它们的最终目标都是保证固定的稳定性，从而可以进行早期活动。全腕关节融合术之前要使用一段时间的矫形器固定腕关节，有助于确定理想的腕关节融合位，还可以向患者展示手术后可能会采用的功能限制情况。

禁忌证

全腕关节融合术禁用于患有感染性骨关节炎和骨量较差的患者。对于对侧已行全腕关节融合术的患者，可能就要讨论是否进行全关节腕关节置换术，但是我们发现患者可以耐受双侧全腕关节融合术。

过程

该融合术经腕关节背侧纵向切口入路，以阶梯形的方式切开伸肌支持带。伸肌腱（第 2~4 间室）缩回，然后进行背侧骨间神经切除术。纵向切入腕关节囊，暴露出桡舟关节、桡月关节、舟月关节、月三角关节、头月关节和头状骨 – 第三掌骨间关节的关节表面和软骨下骨。可行近排腕骨切除术来减少关节表面的融合度和发生骨折不愈合的风险。如有需要，可以用取自于近排腕骨切除术后的或者远端桡骨的自体移植物来加强融合。接下来在背侧使用波状外形、型面高度低、接触面有限制、可动的压缩板，在桡骨、头状骨和第三掌骨处使用螺钉保护（图 34-7）。为了改

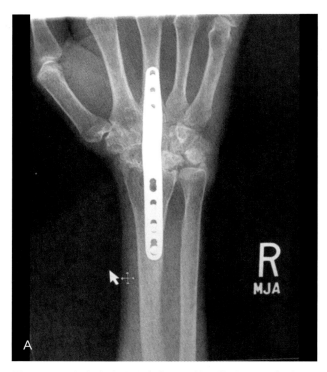 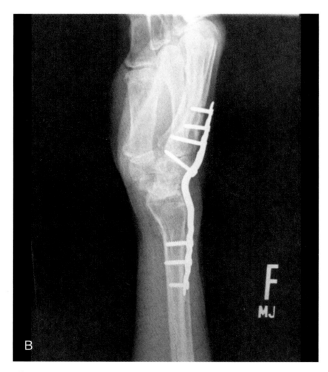

图 34-7　右全腕关节融合术后的前后位（A）和侧位（B）X 线片。可以看到，腕关节轻度背伸位时在远端桡骨、头状骨和第三掌骨基底部使用背侧板固定，这样可以优化抓握力量

善抓握力量，腕关节融合要在中立位到轻度伸展位下进行。在皮下组织中的拇长伸肌腱要向左侧径向移位以避免和压缩板相接触。术后立即使用体积大的短臂夹板直至术后 2 周。

并发症

短期并发症包括伤口的并发症、伸肌迟滞、短暂的感觉异常、感染和疼痛。长期并发症包括顽固性疼痛、掌指关节僵硬、舟骨 - 大多角骨 - 小多角骨关节炎、骨折、需要去除板及尺腕关节疼痛。吸烟的患者不完全融合或者骨折不愈合的风险大大增加，因此我们需要让患者在做融合术的前 2 个月戒烟。

康复

全腕关节融合术与局部腕关节融合术不同，此融合术不保留腕关节屈曲 - 伸展活动范围。因此，ADLs 可能需要使用合适的辅具。抓握力量直到 1 年时才趋于稳定，功能的最大改善需要 6~14

个月。腕关节融合术后，会阴部的护理是更加困难的任务活动之一。

术后的功能性目标和局限性

腕关节融合术后的功能和结局一般与疼痛缓解的程度、患者的满意度、回归 ADLs 的能力、之前的职业和娱乐活动相关。文献中对患者满意度和疼痛的报道普遍不同，但是都表明大多数患者休息后疼痛得到很好的缓解并且对整个过程感到满意。研究表明，大多数患者腕关节融合术后依旧保持有回归重体力劳动的能力。

近排腕骨切除术

适应证

近排腕骨切除术可以保留活动范围，它适用于舟月骨进行性塌陷、舟骨骨折不愈合进行性塌陷、腕关节骨坏死（Kienböck 或 Preisser）和慢性环月骨脱位导致的腕关节退行性病变的治疗。近排腕骨切除术也可作为一种疗效确切的方法，用于老年急性环月骨脱位或者之前就有腕关节炎患者的治疗。对于年龄＞ 35 岁和那些保留着桡头关节软骨的患者，近排腕骨切除术是最佳选择。

禁忌证

对于年龄＜ 35 岁和那些已有证据表明近端头状骨或月骨与桡骨的关节面发生关节炎改变的患者，不适宜使用近排腕骨切除术。

过程

在第三间室上方行背侧纵向切口，在伸肌支持带上方提拉起全层皮瓣，并且小心地保护背侧感觉神经支。此支持带被纵向分开，径向移动拇长伸肌，然后进行后侧骨间神经切除。纵向切入腕关节囊，在尺侧暴露出第四间室的骨膜下组织。注意一定要保留尺腕韧带，以防止术后向尺侧移位。检查头状骨的基底部和月骨与桡骨形成的关节面是否有骨关节病。如果表现出重大的关节病，那么应该考虑伴随软组织介入的腕关节融合术或者近排腕骨切除术。一旦充分暴露就切除近排腕骨（图 34-8）。可视化会加强对克氏针的使用，克氏针的作用就像操作杆。当切除舟骨时，要注意保护掌侧的桡舟头韧带和保护掌侧的桡动脉。舟骨切除后，切除月骨和三角骨。使用影像学技术确定切除物，并且要保证头状骨和桡月关节面对齐。关节囊使用 2-0 的不可吸收线缝合，继续缝合支持带，然后将拇长伸肌在皮下组织中向左移位。

当发生轻度的桡头关节炎时，一些医师选择插入关节成形术代替腕关节融合术，它是将基底部的关节囊插入皮瓣。如果进行近排腕骨切除术，皮瓣插入在月骨凹和头状骨之间并进行掌侧关节囊缝合。

值得注意的是，近排腕骨切除术可以经腕骨间入路行关节镜手术，使用 3-4、4-5.6R、6U。Weiss 和他的同事报道他们使用 4.0mm 的骨钻经腕骨间入路的切除技术。

并发症

短期并发症包括术后肿胀或血肿、感染、短暂的神经传导功能障碍和手指僵硬。长期并发症主要包括顽固性疼痛、关节活动受限、手指僵硬

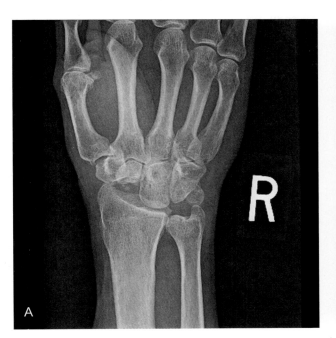
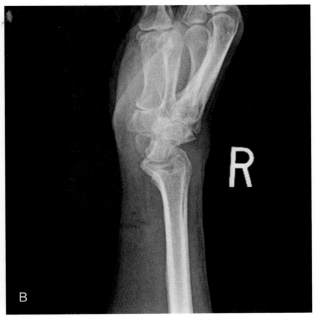

图 34-8　用于治疗疼痛性舟骨骨折不愈合患者的右腕关节近排腕骨切除术后的前后位（A）和侧位（B）X 线片（感谢医学博士 Christopher Got 提供图片）

和进展为桡头关节炎。尽管术后影像学表明出现关节炎这一现象很频繁，但是这并不代表预后不良。

康复

术后首先要做的是检查伤口，使用一个可拆卸的腕关节夹板，鼓励手指活动。我们建议患者佩戴夹板4周。术后4周时，在手部治疗师的指导下开始进行轻柔的腕关节活动。3个月时开始全范围活动。

术后的功能性目标和限制性

近排腕骨切除术后的长期随访表明术后结局是令人满意的。2个随访研究显示，腕关节活动范围可达到对侧活动范围的63%~71%，抓握力量是对侧的83%~91%。

精要

一般情况

- 临床评估判定疼痛的位置。局部麻醉注射对患者有帮助。

所有类型的腕关节融合术

- 背侧骨间神经切除术能够减轻术后疼痛。
- 保留掌侧桡腕关节韧带和尺腕关节韧带对维持桡腕关节稳定性至关重要。
- 彻底去除进行融合术部位的皮质骨对确保融合至关重要。
- 术中使用止血带可以充分止血，并且限制术后肿胀的程度。
- 术后预防、管理肿胀和水肿至关重要。
- 早期的手指活动有助于预防僵硬并且加速功能恢复。

小结

腕关节炎治疗的目的是减轻疼痛，同时保留任何可能的活动范围，并且使腕关节功能最大化。当选择治疗方法时，医师一定要考虑到患者的功能性目标、期望及术后康复的依从性。术前注射麻醉药和（或）使用夹板可以有助于控制术后疼痛、适当的功能限制。总之，所有腕关节融合术后患者的长期功能性结局和满意度都是非常好的。

（汤炳煌　译，介　思　李云霞　王雪强　审）

参考文献

Adey L, Ring D, Jupiter JB: Health status after total wrist arthrodesis for posttraumatic arthritis. *J Hand Surg Am* 2005;30(5): 932–936. Brigstocke GH, et al: In-vivo confirmation of the use of the dart thrower's motion during activities of daily living. *J Hand Surg Eur Vol* 2014;39(4):373–378.

DiDonna ML, Kiefhaber TR, Stern PJ: Proximal row carpectomy: study with a minimum of ten years of follow-up. *J Bone Joint Surg Am* 2004;86-A(11):2359–2365.

Jebson PJ, Hayes EP, Engber WD: Proximal row carpectomy: a minimum 10-year follow-up study. *J Hand Surg Am* 2003; 28(4):561–569.

Rechnagel K: Arthrodesis of the wrist joint. A follow-up study of sixty cases. *Scand J Plast Reconstr Surg* 1971;5(2):120–123.

Salenius P: Arthrodesis of the carpal joint. *Acta Orthop Scand* 1966;37(3):288–296.

Wagner ER, Elhassan BT, Kakar S: Long-term functional outcomes after bilateral total wrist arthrodesis. *J Hand Surg Am* 2015;40(2):224–228 e1.

Weiss AC, Wiedeman G Jr, Quenzer D, Hanington KR, Hastings H 2nd, Strickland JW: Upper extremity function after wrist arthrodesis. *J Hand Surg Am* 1995;20(5):813–817.

Weiss ND, Molina RA, Gwin S: Arthroscopic proximal row carpectomy. *J Hand Surg Am* 2011;36(4):577–582.

Zachary SV, Stern PJ: Complications following AO/ASIF wrist arthrodesis. *J Hand Surg Am* 1995;20(2):339–344.

Scott K. Siverling, PT, OCS 和 *Alejandro Della Valle, MD*

概述

髋关节是由球状的股骨头和杯状的髋臼窝构成的。当功能性肌肉骨骼系统进行各项大负重运动时，髋关节是一个重要的减震器和发力器。鉴于髋关节发挥力量传导的作用兼备良好的关节活动度，这就很容易明白为什么髋关节容易出现骨关节炎疼痛。

为了更好地指导关节疼痛的检查和治疗，Draovitch 等学者提出观察髋关节不同解剖层面的理念。这种方法简便易行，也可以帮助临床医师选择恰当的康复方法。这种分层的理念是将髋关节分为 4 个层面：骨和软骨、非收缩性组织、可收缩性组织和神经功能。本节将基于这 4 个层面阐述髋关节的功能性解剖。

髋关节属于球窝关节，拥有 6 个运动自由度。论及髋关节的运动，往往表述为球状的股骨头在髋臼窝中活动。然而，由于人类的绝大多数运动是在负重位下进行的，医师应当将髋关节的运动理解为骨盆在固定的股骨头上自由活动。髋关节运动可以被认为是髋臼 – 股骨运动，而不是股骨 – 髋臼运动。神经肌肉对骨盆的控制和稳定对于髋关节发挥正常功能至关重要。

第一层面：骨和软骨

骨软骨的解剖层面由股骨、髋臼、骨盆及其附带的软骨结构构成。骨盆是 2 组髋骨的整体联合单位。髋臼是每组髋骨中 3 块骨骼的汇合处：髂骨、坐骨和耻骨，每块骨骼均有各自的形态变异度，这些变异能够改变关节的形合度。理解这些髋关节的形态变异性、畸形，以及骨性结构的界限，对于医师为患者制订个体化的康复方案是很有价值的。髋关节的这些不规则形态可出现在一侧或者不同程度地出现在双侧，偏离公认的正常形态，这会给医师增加检查和治疗的难度，即便是非常有经验的医师也是如此。

髋臼的位置和深度多变。在轴面上，髋臼开口方向可能朝前或朝后，分别称为髋臼前倾或后倾。此外，在矢状面上，髋臼开口可朝上或朝下。髋臼的深度变化形成平浅的髋臼或者深陷的髋臼。

Gonzalez Della Valle 博士或其一位直系亲属作为付费顾问受雇于 Link Orthopaedics、Merz Pharmaceuticals、Orthodevelopment 及 Orthosensor。Siverling 博士及其直系亲属均未从与本文主题直接或间接相关的商业公司或机构获得任何有价物，或持有股票或股票期权。

- 异常平浅的髋臼为髋臼发育不良，深陷的髋臼可以称为髋臼内陷（acetabular protrusion）或髋臼过深（coxa profunda）。

- 中心边缘角度（lateral center edge angle，LCEA）测量值能够作为髋臼发育不良的诊断和量化评估指标。LCEA 的正常值为 25°～ 39°，＜ 25° 可认为髋臼发育不良，而＞ 39° 则可被认为髋臼过深或者内陷。

  - 一般而言，发育不良的髋关节可理解为"包容不全"，而髋关节过深则可理解为"过度包容"。

- 值得注意的是，骨盆倾斜会改变髋臼朝向的外观。骨盆前倾会使髋臼呈现后倾，而骨盆后倾则会使髋臼呈现更大的前倾。这会影响髋关节的生物力学环境和稳定性，并且造成微损伤，最终导致损伤。

股骨头起于股骨颈，呈球形。股骨头的球形度可能不同，并会影响头臼关节的形合度。异常的球形度可能导致髋关节不稳合并活动受限。在头颈交接处，当球形度超出头 – 颈偏心轴距测量值的正常范围，则存在 CAM 畸形。

股骨头和股骨干之间的股骨颈走向角度称为颈干角。较陡的股骨颈，即颈干角过大称为髋外翻；股骨颈倾斜角度过小则称为髋内翻。

股骨颈可有不同的扭转角，称为股骨扭转。股骨干的"扭转"是相对于股骨颈而言的，假想有一条线横向穿过股骨颈和股骨干，另一条线穿过髁线。当这 2 条线之间的夹角＞ 20° 或＜ 15°，即为股骨向前或者向后的过度扭转。股骨扭转可能通过影像学检查或通过临床检查克雷格测试（Craig test）来测量。异常股骨扭转与其他一些骨科损伤和问题有广泛联系。

- 股骨前倾畸形以股骨扭转角＞ 20° 为特征，该畸形会增加股骨头骨骺滑脱症（slipped capital femoral epiphysis，SCFE）的发生率。股骨前倾畸形会导致髋关节内旋活动度增加，髋关节呈现过度内旋状态。

- 股骨后倾畸形以股骨扭转角＜ 10° 为特征，该畸形会增加关节退行性病变（degenerative joint disease，DJD）和髋关节骨关节炎（osteoarthritis，OA）的发生率。同样，股骨后倾畸形被认为与髋关节盂唇复合体撕裂的发生率升高有关。

- 股骨后倾畸形患者的髋关节可能内旋活动度较小，而外旋活动度增大，并伴有显著的髋臼前倾。

骨性形合度不佳将会影响关节的动力学。不论是先天性或获得性畸形，都可能会导致髋臼盂唇复合体撕裂。盂唇撕裂常见于关节炎。髋关节软骨容易遭受磨损和退化。髋臼的软骨覆盖在呈倒 U 形的新月形骨面，可以减轻从下肢通过股骨和股骨头向上传递至骨盆和躯干的力量。在步行周期中最高的压力负荷出现在站立中期，此时整个新月形的骨表面与股骨头完全接触。

髋关节的功能是典型的球窝关节的功能。各向旋转轴穿过股骨头的中心。在髋关节动力学的传统描述中，关节活动被描述为在髋臼内股骨的活动或股骨相对于骨盆的活动。然而，如前所述，大多数运动是骨盆在固定的股骨上活动，应称为骨盆相对于股骨的活动。

- 所有的髋关节运动都可以看作是骨盆运动。如髋关节屈曲可能是在股骨固定时骨盆前倾，而骨盆后倾可导致髋关节后伸。这个概念使康复变得复杂化，因为功能障碍或者恢复期的髋关节必须在开链状态或闭链状态下进行运动。在步行周期中的摆动相时，髋关节在开链状态下的功能障碍是股骨相对于骨盆运动。同样地，在步行周期中的站立相时，则必须评估骨盆相对于股骨的运动。

- 除了骨性约束结构外，韧带和肌肉的约束也会影响髋关节的动力学。当评估关节活动时，应当考虑髋关节和骨盆周围的所有软组织的延展性和张力。

  - 如步行周期站立中期时股骨固定，会出现骨盆向侧方倾斜产生髋关节内收。这会因紧张的髂胫束、臀中肌、阔筋膜张肌（tensor fasciae latae, TFL）或对侧腰方肌对抗而受限。

第二层面：非收缩性组织

髋关节解剖的第二层面是非收缩性组织，由盂唇复合体、关节囊、周围韧带和圆韧带组成。所有这些结构将辅助提供和增强髋关节的稳定性。

盂唇的作用是增加髋臼的深度，并在股骨运动时提供更大的接触面积。增大的髋臼表面积有利于减少关节内软骨的接触应力。盂唇的作用好像密封垫圈，与滑液一起形成关节内负压。这种负压是一种有效的吸－封效应（suction-seal effect），可以进一步提高股骨－髋臼关节的稳定性。在尸体实验中，Ferguson 通过打开关节囊复合体或者制造盂唇撕裂去除了髋关节的吸－封效应，并施加牵拉力。在这两种情况下，关节分离所需要的力量分别下降 43% 和 60%。

盂唇撕裂可能由于异常应力反复刺激或者盂唇复合体急性严重创伤造成。原发性髋关节骨关节炎与盂唇撕裂有相关性。股骨髋臼撞击（femoro-acetabular impingement, FAI）是造成渐进性盂唇损伤的主要原因之一。

- 关节形合度异常导致关节生物力学环境不良而引起 FAI。
  - CAM 损伤可能是由于在髋关节运动中非球状的股骨头与盂唇和关节囊撞击产生的。反复撞击可能导致盂唇撕裂。
  - 发育不良的髋臼可能在关节的一个或多个区域出现包容不良的情况，这种关节包容度和稳定性不良会增加关节内活动度。更重要的是，发育不良的髋关节面接触面积减小，这将造成步行过程中关节面会在一个较小的接触面积上承受过大的地面反作用力。久而久之，过大的接触应力可能导致关节出现早发型 OA。

髋关节的韧带形成外关节囊。

- 关节前方由髂股韧带（iliofemoral ligament）或 Y 形韧带强化，这条韧带被认为是髋部最强韧的韧带。髂股韧带在髋关节完全伸展时变紧，部分纤维可以帮助阻止过度外旋。
- 坐股韧带（ischiofemoral ligament）起自髋臼后下缘，连接于股骨颈前上方。这条韧带在内旋、后伸和内收时变紧张。
- 耻股韧带（pubofemoral ligament）走行于髋关节下部，在髋关节外展和后伸的末期变紧张。
- 股骨头的前内侧暴露，其上无保护性结构。这个区域可能被滑囊覆盖，髂腰肌和其肌腱刚好在其前方。

第三层面：可收缩性组织

髋部的可收缩性组织包括控制关节活动的在关节周围的肌肉。鉴于这些肌肉会影响髋关节运动，将控制骨盆的肌肉也必须考虑在内。以下将从功能方面讲述肌肉功能。

髋屈肌群

负责髋关节屈曲的主动肌包括髂腰肌、阔筋膜张肌、缝匠肌、股直肌、耻骨肌和长收肌。

- 髂腰肌是最强而有力的髋屈肌，其由 2 块肌肉组成：髂肌和腰肌。髂肌起自于髂窝，腰肌起自于下胸段和上腰段。这 2 块肌肉的肌腱共同附着于股骨小转子。
  - 由于腰肌的起点位置，这块肌肉能够很大程度地影响腰椎的位置。有假设认为腰肌可能提供腰椎的压力稳定性。
  - 腹部肌群所产生的力量必须与髂腰肌收缩的力量相平衡从而稳定骨盆。若两组力量不能平衡，可能导致腰椎前凸增加，或使能量消耗在产生骨盆前倾而非屈髋上。

- 股直肌与股四头肌一起，也起到伸膝的作用。
- TFL 是一块较短的肌肉，与髂胫束相混合。髂胫束与臀大肌共同强化髋关节外侧稳定。TFL 也可以外展髋关节，其也可作为髋关节内旋的辅动肌。
- 缝匠肌是身体中最长的肌肉，它可以使髋关节屈曲、外展和外旋。
- 当髋关节角度 ≤ 40° 时，长收肌开始作为髋屈肌。

髋伸肌群

髋伸肌群的主要主动肌包括臀大肌和腘绳肌，辅动肌包括内收肌群及臀中肌的后束纤维。

- 臀大肌起点众多，起于髂骨、骶骨、尾骨、骶结节韧带和骶髂后韧带。该肌肉与阔筋膜张肌汇于髂胫束，并有部分纤维附着于股骨的臀肌粗隆。
  - 臀大肌是主要的髋伸肌。
  - 如前所述，髋部肌肉的韧带通过不同的方式来阻止伸展末期。髋关节屈曲时，韧带松弛，后方关节囊与臀大肌受到牵拉。紧张的臀大肌在下蹲运动中可阻碍髋关节屈曲。
  - 臀肌活动性和肌力降低与关节内股骨头过度前移和下背痛有关。这些所展示出的臀肌活动降低已被证明与腘绳肌和躯干竖脊肌在伸髋过程中的过度使用有关。
- 正如其伸髋功能一样，腘绳肌在胫骨和腓骨上的附着点使其作为有效的膝屈肌。当俯身时，若膝关节伸直，此时腘绳肌的长度将很大程度地影响髋关节的活动度。
  - 同样，臀大肌的力臂减小，从而使臀大肌辅助维持平衡和稳定性的能力降低。
  - 大收肌的后束纤维和肌腱头起到"第三"腘绳肌的功能，辅助伸髋。
- 从屈髋 70° 起，内收肌群开始作为强有力的髋

伸肌，这对我们爬山和上楼梯非常重要。
- 髋伸肌群同样也作为在股骨固定时骨盆的后倾肌。

髋外展肌群

在所有外展肌中，臀中肌拥有最有效的力臂，而且其横截面积最大。臀小肌和阔筋膜张肌也能辅助外展发力。

- 臀中肌由 3 束纤维组成：前束、中束和后束。前束纤维将同时起到髋关节内旋的作用，而后束纤维可以产生外旋。整块肌肉在单支撑期时对位于股骨上的骨盆起到稳定作用。同样，臀中肌将股骨头压向髋臼来产生关节支撑相中期稳定性。
  - 这块肌肉的力弱或损伤将产生摇摆步态（Trendelenberg gait，特伦德伦堡步态），骨盆可能倾斜，出现重心偏移和运动效能降低。
  - 若髋关节存在软骨缺失或 OA 时，股骨头压向髋臼时可能产生疼痛。此时患者采用代偿性的摇摆步态，将躯干向患侧腿移动，减少臀中肌稳定骨盆的需求，从而减轻髋部疼痛。
  - 证据表明，当髋关节存在 FAI 或 OA 时，这些肌肉会出现萎缩和力量丧失。
- 臀小肌的纤维止于关节囊上部。

髋内收肌群

髋内收肌群位于大腿内侧，包括大收肌、长收肌、短收肌、耻骨肌和股薄肌。内收肌群的主要功能是使髋关节内收，然而大收肌和长收肌除了内收外，还有其他功能。

- 由于大收肌的走行方向，它将在矢状面、冠状面和水平面三个平面上影响髋关节的运动。大收肌最显著的功能是内收。在单支撑期对侧的

内收肌可辅助维持骨盆稳定性。

- 对于屈曲的髋关节，大收肌和长收肌可辅助髋关节伸展。
- 对于中立位的髋关节，长收肌可作为次要髋屈肌。

髋内旋肌群

没有任何一块肌肉的主要功能是执行髋关节内旋动作，所有能够完成内旋动作的肌肉都是将内旋作为其次要功能。这些具有内旋功能的肌肉包括臀小肌和臀中肌的前束纤维、TFL、长收肌和短收肌及耻骨肌。

- 理论上来讲，髋屈肌在作为髋关节内旋肌时，力臂显著增加。同样地，一些髋关节的外旋肌群也有可能改变其运动的目的而开始辅助内旋。

髋外旋肌群

髋关节的主要外旋肌群是臀大肌和外旋肌。外旋肌群包括闭孔内肌和闭孔外肌、上孖肌和下孖肌、梨状肌及股方肌。

- 梨状肌也作为髋关节辅助外展肌。
- 当股骨固定时，闭孔内肌收缩将对关节加压，可进一步提供关节稳定性。

这些肌肉的主要功能与辅助功能的关联性是代偿。由于损伤、慢性失用、不良的姿势习惯或萎缩，机体能够代偿性适应。这些适应可能未必是最理想的，可能会影响髋关节或其他关节在动力链中正常的生物力学。临床医师应当仔细观察所有控制髋关节的肌肉中存在的力弱或效能不足的表现及其可能的原因。

第四层面：神经功能

Draovitch 等所描述的最后一个层面是由"髋关节内部驱动本体感觉及疼痛链上的生理性反应和力学改变"组成的理论上的解剖层面。由于支配髋关节的不同神经类型和末梢的解剖学构成，关节更加倾向于出现不恰当的适应来应对损伤。髋关节本体感觉能力的丧失可能对膝关节和踝关节造成显著的不良影响。

髋关节也可能因周围神经的病理状况产生不良影响，如下腰椎的椎间盘退行性改变和神经根卡压可能影响 L_5 和 S_1 神经根所支配肌肉的神经募集。

小结

- 髋关节既承受很大的负荷，同时也产生很大的力量，并且它能够在所有三个坐标平面上产生运动。
- 与髋关节相关的骨性结构组合多样，这可能会对髋关节的运动和主要肌肉的力臂产生深远的影响。
- 不应当简单地将髋关节看作是股骨头在髋臼中的运动。相反，由于在步行周期中大部分时相发生于固定状态下的下肢或股骨，此时髋关节的运动为骨盆相对于股骨运动。
- 控制髋关节的肌肉能够发挥多重功能。其临床意义是在损伤或手术后的康复进程中可能出现肌肉功能非最优化代偿机制，产生不良关节力学影响。

（王 欣 译，彭琪媛 邬培慧 王于领 审）

参考文献

Cibulka MT: Determination and significance of femoral neck anteversion. *Phys Ther* 2004;84(6):550–558.

Draovitch P, Edelstein J, Kelly BT: The layer concept: utilization in determining the pain generators, pathology and how structure determines treatment. *Curr Rev Musculoskelet Med* 2012;5(1):1–8.

Ferguson SJ, Bryant JT, Ganz R, Ito K: An in vitro investigation of the acetabular labral seal in hip joint mechanics. *J Biomech* 2003;36(2):171–178.

Ganz R, Leunig M, Leunig-Ganz K, Harris WH: The etiology of osteoarthritis of the hip: an integrated mechanical concept. *Clin Orthop Relat Res* 2008;466:264–272.

Gelberman RH, Cohen MS, Shaw BA, Kasser JR, Griffin PP, Wilkinson RH: The association of femoral retroversion with slipped capital femoral epiphysis. *J Bone Joint Surg Am* 1986;68:1000–1007.

Ito K, Minka MA 2nd, Leunig M, Werlen S, Ganz R: Femoro-acetabular impingement and the CAM-effect: a MRI-based quantitative anatomical study of the femoral head-neck off-set. *J Bone Joint Surg Br* 2001;83:171–176.

Lewis CL, Sahrmann SA, Moran DA: Anterior hip joint force increases with hip extension, decreased gluteal force, or decreased iliopsoas force. *J Biomech* 2007;40(16):3725–3731.

Mavcic B, Antolic V, Brand R, Iglic A, Kralj-Iglic V, Pederson DR: Peak contact stress in human hip during gait. *Pflugers Arch* 2000;440(5 Suppl):R177–R178.

Neumann, D: *Kinesiology of the Musculoskeletal System: Foundations for Rehabilitation,* ed 2. New York, NY, CV Mosby Co, 2012.

Pohtilla JF: Kinesiology of hip extension at selected angles of pelvifemoral extension. *Arch Phys Med Rehabil* 1969;50(5): 241–250.

Tonnis D, Heinecke A: Diminished femoral antetorsion syndrome: a cause of pain and osteoarthritis. *J Pediatr Orthop* 1991; 11:419–431.

Werner CM, Copeland CE, Ruckstuhl T, Stromberg J, Turen CH, Bouaicha S: The relationship between Wiberg's lateral center edge angle, Lequesne's acetabular index, and medial acetabular bone stock. *Skeletal Radiol* 2011;40(11): 1435–1439.

Maya C. Manning, PT, DPT, CSCS; Matthew P. Titmuss, PT, DPT; Jessica Bloch, MS, OTR/L 和 Alejandro Gonzalez Della Valle, MD

概述

现代全髋关节置换术（total hip arthroplasty, THA）由该领域的先驱者 John Charley 爵士改良完善。该技术为髋关节炎末期的治疗带来变革，为全球数百万患者缓解疼痛并重建功能。卫生保健研究和质量机构（The Agency for Healthcare Research and Quality）报道称，在 2012 年间，美国完成超过 42 万例的全髋关节置换术。预计到 2030 年全髋关节置换术的数量会增加 6 倍。

在美国，大部分的全髋关节置换术适用于原发性髋关节炎或者髋部骨折患者。其他适应证包括类风湿关节炎、股骨头缺血性坏死、创伤性关节炎、银屑病关节炎、系统性红斑狼疮和肿瘤切除术后。

考虑选择髋关节置换术的患者通常在术前表现出严重的进行性髋关节疼痛和活动受限，并伴有广泛的关节软骨磨损。患者通常主诉日常生活活动（ADLs）方面的困难，包括站立、行走、坐、上下楼梯和睡眠。随着骨关节炎病情进展，关节挛缩（常为屈曲和外旋畸形）加重，同时 ROM 受限。比较理想的髋关节置换术患者通常是先尝试了一段时间的保守治疗的患者，保守治疗的目的是缓解疼痛和维持功能。

具有 THA 的禁忌证的患者包括无病理原因情况下出现的髋关节疼痛、急性或慢性髋关节感染、夏科关节病变、不能遵循术后的建议和预防措施的患者，功能良好且无痛的行髋关节融合或关节切除成形术的患者，以及合并慢性病（未控制的糖尿病或严重的心脏、肺、神经、血管或系统性疾病）的患者。

对患者进行仔细的术前评估并制订严谨的手术计划对于增加手术成功率非常重要。在采集病史和体格检查时，需要评估和讨论患者的主诉及对术后功能和活动上的愿望，以确保这些目标是否符合现实，以及是否能够通过手术来解决。对异常步态模式、神经血管情况、双下肢功能性长度差异及实际长度差异、ROM 及是否存在固定或可复性的骨盆倾斜等的评估是非常必要的。术前计划是根据体格检查和标准的带有放大比例的影像学检查资料来制订手术计划。手术计划应预先估计假体的大小、位置和固定方式。此外，手术计划应制订术中需要截骨的位置，这决定下肢长度、偏心距及其他参数的重建，这些数据均须符合生物力学的有效性。精准的髋关节生物力学重建是确保关节稳定和持久的关键。假体位置不正或不能重建力线和（或）大腿长度将会导致术后髋关节不稳（包括脱位）、过早磨损及患者满意度

Gonzalez Della Valle 博士或直系亲属担任 Link Orthopaedics、Merz Pharmaceuticals、Orthodevelopment 和 Orthosensor. 付费顾问，Bloch 博士、Caspi 博士和 Titmuss 博士或其任何直系亲属均未从与本文主题直接或间接相关的商业公司或机构获得任何有价物，也未持有任何股票或股票期权。

下降。

有多种手术入路可以选择，包括前侧入路、前外侧入路、后外侧入路和经股骨大转子入路。尽管手术技术精湛，但每种手术入路都会引起一定程度的软组织损伤。手术入路的类型决定术后患者的注意事项。每位患者的手术入路需要详细记录并综合考虑来自手术团队成员的意见（包括物理治疗师、护士及助理医师等）。

以下是各种手术入路的特点描述。

● 后外侧入路：切口位于在股骨大转子后方，劈开臀大肌纤维。剥离外旋肌（联合腱和股方肌）和后侧关节囊后的修复是非常必要的。该入路将使后侧软组织包裹相对薄弱，前方关节囊保持完整。

● 前外侧入路：切口定位在股骨大转子前方，劈开臀中肌纤维。分离前侧关节囊后修复是必要的。该入路将使前侧软组织包裹相对薄弱，臀中肌纤维的劈开会造成术后暂时性外展肌肌力减弱，后方关节囊保持完整。

● 前侧入路：切口在髂前上棘远端外侧，在阔筋膜张肌和股直肌之间进行剥离。由于操作空间受限及术野减少，可能需要将关节囊前方切开，松解梨状肌的肌腱，使用术中透视技术及特殊设计的牵引手术台。该入路将使髋关节前侧软组织变弱。

● 经股骨大转子入路（很少用）：切口经大转子中央，实施大转子截骨术以提供更大的术野，以便进入关节。此入路需切开前侧关节囊。大转子截骨术后的固定和愈合对于手术成功非常关键。如果出现大转子截骨术后不愈合，患者可能会疼痛、外展活动受限及髋关节不稳。

THA 臼杯和股骨柄可采用骨水泥固定或非骨水泥固定（图 36-1），现在大部分关节盂都使用非骨水泥固定。使用髋臼锉锉磨的髋臼直径比待植入的臼杯直径小 1~2mm。臼杯假体背面的多孔表面将促进骨长入。当骨质较差或者髋臼畸形时，可使用髋臼螺钉进行加强固定。股骨部分可以用骨水泥或

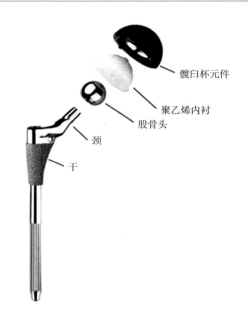

图 36-1 通用全髋关节置换术假体示意

髋臼杯元件
聚乙烯内衬
股骨头
颈
干

非骨水泥固定。当采用骨水泥固定时，植入物可快速且稳定地固定于股骨。术后在患者能耐受的情况下可即刻进行负重训练。若采用非骨水泥固定，术后患者能负重程度取决于最终股骨柄插入时的适配度。对于骨质较差或股骨干适配度不是特别完美的患者，先在保护下负重一段时间会更加有益。

关闭伤口通常包括修复手术入路中被破坏的软组织，因此要根据手术入路来确定预防关节脱位的措施（如后外侧入路要预防向后脱位，前侧和前外侧入路预防向前脱位）。

手术的医疗风险和局部并发症由多种因素共同决定，与术者和患者因素相关。术后常见的并发症常包括感染、骨折、脱位、松动、神经血管损伤和血栓栓塞性疾病。温和的术后康复在预防疼痛、脱位、血栓和伤口并发症中起到非常重要的作用。

在过去的 20 年间，专业重点在于减少住院时长和整个住院期间的费用。因此，逐渐形成针对 THA 术后住院期间的康复指南。术后治疗主要集中在早期活动和为快速安全地出院做准备。出院后的康复项目是为达到完全恢复而设计的，亦可使用术前康复。

急性期（术后几天至 2 周）

康复的起始阶段包括患者手术后即刻恢复和出院回归家庭或康复机构。在这一阶段，应非常重视患者及对其家属的宣教、ADLs 训练、转移及步行训练和早期治疗性治疗。

患者宣教

在手术前，患者通常在教室环境中接受指导，包括关于手术前几天的注意事项、手术当天及手术后留院期间的安排和出院计划。物理治疗师或者护士可能会给患者做讲解，介绍髋关节术后的注意事项、基础训练、术后基础活动和 ADLs 方面的预期等。一些在线资源也可以作为对这个过程的补充。这些术前课程可以解决患者术前存在的一些疑虑，并教会他们在来医院之前如何正确设置适合于康复的居家环境。可由作业治疗师推荐一些协助日常生活活动能力的设备。

全髋关节置换术的注意事项

后外侧入路

进行后外侧手术入路的髋关节置换术患者在术后 6~8 周内要遵循后外侧髋关节预防措施，利于关节囊愈合并降低关节脱位的风险。

术后的注意事项包括：

- 避免髋关节屈曲 > 90°；
- 避免髋关节内收超过中线；
- 避免越过中立位的髋关节内旋。

前侧入路

经前侧手术入路的全髋关节置换患者的术后注意事项包括：

- 避免越过中立位的髋关节外旋；
- 避免髋关节过度后伸。

转移和步行训练

在术后早期的几天时间内，指导患者从患肢同侧的床边进行上床和下床的转移训练，以避免髋关节内旋。若患者能在充分控制下配合完成各项髋关节的注意事项，即可指导患者进行任何一侧上床和下床的转移。对于双侧都进行全髋关节置换的患者，指导其进行从真实居家环境中上床和下床的一侧进行转移。

随着住院时间缩短（length of stay, LOS），应鼓励患者进行早期活动。有证据表明，早期活动可以缩短全髋关节置换术后的住院时间。一些病情稳定的患者可在手术当日即开始物理治疗，从手术室出来的几小时后即可进行第一次训练。通过使用助行架，利用双手支撑辅助患肢负重，能够增加稳定性并给予患者信心。大部分非复杂的全髋关节置换术后的患者可进行耐受负重训练（bear weight as tolerated, WBAT）。手术当天的活动强度可从在床边做小腿的悬垂训练到用助行架步行约 100 英尺（约 30m）。

手术后当日首次起床训练前，须行术后的影像学检查以确定无术后骨折和脱位发生。POD#0（postoperative day，POD，术后天数）的目标是物理治疗师评估患者下肢的肌力和感觉，教会患者一些训练和注意事项，如果情况允许，可以尝试步行一小段距离。在 POD#1，患者可以间隔地做数次物理治疗，改善患者转移、步行、运动的独立性及对活动的整体耐受性。如果患者呈现无疼痛、平衡良好的跨步步态，即可在 POD#0 下午甚至 POD#0 早晨进阶至用手杖或拐杖步行。如果患者在手杖辅助下步行时双侧步长相等，则可进阶至用手杖或拐杖进行非交替上下楼梯训练。这些通常在 POD#0 下午进行。

POD#2，患者主要进行安全独立的日常生活活动训练，包括转移、器具辅助下正确步行、上下楼梯（非双侧交替）及独立的家庭训练项目。一些患者可能需要进一步强化及教育才能确保出院回家后的安全。当他们能够安全且独立地完成一些活动时，物理治疗师将允许患者出院，并认为其能够确保居家安全。一些患者可能会在 POD#1 就出院，但是大部分患者都准备在 POD#2

出院。很少一部分患者出院后转到康复机构。

鼓励患者每天多坐几次椅子，至少保证每餐饭坐着吃完。为了避免疼痛、肿胀和僵硬，每次坐的时间不应超过 1 小时。院内工作者在辅助患者起床用餐时扮演很重要的角色，为患者提供额外行走的机会，有助于减少患者可能由于缺少活动而引起的僵硬。

治疗性运动

手术后第一阶段的物理治疗为指导患者每小时进行 1 次床上的基本训练。最初阶段的训练目的是促进下肢的血液循环，减少形成血栓的机会，促进因手术受损的下肢肌肉再次激活。可以为患者准备一张包含所有训练动作和动作指导的卡片，注明训练的频次及注意事项等。

仰卧位训练

指导患者在床上每小时做 10 次这些训练。
● 踝泵（图 36-2）。
● 股四头肌训练（图 36-3）。
● 臀肌训练（图 36-4）。
● 足跟在床面向上滑动使髋关节屈曲至 45°（图 36-5）。
● 髋关节旋转至中立位（仅限后外侧入路）（图 36-6）。

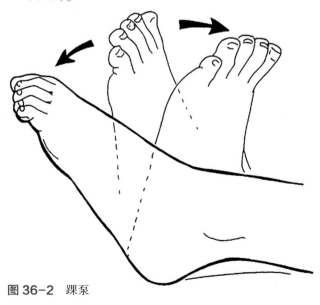

图 36-2　踝泵

坐位训练

当患者可以耐受舒适的坐姿时，无论是坐在床边或椅子上，治疗师指导患者进行：
● 开链膝关节伸展（图 36-7）；

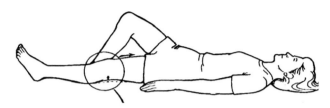

图 36-3　股四头肌训练

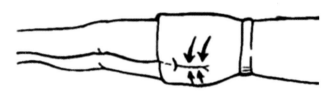

图 36-4　臀肌训练

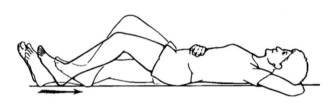

图 36-5　仰卧位下足跟向上滑 / 髋关节屈曲

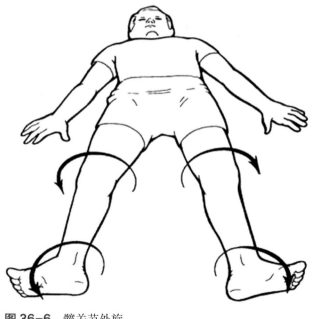

图 36-6　髋关节外旋

- 髋关节屈曲（后外侧入路手术时应＜90°）（图 36-8）。

站立位训练
- 髋关节外展（图 36-9）。

- 膝关节屈曲（图 36-10）。
- 患侧下肢髋关节后伸（仅限后外侧入路）（图 36-11）。
- 强调确保患者在站立位下的训练是股骨在骨盆

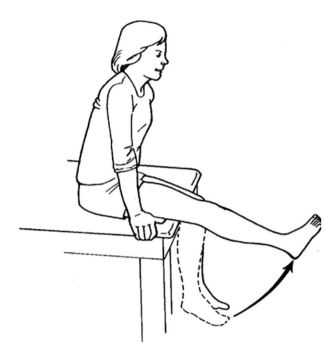

图 36-7　坐位下膝关节伸展

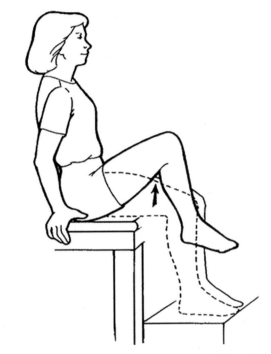

图 36-8　坐位下髋关节屈曲（后外侧入路时，膝关节不能超过虚线抬起）

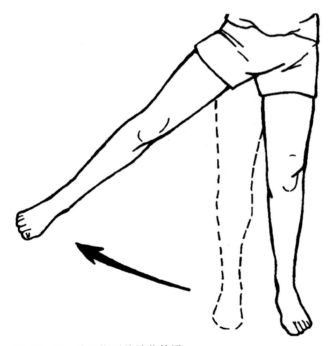

图 36-9　站立位下髋关节外展

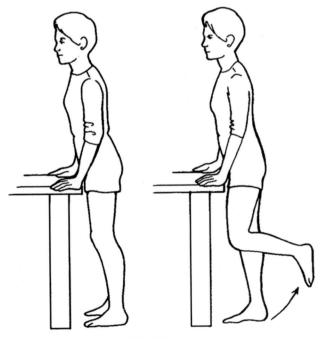

图 36-10　站立位下膝关节屈曲

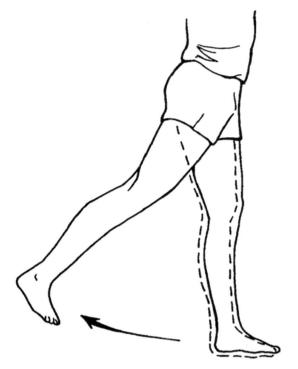

图 36-11　站立位下髋关节后伸（前侧入路禁忌）

上的运动而非躯干屈曲或侧弯。

冷疗和患肢抬高

全髋关节置换术后通常会出现渗出。早期控制渗出对于缓解疼痛和减少僵硬非常重要。冷疗联合镇痛药物有助于管理疼痛和肿胀。建议患者每天冰敷至少 5~6 次，每次 20~30 分钟，特别是训练和步行后。下肢负重体位可导致渗出增加，因此鼓励患者通过抬高患肢来减少下肢的渗出。

日常生活活动训练

在住院期间，作业治疗师可能会对患者进行评估。作业治疗师回顾髋关节术后预防措施中的限制要求，指导患者进行基本的 ADLs，为他们提供设备，以便于他们出院后在功能上尽可能地独立。

若患者屈髋无法达到 90°，就需要调整穿裤动作。出于安全考虑，建议患者穿裤子时坐在床边或者坐在高椅子上。为了穿上裤子和内裤，患者会需要一个长柄夹（图 36-12）将裤子拉上来，

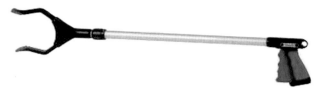

图 36-12　长柄夹

同时不违背注意事项。建议患者先穿患侧下肢，然后再穿健侧下肢。最后，患者站起来并将裤子提到腰部。

穿袜器（图 36-13）可以帮助患者穿上袜子而无须过度屈曲、抬高大腿和交叉下肢。穿鞋时，建议使用长柄鞋拔来避免髋关节内旋（图 36-14）。由于患者无法过度屈曲完成系鞋带的动作，建议患者选择无须系鞋带的鞋。

患者的浴室通常需要几处改造。在术后接近 6 周时，考虑到后外侧入路手术的注意事项，患者需要安装一个升高的马桶垫（图 36-15）。有浴

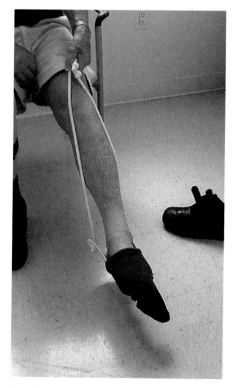

图 36-13　穿袜器（引自 Wagenfeld A.Foundations of *Theory and Practice for the Occupational TherapyAssistant*. Philadelphia, PA: Wolters Kluwer, 2015）

缸的患者指导他们从侧面迈进浴缸，通过伸髋位的屈膝动作，可避免髋关节产生运动。用手持式淋浴头或者长手柄海绵可避免患者在沐浴时向前屈曲幅度过大（图 36-16）。术后无法完全负重的患者（PWB、TTWB）不能迈进浴缸。对于这部分患者，可使用浴缸转移板来避免下肢负重。

居家环境中的座椅也需要改造。患者需要坐在高而硬质的扶手椅上，可以从当地医疗供给店租赁高的椅子，或者通过增加硬垫、枕头来垫高椅子。对于后外侧入路的患者，膝关节应当低于髋关节水平。

教导患者安全进入汽车的方式。前排乘客座位比较方便患者。前排座要尽量向后移并向后倾斜椅背，并在前排座位上放 1 个硬垫或 2 个枕头。教导患者背对座椅坐下后再将下肢摆动进车内。

询问患者在术后前 6 周是否回到工作岗位、是否有旅行等即将实施的事件，这一点非常重要。工作环境的调整包括配备硬质椅和垫高马桶垫。若患者以前习惯开车去工作，那么术后患者需要乘车直到医师告知可以开车为止。要去旅行的患者需要确保所坐的座椅有充足的空间放置下肢，并随身携带一个硬质垫子。无论是居家、工作或旅行，患者需要每小时行走 1 次以帮助血液循环和减少僵硬。

在作业治疗之后，患者在依从髋关节的注意事项的同时，应舒适地完成各项 ADLs。常用的辅助器具包括长柄夹、穿袜器、长柄鞋拔、长柄沐浴海绵、硬质垫子和马桶增高坐垫，这些器具都可以提前订购。

出院期望

由于健康照护方面出现重大变革及手术和麻醉技术的提高，大部分全髋关节置换的患者可直接出院回家（POD#2），而不是转去康复机构。出

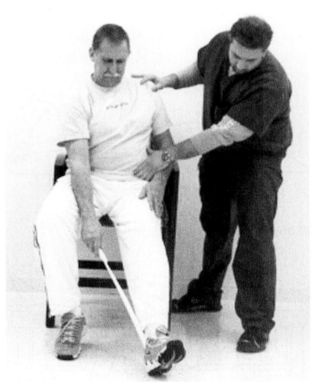

图 36-14 长柄鞋拔（引自 Radomski MV, Trombly CA. Occupational Therapy for *Physical Dysfunction*. Philadelphia, PA: Wolters Kluwer ,2014）

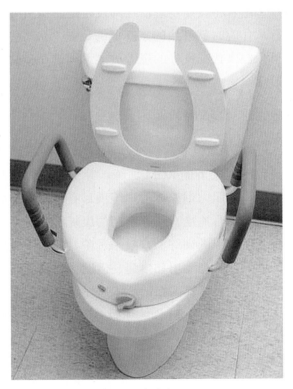

图 36-15 马桶增高坐垫（引自 Rosdahk CB,Kowalski MT. *Textbook of Basic Nursing*. 10th ed. Philadelphia, PA: Wolters Kluwer Health, 2012）

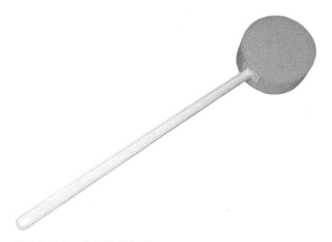

图 36-16 长柄沐浴海绵

院回家后，患者将接受家庭保健服务，包括每周1 次的护理和每周 3~5 次的物理治疗，以延续从住院时期开始的康复。10~14 天后若患者依然存在步态偏差或肌力减弱的现象，患者将根据医师的偏好或物理治疗师的建议开始接受门诊的物理治疗。患者将按照物理治疗师设定进阶指引继续进行从住院时就开始的家庭训练计划。在某些情况下，健康状况良好的患者可能无须进一步的康复治疗。

亚急性期（2~6 周）

近期一篇对术后训练项目的系统性回顾指出，包括髋关节的 ROM 训练、等长收缩训练和负重下离心肌力训练等的训练项目有助于增加肌肉力量和步行速度。亚急性期的康复将以急性期为患者所设定的训练为基础来进阶。在这个时期中，重点在管理渗出和疼痛、借助辅助器具纠正步态、提高灵活性。在依从术后注意事项的前提下，不断进阶 AROM 训练和肌力训练，增加平衡训练并不断进阶。

在术后大约 6 周时，患者需要到手术医师处复诊。复诊内容包括观察步态、进行影像学检查、评估总体的恢复质量。通常，医师在这时会取消所有注意事项。

灵活性、力量和功能性训练

我们需要认识到灵活性和力量会限制患者在早期恢复过程中获得最大益处的程度。通常情况下，后外侧入路手术的患者会出现股四头肌、髂腰肌和髋关节内旋肌群紧张，应指导这些患者进行俯卧位股四头肌牵伸（图 35-17）、Thomas 试验体位牵伸（图 36-18）和仰卧位"蝴蝶式"牵伸（图 36-19）。虽然前侧入路手术的患者较少受限，但也建议进行轻柔的腘绳肌牵伸（图 36-20）。

短曲柄固定自行车可以限制髋关节屈曲，当患者能安全地上下自行车时就可以开始运动。这允许患者在遵从髋关节注意事项的同时，完成缓和的 ROM 训练。增加阻力可以增强肌力并维持心血管耐力。当患者表现出较好的平衡和协调能力时，可增加在跑步机上的低速倒退步行项目。此训练可在促进髋关节后伸活动度时激活股四头肌、腘绳肌和臀部肌群，增强平衡和协调能力。

当患者力量不足时，可执行进阶的肌力训练。术后的第 1 周时髋关节肌力显著下降，应进行髋关节屈曲肌群、外展肌群、内收肌群和后伸

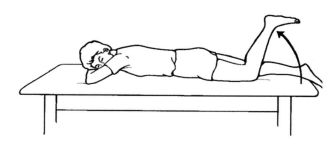

图 36-17 俯卧位股四头肌牵伸

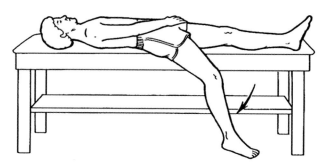

图 36-18 仰卧位髋屈肌群的牵伸或 Thomas 试验体位牵伸

肌群的渐进性肌力训练。桥式运动从双足着地开始（图 36-21），逐渐进阶到更具挑战性的单桥，重点增强髋关节后伸力量（图 36-22）。此外，可将训练球加入核心肌群力量和平衡能力训练中。侧卧位蛙式训练（图 36-23）可以增强髋外展肌群和后伸肌群的力量，该训练可以进阶到使用弹力带绑附在患者膝关节周围或者足踝处负重进行（图 36-23）。为了进一步加强髋伸肌群和膝伸肌群的力量，患者可在改良的髋关节活动范围下（后外侧入路时＜ 90°）开始进行双侧下肢压起动作，若患者能够在控制下完成，则可进阶到单侧下肢压起。

当患者能够完成无偏倚的交替步态模式时，则可将从恢复急性期的站立位训练进阶至健侧下肢进一步的平衡和肌力训练，尤其是患侧的髋外展肌群。此外，当患者可以不借助辅助器具步行时，可以进行上台阶训练，从 4 英尺高（约 1.2m）开始，患者可以在控制良好且无痛的情况下再分别进阶到 6 英尺（约 1.8 m）和 8 英尺（约

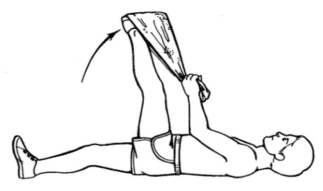

图 36-20　仰卧位下腘绳肌牵伸训练

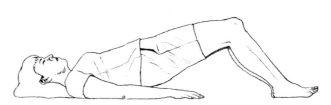

图 36-21　仰卧位桥式运动（ACC Trigger Points Flip Book.Philadelphia, PA: Wolters Kluwer,2007）

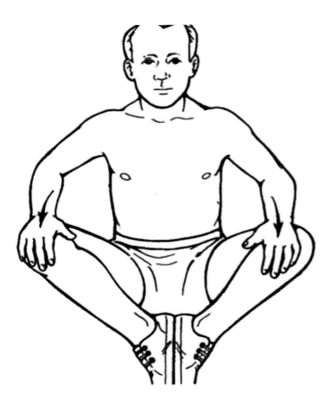

图 36-19　仰卧位下"蝴蝶式"牵伸示意

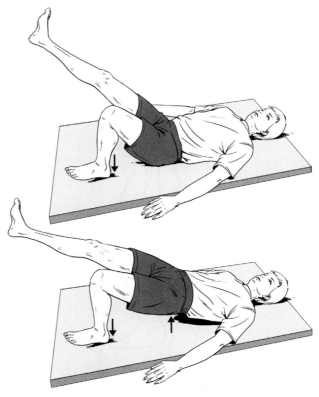

图 36-22　单桥运动（引自 Liebenson C.Functional Training Handbook. Philadelphia, PA: Wolters KluwerHealth, 2014）

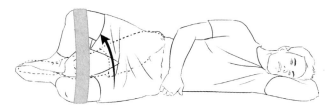

图 36-23 侧卧位抗阻外旋

2.4 m）（图 36-24）。这时也要开始训练股四头肌的离心控制能力。训练可以从扶手支撑向前下迈一级小台阶［2 英寸（约 5cm）］开始，过渡到不扶扶手向前下迈一级 6 英寸（约 15cm）的台阶（图 36-25）。

平衡和结局的测量

部分门诊患者就诊中会包含平衡评估。物理治疗师有很多可用的评估工具，如单腿站立试验（single leg stance，SLS）或者计时起立 – 行走计时测试（timed up and go,TUG）。在物理治疗过程中将会定期完成再测试，以监测平衡能力的提高。一旦患者的平衡改善，平衡训练就会过渡到更具挑战性的训练。平衡训练包括踏上 6 英寸（约 15cm）台阶后的单腿站立，或当患者单腿站立时给予外力干扰，抑或让患者站立在不平整的或软的平面上做上肢训练或抛接物体。

重新驾驶和工作

患者最常问的问题之一是："我什么时候能再开车?"答案取决于多种因素。大部分患者由于术后疼痛问题需要服用镇痛药物，他们被建议禁止驾驶或至少要等到不再服用这些药物时方能开始驾驶。患者需要能主动进行髋关节屈曲后才能把脚从一个踏板上移到另一个踏板上。在研究中根据制动反应时间（braking reaction time，BRT），认为右侧全髋关节置换患者能安全驾驶的时间是

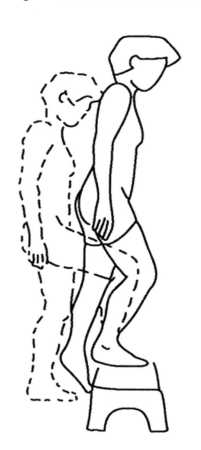

图 36-24 向前上台阶训练

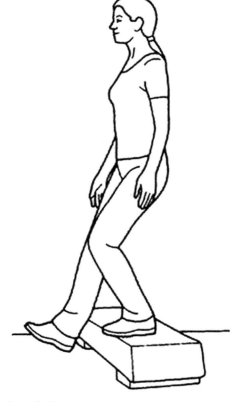

图 36-25 向前下台阶训练

术后 4~8 周。建议患者在重新驾驶之前要获得手术医师的许可。至少在术后 6 周内，他们必须要考虑车型，即使是作为乘客，也必须要保证能符合注意事项。

进阶肌力训练，重新获得功能（6 周及 6 周以上）

术后患者康复项目的进度也受由依据医疗保险报销政策而定的物理治疗频次变化的影响。因此，典型的术后训练项目加速形成。髋关节的注意事项解除后，患者就可以继续更高水平的活动。为了获得更优的功能，患者会进阶到更高水平的灵活性、关节活动度、力量、步态模式和ADLs 训练。很多患者会表达重新从事体育运动的愿望，所以针对体育运动的训练也会成为患者训练项目的一部分。是否可重返体育运动是由手术医师和治疗师相互协调、共同判断确定的。当要发展更高水平的训练项目时，治疗师将会考虑患者先前的活动水平，然后将项目调整到适合患者目标及当前医疗情况的体育专项训练上。

恢复期间的并发症

采用现代的预防方法时，近端深静脉血栓或者肺栓塞几乎不会发生。然而，如果诊断存在，共识是物理治疗要在临床上稳定和抗凝之后立即重新开始。其他并发症如早期脱位和假体骨折会延迟恢复，改变我们在这章中所讨论的康复治疗方案。治疗方案包括支具、限制负重，训练的进阶取决于手术医师对具体问题具体分析的结果。主要取决于植入假体和患者本身的因素，如患者的依从性和目标。

致谢

感谢 Janine Pelegano, BA, BS / RN，由于她为编辑本章所做出的贡献帮助我们得以将大量信息都整合到这一简明的内容中。本工作还获得 Mr. Glen Bergenfild、Sidney Milton、Leoma Simon 基金会提供部分资金赞助。

（姜　影　译，王　欣　邬培慧　王于领　审）

参考文献

American Academy of Orthopedic Surgeons: *Primary Total Hip and Total Knee Arthroplasty Projections to 2030 (Appendix C)*.

Coulter CL, Scarvell JM, Neeman TM, Smith PN: Physiotherapist-directed rehabilitation exercises in the outpatient or home setting improve strength, gait speed and cadence after elective total hip replacement: a systematic review. *J Physiother* 2013;59(4): 219–226.

González Della Valle A, Padgett D, Salvati EA: Preoperative planning for primary total hip arthroplasty. *J Am Acad Orthop Surg* 2005;13(7):455–462.

Holm B, Thorborg K, Husted H, Kehlet H, Bandholm T: Surgery-induced changes and early recovery of hip-muscle strength, leg press power, and functional performance after fast-track total hip arthroplasty: a prospective cohort study. *PLoS One* 2013;8(4):e62109.

Hurvitz EA, Richardson JK, Werner RA, Ruhl AM, Dixon MR: Unipedal stance testing as an indicator of fall risk among older outpatients. *Arch Phys Med Rehabil* 2000;81(5):587–591.

Jonsson E, Seiger A, Hirschfeld H: One-leg stance in healthy young and elderly adults: a measure of postural steadiness? *Clin Biomech (Bristol, Avon)* 2004;19(7):688–694.

Lin MR, Hwang HF, Hu MH, Wu HD, Wang YW, Huang FC: Psychometric comparisons of the timed up and go, one-leg stand, functional reach, and Tinetti Balance Measures in Community-Dwelling Older People. *J Am Geriatr Soc* 2004; 52(8):1343–1348.

Marecek GF, Schafter MF: Driving after orthopedic surgery. *J Am Acad Orthop Surg* 2013;21:696–706.

Nankaku M, Tsuboyama T, Kakinoki R, Akiyama H, Nakamura T: Prediction of ambulation ability following total hip arthroplasty. *J Orthop Sci* 2011;16(4):359–363.

Tayrose G, Newman D, Slover J, et al: Rapid mobilization decreases length-of-stay in joint replacement patients. *Bull Hosp Jt Dis* 2013;71(3):222–226.

Scott K. Siverling, PT, OCS; Edwin P. Su, MD

概述

　　髋关节表面置换术（hip resurfacing，HR）是一种关节置换手术方法，可作为全髋关节置换术（total hip replacement，THA）的替代手术选择。与传统的 THA 相比，HR 保留更多的骨量。与目前的后入路 THA 相比，近年来在手术技术、手术器械及假体设计上的进步延长了 HR 假体的使用寿命，增加了那些需要手术治疗的晚期髋关节骨关节炎患者的关节活动范围和活动能力。

　　HR 假体包括一个带短柄的股骨金属帽，手术清除病损退变的骨质后，将短柄插入股骨头。股骨颈及股骨头中的正常骨质将被保留。髋臼假体类似于传统的 THA 髋臼假体，将金属臼杯植入手工锉磨的髋臼内（图 37-1）。

　　与 THA 相比，HR 的优势在于除了保留骨质，还能够提高患者术后的活动水平。对于THA，目前的理念是建议低强度的活动和停止跑步等高强度的运动，以保护假体和避免髋关节脱位。HR 使用更大的股骨头假体，降低髋关节脱位的风险，增加关节活动范围（ROM）。HR 假体的内在稳定性和活动度允许更高水平的日常活动和娱乐活动。

　　作者已经提出 HR 的术后康复指南，将术后康复分为三个阶段。第一阶段被认为是最大保护阶段，第二阶段是功能强化阶段，第三阶段是回归活动和（或）运动阶段。指南旨在协助临床康复医师制订后入路 HR 患者的治疗方案。对于其他术式如前外侧入路、前入路患者，与手术医师共同商讨康复方案，对该指南做些许修改后同样适用。

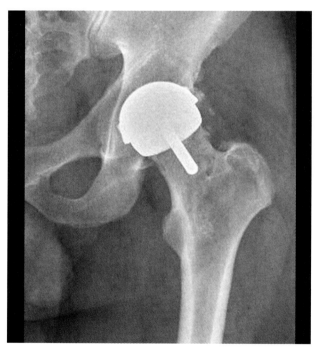

图 37-1 髋关节表面置换术的 X 线片

　　SU 博士或直系亲属担任 Smith & Nephew 的有偿顾问；在 Orthoalign 中持有股票或股票期权；曾获得 Smith&Nephew 的研究资助或技术支持；并担任《骨科》和《骨科技术》杂志的董事会成员、管理者、行政人员或委员会成员。Siverling 博士或其任何直系亲属均未直接或间接从与本文主题相关的商业公司或机构获取任何有价物，未持有任何股票或股票期权。

适应证

HR 的理想患者是经正规保守治疗无效的有症状的髋关节炎患者，男性 < 65 岁，女性 < 60 岁。最佳患者人选必须根据 X 线检查确定具有正常的骨量足以支撑金属股骨帽及其短柄。若股骨头骨质内有大的或多个囊肿和空洞，可能有较高的发生术后骨折的风险。

禁忌证

HR 的禁忌证包括妊娠女性、重度肥胖、肾功能不全，以及对金属过敏或对金属敏感的患者。骨质疏松会削弱现有的骨骼强度，不能提供充分的支持，降低假体的稳定性，增加骨折的风险。

手术方式

患者取侧卧位，经后入路进行手术，显露患侧髋关节。为了充分暴露手术视野便于植入髋臼假体，必须完全切开关节囊。臼杯必须置于理想位置，以避免边缘负重效应及假体的磨损，臼杯往往偏向水平放置，外展角约 40°，以防止边缘磨损。

修整股骨头，清除病变骨质，将带短柄的金属帽植入下方的正常骨组织中。股骨颈被完整保留。在调整股骨帽及短柄位置时，不应参考股骨头的形态，股骨头的先天畸形往往会误导外科医师将股骨帽对位不良。而是应该将股骨假体与股骨颈的中心位置对齐插入。

尽管 HR 保留大部分股骨头，但保留的骨质在手术过程中仍会受到损伤。病损骨组织的切除和假体的植入亦会暂时削弱骨质强度，增加股骨头或股骨颈发生术后骨折的风险。

金属离子扩散入血是 HR 术后需要关注的问题。迄今为止，作者尚未找到术前预测金属过敏或敏感性的检验方法。新一代的金属 – 金属假体使得表面磨损最小化，然而仍有一小部分手术患者出现金属离子扩散。Carrothers 报道，在 5000 个样本中，无菌性淋巴细胞增生性血管炎性病灶（aseptic lymphocytic vascular and associated lesions，ALVAL）的发生率为 0.3%。那些肾功能及泌尿系统正常的患者可通过尿液清除钴离子和铬离子。HR 术后须定期监测血液金属离子水平。

据统计学推断，接受 HR 的年轻患者术后如果过度使用患髋，可能会使异位骨化（heterotopic ossification，HO）的风险增高。预防性使用阿司匹林或非甾体抗炎药（NSAIDs）可预防关节僵硬或严重 HO 的发生。

康复

HR 的术后康复分为三个基本阶段。这些阶段具有时间特性，但是阶段之间进阶应该由是否到达每个阶段中的里程碑式事件和特定目标来判断。

在外科，许多晚期髋关节骨关节炎患者都主诉有令人虚弱的疼痛，以及表现出来的代偿性步态模式、多方向的髋关节活动受限及髋关节周围肌肉失用性肌萎缩，所有这些都将导致神经肌肉运动模式改变，对于高效、无痛的运动是欠理想的。在康复过程中，重点强调代偿性步态模式的纠正及正确运动方式的建立。神经肌肉再教育是实现完全康复、达到患者康复目标的必要条件。

最大保护阶段的重点是 ROM、切口的愈合和独立步行的进步。功能强化阶段的重点在于控制髋关节运动的特定肌肉的肌力训练，ROM 在第二阶段同样不容忽视。在最后阶段，临床医师应注重神经肌肉强化和运动特异性要求。每个康复阶段强调的目标不同，每位患者的目标、生理缺陷和弱点各异。临床医师需要根据患者的缺陷、不足和目标，制订个体化的康复方案。

最大保护阶段

● 切口愈合和步行训练：第一阶段的目标是手术

相关组织的自然痊愈。冷疗及相对的休息可减轻水肿。柔和的软组织松动术可能有助于缓解肌筋膜结构内的水肿。由于术后早期骨质强度降低，要求患者扶双拐行走。患者通常主诉肌肉酸痛，但并不影响其动作或者活动。尽管疼痛已经消失，仍然鼓励患者术后扶双拐行走至少 2 周，以降低骨折的风险。对于那些扶双拐、步态对称、交替步态且感觉舒适的患者，可改用单拐行走。对于肌力良好、没有疼痛并证实骨质坚强的男性患者，可改扶手杖行走。最后鼓励患者逐渐弃用所有辅助装置，这通常是在 HR 术后的 2~4 周。

- 无运动限制：大的股骨球头假体增强假体关节的稳定性，因此 HR 术后的唯一限制是患肢的负重。
  - 推荐患者首先在不负重体位下，进行早期无痛的关节活动及伸展运动。
  - 许多患者会出现髋关节 ROM 受限，尤其是旋转及屈髋活动。鼓励患者在仰卧位下进行可承受范围内的髋关节外旋。髋关节屈曲的进阶是在四点位做"摇摆"动作，通常被瑜伽练习者称为"儿童姿势"。通常使用托马斯试验和身体伸展姿势评估髋屈肌的静息长度。指导患者尽可能地牵伸髋关节前方周围的软组织，以增加髋关节后伸 ROM。
- 强化：首先，在不负重体位下强化控制髋关节的肌肉。早期在无阻力或低阻力条件下进行外展肌、外旋肌及伸肌训练。指导患者在无代偿及无痛条件下诱发这些肌肉的收缩。核心肌强化训练从不负重的位置开始。一旦切口已经愈合，可以考虑水疗。鼓励患者使用立式阻力自行车加强心血管功能和提升 ROM。
- 目标
  - 纠正步态模式，逐渐弃用辅助装置。
  - 促进切口愈合，减轻疼痛和水肿。
  - 通过在可承受的范围内的牵伸增加髋关节各个方向的 ROM。

- 家庭康复训练强调运动和步行的独立性。
- 开始不负重和无痛状态下强化控制髋关节运动的肌肉。

功能强化阶段

HR 术后的第二阶段康复最早在术后 2 周开始，通常在术后 4 周进行。功能强化阶段旨在提供患者在无痛及无辅助装置的情况下完成日常生活活动（ADLs）、正常行走，以及低强度的运动。这个阶段通常持续 4~8 周。

- 预运动：应该在手术切口完全愈合后，再进入第二阶段康复训练。该阶段的首要目标是继续增加 ROM 和灵活性。
  - 可以采用关节松动手法。康复医师应与操作手术的外科医师妥善沟通，以确保松动手法是合适的，以及表面置换的假体是否能够耐受手法牵伸。
  - 髋关节骨关节炎患者最常出现髋关节屈曲和旋转活动受限，临床康复医师应用专业知识和技能，并与患者沟通，以避免在牵伸过程中受伤。
- 专项强化：旨在单独训练控制髋关节的关键肌的肌力及耐力。初步训练是在不负重体位下进行的，并逐渐向负重和闭链运动进展。示例训练包括"蚌壳开合"训练、侧卧位膝关节屈曲（短杠杆臂）和伸直（长杠杆臂）状态下的髋关节外展训练，仰卧位的屈膝位的屈髋训练和直腿抬高训练。重点训练的是髋关节的外展肌、伸肌及屈肌。
  - 当患者在无辅助装置下步态正常时，可以开始使用椭圆机训练，从无阻力或无倾斜下开始训练，并缓慢增加阻力及倾斜角度。
- 功能强化和神经肌肉控制：ROM 恢复后，为了提高运动可控性，必须逐渐增加受影响关节的力量。晚期 OA 患者通常会存在代偿运动模式，这些不恰当的运动习惯在术后必须削弱或完全纠正，代之以正确的运动模式。

- 缺乏基础和精细控制的粗大运动会导致低效的力量传导，会增加关节受伤的风险。当关节的灵活性及活动提高后，临床医师必须开始髋关节活动范围内的力量强化训练。

- 从双下肢立位负重开始训练，逐步进阶到单侧下肢负重。下蹲和弓步训练为坐位站起、平地起身、爬楼梯及爬山做准备。单腿平衡训练亦开始于此阶段：首先在静态体位下训练，然后是站在不稳定平面上的干扰训练，单腿站立位取物训练可挑战力量与平衡。

- 在进行任何活动时都应考虑髋关节的ROM。例如，髋关节屈曲不充分时和控制不足时，患者完成一个简单的下蹲动作可能需要屈曲腰椎来代偿。腰后部软组织的微创伤将会导致周围组织损伤。

- 腰椎骨盆的移动性和稳定性：患者通常难以控制骨盆前倾或后倾。下肢固定，臀大肌在支撑相时将后倾骨盆以推动躯干向前。倾斜骨盆的能力受限将直接影响臀肌的潜在作用及稳定髋关节的能力。教导患者如何正确分离骨盆与髋臼-股骨关节运动。强化腰椎骨盆单元将增强近端的稳定性，从而有利于远端控制。

  - 首先是在仰卧位时，通过前后倾斜骨盆训练腰椎骨盆分离，进而将在矢状面上倾斜骨盆的训练整合到负重体位下进行。

  - 向患者解释解剖知识和诱发较深层的腰椎稳定肌群，有利于患者增强腰椎骨盆的稳定性。移动肢体时这些肌肉也会参与其中，如四点跪位的鸟犬式动作或仰卧位的死虫动作。最终训练患者在负重体位时也能调用深层的稳定肌群。

- 目标

  - 步态模式：以对称交互的步态模式在没有辅助设备的情况下步行约 3.2km 或更远。

  - 患侧有控制地单腿站立 5 秒。

  - 穿衣及日常活动时无痛。

  - 屈曲、后伸、内收、外展髋关节活动范围满足功能性需求。

- 在适当控制下迈上 20cm 高的台阶。

- 连续 5 次的徒手肌力评定中髋关节外展肌力能够抗阻达到 4 级及 4 级以上。

返回运动阶段和进一步的强化

在康复的高级阶段（第三阶段），通过逐渐增加训练难度来强化肌力和神经肌肉易化。首要目标是激活髋关节的外展肌、伸肌及屈肌。神经肌肉再教育及运动模式的观察也需持续进行。通过双下肢或单肢立于不稳定的平面来训练患者的平衡系统。

HR 的优势之一在于患者术后有可能恢复到可以运动的生活方式。根据作者的经验，术后进行非接触性的运动项目是可能的。多项研究证实 HR 术后可回到较高水平的活动。

- 一旦获得外科医师的许可，患者希望进行特定的运动或活动，康复的重点应放在特定活动的运动控制上。

  - 强化由近端和核心肌群促进的运动控制。在跑步动作中，腘绳肌和臀部力量对于立位的后期推进是必不可少的。然而，稳定腰椎骨盆的深部肌肉必须调控股骨上方的骨盆运动。这样单纯的运动可以避免髋关节表面置换的假体、外周组织及关节微小磨损和损伤的风险。

  - 强化肌肉耐力训练。肌肉疲劳可导致生物力学机制失调及损伤，临床医师必须关注每个康复阶段完成每个动作所需强化的肌肉。重复训练是最重要的，因为它会强化某特定任务优先的神经肌肉，并增强肌肉耐力。

患者经常主诉和要求将恢复跑步作为常规锻炼。Fouilleron 报道，40 名术前常跑步的患者中，有 33 名术后恢复安全地跑步（91.6%）。返回这项运动的平均时间为术后 16.4 周，其中 23 名受试者每周跑步 4 小时。据报道，许多受试者能成功返回竞技性的跑步运动。

- 当肌力和运动功能完全恢复后，患者可以开始跑步，一般建议在大约术后 6 个月达到完全康复后再进行，以避免对 HR 股骨假体和股骨产生过多的风险。
- 作者推荐在所有平面上重新获得全范围的 ROM（与术前相比）、足够的髋关节外展和伸展力量后再逐渐开始跑步。
  - 希望回归跑步生活方式的患者，每侧肢体应该在动力学链没有异常的情况下，能够完成持续 60 秒的侧板运动及 10 次单腿蹲。
  - 推荐先在较软的地面上开始短距离跑步，如草地、人造草坪、土地或橡胶跑道。当耐受后，可以缓慢增加跑步的距离及频率。在较软的平面上跑步 2~6 周后若没有不良反应，可逐渐在更坚实的路面进行，如跑步机或沥青柏油路面。应当重视跑步后的肌肉酸痛，并给予足够的休息，必要时予以适当的治疗。

精要

- 股骨颈骨折：如前所述，放置 HR 假体的股骨部件可能会削弱股骨颈并增加股骨颈骨折的风险。Shimmin 的文献综述报道，HR 术后 18 周内股骨颈骨折的风险较大。
  - 为了降低骨折的风险，建议术后 1 个月内避免携带超过 9kg 的重物，术后 1~3 个月避免携带超过 13.6kg 的重物，3 个月后可逐渐增加负重，但术后 6 个月内避免携带超过 22.7kg 的重物。
  - 患者主诉承重状态下腹股沟区及髋部极度疼痛时可能存在股骨颈骨折。如果怀疑股骨颈骨折，患者应该立即避免负重，然后通知外科医师。
- 髂腰肌腱病：基于作者的经验，患者术后可能出现髋屈肌腱病及髂腰肌腱病的症状。病因未明，但很多患者术前存在肌力不足、ROM 受限。术后髋关节的运动和骨盆的倾斜逐渐恢复，髂腰肌需完成和控制比术前更大的运动量。
  - 患者可能表现为用力和运动时髋关节前方及腹股沟区疼痛。髂腰肌腱病的主要表现是在肌腱附着的股骨小转子处压痛和抗髋关节屈曲时疼痛。
  - 为了避免髂腰肌及其肌腱承受不必要的应力，在恢复髋关节及腰椎骨盆运动时，需要增强近端肌肉的肌力及控制力。
- 臀中肌腱病（gluteus medius tondino-pathy，GMT）和大转子滑囊炎（trochanter bursitis，TB）：这两种常见且相互关联的疾病往往很难区分，GMT 和 TB 均有可能在 HR 术后的康复过程中发生。
  - GMT 患者可能会出现股骨大转子后方疼痛，并在臀中肌的肌腹表面位置，即髂嵴下方有压痛。同时，在髋关节抗阻外展时疼痛明显。
  - TB 患者则表现为股骨大转子压痛。
- 循序渐进以避免受伤：根据患者的需求和限制因素来制订个性化的康复方案，通常可以获得理想的结果。为了达到这个目标，临床医师必须实时地重新评估患者的现状和能力。
  - 康复的一个关键原则是提高近端的稳定性以增强远端的运动性能和控制性能。如果没有足够的腰椎和骨盆的运动及运动控制，下肢的潜在肌力和控制力是受限的。核心稳定性的训练可以从第一阶段开始贯穿于全部三个阶段，逐渐增加难度并反复强化，直到使患者能够耐受。
  - 负重训练应该从双下肢站立开始，并逐渐进展到单下肢站立。首先，患者应进行单一运动平面训练，最后过渡到能够进行多运动平面的训练和任务。为了达到最理想的运动和肌力强化，临床医师必须针对适当肌群的运动和易化有足够的细节关注度。

- 必须特别强调增加髋关节的屈肌、外展肌、伸肌的开链运动与闭链运动的强度。这些肌群在术前往往非常弱。患者习惯性的运动模式会避免术后调用这些肌肉，在康复过程中应当纠正这些错误的运动模式。

（李旭红　译，姜　影　邬培慧　王于领　审）

参考文献

Carrothers AD, Glibert RE, Jaiswal A, Richardson JB: Birmingham hip resurfacing: prevalence of failure. *J bone Joint Surg br* 2010;92(10):1344–1350.

Fouilleron N, Wavreille G, Endjah N, Girard J: Running activity after hip resurfacing arthroplasty: a prospective study. *Am J Sports Med* 2012;40(4):889–894.

Girard J, Miletec B, Deny A, Migaud H, Fouilleron N: Can patients return to high-impact physical activities after hip resurfacing? A prospective study. *Int Orthop* 2013;37(6):1019–1024.

Neumann D: Kinesiology of the musculoskeletal system: *Foundations for Rehabilitation,* ed 2. New York, NY, CV Mosby Co., 2012.

Rahman WA, Greidanus NV, Siegmuth A, Masri BA, Duncan CP, Garbuz DS: Patients report improvement in quality of life and satisfaction after hip resurfacing arthroplasty. *Clin Orthop Relat Res* 2013;471(2):444–453.

Rydevik K, Fernandes L, Nordsletten L, Risberg MA: Functioning and disability in patients with hip osteoarthritis and mild to moderate pain. *J Orthop Sports Phys Ther* 2010; 40(10):616–624.

Shimmin AJ, Back D: Femoral neck fractures following Birmingham hip resurfacing: a national review of 50 cases. *J bone Joint Surg br* 2005;87(4):463–464.

Siverling S, Felix I, Chow SB, Niedbala E, Su EP: Hip resurfacing: not your average hip replacement. *Curr Rev Musculoskelet Med* 2012;5(1):32–38.

David J. Mayman, MD

概述

髋关节置换是目前髋部骨折的较为理想的治疗选择，患者可以较快地恢复至骨折前的活动水平。

以往考虑到术后髋关节脱位、感染及假体周围骨折等临床风险，仅有很少部分的髋部骨折接受全髋关节置换（total hip arthroplasty，THA）治疗，而半髋关节置换术常用于移位骨折后的老年患者以维持其活动能力，内固定手术常用于年轻患者或非移位性骨折的老年患者以保留其自身的髋关节。然而随着对股骨颈骨折术后的风险降低、固定及愈合的挑战，THA 已经成为恢复该类老年患者的运动功能，并且能避免因半髋置换引起髋臼磨损的较好方案。随着 THA 在年轻患者中的成功实施，使得中年及老年患者逐渐开始接受该手术。目前半髋关节置换术仍常用于老年患者，但对于术后疼痛的控制较全髋关节置换差。

解剖学

髋部骨折的形式有多种，一般以骨折的解剖部位来定义，THA 一般常见于股骨近端骨折类型。

股骨颈骨折

股骨颈骨折位于股骨大转子与股骨头之间。该类型的骨折常需手术切除股骨颈，且大部分符合全髋关节置换的手术要求。

股骨颈基底部骨折

股骨颈基底部骨折好发于转子间嵴上方，一般不影响股骨大转子及股骨小转子。该类型的骨折由于不需切除股骨颈而较少接受 THA，但需要髋关节植入物来代替股骨距所需的支撑骨。

股骨粗隆间骨折

股骨粗隆间骨折常累及股骨大转子、股骨小转子或两者都累及。该类型的骨折常由髓内钉或钢板螺钉内固定术修复，而很少接受 THA。该类型骨折的 THA 治疗常见于内固定修复失败及植入物翻修的病例。

大部分髋部骨折后接受全髋关节置换治疗见于股骨颈骨折伴脱位（图 38-1）。

手术入路

THA 的修复原则为对髋臼进行修复并在股骨

Mayman 博士或其直系亲属是发言部门成员；或代表 Simth & Hephew 作付费演讲；担任 Simth & Hephew 公司的有偿顾问；且持有骨科联盟（OrthAlign）的股票或股票期权，同时为膝关节协会（Knee Society）董事会成员、管理者、行政人员或委员会成员。

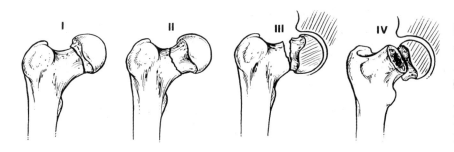

图 38-1　髋部骨折类型图示。大部分髋部骨折后接受全髋关节置换治疗见于股骨颈骨折伴脱位（Ⅲ 和Ⅳ型）（图片授权自 Koval KJ, Zuckerman JD. *Atlas of Orthopaedic Surgery*: A Multimedia Reference. Philadelphia: Lippincott Williams & Wilkins, 2004）

干内植入假体，髋臼表面放置一层衬垫同时放置假体以保持与股骨干相连假体的正确对位。如今绝大多数的髋臼假体部分使用的是表面覆盖可渗透、向内生长的钛合金，骨水泥假体仍被用在老年患者或股骨骨质较差的患者中。髋臼内覆盖一层聚乙烯交叉组成的衬垫材料。

股骨植入的假体分为表面覆盖可渗透、向内生长材料的钛合金假体或骨水泥假体，手术中使用哪种类型假体取决于患者的骨质及具体手术情况。

THA 手术可以通过多种手术入路，而不同的手术入路及习惯对术后早期的活动限制及禁忌证各有不同。

直接前侧入路

直接前侧入路手术在阔筋膜张肌与股直肌之间的肌肉平面进入。该入路容易暴露髋臼，而股骨较难暴露，可以完整地保留关节后侧的组织。术后关节后侧的稳定性较好，但易造成关节前侧不稳。

前外侧入路

前外侧入路可以保证较低的关节脱位风险，但术中会剥离臀小肌、臀中肌与股骨大转子相连的前束，术后一般会将该剥离部分进行修复。

直接外侧入路

该种入路方式需要对股骨大转子进行部分截骨操作，在临床中不常见，同时术后恢复时间较长。

后外侧入路

后外侧入路方式是当今美国临床上最常用的手术方式，髋关节外展肌群会被完整保留，但髋关节后侧关节囊、梨状肌腱及联合肌腱手术中在股骨后侧被剥离，因此术后髋关节后侧部位是术后禁忌证需要注意的部位之一。

早期术后康复

早期术后康复的原则以手术入路方式为依据，术后建议早期下床以最大限度地降低发生深静脉血栓、肺栓塞及肺炎等临床并发症的风险。

大部分患者术后可根据耐受性立即进行下肢负重训练，若存在骨折等其他并发症应慎重早期负重训练。

直接前侧入路

- 在可耐受的情况下进行负重。
- 避免髋关节过度后伸及外旋。
- 在可耐受的情况下逐步从助行架到手杖，直到无辅助下步行训练。

前外侧入路

- 在可耐受的情况下进行负重。
- 避免髋关节过度后伸及外旋。
- 步行训练应由助行架向手杖过渡，前 6 周避免过度髋外展以保护外展肌，必要时应用手杖辅助步行。

直接外侧入路

- 在可耐受的情况下进行负重。
- 避免髋关节过度屈曲、内收及内旋。
- 步行训练应由助行架向手杖过渡，前 6 周应使用手杖以保护手术修复部位。

后外侧入路

- 在可耐受的情况下进行负重。
- 避免髋关节过度屈曲、内收及内旋。
- 步行训练根据耐受性应由助行架向手杖过渡。

后侧入路的注意事项

选择后侧手术入路方式时髋关节外展肌被完整保留，但梨状肌腱及与股骨后侧连接的肌腱被切除，髋关节后侧关节囊松弛，因此在髋关节屈曲、内收及内旋体位下有脱位风险。

后侧手术入路的注意事项为避免损伤髋关节后侧修复组织及预防髋关节脱位。

- 髋关节屈曲不超过 90° 。
- 髋关节内收不超过身体中线。
- 禁止髋关节内旋（图 38-2）。

早期术后康复

踝泵

踝关节做缓慢背伸、跖屈训练，每次训练间隔 5~10 分钟，该训练可在术后立即进行（图 38-3）。

踝关节旋转

踝关节向内侧及外侧旋转。

每个方向重复 5 次，每天 3~4 组（图 38-4），该练习可以尽早激活下肢肌肉收缩并可利用下肢肌肉收缩促进静脉血回流，降低下肢深静脉血栓的发生风险。

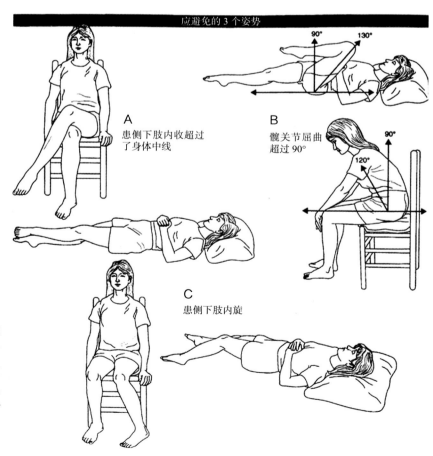

图 38-2　后侧入路髋关节运动注意事项。A. 内收不超过身体中线；B. 屈曲不超过 90° ；C. 6 周内禁止内旋（图片授权自 Sculco TP，Lim MR, Pearle AD, Ranawat AS: *Hospital for Special Surgery Ortho-paedics Manual*. Philadelphia：Lippincott Williams & Wilkins, 2014）

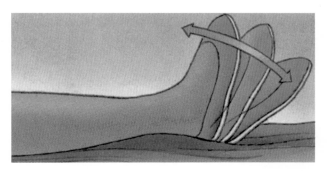

图 38-3　踝泵（图片授权自 OrthoInfo，版权归属为美国骨科医师协会：http://orthoinfo.aaos.org）

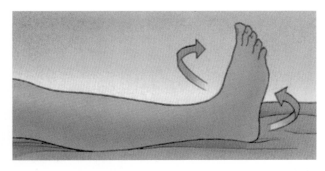

图 38-4　踝关节旋转训练（图片授权自 OrthoInfo，版权归属美国骨科医师协会：http://orthoinfo.aaos.org）

床上屈膝训练

仰卧位足向臀部滑动屈膝，同时保持足跟不离开床面，避免膝关节向内旋转（图 38-5），一组 10 次，每天重复 3~4 组。该训练有助于术后激活髋屈肌群。

臀肌收缩训练

臀部肌肉收缩保持 5 秒（图 38-6），重复 10 次，每天 3~4 组。该训练可以有效激活步行训练所需要的臀部肌肉。

髋外展训练

患侧下肢向外侧尽力做外展动作（图 38-7），每组 10 次，每天重复 3~4 组。髋外展训练对于维持正常步态具有重要意义。

股四头肌收缩训练

尽力保持伸膝，收紧大腿前侧肌肉，保持 5~10 秒（图 38-8），每隔 10 分钟左右重复 10 次，每次训练以大腿感觉疲劳为宜。

直腿抬高训练

尽力保持伸膝，收紧大腿前侧肌肉的同时做床上直腿抬高动作，保持 5~10 秒钟后缓慢放下（图 38-9），每次训练以大腿感觉疲劳为宜，该训练对髋屈肌群及股四头肌作用较好。

站立训练

站立提膝训练

站立位患侧下肢做屈髋屈膝动作，高度以膝关节不超过腰部为宜，静止保持 2~3 秒，每组 10 次，每天 3~4 组（图 38-10）。该练习还有助于恢复步行中髋屈肌群的功能。

站立髋外展训练

保持髋关节、膝关节及踝关节伸直，缓慢做髋关节外展及内收动作（图 38-11），每组 10 次，每天 3~4 组。

该练习为中等强度训练，可增强外展肌的力量，非手术侧也可做相同的运动，但该练习不适用于 6 周以内前外侧、外侧手术入路患者。

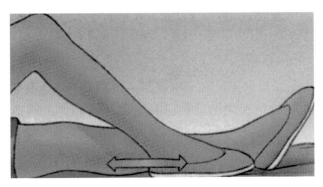

图 38-5　床上屈膝训练（图片授权自 OrthoInfo，版权归属为美国骨科医师协会：http://orthoinfo.aaos.org）

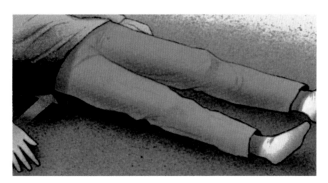

图 38-6 臀部肌肉收缩训练（图片授权自 OrthoInfo，版权归属美国骨科医师协会：http://orthoinfo.aaos.org）

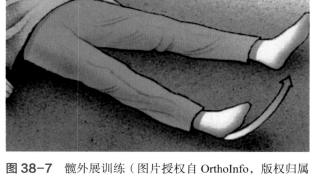

图 38-7 髋外展训练（图片授权自 OrthoInfo，版权归属美国骨科医师协会：http://orthoinfo.aaos.org）

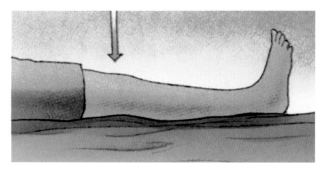

图 38-8 股四头肌等长收缩训练（图片授权自 OrthoInfo，版权归属美国骨科医师协会：http://orthoinfo.aaos.org）

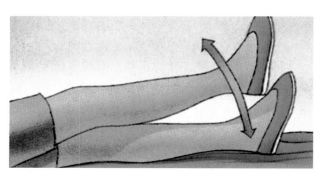

图 38-9 直腿抬高训练（图片授权自 OrthoInfo，版权归属美国骨科医师协会：http://orthoinfo.aaos.org）

站立髋伸展训练

缓慢向后伸展患侧下肢，尽力保持后背挺直，坚持 2~3 秒，将脚放回至地面（图 38-12）。每组 10 次，每天 3~4 组。

注意事项

出院后，治疗师应该比临床医师更频繁地关注患者情况，以便于及时发现早期并发症。

切口感染

切口周围泛红或水肿与切口感染有关，出现这两种情况中的任何一种时临床医师都应引起注意。

深静脉血栓

大多数患者术后至少 6 周会出现患侧下肢持

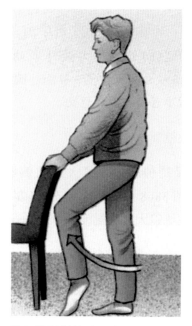

图 38-10 站立抬腿训练（图片授权自 OrthoInfo，版权归属美国骨科医师协会：http://orthoinfo.aaos.org）

续肿胀的症状，肿胀晨起会有所改善，但在一天的活动后加重，一天中下肢置于被动体位会增加肿胀的程度。若肿胀在患肢抬高或休息后无改善，则应注意评估患侧下肢发生深静脉血栓的可能性。

髋关节脱位

脱位是一种临床常见的术后并发症，一般发生在髋关节被放置在不稳定的禁忌体位。通常患者脱位的髋关节不能负重且出现下肢关节位置异常，髋关节后脱位的患者常伴有下肢屈曲和髋内旋。髋关节前脱位的患者常伴有髋外旋和下肢变短。

假体周围骨折

假体周围骨折为临床常见的术后并发症，表现为患侧下肢无法负重，而轻微骨折往往不易被发现，仅表现为疼痛增加。假体周围骨折可能发生在跌倒后，也可能不伴有创伤。后一种情况中骨折可能发生在术中，但常被忽略。

术后进阶康复训练（术后 6 周）

弹力带训练

髋关节抗阻屈曲

双足轻微分开站立，患侧下肢向前移动，膝关节保持伸直，然后下肢回到起始位置（图38-13）。

髋关节抗阻外展

站在门或椅子一侧，并将患侧下肢向外侧伸展，然后下肢回到起始位置（图 38-14）。

髋关节抗阻伸展

面对门或其他重物站立，将弹力带系在患侧下肢和重物之间，下肢向后伸展，然后回到起始位置（图 38-15）。

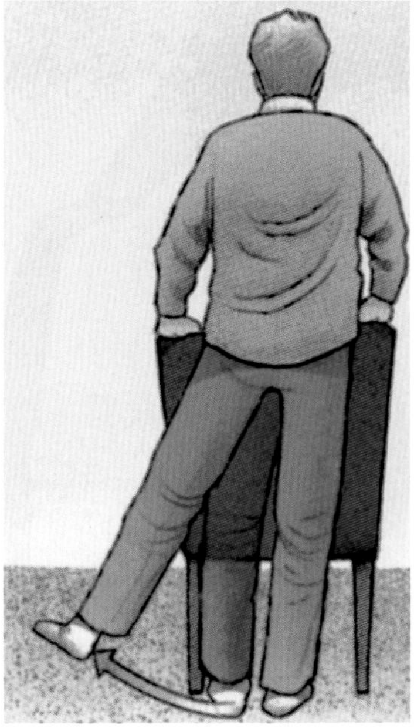

图 38-11　站立髋外展训练（图片授权自 OrthoInfo，版权归属美国骨科医师协会：http://orthoinfo.aaos.org）

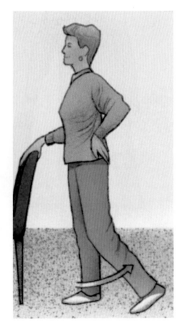

图 38-12　站立髋伸展训练（图片授权自 OrthoInfo，版权归属美国骨科医师协会：http://orthoinfo.aaos.org）

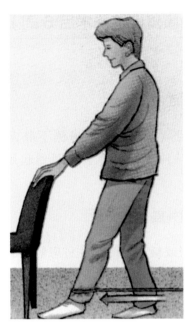

图 38-13　弹力带辅助髋关节抗阻屈曲训练（图片授权自 OrthoInfo，版权归属美国骨科医师协会：http://orthoinfo.aaos.org）

固定自行车

固定自行车适用于恢复肌力和增加髋关节活动性，患者术后只要能够耐受上下自行车就可以开始该练习。调整座椅的高度以便于患者在膝关节基本伸直时双足底部能够接触到踏板。踏板一开始向后，患者调整好舒适的角度后开始向前，逐渐增加阻力。每天 2 次，每次 10~15 分钟，每周逐渐增加至 3~4 次，每次 20~30 分钟。

步行

平衡技能恢复前应使用手杖辅助，开始步行时每次以 5~10 分钟为宜，每天 3~4 次。当下肢肌力和耐力有所改善后增加至每次 20~30 分钟，每天 2~3 次。待完全恢复后每次步行 20~30 分钟，每周 3~4 次的日常行走能够帮助维持肌力，若无特殊不适即可以开始上下楼梯练习。

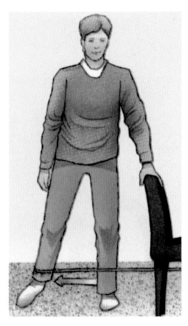

图 38-14　髋关节抗阻外展训练（图片授权自 OrthoInfo，版权归属美国骨科医师协会：http://orthoinfo.aaos.org）

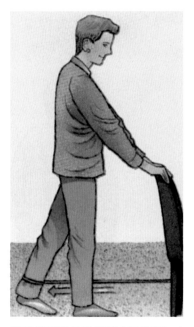

图 38-15　髋关节抗阻伸展训练（图片授权自 OrthoInfo，版权归属美国骨科医师协会：http://orthoinfo.aaos.org）

恢复日常活动

若患者术后的力量及平衡能力接近正常，一般需要 3 个月的时间即可恢复术前的活动水平，对于存在膝关节骨关节炎的 THA 后患者，应避免跑步一类的高强度运动。一般来讲，建议低强度的有氧运动如游泳、骑自行车、步行或在太空漫步机上行走等训练。THA 后患者恢复像高尔夫球、网球、滑雪等中等强度的运动也是可耐受的，当代假体可以承受这类运动强度，但是该类患者应定期前往骨外科复查假体磨损情况。

（李　超　译，李旭红　邹培慧　王于领　审）

参考文献

Berry DJ, von Knoch M, Schleck CD, Harmsen WS: The cumulative long-term risk of dislocation after primary Charnley total hip arthroplasty. *J Bone Joint Surg Am* 2004;86-A:9–14.

Talbot N, Brown J, Treble N: Early dislocation after total hip arthroplasty: are postoperative restrictions necessary? *J Arthroplasty* 2002;17:1006–1008.

van der Weegen W, Kornuijt A, Das D: Do lifestyle restrictions and precautions prevent dislocation after total hip arthroplasty? A systematic review and meta-analysis of the literature. *Clin Rehabil* 2016;30(4):329–339.

Woolson ST, Pouliot MA, Huddleston JI: Primary total hip arthroplasty using an anterior approach and a fracture table: short-term results from a community hospital. *J Arthroplasty* 2009;24:999–1005.

David Mayman, MD

概述

全髋关节置换（total hip arthroplasty，THA）翻修可以有很多不同的情况，康复方案根据不同类型的翻修也不一样。每位 THA 翻修术后的患者，直接和术者一同制订特定的康复方案非常重要。相对于初次 THA 是一种成熟的手术，THA 翻修手术更复杂、更具有挑战性。初次 THA 失败的最常见的原因是术后关节不稳定，其次是术后机械松动。初次 THA 术后早期和晚期都可发生松动，导致术后疼痛及临床效果不良。感染是导致 THA 翻修的另一个重要原因。患者可能由于各种原因需要接受 THA 翻修，因此每位患者均需要根据症状、临床检查和影像学检查进行个体化评估。

THA 翻修术的一般分类。

● 股骨头和髋臼衬垫更换。

● 单纯髋臼翻修。

● 单纯股骨翻修。

● 股骨和髋臼两部分翻修。

康复方案制订之前需要回答的问题。

● 患侧下肢承重状态。

● 患侧外展肌群和大转子的情况。

● 必要的注意事项。

图 39-1 展示了初次全髋关节置换术后慢性感染需要二期翻修的一例病例。

手术入路

髋关节置换可采取多种手术入路，手术入路决定术后早期康复采取何种预防措施或活动限制。

直接前侧入路

前侧直接入路手术在阔筋膜张肌与股直肌之间的肌间隙进入。该入路容易显露髋臼，而显露股骨较困难，可以完整地保留关节后侧的组织。术后关节后方不稳定的风险较低，但易造成关节前侧不稳。

临床中前侧直接入路可用于髋臼翻修，但很少用于股骨翻修。

前外侧入路

前外侧手术入路的关节脱位风险较低，但术中会剥离与股骨大转子相连的臀小肌、臀中肌前束，术中必须将该剥离部分进行修复。

前外侧入路常用于髋臼翻修，但不常用于股骨翻修手术。

Mayman 博士或其直系亲属为发言部门成员，或曾代表 Smith & Hephew 公司进行付费演讲；担任 Smith & Hephew 公司的付费顾问；持有 ArthAlign 的股票或股票期权；并担任美国膝关节协会（Knee Society）的董事会成员、管理者、行政人员或委员会成员。

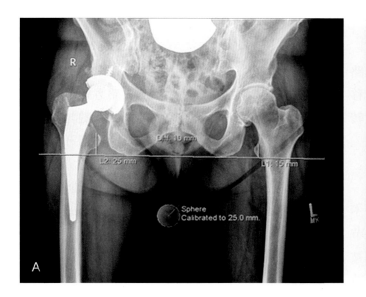
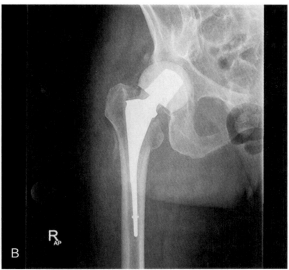
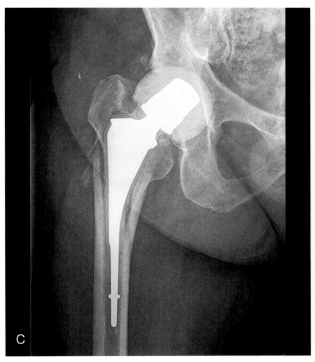
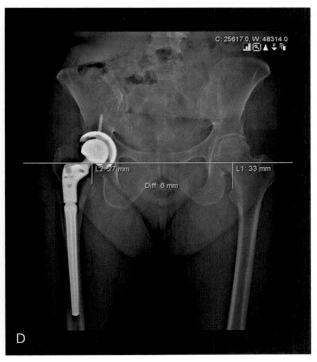

图 39-1　初次髋关节置换慢性感染经过 2 次翻修手术患者的 X 线片。A. 术前 X 线片显示该全髋关节置换术植入物位置良好，右侧髋关节较左侧短 10mm，髋臼及股骨内植物周围骨质量良好。B. 取出原有的内植物，重新植入抗生素骨水泥占位器，占位器类似于髋关节置换，但没有固定在股骨或髋臼上，原有假体经后入路取出，需要采取髋关节后方预防措施以避免髋关节内旋、屈曲＞ 90°。内植物没有固定在骨上，患者下肢只能承担部分身体重量。C. 患者回家 3 周后发生大转子骨折，内植物下沉 6mm。避免外展、承重。患者不能离床行走，但是髋关节以下更低部位的训练可以继续。D. 经过 10 周的抗生素治疗，翻修手术在多次髋关节穿刺抽吸物细菌培养阴性后再次进行。大转子骨折愈合。翻修手术经后入路，虽然骨折看起来愈合，但实际上骨折处愈合并不牢固。随后患者开始标准的术后早期康复训练，6 周内避免外展（保护大转子），并采取髋关节后方预防措施。6 周后，随着髋关节保护措施和限制的解除，患者下肢逐步开始承重。患者腿长恢复，感染被控制

直接外侧入路

直接外侧入路需要进行大转子截骨，此入路通常用于良好固定的非骨水泥型股骨假体的移除。如果采用此入路，在康复期间需要保护大转子截骨块直到骨愈合。

后外侧入路

后外侧入路是当今美国临床上最常用的手术入路。术中髋外展肌群会被完整保留，但髋关节后侧关节囊、梨状肌腱及联合肌腱在股骨后侧被剥离，因此需要在术后康复时期关注涉及髋关节后方稳定的事项。

术后早期康复

早期术后康复的原则在很大程度上基于所采用的手术入路和负重状态，术后早期下床行走以最大限度地减少深静脉血栓、肺栓塞及肺炎等临床并发症的风险。

直接前侧入路

避免过伸和外旋，这些预防措施可降低髋关节前脱位的风险。

前外侧入路

避免过伸和外旋，以降低髋关节前脱位的风险。

术后前 6 周注意保护修复的髋外展肌。

直接外侧入路

避免髋关节屈曲、内收和内旋。外展的限制取决于大转子截骨块的质量和修复的质量，如截骨块坚实，那么仅需少量的预防措施；如截骨块纤薄，则在截骨愈合之前需要执行严格的外展肌保护预防措施。这需要外科医师逐个对患者进行反复检查和评估。

后外侧入路

避免屈曲、内收和内旋。需采取以下髋关节后方预防措施：选择后侧手术入路方式时髋外展肌被完整保留，但股骨后方的梨状肌腱与联合肌腱被切开，然后髋关节后方关节囊被切开，因此髋关节在屈曲、内收及内旋体位下易发生脱位。

髋关节后方注意事项的设置是为了防止损伤髋关节后方修复的结构或避免髋关节脱位。

标准的髋关节后方保护预防措施

- 屈曲髋关节不超过 90°。
- 内收不超过身体中线。
- 禁止髋关节内旋（图 39-2）。

术后早期康复训练

踝泵

踝关节缓慢背伸、跖屈，每次练习间隔 5~10 分钟。该训练可在术后立即开展（图 39-3）。

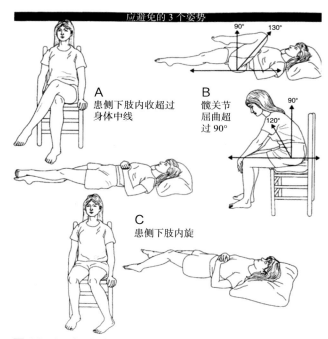

图 39-2　标准髋关节后方保护预防措施（经许可引自 Sculco TP: *Hospital for Special Surgery Orthopaedic Manual*. Philadelphia, PA: Wolters Kluwer/ Lippincott Williams & Wilkins, 2013.）

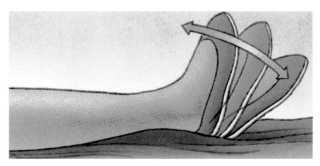

图 39-3　踝泵

踝关节旋转训练

活动踝关节使双足相对，再使双足朝向外侧。每个方向重复 5 次，每天 3~4 组（图 39-4）。

该练习可以激活下肢肌肉收缩并可利用下肢肌肉泵作用将血液泵回静脉系统，降低深静脉血栓发生的风险。

床上屈膝训练

仰卧位下屈膝，使足跟滑向臀部，同时保持足跟不离开床面，避免膝关节内翻（图 39-5）。

一组 10 次，每天重复 3~4 组。该训练有助于术后激活髋屈肌群。

臀肌收缩训练

缩紧臀部肌肉并保持计数到 5（图 39-6），每组重复 10 次，每天 3~4 组，该训练可以有效激活步行训练所需要的臀部肌肉。

髋外展训练

向外尽可能大幅度的侧向移动患侧下肢，然后归位（图 39-7），每组 10 次，每天重复 3~4 组。髋外展训练对于恢复正常步态避免跛行具有重要意义。

股四头肌收缩训练

尽力保持伸膝，收紧大腿肌肉，保持 5~10 秒（图 39-8），每隔 10 分钟左右重复 10 次，每次训练以大腿感觉疲劳为宜。

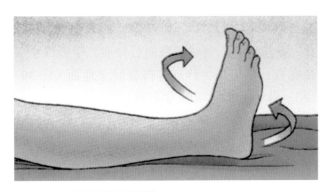

图 39-4　踝关节旋转训练

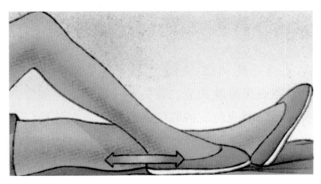

图 39-5　床上屈膝训练

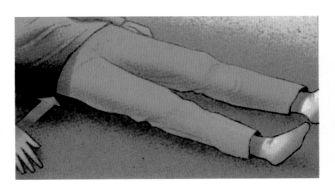

图 39-6　臀肌收缩训练

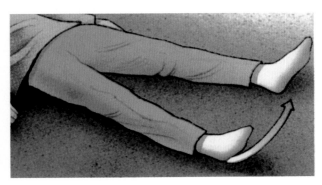

图 39-7　髋外展训练

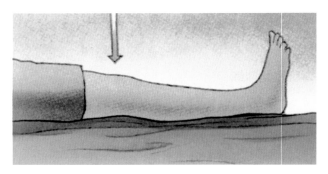

图 39-8　股四头肌收缩训练

直腿抬高训练

在床上完全伸膝位收紧大腿肌肉，在大腿肌肉紧张状态下将腿抬离床面数厘米，坚持 5~10 秒后缓慢放下（图 39-9），每次训练以大腿感觉疲劳为宜。该训练能够同时训练髋屈肌群及股四头肌。

站立训练

站立提膝训练

屈曲髋关节向胸前抬起患侧下肢，膝关节以不超过腰部为宜，坚持计数 2~3 秒后放下患肢（图 39-10）。每组 10 次，每天 3~4 组。该训练还有助于强化步行时所需的髋屈肌力量。

站立髋外展训练

务必保持髋关节、膝关节及踝关节伸展位，身体保持竖直位。伸膝位将患侧下肢向外抬起，再缓慢放低下肢使脚放回地面（图 39-11），每组 10 次，每天 3~4 组。

该训练为中级训练，可继续增强髋外展肌的力量，为更高级别的训练做准备，即侧卧在非手

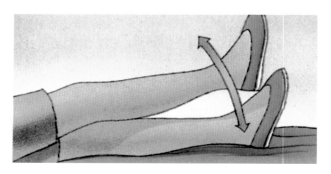

图 39-9　直腿提高训练

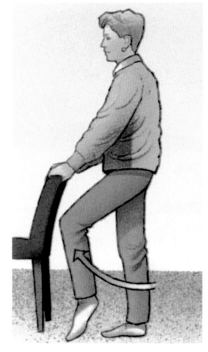

图 39-10　站立提膝训练

术侧并外展患侧髋关节的训练。对于前外侧和外侧手术入路的患者，为了使髋外展肌群愈合，该训练不应该在术后前 6 周内进行。

站立髋伸展训练

提起患侧下肢并缓慢向后伸展，尽力保持后背挺直，坚持 2~3 秒，将脚放回至地面（图 39-12）。每组 10 次，每天 3~4 组。

注意事项

出院后，治疗师通常会比临床医师更多地关注患者情况。治疗师需要注意潜在的早期并发症。

切口感染

切口周围泛红或有液体从切口渗出时须考虑感染，出现这两种情况中的任何一种时临床医师都要引起注意。

深静脉血栓

大多数患者术后出现患侧下肢肿胀至少持续 6 周，肿胀程度晨轻暮重，日间下肢处于负重体位会增加肿胀的程度。若肿胀在患肢抬高或过夜

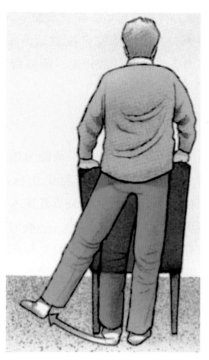

图 39-11　站立髋外展训练

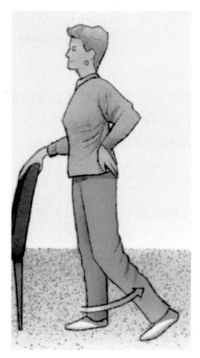

图 39-12　站立髋伸展训练

后无改善，则应考虑并评估患侧下肢存在深静脉血栓的可能性。

髋关节脱位

　　脱位是一种症状体征明显的并发症，患者将无法用脱位侧负重，髋关节后脱位患者的腿部出现屈曲和内旋畸形，前脱位的患者腿部出现外旋和短缩畸形。全髋关节置换翻修会增加脱位的风险，术后前 6 周必须采取预防脱位的措施。

假体周围骨折

　　术后骨折可能症状明显，表现为不稳定且无法负重，然而也有可能骨折较为隐匿，仅表现为疼痛增加，骨折患者应延后患肢承重，延长保护时间。此外，该类患者应使用助行器具，减慢物理治疗进程以帮助骨折愈合。

术后进阶康复训练

弹力带训练

髋关节抗阻屈曲

　　双脚稍分开站立，患侧下肢向前移动拉动弹力带，同时保持膝关节伸直位，然后在弹力带拉力下下肢回到起始位置（图 39-13）。

髋关节抗阻外展

　　侧身站在椅子旁，将患侧下肢向外展拉动

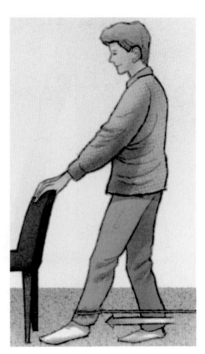

图 39-13

弹力带，然后在弹力带拉力下下肢回到起始位置（图 39-14）。

髋关节抗阻伸展

面朝椅背或其他连接有弹力带的重物站立，伸直下肢并向后拉伸弹力带，然后放松让患侧腿在拉力下回到起始位置（图 39-15）。

固定自行车

固定自行车是一项恢复肌力和增加髋关节活动性的绝佳运动，调节车座的高度使膝关节伸直时足底正好和脚踏板接触。开始先向后踏，可舒适地完成圆圈运动后再向前踏。腿部肌力恢复一些后，增加脚踏阻力。每天骑行 2 次，每次 10~15 分钟，后逐渐增加到每次 20~30 分钟，每周 3~4 次。

步行

平衡技能恢复前应使用手杖辅助行走，开始行步时每次以 5~10 分钟为宜，每天 3~4 次。当下肢肌力和耐力有所改善后，建议增加至每次 20~30 分钟，每天 2~3 次。待完全恢复后，每次 20~30 分钟，每周 3~4 次的日常行走，能够帮助维持肌肉力量。

恢复正常活动

只要患者术后的力量及平衡能力恢复正常，一般需要 3 个月的时间可恢复受伤前的活动水平。对于有骨关节炎的全髋关节置换术后患者，应避免跑步一类的高冲击运动。一般而言，建议低冲击的有氧运动，如游泳、骑自行车、步行或在太空漫步机上训练。

许多全髋关节置换术后的患者确实可以回归像高尔夫球、网球、滑雪及其他可耐受的中等冲击的运动，目前临床所用假体一般都可以承受这类运动。但是应该建议所有患者定期随访，以便于监测潜在的假体磨损情况。总之，翻修手术的复杂程度和患者的整体健康状态将决定术后患肢的总体功能。

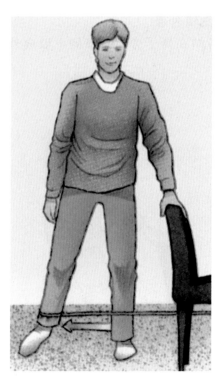

图 39-14

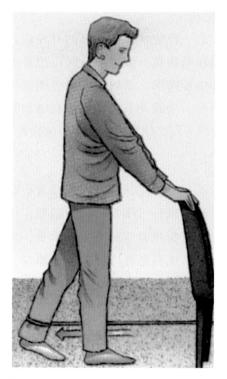

图 39-15

（耿　硕　译，李　超　邬培慧　王于领　审）

Eilish O'Sullivan, PT, DPT, OCS, SCS 和 *Bryan T. Kelly, MD*

概述

股骨髋臼撞击症在骨科领域是一个较新的诊断，给康复专家带来了新的挑战。它的发病机制主要包括股骨和髋臼之间的异常接触限制髋关节活动，引起疼痛，并导致髋关节退变。这种病理改变可能发生在股骨侧（凸轮撞击）或髋臼侧（钳夹撞击），但最常发生在关节两侧（混合撞击）。当凸轮撞击损伤累及关节内，撞击会损伤盂唇和软骨。而当钳夹撞击损伤累及股骨头或股骨颈时，撞击会损伤盂唇结构。

髋臼盂唇是围绕在髋臼周围的纤维软骨结构，能够增加髋臼的深度。它产生负压密封效果，防止股骨头从髋臼脱出。它可以作为一个次要的髋关节稳定装置，并与主要稳定关节的髂股韧带一起防止股骨头向前移位和外旋。髋关节囊韧带作为髋关节的静态稳定装置，而周围的肌肉是动态稳定装置。有 27 条不同的肌肉跨髋关节来增加关节稳定性，减少活动时的关节负荷。

由撞击引起的疼痛会影响髋关节活动方式和动作，导致活动功能减弱。髋外展肌群和外旋肌群保持髋关节稳定，保持股骨头在髋臼内。髋伸肌跨过髋关节，所产生的力矩最大，对活动功能起至关重要的作用。骨盆倾斜会导致股骨头的覆盖增加或减少。要作出明确的诊断有一定的难度，往往导致诊断延误多年。这种长时间的延误会迫使身体产生代偿机制，必须依靠康复训练来纠正。因此，在康复过程中，检查整个活动链是十分重要的，目的是消除可能已经出现的异常功能模式。诊断是由临床和影像学检查组成的，影像检查包括 X 线检查、磁共振成像（MRI）和计算机断层成像（CT）。

正确的诊断有利于制订适当的术前计划和必要的手术。下一步是有组织的康复计划，这是获得满意效果的重要组成部分。每个康复计划都应针对患者个体化定制。由于这些患者中有许多是年轻、有高水平活动需求的个体，重返活动是康复过程的一个重要目标。因此，这一阶段需要特别注意，以避免软组织刺激和活动延迟。

髋关节镜在股骨髋臼撞击症和盂唇撕裂治疗中的应用

髋关节镜的治疗指征包括凸轮撞击病变，钳夹撞击病变，盂唇的修整、固定，游离体清除和圆韧带撕裂修复。为了最大限度地提高治疗成功率，治疗指征为撞击试验阳性、有撞击的影像学证据、保守治疗无效（物理治疗、运动纠正、非甾体抗炎药、软组织按摩），而且关节内注射治疗有效。髋关节镜手术失败的最常见的原因是骨关节炎、残留撞击和髋臼发育不良。手术的成功与否取决于软骨损伤范围，以及是否能够充分矫正导致撞击的骨性畸形。

禁忌证

晚期骨关节炎是髋关节镜手术的禁忌证。如果有软骨问题，应在手术前完善相关影像学检查。髋关节发育不良的患者由于在静态超负荷刺激下形成了增生肥大的盂唇，不适合采用单纯的关节镜手术，可能需要开放性手术治疗（如髋臼周围截骨术）。复杂的畸形如股骨头骨骺滑脱或股骨头骨骺骨软骨病［佩尔特斯（Perthes）病］也需要开放性手术。

髋臼股骨撞击的关节镜手术

手术准备

患者仰卧于手术台上。用牵引器牵开髋关节，使器械进入关节而不损害软骨。手术应控制在 2 小时以内，以尽量降低神经损伤的风险。放松牵引，以便于处理周围筋膜。

康复相关内容

患者应在术后评估神经失用情况。存在腰椎和骶髂关节病变的患者因为牵引可能会感到术后不适。由于牵引，也可能引起足部和踝部不适。常见的受累神经包括股外侧皮神经（由于左侧旋转体位）、阴部神经（来自会阴后压迫）和腓总神经（由于牵引）。

入路

关节镜鞘管置入要在安全区内，能够降低周围神经血管损伤的风险。安全区是由后方的坐骨神经、前方的股神经及近端的臀上神经共同围成的一个区域。在这个区域内，股外侧皮神经（lateral femoral cutaneous nerve，LFCN）和旋股外侧动脉（lateral circumfex femoral artery，LCFA）仍然容易受损伤。最常用的入路通道分为外侧、中前、远端前外侧入路通道。前外侧入路靠近 LFCN，穿过髂胫束和臀肌筋膜联合部，再穿过臀小肌和股直肌之间的间隙进入关节囊。中前入路通道穿过阔筋膜张肌、臀小肌与股直肌之间的间隙，靠近 LFCN。远端前外侧辅助入路通道穿过髂胫束前方筋膜。前方入路通道穿过阔筋膜张肌和臀小肌 – 股直肌间隙。这个入路通道最容易损伤的是 LFCN。一旦建立入路通道，就可以进行关节镜检查。

康复相关内容

可能出现 LFCN 支配区的感觉异常，因此应进行症状监测与评估。这个问题通常能缓解。瘢痕组织可能在入路通道周围形成，以及常发生筋膜牵扯，因此应在软组织充分愈合后开始活动。

关节囊的切开和关节内评估

为了能够充分地探查病理变化，连接中前入路和前外侧入路做通道内关节囊切开。检查评估股骨和髋臼侧的损伤情况。可以修整磨损的盂唇组织。

臼缘准备和切除术

利用磨钻将髋臼缘打磨至出血。必要时，通过打磨来完成臼缘的修整，恢复髋臼前、后壁之间的关系。

盂唇重建

如果盂唇组织适合修复，可以沿着髋臼边缘置入铆钉来修复重建正常的盂唇结构。

康复相关内容

为了避免让修复的盂唇受力，最初 2 周内要避免负重，并且要避免被动的全关节活动范围活动。在盂唇愈合之前，即 12 周内禁止剧烈活动。对于进行了盂唇清理的患者，可以更快地度过这个阶段，但必须也要达到同样的标志性功能恢复后再进行下一步康复。

凸轮减压

放松牵引，进入周围间室。经臀小肌和髂关

节囊之间的肌间隙 T 形切开关节囊。通过扩大切开关节囊，能够完全暴露畸形部位和支持带血管。

康复相关内容

由于做了骨性减压，术后早期应限制负重。术后的股骨颈骨折风险会较正常高出 30%，所以术后 4~6 周要限制负重。

关节囊修复

缝合 T 形切开的关节囊，以恢复关节原有解剖形态和稳定性。在不稳定的情况下，为了提高髋关节的稳定性，可以进行关节囊紧缩。

康复相关内容

在早期康复阶段要保护前关节囊，以使修复愈合，避免后伸和外旋（持续 6 周）。在此阶段之后，ROM 随着患者的耐受性而逐渐增加。在应用各种关节松动技术之前要消除软组织（筋膜和肌肉）限制。

并发症

髋关节镜手术并发症的发生率差别很大。最近，总发生率有报道为 6.9%，比以前报道的要高。LFCN 刺激是患者术后最可能遇到的问题，也是最常需要解决的问题。其他并发症可能包括医源性软骨或盂唇损伤、切口感染、腓浅神经麻痹、深静脉血栓（deep vein thrombsis，DVT）形成、阴部神经麻痹和异位骨化。

应评估患者的感觉障碍，如果有感觉缺失，需要观察其变化。应观察是否有伤口红肿或渗液，如果出现这些问题应及时通知医师。值得注意的是，随着预防性应用 NSAIDs 4 周后，异位骨化的发生率显著减少。

术前康复

应在术前对患者进行评估，以便于手术前实施强化的康复计划。术前要重点评估需要纠正的代偿性的活动模式。下腹部和臀肌的训练应强调

在无痛的活动范围内进行。教会患者掌握合适的活动训练，例如避免深蹲和弓步。也应该教导患者在术后即刻接受康复训练。

术后康复

康复进展的快慢基于多种因素。疼痛症状持续时间越长，肌肉抑制和活动障碍时间也越长。软骨缺损将延长限制负重的时间。实际的手术操作也会影响康复进程，如关节囊移位术。盆底肌功能不全或骨盆疼痛的患者会因为存在加重症状的风险而采用相对保守的谨慎的康复进程。康复专家应注意避免让患者主动外旋患侧髋关节和进行固定自行车训练，因为这两种干预措施都可能引起骨盆疼痛发作。对于这些患者，下背痛和功能障碍是另一种常见的问题，这些问题可能需要在术后康复中处理。

一般康复原则

首先，我们必须认识组织愈合的时间框架。组织结构的过早超负荷可能会导致手术修复失败。治疗师应该与外科医师团队保持开放的沟通，以了解手术的实际操作过程。如果进行多种手术操作，这也较常见，则按照最保守的原则进行。对于手术治疗股骨髋臼撞击症，骨性减压后可使髋关节获得新的活动功能。新的活动功能必须再教育强化，否则患者在功能性活动中不会实际应用。

在长期的诊疗过程中，常常会出现多种代偿性活动模式。在康复阶段，应检查这些代偿模式并进行纠正。这可能包括治疗患者的胸椎或足踝复合体，以最大限度地恢复患者的活动功能。活动模式受损通常是由于腰部或腹股沟疼痛所致。为了确保最佳的稳定性，必须强调活动中肌肉适当的激活顺序。这个序列的一个例子是在桥式运动时，患者应该先有意识地收缩下腹部肌群，然后是臀肌，再伸展髋部。软组织功能障碍是这些

患者经常遇到的问题，应该加以评估和适当处理。

术后监测患者的康复进展，这对于选择合适的干预措施是很重要的。要做到这一点，应该采取系统的方法，应用某些特定的功能任务（例如正常步态或下阶梯）来确定患者是否准备好进入下一阶段的康复。需要监测患者所具有的标志性的功能，以备重返活动——无论是恢复日常生活活动（ADLs）或高水平的体育活动。患者在术后髋关节康复过程开始时经常需要接受询问，以限制 ADLs，因为这些活动常常是增加疼痛的原因。这些患者中有许多是年轻运动员，他们希望重返体育运动，其中一些人是高水平运动员。患者应从早期（最好是在术前）接受教育，了解术后康复过程中的具体任务和恢复的大致时间框架。

所有康复阶段的进阶指征都是基于功能标准和软组织愈合标准来决定治疗进程。那些有功能失代偿的患者康复进程将会延后，而那些代偿较小的患者康复进程会更快。髋关节作为一个负重关节，观察患者对负重的反应非常重要。

阶段 1：保护训练阶段（4~8 周）

术后康复初期阶段的主要目标是为了确保适当的愈合。康复专家应根据需要，通过手法治疗方式减少疼痛和炎症。该阶段完成的标志为患者应表现出正常步态，并能够完成基本日常生活活动。该阶段通常持续 4~8 周。

通常在术后第 1 天对患者进行评价，以评估患者的基本功能性活动（转动和步态）及被动活动范围（PROM）和肌肉等长收缩。患者双足平地负重 20% 行走 2 周，然后过渡至完全负重。重要的是要强调患侧足在地面上的摆放，以避免髋屈肌激惹。在术后的初始阶段（2 周），应限制步行过程中的髋关节后伸，以保护修复的关节囊。在术后的前 2 周，患者在户外时可使用髋关节支架来提高稳定性。在术后的前 3 周，利用具有气泵的冷疗设备来缓解炎症和疼痛。在术之后的3~4 周还应使用持续被动活动（continuous passive motion，CPM）机器，以减少粘连形成并增加关节的营养。如果患者可以耐受，可以使用固定自行车替代 CPM 机。在初始阶段应避免站立或行走时的髋关节旋转。在这些患者进一步康复时，应考虑并发症，如软组织松弛。

术后髋关节康复初始阶段的一个重要部分是轻柔的软组织松动。如有必要，这可以在初次随访时开始，通过轻柔按摩大腿以减少水肿。一旦手术入路伤口愈合，应评估伤口活动性，了解瘢痕组织的影响。一旦开始处理肌肉组织，就必须区分肌张力和肌肉紧张度。应评估髋关节周围的筋膜复合体（尤其是胸腰筋膜和收肌筋膜）。最常见的需要注意的肌肉是腰肌、长收肌、大收肌、股后肌群、阔筋膜张肌、臀肌、外旋肌和股直肌。在软组织康复之后，必须立即进行神经肌肉再教育，以确保适当的活动模式。应重新评估功能和（或）ROM，以确定干预手段的有效性。为了保持骨盆稳定性和降低手术髋关节的负荷，加强下腹部肌力训练至关重要。在早期阶段内收肌张力高，应该谨慎进行内收肌的康复训练。在初始阶段，因为可能产生屈肌刺激，所以要避免屈肌激惹。

患者需要逐渐脱离拐杖，从拄双拐负重过渡到单拐，再最终过渡到不拄拐负重。患者因为髋前侧紧张和臀肌控制力降低，通常不得不减小步幅。当能够用正常步幅行走且没有骨盆代偿时患者可以停止使用辅助装置。这时通过股直肌、臀大肌和臀中肌控制手术侧的髋关节，以保持足够的活动能力。

注意事项

- 治疗性运动、ADLs 或步行可加重症状。
- ROM 训练应在无痛范围内进行。
- 直腿抬高。

干预措施

- 屈曲、旋转、外展、屈曲内旋（internal rotation，IR）和屈曲外旋（external rotation，ER）、俯卧

IR 髋关节进行 PROM 训练。

● 俯卧位股直肌伸展：早期可在髋部下方垫枕头。

● 固定自行车：早期用短曲柄自行车。

● 静力均衡体操加强训练法：腹横肌、股四头肌、臀肌。

● 核心肌群的神经肌肉训练。

● AAROM 训练：四肢摇摆、凳子旋转。

● 核心和骨盆的稳定性：早期采用下肢屈曲仰卧位（仰卧、背部平躺、双膝屈曲），然后进阶到站立位（图 40-1~ 图 40-5）。

● 本体感觉和平衡训练。

● 水疗。

● 当具有一定的腰椎骨盆稳定性后，可以采用改良普拉提（步法）或球蹲坐训练开始加强功能性臀肌控制。

● 轻柔的软组织松动术。

特别注意事项

● 关节囊转位术：若施行该手术操作，在术后 6 周髋后伸限制在 0°，外旋限制在 30° 以内。

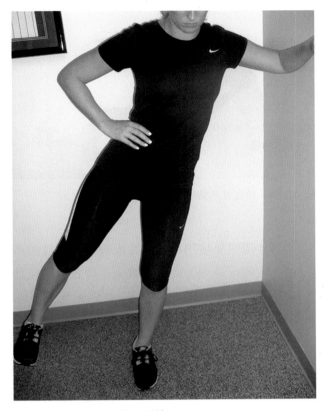

图 40-2　侧支墙髋外展训练

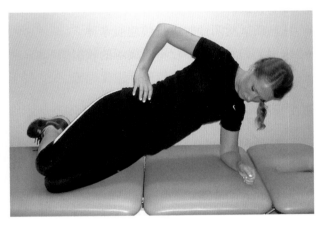

图 40-3　改良侧支撑训练

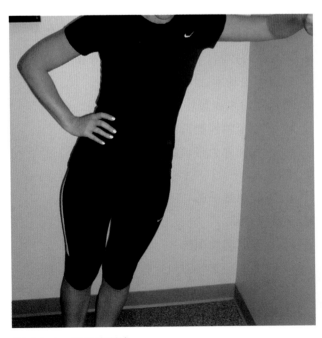

图 40-1　侧支墙训练

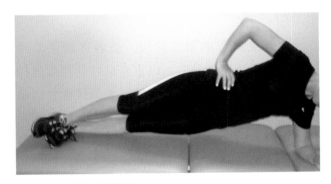

图 40-4　侧支撑训练

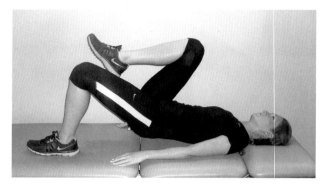

图 40-5　短杠杆单腿桥式训练

术后 4 周需要使用拐杖，并限制术侧下肢的步幅。夜间可采用防旋靴或枕头，防止伸髋位外旋。支架使用 4 周。

- 微骨折：术后 6 周限制负重。

潜在错误

- 单独的髋屈肌强化。
- 在行走中不能实现髋关节伸展。
- 过早弃拐。
- 托马斯试验阴性时进行髋屈肌牵伸。
- 采用温和的手法治疗不能缓解的软组织挛缩。
- 盆底疼痛患者过早进行外旋强化训练。

进阶标准

- 充分的疼痛控制。
- 正常化的步态。
- 实现被动屈髋 90°，能够在中立位伸直髋关节。
- 单腿站立下实现良好的腰椎骨盆控制。

阶段 2：功能阶段（4~8 周至 10~20 周）

　　在康复过程的第二阶段，患者逐渐恢复功能。患者训练单肢站立，以重获良好的腰骨盆控制。在这一阶段，发现并缓解可能的代偿性活动链损伤至关重要。这一康复阶段通常持续 6~9 周。

　　在这一阶段，患者开始髋关节肌力训练，并且强化髋关节周围肌肉的功能模式。如果训练的进程没有专门针对患者和特定的手术而制订，则该阶段可能导致髋周围软组织结构的激惹和炎症反应。对患者教育应强调逐级增强关节活动和功能的重要性。在这一阶段，应评估患者的功能性活动，如单腿站立、下蹲（在无痛范围内）和下阶梯，应对上和下的活动链的异常动作进行评估。一些缺陷如踝关节活动性或胸部旋转活动度不足，应在这个阶段纠正，为下一阶段做好准备。为了消除非功能性的动作和活动模式，需要继续加强合适的活动控制和贯续活动训练。为了避免加重软组织炎症，必须仔细监测患者对增加的活动量和活动强度的反应。软组织松解应贯穿于这一阶段。应在干预前后检查 ROM，以明确患者对关节负荷的反应，并给予相应的处理。

注意事项

- 增加活动量导致的症状加重。
- 髋屈肌腱炎。
- 转子滑囊炎。

干预措施

- 手法治疗减少软组织损伤。
- 神经肌肉再教育，特别是在增加的软组织鞘内。
- 加强核心控制（平板支撑；图 40-6 和图 40-7）。
- 软组织松动术。
- 增强髋伸肌和髋外展肌的功能。
  - 双侧至单侧腿部踏举。
  - 冠状面弹力带训练。
- 平衡。
  - 进阶单腿训练（图 40-8~图 40-11）。
- 灵活性训练。
  - 必要的屈髋训练。
  - 腘绳肌、髋外旋肌复合体、背阔肌训练。

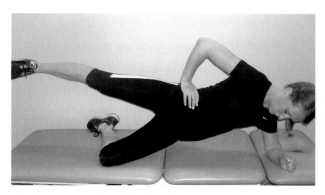

图 40-6　改良侧支撑髋外展训练

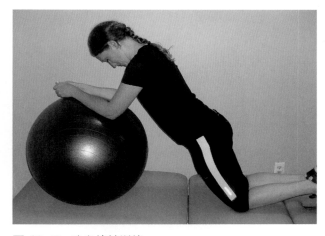

图 40-7　改良旋转训练

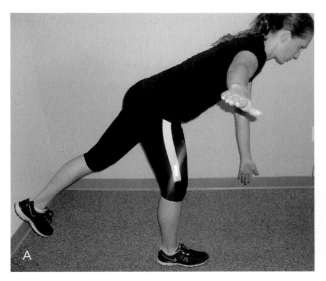

图 40-8　风车步训练（A）

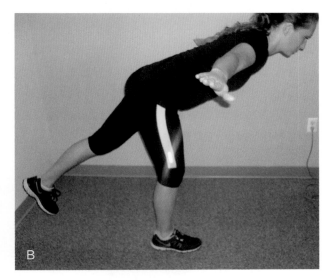

图 40-9　风车步训练（B）

潜在错误

● 没有达到完全 ROM 或足够的力量，过早进阶
　到体育运动或过量的 ADLs 或工作。

进阶标准

● 获得在功能性限制内的 ROM。
● 能够自如地上下 8 英寸（约 20cm）高的台阶。
● 单腿下蹲时保持良好的腰椎骨盆控制。

特别注意事项

● 盂唇修复术：对于施行该手术的患者，为了盂
　唇的良好愈合，应禁止参与有冲击性和剪切力
　的活动直到术后 12 周（除非外科医师指导）。
● 关节囊紧缩术：在患者可耐受的范围内轻柔地
　恢复 ROM。不适合行关节松动术。

阶段 3：娱乐活动阶段（10~20 周至 16~30 周）

　在第三阶段，患者开始进阶至重返娱乐活

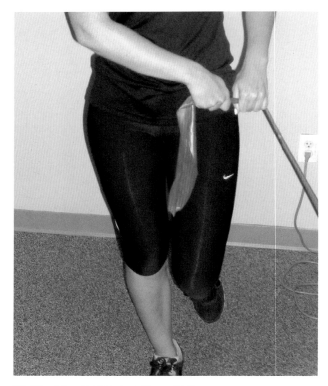

图 40-10　单腿站立双臂 D2 训练 1

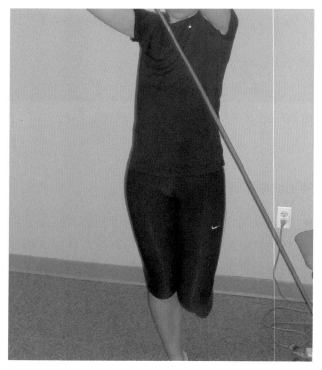

图 40-11　单腿站立双臂 D2 训练 2

动。这一康复阶段的第一个目标是让患者独立，以家庭训练计划（home exercise program，HEP）为补充和（或）适时进行基于健身房的训练计划。第二个目标是患者可以达到完全 ROM 和良好的核心控制。第三个目标是患者的下肢肌力达到 5/5 级。该阶段通常持续 6~9 周。

如果前面的功能阶段未按计划完成，则阶段 2 向阶段 3 过渡时可能会出现软组织结构的激惹和肌腱炎的发生，必须指导患者遵循循序渐进的原则。此时，深层组织训练适合作为向高级训练进阶的过渡训练。进行冲击性活动之前，必须通过一系列测试证明髋部有足够的力量和稳定性。第一个测试为 10 次重复侧卧位髋关节抗阻外展，徒手肌力评定 ≥ 4+/5 级。第二个测试为 10 次重复 8 英寸（约 20cm）高的下台阶，整个躯干、髋和膝关节具有良好的稳定性，并且没有摇晃或代偿。第三个测试为 10 次单腿下蹲，能够控制良好和无摇晃。患者还应完成侧向支撑保持 1 分钟且稳定性良好。一旦患者成功地完成这些任务，就可以在跑步机上开始短距离跑步，再逐级增加强度。训练计划不仅应包括单纯的矢状面、冠状面和水平面活动，还应包括多平面联合方向上的活动，为重返体育活动做准备。髋关节镜术后最主要训练的是臀中肌的耐久性，这是活动功能的关键部分，必须进行有针对性的训练，否则患者就会出现疼痛和激惹症状。

干预措施

- 耐力活动。
- 开始增强式训练。
- 开始跑步机跑步训练。
- 动态平衡活动。
- 高级核心肌群训练。
- 药球训练（下蹲、侧切）。
- 运动链训练（负重深蹲）。
- 深层组织按摩。

预防措施

- 症状加重。
- 不遵循功能训练进度计划。
- 活动量增加过快。

进阶标准

- 动态平衡良好。
- 核心肌群控制良好。
- 臀中肌肌力 5/5 级和最大发力动作重复 10 次。
- 高水平动作训练无疼痛。

阶段 4：重返体育运动

　　髋关节康复的最后阶段是使患者重返运动，最后的目标是充分地参与体育活动。运动员能否回归运动受多种因素影响，患者必须证实具有足够的力量、柔韧性、耐力和动力，应采用一组功能性测试来评估这些方面的各项内容。开始体育运动专项训练，并评估疼痛或者代偿模式。包括患者所从事体育项目的基础训练或热身训练项目。这也可以用来评估患者是否具备返回正式的体育运动的能力。患者应进行核心肌群和臀肌训练项目，作为热身活动的一部分。若患者没有完成基本康复程序，则易出现疼痛和关节僵硬，这将影响运动表现。该阶段持续约 6 周。

注意事项

- 症状加重。
- 没有遵循功能训练计划。
- 保持核心肌群和臀肌的基础力量。

干预措施

- 高阶增强式训练。
- 灵活性和敏捷性训练。
- 耐力训练。
- 体育运动专项训练。

重返体育运动的标准

- 臀中肌和臀大肌徒手肌力评定 5/5 级和最大发力动作重复 10 次。
- 无痛。
- 完全 ROM。
- 在单腿跳试验中具有良好的对称性（左右侧差异 ≤ 10%）。
- 侧面支撑静力训练保持在正常范围内。
- 在下蹲、单腿蹲、弓步和侧跳测试中具有良好的控制能力和耐力。
- 在专项体育运动中没有疼痛或代偿模式。

证据回顾

　　关于研究髋关节镜检查术后康复指导或方案有效性的文献很少。许多关于术后康复指导原则的临床评论见表 40-1。有 1 份临床效果报道共 52 名患者接受分阶段的康复治疗，61% 的患者术后 1 年的改良 Harris 髋关节评分表现为良好或优秀，并且与其他研究的 1 年随访结果相当。所有指南都基于具体的手术操作，并且在术后早期的过程中有轻微的变化。在分析指南的各项变化时，可以发现一个信息，即 2001 年的手术操作与如今所做的有很大不同，同时康复过程也做了适当改良，反映出指南变化。手术和康复过程还在继续发展，因此还需要进一步的研究。

　　最近的荟萃分析显示 88% 的患者达到改良 Harris 髋关节评分（modified Harris Hip Score, mHHS）的症状可接受的状态，90% 的患者达到 mHHS 和髋关节结局评分的最小临床显著性差异。在 9317 个治疗的髋关节中，5.8% 需要再次髋关节镜治疗，5.5% 转为髋关节置换。对于存在软骨退化的患者，转为关节置换术的可能性更大。在平均 4 年的随访研究中，证实有良好的结果，平均在术后 3.9 年有 7% 的患者转为全髋关节置换术。重返体育运动的平均比例为 87%，其中 82% 恢复至术

表 40-1	术后康复指导临床评论			
作者	ROM	负重	CPM	外支架
Spencer Gardner	术后 4 周屈曲 0°~90°，ER 达 20° 关节囊修复：ER 和后伸，若行关节囊切除术 盂唇修复：避免过伸被动 ER > 20°	盂唇修复：FFWB 4 周 盂唇清理：FFWB 2 周	微骨折：4 小时持续 2~4 周 30°~70°，AAT	n/a
Edelstein	盂唇修复 + 骨软骨成形术：不限制	盂唇修复 + 骨软骨成形术：20% FFWB 负重 2 周 微骨折：20% 平足负重 6 周	3 周	0°~90° 10 天
Tyler	术后 2 周屈曲 90°	20 磅平足负重 2~4 周	初始 30°~70°，进一步 0°~90°，2 周	白天 0°~90° 支撑
Enseki	防旋靴 1~2 周，避免超范围活动 2~3 周，关节囊褶皱术：轻度 ER，10° 后伸 骨软骨成形术：避免强力屈曲 IR	平足负重 30 磅 10~14 天，微骨折：30 磅 FFWB 4 周。 骨成形术：30 磅 FFWB 4 周	高坐固定自行车 10~20 分钟，每天 1~2 次	1~2 周 0°~80°
Stalzer 2006	盂唇修复：25° 外展、轻度伸展和 ER 3 周，10 天内 90° 屈曲 骨成形术：10 天内 90° 屈曲 微骨折：10 天内 90° 屈曲。关节囊褶皱术 / 关节囊缝合术：维持后伸和 ER 到中立位 3 周，接下来的 3 周轻度活动，仰卧位穿防旋靴 3 周，90° 屈曲 10 天	盂唇修复：20 磅 FFWB 2 周 骨成形术：20 磅 FFWB 4 周 微骨折：20 磅 FFWB 6~8 周 关节囊褶皱术：20 磅 FFWB 4 周，注意步行中立位旋转	盂唇修复：4 周每天 8~12 小时， 骨成形术：4 周 微骨折：6~8 周 关节囊褶皱术：4 周	10 天
Stalzer 2005	盂唇修复：90° 屈曲 10 天，轻度后伸和 ER 3 周，25° 外展 3 周，IR 不限 软骨成形术：90° 屈曲 10 天；微骨折：90° 屈曲 10 天，其他活动不限	盂唇修复：20 磅平足负重 2 周；软骨成形术：20 磅平足负重 4 周	盂唇修复：4 周 软骨成形术：4 周	盂唇修复：Bledsoe 支架 0°~90° 10 天 软骨成形术：支架 0°~90° 10 天
Griffin	盂唇清除术：非疼痛范围	盂唇清除术：负重下 1~2 周	n/a	n/a

注：AAT（advance as tolerated）= 可耐受阶段，CPM（continuous passive motion）= 持续被动活动，ER（external rotation）= 外旋，FFWB（foot flat weight bearing）= 平足负重，IR（internal rotation）= 内旋，ROM= 关节活动范围，1 磅 ≈ 0.45kg。

前相同的活动水平。据系统性回顾，发现弥漫性的软骨退行性病变会限制重返活动的能力。

精要

● 髋关节镜术后康复是一个动态的过程，需要不断进行个体化的检查与评估，因此不同患者的康复过程是不一样的。

● 对于患者的康复指导，外科医师团队和康复专家之间应该有良好的沟通。

● 每位患者必须根据个体出现的不足和已经达到的标志性功能进行个体化的评估和治疗，不能仅仅依靠时间进程框架。

● 手法治疗是髋关节康复的一个关键部分，臀中肌的耐力恢复对于成功重返体育运动至关重要。

● 由于症状持续时间往往较长，所以必须针对整体运动链进行纠正，以最大限度地提高患者的术后康复效果。

（周辰亮　译，耿　硕　邬培慧　王于领　审）

参考文献

Bogunovic L,Gottlieb M,Pashos G,Baca G,Clohisy JC:Why do hip arthroscopy procedures fail?*Clin Ortho Relat Res* 2013;471(8):2523–2529.

Casartelli NC,Leunig M,Item-Glatthorn JF,Lepers R,Maffiuletti NA,et al:Hip muscle weakness in patients with symptomatic femoroacetabular impingement.*Osteoarthritis Cartilage* 2011;19:816–821.

Casartelli NC,Leunig M,Maffiuletti NA,Bizzini M:Return to sport after hip surgery for femoroacetabular impingement:a systematic review.*Br J Sports Med* 2015;49:819–824.

Edelstein J,Ranawat A,Enseki KR,Yun RJ,Draovitch P:Postoperative guidelines following hip arthroscopy.*Curr Rev Musculoskelet Med* 2012;5(1):15–23.

Enseki KR,Martin R,Kelly BT:Rehabilitation after arthroscopic decompression for femoroacetabular impingement.*Clin Sports Med* 2010;29(2):247–255,viii.

Freeman S,Mascia A,McGill S:Arthrogenic neuromuscular inhibition:a foundational investigation of existence in the hip joint. *Clin Biomech (Bristol, Avon)* 2013;28:171–177.

Ganz R, Parvizi J, Beck M, Leunig M, Notzli H, Siebenrock KA: Femoroacetabular impingement: a cause for osteoarthritis of the hip.*Clin Orthop Relat Res* 2003;(417):112–120.

Garrison JC, Osler MT, Singleton SB: Rehabilitation after arthroscopy of an acetabular labral tear. N *Am J Sports Phys Ther* 2007;2(4):241–250.

Griffin KM: Rehabilitation of the hip.*Clin Sports Med* 2001; 20(4):837–850, viii.

Harris JD, McCormick FM, Abrams GD, Gupta AK, Ellis TJ, Bach BR Jr, Bush-Joseph CA, Nho SJ: Complications and reoperations during and after hip arthroscopy: a systematic review of 92 studies and more than 6,000 patients.*Arthroscopy* 2013;29(3):589–595.

Levy DM, Kuhns BD, Chahal J, Philippon MJ, Kelly BT, Nho SJ: Hip arthroscopy outcomes with respect to patient acceptable symptomatic state and minimal clinically important difference.*Arthroscopy* 2016;32(9):1877–1886.

Mardones RM, Gonzalez C, Chen Q, Zobitz M, Kaufman KR, Trousdale RT: Surgical treatment of femoroacetabular impingement: evaluation of the effect of the size of the resection. *J Bone Joint Surg Am* 87(2):273–279.

Moreside JM, McGill SM: Improvements in hip flexibility do not transfer to mobility in functional movement patterns. *J Strength Cond Res* 2013;27:2635–2643.

Myers CA, Register BC, Lertwanich P, et al: Role of the acetabular labrum and the iliofemoral ligament in hip stability: an in vitro biplane fluoroscopy study. *Am J Sports Med* 2011;39S:85S–91S.

Neumann DA:Kinesiology of the hip:a focus on muscular actions. *J Orthop Sports Phys Ther* 2010;40:82–94.

Nwachukwu BU, Rebolledo BJ,McCormick F,Rosas S,Harris JD,Kelly BT:Arthroscopic versus open treatment of femoroace- tabular impingement a systematic review of medium-to long- term outcomes.Am *J Sports Med* 2015;44:1062–1068.

Robertson WJ,Kelly BT:The safe zone for hip arthroscopy: a cadaveric assessment of central,peripheral,and lateral compartment portal placement.*Arthroscopy* 2008;24(9):1019–1026.

Spencer-Gardner L,Eischen JJ,Levy BA,Sierra RJ,Engasser W,Krych AJ:A comprehensive five-phase rehabilitation programme after hip arthroscopy for femoroacetabular impingement.*Knee Surg Sports Traumatol Arthrosc* 2014;22(4):848–859.

Stalzer S,Wahoff M,Scanlan M:Rehabilitation following hip arthroscopy.*Clin Sports Med* 2006;25(2):337–357,x.

Stalzer S,Wahoff M,Scanlan M,Draovitch P:Rehabilitation after hip arthroscopy.*Operative Techniques in Orthopaedics* 2005;15(3):280–289.

Tyler TF,Slattery AA:Rehabilitation of the hip following sports injury.*Clin Sports Med* 2010;29(1):107–126.

Voight ML,Robinson K,Gill L,Griffin K:Postoperative rehabilitation guidelines for hip arthroscopy in an active population. *Sports Health* 2010;2(3):222–230.

Wahoff M,Ryan M:Rehabilitation after hip femoroacetabu-lar impingement arthroscopy.*Clin Sports Med* 2011;30(2):463–482.

Ernest L. Sink, MD 和 *Maureen Suhr, PT, DPT, PCS*

概述

任何髋臼周围截骨术的目的都是纠正异常髋关节的病态力学环境，这些病态的力学环境会导致关节内损伤、疼痛和骨关节炎。通过改变髋臼的朝向，提高股骨头的骨性覆盖率。改变发育不良的髋臼方向，还可以增加关节的承载面积，同时保持或改善关节稳定性。伯尔尼髋臼周围截骨术（periacetabular osteotomy, PAO）是由 Reinhold Ganz 和其同事于 1983 年提出的。与其他改变髋臼方向的外科手术技术相比，这种截骨技术包含一套成熟的髋臼周围截骨方法，保留后柱的完整性。虽然我们对生物力学的理解一直在更新，但该截骨技术自被发明以来未曾改变，因此 Ganz 在 2001 年这样写道："这些年来我们对于优化截骨矫正的理解已有了巨大的进步。这是一种对股骨头上方的原本朝向异常的马蹄形髋臼软骨的平衡技术，以有效利用有限的髋臼区域透明软骨进行负重。"

与其他改变髋臼方向的截骨术相比，PAO 有许多优点。具体来讲，骨盆的后柱保持完整，保证骨盆的稳定性，患者术后早期即可活动。因为截骨术比较接近关节，所以真骨盆的尺寸没有改变。因此，接受该类手术的成年女性患者生产时选择阴道分娩是安全的，而对于接受双支或三支骨盆截骨术的女性患者来说就不行。在关节近端的截骨有利于充分矫正骨的形态。内移髋臼，因此外展肌的力臂增加，关节的反作用力减小。所有截骨都是从骨盆的内侧面切开，所以可以保留外展肌。其他曲面或球形的髋臼周围截骨十分靠近髋臼，而 PAO 的截骨块血运更好，出现骨缺血性坏死的可能性更低。PAO 技术复杂，需要经历漫长的学习。PAO 的康复也是手术成功的关键，因为手术本身的特点及手术对髋和骨盆的生物力学的改变，需要一个全面的康复方案来加强和训练肌肉组织使其适应新的位置，以优化患者的功能和提高手术满意度。

髋臼周围截骨术

适应证和禁忌证

最佳手术适应证是有轻到中度症状的髋关节发育不良患者（图 41-1）。首先，对于髋臼发育不良伴股骨头畸形的哪些程度级别可以通过 PAO 获得充分矫正存在争议，有人认为严重的髋关节半脱位不适合做 PAO。其次，有报道称严重畸形的患者术后仍表现出不错的疗效，手术适应证被扩大到只要有可能获得髋关节共轴即可。因此，股骨头骨骺骨软骨病（Legg-Calve-Perthes disease）继发的髋关节发育不良、弛缓性和痉挛性的神经肌肉疾病继发的髋关节发育不良都可考

Sink 博士或其直系亲属担任北美儿科骨科学会的董事会成员、管理者、行政人员或委员会成员。Suhr 博士和其任何直系亲属均未从与本章主题直接或间接相关的商业公司或机构获得任何有价物，未持有任何股票或股票期权。

虑为该手术的适应证。整体髋臼后倾造成的股骨髋臼撞击症也被认为是 PAO 的适应证，特别是髋臼后倾合并后壁缺损或后方不稳的病例。

交界性发育不良［中心边缘角（CE 角）为 20°~25°］和有髋不稳定的临床症状的患者也适用该手术。常见于股骨和（或）髋臼前倾过大的患者，主要表现为髂腰肌或外展肌疲劳的症状。

中长期随访研究结果已经证实，最能获得可靠的手术效果的患者是手术时的年龄 < 35 岁、X 线平片显示没有或有轻微的关节炎者（Tönnis 0 级或 1 级）。然而，对于超过 35 岁或 40 岁的患者，即使在早期中也报道有良好的结果，但需要注意的是，此类患者术前影像学表现为关节病变轻微、髋关节共轴。

研究结果显示，术前关节炎 Tönnis 分级达到 2 级和 3 级是 PAO 手术失败的高危因素。尽管 Tönnis 2 级或 3 级关节病是手术失败的预测因子，但也有一些患者关节病变达到这个级别，在中期随访中，发现预后评分有改善而且相对保留了关节间隙。因此，尽管关节炎是 PAO 的一个相对禁忌证，对于某些年轻患者，PAO 可能优于全髋关节置换术。

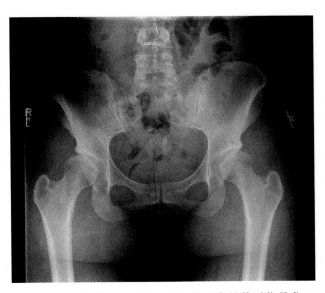

图 41-1　适合做 PAO 的 21 岁女性患者的前后位骨盆 X 线片，提示双侧髋臼发育不良

PAO 的禁忌证包括在髋关节功能位 X 线片显示关节面不匹配（髋外展内旋位片或屈髋假斜位片），这提示改变髋臼朝向后可能会导致关节面不匹配的程度更加严重，从而会出现更糟糕的结果。这可能发生于非球形的股骨头或髋臼半径小于股骨头半径的患者。非常年轻的患者（< 10 或 11 岁）也禁忌行 PAO，因为有损伤 Y 形软骨的风险。

手术过程

PAO 可以在关节镜辅助下进行，关节镜下可进行盂唇修复、清创和软骨评估。患者在牵引床上应用常规技术首先进行关节镜检查，很多髋关节发育不良的患者伴有关节内病变和盂唇损伤；配合髋关节镜检查，可进行关节内损伤与 PAO 同时处理。PAO 与关节镜手术的组合已经报道过，但是临床效果数据还未见报道。

PAO 的手术切口稍呈弧形，从外侧至髂前上棘（anterior superior iliac spine，ASIS）和缝匠肌与阔筋膜张肌之间的间隙。ASIS 被截下后牵向内侧，保留 ASIS 截骨块上的缝匠肌附着处。在 ASIS 附近应该特别注意，因为股外侧皮神经出现在 ASIS 的内侧近端大约 5cm 的范围内，在手术切开过程中可能被损伤。向近端锐性切开腹外斜肌腱膜，将其和髂肌通过骨膜下分离向内侧剥离髂骨翼。由于有报道称 PAO 术后长时间髋屈肌无力，股直肌直头和反折头的附着部（股直肌保留的改良术式）可获得保留，在显露关节囊时向外侧牵开。将拉钩置于髂腰肌腱的深处拉开肌腱。一旦耻骨上支的外侧部分显现出来，髂骨的骨膜下分离可延伸至四边体。这时可用一个钝的 Hohman 钩放置在坐骨神经附近的坐骨棘上，这样能够显露骨盆内壁。肌电图研究表明术中会出现神经激惹，因此谨慎放置拉钩至关重要。

经髂腰肌腱和关节囊之间的间隙向内分离，获得可通向坐骨的通道，预备第一处的截骨。利用一把特制的弯曲或成角度的骨凿，经过该间隙进行第一次截骨（图 41-2）。截骨术在 X 线透视

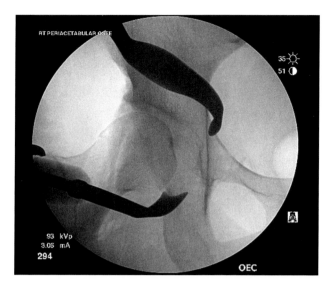

图 41-2　术中 X 线前后位透视确认骨凿在坐骨上的位置

下进行，截骨起自髋臼下切迹的下方，向后延伸到坐骨棘的基底部（图 41-3）。坐骨的外侧部分的截骨非常靠近坐骨神经；如果骨刀滑向外侧，会有损伤神经的风险。通过手术中将截骨刀朝向内侧，并将腿放置在髋外展屈膝位置，可以在一定程度上保护神经。

然后是耻骨截骨。耻骨上支于骨膜下分离显露。钝拉钩放置在骨的周围以保护闭孔神经，该

神经位于耻骨支的下方。截骨位置正好位于髂耻隆突的内侧，垂直于耻骨，相当于与手术台平面呈 45°角。这个截骨位于髂腰肌腱深面，因此手术后期髂腰肌的肌力会变弱。

接着来看髋臼上方截骨。在截骨水平处经外展肌建立截骨隧道，并且在坐骨大切迹附近放置 Hohman 拉钩。侧面的软组织从骨面上剥离。髋臼上方截骨分为两部分，第一部分通过髂骨翼；第二部分是髋臼后，与坐骨截骨相交。这两部分截骨通常都是直视或在 X 线透视下进行的，可以用摆锯或骨凿来完成。髋臼后方的截骨线和髋臼上方的截骨线成 120°，并指向坐骨截骨部位（图 41-4）。

根据患者的解剖结构，髋臼后方截骨可以使用直形或弧形的截骨刀。沿着后柱方向与坐骨截骨处汇合。该截骨应恰好在后柱宽度中点稍偏后方的位置，是在髋关节和坐骨切迹之间的区域。骨凿从前向后略微倾斜，以避开关节的后部（图 41-5）。一个实用的 X 线透视技术是在开始截骨时，在假斜位片上观察骨凿的完美侧位图像。一旦完成髂骨内侧的截骨后，在髂骨外侧皮质的截骨相当于一个可控的骨折，这样做是为了保护坐

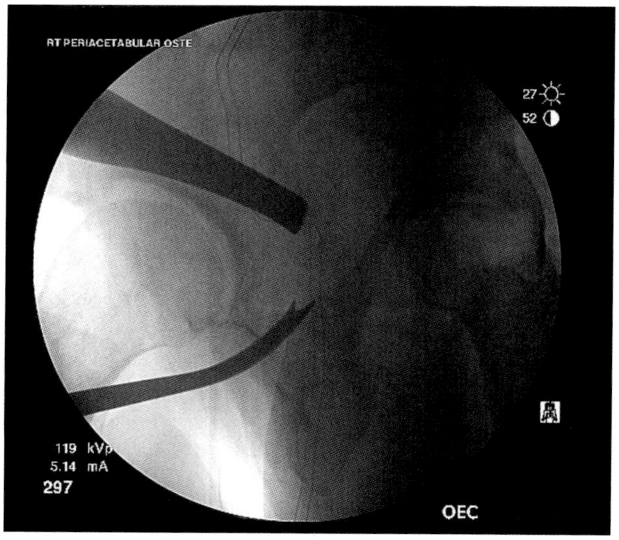

图 41-3　假斜位片上，术中 X 线透视进一步确定骨凿的方向。骨凿进入髋臼下切迹，朝向坐骨棘的底部

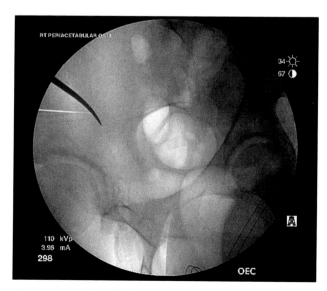

图 41-4　在术中假斜位片上见到利用弧形的截骨刀开始后柱截骨。髋臼上方保留充分的骨量，并且后柱截骨的起始位置允许朝着坐骨棘基底和坐骨截骨的方向截骨

骨神经。

坐骨神经直接位于外侧皮质的下方，如果使用骨凿完全截断外侧就会有损伤坐骨神经的风险。X 线透视是用来确保髋臼后方截骨与坐骨截骨相会。一旦内侧部分的截骨完成，髂骨和后柱截骨相交处的后外侧皮质骨可以用成角度的骨凿切开，这也使截骨块有更大的活动性（图 41-5）。

此手术步骤，截骨会涉及坐骨切迹处，进而会出现后柱不连续的风险。尽管最终影响可能很小，但它确实会损害截骨块愈合后的稳定性。因此，患者术后必须保持不负重，直到明确看到截骨块愈合的确切证据。当所有的截骨已经完成后，对髋臼截骨块在髂前下棘（anterior inferior iliac spine，AIIS）位置打入一枚 Shanz 螺钉，在骨盆的内、外板之间向后倾斜。这枚螺钉有助于移动截骨块，在矫正过程中控制截骨块。此时截骨块应该可以自由移动（图 41-6），这点十分重要，因为如果不是这样，软组织或骨的粘连会阻碍矫正和限制关节内移。对于"典型的髋臼发育不良"，侧位和前方矫正是必要的，因此截骨块应该内收和屈曲移位。尽管如此，矫正应该针对每个患者进行个体化制订，并根据解剖和术前的影

像学信息进行。一旦获得初步矫正后，截骨块用 2.4mm 的克氏针（K-wires）固定，并进行 X 线检查评估。有 5 个参数需要在术中评估。

1. 髋臼眉弓线和髋臼指数。这个应该控制在水平方向，但不能到负数。在股骨头上方的髋臼眉弓线应该处于平衡位置。

2. 外侧覆盖和中心边缘角。

3. 髋关节中心的内移。髋关节中心应该轻度内移以改善关节作用力。然而，过度的内移可能会导致医源性内陷。

4. 泪滴和髂坐线的位置。

5. 髋臼的前倾。前壁边缘和后壁边缘应在关节的外上方交汇。交叉征提示该骨块过度屈曲，导致髋臼后倾，并可能导致术后股骨髋臼撞击（FAI）。

一旦获得满意的矫形，可拧入 3.5mm 或 4.5mm 的皮质骨螺钉进行可靠固定（图 41-7）。

矫正一旦获得并稳定后，任何潜在的撞击都会被解决。要评估髋关节屈曲和内外旋转的 ROM。常规切开前关节囊评估髋撞击可用于评估任何潜在的撞击。根据股骨近端解剖，可以进行股骨颈骨成形术，特别是在有任何运动受限的情

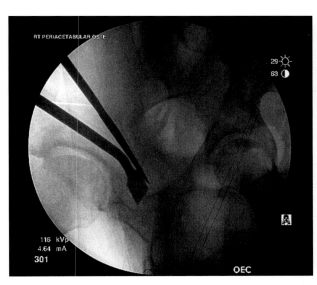

图 41-5　术中 X 线透视，确定骨凿朝向后柱的方向，指向坐骨截骨的区域。利用有角度的骨凿将后柱截骨和坐骨截骨打通

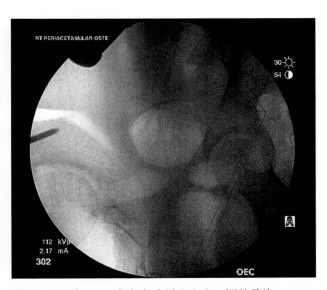

图 41-6　将 Shanz 螺钉打在髋臼上方，调整骨块

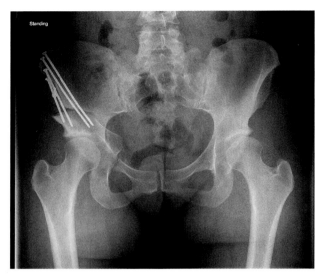

图 41-7　术后骨盆前后 X 线片显示股骨头覆盖度提高。髋臼的眉弓线在股骨头上保持平衡。髋臼的朝向被矫正，髋关节中心是内移的

况下。此外，由于髂前下棘导致的活动受限或撞击都可以评估，如存在撞击可以修整 AIIS 的骨质，然后用可吸收缝合线修复关节囊。ASIS 截骨块用 3.5mm 的皮质螺钉固定，其余部分逐层缝合伤口。

并发症

术后，患者在医院住院 3~6 天，进行疼痛控制和活动。术后 4~6 周的负重限制在 20%，因为根据螺钉结构的负荷测试发现，可造成固定失效的最低负荷为 1.27 倍的体重。此外，对于手术后过早负重的患者，可出现矫正失败和骨盆的应力性骨折。阿司匹林用于常规的血栓预防治疗。PAO 术后静脉血栓形成的总发生率较低（0.94%）。在其他低危患者中，依诺肝素（Lovenox）或其他抗凝药物所造成的并发症包括伤口引流时间延长、血肿和出血，这些并发症的风险大大超过发生深静脉血栓（deep vein thrombosis，DVT）或肺栓塞的风险。

术后康复

PAO 术后的康复必须考虑发育性髋关节发育不良的病理特征、髋关节在术前和术后的朝向和三维形态，以及骨和软组织结构愈合形成的潜在限制。

根据定义，发育不良是一种发育异常。对于髋关节发育不良，是髋臼对股骨头包容不足，可能导致半脱位或全脱位。股骨在髋臼内是内在不稳定的，因此它依赖于软组织结构的支持和稳定。这会导致髋外展肌和髋屈肌疲劳，以及长时间站立时或活动时出现疼痛。此外，由于这种包容不足，关节负荷集中在较小的区域内，导致不对称的磨损或破损，尤其是关节软骨，可能导致盂唇肥大、盂唇撕裂或软骨病变。在设计康复方案时，必须考虑这些结构的损伤及其修复。PAO 术后的康复必须尊重术后必定发生的骨软骨和肌肉水平的愈合，同时逐渐恢复髋 ROM，促进核心肌群、盆底和髋关节的肌肉平衡和稳定性。

PAO 术后的康复是一项重要的工作，无论是身体上还是精神上。患者应准备投入平均 12 个月的时间进行康复，以充分恢复功能。此时间线基于患者的目标和病情可做调整。下面的描述作为康复的指导方针，但有一点需明确，这些指导是根据特定的标准来控制进度的，康复过程需要个体化调整，并根据个体化差异决定康复进展。

康复指导

阶段 1：保护（1 天 ~6 周）

术后，患者在术后住院 3~6 天进行疼痛控制和活动。这个阶段的主要目标是伤口恢复和疼痛控制。患者教育强调保护手术部位和要遵守改良的活动方式，以尽量减少疼痛和炎症。负重（weight bearing，WB）限制在体重的 20%，以保护术后的截骨愈合（图 41-8）。值得注意的是，应该避免完全不负重（non-weight bearing，NWB），因为这会导致站立时髋屈肌持续发力以免患侧下肢触地，从而使髋屈肌过度紧张，进而

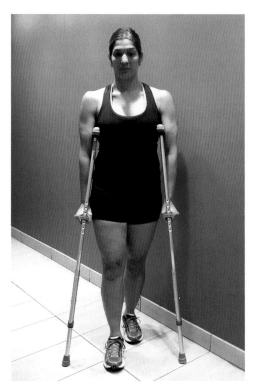

图 41-8 负重（WB）限制在体重的 20%，以保护截骨愈合。如图所示，鼓励患者以脚平放前移的方式行走，以建立自然的行走模式

导致疼痛。鼓励患者以脚平放前移的方式行走，以建立更自然的行走模式。家庭活动的指导要注重等长收缩和核心稳定性的建立。

在康复的第一阶段活动是有限的，但重要的是让患者能够舒适地活动。患者应避免长时间保持一个体位，在术后 2 周内应舒适地俯卧（虽然患者可能需要帮助移动体位）。这一时期的另一个活动的重点是为预期的体态控制建立基础。利用家庭训练计划，患者应该专注于发展一种体态控制的"前馈"机制，在运动前进行腹部激活，为远端活动建立近端稳定性。通常最简单的开始是仰卧位训练，为患者开始第二阶段更有挑战性的训练体位做好准备。

注意事项

- 利用辅助装置脚平放 20% 负重。
- 避免长时间坐位或屈髋至 90°以上。

- 避免髋关节开链运动，如 SLR。
- 避免在步行、ADLs、治疗性运动中加重症状。
- 避免步行疲劳。
- 避免关节囊激惹。

治疗建议（表 41-1）

- 在住院期间持续性被动活动（CPM）能防止形成粘连，并让患者适应在矢状面上轻柔地运动。
- 家庭训练计划中的等长和协同收缩训练保证核心和髋关节的稳定性。
- 术后 4 周一旦切口愈合良好，开始在齐胸深的水中行走。
- 可能在术后 4 周开始坐位固定自行车训练。

进阶标准

- 疼痛已控制。
- 适当的辅助装置使用中步态已正常化。
- X 线片上截骨的部位愈合。

阶段 2：加强（6~12 周）

一般在术后 6 周左右开始第二阶段康复。增加负重的进度取决于医生根据 X 线检查的结果和患者的并发症情况给出的建议。在某些情况下，可以允许患者在术后 4 周开始用拐杖进行可耐受负重（weight bearing as tolerated，WBAT）。但是，大多数患者在 6~8 周开始。一旦放射学证据证实截骨部位充分愈合，患者即可进阶到可耐受的负重训练并开始到门诊进行物理治疗。这个阶段的物理治疗的关注点是步态的质量和在可耐受下逐步脱离助行设备。加强核心和髋部肌肉，以保证在进行 ADLs 和功能性任务时有足够的骨盆稳定性，随着功能性需求的增加继续疼痛控制。运动的质量至关重要，治疗师要注意不要过早卸除辅助装置，过于激进的康复治疗可能导致代偿性步态机制和损伤。根据患者的需要，平均每周 2 次门诊物理治疗。患者还必须坚持家庭训练计划来增强核心和髋部肌肉力量。

表 41-1	第一阶段的治疗建议	
练习 / 方式	应用原理	特别提示
CPM	提供温和的 ROM 来活动关节，均匀关节液，防止肌肉和关节僵硬	活动范围设置在 0°~30°，缓慢、匀速。患者可坐在床上，床头可升高。每次 1.5~2 小时，每天 3~4 次。只能在医院中进行
踝泵训练	促进血液循环，消除肿胀	
股四头肌训练	加强股四头肌，为行走和功能活动做好准备	在膝下放置毛巾卷，持续股四头肌收缩 10 秒，休息 10 秒
腹肌训练	激活腹横肌，以稳定躯干和骨盆	伸膝仰卧位，做腹横肌收缩。提示患者收缩下腹部，同时保持骨盆中立位。持续收缩 10 秒，休息 10 秒
腹肌训练 + 上肢活动	在进行动态的上肢运动同时保持核心稳定；调用腹横肌和腹斜肌	仰卧位，上肢伸直位，双手持 2~5 磅（0.9~2.3kg）的哑铃或球，位于骨盆前方。如前所述方法，收缩腹横肌。双手缓慢举起抬至头顶，然后回到起始位置，保持胸腔和背部在中立位。在对角线方向上重复运动，从一侧髋关节到对侧肩 再重复另一侧
臀肌训练	加强臀大肌，为功能活动做准备，并帮助稳定核心、躯干及骨盆控制	俯卧位，将枕头放在骨盆下。持续收缩臀部 10 秒，休息 10 秒
控制腹部同时牵拉股直肌	改善股直肌的长度和激活腹部肌肉，稳定骨盆	俯卧位，双下肢伸展，做腹式呼吸，保持脊柱中立位。温和屈曲手术侧膝关节，直到患者达到股直肌缓慢牵拉，提示患者保持髋关节中立位
膝关节 ROM 训练	术后保持膝关节的完全 ROM，以减少僵硬，促进正常步态	躯干稍微后倾的短坐位，用上肢放在骨盆后方以提供支持。轻轻屈曲手术侧膝关节，必要时用非手术侧肢体给予帮助，持续 3~5 秒。伸展手术侧膝关节，持续 3~5 秒（图 41-9 A 和 B）
坐位固定自行车	促进术侧髋部运动	术后 4 周开始骑固定自行车，每天 5~10 分钟。在 1 周内，缓慢进展到每次 20~25 分钟。调整坐位高度，在向下伸腿踩踏板过程中，允许膝关节屈曲 15°~20°，以防止过度的髋关节屈曲或挤压髋关节前部。从轻微阻力开始，如可以承受，进阶到中等阻力

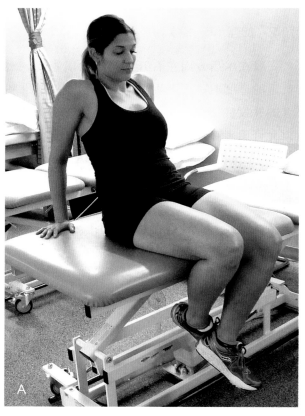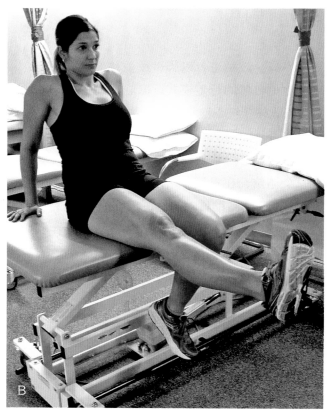

图 41-9　膝关节 ROM 训练。患者坐位，稍后倾，用上肢在骨盆后方提供支撑。轻轻屈曲手术侧膝关节，必要时用非手术侧肢体辅助（A）；然后患者伸直手术侧膝关节（B）

注意事项

- 避免过早停用辅助装置使用。X 线片上的骨愈合并不意味着可以停用辅助装置。即使已经有充分的截骨愈合，患者仍应该继续使用辅助装置，直到能够表现出连贯的无痛步态模式（表 41-2）。
- 避免在 ADLs 或治疗过程中加重症状。
- 继续监督以避免出现错误的运动模式或体态。
- 如果会引起症状，应避免主动屈髋，特别是长力臂屈髋，如 SLR。
- 避免过早使用健身器材来加强髋部力量。

治疗建议（表 41-3）

- AROM 或 AAROM 训练。
- 软组织松解术（soft-tissue mobilization，STM）（图 41-10）。
- 核心肌群稳定和神经肌肉控制训练，利用上肢活动模式和功能性闭链运动。
- 髋关节肌力训练。
  - 稳定性闭链训练。
  - 髋关节伸展和外展活动性的开链训练（图 41-12A 和 B）。
- 本体感觉或平衡训练。

进阶标准

- ROM 在功能性活动范围内。
- 脱离助行器后步态正常。
- 单脚站立时骨盆控制良好。
- 能够在上下 8 英寸（约 20cm）台阶时骨盆控制良好（图 41-13）。

阶段 3：单侧下肢的稳定和协调（3~6 个月）

通常在术后大约 12 周开始第三阶段的康复。此时，患者应该在无助行架下正常行走。治疗重点应该在优化力量和核心控制上，实现无痛 ADLs、最佳 ROM，以及功能活动中良好的动态平衡。

注意事项

- 避免引起症状加重。
- 注意功能进展。
- 不要为了追求运动重复次数或运动距离而牺牲动作的质量。

治疗建议（表 41-4）

- 在功能模式运动中做适度的核心训练，如四点跪位运动、站立位对角线运动。
- 交叉式训练，如固定自行车、椭圆机、水中运动等。
- 开始增强式训练。

进阶标准

- 充足的核心肌肉募集及在第三阶段训练的闭链运动和单侧下肢活动中始终保持骨盆的稳定。
- 良好的动态平衡，下肢力量到 5/5 级。
- 足够的 ROM，满足所需活动的要求。

阶段 4：回归比赛（6~2 个月）

这一阶段不一定是所有患者需要达到的康复阶段。第三阶段可能是那些希望重返健身计划或轻至中度娱乐活动患者的最后阶段。而第四阶段

表 41-2	步态进展 / 脱离助行器		
术后急性期（4~6 周）	X 线证实截骨愈合（6~8 周）	挂双拐无痛步态，WBAT（8~10 周）	单拐下无痛步态，WBAT（10~12 周）
挂双拐下 20% 的 WB	挂双拐下 WBAT	进阶到在非手术侧挂单拐	进阶到脱离助行器行走

注：WB= 负重，WBAT= 可耐受负重。

表 41-3	第二阶段的治疗建议		
训练 / 方式	原理	特别提示	进展
足跟滑行	积极增加 ROM	避免激惹髋屈肌。提示患者腹部收缩，保持骨盆稳定	在可承受的范围内，可以逐渐进展到四点跪位（图 41-11 A 和 B）
软组织松解术（STM）	提高组织活动性，减少肌肉紧张，改善血液循环，促进组织愈合，缓解疼痛	瘢痕松解 评估髋屈肌、髋内收肌、髋外展肌、髋伸肌和髋外旋肌群的肌张力并根据需要进行干预	根据需要或能承受的情况下，可以进展到主动释放治疗（active release treatment，ART）
双桥	提升臀肌力量和核心稳定性	环形弹力带套在膝关节近端，增强臀中肌力量以提高近端稳定性。提示患者在髋后伸前做腹部收缩以促进骨盆稳定	可以进阶到双侧脚放在不稳定的表面上（如健身球）去训练本体感觉
屈膝外旋	提升核心和臀肌肌力，强化并稳定术侧肢体	提示患者旋转非手术肢体并保持手术肢体不动。在髋关节旋转之前提示患者腹部收缩以促进骨盆稳定	环形弹力带放在膝关节近端，增加稳定训练的难度
俯卧位髋关节外展后伸（图 41-12A 和 B）	为肢体远端运动强化臀部力量，促进相关核心肌群稳定性	专注于神经肌肉收缩的时机和控制 提示患者收缩腹部，其次是臀肌，然后是髋伸肌和髋外展肌	在第二阶段的最初，患者可能会只能做等长收缩。一旦患者可以保持骨盆的稳定性，可以进阶到无痛范围内开链髋外展和伸展训练
站立位外展	促进重心转移，在功能位置上通过闭链和开链训练提高核心稳定性	手术侧腿部开链外展训练以加强其力量。非手术侧腿外展训练，以促进手术侧肢体站立的稳定性	进阶到站立位用阻力带或器械进行外展和伸髋的抗阻训练
站立位核心稳定性	加强腹部和臀肌力量，以改善上肢动态活动时整个身体的稳定性	在站立位行上肢双侧或交替屈伸的抗阻训练 进行矢状面和轴面训练	增加阻力，进阶到活动面上站立训练
下蹲、压腿、阶梯训练	促进功能活动中的臀肌力量和核心稳定性	限制下蹲深度到可耐受的 ROM 使用健身球放置在患者背后，并靠墙来保持身体稳定 提示患者从足跟发力从蹲位上推来募集臀肌 监测患者上下阶梯的运动模式，提示保持骨盆水平，避免膝外翻（图 41-13）	腿部下压也可用于力量提升训练（髋屈曲限制在可耐受的 ROM 内） 由双腿下压进阶到双侧向心伸展同时单侧离心屈曲 患者表现出骨盆控制和离心力量的改善，即可增加台阶高度
本体感觉、募集、平衡性活动	提高患者的身体意识，提高手术侧髋关节的本体感觉和运动觉	可以在不同的位置完成，包括四点跪位、侧卧位或者四点跪位时手术侧肢体伸直并在墙上滚动一个小球，以及仰卧位球上桥、双下肢活动面上站立等 利用视觉、听觉和本体感觉的反馈 提供本体感觉神经肌肉促进（PNF）技术：对髋外旋肌群进行节律稳定性训练	随着稳定性的提高，进一步增加更多的自由度训练，从双下肢支撑进阶到单下肢支撑

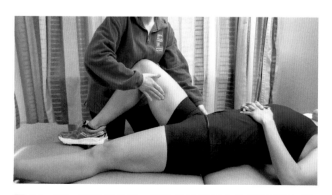

图 41-10　软组织松解。评估软组织张力并根据需要对髋屈肌、髋内收肌、髋外展肌、髋伸肌和髋旋转肌进行干预

是专为运动员和那些希望返回竞赛或高强度的活动或职业的患者设计的。该阶段的康复应根据个人的需要进行。这一阶段的时机和持续时间因个人健康水平和任务需求而有很大差异，应特别注意训练专项运动动作和机体生物力学。功能性和动态性的训练应模仿特定运动或任务对身体的要求。如患者是高尔夫球手，需要特别注意横向运动的训练；如果是舞者，需要进行具备显著的核心稳定性同时要保持灵活性和 ROM 的训练；投

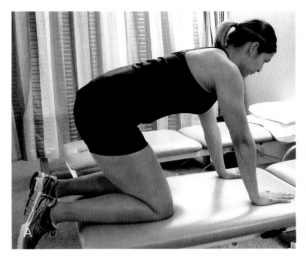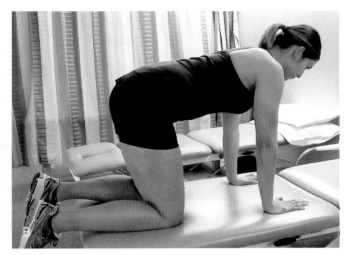

图 41-11 A、B. 患者进行 ROM 缓慢进阶训练：手膝四点跪位

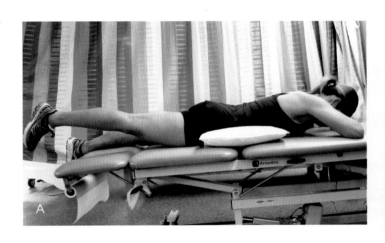

图 41-12 俯卧位髋外展后伸训练。提示患者先收缩腹肌，接着是臀肌（A），然后是髋关节外展和后伸（B）

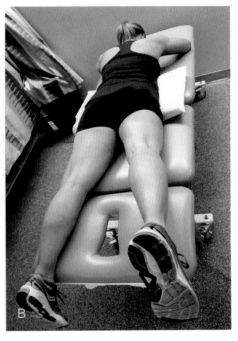

掷运动员在伸展和旋转方面需要有足够的力量。治疗师需要确保患者有足够的 ROM、力量、耐力、神经肌肉控制和收缩序列，以满足他们所从事的体育项目的需求。动作质量是安全无痛地重返比赛的关键。

在治疗的第四阶段，当患者准备过渡到体育运动时，治疗师和患者可以开始与训练师和教练更密切地合作。应该清楚解释手术的特点和康复的目标，同时也要注意可能的误区。患者、治疗师和教练之间的密切联系对于确保患者有充分的准备回归比赛是非常重要的。

注意事项

- 避免引发症状。
- 注意功能的进展。
- 保持足够的力量基础。
- 不要降低动作的质量要求。

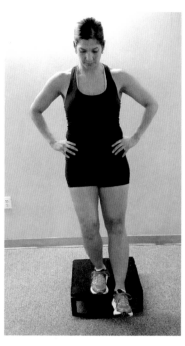

图 41-13 下阶梯。当患者能够保持骨盆水平及控制膝部的外翻时，增加台阶高度

治疗建议

- 提高核心力量和耐力。
- 动态平衡运动。
- 提高增强式训练。
- 敏捷性技能。
- 开始在跑步训练中加入间歇性训练。

完成标准

- 核心肌群和髋部的力量和稳定性足以维持在动态活动中的骨盆控制。
- 在高水平活动中不会引起症状加重。
- 理想的 ROM。
- 在体育运动中能够保持合适的身体力学要求，如跳跃力学。

表41-4	第三阶段治疗建议		
训练/方式	原理	特别提示	进阶
单桥	强化臀部力量和核心稳定性	提示患者运动前收缩腹部，提高骨盆稳定性	将非手术侧肢体从开链屈膝位改为开链伸膝位，可以增加稳定骨盆的难度
功能下蹲、弓步、下台阶、交叉侧步走、三点踏步、蹲下起立	在功能位置提高臀部肌力和核心稳定性	限制蹲、弓步深度在可耐受范围内且两侧 ROM 要相同 提示患者从蹲位起立时，通过足跟压地来募集臀部肌肉 提示患者进行侧踏步训练时上半身要保持水平	进阶到在活动表面上站立 改变弓步的平台高度 当患者能够保持骨盆水平和控制膝外翻力矩时增加台阶高度 当患者能够保持骨盆水平和控制膝外翻力矩时，将双腿下蹲进展到单腿下蹲 交叉侧步走（monster walk）进阶，将阻力带从膝关节下移至足踝处再移至脚趾来训练
旋转活动：站立躯干旋转、风车步、髋外旋	促进横向平面上的运动控制	在稳定的股骨上旋转髋臼（图 41-14A 和 B）和在稳定的髋臼下旋转股骨（图 41-14C） 改变患者的站姿，以塑造不同的功能运动模式或髋臼在股骨上的运动弧线 利用旋转凳和（或）旋转盘进行髋臼下股骨的闭链旋转（图 41-14C）	从双侧闭链活动进阶到单脚站立活动［如用柱形拉力器训练躯干风车步（windmills）运动］，增加 PNF 模式
平板支撑、侧面平板支撑	促进核心稳定	提示患者从头部和足跟拉伸身体 监测患者的表现，避免在平板支撑时过度募集髋屈肌，这可能导致疼痛加重	进阶至在活动表面上进行 侧面平板支撑进阶至同时髋和（或）肩外展
离心髋屈肌强化（图 41-15）	加强髋屈肌力量时不引起激惹	开始离心动作训练。如患者双脚支撑坐位，患者控制上半身向后倾；治疗师帮助患者被动返回起始位置	进阶到可承受的等速训练和温和的向心训练
根据需要继续进行前文所述的 STM			
如果需要，继续本体感觉训练			

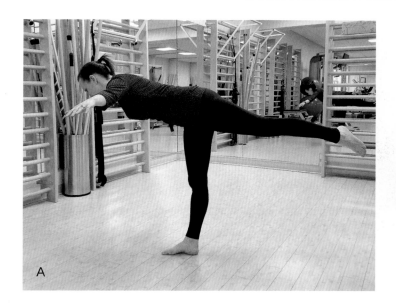

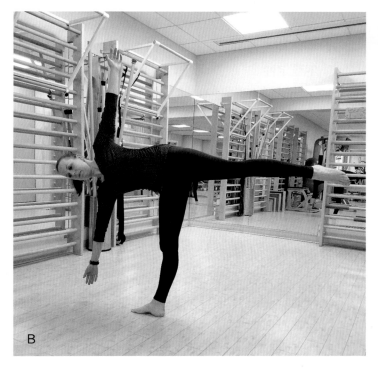

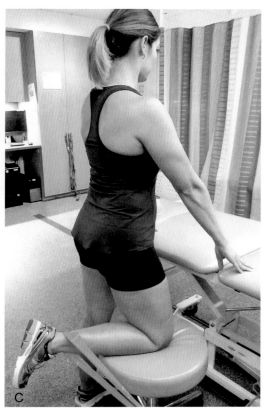

图 41-14 旋转活动。治疗师应让患者在稳定的股骨上旋转髋臼（A、B）和在稳定的髋臼下旋转股骨（C）

精要

为了提高髋关节的稳定性，PAO 手术改善骨性的对线和股骨的覆盖，但骨盆在手术期间会遭受严重的创伤，必须有足够的时间愈合。此外，患者在处理暂时性功能和社交下降带来的痛苦和心理挑战时，具有显著的情感需求。物理治疗师在治疗过程中认识和确认这些问题是至关重要

的。PAO 后的康复需要精妙的平衡，包括恢复力量、ROM 和功能，同时要兼顾患者的身体和情感恢复上的限制。需要从整体角度来看待患者，而不是孤立地看待髋部。评估并持续测试体态、循环、皮肤、肌肉募集、肌肉收缩序列、肌肉控制、肌肉耐力和整个运动链的生物力学。

理想情况下，患者应该进行术前物理治疗。这有助于患者优化力量，并在术前学习肌肉的适

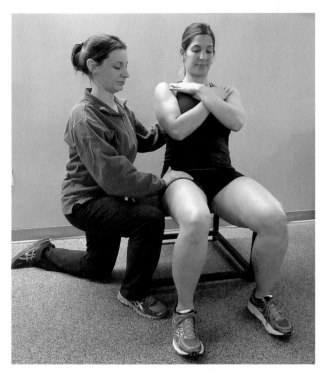

图 41-15　离心髋屈肌强化。患者坐位，双脚支撑。患者控制上半身后斜，然后治疗师帮助患者被动恢复到起始位置

当激活和募集。此外，治疗师应评估脊柱、膝关节和踝关节，排除或解决可能导致疼痛的任何限制或病变。术前物理治疗有助于为术后康复奠定健康基础。

核心和臀部肌肉激活对于恢复（和在许多情况下最初的启动）髋部和骨盆健康的生物力学是至关重要的。稳定性和预期的体态控制使患者能够在合适的肢体对位姿势下发挥功能，使肌肉按预期做功，并使通过关节的负荷最小化。普拉提训练有助于解决这个问题。对于难以达到足够的核心稳定或臀肌活动的患者，可以使用电刺激（e-stim）刺激多裂肌或臀肌以促进肌肉收缩。治疗师可以模拟一个功能位置，如站立踏步，同时用枕头在俯卧位或侧卧位摆好姿势后再使用电刺激。

术后患者经常主诉坐骨结节附近的深部疼痛，这是改变髋臼方向的骨盆截骨的位置之一。附近的深层髋外旋肌偶尔可能会出现痉挛。对该区域进行软组织松解，特别是对闭孔内肌的松解

通常能缓解症状。一般来讲，软组织松解在 PAO 术后的康复过程中尤其重要。肌肉失衡会使髋关节和大腿出现紧绷和疼痛。对股直肌、腰肌、髋内收肌群、阔筋膜张肌（tensor fascia latae，TFL）和腰方肌（quadratus lumborum，QL）进行软组织松解可以减轻疼痛并优化肌肉排列，利于肌肉适当发力。重要的是，治疗师要进行正确的评估，以确定疼痛、痉挛或紧绷的原因。肌肉被过度使用了吗？如果患者腹横肌或臀中肌力弱，缺乏足够的核心稳定性，QL 可能会被过度使用以实现髋关节外展。是不是姿势的改变迫使肌肉超出其正常的活动或者拉力方向？姿势改变是否抑制肌肉激活？例如，骨盆前倾的增加改变了长度 - 张力关系，限制了臀肌激活。治疗师还必须注意，不要牵伸或松解已经松弛的肌肉，因为可能会增加不稳定性。

通常来讲，PAO 术后髋屈肌力量的恢复速度是最慢的。最近，手术技术的改良使股直肌保持完整，而不是通过切除股直肌来提高截骨过程中耻骨的显露。临床证据支持保留股直肌能更快地恢复力量，使转移和行走更容易。目前正在对此临床发现进行科学研究，以寻求对这一发现的科学证据。无论如何，在康复过程中避免激惹股直肌或腰肌非常重要。可以通过关注骨盆的位置、软组织松解及核心肌肉和臀肌的激活来避免这种激惹。在患者可以承受的状况下，开始髋屈肌强化离心训练并进阶到等长和向心训练。

水疗是一种很好的地面治疗的辅助治疗手段。在术后 4 周，作为家庭训练计划的一部分，患者可以在齐胸深的水中前后移动。水疗可在患者开始第二阶段的门诊治疗时启动。在水中，患者可以在有限的地面反作用力和重力下缓慢地恢复 ROM 和力量，从而减少骨盆愈合的压力和疼痛。此外，动态的水疗提供一个很好的可以开展稳定性训练和运动质量训练的环境。

治疗师必须检查整个运动链。除了检查髋关节和骨盆外，还应检查踝关节、膝关节、腰椎和

胸椎的力学。一个看上去下台阶控制性差的患者也许是由于他的踝关节背伸受限导致。一个看上去在行走或早期跑步时没有达到充分的重心转移的患者也许是由于他缺乏胸部旋转而导致的。

　　对于那些要返回体育运动或对身体运动水平要求很高的患者，在第四阶段期间建议进行运动质量评估（Quality of Movement Assessment，QMA）。如果可能的话，这种评估应该是跨专业的，集合物理治疗师、教练和医师的意见。QMA 可以包括身体检查和针对薄弱环节或者运动链中断进行功能运动策略的视频分析。反复地检查动作，以预测疲劳对患者的影响。QMA 的目标是指导患者康复阶段最后几周的训练，以优化功能力量和动作质量，以最大限度地提高运动表现并防止受伤。

小结

　　PAO 术后的康复需要耐心和遵守愈合限制，敏锐关注运动质量和神经肌肉连接情况，同时保持患者、治疗师和医师之间的良好沟通。康复的时间因患者年龄、健康水平、并发症和患者的终极功能目标而异。沟通、需求预期、明确的手术期望有助于使康复顺利有效。PAO 术后足够和适当的康复有助于患者保护髋关节，提高稳定性，优化患者的社会功能。

（彭琪媛　译，周辰亮　邬培慧　王于领　审）

参考文献

Clohisy JC,Barrett SE,Gordon JE,Delgado ED,Schoenecker PL:Periacetabular osteotomy for the treatment of severe acetabu-lar dysplasia.*J Bone Joint Surg Am* 2005;87-A:254–259.

Clohisy JC,Barrett SE,Gordon JE,Delgado ED,Schoenecker PL: Periacetabular osteotomy in the treatment of severe ace-tabular dysplasia.Surgical Technique.*J Bone Joint Surg Am* 2006;88 Suppl 1:65–83.

Ganz R, Klaue K, Vinh TS, Mast JW: A new periacetabular oste-otomy for the treatment of hip dysplasias. *Clin Orthop Relat Res* 1988;232:26–36.

Hussell JG, Rodriguez JA, Ganz R: Technical complications of the Bernese periacetabular osteotomy. *Clin Orthop Relat Res* 1999;363:81–92.

Leunig M, Siebenrock KA, Ganz R: Instructional Course Lecture, American Academy of Orthopaedic Surgeons. Rationale of periacetabular osteotomy and background work. *J Bone Joint Surg Am* 2001;83-A:437–447.

Matheney T, Kim YJ, Zurakowski D, Matero C, Millis M: Interme-diate to long-term results following the Bernese periacetabu-lar osteotomy and predictors of clinical outcome. *J Bone Joint Surg Am* 2009;91-A:2113–2123.

Millis MB, Kain M, Sierra R, et al: Periacetabular osteotomy for acetabular dysplasia in patients older than 40 years. *Clin Orthop Relat Res* 2009;467:2228–2234.

Siebenrock KA, Leunig M, Ganz R: Instructional Course Lecture, American Academy of Orthopaedic Surgeons. Periacetabular osteotomy: The Bernese experience. *J Bone Joint Surg Am* 2001; 83A:449–455.

Steppacher SD, Tannast M, Ganz R, Siebenrock KA: Mean 20-year follow-up of Bernese periacetabular osteotomy. *Clin Orthop Relat Res* 2008;466:1633–1644.

Sucato DJ, Tulchin K, Shrader MW, DeLaRocha A, Gist T, Sheu G: Gait, hip strength and functional outcomes after a Ganz peri-acetabular osteotomy for adolescent hip dysplasia. *J Pediatr Orthop* 2010;30:344–350.

Thawrani D, Sucato DJ, Podeszwa DA, DeLaRocha A: Complica-tions associated with the Bernese periacetabular osteotomy for hip dysplasia in adolescents. *J Bone Joint Surg Am* 2010;92-A: 1707–1714.

Turner R, O'Sullivan E, Edelstein J: Hip dysplasia and the per-forming arts: is there a correlation? *Curr Rev Musculoskelet Med* 2012;5:39–45.

第 42 章　膝关节解剖

Steven Haas, MD; Davis V. Reyes, PT, DPT, OCS 和 Benjamin F. Ricciardi, MD

概述

膝关节是一种改良的铰链式滑膜关节。它包括 4 块骨骼：胫骨、股骨、腓骨和髌骨；包括 3 个关节：胫股关节、髌股关节和胫腓关节。

骨解剖学

股骨远端构成胫股关节的近端部分。股骨内、外侧髁是膝关节周围软组织稳定结构的附着点。股骨内侧髁相对于外侧髁更大，在矢状面上的形态更对称并向远端伸出更多。在前侧，股骨滑车将内、外侧髁分开，并包括髌股关节。在远端，髁间窝将两侧髁隔开，并有前交叉韧带（anterior cruciate ligament，ACL）和后交叉韧带（posterior cruciate ligament，PCL）的附着点。股骨外上髁和内上髁是股骨外侧髁和内侧髁的骨性突起，分别作为外侧副韧带（lateral collateral ligament，LCL）和内侧副韧带（medial collateral ligament，MCL）的附着点。在全膝关节置换（total knee arthroplasty，TKA）中，股骨内、外上髁是很

重要的解剖结构，因为在轴面上股骨内、外上髁的连线能够帮助确定股骨假体外旋角度。股骨假体旋转不良会导致 TKA 术后髌股关节运动轨迹不良和软组织失衡。

胫骨近端是胫股关节的远端部分，它包括软组织的附着点，如 MCL 和髌腱，止于胫骨粗隆前侧。内侧胫骨平台是相对凹面的关节面；而外侧胫骨平台为非凹面并有一个后倾角。该骨性结构允许胫骨和股骨在屈伸轴向存在一个旋转的力矩，集中于膝关节内侧。髁间隆起分隔内、外侧胫骨平台，作为半月板和十字韧带的附着点。在胫腓关节处由腓骨与胫骨构成关节。它作为软组织结构的附着处，如 LCL、股二头肌和后外侧角的韧带附着于此。近端胫腓关节有滑膜结构，但是远端关节为韧带联合，通过坚强的骨间韧带固定，活动度很小。

髌骨是身体最大的籽骨（被一条肌腱或肌肉包埋的骨骼），它的关节软骨在所有关节中最厚。它的后方有透明软骨，包括内侧关节面、外侧关节面和奇面，与股骨滑车构成髌股关节。它作为股四头肌腱的附着点，在主动伸膝中增大该肌肉

Haas 博士或其直系亲属已收到创新医疗产品和 Smith & Nephew 公司的版税；办公室发言人或代表其 Smith & Hephow 公司进行付费发言，并担任其有偿顾问；持有 Ortho Secure 公司股票或股票期权；已获得 Smith & Nephew 的研究或机构支持，并已获得 APOS 医疗体育技术公司提供的非资金性支持（如设备或服务）、商业性酬金或其他非研究相关资金（如带薪旅行）。Reyes 博士和任何直系亲属均未从与本主题直接或间接相关的商业公司或机构获得任何有价物，未持有股票或股票期权。

做功时的力臂长度。

软组织解剖

膝关节的内在稳定性大部分是由关节内和关节外的软组织结构提供的。2 个重要的膝关节内部结构是内、外侧半月板。半月板是纤维软骨结构，帮助加深关节面和提高内、外侧胫股关节面的形合度，分散关节负荷。外侧半月板覆盖的胫骨关节面（75%~93%）比内侧半月板覆盖的（51%~74%）更大。由于损伤或者半月板切除术导致的半月板缺失，会导致关节软骨受到的峰值负荷增高。外侧半月板与胫骨的附着较为薄弱，相对于内侧半月板活动性更大，使它相对更不容易撕裂。内侧半月板较稳固地附着于胫骨和 MCL。半月板外周有丰富的血管分布，而内缘部分则无血管分布，这对于手术中进行半月板修复还是切除半月板的撕裂部分（半月板切除）具有重要的指示作用。

2 条在关节内的滑膜外十字韧带（ACL 和 PCL）连接股骨远端和胫骨近端的中部。ACL 附着于髁间隆起前侧，起自股骨外侧髁的后内侧面。它包含 2 束：前内束在膝关节屈曲时紧张，后外束在膝关节伸展时紧张。ACL 的主要作用是限制胫骨前移，并为胫骨旋转提供一定的限制。ACL 重建至其合适的解剖位置，对于恢复膝关节功能非常重要；ACL 重建术中不正确的骨隧道位置是手术失败的主要原因。ACL 有不同的神经末梢，说明它在膝关节的本体感觉中发挥重要作用。PCL 附着于髁间隆起的后部，离胫骨后部关节线下方大约 1cm，起自股骨内侧髁的后外侧面。它在膝关节屈曲 90° 时表现出最大张力，主要功能是防止胫骨后移。

膝关节内侧有 3 层。第一层在皮下组织的下层，由小腿筋膜构成，包括缝匠肌。在第一和第二层之间是股薄肌和半腱肌腱，构成鹅足。第二层包括表层 MCL、内侧髌股韧带和后斜韧带。第三层包括深层 MCL、膝关节囊和连接于半月板的冠状韧带。在膝内翻中，这些内部结构可能会挛缩。TKA 术中依次松解这些组织有助于平衡膝关节。

膝关节外侧软组织的结构也分为不同层次。第一层包括髂胫束和股二头肌。髂胫束附着于髌骨前外侧、髌韧带和胫骨近端的前外侧（Gerdy 结节），提供膝关节前、外侧稳定性。股二头肌附着于腓骨和胫骨的近端，是膝关节外侧部分的重要稳定结构。第二层包括髌骨支持带和髌股韧带。第三层包括 LCL 和外侧关节囊、弓状韧带和豆腓韧带。腘肌起自股骨外侧髁，它的肌腱有关节内部分，并与外侧半月板相连。整体上，LCL 和腘肌 - 弓状韧带复合体帮助维持膝关节后外侧的稳定。

跨膝关节的肌肉是重要的动态稳定结构。损伤后对这些肌肉进行正确的康复对于重新恢复关节功能、减轻静态稳定结构的压力非常重要。膝屈肌群包括腘绳肌（股二头肌、半腱肌、半膜肌）、腓肠肌、股薄肌和缝匠肌。近端附着的肌肉也作为髋伸肌（腘绳肌）或髋屈肌（缝匠肌），远端附着的肌肉跨过踝关节（腓肠肌）。坐骨神经支配腘绳肌，股神经支配缝匠肌，闭孔神经支配股薄肌，胫神经支配腓肠肌。膝伸肌群由股四头肌（股直肌、股内侧肌、股外侧肌、股中间肌）构成。只有股直肌跨第二个关节（股直肌起自于髂前上棘，是髋屈肌）。股神经支配膝伸肌群。股内侧肌（vastus medialis oblique，VMO）是 TKA 术中重要的解剖结构。传统的 TKA 手术入路是经髌旁内侧股四头肌腱切开关节腔进入膝关节，这种入路会累及股四头肌腱的内侧部分。为了减少对肌腱的创伤，提高 TKA 术后的康复效果，已经提出其他手术入路，包括经股内侧肌中间入路（沿肌纤维方向劈开 VMO，避免经股四头肌腱切开关节）和股内侧肌下方入路（从 VMO 下方牵拉来增加显露，避免切口通过股四头肌腱）。

对线和力学

在冠状面穿过膝关节的负重轴从踝关节中心延展至髋关节中心（图 42-1A）。在普通人群中，这条线通常经过胫骨棘的内侧。在膝外翻患者中，负重轴经过膝关节的外侧间室，导致经外侧间室的关节面的负荷增大（图 42-1B）。有膝外翻的患者通常表现出关节外侧间室的关节间隙变窄和关节炎，且早于内侧间室病变。此外，外侧的软组织结构是挛缩的。对于膝内翻，负重轴经过膝关节内侧间室，导致内侧关节面的受力增加（图 42-1C），这导致提早出现内侧间室骨关节炎和内侧软组织挛缩。冠状面上的另外 2 条重要的轴是解剖轴和机械轴。股骨的机械轴从股骨头中心至髁间窝中点，胫骨的机械轴由踝关节中点至胫骨平台中点（图 42-2A）。股骨的解剖轴为股骨髓腔的中轴线（图 42-2B），它通常与股骨机械轴成 5°~7° 角。胫骨的解剖轴为胫骨髓腔的中轴线，在中立位下，与机械轴平行（图 42-2B）。冠

状面对线对于 TKA 和膝关节软组织韧带重建术的术后效果非常重要。在 TKA 术中，最常见的目标是在股骨远端截骨和胫骨近端截骨时按照它们各自机械轴的垂直方向截骨。若 TKA 术后未能在冠状面上恢复膝关节的中立位对线，可能导致增加假体松动和需要翻修手术的风险。此外，膝关节多发韧带损伤重建术中为避免关节正常负荷施加在修复的韧带或移植物上，改变胫骨在冠状面上的对线是一项重要的辅助手术。在冠状面上另外一项有用的评估是评估 Q 角。Q 角是髂前上棘与髌骨中点连线和髌骨中点与胫骨结节连线的交角（正常值为 11°±6°）。Q 角增大会导致髌骨轨迹不良。在矢状面，胫骨由前向后倾斜，后倾角平均大约为 9° 。

在正常行走过程中，胫股关节的平均关节反作用力约为 3 倍的体重。胫股关节的主要活动是在屈伸平面上，合并有一个小角度的旋转。膝关节的活动方式区不同于真正的屈戌关节，因为活动轴随着膝关节屈伸活动度的变化而改变，容许

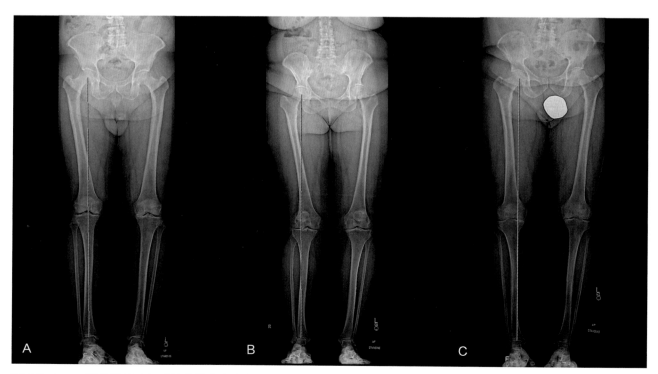

图 42-1　A. 影像学显示负重轴从踝中点穿行至髋关节中点。这条线应正好从胫骨干内侧穿行至膝关节中点。B. 在膝外翻影像学中的对线显示，负重轴经过膝关节外侧。C. 在膝内翻影像学中的对线显示，负重轴穿过膝关节内侧

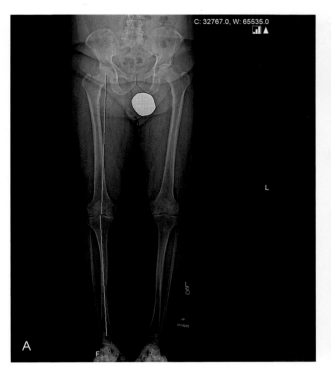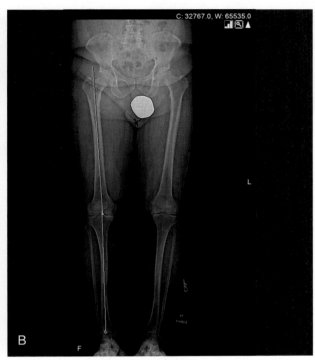

图 42-2　A. 影像学显示股骨力学轴由股骨头中点穿行至髁间窝。胫骨的力学轴由踝中点穿行至胫骨平台中点。B. 影像学中股骨解剖轴平分股骨的髓内管。胫骨解剖轴平分胫骨髓内管

一些旋转，尤其是外侧髁，膝关节逐渐增大屈曲时，在矢状面上股骨相对于胫骨滑动或滚动。在正常步行时，髌股关节的平均关节作用力约为 0.5 倍的体重；但是在膝关节深屈曲时，关节作用力可增大至超过 7 倍的体重。在完全伸膝位时，髌骨位于滑车的近端外侧，不与关节面接触。一些在完全伸膝位的训练如直腿抬高，髌股关节的受力最小，因为髌骨与滑车无接触。在膝关节屈曲早期，髌骨开始进入滑车沟。髌骨和滑车的最大接触面积在膝关节屈曲 45° 时出现。有多种因素影响髌骨轨迹，包括 Q 角、软组织松弛度、滑车发育不良、股骨外侧髁发育不良和肌肉或软组织失衡。在 TKA 中胫骨和股骨部分达到合适的外旋和偏侧化，可帮助优化髌骨相对滑车的轨迹。

（荣积峰　译，叶梦为　邬培慧　王于领　审）

参考文献

Cantin O, Magnussen RA, Corbi F, Servien E, Neyret P, Lustig S: The role of high tibial osteotomy in the treatment of knee laxity: a comprehensive review. *Knee Surg Sports Traumatol Arthrosc* 2015;23(10):3026–3037.

Fang DM, Ritter MA, Davis KE: Coronal alignment in total knee arthroplasty: *just how important is it? J Arthroplasty* 2009;24(6 Suppl):39–43.

Hsu RW, Himeno S, Coventry MB, Chao EY: Normal axial alignment of the lower extremity and load bearing distribution at the knee. *Clin Orthop Relat Res* 1990;(255):215–227.

Luo CF: Reference axes for reconstruction of the *knee. Knee* 2004;11:251–257.

Makris EA, Hadidi P, Athanasiou KA: The knee meniscus:structure-function, pathophysiology, current repair techniques,and prospects for regeneration. *Biomaterials* 2011;32(30):7411–7431.

Warren LF, Marshall JL: The supporting structures and layers on the medial side of the knee: an anatomical analysis. *J Bone Joint Surg Am* 1979;61:56–62.

第43章　全膝关节置换

Steven Haas, MD; Benjamin F. Ricciardi, MD 和 Davis V. Reyes, PT、DPT、OCS

概述

随着美国的全膝关节置换（total knee arthroplasties，TKA）手术量的逐年增长，为确保手术成功，制订一套明确的康复指南和原则就显得尤为重要。而康复指南及原则应该基于疾病的愈合阶段、客观测评、最优化的治疗性康复训练方案、临床研究及主要病损恢复和关键性功能获得所需要的时间框架来制订。应用这样的康复指南和原则将会使医师更有效地管理术后早期康复和整个持续性的康复过程。物理治疗在当下的医疗环境中备受挑战，其主要原因是每年需要物理治疗师解决各种各样的术后问题，但访视工作却不足。以下是最优化的术后康复指南和原则的进展概述。

全膝关节置换是一种重建膝关节表面的手术。股骨端利用一个厚 8~10mm 的金属植入物进行表面置换，胫骨侧的平台置换为一个可以装配聚乙烯衬垫的金属植入物。在大多数情况下，髌骨关节表面也会被置换为 7~9mm 厚的聚乙烯植入物。在大多数病例中侧副韧带被保留下来以保持膝关节的稳定，而前交叉韧带（ACL）往往缺如或者即便存在也会因骨关节炎病变而变得薄弱，对于残留的 ACL 在手术中需要全部切除。后交叉韧带（PCL）保留或使用植入物替代的临床效果与 ACL 相似。

TKA 的手术适应证是由膝关节软骨破坏引发的疼痛或者关节功能丧失。最常见的原因是骨关节炎，其他常见的原因还包括风湿性关节炎、创伤性关节炎和骨坏死等。接受 TKA 患者的平均年龄为65 岁，越来越多的患者在 50 多岁就开始接受 TKA手术。这些患者早期进行 TKA 的原因是由于运动损伤或肥胖。虽然没有年龄相关的禁忌证，但 40 岁以下的患者很少见接受 TKA。已有研究证实，80 以上甚至 90 以上的患者也会从 TKA 手术中受益，但是在行 TKA 前必须严格把握手术适应证。

传统 KAT 禁忌证包括活动性感染、骨量不足（包括急性骨折），以及无法配合进行康复训练。

手术过程

膝关节置换采用皮肤正中切口入路，也可以根据情况进行调整。切口起于股四头肌腱，绕髌骨内侧切开伸膝组织来显露膝关节，或者切口改经股四头肌内侧头，允许髌骨向外翻转。通过这个入路，切除半月板和 ACL，根据人工假体的设计，相应地切除或者保留 PCL。而侧副韧带必须

Haas 博士或其直系亲属已经收到创新医疗产品和 Smith & Nephew 公司的版税；为演讲部门成员或代表 Smith & Nephew 公司做了付费演讲；担任 Smith & Nephew 公司的付费顾问；在 Ortho Secure 公司持有股票或股票期权；已经获得 Smith & Nephew 公司的研究或机构的支持；已收到 APOS 医疗体育技术公司提供的非资金性支持（如设备或服务）、商业衍生酬金或其他非研究相关资金（如带薪旅行）。Reyes 博士或其直系亲属均未收到任何与本文主题直接或间接相关商业公司或机构的有价物，未持有的股票或股票期权。

保留，但是可以进行松解，尤其是膝内翻或者膝外翻畸形明显的病例，然后利用截骨导板进行胫骨和股骨的精准截骨，以保证准确的对线和良好的运动轨迹。股骨和胫骨端的金属假体使用骨水泥固定到对应的位置。软组织和侧副韧带的平衡是确保膝关节稳定的关键因素。定制的塑料衬垫可以辅助调整软组织张力。髌骨有时也需要进行表面置换，检查髌骨的运动轨迹，确定是否需要进行外侧软组织松解。最后，严格的分层闭合手术切口对于无感染愈合至关重要。

术后康复

膝关节术后的康复对于手术成功与否至关重要，通过康复训练帮助患者克服长期患病时逐渐导致的膝关节活动范围、肌力及运动能力的缺失。

急性期（最初 3 天 ~2 周）

术后最初几天，康复目标是使患者在膝关节功能上达到安全出院回家或者可以进一步转入康复中心接受康复训练的水平。这个阶段的重点是对患者进行宣教、转移训练、步行训练、上下楼梯训练，以及进行膝关节 ROM 训练、患侧下肢力量的恢复和适应性的功能性运动训练。术前早期的康复训练有利于提高术后，特别是术后早期患肢力量和恢复膝关节 ROM，术前治疗时也可以预先指导患者，使他们更快地达到阶段性的治疗目标，并且更早出院。

患者宣教

在急性期，建议患者在可耐受的范围内尽可能主动活动以降低去适应作用，提高直立活动的耐受性，开始功能性的 ROM 训练，并重新获得一般的活动能力。通常我们不建议患者长时间端坐，以避免静止体位导致患侧膝关节僵硬。患者应交替性地进行行走、坐及患肢抬高卧床休息。卧床时间随着术后时间的推移要逐渐缩短。同样

也要建议患者避免过多地站立或行走，尽管直立行走训练可以促进外周血液循环，但是过度的活动会增加脉管系统压力，造成软组织肿胀，反而使愈合过程变慢。所以活动和休息之间的平衡很重要，治疗师需要监测个体化运动训练后的反应并相应地对运动训练作出调整。

除了遵循一般的运动训练指南外，患者还应根据治疗师的指导进行患肢的抬高和定期使用冷疗以预防术后发生肿胀和疼痛。同时患者可服用医师开具的抗炎药物，以及选择性地应用弹力袜，以有效控制术后肿胀。有多种冷敷材料可供选择如凝胶和冰袋，但是这些只能提供冷敷的功效，而一些医用设备将气动压缩装置和冷疗相结合可以辅助消除水肿。这两种形式各有利弊，目前没有证据表明哪种方法在急性期或者整个恢复期对控制术后水肿更有效。冷疗已经被证明可以有效地控制水肿，减轻肌张力，并产生镇痛作用。患者和治疗师均发现在整个康复过程中冷疗有益于恢复 ROM 及缓解疼痛。

急性期康复对患者宣教的另一部分内容是建议患者使用可辅助日常生活活动能力的辅具，如适应功能变化的伸缩拐杖、长柄鞋拔、长柄浴刷、穿袜器等，随着患者患肢 ROM 的增加、力量的恢复、耐力的增加、平衡性及独立运动能力的提升将逐渐弃用这些辅具。

在术后康复的急性期及其他各个阶段，物理治疗的目标之一就是通过转移和步行训练，教会患者各种功能性的活动技巧。使用适应性的辅助装置上下床、座椅、汽车座位和如厕，如可以使用升高的坐垫、高马桶座等方便患者进行从坐到站立的活动。教导患者以适当的方法在初始阶段进行非交替的上下台阶。当患肢肌肉力量和膝关节 ROM 达到目标范围时，就可以指导患者进行交替性的上下台阶训练。最后教导患者以恰当的步行机制来恢复正常步态。患者做这些训练的能力取决于患者膝关节 ROM 及肌肉力量和平衡能力的恢复程度。对于积极主动训练且置换手术顺

利的患者，在 1~2 个月内或者再需要 3~4 个月的强化性康复就可以达到完全独立和熟练的程度。

关节活动范围

在急性期开始进行 ROM 训练对整个术后效果至关重要。根据文献资料，以下膝关节 ROM 对完成相关功能是必需的。

步行	65°
上楼梯	65°
下楼梯	90° ~100°
在标准椅子上起和坐	95° ~100°
骑自行车	105°
跪	125°
下蹲	＞ 130°

值得注意的是，术前 ROM 是预测术后 ROM 的单一影响因素。医师必须了解患者术前的情况，才能对患者术后的疗效作出准确预测。

TKA 术后膝关节屈曲度达到 130° 以上，可以使患者进行跪和下蹲等难度较大的动作。而如果患者术后获得膝关节屈曲度为 110° ~120°，那么他在完成必要的 ADLs 时就基本没有困难。目前还没有明确的研究证实术后膝关节 ROM 应达到什么样的范围才能使膝关节充分发挥作用，或者说达到手术成功的标准。理想情况下，患者的膝关节伸直位应达到 0°，因为持续维持屈膝，特别是大于 15° 的屈膝，已被证明会增加人体能量的消耗，使患者发生临床问题的概率增加。患者也可以因代偿动作引发腰椎、髋和踝关节等临床问题。在急性期，膝关节 ROM 训练可以通过每天多次使用持续性被动活动（CPM）训练机器来辅助。虽然文献对这种机器增加膝关节 ROM 和提高功能结果评分的作用不确切，但有些术后康复指南建议使用这种辅助机器。研究结果发现通过持续性被动活动训练，可以促进膝关节早期屈曲活动并且可以改善疼痛症状。缺点是这种设备会增加手术切口出血，甚至加剧患膝的疼痛，限制膝关节的伸展活动，甚至出现患者

对设备的过分依赖。因此设备在使用时应与辅助及主动关节活动范围（AROM）训练相结合进行。通过患者独立的伸展训练及治疗师利用熟练的技术可以改善膝 ROM，这些技术如主动小幅度伸展股四头肌、拉伸，可以帮助患者放松和伸展膝关节，同时拉伸不成熟的纤维化组织。根据作者的临床建议，进行仰卧位及坐位被动膝关节屈曲伸展训练是很有必要的，因为在这些体位下患者可以与治疗师保持视觉和语言交流。而在主动屈曲伸展膝关节训练过程中，患者和治疗师没有视觉交流，同时会由于体位原因给膝关节造成不必要的压力。其他有益的技术包括髌骨松动和软组织按摩，可以帮助松解粘连、改善肌肉延展性、减轻疼痛、消除肿胀。上述治疗联合使用可以改善膝关节的 ROM。

肌力训练

在急性期，起始阶段的治疗强度往往较低。患侧膝的治疗往往是初始的不负重训练到中等强度的负重训练。在这个恢复阶段，训练是逐步进行的，目的是使手术之后被抑制的肌肉重新激活和再适应。受影响的主要肌群是股四头肌，肌肉的再适应和肌力强化可以通过逐渐加强的等长收缩复合运动训练来完成。介绍一个简单的例子，让患者坐在床边或者椅子上，使足踝负重并持续抗阻，如果可以的话，让患者伸直膝关节，这样就能集中进行等长收缩训练股四头肌，患者在膝关节伸直后坚持数秒（图 43-1）。最后，患者缓慢地放下腿，使股四头肌离心收缩。当患者缓慢伸膝时使用电刺激装置可以进行神经肌肉方面的训练，这可能有助于股四头肌的功能恢复。同时加强核心肌肉、髋关节肌肉、踝关节肌肉的再适应能力和肌力的恢复，以保证重新整合肌肉活动的互补作用，据此提供一个更加完整的训练计划。

疼痛管理

在康复各个阶段的主要障碍之一就是疼痛，即

使给予镇痛药物许多患者仍不可避免在术后经历不同程度的疼痛。许多人认为他们经历的疼痛是在康复期间必须忍受的，但其实本不应该如此。在康复的起始阶段，治疗师必须和患者进行充分的交流，不断探究患者的镇痛药物应用方案，使之不仅能进行日常生活，还能承受物理治疗过程中的考验。如果不能控制疼痛，患者出院后还可以寻求外科医师和疼痛管理团队的指导。一旦疼痛无法得到充分控制，保守治疗法中的软组织镇痛技术可以进一步帮助管理疼痛。如果疼痛控制不佳，患者将难以改善膝关节的 ROM，无法实现功能的明显改善，无法获得术后应有的疗效。

亚急性期：术后阶段 2（术后 2~8 周）和术后阶段 3（术后 9~16 周）

这个阶段的重点是继续改进患者的膝关节

ROM 和协助患者恢复肌力、耐力和平衡水平，以进行更高水平的日常功能活动。这些活动包括上下多层楼梯及耐力活动，以满足工作的需求。根据预测，那些进行膝关节置换的年轻患者（＜ 65 岁）和老年患者在术后的几十年中都需要大量活动，因此这一阶段的康复时间较长，目标包括帮助患者恢复力量、耐力和平衡，以满足他们期望的娱乐活动需要。

患者宣教

根据患者康复的进展情况，治疗师应提供运动训练调整说明。活动较为积极的患者可能会被建议减少活动，使他们的膝关节能得到足够的休息，并促进膝关节充分愈合。而另外一些患者可能需要积极参与训练，以促进康复整体进展。建议患者使用冷疗结合抬高患肢的方法以消除水

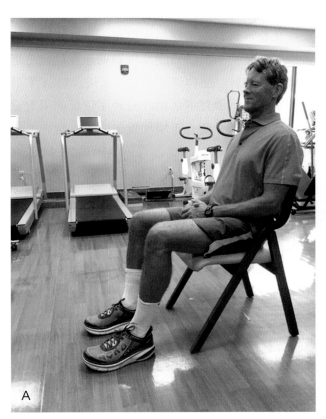 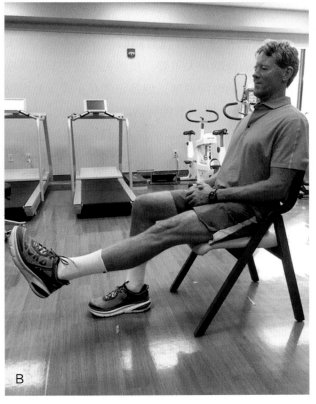

图 43-1　A、B. 坐位膝关节伸展的有效活动范围。动作：患者坐位并主动伸展患膝。目的：利用下肢重量作为抗阻促进股四头肌力量的强化。运动或肌力强化训练也可以被治疗师用作早期股四头肌肌力恢复程度的评估工具。如果患者无法完全伸展膝关节进行股四头肌的训练，就可以使用电刺激的方法进行股四头肌的活动和训练，有研究表明这种方式有助于股四头肌的力量恢复

肿。如果膝关节以下出现明显水肿，可以鼓励患者向外科医师咨询是否可以使用弹力袜作为控制水肿的辅助手段。随着患者膝关节 ROM 的进一步改善，力量和平衡能力会恢复得更好，可以逐步弃用辅助器具，同时再细微调整转移和步行训练，以恢复正常的动作。

关节活动范围

在愈合阶段，第 5 周及以后的时间是利用未成熟瘢痕组织修复、重建及改善膝关节 ROM 的关键时间窗。虽然瘢痕组织在第 5 和第 6 周之间通常不会完全固定形成，但是仍然有些患者由于自身体质的原因较早地出现瘢痕组织，对于他们来说关键的时间窗相对更短，取得膝关节屈曲 ROM 的典型时间段如下。

术后 4 周末：90°～100°；

术后 4~8 周末：100°～110°；

术后 8~12 周末：110°～120° 或更大。

如果患者的 ROM 没有随着治疗而进步，寻求外科医师的帮助至关重要。虽然关于膝关节伸展恢复没有具体的时间要求，但是患者在正式康复出院前完成全范围的膝关节伸展活动仍是持续的目标。

这个阶段，患者和治疗师可能会遇到康复过程中最大的困境。患者疗效的成功将取决于术前、术中和（或）术后可能出现的多种因素。术前因素（如膝关节既往手术史、长期膝关节挛缩屈曲和障碍）能明显增加膝关节术后屈曲恢复的难度。术中的一些相关危险因素包括关节对线的矫正不良和（或）植入物选择不适合、安装位置不良。术后可能发生的危险因素包括患者对镇痛药的不良反应、患者依从性差及治疗师对康复控制不良等。在为患者制订 ROM 恢复目标时，应注意这些不良因素的影响。为了克服这些不良因素影响，需要采用"积极康复"，即使用"超出患者肢体重量"的高强度过度牵伸训练。但是在不同的文化背景下，应调整临床实践从激进的康复转变为温和的康复。激进的训练方法如较大强度的牵伸手法，尤其是在康复的前几周内，使用固定自行车进行僵硬膝关节的反复屈伸训练，以使膝关节达到更大的屈曲范围。但这样做会增加膝关节的剪切力和髌股关节的压力，并加剧原有的疼痛和加重炎症反应，这将进一步影响关节的愈合，导致功能的进步进入平台期，甚至退步，对整体康复产生不利影响。为了减少膝关节的疼痛，患者甚至会加重背部、髋部和踝的代偿性运动。虽然固定自行车训练可以帮助患者康复，但是研究发现在患者膝关节 ROM 达到 100° 之前进行这种训练会刺激手术后的膝关节。因此，只有当膝关节 ROM 达到 100° 之后，才建议使用固定自行车进行膝关节训练以促进膝关节 ROM 的进一步康复。临床医师要正确处理所有导致 ROM 减少的潜在危险因素，如疼痛程度，肿胀程度，腘绳肌、腓肠肌、比目鱼肌的紧张程度，要使用曲柄较短的自行车，连接自行车踏板的曲柄臂的长度比标准自行车的曲柄臂要短，这样就允许膝关节屈曲度在 90° 或者更小度数的患者进行适当的膝关节旋转、屈伸训练。一般来讲，TKA 术后的固定自行车康复训练治疗应采用较低的阻力设置，增加旋转量要优于增加旋转阻力。这种类型的固定自行车康复训练方式可以辅助 ROM 的恢复，而不会给术后的膝关节带来额外的压力。

应用更多的软组织保守疗法，结合适度的伸展运动和主动 ROM 训练，也能更好地帮助患者恢复膝关节 ROM。在两次康复训练之间安排休息日，以便给予膝关节充分的休息时间，更好地为下一阶段的恢复做好充足的准备。

有些患者在术后很难达到理想的膝关节 ROM。究其原因主要是术后镇痛效果不佳所致。使用低负荷牵伸装置，如可以用作为过渡辅助装置的活动型膝关节夹板，已证实它对于改善膝关节 ROM 是有益的。这些装置特别有助于恢复膝关节的伸展，对恢复屈曲也有帮助。如果采用这些方法后 ROM 仍然没有改善，就需要和外科医师进行沟通，讨论进一步的康复治疗选择，如麻醉下手法松解。

肌力、功能训练和功能恢复结局评估

　　针对核心肌群及双侧髋关节、踝关节、膝关节肌肉，制订一个全面渐进的抗阻力训练计划以促进功能的恢复。所有的训练计划应个性化设计，根据术前功能、膝关节 ROM、灵活性、平衡能力、现有并发症的影响、术后并发症及患者短期与长期的目标进行综合评估后制订。而后根据功能恢复结果进行评估，如座椅坐立测试（患者在 30 秒内不使用手臂辅助的情况下反复地在标准座椅上完成坐立动作）可以帮助了解患者下肢力量和耐力基本的功能水平。这个阶段的大部分肌力训练将超越等长开链运动，并将主要集中在闭链向心和离心运动相结合的训练。这方面的一个典型例子就是靠墙蹲训练（图 43-2）。在这项训练中，让患者背靠着墙壁进行控制性的下蹲训练，做离心收缩，保持姿势几秒，做等长收缩，保持背靠墙壁并返回起始位置，同时做向心训练。嘱患者保持膝踝关节对线，同时避免膝关节过度屈曲，使活动范围不要超过 90°，以减少髌股关节的压力。另一个例子是让患者做向前弓步（图 43-3）。当这些训练与其他股四头肌训练结合成系统训练时，可以强化股四头肌，使之力量增强，提高 6 分钟步行试验的行走距离，缩短计时出发试验的时间和爬楼梯测试的时间。频率参数将基于治疗情况，这种一般强度的强化训练可以与实现更高阶功能强度的特定功能训练相配合。功能训练如

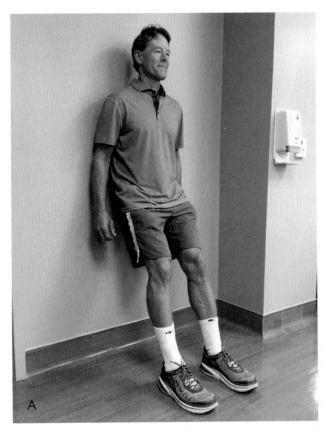
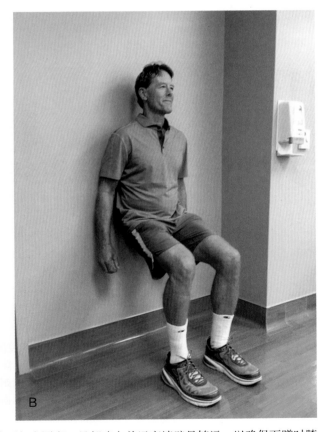

图 43-2　A、B. 靠墙蹲。动作：患者背靠墙壁站立，双脚分开与肩同宽，足部略向前远离墙壁足够远，以确保下蹲时膝关节屈曲范围正确。指导患者将身体缓慢地靠在墙壁上下滑，直至膝关节屈曲 100° ~110°，以避免对髌韧带施加过度的压力，并且此时对于髌骨周围结构的刺激性也很小。然后指导患者保持这个姿势几秒。最后指导患者向上滑动返回起始位置。改良：可以在患者腰部和墙壁之间放置一个球，以减少摩擦、方便滑动。目标：通常以股四头肌为训练目标的下肢肌力训练包括离心、等长、向心训练。这几种训练可以组合或作为站立位、坐位功能训练的拓展动作

横跨高于 8 英寸（约 20cm）的物体，以训练和强化肌肉，使患者日后能自由进出浴缸（图 43-4）。应用不同高度渐变的台阶进行上下台阶训练，同时可以训练和强化相关的肌肉，最终使患者能上下楼梯（图 43-5）。通过现实可控的训练，可以全面恢复下肢力量和单侧的膝关节屈曲，如恢复下楼通常被视为是 TKA 术后功能恢复的最佳状态。

平衡与恢复结果评估

在康复阶段解决平衡及下肢本体感觉的问题能够协助增加下肢的力量，促进身体的协调性，以及整个下肢的肌肉的活动能力。通常从静态和动态的双侧下肢平衡和本体感觉训练逐渐过渡到静态和动态的单侧下肢训练。最终的平衡目标是通过检测试验，如单腿站立时间、起立 – 行走计时测试，能够达到符合年龄段的平衡标准。这样患者可以降低跌倒的风险。其他广泛用于测量平衡的方法是 Berg 平衡量表。采用这些方法和其他功能性的评估方法，如特异性疾病西安大略大学和麦克马斯特大学关节炎指数评分（Western

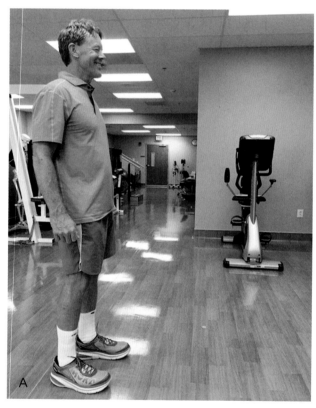
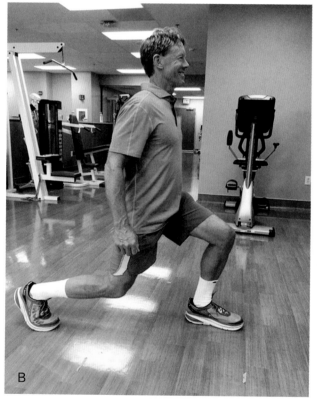

图 43-3　A、B. 静态或动态弓步。动作：静态弓步，恢复的中到后期阶段。首先患者一侧下肢向前，足跟紧贴地面，另一侧足跟抬起，双脚分开与肩同宽。然后患者屈曲双膝，降低腰部和躯干，并将膝关节屈曲限制在 100°~110°，不要在髌腱上施加过大的压力，以免膝关节屈曲活动范围过大而刺激髌旁结构。最后患者伸展双膝回到起始位置。改良：患者可以握持手杖或将手放在一个固定物上，作为下肢保持平衡和稳定的辅助工具。动态弓步，恢复的最后阶段。患者双脚左右分开与肩同宽。患者向前迈进一步，然后屈曲双膝降低腰部和躯干，并将膝关节屈曲活动范围限制在 100°~110°，以避免对髌腱和髌前结构造成过度的压力和刺激。接着将后侧腿前移，前侧腿不动，与此同时患者向前移动。双腿轮流重复该过程。向前移动的过程中四肢交替摆动。改良：患者可以手持较轻物体来增加负荷。患者蹲位时，可以向前伸展手臂，侧向转肩将双臂放至同侧，回到中立位，然后转向另一侧，以加强训练姿势 / 核心肌群。目的：这个训练是多用途的，它有利于下肢肌力增强，特别是利用运动中股四头肌的离心、等长、向心收缩来强化股四头肌。这同时也涉及平衡、核心和姿势训练及功能性运动，因为它涉及双膝关节屈曲这个最基本的动作，最终完成这个动作是需要耐心的

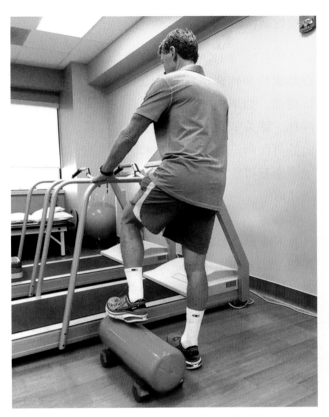

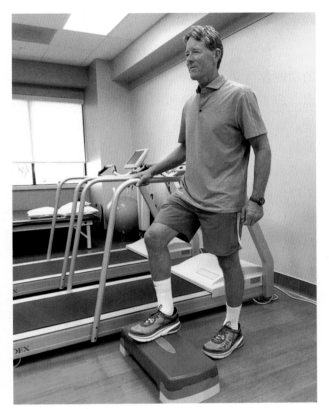

图 43-4　侧跨。动作：患者站在一个 6~8 英寸（15~20cm）高的障碍物旁边，同时握住前方的固定物。患者屈曲髋关节和膝关节，背伸足踝侧步跨越障碍物。嘱患者跨越障碍物时距离要足够远，以给一侧下肢活动留有足够空间，返回起始位置，重复这个动作。目的：这是个多用途的训练，它能增加受累膝关节及同侧髋关节和踝关节的活动范围。它通过激活与每个关节相关的肌肉来增强下肢功能，这个动作可以训练髋外展肌，使之得到强化；在踝关节，这个动作可以强化背伸肌和跖屈肌。所有以上这些肌肉都与股四头肌一样术后会出现肌力减退。在患者能够承受的范围内，应该鼓励患者不用手扶固定物来完成这个动作。这将增强整体的平衡能力和改善单腿的稳定性。训练侧向抬腿动作，并让膝关节适应这种运动。这个训练动作模仿的是患者进出浴缸的动作

图 43-5　上下台阶。动作：患者用手抓住固定物，然后患肢抬高踏上 2 英寸（约 5.1cm）的台阶，而后患者交替使用双腿做上下台阶的动作，动作应由四肢协调完成。当患者能够轻松完成上下台阶训练，膝关节具有足够的稳定性和控制性且无痛感时，患者逐步使用 4 英寸（约 10cm）、6 英寸（约 15cm），最后到 8 英寸（约 20cm）的台阶进行强化训练。改良：鼓励患者单腿站立保持平衡，逐渐从 5 秒坚持到 10 秒。这个训练也可以用于向前走和下台阶。目的：这是个多用途的训练。一般用于强化下肢肌肉、训练单腿稳定和平衡能力，帮助患者恢复患肢功能并重新获得上下楼梯的能力

Ontario and McMaster Universities Arthritis Index）、全球健康 SF-36 评分和功能能力测试，以及 6 分钟步行试验、爬楼梯测试、膝关节损伤和骨关节炎评分（knee injury and osteoarthritis, KOOS）和下肢功能量表都可以评估恢复进度，指导和调整护理计划，并帮助建立出院标准。

重返驾驶和工作

　　患者能否回归驾驶和工作是由医师根据患者的康复进展情况来决定的。一般情况下，患者在 TKA 术后 4~6 周之后可以驾驶汽车。要求患者能迅速把脚从油门转移到刹车，并具有足够的力量踩刹车。患者也不能依赖镇痛药。

娱乐活动

一旦达到足够的力量和平衡，以满足高水平的功能性活动，更多的专项动作就成为康复的重点。患者需要谨慎参加的运动包括跑步和跳跃等，这些运动会产生高冲击力，可能会引发膝关节植入物的松动并导致植入物的寿命缩短。建议患者提前咨询医师，选择适当的活动项目。由于医疗保险限制，转诊患者时要考虑转给了解手术相关注意事项的有经验的治疗师。有监管的社区康复训练中心也一个很好的转诊选择。

髌周疼痛

TKA 术后常见的症状就是髌周疼痛。大多数患者由于关节炎长期功能障碍而出现股四头肌萎缩，同时手术本身也会加重进一步的肌肉萎缩。髌股关节在活动中承受相当高的压力，如上下楼梯、使用较低的椅子或是坐便器时，髌骨会承受高达体重 5 倍的压力。因此，治疗应针对股四头肌，特别是股内侧肌进行肌力训练。对于持续 6 个月以上有髌骨疼痛的患者，我们倾向于在有限屈曲范围内（＜45°）进行股四头肌肌力训练，以避免过度负重和刺激髌骨。5%~15% 的 TKA 术后患者会出现持续性的髌周疼痛，这些患者应由外科医师评估是否存在膝关节对线、髌周瘢痕及其他可以进行外科治疗的情况。然而，在大多数情况下，疼痛的主要原因是持续性的股四头肌萎缩。

一些已进行膝关节置换的患者需要进行二次手术以治疗髌骨和伸膝装置的问题，最简单的是进行外侧支持带松解。治疗师和患者都应该注意，在侧方进行松解治疗后通常会出现持续数月的侧面肿胀症状。患者其他治疗后伸膝装置出现问题的现象并不常见，如股四头肌延长术、内侧头前移术或者胫骨结节截骨，而在关节翻修术后更为常见。在这些情况下，治疗师应与外科医师及时沟通以获得具体的治疗方案。

血栓栓塞和切口问题

所有接受 TKA 的术后患者都应该采取预防深静脉血栓和肺部感染的措施。预防措施包括使用抗凝剂，如华法林、依诺肝素、利伐沙班和阿司匹林。膝关节和腿部瘀斑是常见问题，但是应该向外科医师汇报全部的手术切口引流情况，因为术后康复可能需要因此调整或者必要时采取其他干预措施。

TKA 术后膝关节和小腿的肿胀也很常见，而且并不能预测 DVT 的发生。缺乏经验的医师很难评估 TKA 术后的患者，因为绝大多数患者都有疼痛、肿胀和肢体皮肤颜色改变的情况。当疼痛、肿胀和变色超出 TKA 术后的一般程度时，缺乏经验的医师需要向更有经验的外科医师寻求帮助。

全膝关节置换术后康复的总结

阶段 1：急性期护理（术后前 3 天 ~2 周）

目标

- 控制术后肿胀。
- 监测疼痛程度。
- 主动辅助或主动 ROM 训练：屈曲＞80°；伸展 0°。
- 无辅助的床上活动。
- 无辅助的转移、行走和在适当辅助装置下上下楼梯（非交替方式）。
- 独立完成或使用辅助器具完成 ADLs。
- 独立完成或部分独立进行家庭训练计划。

注意事项

- 避免长时间的坐、站立、行走。
- 预防 ADLs 和 ROM 训练造成的严重疼痛。

治疗策略

- 水肿管理：冷敷治疗、患肢抬高、手法技术消除水肿。

- 疼痛管理：使用手法技术缓解。
- ROM
  - 被动活动
    - 使用 CPM，初始 0~60°，在可以忍受的范围内膝关节屈曲（knee flexion，KF）。仰卧位和坐位，足踝下用毛巾垫高有助于膝关节伸展（knee extension，KE）。
  - 主动辅助活动
    - 坐位时利用对侧下肢进行 KF/KE 训练，仰卧位使用弹力带辅助 KF / KE，轻柔地用手辅助 KF / KE。
  - 主动活动
    - 坐位下 KF / KE、台阶拉伸辅助 KF / KE。
- 床上移动训练。
- 配合适当的辅助器具进行转移、步态和上下台阶（非交替方式）训练。
- 借助辅助器械进行 ADLs 训练。
- 随着移动距离增加逐渐提升直立活动的耐力。
- 家庭训练计划（home exercise program，HEP）：侧重于股四头肌、核心肌群、髋部和踝部肌肉的恢复训练。

进阶标准

- 出院 3 ～ 4 天内或从康复科出院，能够安全地调整活动。
- 当证实能够采用对称性并且正常迈步的步态时，可以从借助助行架过渡到使用手杖。

阶段 2：亚急性期护理（2~8 周）

目标

- 继续水肿和疼痛水平的监测与管理。
- 主动辅助或主动 ROM 训练：屈曲 > 105°；伸展 0°。
- 如有必要，增加负重训练。
- 有或无辅助设备下开始步态纠正训练。

- 通过辅助器具或扶手等帮助患者在高 4 英寸（约 10cm）的台阶上完成上下台阶训练。
- 实现独立完成或部分独立完成 ADLs。
- 独立进行家庭训练计划。
- 进行基础水平的功能评估。

注意事项

- 如果 ROM 停滞不前或减少，请联系医师。
- 假如仍有步态异常，避免脱离辅助装置。
- 在肢体的力量或控制没有完全恢复之前避免采用交替方式走楼梯。
- 假如站立活动加重患肢肿胀，应避免久坐、长时间的站立和行走。
- ADLs 和 ROM 训练应避免诱发剧烈的疼痛。
- 除非 AROM ≥ 110°，否则请勿使用标准的直立式固定自行车进行训练。
- 避免过度频繁的膝关节 ROM 训练。
- 切口彻底愈合并获得外科医师同意前应避免水疗。

治疗策略

- 水肿管理：冷疗、抬高患肢和手法按摩。
- 疼痛管理：手法按摩缓解疼痛。
- ROM
  - 被动活动
    - 出院 CPM，轻至中度予以手动辅助 KF / KE、髌骨和周围皮肤按摩松动。
  - 主动辅助活动
    - 在坐位利用对侧下肢辅助患侧 KF / KE；靠墙滑动训练 KF，仰卧位理疗球进行 KF/KE；仰卧位使用拉伸带进行 KF 和腓肠肌、比目鱼肌的弹性恢复；轻至中度的患者可以手动辅助 KF / KE。
  - 主动活动
    - 坐位下 KF / KE、台阶拉伸辅助 KF / KE。
- 方式：冷疗、神经肌肉电刺激股四头肌。
- 治疗性训练

- 开链和闭链运动，以核心肌群、髋部、膝部和踝部肌肉为训练重点。
  - 对于 ROM ≤ 105° 的患者使用短曲柄固定自行车进行训练。
  - ROM ≥ 110° 的患者使用长曲柄固定自行车进行训练。
- 水疗。
- 平衡和本体感觉训练：逐渐从双侧腿到单侧腿训练。
- 辅助器械下训练 ADLs。
- 功能性训练：上下台阶的高度为 2~4 英寸（5~10cm）。

进阶标准

- 屈膝 > 105°。
- 无股四头肌迟滞。
- 有或无辅助装置下能达到正常步态。
- 有或无辅助装置上下 4 英寸（约 10cm）高的台阶。

阶段 3：亚急性期（9~16 周）

目标

- 持续的水肿控制和疼痛水平监测。
- AROM：屈曲 > 115°；伸展 0°。
- 能够双下肢对称负重完成转移和直立活动，并能够无辅助或者在最少的辅助下对称负重。
- 独立完成 ADLs。
- 最大限度地恢复下肢力量、控制和灵活性，以满足 ADLs 需求。
- 顺利上下台阶：在使用扶手辅助或使用辅助装置时能够上下 6~8 英寸（15~20cm）高的台阶。
- 功能评估已恢复接近至患者年龄段的正常水平。

注意事项

- 如果 ROM 停滞不前或减小，请联系医师。
- 假如仍有步态异常，避免脱离辅助装置。

- 在肢体的力量或控制没有完全恢复之前避免采用交替方式走楼梯。
- 避免跑步、跳跃等剧烈的活动，除非医师允许。
- 避免俯卧位训练 ROM。
- 除非 AROM ≥ 110°，否则请勿使用标准的直立式固定自行车进行训练。
- 避免过度频繁的膝关节 ROM 训练。

治疗策略

- 水肿管理：冷疗、抬高患肢和手法按摩。
- 疼痛管理：手法按摩缓解疼痛。
- 活动范围
  - 被动活动
    - 轻至中度予以手动辅助 KF /KE、髌骨和周围皮肤松动。
  - 主动辅助活动
    - 在坐位利用对侧下肢辅助患侧 KF / KE，靠墙蹲训练 KF；仰卧位理疗球进行 KF/ KE；仰卧位使用拉伸带进行 KF 和腓肠肌、比目鱼肌的弹性恢复；轻至中度的患者手动辅助 KF / KE。
  - 主动活动
    - 坐位下 KF / KE，台阶拉伸辅助 KF / KE。
- 方式：冷疗、神经肌肉电刺激股四头肌。
- 手法：当切口稳定时进行髌骨和周围皮肤松动。
- 治疗性训练
  - 开链运动，以核心肌群、髋部、膝部和足踝肌肉为训练重点。
  - 对于 ROM ≤ 105° 的使用短曲柄固定自行车进行训练。
  - ROM ≥ 110° 使用长曲柄固定自行车进行训练。
- 水疗。
- 心血管功能训练：自行车、椭圆形康复球、跑步机酌情纳入。
  - 平衡和本体感觉训练：合适条件下逐渐从双腿训练过渡到单侧腿训练，并在合适条件下采用不稳定平面训练。

● 功能训练：上下台阶的高度为6~8英寸（15~20cm）。

出院标准

● 实现所有的设定目标和功能结果。

● 功能恢复的结果达到其所在年龄段的正常范围内。

   ● 把握扶手的情况下可以交替迈步上下楼梯且很少疼痛。

（李 卫 译，荣积峰 邬培慧 王于领 审）

参考文献

Bade MJ,Stevens-Lapsley JE:Restoration of physical function in patients following total knee arthroplasty:an update on rehabilitation practices.*Rehab Med in Rheum Dis* 2012; 24(2):208–214.

Bass S,Cox CE,Salud CJ,Lyman GH,McCann C,Dupont E,Berman C,Reintgen DS.The effects of postinjection mas-sage on the sensitivity of lymphatic mapping in breast cancer.*J Am Coll Surg* 2001;192(1):9–16.

Binkley JM,Stratford PW,Lott SA,Riddle DL:The Lower Extrem-ity Functional Scale (LEFS):scale development,measure-ment properties,and clinical application. North American Orthopaedic Rehabilitation Research Network.*Phys Ther* 1999;79(4):371–383.

Brotzman S,Manske R:Clinical Orthopedic *Rehabilitation*,ed 3.Philadelphia,PA,Elsevier-Mosby,2011.

Chen LH,Chen CH, Lin SY,et al:Aggressive continuous passivemotion exercise does not improve knee range of motion after total knee arthroplasty.*J Clin Nurs* 2013;22(3–4):389–394.

Cioppa-Mosca J, Cahill J, Cavanaugh J, Corradi-Scalise D,Rudnick H,Wolf A:Post-surgical Rehabilitation Guidelines for the Orthopedic Clinician.St.Louis,MO,Mosby Elsevier,2006.

Kettelkamp DB:Clinical implications of knee biomechanics.*Arch Surg* 1973;107(3):406–410.

Kittelson AJ,Stackhouse SK,Stevens-Lapsley JE:Neuromuscular electrical stimulation after total joint arthroplasty:a critical review of recent controlled studies.Eur *J Phys Rehabil Med* 2013;28:1–12.

Nelson CL,Kim J,Lotke PA: Stiffness after total knee arthro-plasty: surgical technique.*J Bone Joint Surg Am* 2005;87(Suppl 1 Part 2):264–270.

Papotto B,Mills T:Treatment of severe flexion deficits following total knee arthroplasty:a randomized control trial.*Orthop Nurs* 2012;31(1):29–34.

Stevens-Lapsley JE,Balter JE,Wolfe P,Eckhoff DG,Schwartz RS,Schenkman M,Kohrt WM:Relationship between intensity of quadriceps muscle neuromuscular electrical stimulation and strength recovery after total knee arthroplasty.*Phys Ther* 2012;92(9):1187–1196.

Yashar AA,Venn-Watson E,Welsh T,Colwell CW Jr,Lotke P:Continuous passive motion with accelerate flexion after total knee arthroplasty.*Clin Orth Relat Res* 1997;345:38–43.

Friedrich Boettner, MD 和 Tom Schmidt-Braekling, MD

概述

膝关节单间室置换（unicompartmental knee arthroplasty，UKA）适用于膝关节单个间室的局限性退行性病变，手术仅置换病变的部位，可分为内侧单间室、外侧单间室和髌股关节置换（图 44-1），其中以内侧单间室置换最为常见。目前，在美国每年有 45000 例膝关节单间室置换手术和 60 万例初次全膝关节置换术（total knee arthroplasties，TKAs）。并且 TKAs 以每年 9.4% 的速度增长，UKAs 则以每年 32.5% 的速度增长。

UKAs 的优点包括可以减少出血，加快恢复，缩短住院时间，增加关节活动范围，提高术后的活动水平，能更早地重返工作。UKAs 还能降低感染率及围术期并发症的发生率。

与 TKAs 相比，UKAs 的主要缺点是术后 15 年的长期生存率比 TKAs 要低。然而，最近越来越多的研究表明，某些 UKAs 患者有很好的长期生存率。

随着假体设计的改进和谨慎选择患者，UKAs 的整体疗效得到一定提高。目前，据经验丰富的外科医师报道，UKAs 的 10 年生存率超过 95%，已经接近 TKAs 的水平。

手术过程

因为 UKAs 仅置换 1 个间室，其他间室应该无骨关节炎受累。文献研究显示，邻近间室的骨关节炎进展是导致 UKAs 失败的主要机制。

膝关节内侧和外侧单间室置换的适应证

● 膝单间室骨关节炎（内侧或外侧间室）。
● 体重：< 90kg。
● 活动：不从事重体力劳动或高强度运动（如长跑等）。
● 疼痛：能准确定位痛点于相应的关节面（"一指征"）。
● ROM：术前屈膝 > 90°。
● 挛缩屈曲畸形 < 10°。
● 内翻和外翻畸形 < 10°。

禁忌证

● 炎症性疾病（如类风湿关节炎、晶体性关节病）。
● 前交叉韧带（ACL）损伤。
● 髌股关节炎（髌骨外侧关节面）。
● 重度膝前痛。

Boettner 博士或直系亲属已从 OrthoDevelopment 获得版税；是 DJO Surgical 发言部门成员或代表其做过付费演讲；担任 DePuy 强生公司、OrthoDevelopment 和 Smith & Nephew 公司的付费顾问；曾接受过 Smith & Nephew 公司的研究或机构支持；并担任 OrthoForum GmbH 董事会成员、管理者或委员会成员。Schmidt-Braekling 博士及其任何直系亲属均未接收与本主题相关的商业公司或机构的任何有价物，未持有股票或股票期权。

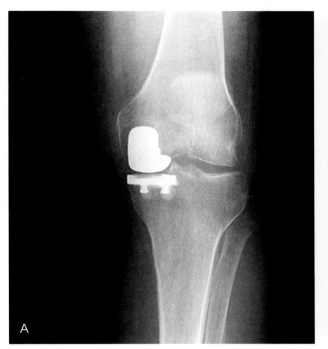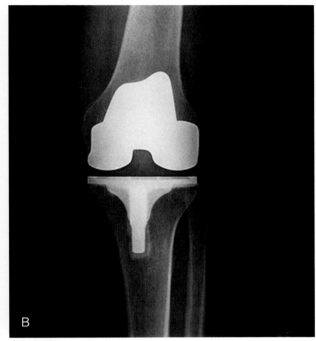

图 44-1　膝关节单间室置换（A）与全膝关节置换（B）的 X 线影像图

手术技术

根据采用的假体不同，选择不同的假体植入术式。然而，所有的膝关节内侧单间室置换术有一些共同的特点。

● 手术切口小，可以避免切开股四头肌腱层。

● 在植入膝关节内侧单间室置换假体前，外科医师需要根据 X 线和 MRI 确定 ACL 及外侧间室和髌股关节的完整性。

● 胫骨内侧松解有限，无法通过内侧软组织手术松解来矫正内翻畸形。

● 股骨假体应对位良好，使其在膝关节从伸展到屈曲 ROM 内活动时均处于胫骨假体的中间位置。

● 胫骨假体的旋转对位至关重要，特别是对于活动衬垫型膝关节单间室置换假体。一般胫骨假体要朝向股骨头的中心。

● 塑料衬垫的厚度必须保证关节内侧有一定程度的松弛，避免因内侧单间室过度填充而导致膝关节外翻，以降低发生进行性外侧单间室炎的风险。术前外翻应力测试可以帮助评估内侧松

弛的程度。

● 去除后髁骨赘和半月板以减少屈膝时发生撞击的风险。

● 在手术结束前，评估髌骨的运动轨迹，避免髌骨向外侧移位，对于轨迹不良的病例可以考虑做髌骨外侧松解。

围术期并发症

一般而言，围术期并发症包括深部假体周围感染、深静脉血栓（DVT）和肺栓塞。与 TKAs 相比，UKAs 围术期发生并发症的风险更低。UKAs 的风险如下。

● DVT 和肺栓塞：在联合使用局部麻醉时，推荐应用肠溶性阿司匹林进行预防。

● 围术期输血的需求较小，因此不推荐常规术前自体献血。

● 深部假体周围感染：可常规应用 24 小时抗生素预防治疗。

● 不稳和对位对线不良易致外侧单间室或髌股关节炎早期发展。

- 术后关节僵硬是一种罕见的并发症。
- 以前有围术期骨折发生的报道，但是随着现代手术器械的应用，已经不常见。

术后康复

在大多数情况下，认为接受膝关节 UKAs 的患者可加速康复和早期出院。术前宣教和康复训练可为术后早期康复的开展做好准备。预先学习术后的训练项目和使用拐杖辅助步行练习也是术前教育的一部分。如果术后康复是在门诊进行或者计划在术后第 1 天即出院的患者，需要熟悉术后训练。应该让患者在术前就对术后康复的目标和时间安排形成清晰的认识，其中包括重返工作岗位和进行驾驶的实际计划。一般而言，患者能够在 1~3 周内重返活动要求较低的工作岗位，如办公室工作。当患者停用所有麻醉性镇痛药，可以无痛地在一定限度内活动和控制相对应的关节时，就可以重新开始驾驶汽车，这一般需要 2~4 周。与患者术前就可实现的术后目标和期望进行充分的交流是至关重要的，对于如膝关节 UKAs 这样的微创手术而言，患者可能会被互联网或者其他媒体信息误导而抱有过高的期望。

术前训练

术前的适应性和肌力训练对于希望术后加速康复的患者非常重要，这包括如下内容。

- 一般适应性训练：固定自行车或椭圆机运动，每次 30 分钟，以耐受为度，每周 3~4 次。
- ROM 训练：改善术前的 ROM。
- 股四头肌肌力训练：闭链运动，靠墙半蹲或微蹲（0°~45°），以耐受为度。

术后 1~7 天

疼痛管理

- 在术后第 1 周，多模式的疼痛管理至关重要。

这种模式包括局部麻醉、止吐药物、口服和静脉注射非甾体抗炎药（NSAIDs）与麻醉性镇痛药。在前 7 天，每 4~8 小时根据需要使用麻醉性镇痛药。

日常生活活动

- 鼓励患者第 1 周参与院内或门诊物理治疗，减少为做治疗来回奔波的次数。我们不鼓励在术后前 7 天重返工作或驾驶汽车。此外，在 AROM 达到 0°~100° 和肿胀得到控制之前应该避免步行较长的距离。
- 患者应在术后 1 周内在外力辅助下获得独立活动的能力。

减轻肿胀

术后最关键的是减轻肿胀，有助于早期 ROM 训练及避免出现股四头肌抑制的现象。

- 一天内可多次冰敷膝关节，或使用商用冷疗加压装置，例如可推荐使用 Game Ready（Game Ready®, Concord，CA）。
- 弹性绷带可以帮助减轻肿胀。绷带应该从脚到膝缠绕，以尽量降低小腿和足部肿胀的风险。
- NSAIDs 也可以作为术后多模式疼痛管理的一部分。
- 在术后的前 3 天内要减少步行活动，因为手术目标并不是要在前 7 天内就恢复不受限的步行能力。在前 3~7 天内，首先要做的是减轻肿胀和恢复关节活动范围，这两个方面都是进一步增强肌力和加强步行训练的必要条件。

关节活动范围

- 在早期康复中，恢复完全的伸膝功能至关重要。因此，可以在踝关节下方垫一毛巾卷，特别是当患者床上铺有软垫时，以保持膝关节处于伸展位，从而促进完全的伸膝。接受膝关节 UKAs 的患者没有必要常规使用膝关节固定支具，然而对于那些希望在夜间膝关节也能得到充分伸展的患者而言，是可以使用膝关节固定支具的。

- 应指导患者收缩股四头肌，使膝关节压向床面，直至获得充分的伸膝（股四头肌的等长收缩训练）。在前 7 天内伸膝运动每次 15 分钟，每天 6 次。在此阶段早期，治疗师可以在患者踝关节下方垫毛巾卷，然后下压膝关节至充分伸展位，以被动牵伸腘绳肌、腓肠肌和比目鱼肌。
- 在术后前 7 天内，可以使用关节持续性被动活动（CPM）设备替代术后屈膝训练。因为大多数患者屈膝恢复到 100° 相对较快，很少需要长期使用 CPM 设备。
- 在治疗期间，除了治疗师指导下的 PROM 训练外，患者主动屈膝训练也可以同时开始。患者每天要做 6 次屈膝训练，每次 15~30 分钟。目标：POD#2 屈膝达到 90°；POD#7 屈膝达到 110°。
- 一旦患者可以屈膝超过 90°，坐位主动屈膝训练就成为家庭训练的主要内容。

肌力训练

- 限制早期肌力训练和步态训练，以及股四头肌、臀部肌群和核心肌群的等长训练。
- 在恢复全关节活动范围之前，一般是在术后 7 天，应避免做过于激进的早期肌力训练，如重物或蹲起训练。
- 在第 1 周，基础的肌力训练包括直腿抬高，股四头肌、腘绳肌的等长训练。

步态训练和本体感觉训练

- 在前 7 天内，重点是拐杖辅助下的基本步态训练，并逐渐达到全负重训练。在足跟着地时，患者应注意充分伸膝。
- 术后即可开始爬楼梯训练，可手扶栏杆，一次一步练习，上楼梯先迈非术侧腿，下楼梯先迈术侧腿。

- 基本本体感觉训练包括术侧腿站立和身体平衡训练。一旦患者在坚硬的支撑面上能很好地控制平衡，就可以在泡沫板上进行平衡训练。平衡训练也包括左右和前后方向的重心转移训练。

辅助治疗

- 局部冰敷（商用冰敷和加压装置）。
- 抬高和加压（ACE 绷带），以减轻肿胀。
- 肌肉电刺激（EMS）可与冰敷、抬高和加压联合应用。

术后 8~21 天

疼痛管理

- 在第 2 和第 3 周，患者应减少麻醉类镇痛药物的使用。通常情况下，强效麻醉类镇痛药物应该在物理治疗前和夜间使用。患者可换用其他普通的镇痛药物。在这个康复阶段，曲马朵和对乙酰氨基酚是麻醉类镇痛药的良好替代品。

日常生活活动

- 一旦肿胀得到控制和 AROM 到 0°~100°，就可以增加步行的距离。
- 此时患者应参与门诊物理治疗。
- 一般在术后 2 周患者可重返工作，前提是患者恢复良好的 AROM 和完全的伸膝。
- 如果患者要重新开始驾驶汽车，必须在停用麻醉类镇痛药物时能自如地控制手术侧腿。一般在左侧腿术后 2 周，右侧腿术后 3~4 周可以开始驾驶。

辅助治疗

- 在物理治疗和长距离或长时间步行后，可使用局部冰敷（商用冰敷和加压装置）。
- 抬高和加压（弹性绷带）可减轻肿胀。在第 2 和第 3 周，如果患者因活动增加而引起患肢肿胀，可使用抬高和加压的方法治疗。

关节活动范围

- 每天 6 次，每次 15 分钟的股四头肌等长训练来恢复完全的伸膝。患者在主动伸膝运动中，应完全伸展膝关节。那些不能完全伸膝的患者，通常需要减缓日常活动训练，并专注于恢复完全的伸膝功能。用一个毛巾卷垫在踝关节下方并下压膝关节以完全伸膝，被动牵伸胭绳肌、腓肠肌和比目鱼肌，是物理治疗训练的重要内容。
- 可继续进行患者主动的屈膝训练和治疗师指导下的 PROM 训练。患者每天做屈膝训练 4~6 次，每次 15~30 分钟。康复目标：术后 2 周屈膝达到 120°；术后 3 周达到 130°。
- 注意：不能完全伸膝和屈膝未超过 110° 的患者，不能重返工作或进行下一步的肌力训练。

肌力训练

- 一旦 AROM 达到 0°~110°，就可以开始进一步的肌力训练。
- 患者在第 2 和第 3 周可以开始直腿抬高及股四头肌和胭绳肌的等长训练，还可以开始以下进一步的训练。
  - 固定自行车：每天 20~30 分钟，渐增阻力。
  - 闭链运动：靠墙半蹲和微蹲（0°~30°）。
  - 提踵。

步态和本体感觉训练

- 有或没有拐杖辅助下的步态训练。重点是足跟着地期间完全伸膝和建立平衡的步态模式。
- 当条件允许时，可开始进一步的双腿交替爬楼梯训练。在前 2~3 周内，可扶持栏杆辅助训练。
- 本体感觉训练，包括在坚硬的支撑面上提踵和足跟站立、在泡沫板或平衡板上进行平衡训练、左右和前后方向的重心转移训练。

术后 21~35 天

疼痛管理

- 在这个阶段，患者应停止使用麻醉性镇痛药物。一旦患者停用肠溶性阿司匹林预防 DVT，就可以使用 NSAIDs 来控制疼痛。此外，3 周后主要使用对乙酰氨基酚和曲马朵来控制疼痛。

日常生活活动

- 可继续进行每周 1~3 次的门诊物理治疗。
- 此阶段，患者可与物理治疗师沟通协调，重返健身房进行肌力训练，以提高身体素质。
- 患者现在可以开始强度更大的工作生活计划，包括旅行。
- 术后 3 周有望重返驾驶。

辅助治疗

- 此阶段局部冰敷只在物理治疗和健身后使用。
- 术后 3 周，肿胀应基本消失。

关节活动范围

- 每天 3 次，每次 15 分钟的股四头肌等长训练，以达到完全伸膝。此阶段，在主动伸膝训练中，患者应很容易达到全范围伸展。在步行周期中的足跟着地期，患者应能充分伸膝。可继续在物理治疗的热身阶段，进行胭绳肌、腓肠肌和比目鱼肌的被动牵伸，并下压膝关节至其完全伸展。
- 可继续进行患者自己可控的主动屈膝训练和治疗师指导下的 PROM 训练。患者应坚持屈膝运动，每天 4 次，每次 15 分钟。现阶段的膝关节屈伸训练包括全幅深蹲和从矮椅上站起。目标：关节活动范围＞130°。

肌力训练

- 固定自行车或椭圆机：30 分钟，渐增阻力。
- 闭链运动：靠墙半蹲和微蹲（0°~45°）。

- 腿举（0°~45°）。

步态训练和本体感觉训练

- 患者应具有无拐杖辅助下的平衡步态。继续关注足跟着地期的完全伸膝和建立平衡步态模式。
- 继续进行两腿交替的爬楼梯训练。在术后 5 周应能够独立爬楼梯。
- 本体感觉训练：包括在坚硬地面上的提踵和足跟站立，以及在平衡板上的更高级的平衡训练、左右和前后方向的要求更高的动态重心转移训练。

术后 35 天后

疼痛管理

- 必要时可使用 NSAIDs 或对乙酰氨基酚。

日常生活活动

- 继续每周 1 次的门诊物理治疗，以解决功能、ROM 和肌力不足的问题。
- 应鼓励患者重返日常健身活动。建议由物理治疗师进行监管，可以安排每周 1 次的训练课程来评估健身训练。

辅助治疗

- 可以使用局部冰敷，主要是在训练后应用。

关节活动范围

- 继续进行股四头肌的等长训练以达到完全伸膝。被动牵伸腘绳肌、腓肠肌和比目鱼肌，并下压膝关节至完全伸展。继续进行屈膝训练。这些训练可作为日常训练、健身运动的热身运动和物理治疗的一部分。
- 在术后 5 周，患者的 ROM 应达到 0°~130°。

肌力训练

- 固定自行车或椭圆机：30~60 分钟，渐增阻力。

- 闭链运动：靠墙半蹲或微蹲（0°~60°）。
- 腿举（0°~45°）并渐增阻力。

步态和本体感觉训练

- 患者应能在无拐杖辅助下平衡步态。
- 术后 3~5 周，患者应能独立爬楼梯。
- 本体感觉训练：包括平衡板和动态重心转移训练。这些训练应包含在常规的健身运动和物理治疗中。
- 术后 2 个月，患者应达成所有的治疗目标，并可以停止物理治疗。术后 6 周开始，体育专项训练可纳入物理治疗计划中，为患者重返运动做好准备。

膝关节单间室置换术后的体育运动

　　膝关节 UKAs 后，尽管那些技能要求更高的运动（滑雪、网球）要推迟到术后 3 个月开始，但还是应鼓励患者保持体力活动。1999 年膝关节协会（Knee Society）建议膝关节 UKAs 后进行适当的体育活动。作者推荐膝关节置换术后患者进行下列运动：有氧运动（低强度）、自行车（固定）、保龄球、门球、国标舞、爵士舞、散步、广场舞、高尔夫、射击、沙弧球和游泳。对于那些之前有运动经历的患者，作者建议骑自行车、皮划艇、徒步旅行、划船、竞走、滑雪（越野和高山）、网球（双打）和举重。虽然对于全膝关节置换术后的患者膝关节协会的指南并没有推荐下述运动，但是可以进行较低强度的下列运动：棒球、垒球、壁球、网球（单打）、体操和中等强度的有氧运动。

小结

　　膝关节 UKAs 可通过物理治疗加速康复，让患者能在术后 1~3 周重返工作和驾驶。然而，患者只有在关节活动范围达到 0°~110° 时，才能进一步的增加活动和肌力训练。最为重要的是患者能在术后 1 周达到完全主动伸膝。必须告知患者术后康复因人而异，并不是所有患者都可以在术后 3 周重返工作。通过有丰富经验的治疗师的监管并和外科医师进行术后 1~2 周的早期随访，可评估决定患者是否可以继续进一步的加速康复治疗，包括重返工作，以及确定因为功能受限可能需要特殊注意的事项。

（向　珩　译，李　卫　邬培慧　王于领　审）

参考文献

Berger RA,Nedeff DD,Barden RM,Sheinkop MM,Jacobs JJ,Rosenberg AG,Galante JO: Unicompartmental knee arthroplasty.Clinical experience at 6- to 10-year followup.*Clin Orthop Relat Res* 1999;(367):50–60.

Fuchs S,Frisse D,Laass H,Thorwesten L,Tibesku CO: Muscle strength in patients with unicompartmental arthroplasty.*Am J Phys Med Rehabil* 2004;83(8):650–654;quiz 5–7,62.

Goodfellow J,O'Connor J.The anterior cruciate ligament in knee arthroplasty.A risk-factor with unconstrained meniscal prostheses.*Clin Orthop Relat Res* 1992;(276):245–252.

Healy WL,Iorio R,Lemos MJ: Athletic activity after total knee arthroplasty.*Clin Orthop Relat Res* 2000;(380):65–71.

Koskinen E,Eskelinen A,Paavolainen P,Pulkkinen P,Remes V: Comparison of survival and cost-effectiveness between unicondylar arthroplasty and total knee arthroplasty in patients with primary osteoarthritis: a follow-up study of 50,493 knee replacements from the Finnish Arthroplasty Register.*Acta Orthop* 2008;79(4):499–507.

Kozinn SC,Scott R: Unicondylar knee arthroplasty.*J Bone Joint Surg Am* 1989;71(1):145–150.

Murray DW,Goodfellow JW,O'Connor JJ: The Oxford medial unicompartmental arthroplasty: a ten-year survival study.*J Bone Joint Surg Br* 1998;80(6):983–989.

Riddle DL,Jiranek WA,McGlynn FJ: Yearly incidence of unicompartmental knee arthroplasty in the United States.*J Arthroplasty* 2008;23(3):408–412.

Swank ML,Alkire M,Conditt M,Lonner JH: Technology and cost- effectiveness in knee arthroplasty: computer navigation and robotics.Am *J Orthop (Belle Mead NJ)* 2009;38(2 Suppl):32–36.

Yang KY,Wang MC,Yeo SJ,Lo NN: Minimally invasive unicondylar versus total condylar knee arthroplasty–early results of a matched-pair comparison.*Singapore Med J* 2003;44(11): 559–562.

第**45**章 胫骨和股骨截骨

S. Robert Rozbruch, MD 和 Austin T. Fragomen, MD

概述

截骨术是一种涉及骨切割的重建手术，可以达到矫正肢体畸形和（或）肢体不等长的目的。在本章节中，我们会将重点放在下肢的长骨上：股骨和胫骨。股骨和胫骨的截骨术适用于儿童和成人。在大多数情况下，康复的目标就是维持相邻关节的活动范围、肌肉力量，以及在一定的承重条件下改善步态。治疗的方式多种多样，涉及截骨的部位，即时或逐步畸形矫正、骨延长及固定器械的选择。畸形的病因包括先天性、创伤后和发育性的。病因、截骨的部位、使用内植物或外固定、术后制动，以及肢体延长或缩短的程度都将会影响康复的需求和挑战（表45-1）。

手术过程

截骨术适用于纠正畸形和（或）肢体不等长。在评估畸形时，需要标出近端和远端骨干的纵轴，轴线在畸形顶点处相交呈一定角度。在大多数情况下，在畸形的顶点部位进行截骨，消除畸形并固定。畸形矫正手术可以是开放性的、闭合性或者楔形截骨，并通过钢板和钢钉、髓内（intramedullary，IM）钉或外固定来保持稳定。逐步矫形适用于大角度的畸形、周围软组织条件较差，以及需要做骨延长术的情况。通常需要外固定或可延长的髓内钉。

牵张成骨一般用于逐步骨延长术和畸形矫正。Ilizarov表示，通过低能量截骨术，并获得良好的稳定性，配合一定的速率和节奏实施分离牵引（通常每天1mm，分3~4次调试），就可以成功地实现骨再生。

截骨的技术变化

即时畸形矫正和钢板内固定

该技术适用于近端或远端股骨的中度畸形。该技术常用的一种情况是，对于股骨远端的外翻畸形，楔形撑开矫正并用一块锁定钢板固定。其他适应证还包括股骨远端内翻畸形和股骨近端畸形愈合。对于胫骨，通过楔形撑开矫正，用锁定钢板固定，也可即时矫正胫骨近端的中度内翻畸形，还适用于胫骨远端的成角畸形矫正及踝关节的重新对齐。

Fragomen博士或其直系亲属已收到Stryker的版税，属发言部门成员，曾代表Nuvasive、Smith & Nephew公司进行有偿演讲，是Nuvasive、Smith & Nephew及Synthes公司的有偿顾问；为肢体延长研究协会（Limb Lengthening Research Society）的董事会成员、管理者、行政人员及委员。Rozbruch博士本人或其直系亲属已获得Small Bone Innovations和Smith & Nephew的版税，是发言部门成员，曾代表Ellipse Technologies、Smith & Nephew和Stryker公司进行有偿演讲，是Ellipse Technologies、Small Bone Innovations、Smith & Nephew和Stryker公司的有偿顾问；已收到非现金支持（如设备或服务）、商业来源的酬金或其他非研究相关的资金（如带薪旅行），为肢体延长研究协会的董事会成员、管理者、行政人员及委员。

即时畸形矫正和髓内钉植入术

该方法适用于股骨干的旋转畸形和（或）成角畸形矫正。它适用于有先天性股骨旋转不良或创伤后骨折畸形愈合的患者。但在应用于胫骨时，要注意发生间室综合征和神经损伤的风险。

可延长髓内钉的肢体延长术

该方法适用于双下肢不等长（leg length discrepancy，LLD），在股骨和胫骨上均可实施。对于中度畸形可即时矫正，后续应配合逐步延长。对于股骨，髓内钉可顺行植入或逆行植入。

外固定延长 / 逐步畸形矫正

该方法适用于骺未闭合的儿童、骨髓腔狭窄或畸形的患者，以及禁用髓内钉的患者，也同样适用于存在大角度畸形，但即时矫正存在风险

的患者。伴有感染或软组织层较薄的患者适合采用外固定。外固定也允许在手术完成后对畸形矫正进行微调。在复杂的情况下，患者站立位时对足的位置感觉反馈是可靠的。

利用外固定架骨搬运

当由于感染、创伤或肿瘤导致骨缺失时，保肢重建可通过骨搬运来实现。骨缺损可通过相邻骨端来闭合。肢体短缩则通过在不同的位置行骨延长术来治疗（表 45-1）。

康复挑战

股骨

股骨重建术后，主要注意力就集中在膝关节活动上。若未配合积极的训练，患者会丢失肢端

表 45-1　截骨术的类型及手术和康复建议						
部位	固定	即时 / 逐步矫正	诊断 / 病因	手术目的	手术建议	康复指导
股骨近端	钢板	即时	畸形愈合	旋转和成角畸形矫正	用接骨板	部分负重 6 周，髋关节 ROM 训练
股骨干	髓内钉	即时	畸形愈合、先天性	旋转和成角畸形矫正	经皮截骨术及钢钉植入	可耐受负重，髋、膝关节 ROM 训练
股骨远端（股骨远端截骨术）	钢板	即时	关节病、膝关节畸形	成角畸形矫正	用锁定板	部分负重 6 周，膝关节 ROM 训练
股骨中下段	髓内延长钉	逐步	下肢不等长、畸形畸形愈合、先天性	下肢等长矫正及畸形矫正	可对旋转和成角畸形行即时矫正	部分负重 3~4 个月，髋伸展，膝关节 ROM 训练
股骨中下段	外固定	逐步	下肢不等长、大角度畸形畸形愈合、先天性	下肢等长矫正及畸形矫正	可对旋转和成角畸形行即时矫正	可耐受负重，髋伸展，膝关节 ROM 训练
胫骨近端（胫骨近端截骨术）	钢板	即时	关节病、膝关节畸形	畸形矫正	矫正内翻畸形 < 10°	部分负重 6 周，膝关节 ROM 训练
胫骨中上段	外固定	逐步	胫骨畸形及 LLD、关节病、膝关节畸形	下肢等长矫正及畸形矫正	适用于复杂性畸形或大角度畸形	可耐受负重，踝、膝关节 ROM 训练，尤其是膝伸展和踝背伸
胫骨中段	髓内延长钉	逐步	LLD	下肢等长矫正		部分负重 3~4 个月，踝、膝关节 ROM 训练，尤其是膝伸展和踝背伸
胫骨远端（踝上截骨术）	钢板	即时	踝畸形畸形愈合、先天性	畸形矫正	矫正内翻畸形 < 10°	部分负重 6 周，踝关节 ROM 训练
胫骨远端	外固定	逐步	踝畸形畸形愈合、先天性 LLD	下肢等长矫正及畸形矫正	适用于复杂性畸形或大角度畸形	可耐受负重，踝关节 ROM 训练，尤其是踝背伸

伸展和屈曲的功能。而保持髋关节活动的训练也同样重要。康复的目标是保持髋、膝关节的ROM，以及强化髋、膝关节周围的肌群力量（图45-1 和图 45-2）。AROM 和 PROM 都需要保持（图 45-3）。

　　只有影像学表明有足够坚实的骨痂形成时才允许部分负重。髋关节被动后伸可通过手法牵伸和延长俯卧位平躺时间来实现（每次 5 分钟，每天 4 次）（图 45-4）。膝关节 PROM 尽可能达到规定的最大范围（图 45-5）（每天 4 次，每次 15下）。被动牵伸保持 5 秒。

胫骨

　　胫骨重建术后，主要注意力就集中在踝、膝关节活动上。若不配合康复训练，患者会丢失踝、膝关节的肢端活动，尤其是膝伸展和踝背伸。康复的目标是保持踝、膝关节的 ROM（AROM 和 PROM），以及强化踝、膝关节周围的肌群力量。

　　只有足够坚实的骨痂形成时，才允许部分负重。开立踝、膝关节的 AROM 和 PROM 训练处方。重点是被动踝关节背伸和膝关节伸展（每天 4次，每次 15 下）（图 45-6 和图 45-7）。当关节挛缩风险较高时，在伸膝位及踝背伸位用支具固定。

外固定

　　外固定钢钉会穿过皮肤及其他软组织，使得维持相邻关节活动的难度增加。在手术过程结束时，应确认关节可做无障碍的全范围活动。疼痛和对关节活动的恐惧会导致继发性的关节僵硬。此外，外固定的形状会自然而然地将腿部置于屈曲休息位。例如当患者仰卧时，腿部的环形架会自然地使膝关节处于屈曲位。此时在脚下垫一个凸起物，可帮助膝关节维持伸直位。对于内固

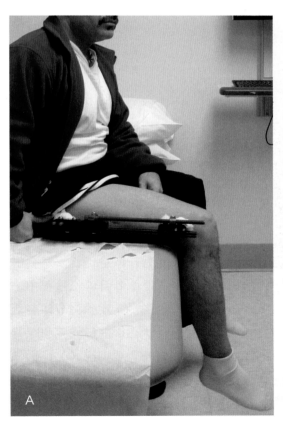
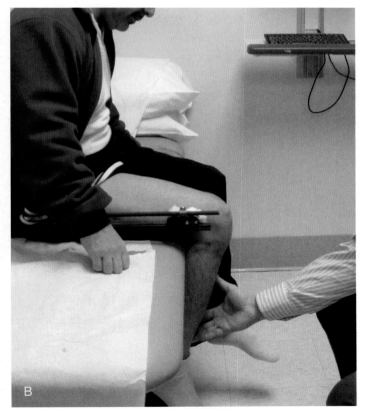

图 45-1　A. 图为股骨截骨术后的休息位：屈膝 90°，脚悬挂在床边。这能帮助患者保持膝关节屈曲。B. 图为股骨截骨术后，治疗师行被动屈膝＞90°牵伸

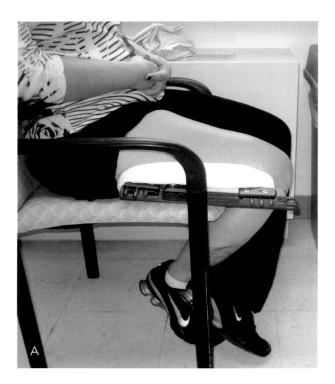

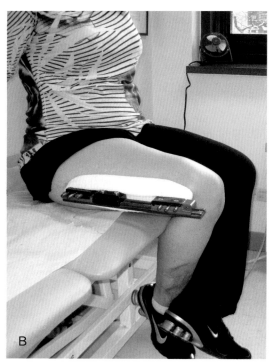

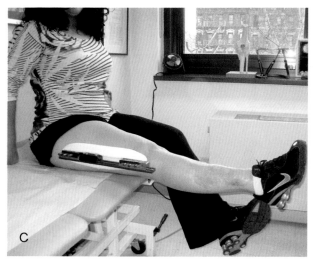

图 45-2　A.图为股骨截骨术后，患者于坐位下用对侧腿辅助患侧腿做被动屈膝，脚放在地面上。B.图为股骨截骨术后，患者双脚悬挂在床边，对侧腿辅助患侧腿做被动屈膝。C.图为股骨截骨术后，患者用对侧腿辅助患侧腿做被动伸膝

定，则不会存在这个问题。总的来讲，外固定术后患者在可耐受负重（WBAT）范围内可进行负重。但不适用于钢板固定的患者，他们在术后前几周内通常需要在保护下才能负重。对于肢体延长术的患者这些挑战会更棘手。

肢体延长

分离牵引一般每天增加 1mm。随着肢体的逐步延长，也会相应增加对康复的挑战。尽管肌肉有一定的延展性和增长能力，但是仍要注意会出现典型的僵硬。在胫骨 / 股骨牵引延长过程中，小腿三头肌会逐渐变得紧张，导致膝关节伸展活动和踝关节背伸活动受限。必须进行伸膝和踝背伸训练。AROM 和 PROM 都需要训练。

在股骨牵引延长过程中，腘绳肌、股四头肌、髂胫束（iliotibial band，ITB）及股直肌会逐步变紧。必须进行伸膝、屈膝和伸髋的训练。如果存在膝关节失稳（先天性病例中），伸膝能力的

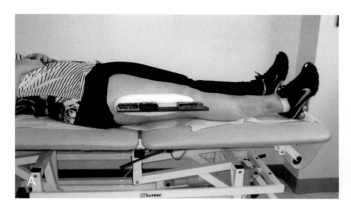

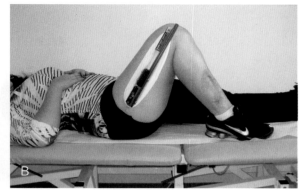

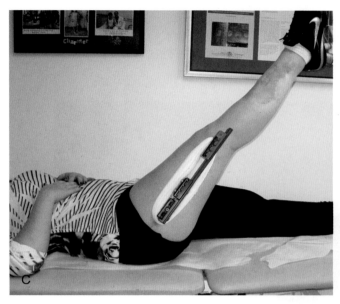

图 45-3　A. 图为股骨截骨术后，患者于仰卧位做全膝伸展。B. 图为患者做主动足跟滑动，训练主动屈髋屈膝。于股骨截骨术后 2~3 周进行。C. 图为抬高患侧腿。训练主动屈髋及股四头肌的等长收缩。于术后 3~4 周进行

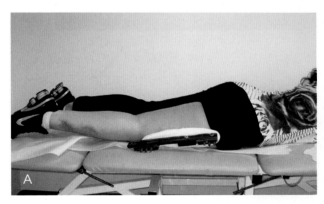

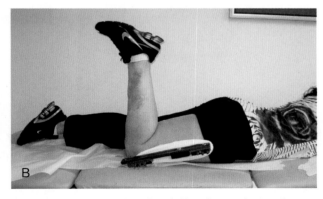

图 45-4　A 和 B. 图为股骨截骨术后俯卧位屈膝。开始时做被动训练，然后改为主动训练。牵伸股直肌和髋屈肌群

缺失会导致后方半脱位。过度紧张的 ITB 会导致膝关节外翻畸形。过度紧张的股直肌和股四头肌会导致伸膝挛缩和屈髋挛缩。这些挑战在外固定中显得更为棘手。

可延长的髓内钉

　　相较于外固定，利用髓内钉内部延长引起的关节活动受限更小。与通过外固定治疗的患者相比，由于不存在外固定钢钉对软组织的牵拉，在分

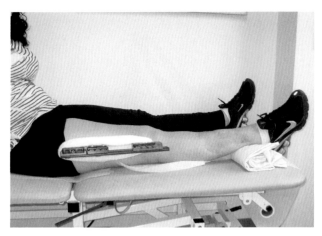

图 45-5　股骨截骨术后，在患者足踝下方放置一个垫子，以实现膝关节在休息位时达到最大伸展范围。足踝下方的垫子使得膝关节和小腿抬离床面，帮助膝关节完全伸展

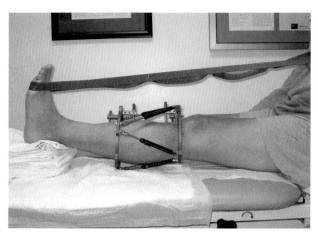

图 45-6　图为胫骨截骨术后，利用牵引带做被动踝背伸。垫高足踝，将外固定环抬离床面，保持伸膝

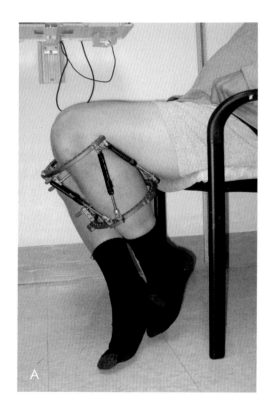

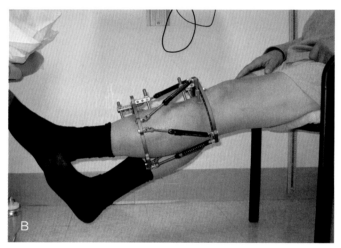

图 45-7　A 和 B. 胫骨截骨术后，患者用对侧腿帮助患侧腿做被动屈膝和被动伸膝

离牵引期间更容易保持原关节 ROM。这对股骨和胫骨来说都是非常有利的，并且对股骨的改善更为有效。

在获得充分的骨愈合之前，都必须在受保护的情况下负重，以避免内植物松动。相邻关节的 AROM 和 PROM 训练十分有必要（表 45-2）。

表 45-2	截骨术后康复面临的挑战
截骨术	康复面临的挑战
股骨	髋、膝关节 ROM，尤其是屈膝和伸髋
胫骨	踝、膝关节 ROM，尤其是伸膝和踝背伸
外固定	软组织的牵拉及钢钉引起的疼痛都可能导致关节僵硬的程度增加
肢体延长术	对肌肉的牵拉可能导致关节僵硬的程度增加
髓内钉内部延长术	相较于外固定，关节活动受限较少。但保护下负重所需的时间要比外固定长

辅助软组织手术

股四头肌成形术

当患者接受康复后的屈膝活动度仍然不足60°时，我们可以施行股四头肌成形术以增加膝关节屈曲。股四头肌成形术将在分离牵引结束后进行，只松解髂胫束和股内侧肌斜束。负重及膝关节AROM和PROM并不会因该手术而有所受影响。

髂胫束松解

对于股骨延长术，我们常规会在初次手术时，对髂胫束行松解延长至少1英寸（2.54cm）。该方法对于先天性疾病最为有效，我们也发现它对于继发于创伤的矫形同样有效。这条紧绷的纤维带会给分离牵引带来阻力，但当骨被延长时，它也会被相应拉长。该手术方式不会对髂胫束造成损伤，也不会对康复计划造成影响。

腓肠肌－比目鱼肌切开延长术

当患者丧失关键的踝背伸功能时，我们会行腓肠肌－比目鱼肌延长术。通常胫骨延长超过4.2cm和（或）延长超过原胫骨长度的13%时需要进行该手术。先天性疾病也是考虑进行该手术的一个因素。于小腿中下1/3处采取后入路的方式，在腓肠肌和比目鱼肌筋膜及中缝横向切开。该手术不会影响负重状况或康复计划。该操作可以在初次手术中预防性进行，或者在分离牵引后发现挛缩形成时进行。

小结

尽管对于不同的骨骼和技术各有特异性，还是能总结出一些通用的概念。术后早期的目标是在安全范围内步行。通常从部分负重开始，逐渐过渡到可耐受负重，前提是有足够的骨性愈合。

相邻关节的AROM和PROM训练在早期就要重视。被动牵伸以避免关节挛缩，尤其是在骨延长术后的分离牵引阶段，肌肉肌腱会变得非常紧。早期先开始PROM训练，几周之后再逐步变为AROM训练。当患者进入骨愈合阶段时，可加上负重训练和肌力训练，从而达到更好的恢复效果。

（杨潇俊 译，向 珩 邬培慧 王于领 审）

参考文献

Ilizarov GA: The tension-stress effect on the genesis and growth of tissues: Part II. The influence of the rate and frequency of distraction. *Clin Orthop Relat* Res 1989;(239):263–285.

Khakharia S, Fragomen AT, Rozbruch SR: Limited Quadricepsplasty for contracture during femoral lengthening. Clin *Orthop Relat Res* 2009;467(11):2911–2917.

Rozbruch SR, Birch JG, Dahl MT, Herzenberg JE: Motorized intramedullary nail for treatment of limb length discrepancy and deformity. *J Am Acad Orthop Surg* 2014;22:403–409.

Rozbruch SR, Fragomen A, Ilizarov S: Correction of tibial deformity using the Ilizarov/Taylor spatial frame. *J Bone Joint Surg Am* 2006;88 Suppl 4:156–174.

Rozbruch SR, Fragomen AT: Hybrid lengthening techniques: lengthening and then nailing (LATN), lengthening and then plating (LAP), in Tsuchiya, Kocaoglu, Eralp, eds: *Advanced Techniques in Limb Reconstruction* Surgery, Springer, 2015.

Rozbruch SR, Hamdy R: *Limb Lengthening and Reconstruction Surgery Case Atlas, Major Reference Work.* Switzerland, Springer Interna-tional Publishing, 2015, Online reference and Textbook (3 volumes).

Rozbruch SR, Pugsley JS, Fragomen AT, Ilizarov S: Repair of tibial
nonunions and bone defects with the taylor spatial frame. *J Orthop Trauma* 2008;22(2):88–95.

Rozbruch SR, Segal K, Ilizarov S, Fragomen AT, Ilizarov G: Does the Taylor spatial frame accurately correct tibial deformities? *Clin Orthop* Rel Res2010;468(5):1352–1361.

Rozbruch SR, Zonshayn S, Muthusamy S, Borst EW, Nguyen JT: What risk factors predict usage of gastrocsoleus recession during tibial lengthening? *Clin Orthop Relat Res* 2014;472(12):3842–3851.

Seah KT, Shafi R, Fragomen AT, Rozbruch SR: Distal femoral osteotomy: is internal fixation better than external? Clin Orthop Rel Res 2011;469:2003–2011.

Seth Jerabek, MD

概述

关节软骨覆盖膝关节面部分，包括股骨远端、胫骨近端和髌骨。关节软骨由透明软骨构成，是最为平滑的软骨种类，能够降低关节活动时产生的摩擦。这层软骨没有直接的血供，很容易损伤且几乎没有再生潜力。更为严重的软骨损伤会导致退行性关节病变或关节炎。

内侧和外侧半月板由纤维软骨组成，在膝关节的正常功能和活动中有重要作用。它们填充关节与周围滑囊和关节囊之间的空隙，从而阻止滑囊和关节囊在活动中被卷入关节。此外，半月板还使膝关节的承重面积得以增加，进而分散负荷并减小股骨和胫骨之间的接触压力。半月板也对维持关节稳定起作用，因为它们呈杯状结构，使关节面更加贴合股骨，从而帮助维持膝关节的稳定性。最后，半月板被认为具有使关节液流动和润滑的作用。半月板的血供由边缘到中心部位是逐渐变化的，血管从边缘进入，因此半月板周边部分有最充足的血液供应，而中心部分几乎没有血供。对血供分布区域的描述有助于对半月板撕裂后的治疗提供指导。最外周的区域为红－红区域（图46-1），大约占半月板的外侧25%，这部分的血供最为丰富。红－白区域位于半月板外周有血供区和中心无血供区的交界处，白－白区域是指半月板中心无血供区。红－红区域损伤后愈合的可能性最大，因为那里的血供最好。红－白区域损伤后有可能愈合，而白－白区域损伤后几乎不可能愈合。

关节软骨和半月板都容易出现损伤和退化，这可以被认为是同一类损伤。青年患者常常遭受膝关节外伤，这会导致关节软骨损伤或半月板撕裂，且通常伴随韧带损伤。老年患者的关节软骨和半月板相对更薄且脆弱、柔韧性差，相对较轻的外伤就可能引起关节软骨和半月板的损伤。

关节软骨表面的损伤会使关节表面变得粗糙，可能会导致疼痛、肿胀及机械性症状，例如膝关节交锁（locking or catching）。某些情况下，关节软骨片会完全脱离并在关节腔内浮动，被称为游离体。这也会导致机械性症状，特别是关节交锁。软骨损伤的治疗主要取决于患者的症状、年龄、损伤部位和损伤面积大小。本章主要针对软骨成形术，这是在其他手术之前需要完成的，如半月板部分切除、游离体取出或韧带重建。软骨成形术通常不会单独进行。对于较年轻的软骨损伤患者，推荐较为先进的软骨成形或再生术，如自体软骨细胞植入。而对于存在关节软骨退行性变薄或全层病变的老年患者，单独进行软骨成形术一般无法长期消除疼痛并改善功能。因此，可以考虑对这些患者进行关节置换。

同样，半月板撕裂可以是退行性的或急性／外伤引起的。症状与关节软骨损伤相似，包括疼

Jerabek 博士或其直系亲属是发言部门成员，或代表 Stryker 公司做过付费演讲，并担任 Stryker 公司的付费顾问。

痛、肿胀和交锁。膝关节交锁时应怀疑有半月板撕裂并移位。患者的年龄和活动水平，以及半月板撕裂的位置将决定何为患者的最佳治疗方案。通常，关节镜下的半月板部分切除术适用于持续疼痛且保守治疗无效、半月板无血供区（白 – 白区域）撕裂，以及半月板撕裂并移位造成的机械性症状等情况。该手术中通常也会进行软骨成形术来对任何粗糙或有移位的关节软骨损伤进行平滑处理。

手术过程：膝关节镜检查、部分半月板切除术及软骨成形术

适应证

● 关节软骨损伤导致的机械性症状。
● 半月板撕裂导致的机械性症状。
● 半月板撕裂导致的持续疼痛和肿胀。

禁忌证

● 可进行软骨再生手术的年轻患者。
● 可进行半月板修复手术的年轻患者。
● 严重膝关节炎需进行关节置换的患者。
● 手术部位存在活动性皮肤感染的患者。

手术过程

部分半月板切除术和软骨成形术都可以在膝关节镜下进行（而不是开放性手术）。膝关节镜手术通常有 2~3 种入路，最常见的为前外侧入路（髌腱外侧的关节线上）和前内侧入路（髌腱内侧的关节线上），以及可选的外上侧（髌骨外上侧）流出通路。软骨成形术于关节镜下利用刨削装置进行。医师通常要将任何游离体移除或将软骨与骨之间的粗糙部位修整平滑。半月板部分切除术于关节镜下利用咬钳和刨削装置进行（图 46-2）。半月板通常会行切除术或将剩余的半月板修整

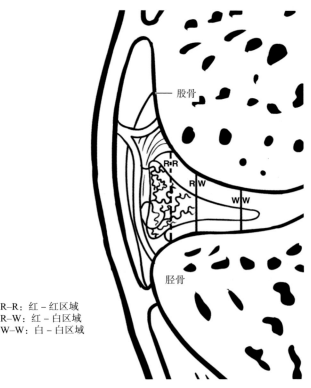

R–R：红 – 红区域
R–W：红 – 白区域
W–W：白 – 白区域

图 46-1 半月板血供

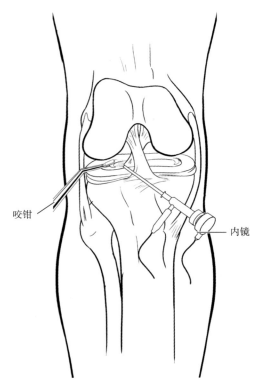

图 46-2 膝关节镜摆位

出一个完整的边缘。当关节冲洗液从膝关节排空之后，即可用普通皮下可吸收线或表皮不可吸收线缝合。

术后康复

简介

与大多数膝关节手术相比，膝关节镜下半月板部分切除术和（或）软骨成形术的术后康复进展会更快。因为产生疼痛的损伤已经处理完毕，且没有修复和重建的组织需要保护，限制康复进程的因素就只有周围软组织和关节肿胀。

功能性目标和限制

术后前 2 周的目标包括控制疼痛和肿胀、保持关节活动，以及恢复股四头肌活动。从第 2~6 周，目标变为恢复全部肌力并逐渐恢复所有术前活动。

0~2 周

- 通过加压冰敷控制肿胀。
- 完全负重。
- 全关节活动范围活动。
- 股四头肌激活训练。
- 步态训练。

2~6 周

- 完全负重。
- 全关节活动范围活动。

- 肌力训练。
- 当肿胀和疼痛最小化且力量完全恢复后逐步恢复术前活动。

推荐方案

0~2 周（表 46-1）

- 在术后的前 48~72 小时内（清醒时）应每小时进行 20 分钟的冰敷或冷敷。在此之后，每天应当进行至少 3 次冰敷，每次 20 分钟。
- 鼓励完全负重。
- 不需要护具。
- 仰卧位足跟滑动训练：患者取仰卧位，用对侧腿或毛巾辅助患侧屈膝。维持在最大屈膝位置直到有紧张感或牵伸感并保持 5 秒。伸膝至起始位并重复 20 次，每天完成 3 组（图 46-3）。
- 坐位足跟滑动训练：患者坐在椅子上，将足跟向椅子下方移动直至达到最大屈膝角度。患者也可以让身体在椅子上向前滑动，同时足部保持在地上不动从而增加屈膝角度。保持 5 秒后伸膝，重复 20 次，每天完成 3 组（图 46-4）。
- 足跟支撑训练：患者取坐位，将足部放在凳子或较低的桌子上进行被动伸膝。可以同时做主动伸膝，进行股四头肌激活训练来加强伸膝训练效果。保持牵伸 10 分钟，每天完成 3 次直至达到全范围伸膝（图 46-5）。
- 股四头肌激活训练：患者取坐位或仰卧位，主动收缩股四头肌同时用力伸膝并保持 5 秒。在足跟下方垫毛巾卷能够增加伸膝和股四头肌激活的效果。每天完成 20 次，共 3 组（图

表 46-1	0~2 周康复训练			
训练类型	训练目标	重复次数 / 组数	每周训练天数
仰卧位足跟滑动	恢复屈膝	20 次 /3 组	7
坐位足跟滑动	恢复屈膝	20 次 /3 组	7
足跟支撑	恢复伸膝	10 分钟 /3 组（可以同时进行股四头肌激活）	7
股四头肌激活	恢复伸膝并重新激活股四头肌	20 次 /3 组	7
踝泵	保持血液循环	每小时 10~20 次	7

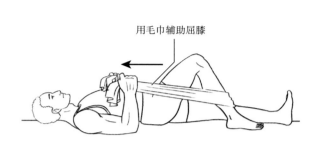

用毛巾辅助屈膝

图 46-3　仰卧位足跟滑动训练

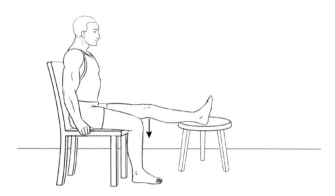

图 46-5　足跟支撑训练

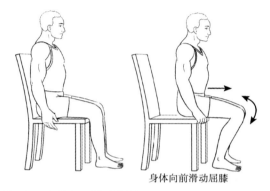

身体向前滑动屈膝

图 46-4　坐位足跟滑动训练

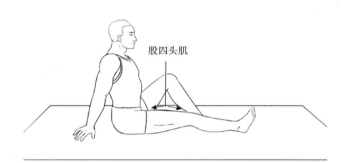

股四头肌

图 46-6　股四头肌激活训练

46-6）。

- 踝泵：尽可能多做以保持血液循环。

2~6 周（表 46-2）

- 2~6 周的训练应持续进行，直至达到全范围屈

膝和伸膝。一旦达到全范围屈膝，可以停止足
跟滑动训练。

- 一旦达到全范围伸膝，可以停止足跟支撑训
练，但股四头肌激活训练应继续进行。

- 股四头肌激活训练：患者取仰卧位或坐位，主

表 46-2	2~6 周的康复训练		
训练类型	训练目标	重复次数 / 组数	持续时间
仰卧位足跟滑动	恢复屈膝	20 次 /3 组	持续进行直至达到全范围屈膝
坐位足跟滑动	恢复屈膝	20 次 /3 组	持续进行直至达到全范围屈膝
足跟支撑	恢复伸膝	10 分钟 /3 组（可以同时进行股四头肌激活）	持续进行直至达到全范围伸膝
股四头肌激活	恢复伸膝并重新激活股四头肌	20 次 /3 组	持续进行直至达到全范围伸膝
直腿抬高	重新激活并加强股四头肌力量	20 次 /3 组	持续进行直至膝关节在训练中能保持伸直
短弧抬腿	增强股四头肌力量并重新激活	20 次 /3 组	2~6 周
站立位腘绳肌收缩	增强腘绳肌力量	20 次 /3 组	2~6 周
站立提踵	股四头肌和平衡能力	20 次 /3 组	2~6 周
固定式功率自行车	关节活动范围、肌力	每天 20~30 分钟	2~6 周

动收缩股四头肌同时用力伸膝并保持5秒。在足跟下方垫毛巾卷能够增加伸膝和股四头肌激活的效果。每天完成3组，每组20次（图46-6）。

- 固定式功率自行车训练：这项训练能够改善活动范围和力量。设置座椅高度使患侧腿能够在踏板到达最底端时完全伸直。从低负荷开始训练并在4周内逐步增加，每天进行20~30分钟并持续4周（图46-7）。

- 直腿抬高训练：患者取仰卧位，股四头肌收缩发力使腿部保持伸直并使整条腿抬离床面。在45°的位置上保持1~2秒之后缓慢下落。每天3组，每组20次。这项训练针对股四头肌及髋屈肌群和核心肌群。如果患者尚未准备好进行该项训练，则会在进行动作时出现不自主的屈膝现象。此时患者可能需要逐渐增加至每天3组，每组20次（图46-8）。

- 短弧抬腿训练：患者取仰卧位，患侧膝关节微屈放在球上或将毛巾卷上，使膝关节屈曲30°~45°。患者伸直膝关节并保持5秒，再缓慢下落。每天3组，每组20次（图46-9）。

- 站立位腘绳肌收缩训练：患者取站立位，双手抓住平衡杠或扶墙支撑。患者缓慢弯曲患侧膝关节使足跟靠近臀部。每天3组，每组20次（图46-10）。

- 站立提踵训练：面对墙站立，股四头肌收缩发力使膝关节伸直并抬起足跟1秒，再缓慢下

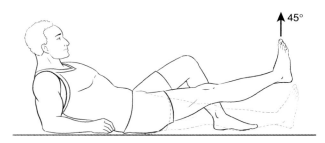

图46-8　直腿抬高训练

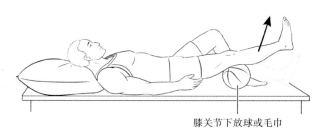

膝关节下放球或毛巾

图46-9　短弧抬高训练

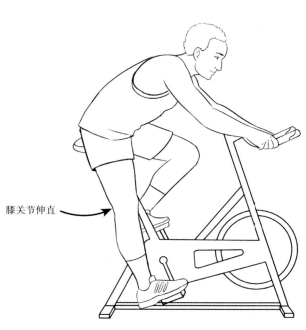

膝关节伸直

图46-7　固定式功率自行车训练

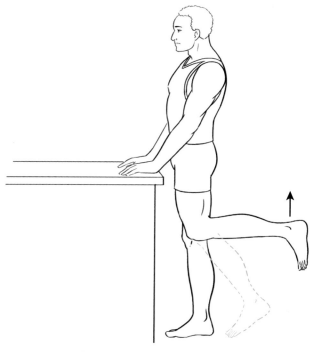

图46-10　站立位腘绳肌收缩训练

落。患者要尽量少扶墙以增强平衡能力。每天
3 组，每组 20 次（图 46–11）。

● 当患者恢复全部关节活动范围和力量之后，逐
步恢复所有活动。

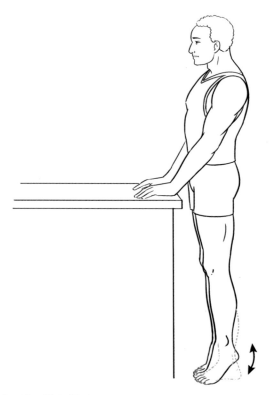

图 46–11　站立提踵

注意事项

● 早期控制肿胀。

● 早期进行股四头肌激活训练有助于伸膝和最终
肌力恢复。

● 前 2 周恢复关节活动范围。

● 在 2~6 周内恢复肌力。

（汪黎明　译，杨潇俊　邬培慧　王于领　审）

参考文献

Bin SI, Lee SH, Kim CW, Kim TH, Lee DH: Results of
arthroscopic medial meniscectomy in patients with grade
IV osteoar- thritis of the medial compartment. *Arthroscopy*
2008;24(3): 264–268.

Dias JM, Mazuquin BF, Mostagi FQ, Lima TB, Silva MA, Resende BN,
Borges da Silva RM, Lavado EL, Cardoso JR: The effectiveness
of postoperative physical therapy treatment in patients who have
undergone arthroscopic partial meniscec- tomy: systematic
review with meta-analysis. *J Orthop Sports Phys Ther*
2013;43(8):560–576.

Kelin BM, Ingersoll CD, Saliba S, Miller MD, Hertel J: Effect of
early active range of motion rehabilitation on outcome mea-
sures after partial meniscectomy. *Knee Surg Sports Traumatol
Arthrosc* 2009;17(6):607–616.

第**47**章 半月板修补

Seth Jerabek, MD

概述

半月板损伤是骨科最常见的膝关节损伤之一。半月板撕裂会导致持续疼痛、肿胀、力学改变及功能障碍。如第 46 章所提到的，半月板对膝关节的功能、活动和稳定性非常重要。

修复半月板往往需要考虑多种因素。患者的年龄、活动水平，以及撕裂是否为慢性、部位和类型都需要在患者接受修复手术前考虑到。基于半月板的血供，半月板往往被分为 3 个区域（红 – 红区域、红 – 白区域及白 – 白区域）。鉴于不同部位半月板的血供不同，血管由外周进入半月板，半月板周边的血供最丰富，而半月板中心的血供最少，基本没有血管（图 47-1）。位于红 – 红区域的撕裂由于血供最为丰富，在修补术后愈合的可能性最高。位于白 – 白区域的撕裂由于血供极少，不太可能在修补术后愈合，而部分半月板切除是最佳的治疗选择。位于红 – 白区域的撕裂的治疗争议较多，是否需要进行修补取决于患者的年龄和需求及撕裂的类型和部位。例如，与半月板慢性退行性横向撕裂的老年患者相比，半月板急性纵向撕裂的年轻患者愈合的可能性更大。联合损伤和联合手术也可能影响半月板的愈合。在进行胫骨平台骨折内固定或交叉韧带重建术时同时进行半月板撕裂的治疗比单纯修复手术的预后更好。

手术：半月板修补术

适应证

- 红 – 红区域或红 – 白区域的急性半月板撕裂。
- 至少 5~10mm 的全层撕裂。
- 相对年轻和活动多的患者。

禁忌证

- 白 – 白区域的半月板撕裂。
- 骨关节炎晚期患者。
- 慢性退行性撕裂。
- 老年、活动少的患者。

手术过程

根据撕裂部位和手术医师的偏好，半月板修补有多种技术。可以通过关节镜使用全内缝合法（all-inside 技术）（用缝合线做锚点）修补，或开放性手术（关节切开术），或者关节镜联合关节切开。最后一种术式是暴露撕裂附近的关节囊，从膝关节内侧经过半月板和关节囊由内向外缝合（inside-out 技术），或者从膝关节外侧经过关节囊和半月板由外向内缝合（outside-in 技术）（图 47-2）。除了较少见的前角撕裂是应用由外向内缝合技术以方便缝合外，其他大多数修补术是应用全内缝合法技术或由内向外缝合技术。

Jerabek 或其直系亲属是发言部门成员，或代表 Stryker 公司做过付费演讲，并担任 Stryker 公司付费顾问。

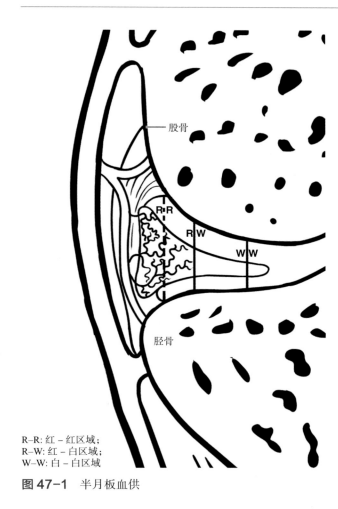

R–R: 红 – 红区域；
R–W: 红 – 白区域；
W–W: 白 – 白区域

图 47-1　半月板血供

术后康复

简介

根据半月板修补的类型和部位的不同，半月板修补术后的康复方案也不同。例如，与不稳定的放射性撕裂术后的患者相比，相对稳定的周围性垂直撕裂修补术后的患者恢复更快。外科医师

通常在手术时确定患者的负重水平和早期活动的限度。屈曲 > 90° 会增加半月板修补术区的压力，因此往往到术后 6 周以后才能进行该动作。因此，手术医师和治疗师为每位修补术后的患者制订特定康复方案和进行沟通是非常重要的。后文中有一个"典型"的半月板修补术后的康复，可以根据不同修补术的特点对这个方案进行调整。

功能性目标和限制

术后前 2 周的目标包括控制疼痛和肿胀、开始膝关节活动及恢复股四头肌活动。术后 2~6 周，患者仍然需要使用铰链式膝关节支具，但可以开始增加膝关节屈曲活动训练至 90°，以及开始肌力训练。在术后第 6 周及之后，患者可以逐步脱掉支具，并且继续恢复全范围关节活动及肌力训练。通常在术后 3 个月左右，患者能够开始恢复单轴运动（如自行车和跑步）；术后 6 个月左右，患者能够开始进行膝关节旋转运动。康复目标能够细分为以下几个阶段。

阶段 1：控制肿胀和症状（0~2 周）

- 通过冰敷和压力治疗控制肿胀。
- 能耐受下负重，应用铰链式膝关节支具固定于完全伸膝位，并且使用拐杖（根据撕裂程度决定负重的限制）。
- 坐位情况下行早期膝关节轻柔活动，根据撕裂程度确定最大屈曲 60° ~90°。
- 股四头肌活动。

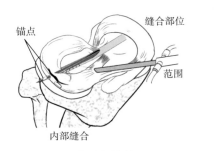
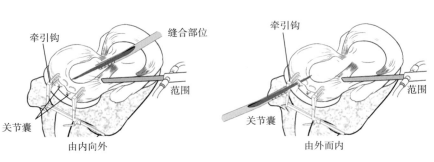

图 47-2　半月板修补

阶段 2：早期运动和肌力训练（2~6 周）

- 能耐受下负重，使用铰链式膝关节支具，锁定在完全伸膝位，并且使用拐杖（根据撕裂程度决定负重的限制）。
- 完全伸膝和屈膝至 90°。
- 开始肌力训练。

阶段 3：功能回归（6~12 周）

- 逐渐减少支具的应用。
- 恢复全关节活动范围。
- 肌力训练。

阶段 4：早期运动训练（12~24 周）

- 恢复全部肌力。
- 心血管状况适应。
- 单轴运动。
- 运动专项训练（速度和敏捷性训练）。

阶段 5：进阶运动（24 周后）

- 回归旋转运动。

推荐方案

阶段 1（0~2 周）

- 在术后 48~72 小时内，当患者清醒时，每小时应该进行 20 分钟的冰敷或冷疗。之后，每天至少进行 3 次，每次 20 分钟的冰敷。
- 使用铰链式膝关节支具固定在完全伸膝位及在患者可耐受程度下拄拐负重（根据撕裂程度决定部分负重）。如果患者有疼痛，需要直到疼痛缓解后再部分负重。
- 坐位足跟向后滑动：坐在椅子上，佩戴解锁的膝关节支具，患者须向椅子滑动足跟至屈膝 60°~90°，注意不要超过 90°。保持 5 秒后伸直下肢，并且重复 20 次，每天进行 3 组（图 47-3）。

- 足跟支撑：患者取坐位，将足置于脚凳或矮桌上，该位置下能够进行被动伸膝训练。通过增加股四头肌训练可对该训练进行增强，即提供主动伸膝训练。保持膝关节伸展牵伸 10 分钟，每天 3 次，直到膝关节可以完全伸直（图 47-4）。

- 股四头肌激活训练：患者取仰卧位或坐位，收缩股四头肌并努力伸膝保持 5 秒。可将毛巾卷置于足跟下，从而增加伸膝幅度和股四头肌收缩力度。每天 3 组，每组 20 次（图 47-5）。

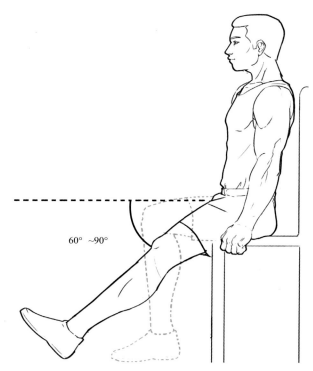

60°~90°

图 47-3 坐位足跟向后滑动

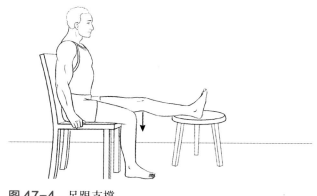

图 47-4 足跟支撑

- 踝泵：为了维持下肢血液循环，该训练应该尽可能地多次进行。

阶段 2（2~6 周）

- 使用铰链式膝关节支具固定在完全伸膝位及使用拐杖在患者可耐受程度下负重（根据撕裂程度决定负重）。如果患者有疼痛，须直到疼痛缓解后再部分负重。
- 坐位足跟向后滑动：坐在椅子上，佩戴解锁的膝关节支具，患者须向椅子滑动足跟至屈膝 60°~90°，注意不要超过 90°。保持 5 秒后伸直下肢，并且重复 20 次。每天进行 3 组（图 47-3）。
- 一旦膝关节能完全伸直，可以不再进行足跟支撑训练，但是股四头肌训练应该继续进行。
- 股四头肌激活训练：患者取仰卧位或坐位，收缩股四头肌并努力伸膝保持 5 秒。可将毛巾卷置于足跟下，从而增加伸膝幅度和股四头肌收缩力度。每天 3 组，每组 20 次（图 47-5）。
- 直腿抬高训练：患者取仰卧位，让患者持续收缩股四头肌以保持下肢伸直并将下肢抬离床面。保持 45°，维持 1~2 秒，然后缓慢放下。重复 20 次，每天 3 组。这个动作主要针对股四头肌，同样也是髋屈肌群和核心力量的训练。如果患者股四头肌无力无法完成该动作，患者会在直腿抬高期间出现膝关节屈曲（图 47-6）。重复 20 次，每天 3 组。
- 短弧抬腿：患者取仰卧位，将手术侧膝关节下垫一球或毛巾卷，膝关节轻度屈曲至 30°~45°。患者将手术侧膝关节完全伸直并维持 5 秒，然后缓慢放下（图 47-7）。重复 20 次，每天 3 组。
- 站立位提踵训练：患者面朝墙壁站立，收缩双侧股四头肌保持膝关节伸直的情况下跷起足尖保持 1 秒，然后缓慢落下。让患者尽量减少扶墙，自己保持平衡（图 47-8）。重复 20 次，每天 3 组。

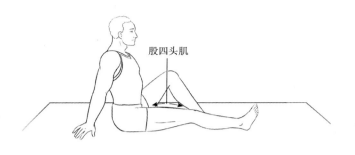

股四头肌

图 47-5　股四头肌训练

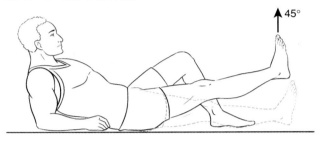

45°

图 47-6　直腿抬高训练

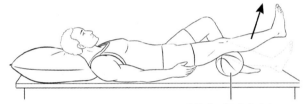

膝关节下垫球或毛巾

图 47-7　短弧抬腿训练

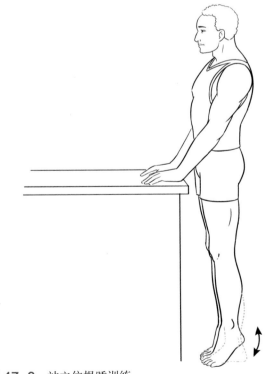

图 47-8　站立位提踵训练

阶段 3（6~12 周）

- 停止使用支具，并且逐渐过渡到完全负重。
- 仰卧位足跟滑动训练：患者取仰卧位，让患者用非手术侧下肢或毛巾来辅助手术侧下肢进行膝关节屈曲（图 47-9）。保持最大屈曲位置直到感觉绷紧或牵拉感并维持 5 秒，然后伸直膝关节并重复该动作。每天 3 组，20 次 / 组。
- 坐位足跟向后滑动训练：患者坐在椅子上，将足跟滑动至椅子下方直到膝关节达到最大屈曲（可以屈曲 > 90°）。在足部完全着地的情况下，患者身体可以向前移动以增加膝关节屈曲强度（图 47-10）。保持 5 秒，伸直下肢，然后重复。每天 3 组，20 次 / 组。
- 股四头肌激活训练：患者取仰卧位或坐位，收缩股四头肌并努力伸膝保持 5 秒。足跟下垫毛巾卷可更大范围地伸膝和增加股四头肌收缩力。每天 3 组，20 次 / 组（图 47-5）。
- 直腿抬高训练：患者取仰卧位，努力收缩股四头肌使下肢伸直，并将下肢完全抬离床面。保

持下肢与床面成角约为 45° 并维持 1~2 秒，然后缓慢放下。每天 3 组，每组重复 20 次。这个动作主要针对股四头肌，同样也是髋屈肌群和核心力量的训练。如果患者因为股四头肌无力而无法完成该动作，患者会在直腿抬高期间出现膝关节屈曲。每天 3 组，20 次 / 组（图 47-6）。
- 短弧抬腿训练：患者取仰卧位，将手术侧膝关节置于球或毛巾卷上并轻度屈曲至 30°~45°。患者将手术侧膝关节完全伸直并维持 5 秒，然后缓慢放下。每天 3 组，20 次 / 组（图 47-7）。
- 站立位提踵训练：患者面朝墙壁站立，收缩双侧股四头肌保持膝关节伸直的情况下踮起足尖保持 1 秒，然后缓慢落下。让患者尽量减少扶墙，自己保持平衡。每天 3 组，20 次 / 组（图 47-8）。
- 站立位屈膝训练：患者取站立位，通过扶手或墙壁的支持保持平衡。患者尽量缓慢屈曲手术侧膝关节使足跟靠近臀部。每天 3 组，20 次 / 组（图 47-11）。

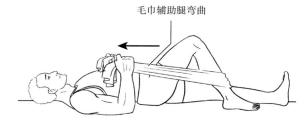

图 47-9　仰卧位足跟滑动训练

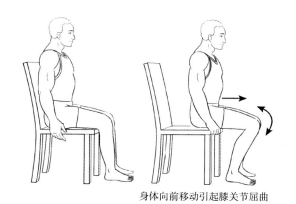

图 47-10　坐位足跟向后滑动训练

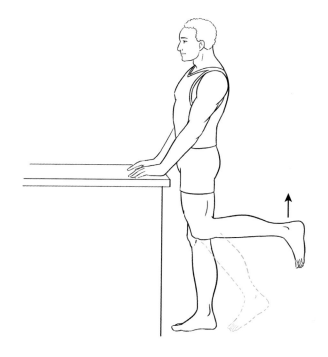

图 47-11　站立位屈膝训练

- 固定式功率自行车：这项训练可以帮助改善膝关节活动和肌力。调整座椅高度，确保手术侧的踏板踩在最底部时，手术侧膝关节能够完全伸直。从低阻力开始并在 4 周内缓慢增加阻力。每天进行 20~30 分钟的训练（图 47-12）。

- 髋关节外展运动：非手术侧侧卧位。手术侧下肢在膝关节伸直位下向上抬高至 45°，保持 1 秒，并缓慢放下。每天 3 组，20 次 / 组（图 47-13）。

- 靠墙蹲训练：患者取站立位，背部靠墙，双足向前，其足跟离墙面 15~30cm。患者通过同时屈曲髋关节和膝关节让身体缓慢下降至膝关节屈曲 45°，在此角度维持 5 秒，然后身体沿墙壁缓慢向上滑动直至起始站立位。每天进行 3 组，20 次 / 组（图 47-14）。

- 座椅蹲站训练：患者站于座椅前，缓慢蹲下直到臀部接触座椅，然后立即站起回到起始站立位。不允许患者坐在椅子上。随着患者力量的改善可以逐步进阶至手持重物。每天 3 组，每组重复 20 次（图 47-15）。

- 坐位蹬腿：股四头肌肌力训练。从简单的轻重量开始，每周随着患者的进步增加重量。不要超过患者自身的体重。膝关节屈曲不要超过 90°。每天 3 组，20 次 / 组（图 47-16）。

- 上、下台阶踏步训练：强调增强肌力、平衡和本体感觉训练。患者将手术侧下肢置于一个低、平、稳定的踏板上。将非手术侧下肢抬离地面，缓慢屈曲手术侧膝关节，使非手术侧下肢轻触地面。随后伸直手术侧下肢回到起始位置。在训练过程中须保持直立平衡。保持大腿、膝关节和足部均指向前方，不允许旋转。板凳的高度可以随患者功能的改善逐渐增加至 8cm、15cm 和 23cm。每天 3 组，每组根据患者自身情况和平衡能力重复 10~20 次（图 47-17）。

- 牵伸：除了肌力训练，牵伸训练也十分重要。

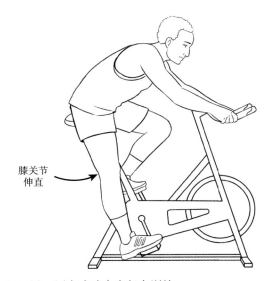

图 47-12 固定式功率自行车训练

膝关节伸直

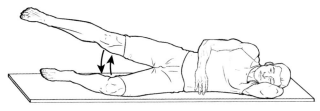

图 47-13 髋关节外展运动训练

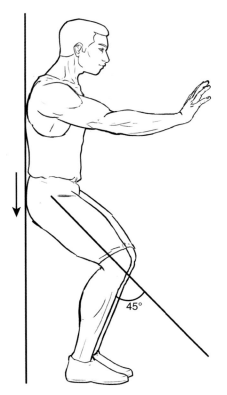

45°

图 47-14 靠墙蹲训练

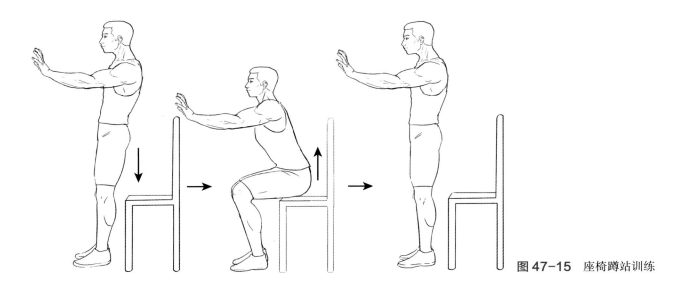

图 47-15　座椅蹲站训练

三个主要的牵伸动作是俯卧位股四头肌牵伸、腘绳肌牵伸和腓肠肌牵伸。每天每个牵伸动作需要进行 2 组，每组重复 5 次，每次维持15~20 秒（图 47-18）。

阶段 4（12~24 周）

- 继续第三阶段的训练，但是每天进行组数和每组重复的次数需减少（2 组，每组重复 10~15次），以此保证有更多的时间进行进阶的肌肉力量、心血管适应性和运动专项训练。
- 肌力训练和心血管适应性训练或运动专项训练应隔天交替进行。
- 肌力训练日（每周 3 天）
  - 第三阶段的训练（每天 2 组，每组重复10~15 次）。可适当增加少量阻抗训练。

- 单腿靠墙蹲训练：患者背靠墙壁站立。足尖向前，足跟离墙壁 15~30cm。保持非手术侧下肢离开地面，通过屈曲手术侧髋、膝关节降低身体，直到膝关节屈曲至 45°。在此角度上维持 5 秒，然后身体沿着墙壁向上滑动回到原位。每天 3 组，每组重复5~10 次。
- 单腿座椅蹲站训练：患者站立于座椅前，然后只通过弯曲手术侧下肢缓慢向座椅蹲下，直到臀部触碰到座椅，之后伸直下肢回到起始站立位。训练过程中，患者不允许坐在座椅上。根据力量的改善可以逐渐进阶至手持重物。每天 3 组，每组重复 5~10 次。
- 心血管适应性或运动专项训练日（每周 3 天）
  - 固定式功率自行车或椭圆机：在患者耐受下

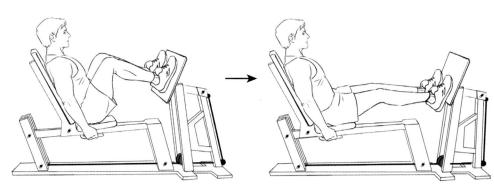

图 47-16　坐位蹬腿训练

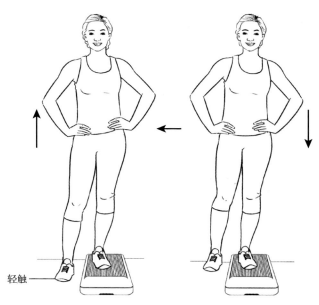

图 47-17 上、下台阶踏步训练

逐渐增加阻力，每次 30 分钟。

- 在柔软的平面上慢跑：开始 5 分钟，之后在 4 周内逐渐增加至 30 分钟。可以和肌力训练交替进行。

- 速度和敏捷性训练：当患者能够较轻松地完成 30 分钟的直线跑步，且不会引起手术侧肢体疼痛或肿胀时，就可以开始考虑速度和敏捷性训练了。这部分康复需要根据患者情

况制订个体化方案。出现下述情况时可以进阶训练方案。

- 直线冲刺跑 90m，前半程半速跑，重复 10 次。

- 强化直线冲刺跑 90m，全程全速跑，重复 10 次。

- 增加障碍物或之字形跑。

- 增加向前和向后跑。

- 增加 8 字形跑。

- 增加前交叉步跑。

- 增加往返跑。

阶段 5（24 周后）

- 在之前的康复过程中患者没有肿胀且关节活动范围和肌力恢复至正常水平，可以进行无限制的旋转运动。

结局

半月板修补是一个非常成熟的手术，大多数患者在治疗后症状能够消失并重返运动，这和半月板切除术的治疗结果相似。但是，一小部分患者可能会出现半月板再撕裂或者半月板修补不愈

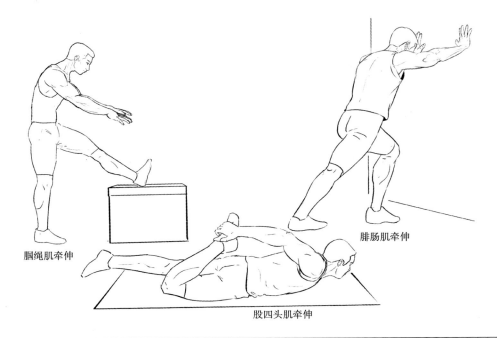

腘绳肌牵伸

腓肠肌牵伸

股四头肌牵伸

图 47-18 牵伸训练

合，表现为症状复发。虽然此时撕裂并不是很严重，但这些患者还是需要再次手术治疗。

精要

- 为了保护修补部位，外科医师会根据患者情况、撕裂类型和修补的稳定性来确定支具佩戴的时间、负重情况和关节活动范围的限制。
- 手术后疼痛和肿胀是正常的。但是患者如果出现疼痛和（或）肿胀加剧，需要及时联系手术医师并停止推进康复计划。
- 在进阶到跑步训练之前，力量和关节活动应该恢复正常。
- 半月板修补往往与韧带重建同时进行，而韧带重建通常会影响康复计划的制订。

（乔　蕾　译，汪黎明　邹培慧　王于领　审）

参考文献

Cavanaugh JT, Killian SE: Rehabilitation following meniscal repair. *Curr Rev Musculoskelet Med* 2012;5(1):46–58.

Henning CE, Lynch MA, Clark JR: Vascularity for healing of meniscus repairs. *Arthroscopy* 1987;3(1):13–18.

Miller MD, Warner JJP, Harner CD: Meniscal Repair, in Fu FH, Harner CD, Vince KG, eds: *Knee Surgery*. Baltimore, MD, Williams & Wilkins, 1994.

Starke C, Kopf S, Peterson W, Becker R: Meniscal repair. *Arthroscopy* 2009;25(9):1033–1044.

第**48**章 前交叉韧带重建

Seth Jerabek, MD

概述

前交叉韧带（ACL）是最常损伤和需要重建的膝关节韧带。在美国，每年需要进行超过 10 万例的 ACL 重建术。

ACL 位于膝关节内，起自于股骨外侧髁的后内侧面，斜向前下方，止于胫骨平台髁间隆起。它由 2 束，即 1 个前内侧束和 1 个后外侧束组成，它们有不同的方向，使 ACL 能够抵抗胫骨的前移和内旋（图 48-1）。

ACL 是非接触性体育运动中最常见的损伤；当运动员试图减速并改变方向或枢轴时，通常会出现 ACL 损伤。半月板和内侧副韧带（MCL）可能同时受伤。许多患者在受伤时都会听到"砰"的一声。在受伤后，患者通常会在负重和运动时疼痛，损伤后不久就会出现肿胀。检查者可以通过进行前抽屉试验、拉赫曼（Lachman）试验和轴移试验等体格检查来检测关节的不稳定性。磁共振成像（MRI）可以用来确诊损伤，并对伴随的损伤进行评估。

ACL 损伤可能会导致膝关节不稳定，尤其体现在旋转活动中，以及导致半月板撕裂和可能引发关节炎。因此，年轻、活跃的患者通常需要进行 ACL 重建。ACL 重建没有年龄限制，但需求较低的老年患者可能不需要进行 ACL 重建，因为他们可能不参与会导致膝关节不稳定的活动，反而可能由于术后的僵硬带来更多问题。

移植手术的选择仍然是有争议的，并且主要取决于外科医师的经验。两种最受欢迎的自体移植是腘绳肌腱和髌腱。同种异体移植也是一种选择，但通常用于较低需求的老年患者。有人担心，在年轻、活跃的患者中，同种异体移植可能会有更高的失败率。但是，在使用同种异体移植时，不存在供体部位出现的并发症，更有利于术后康复。

手术过程——前交叉韧带重建

适应证

- 年轻、活跃患者的 ACL 撕裂。
- 任何年龄患者存在 ACL 撕裂和不稳定症状。

禁忌证

- 僵硬或膝关节活动范围缺失。
- 老年、低需求的患者。
- 严重的膝关节畸形。
- 晚期和有症状的骨关节炎。
- 无法或不愿进行必要的康复治疗的患者。

过程

一般来讲，目标是将移植物放置在其解剖位置，以重塑膝关节的运动稳定性。在手术开始时，首先检查膝关节运动稳定性，然后进行全面

Jerabek 博士或其直系亲属是发言部门成员，或代表 Stryker 公司做过付费演讲，并担任 Stryker 公司付费顾问。

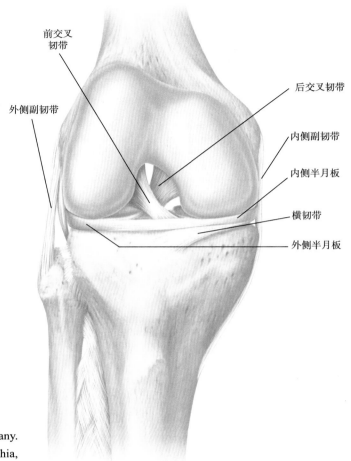

膝关节韧带，正面观

前交叉韧带

后交叉韧带

外侧副韧带

内侧副韧带

内侧半月板

横韧带

外侧半月板

图 48-1　膝关节韧带（引自 Anatomical Chart Company. Hip and Knee Inflammations Anatomical Chart. Philadelphia, PA: Wolters Kluwer, 2007）

的关节镜检查以确认术前的诊断，排除其他病理变化。

　　然后，韧带重建就可以开始了。有多种不同的技术和移植类型用于重建。每种技术都有潜在的优点和风险，但最终的技术取决于外科医师的偏好和经验。在某些情况下，旧的或相关损伤、手术史或关节畸形都可能会改变韧带重建的方法。用许多不同的标记和工具来确定韧带的起点和止点的精确位置，并在关节镜观察下来创建骨隧道。ACL 的残端是用关节镜刨削器来清理，并作为隧道位置的主要标志。移植物无论是自体移植或同种异体移植（骨 – 髌腱 – 骨），还是单独的

肌腱，均进入隧道。一端固定，拉紧移植物，另外一端用螺钉或其他装置固定。确认恢复稳定性后可关闭切口，或者进行其他伴随的手术，如半月板修补。

并发症

　　术后，患者、外科医师和治疗师必须警惕潜在的并发症。伤口愈合问题、感染和血栓栓塞事件虽不常见但有可能发生。在骨 – 髌腱 – 骨重建术后，髌骨骨折、股骨或胫骨骨折均有报道，但不常见。关节僵硬，尤其是膝关节伸展受限和膝关节疼痛更为常见，但可以通过康复来缓解。

术后康复

简介

ACL 重建后的康复过程因移植物的选择、固定方法的选择、患者特定因素及外科医师的偏好而不同。因此，对于外科医师和治疗师而言，关于支具、负重和运动的具体建议及沟通至关重要。

功能性目标和限制

手术后前 2 周的目标包括控制疼痛和肿胀、开始膝关节运动，以及重新激活股四头肌。2~6 周内，患者进行步行能力的训练，目的是摆脱拐杖。重点是恢复运动并开始肌力训练。在 6 周以后，患者将开始脱离支具，重新恢复活动范围和力量。一般情况下，患者可以在 3 个月的时间内恢复到直线运动，如骑自行车和慢跑，在 6~9 个月恢复旋转运动。康复目标可以细分为几个阶段，并逐步进入下一阶段，按照每个阶段的目标来确定。

阶段 1：肿胀控制和早期运动（0~2 周）

- 用冰敷和加压包扎来控制肿胀。
- 在铰链式膝关节支具和拐杖支撑下承受可耐受的重量。
- 轻柔的早期运动，努力恢复完全的膝关节伸展。
- 股四头肌的激活训练。

阶段 2：建立功能性运动和股四头肌控制（2~6 周）

- 在铰链式膝关节支具支撑下承受可耐受的重量。
- 在合适时停止使用拐杖。
- 维持全范围伸膝和 120° 的屈曲活动范围。
- 开始股四头肌肌力训练。

阶段 3：正常的步态和肌力训练（6~12 周）

- 逐渐过渡到不使用支具。
- 恢复充分的膝关节屈曲。
- 进行正常的跟 – 趾步态步行。
- 肌力训练。

阶段 4：早期运动训练（12~24 周）

- 恢复充分的肌肉力量。
- 心血管功能训练。
- 直线跑。
- 专项运动训练（速度和敏捷性训练）。

阶段 5：高阶运动训练（24 周及以后）

- 恢复旋转类的运动（考虑使用 ACL 支具）。

推荐方案

阶段 1：（0~2 周）

- 在术后 48~72 小时内，当患者清醒时，每小时应该进行 20 分钟的冰敷或冷疗。之后，每天至少进行 3 次，每次 20 分钟的冰敷。
- 在铰链式膝关节支具和拐杖支撑下，在患者可耐受程度下负重。
- 持续被动运动（CPM）设备：关于它的优点有些争议，也许可以与患者讨论潜在的优点。无论如何，恢复运动是康复的关键组成部分。
- 仰卧位足跟滑动训练：患者仰卧时，让患者使用对侧腿或毛巾来辅助膝关节屈曲。保持最大屈曲位置，直至感觉到紧绷或拉伸并保持 5 秒。然后，将膝关节伸直并重复，目标是在 2 周内达到屈曲 90°。每组 10 次，每天 2 组（图 48-2）。
- 坐位足跟滑动训练：坐在椅子上，患者将足跟向椅子下面滑动，直到最大限度的屈曲，目标是在 2 周内达到 90°。但是，如果患者同时进行了半月板修补，则该运动可能被限制在 90° 以内，并且不能超出。患者可以在椅子上向前滑动身体，同时将脚稳定在地板上以增加膝关节屈曲范围。保持 5 秒，然后伸直腿并重复，10 次 / 组，每天 2 组（图 48-3）。

- 股四头肌激活训练：患者仰卧或坐位，应激活股四头肌并用力将膝关节伸直保持 5 秒。足跟下方可放置一毛巾卷让膝关节更进一步伸展和激活股四头肌，10 次 / 组，每天 2 组（图 48-4）。
- 直腿抬高训练：患者仰卧位，收缩股四头肌保持腿部伸直，并将整条腿抬离床面。在 45° 保持 1~2 秒，然后慢慢降低。这种方法适用于股四头肌，也适用于髋屈肌群和核心肌群。如果患者由于股四头肌激活不足而未准备好进行此项训练，抬腿时会屈曲膝关节。患者可能需要每天 2 组，10 次 / 组（图 48-5）。
- 俯卧位踝关节悬挂训练：膝关节被动伸展，俯卧在床上进行此训练，腿悬离床面。床沿应该刚好在髌骨位置的近端。如果膝关节不完全伸展，训练时可以增加足踝处的重量，从 0.5kg 到 2kg。3~5 分钟 / 次，每天 3 组（图 48-6）。
- 踝泵：应尽可能多地进行，以维持血液循环。

阶段 2（2~6 周）

- 佩戴铰链式膝关节支具下进行可耐受的负重训练，逐渐过渡到脱离拐杖。
- 训练时可以不戴支具。
- 仰卧位足跟滑动训练：患者仰卧，让患者使用健侧腿或毛巾辅助患侧膝关节屈曲。保持最大屈曲位置，直至感觉到紧绷或拉伸，并保持 5 秒。然后，将膝关节伸展并重复，目标是在 6 周内达到 120°，10 次 / 组，每天 3 组（图 48-2）。

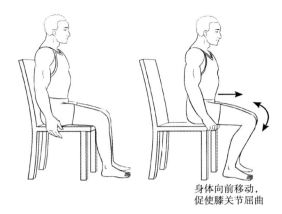

身体向前移动，
促使膝关节屈曲

图 48-3　坐位足跟滑动训练

- 坐位足跟滑动训练：坐在椅子上，将足跟滑到椅子下面，最大限度地屈曲，目标是在 6 周内达到 120°。但是，如果患者伴有半月板的修补，则该运动可能被限制在 90° 以内，并且不能超出。患者可以在椅子上向前滑动身体，同时将脚稳定在地板上以增加膝关节屈曲。保持 5 秒，然后伸展腿并重复，10 次 / 组，每天 3 组（图 48-3）。
- 股四头肌激活训练：患者仰卧位或坐位，激活股四头肌并用力将膝关节伸直并保持 5 秒。脚跟下方放置一卷毛巾可以使膝关节更进一步伸直和激活股四头肌。20 次 / 组，每天 3 组（图 48-4）。
- 直腿抬高：患者仰卧位，收缩股四头肌保持腿部伸直，并将整条腿抬离床面。在 45° 保持 1~2 秒，然后慢慢降低。这种方法适用于股四头肌，也适用于髋屈肌群和核心肌群。如果患者由于股四头肌激活不足而未准备好进行此项

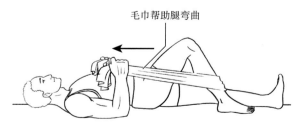

毛巾帮助腿弯曲

图 48-2　仰卧位足跟滑动训练

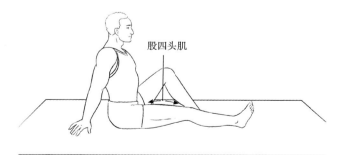

股四头肌

图 48-4　股四头肌激活训练

训练，抬腿时会屈曲膝关节。患者可能需要训练每天3组，10次/组（图48-5）。

● 俯卧位踝关节悬挂：膝关节被动伸展，俯卧在床上进行这个训练，腿悬离床面。床沿应该刚好在髌骨位置的近端。如果膝关节不完全伸直，训练时可以增加脚踝处的重量，从0.5kg到2kg。3~5分钟/组，每天3组（图48-6）。

● 站立位提踵：面对墙站立，同时收缩股四头肌保持膝关节伸直，脚尖站立抬起足跟保持1秒，然后慢慢回落。让患者尽可能少地借助墙壁达到平衡。20次/组，每天3组（图48-7）。

● 站立位屈膝：患者应该站于平行杆内或以墙壁作支撑。患者应慢慢地屈曲术侧膝关节，使足跟靠近臀部。20次/组，每天3组（图48-8）。

● 髋关节外展运动：健侧卧位，保持患侧膝关节伸直位并抬高到45°，保持1秒，然后慢慢降低，每天重复20次（图48-9）。

● 靠墙蹲训练：患者背靠墙站立，脚尖朝前，足跟离墙壁15~30cm。让患者通过髋关节和膝关节屈曲来降低身体，直到膝关节屈曲到45°，在45°时暂停5秒，然后向上滑回起始站立位置。20次/组，每天3组（图48-10）。

阶段3（6~12周）

● 停止使用支具。

● 仰卧位足跟滑动训练：仰卧位，让患者使用健侧腿或毛巾辅助患侧膝关节屈曲。保持最大屈曲位置，直到感觉到紧绷或者拉伸并保持5秒。然后，将膝关节伸展并重复，目标是在12周内完全屈曲。20次/组，每天3组（图48-2）。

● 坐位足跟滑动训练：坐在椅子上，足跟向后在椅子下面滑动，直到最大限度膝关节屈曲，目标是在12周内实现完全屈曲。患者可以坐在椅子上向前滑动身体，同时把脚稳定在地板上，以增加屈曲度。坚持5秒，伸直腿并重复。20次/组，每天3组（图48-3）。

● 股四头肌激活训练：患者仰卧位或坐位，应激活股四头肌，并用力将膝关节伸直并保持5秒。脚跟下方放置一卷毛巾可以让膝关节进一步伸展和激活股四头肌，20次/组，每天3组（图48-4）。

● 直腿抬高训练：患者仰卧位，收缩股四头肌保持腿部伸直，并将整条腿抬离床面。在45°保持1~2秒，然后慢慢降低。这种方法适用于股四头肌，也适用于髋屈肌群和核心肌群。患者可能需要每天做3组，10次/组（图48-5）。

● 俯卧位踝关节悬挂训练：膝关节被动伸展，俯卧在床上进行这个训练，腿悬离床面。床沿应该刚好在髌骨位置的近端。如果膝关节不能完全伸直，训练时可以在脚踝处增加负荷，从0.5kg到2kg。3~5分钟/组，每天3组（图48-6）。

● 站立位提踵：面对墙站立，同时激活股四头肌保持膝关节伸直，足跟抬起保持1秒，然后慢慢降低。让患者尽可能少地借助墙壁达到平衡。20次/组，每天3组（图48-7）。

● 站立位屈膝：患者站于平行杆内或以墙壁作支撑。患者应慢慢屈曲术侧膝关节，使足跟靠近臀部，20次/组，每天3组（图48-8）。

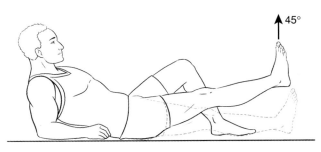

图48-5　直腿抬高训练

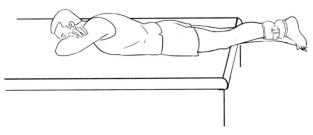

图48-6　俯卧位踝关节悬挂训练

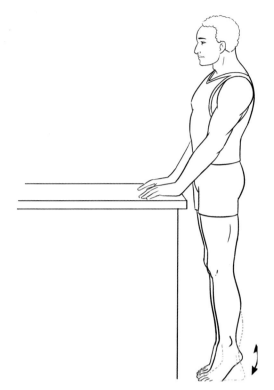

图 48-7　站立位提踵训练

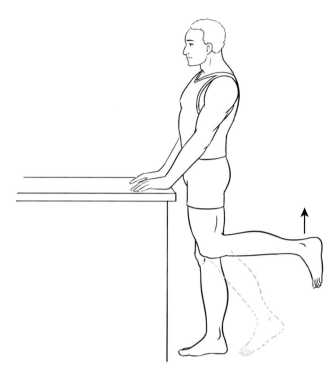

图 48-8　站立位腘绳肌屈曲

- 髋关节外展运动：健侧卧位，保持患侧的膝关节伸直并抬高到 45°，保持 1 秒，然后慢慢降低，每天重复 20 次（图 48-9）。
- 靠墙蹲训练：患者背靠墙站立，脚尖朝前，足跟离墙 15~30cm。患者通过髋关节和膝关节屈曲来降低身体，直到膝关节屈曲到 45°，保持 5 秒，然后向上滑到起始站立位置。20 次 / 组，每天 3 组（图 48-10）。
- 座椅蹲站：患者站于座椅前，缓慢蹲下直到臀部接触座椅，然后立即站起回到起始站立位。不允许患者坐在椅子上。随着患者力量的改善可以逐步增加手持重量。每天 3 组，每组重复 20 次（图 48-11）。
- 坐位蹬腿：股四头肌肌力训练。从简单的小负荷开始，每周随着患者的进步增加负荷。不要超过患者自身的体重。膝关节屈曲不要超过 90°。每天 3 组，每组重复 20 次（图 48-12）。
- 固定式功率自行车：这项训练可以帮助改善膝

关节活动和肌力。调整座椅高度，确保手术侧的踏板在踩到最底部时手术侧膝关节能够完全伸直。从低阻力开始并在 4 周内缓慢增加阻力。每天进行 20~30 分钟的训练（图 48-13）。
- 牵伸：除了肌力训练外，牵伸训练也十分重要。3 个主要的牵伸动作是俯卧位股四头肌牵伸、腘绳肌牵伸和腓肠肌牵伸。每天每个牵伸动作需要进行 2 组，每组重复 5 次，每次维持 15~20 秒（图 48-14）。

阶段 4（12~24 周）

- 应继续进行第三阶段的训练，但是必须减少组

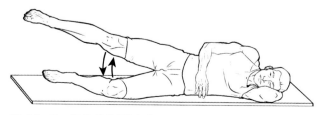

图 48-9　髋关节外展运动

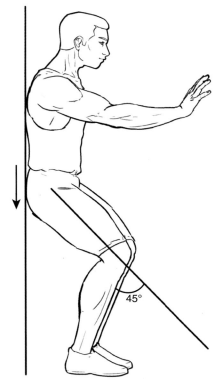

图 48-10 靠墙蹲训练

数和重复的次数（2组，10~15次/组），以便有更多的时间进行肌力训练、心血管训练和运动专项训练。

- 肌力训练应与心血管训练或运动专项训练隔天交替进行。

- 肌力训练日（3天/周）
  - 第三阶段训练（2组，10~15次/组）：可适当增加少量阻抗。
  - 上/下台阶：强调增强肌力、平衡和本体感觉训练。患者将手术侧下肢置于一个低、平、稳定的踏板上。非手术侧下肢离开地面，缓慢屈曲手术侧膝关节，使非手术侧下肢轻触地面。随后伸直手术侧下肢回到起始位置。在训练过程中需保持直立平衡。保持大腿、膝关节和足部均指向前方，不允许旋转。踏板的高度可以随患者功能的改善逐渐增加至8cm、15cm和23cm。根据条件和平衡情况，重复2组，每组10~15次（图48-15）。
  - 单腿靠墙蹲：患者背靠墙壁站立。足尖向前，足跟离墙壁15~30cm。保持非手术侧下肢离开地面，通过屈曲手术侧髋、膝关节降低身体，直到膝关节屈曲至45°。在此角度上维持5秒，然后身体沿着墙壁向上滑动回到起始站立位。每天3组，每组重复5~10次。
  - 单腿座椅蹲站：患者站立于座椅前，然后只通过弯曲手术侧下肢缓慢向座椅蹲下，直到臀部触碰到座椅，之后伸直下肢回到起始站

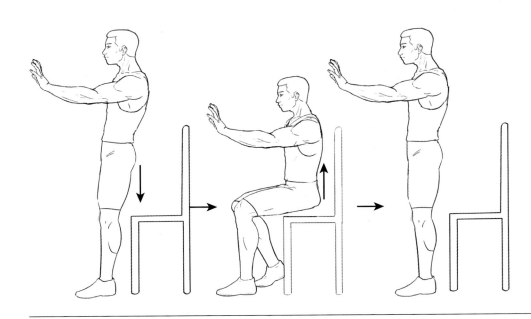

图 48-11 蹲站训练

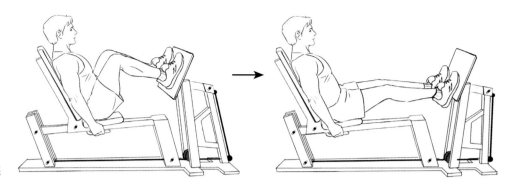

图 48-12　坐位蹬腿训练

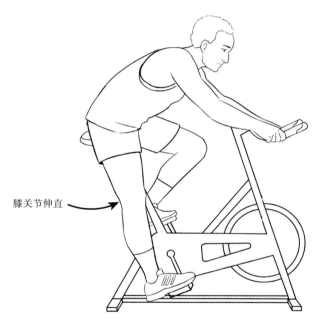

膝关节伸直

图 48-13　固定式功率自行车

立位。训练过程中，患者不允许坐在座椅上。根据力量的改善可以逐渐增加手持重量。每天 3 组，每组重复 5~10 次。

● 心血管训练 / 运动专项训练日（3 天 / 周）

　● 固定式功率自行车或踏步机：适当增加阻力，每次训练 30 分钟。

　● 在软质、平稳的表面轻微跑动。跑步时间从 5 分钟起，在 4 周时间内逐渐增加至 30 分钟。这项运动应与肌力训练交替，隔天进行。

　● 速度和敏捷性训练：当患者能够较轻松完成 30 分钟的直线跑步，且不会引起疼痛或肿胀时，就可以开始考虑速度和敏捷性训练了。这部分康复需要根据患者情况制订个体化方案。出现下述情况时可以进阶训练方案。

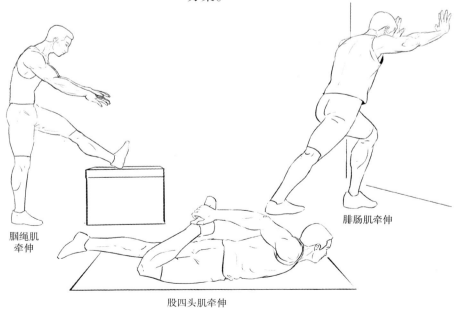

腘绳肌牵伸

腓肠肌牵伸

图 48-14　牵伸训练

股四头肌牵伸

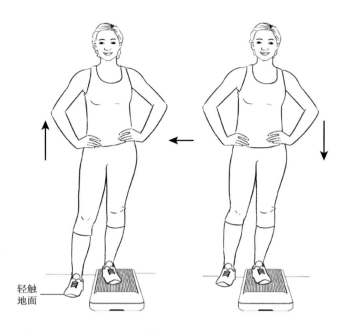

轻触
地面

图 48-15 上 / 下台阶训练

能恢复到这种水平。虽然大多数人可以恢复到他们受伤前的活动水平，但有些人只能回到较低的水平。长期而言，许多 ACL 重建的患者仍可能会出现关节炎。临床医师正在研究如何优化结果的技术，预防并发症，并预测出现关节炎和再次撕裂的风险。

精要

- 早期保护重建结构。外科医师将根据患者个人因素、移植物选择和固定情况来确定支具、负重的状态和关节活动范围的限制。
- 股四头肌重新激活和肌力训练对恢复至关重要。
- 术后疼痛和肿胀均属正常现象。然而，如果患者出现疼痛和（或）肿胀加剧，应联系外科医师，并且暂缓推进康复计划。
- 在进阶到跑步训练之前，力量和关节活动应恢复正常。
- 如果有伴随的损伤，如半月板、软骨或其他韧带，康复可能需要进行相应的调整。

- 直线冲刺跑 90m，前半程半速跑，重复 10 次。
- 强化直线冲刺跑 90m，全程全速跑，重复 10 次。
- 增加障碍物或之字形跑。
- 增加向前和向后跑。
- 增加 8 字形跑。
- 增加前交叉步跑。
- 增加往返跑。
- 跳跃和增强式训练。

阶段 5（24 周及以后）

- 重返正常的旋转运动（推荐使用 ACL 支具）。

结局

　　ACL 重建术是一种常见且非常成功的手术，能够在适当的康复后恢复膝关节的稳定性。然而，全面恢复可能需要 1 年时间才能进行高水平的体育运动。由于各种原因，并不是所有患者都

（廖麟荣　译，乔　蕾　邬培慧　王于领　审）

参考文献

Beynnon BD, Johnson RJ, Fleming BC, Kannus P, Kaplan M, Samani J, Renström P: Anterior cruciate ligament reconstruction: Comparison of bone-patellar tendon-bone grafts with two-strand hamstring graft. A prospective, randomized study. *J Bone Joint Surg Am* 2002;84-A(9):1503–1513.

Czuppon S, Racette BA, Klein SE, Harris-Hayes M: Variables associated with return to sport following anterior cruciate ligament reconstruction: a systematic review. *Br J Sports Med* 2014;48(5):356–364.

Mariscalco MW, Magnussen RA, Mehta D, Hewett TE, Flanigan DC, Kaeding CC: Autograft versus nonirradiated allograft tissue for anterior cruciate ligament reconstruction: A systematic review. *Am J Sports Med* 2014;42(2):492–499.

Seth Jerabek, MD

概述

髌骨脱位占膝关节损伤的 2%~3%。10~17 岁的女性是此类损伤的高发人群。在那些从事旋转类运动的运动员中，高位髌骨、Q 角过大、胫骨粗隆到股骨滑车间沟（tibial tubercle to tibial groove，TT-TG）之间的距离增加和（或）滑车发育不良都是导致髌骨不稳及脱位的高危因素（图 49-1）。Q 角是由髌骨和髌腱的中轴线和股四头肌收缩的矢量方向的股骨干轴线构成的角度。根据患者的活动水平的潜在影响，非手术治疗后髌骨脱位的复发率为 15%~50%。

髌骨外侧脱位通常在内侧髌股韧带（medial patellofemoral ligament, MPFL）断裂后发生，内侧髌股韧带是髌股的主要内侧稳定结构（图 49-2）。如果 MPFL 功能不完善，髌骨运动轨迹外移或者髌骨倾斜。这可能会增加脱位的风险，使髌骨外侧关节面与股骨滑车的外侧面之间压力增加，并引起关节炎。除此之外，骨性对线包括 Q 角及 TT-TG 距离也会影响髌骨的运动轨迹和稳定性。

髌骨不稳的患者通常都存在软骨损伤，膝关节内出现弹响，甚至出现膝关节交锁的情况。急性损伤后，患者可能会隐约体会到膝关节不稳，特别是需要进行旋转类运动的人群。查体时往往发现髌骨活动性增加且轨迹偏向外侧。手法将髌骨推向外侧会引起恐惧感。

慢性不稳及多次脱位的患者有手术指征。然而，对于发生一次性急性髌骨脱位的患者，若关节内出现游离体则需要手术治疗，并基于下肢对线及潜在的引起脱位的危险因素来决定是否手术。对于未出现髌骨脱位的慢性髌骨周围疼痛的患者，或存在髌骨明显异常移动轨迹的患者，且非手术治疗效果不明显的患者，可考虑手术治疗。

手术过程——髌骨轨迹重建

适应证

- 伴髌骨轨迹异常的年轻、活跃的髌骨脱位患者。
- 有游离体需要手术者。
- 复发性关节不稳。

禁忌证

- 髌骨轨迹及骨性对线正常，发生一次关节脱位的患者。
- 骨骼发育尚不完善。

方式

髌骨不稳的治疗方式可分为近端重建术和远端重建术。2 种方式中，膝关节关节镜常用来处理关节内游离体，评估关节软骨表面，以及评价膝关节活动时髌骨的运动轨迹。近端重建术基于软组织修复，通常包括内侧髌股支持带修复、重

Jerabek 或其直系亲属是发言部门成员，或代表 Stryker 公司做过付费演讲，并担任 Stryker 公司付费顾问。

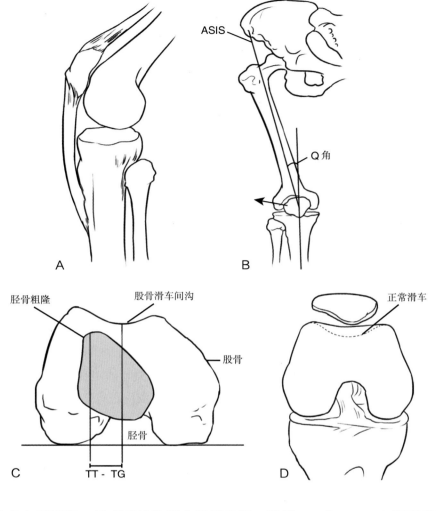

图 49-1　脱位风险因素示意图。A. 高位髌骨：相对于关节线髌骨位置过高。B. Q 角：Q 角越大，股四头肌收缩力线方向越偏向外侧。C. 胫骨结节与股骨滑车间沟间的距离。距离越大，髌骨外侧受力越大。D. 滑车发育异常：滑车较浅，导致关节不稳

建或内侧缩紧，伴或不伴外侧支持带松解。远端重建术则是专注于纠正潜在的骨性畸形，通过截骨术使胫骨粗隆移向内侧或前内侧方向以减小 Q

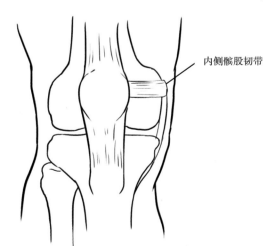

图 49-2　内侧髌股韧带示意图

角、TT-TG 距离及髌骨外侧面的接触压力。远端重建术通常与近端软组织技术相结合，例如在手术中结合内侧髌股支持带重建和（或）外侧松解术。最佳的手术方案需根据患者的解剖状况、对线、活动水平及外科医师的偏好来决定。

术后康复

简介

　　髌骨轨迹重建术后的康复方案会根据患者及手术情况而定，它需要根据所进行的重建术和外科医师的偏好而定。外科医师和治疗师对于使用护具、负重及关节活动方面要有专门的建议，并且双方均要保持开放性沟通。无论是近端力线重

建术还是远端力线重建术的康复方案都是遵循以下标准的方案和进阶计划。

功能性目标和限制

术后前 2 周的康复目标包括控制疼痛及肿胀、恢复膝关节的基本活动和重新激活股四头肌。从第 2~6 周，患者需要佩戴铰链式膝关节支具，将膝关节维持在伸膝位负重，但也可以过渡到使用腋杖。患者可以开始重新进行关节活动训练并且激活肌肉。从第 6 周开始，患者将开始脱离支具，重新恢复活动范围和力量。一般情况下，患者可以在 3 个月内恢复到直线运动，如骑自行车和慢跑，在 6~9 个月恢复到进行旋转运动。然而，对于接受截骨术的患者，康复方式可能有所不同，特别是在术后 2~3 个月内，需根据外科医师对固定情况和骨愈合程度评估的结果来决定。康复目标可详细划分为以下几个阶段。

阶段 1：控制肿胀（0~2 周）

- 使用冰敷及加压的方式控制肿胀。
- 使用铰链式护具将膝关节固定在伸膝位，拐杖支撑下承受可耐受的重量。
- 轻柔的早期运动，努力恢复完全的膝关节伸直。
- 股四头肌激活训练。

阶段 2：ROM 和早期肌力训练（2~6 周）

- 使用铰链式护具将膝关节固定在伸膝位，在承受范围内进行负重训练。
- 在合适的时期摆脱拐杖。
- 维持全范围伸膝和 120° 的屈曲活动范围。
- 开始股四头肌的肌力训练。

阶段 3：正常的步态和 ROM 训练（6~12 周）

- 逐渐过渡到不使用支具。
- 重新获得全范围屈膝。
- 通过正常的跟 – 趾步态行走。
- 肌肉肌力训练。

阶段 4：早期体育活动（12~20 周）

- 重新获得全部的肌肉力量。
- 心血管功能训练。
- 直线跑。
- 运动专项训练（速度和敏捷性训练）。

阶段 5：完全参与体育活动（20 周后）

- 重返旋转类运动。

推荐方案

阶段 1（0~2 周）

- 在术后 48~72 小时内，当患者清醒时，每小时应该进行 20 分钟的冰敷或冷疗。之后，每天至少进行 3 次，每次 20 分钟的冰敷。
- 使用铰链式支具将膝关节固定在伸展位下，并借助腋杖在可承受范围内进行负重训练。
- 仰卧位足跟滑动训练：患者仰卧时，让患者使用健侧腿或毛巾来辅助膝关节屈曲。保持最大屈曲位置，直至感觉到紧绷或拉伸并保持 5 秒。然后，将膝关节伸直并重复，目标是在 2 周内达到 90°。10 次 / 组，共 2 组（图 49–3）。
- 坐位足跟滑动训练：坐在椅子上，患者足跟在椅子下方滑动至最大膝关节屈曲角度，目标是在第 2 周时屈曲可以达到 90°。患者身体略微向前移动，同时确保足底完全接触地面以改善屈曲。保持 5 秒后伸直下肢，再重复。10 次 / 组，每天 2 组（图 49–4）。
- 股四头肌激活训练：患者取仰卧位或坐位，

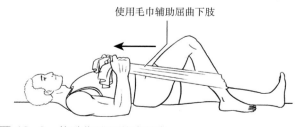

使用毛巾辅助屈曲下肢

图 49-3　仰卧位足跟滑动训练

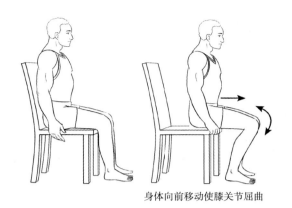

身体向前移动使膝关节屈曲

图 49-4　坐位足跟滑动训练

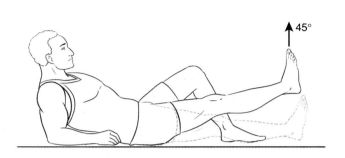

图 49-6　直腿抬高训练

应当激活股四头肌并且保持伸膝 5 秒。足跟下放置一毛巾卷可以产生更多的膝关节伸展及激活股四头肌。10 次 / 组，每天 2 组（图 49-5）。

- 直腿抬高训练：患者仰卧位，要求患者激活股四头肌保持膝关节伸直。将腿抬高至 45° 的位置保持 1~2 秒，之后将腿慢慢落下。这项训练可作用于股四头肌、髋屈肌群及核心肌群。患者进行此项训练时能够保持膝关节完全伸直。要求患者每天 2 组，每组 10 次（图 49-6）。

- 俯卧位踝关节悬挂训练：被动改善膝关节伸展。在治疗床上进行此项训练。床沿刚好位于髌骨上缘近端。如果患者不能完全伸膝，训练时可以增加足踝处的负荷，从 0.5kg 到 2kg。每天进行 3 组 3~5 分钟的训练（图 49-7）。

- 踝泵：这项训练应尽可能多地进行，以促进血液循环。

阶段 2（2~6 周）

- 使用铰链式膝关节支具固定在伸膝位，在承受范围内进行负重训练。摆脱拐杖。
- 不佩戴支具进行运动康复训练。
- 仰卧位足跟滑动训练：目标是在第 6 周时达到 120° 的屈曲活动范围。每天 3 组，20 次 / 组。
- 坐位足跟滑动训练：目标是在第 6 周时达到 120° 的屈曲活动范围。每天 3 组，20 次 / 组。
- 股四头肌激活训练：每天 3 组，20 次 / 组。
- 直腿抬高训练：每天 3 组，10 次 / 组。
- 俯卧位踝关节悬挂训练：如果患者无法完全伸直膝关节，训练时可以增加足踝处的负荷，从 0.5kg 到 2kg。每天进行 3 组 3~5 分钟的训练。
- 站立位提踵训练：面对墙站立，同时激活股四头肌保持膝关节伸直，并抬起足跟用脚尖站立保持 1 秒，然后慢慢回落。让患者尽可能少地借助墙壁达到平衡。每天 3 组，20 次 / 组（图 49-8）。
- 站立位屈膝训练：患者取站立位，手扶栏杆或

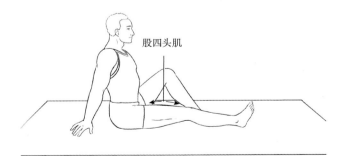

股四头肌

图 49-5　坐位股四头肌训练

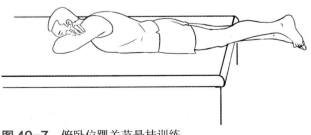

图 49-7　俯卧位踝关节悬挂训练

墙保持平衡。患者应当慢慢屈曲术侧膝关节，让足跟靠近臀部。每天 3 组，20 次 / 组（图 49-9）。

● 髋关节外展运动：健侧卧位，膝关节伸直，患侧腿抬高 45°，保持 1 秒，慢慢返回起始位置。每天重复 20 次（图 49-10）。

阶段 3（6~12 周）

● 停止使用支具。

● 仰卧位足跟滑动训练：当恢复到完全屈曲范围后可停止训练。20 次 / 组，重复 3 组。

● 坐位足跟滑动训练：当恢复到完全屈曲范围后可停止训练。20 次 / 组，重复 3 组。

● 股四头肌激活训练：每天 3 组，20 次 / 组。

● 直腿抬高训练：可以在踝关节处增加 0.5~2.5kg 的负荷。每天 3 组，10 次 / 组。

● 俯卧位踝关节悬挂训练：每天 3 组，每组进行 3~5 分钟。

● 站立位提踵训练：每天 3 组，20 次 / 组。

● 站立位屈膝训练：如果需要更多阻力时可以使

用屈膝训练的仪器。每天 3 组，20 次 / 组。

● 髋关节外展运动：每天进行 20 次。

● 靠墙蹲训练：患者背靠墙站立。脚尖朝前，足跟离墙 15~30cm。患者通过髋关节和膝关节屈曲使身体高度降低，直到膝关节屈曲 45°。在膝关节屈曲 45° 的位置保持 5 秒，回到起始站立位置。20 次 / 组，重复 3 组（图 49-11）。

● 固定式功率自行车训练：这项训练可以帮助改善膝关节活动和肌力。调整座椅高度，确保手术侧的踏板踩在最底部时手术侧膝关节能够完全伸直。从低阻力开始并在 4 周内缓慢增加阻力。每天进行 20~30 分钟的训练（图 49-12）。

● 牵伸：除了肌力训练外，牵伸训练也十分重要。3 个主要的牵伸动作是俯卧位股四头肌牵伸、腘绳肌牵伸和腓肠肌牵伸。每天每个牵伸动作需要进行 2 组，5 次 / 组，每次维持 15~20 秒（图 49-13）。

阶段 4（12~20 周）

● 应该继续进行第三阶段的训练，但是必须减

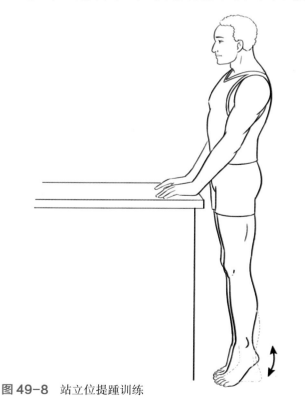

图 49-8　站立位提踵训练

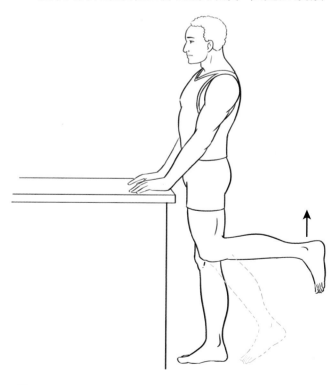

图 49-9　站立位屈膝训练

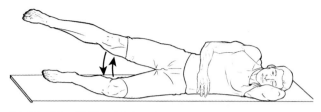

图 49-10　髋关节外展运动

少组数和重复的次数（10~15 次 / 组，每天 2 组），以便于进行更高级的肌力训练、心血管功能适应性训练，以及运动专项相关训练。

● 肌力训练应与心血管训练或运动专项训练互相交替，隔天进行。

● 肌力训练日（每周 3 天）

　● 第三阶段的训练（每天 2 组，10~15 次 / 组）：可适当增加少量阻抗。

　● 座椅蹲站：患者站于座椅前，缓慢蹲下直到臀部接触座椅，然后立即站起回到起始站立位。不允许患者坐在椅子上。随着患者力量的改善可以逐步增加手持重量。每天 3 组，

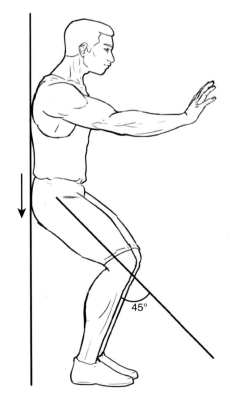

图 49-11　靠墙蹲训练

每组重复 20 次（图 49-14）。

● 坐位蹬腿：增加股四头肌力量。从轻阻力开始，根据患者的进展每周进阶。阻力不要超过患者的自身重量。行截骨术的患者当在骨愈合后才能进行。屈膝不要超过 90°。每天 3 组，20 次 / 组（图 49-15）。

● 上 / 下台阶训练：强调增强肌力、平衡和本体感觉训练。患者将手术侧下肢置于一个低、平、稳定的踏板上。非手术侧下肢抬离地面，缓慢屈曲手术侧膝关节，使非手术侧下肢轻触地面。随后伸直手术侧下肢回到起始位置。在训练过程中需保持直立平衡。保持大腿、膝关节和足尖均指向前方，不允许旋转。踏板的高度可以随患者功能的改善逐渐增加至 8cm、15cm 和 23cm。根据条件和平衡的不同情况，每天 2 组，10~15 次 / 组（图 49-16）。

● 单腿靠墙蹲训练：患者背靠墙站立。患者脚尖朝前，离墙 6~12 英寸（15~30cm）的距离。健侧腿抬离地面，要求患者通过屈曲术侧髋关节和膝关节降低身体高度，直至膝关节屈曲 45°。膝关节屈曲 45° 保持 5 秒，之后返回起始位置。5~20 次 / 组，每天 3 组。

● 单腿座椅蹲站：患者站立于座椅前，然后通

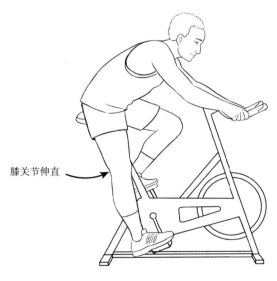

膝关节伸直

图 49-12　固定式功率自行车训练

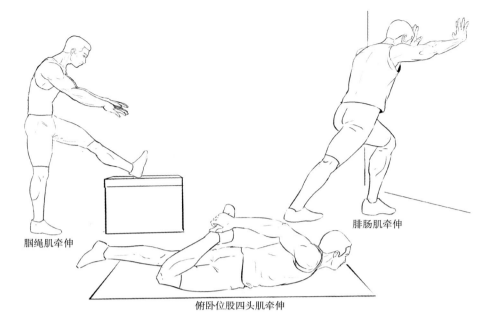

腘绳肌牵伸　　俯卧位股四头肌牵伸　　腓肠肌牵伸

图 49-13　牵伸训练

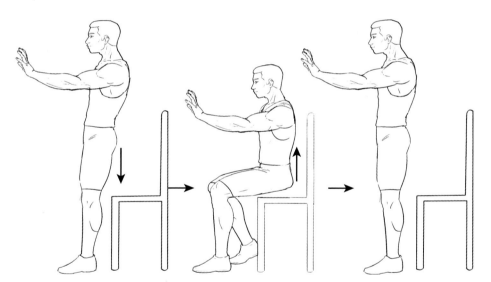

图 49-14　蹲站训练

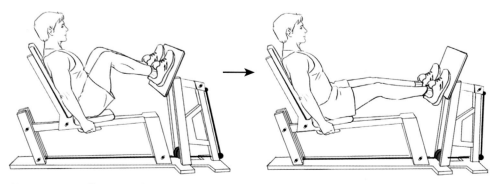

图 49-15　坐位蹬腿训练

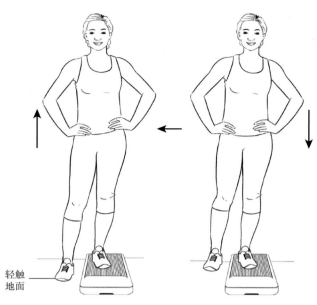

轻触
地面

图 49-16　上/下台阶训练

过屈曲术侧下肢缓慢向座椅蹲下，直到臀部触碰到座椅，伸直下肢回到起始站立位。训练过程中，患者不允许坐在座椅上。根据力量的改善可以逐渐增加手持重量。每天3组，5~10次/组。

- 心血管训练/运动专项训练日（每周3天）
  - 固定式功率自行车或椭圆机：将阻力增加至可承受范围。每次训练时间为30分钟。
  - 在软质、平稳的表面轻微跑动。跑步时间从5分钟起，在4周时间内逐渐增加至30分钟。这项运动应与肌力训练交替，隔天进行。
  - 速度及敏捷性训练：当直线跑30分钟训练较容易且不引起疼痛或肿胀时，开始考虑进行速度和敏捷性训练。这一部分康复需要根据患者情况而制订。进阶一般遵循以下模式。
    - 以半速直线冲刺90m，重复10次。
    - 进阶以全速直线冲刺90m，重复10次。
    - 增加障碍物或之字形跑。
    - 增加向前和向后跑。
    - 增加8字形跑。
    - 增加前交叉步跑。
    - 增加往返跑。
    - 跳跃和增强式训练。

阶段5：20周及以后

- 重返正常的旋转类运动。

结局

　　各种不同的髌骨轨迹重建术能成功预防复发性髌骨不稳和缓解疼痛。这些疗效是持久有效的，但也会有常见的并发症。上楼梯和跪下时常出现膝关节疼痛，并有可能会限制剧烈活动。对于远端重建术后内固定物凸起引起的疼痛，在去除内固定物后就可以消除疼痛。

精要

- 手术方式会根据患者的软组织损伤程度和骨性对位异常情况而存在明显的差异。
- 重建术后早期需要保护。外科医师会根据患者因素及手术方式来决定佩戴护具的时间、负重的状况和关节活动范围的限制程度。
- 股四头肌重新激活训练对于恢复十分重要。
- 术后6~8周重新获得完全的关节活动范围。
- 实现正常的力量和关节活动后才可进阶到跑步训练。

（艾婧文　译，廖麟荣　邬培慧　王于领　审）

参考文献

Arendt EA, Fithian DC, Cohen E. Current concepts of lateral patella dislocation. *Clin Sports Med*，2002，21(3):499–519.

Boddula MR, Adamson GJ, Pink MM. Medial reefing without lateral release for recurrent patellar instability: midterm and long term outcomes. *Am J Sports Med*，2014，42(1):216–224.

Colvin AC, West RV. Patellar instability. *J Bone Joint Surg Am*．2008，90(12):2751–2762.

Fulkerson JP, Becker GJ, Meaney JA, et al. Anteromedial tibial tubercle transfer without bone graft. *Am J Sports Med*,1990,18(5): 490–496; discussion 496–497.

Andrea Tychanski, PT, DPT, SCS, ATC, CSCS; John Cavanaugh, PT, ATC, SCS 和 *Anil S. Ranawat, MD*

概述

髌腱和股四头肌腱断裂是一种失能性损伤，通常需要进行手术修复和物理治疗。髌腱和股四头肌腱是膝关节伸肌装置的重要组成部分。膝关节伸肌对个体进行基本的日常生活活动（activities of daily living, ADLs）起重要作用。大多数股四头肌腱损伤发生在 50 岁左右的人群中，而大多数髌韧带损伤的患者是在 40 岁左右。

髌腱或股四头肌腱完全断裂的典型表现是髌上或髌下可触及凹陷感，以及有明显的肿胀。有髌腱断裂时髌骨处于高位，而股四头肌腱断裂时髌骨的位置可能被肿胀掩盖。对于这两种情况，查体时可发现患者无法完成直腿抬高或出现伸膝迟滞。

适应证和禁忌证

为获得最佳疗效，完全断裂的髌腱和股四头肌腱需要采用手术修复。最佳的手术时间是在急性损伤后的 3 周内。无法行走、存在严重并发症或由于旧有损伤而导致该区域软组织受损的患者均不适合手术。对于以往未配合康复的患者，或

有部分撕裂但在直腿抬高时不存在伸肌迟滞现象的患者最好采用保守治疗。一些股四头肌腱部分断裂的患者可能也可使用非手术治疗。

手术过程

用于治疗发生在或接近骨腱结合处髌腱或股四头肌腱断裂的外科技术包括髌骨钻孔术。做一个前部切口，显露伸肌装置。非吸收内固定缝合线穿过腱性部分的断端，之后再穿过经髌骨上纵行的骨隧道，并在髌骨隧道之间的骨桥上打结固定。单纯的腱性撕裂首选的修复方法是使用间断非吸收缝合法进行断端吻合修复。手术的最后需检查髌骨内侧和外侧支持带。如果发现伴有支持带撕裂，通过 8 字形缝合法进行修复。修复之后，在膝关节 0°~60° 小幅度关节活动范围（ROM）内评估修复部位的张力。

术后康复

尽管组织的完全抗张力强度在损伤后 9~12 个月后才可完全恢复，但股四头肌腱或髌腱修复后的康复应该在术后立即进行。物理治疗师和手术医师之间关于手术过程的交流非常重要，其中

Ranawat 博士或其直系亲属已从 Conformis 公司获得版税；是 Arthrex、CONMED Linvatec、DePuy Mitek 和 Stryker MAKO 公司发言办公室成员或代表其作过有偿演讲；担任 Arthrex 公司的有偿顾问；持有 Conformis 公司的股票或股票期权；从 Saunders 公司获得非现金支持（如设备或服务）、商业所得酬金或其他非研究相关资助（如带薪旅行）；在 Mosby Elsevier 和 Springer 公司担任当前肌肉骨骼医学趋势和 EOA 董事会成员、管理者、行政人员或委员会成员。Cavanangh 博士和 Tychanski 博士或任何直系亲属均未从与本文主题直接或间接相关的商业公司或机构获得任何有价物，未持有股票或股票期权。

包括修复组织的质量和任何伴发的损伤。此外，术后 ROM 的进程和负重情况需要清楚。手术医师和物理治疗师要让患者明白治疗是一个循序渐进和缓慢的过程。要不间断地教育患者，在整个康复过程中要遵循术后注意事项来保护修复的组织。以功能标准作为进阶的依据是为了安全推进术后康复的进程，同时每位患者的治疗目标需要个性化制订。物理治疗师、手术医师和患者之间有必要进行主动积极的讨论。

阶段 1：开始活动和保护修复组织（0~4 周）

- 石膏或使用支具固定于伸直位。
- 使用拐杖 / 步行器保护下肢负重。
- 股四头肌激活训练。

　　在初始阶段（0~4 周），对修复组织的保护至关重要。教育患者正确地使用支具和拐杖。在最初的 4 周，支具要一直锁定在 0° 伸直位。允许患者穿戴锁定的支具和使用拐杖进行 50% 的负重步行；在承受范围内，逐渐增加负重。教育患者经常抬高肢体和利用冰敷进行疼痛和炎症管理。建议患者在术后的前 4 周使用联合冷疗和加压的装置每天治疗 3~5 次，每次治疗持续 20~30 分钟。出现愈合过程中的任何不良征兆，包括感染、修复失败，以及患者对训练处方和活动调整的依从性程度改变，应该立即与手术医师交流。一旦手术切口完全愈合，鼓励进行瘢痕组织和髌骨的松动。这些干预措施有助于髌骨沿着髁间沟滑动，使瘢痕组织粘连的程度降到最低，同时有助于逐步改善膝关节的 ROM。

　　股四头肌的早期激活训练非常重要，可以从股四头肌的等长收缩训练开始，将一块小的毛巾卷置于膝关节下方进行训练，每天进行多次训练（图 50-1）。如果患者表现为股四头肌抑制，可利用神经肌肉电刺激（NMES）促进股四头肌的激活。一旦患者能够充分激活股四头肌，开始进行仰卧位下的直腿抬高训练，并将支具锁定在 0° 伸直位（图 50-2）。可在其他各个运动平面内进

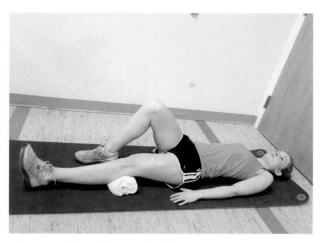

图 50-1　将毛巾卷置于膝关节下进行股四头肌等长激活训练。每次收缩维持 10 秒，10 次 / 组，每天 5 组或以上

行直腿抬高训练，以维持髋关节的力量。在这个阶段还要进行下肢远端的肌力训练并维持组织的柔韧性。典型的训练包括利用阻力带进行踝关节跖屈训练和坐位下利用皮带进行小腿肌肉的牵伸（图 50-3）。可在仰卧位下维持腘绳肌的柔韧性

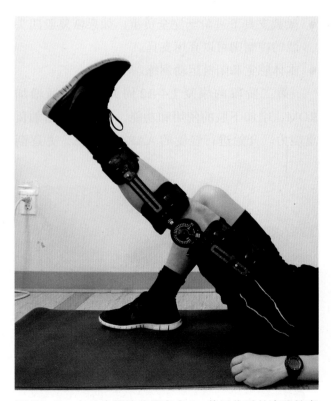

图 50-2　支具将膝关节锁定在 0° 伸展位时的直腿抬高训练

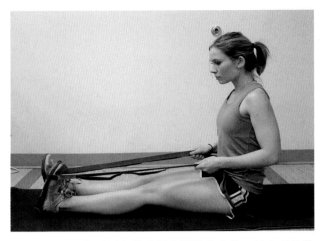

图 50-3　坐位下用皮带进行小腿肌肉牵伸，每次牵伸维持 20~30 秒

（图 50-4）。在双上肢支撑下，站在单向的摇摆台上，可以开始进行两边侧向体重转移训练，从而刺激本体感觉。

阶段 2：恢复运动和逐渐增加负重（4~12 周）

- 逐渐增加 ROM。
- 佩戴支具下进阶至完全负重，如果恢复股四头肌的控制则可以弃用支具。
- 本体感觉和闭链运动训练。

　　第二阶段的康复（4~12 周）允许逐渐增加 ROM，增加下肢的使用和功能，以及逐渐增加负重能力。开始进行轻度的 AAROM 训练，并逐渐

加大范围。坐位下，借助非手术侧下肢支持进行膝关节屈曲的 ROM 训练（图 50-5）。要教育患者进行 ROM 训练不应太暴力和引起疼痛。一旦患者膝关节的屈曲接近 90°，可以利用非手术侧下肢在膝关节屈曲时进行轻度加压，以进一步增加 ROM。膝关节进一步的 AAROM 训练可以通过仰卧位下靠墙滑动进行。可利用台阶上膝关节屈曲进行牵伸（图 50-6），以及固定式功率自行车上低坐位进行半圆运动。当患者膝关节屈曲达到 85° 时，可利用固定式短柄自行车促进关节活动和润滑膝关节（图 50-7）。当患者膝关节的屈曲达到 110°~115° 时，可以开始在全长柄自行车上训练。一旦患者膝关节的屈曲接近 120°，可在仰卧位下开始进行轻度的股四头肌柔韧性牵伸训练（图 50-8）。

　　一旦患者能够对股四头肌充分激活和控制，可以将支具解锁，然后逐渐弃用。在患者实现无

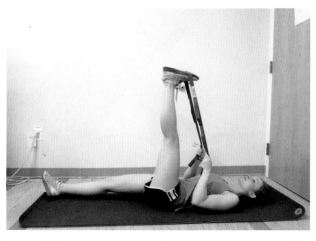

图 50-4　仰卧位腘绳肌牵伸，每次牵伸维持 20~30 秒

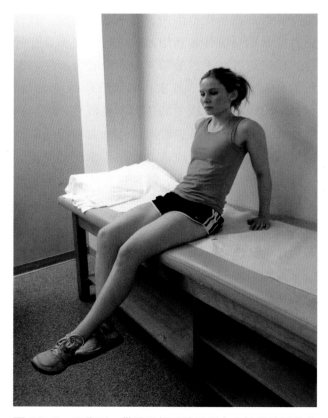

图 50-5　坐位下，借助对侧下肢进行主动辅助的膝关节屈曲 ROM 训练

痛步态之前，建议继续使用拐杖。双上肢支撑维持平衡下，在跑步机上倒退走以辅助实现正常的步态（图 50-9）。也可以在水池中（图 50-10）或在水下跑步机上进行步态学习。水疗在整个康复

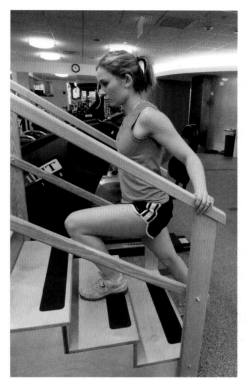

图 50-6 台阶上的膝关节向前屈曲训练

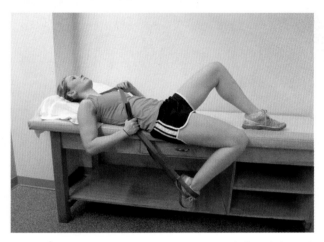

图 50-8 仰卧位下用皮带进行股四头肌牵伸。术侧下肢悬于桌子的边缘，髋关节完全伸展，将皮带绕在踝关节处，轻度屈膝。该方法可以牵伸股四头肌，且使髌股关节处于最小的压力

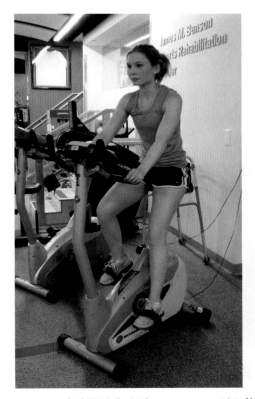

图 50-7 一旦膝关节屈曲达到 85°~90°，可以使用短柄自行车训练

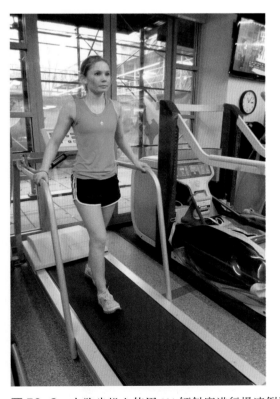

图 50-9 在跑步机上使用 0% 倾斜度进行慢速倒退走训练以实现下肢控制训练

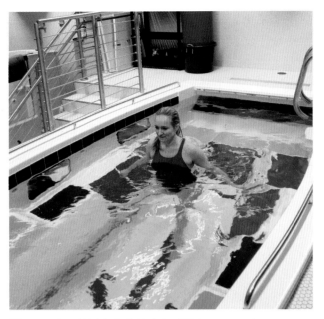

图 50-10　利用水疗进行步态再教育

阶段都有用，水可以帮助支持身体重量，从而减少下肢的负荷，以促进不同动作模式的正常化。继续进行本体感觉的训练，并渐进到采用多平面平衡设备训练（图 50-11）。

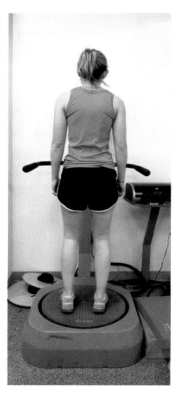

图 50-11　在 Biodex 平衡系统上进行双侧本体感觉训练

只要患者的膝关节屈曲不小于 90°，便可以用腿举机进行闭链下肢肌力训练。在整个关节活动范围内进行肌肉控制训练，双下肢对称承受负荷。利用双下肢站立位提踵训练进一步加强腓肠肌 – 比目鱼肌的力量。随着力量的增强，提踵训练可逐渐进阶到离心训练和单侧站立位提踵训练。

阶段 3：渐进到功能性活动（12~18 周）

● 进阶至单腿力量及本体感觉训练

股四头肌腱或髌韧带修复后的第三阶段（12~16 周）主要强调要加强股四头肌的力量，以及进阶到功能性动作模式训练。随着患者持续表现出手术侧腿运动控制能力的提高，腿举可以进阶到离心训练，随后开始单侧卧位蹬腿训练（图 50-12）。患者还可以进阶到靠墙蹲，起初下蹲的 ROM 限制在 0°~45° 以内（图 50-13）。在下蹲过程中，物理治疗师需要仔细监测疼痛、对齐、对称性和动作技术问题。靠墙蹲还可以进阶到座椅蹲站，然后在无辅助下进行下蹲。

开始在稳定的表面上进行单腿平衡训练，以进一步激发本体感觉反馈（图 50-14）。一旦患者在稳定的表面上已获得良好的平衡能力，就可开始在不稳定的表面上和动态动作中进行单腿平衡训练（图 50-15 和图 50-16）。如果患者膝关节屈

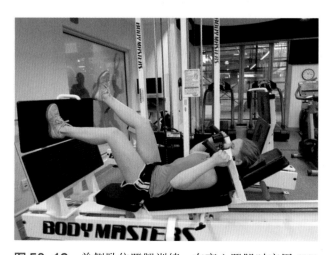

图 50-12　单侧卧位蹬腿训练。在离心蹬腿时应用 60% 的体重训练

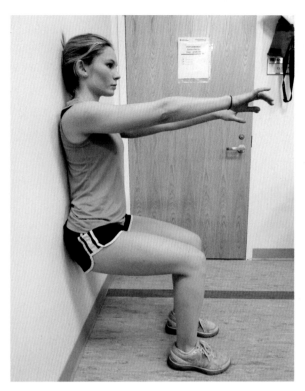

图 50-13　靠墙蹲。从 0°~45° 的 ROM 内开始，在承受范围内逐渐加大 ROM

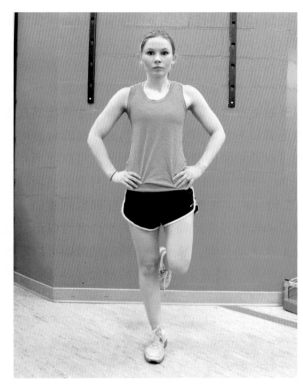

图 50-14　稳定表面上的单腿平衡训练

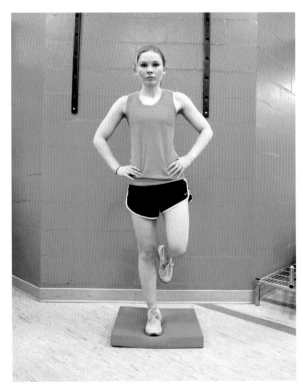

图 50-15　泡沫垫上的单腿平衡训练。仔细监测躯干、骨盆和髋关节整体运动链内的代偿十分重要

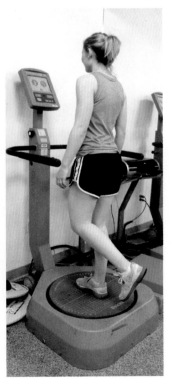

图 50-16　在 Biodex 平衡训练系统上进行单侧本体感觉训练

曲达到 120°，同时术侧下肢可有控制地承受体重负荷后，就可以引入向前上台阶训练。上台阶训练开始在 10cm 高的台阶进行，然后逐渐提高台阶高度。当患者的股四头肌力量进一步提高后，可以开始下台阶训练（图 50-17）。当患者能够在无痛下且以标准动作完成迈上 15cm 高的台阶时，则可以开始使用椭圆机进行训练。可以逐渐开始在 90°~30° 范围内的开链膝关节伸展的抗阻训练（图 50-18）。物理治疗师需要仔细监测疼痛、骨擦音和髌骨异常运动轨迹。如果患者可以耐受这个关节活动范围，膝关节屈伸活动范围可以增加到 90°~0°。随着患者 ROM 的增加，具备充分的股四头肌控制能力，以及功能性训练中单腿可保持平衡，则可以开始箭步蹲（图 50-19）和单腿下蹲（图 50-20）训练。随着训练的进阶，需要通过判断肌肉疲劳度和膝关节水肿程度来监测训练强度。当患者不再能够保持正确的动作进行训练并可能出现其他肌群的代偿时，即表明出现肌

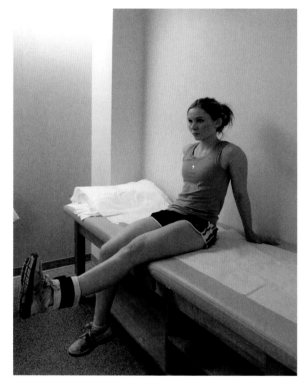

图 50-18　坐位下开链膝关节伸展的渐进抗阻训练

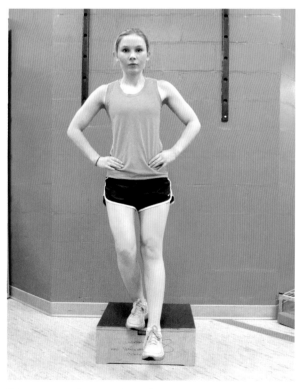

图 50-17　在 20cm 高的台阶上向下迈步训练。从 10cm 高的台阶开始，然后逐渐进阶到 15cm 和 20cm

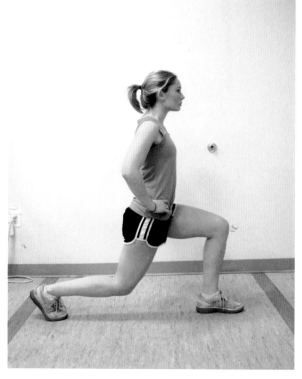

图 50-19　箭步蹲训练

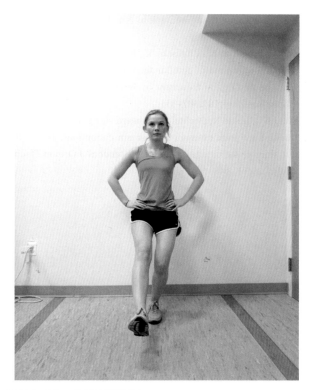

图 50-20　单腿下蹲训练

肉疲劳，这可能会伴有疼痛。当患者进行更多的复合性训练时，物理治疗师需要在整个开链运动中监测肢体对位对线和运动代偿情况。

阶段 4：进阶活动（＞18 周）

● 渐进到高级功能性目标
　● 动态活动：跑步、冲刺跑、跳跃和专项运动。

　　在康复的最后阶段（阶段 4），需要解决髌腱或股四头肌腱修复后与个体功能性目标有关的高级动作模式和活动需求，这包括重新回到运动场。这些活动包括敏捷性训练、增强式训练、跑步及其他专项运动。可以开始进行增强式训练和（或）跑步项目的标准包括在进行 ADLs 时手术部位没有出现水肿或疼痛，有充分的柔韧性，全关节活动范围，在膝关节屈曲＞90°的下蹲中双下肢对称，以及在动态单腿活动中如在 20cm 高的台阶上向下迈步时肌肉控制良好。重新回到运动场的标准包括在等速股四头肌和腘绳肌肌力评定

中肢体的对称指数＞90%，可以完成单腿跳跃测试。此外，患者还应该具备在无痛、无恐惧感和无须代偿的情况下有完成所有专项运动动作的能力。在重新回到运动场之前，需要得到相关手术医师的解禁指令。因此，患者、物理治疗师和手术医师在整个康复进程中的不断交流尤为重要。

结局

　　一般来讲，股四头肌腱和髌腱断裂修复的预后良好，不仅限于行走能力的恢复，而且还能够从事大多数体育活动。尤其对于严格执行治疗、积极康复的患者，几乎可以恢复完全正常的关节活动范围、力量和动作。一般情况下，完全恢复需要 9~12 个月的时间。在进行某些有困难的离心负荷运动中可能会伴随膝前轻度症状，例如在下楼梯和高强度运动时。

精要

● 对于髌腱和股四头肌腱断裂，及早发现并早期修复对于获取最佳疗效十分关键。

● 髌腱或股四头肌腱断裂的重要临床体征包括存在伸肌迟滞而无法完成直腿抬高、可触及的髌下或髌上部位凹陷感和肿胀。

● 术后的前 4 周强调使用支具维持在完全伸膝位以保护修复的组织。

● 物理治疗师采用的髌骨松动对于恢复髌骨运动，最大限度地避免粘连及促进膝关节屈曲和伸展的活动范围至关重要。

● 物理治疗师和手术医师之间的交流对于了解手术操作的质量和伴发损伤十分重要。

● 遵循基于功能评定指标的康复进程，对于确保整个康复过程的安全推进，最大限度地减少疼痛和水肿十分重要。

（刘丽娟　译，艾婧文　邹培慧　王于领　审）

参考文献

Bhargava SP, Hynes MC, Dowell JK: Traumatic patella tendon rupture: early mobilization following surgical repair. Injury 2004;35:76–79.

Boublik M, Schlegel TF, Koonce RC, Genuario JW, Kinkartz JD:Quadriceps tendon injuries in National Football League players. Am J Sports Med 2013;41:1841–1846.

Marder RA, Timmerman LA: Primary repair of patellar tendon rupture without augmentation. Am J of Sports Medicine 1999;27:304–307.

Roudet A, Boudissa M, Chaussard C, Rubens-Duval B, Saragaglia D: Acute traumatic patellar tendon rupture: Early and late results of surgical treatment of 38 cases. Orthop Traumatol Surg Res 2015;101:307–311.

Tejwani NC, Lekic N, Bechtel C, Montero N, Egol KA: Outcomes after knee joint extensor mechanism disruptions: Is it better to fracture the patella or rupture the tendon? J Orthop Trauma 2012:26(11):648–651.

Andrea Tychanski, PT, DPT, SCS, ATC, CSCS; John Cavanaugh, PT, ATC, SCS 和 Anil S. Ranawat, MD

概述

膝关节的运动稳定性需要韧带、半月板、肌肉、骨性结构协调发挥功能。膝关节主要有4条韧带：2条交叉韧带控制前后向运动，2条侧副韧带控制内翻和外翻的稳定性。详细的生物力学评估表明，在控制膝关节旋转运动中，这些韧带和其他结构，尤其是半月板后外角具有更复杂的功能。这些韧带的损伤常发生于体育运动、跌倒或交通事故中。大多数情况下发生单一韧带损伤，但也会合并发生其他韧带损伤。内侧副韧带（MCL）损伤通常伴随前交叉韧带（ACL）损伤同时发生，而外侧副韧带（LCL）损伤通常合并后交叉韧带损伤（PCL）和半月板后外角（posterolateral corner，PLC）损伤。

侧副韧带损伤

侧副韧带损伤的级别可以从较小的、单一的1级韧带拉伤到3级韧带完全撕裂，均可能发生在膝关节多发韧带损伤（multiple ligament knee injuries，MLKIs）中。单一侧副韧带拉伤通常采取非手术治疗并进行系统的康复治疗。单一

侧副韧带1、2和3级损伤的早期治疗主要包括休息、冰敷、加压控制肿胀，以促进韧带愈合。2和3级侧副韧带损伤早期还需用铰链支具保护。2级损伤限制负重2~4周，3级损伤限制负重4~6周。当然，韧带损伤级别越高，恢复周期越长，少则几天，多则数周。单侧副韧带损伤的康复应基于症状来调控关节活动范围和下肢肌力训练进程。在康复的早期阶段，膝关节进行冠状面和水平面上的运动，医师应注意避免侧副韧带受到过大的张力。本体感觉训练应贯穿于整个康复进程中。遵循标准化的康复过程，对损伤的韧带应进行再次评估，并最终决定患者是否可以重返运动。

侧副韧带损伤通常合并ACL损伤。如果术前阶段保守治疗无效，通常在进行ACL重建时同步行侧副韧带修复。

膝关节多发性韧带损伤

当人体受到较大的外力时，如在交通事故或运动过程中受到撞击，兼有交叉韧带损伤的MLKIs会很常见。检查者了解损伤发生的机制对分析膝关节哪一侧受拉、哪一侧受压是很有帮助

Ranawat博士或其直系亲属已从Conformis公司获得版税；作为发言部门成员代表Arthrex、CONMED Linvatec、Depuy Mitek和Stryker MAKO公司做过付费演讲；担任Arthrex、CONMED Linvatec、Depuy Mitek和Stryker MAKO公司的有偿顾问；持有Conformis公司股票或股票期权；已获得Saunders/Mosby-Elsevier和Springer公司的非收入支持（如设备或服务）、商业酬金或其他非研究相关资助（如带薪旅行）；并担任当前肌肉骨骼医趋势学和EOA董事会成员、管理者、行政人员或委员会成员。Cavanaugh博士和Tychanski博士或其任何直系亲属均未从与本文主题直接或间接相关的商业公司或机构获得任何有价物，未持有股票或股票期权。

的。MLKIs 的评估从神经血管的全面检查开始，随后是体格检查，其中包含韧带和伸肌装置的功能性评估。众所周知，MLKIs 损伤也可能伴随血管和神经的损伤。X 线检查和 MRI 可以帮助评估软组织损伤的程度和部位。MRI 除了可以检查韧带结构外，还可以检查其他结构，包括半月板、关节软骨和骨。

合并 MLKIs 的广泛损伤通常需要手术治疗。治疗目标就是要进行解剖重建和（或）修复所有重要的韧带和其他相关损伤。对于需求较低的 MLKIs 患者，可以选择非手术治疗。排除神经血管损伤后，MLKIs 的首要治疗是伸膝位支具固定。如果损伤广泛，如膝关节脱位，急诊拍片和复位是最重要的。除非伴有血管损伤、膝关节无法复位或者创伤性开放性关节损伤，通常不需要进行急诊手术。大多数情况下，手术会推迟到伤后 1~3 周进行，以减轻肿胀，利于关节囊愈合，恢复一定的关节活动范围。然而，关于进行手术的最佳时机也存在争议。早期手术为初次修复提供最好的时间，但是也增加术后关节僵硬的风险。MLKIs 治疗的手术选择通常取决于多个因素，包括患者本身的意愿、受损的结构及外科医师的偏好。

早期进行手术可以使一些损伤首先获得修复，但是可能采用修复加强手术。交叉韧带损伤合并可修复的 PLC 损伤是早期手术修复的适应证。如果伴有外侧结构损伤，手术可在伤后 2 周进行。一般需要重建交叉韧带，外侧结构主要是修复伴或不伴加固。然而，在某些情况下，如果感觉关节僵硬的风险过高，手术可以延后进行。如果伴有内侧结构损伤，则会倾向于选择更加保守的方案，以及延后进行手术。例如很多损伤程度较低的 MCL 拉伤合并双侧交叉韧带损伤通常先进行康复治疗来恢复膝关节活动，然后进行延迟的重建手术。对于某些在胫骨侧内侧结构损伤程度较高的患者，早期进行手术是有益的。依据关节僵硬的风险，交叉韧带可以一期重建或者分期进行。

手术技术

针对这些损伤有很多手术技术。如果是急性损伤，最重要的是交叉韧带重建和侧副韧带修复。然而，对于慢性损伤或受损组织的修复条件较差则可以考虑重建。交叉韧带重建的方法包括 ACL 单束重建和双束重建。对于膝关节 MLKIs，ACL 和 PCL 单束重建是金标准。这些手术技术有在股骨和胫骨钻骨隧道、穿入植入物等，详见第 48 章内容。需要注意骨隧道的数量，以降低骨折的风险。对于侧副韧带重建，同样存在多种手术方法，如 Larson、LaPrade、Bosworth 及其他，但是目前没有发现哪种方法更优；因此，手术医师通常根据个人偏好进行选择。通过精确定位移植物植入和可靠固定来恢复稳定性。

软组织修复的最佳顺序采取由内而外，包括开放性半月板修补、关节囊修复，其次是侧副韧带修复或重建。当然，也需要进行交叉韧带的修复或重建。移植物的选择根据手术医师的偏好及手术的疗效进行选择。然而，对于 MLKIs，通常使用异体移植物。自体移植物的选择包括同侧或对侧骨 – 髌腱 – 骨连接、腘绳肌和股四头肌腱。异体移植物的选择包括跟腱、骨 – 髌腱 – 骨连接、腘绳肌及胫骨前肌。软组织修复的最佳顺序是开放性半月板修补、交叉韧带重建、关节囊修复，最后是侧副韧带修复或重建。

术后实现运动和组织保护之间的平衡对于愈合和恢复非常重要。通过带有铰链的支具保护通常可以满足需要。然而在某些情况下，在术后早期，手术医师会使用带有铰链的外固定架。

康复

康复的进度和强度受很多因素影响，但最为重要的是损伤的严重程度和患者的康复预期。损伤程度越复杂，患者的预期越高，就越需要患者、治疗师、医师更多的投入。康复方案也因此应个性化制订。

侧副韧带和交叉韧带损伤康复

阶段 1：早期保护

交叉韧带重建合并侧副韧带损伤的康复治疗与单一交叉韧带重建的康复治疗相似。术后 6 周内需使用长腿支具锁定在伸膝位进行保护性负重。膝关节伸直的恢复是术后早期的重要目标。恢复膝关节伸直位的最好方法是踝下方垫毛巾卷，利用重力来被动牵伸膝关节至伸直位（图 51-1）。为了恢复股四头肌功能，应鼓励患者通过在膝下方垫毛巾卷来每天多次进行股四头肌等长收缩训练（图 51-2）。如果患者的股四头肌出现抑制情况，可以利用神经肌肉电刺激（NMES）装置来促进股四头肌的激活。当患者充分激活股四头肌时，使用支具将膝关节锁定于伸膝位时，在仰卧位下可以开始进行直腿抬高训练。其他方向上的直腿抬高训练也可以进行，从而可以增强臀部肌肉力量。远端肢体的肌力训练和灵活性训练在第一阶段也可以开展，如使用弹力带进行踝关节跖屈抗阻训练（图 51-3），以及利用弹力带进行坐位下小腿牵伸。除此之外，也可以利用弹力带在仰卧位下进行腘绳肌的牵伸；但如果韧带重建的移植物取的是腘绳肌腱，则建议谨慎进行。

阶段 2：步态恢复

早期保护阶段之后，当患者进行直腿抬高时无伸膝迟滞现象出现则可以将支具解锁。利用拐杖进行步态再教育训练，强调恢复患者正常的步态模式。患者由持双拐步行逐步过渡到使用单拐或手杖，最终实现无辅助步行。进阶标准包含无痛步态、直腿抬高无伸膝迟滞现象出现，以及步行时无疼痛出现。可以通过在倾斜角为 0° 的跑台上利用上肢支撑进行反向步态训练，以促进正常步态的恢复（图 51-4）。步行治疗池或水中跑步机（图 51-5）也可以用来帮助实现步态再教育。水中训练辅具对身体有一定的支撑，并且可

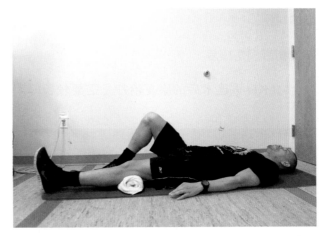

图 51-2　膝下方垫毛巾卷进行股四头肌等长收缩训练，每次收缩保持 10 秒，10 次 / 组，每天至少 5 组

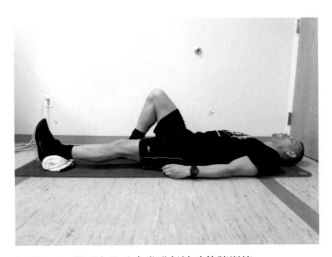

图 51-1　踝下方垫毛巾卷进行被动伸膝训练

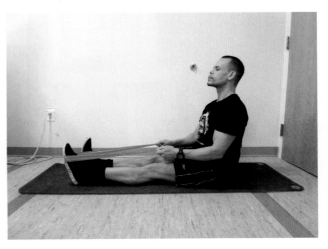

图 51-3　使用弹力带进行踝关节跖屈抗阻训练

以减轻下肢负荷来促进步态模式恢复正常。随着步态模式恢复正常，患者可以改为使用现成的功能型膝关节矫正支具来保护损伤的韧带。

逐渐恢复膝关节屈曲范围的最好方法就是坐位辅助下的 AAROM 训练（图 51-6）。为了进一步改善 ROM 可以进行仰卧位滑墙训练（图 51-7），脚踩台阶上进行膝关节屈曲训练，以及低座固定自行车上踏半圈训练。当患者的屈膝范围达到85° 时，短曲柄固定自行车（90mm）可用来进行膝关节 ROM 训练并可以防止膝关节僵硬（图 51-8）。当患者的屈膝达到 115° 时，可以使用标准自行车（170mm）训练。随着患者不断地进步，基于功能达标的功能进阶训练应持续贯穿于整个康复治疗进程中，对此在本章后面的内容中会进行具体讨论。

多发韧带损伤康复

MLKIs 重建术后的康复治疗是需要较长时间

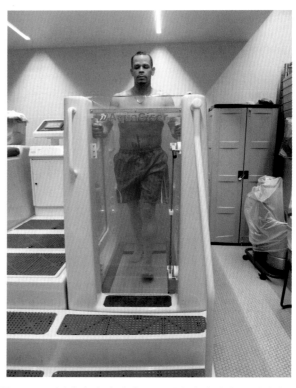

图 51-5 图为在水中跑步机上进行水中步行训练来促进步态再教育

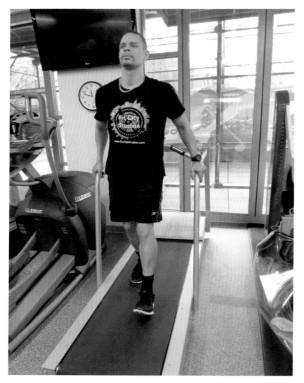

图 51-4 图为在倾斜角为 0° 的跑台上进行反向步态训练，缓慢进行使下肢控制良好

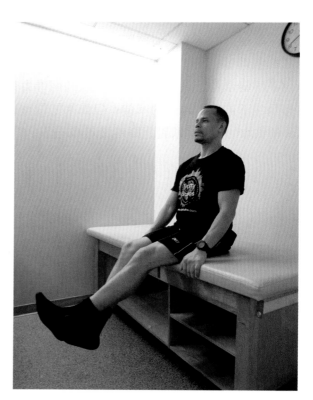

图 51-6 图为坐位使用健侧腿辅助进行主动屈膝 / 伸膝训练

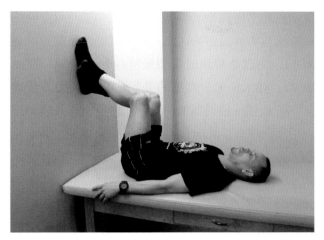

图51-7 图为仰卧位使用健侧腿辅助下主动滑墙训练

的恢复过程。术后完全恢复正常功能性活动所需时间很少少于1年，需要患者、治疗师、手术医师之间进行长期的配合和沟通。

术前康复

手术医师和患者术前讨论的内容应包含推荐的手术过程、损伤和需要重建的结构、移植物的种类（如自体移植物、异体人工移植物），以及合

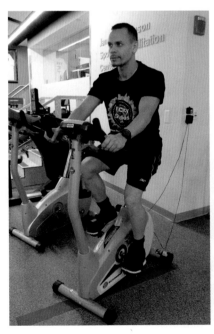

图51-8 图为短曲柄固定自行车训练，当患者的屈膝到达85°~90°时可以开始进行

并损伤（如神经血管损伤、半月板损伤、关节软骨损伤、骨折等）。除此之外，术后关节活动范围的恢复进展、负重状态、负重的进阶及其他相关注意事项都需要明确告知患者。为获得理想的康复疗效，每个康复方案均需要根据损伤的结构及患者个人的康复目标来个性化制订。为保证整个康复进程的安全性，物理治疗师应基于功能达标的功能进阶训练来指导患者。为了在整个康复过程中保护重建的结构，手术医师和物理治疗师应强调并告知患者注意事项的重要性。MLKIs重建术后康复的最大挑战是平衡对重建组织的保护和预防关节僵硬这两个方面，以促进术后恢复最大的活动能力，以及恢复伤前的功能水平。

阶段1：初期恢复

术后6周内，对修复组织的保护是最重要的，应告知患者合理使用支具和拐杖。在术后4~6周内，拄拐步行及睡觉时支具应锁定在0°伸直位。负重情况应根据手术医师的建议从脚趾触地限制性负重开始过渡到拄拐部分负重。在早期保护阶段，教导患者抬高患肢的频率及使用冰敷来控制疼痛和减轻炎症反应。在术后早期的4~6周，也建议联合使用冷疗和加压治疗，一次20~30分钟，一天3~5次。若发现有任何愈合异常的迹象，包括感染征象都应及时与手术医师沟通。髌骨松动应在术后立即进行，以确保髌骨沿着髁间滑车沟正常滑动，防止关节纤维化，促进膝关节活动范围的恢复。一旦手术切口愈合，可以开始进行瘢痕组织的按摩，来尽可能减少瘢痕组织的粘连。

术后尽快确保完全恢复膝关节伸直是十分重要的。患侧膝关节伸展范围应该恢复到和健侧膝关节伸展范围同等水平。如果涉及PCL重建，胫骨下方应该垫一个枕头，使移植物受到向前的力以保护移植物，从而避免发生膝关节过伸（图51-9）。为了尽早开始控制性活动，患者在家可以使用持续性被

动活动（CPM）机器训练，从手术医师规定的起始活动范围开始，然后慢慢增大活动范围。在术后 6 周内，可以尽早开始 0°～90° 内低强度的 AAROM 训练。对于 PCL 重建的患者，应该禁止主动屈膝 ROM 训练，从而避免腘绳肌收缩和降低移植物的张力。应教育患者不能进行暴力的 ROM 训练，也不应该引起疼痛。

股四头肌功能重塑的训练与前面提到的一样，如果有需要也可以使用 NMES 装置。一旦患者的股四头肌激活充分，在支具锁定 0° 伸膝位早期进行仰卧位直腿抬高训练。也可以进行俯卧位直腿后伸训练来增强臀部肌群的力量。对于行内侧或外侧结构重建或修复术的患者，术后 6 周内禁止进行侧卧位的髋关节内收或外展训练。下肢远端的肌力训练和柔韧性训练与本章前面描述的一样。如果采取的是腘绳肌腱移植，或者进行的是 PCL 和（或）PLC 修复或重建术，则早期腘绳肌的牵伸训练应慎重。允许进行 50% 体重的部分负重，在矢状面上单向的摇摆台上训练重心转移，以刺激本体感觉。

阶段 2：步态恢复和肌力训练

阶段 2（6~12 周）重点需要恢复正常的步态模式、ROM，以及逐步开始增加下肢的肌力训练、灵活性和平衡训练。步态恢复训练和屈曲角度训练的方法与本章前面描述的一样。应持续地逐步增加 ROM，完成此阶段时希望最终达到和健侧一样的 ROM。MLKIs 术后常见的并发症是出现关节纤维化。若超过一段时间 ROM 不再进步，就有必要介入手法治疗。手法的介入最好在术后 12 周之内。

当充分恢复 ROM 时，就可以开始在固定式功率自行车上进行骑车训练。当屈曲范围达到 90° 时，患者就可以开始双侧卧位蹬腿训练来进行闭链下肢肌力训练。开始时卧位蹬腿范围应限制在 0°～60° 内，尤其是当 PCL 重建术后。在 ROM 训练中加强肌肉控制和双下肢对称承受负荷是十分重要的。随着患肢的运动控制能力提高，可以进一步增加仰卧位蹬腿的肌力训练。仰卧位蹬腿可逐步进阶到离心训练（图 51-10），最终到仰卧位单侧蹬腿。近端肌力训练可以通过在各个方向上的渐进性抗阻直腿抬高训练进行。可以通过站立位双侧提踵训练来进一步增强腓肠肌 - 比目鱼肌复合体的力量。当患者可以到达完全负重状态时，可以开始在稳定平面上的单腿平衡训练来进行平衡训练和本体感觉刺激。

当患者屈膝超过 100° 时，可以开始向前的上台阶训练，从 10cm 高的台阶开始慢慢进阶（图 51-11）。当患者的屈膝 ≥ 120°，以及股四头肌力

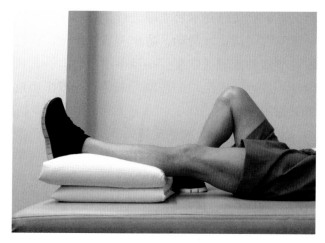

图 51-9　PCL 重建术后，被动伸膝时应该在胫骨中间段下方垫一个毛巾卷来保护后交叉韧带

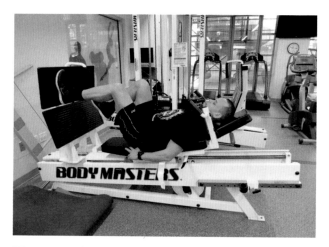

图 51-10　仰卧位蹬腿离心肌力训练。仰卧位双侧蹬腿时的负荷为体重的 60%

量和控制能力提高时，可以开始进行下台阶训练（图 51-12），从 10cm 高的台阶开始，然后根据患者的耐受程度和动作表现进阶训练。在患者进行上下台阶训练时，物理治疗师应该密切观察下肢对齐是否正确，以及是否有代偿情况出现。当患者可以踏上 15cm 高的台阶，且无任何代偿情况和疼痛出现时，患者可以开始椭圆机训练（图 51-13）。在将近术后 8 周，且屈膝≥120° 时，可以开始低强度的股四头肌柔韧性拉伸训练（图 51-14）。PCL 和 PLC 修复或重建术后 12 周内禁止进行开链的屈膝运动。

阶段 3：高级活动准备

此阶段（12~20 周）的康复训练包括继续逐渐提升下肢力量、灵活性和平衡能力，为重新回到之前的活动水平做准备。患者开始进行靠墙蹲训练，限制膝关节活动范围，从 0°~45° 开始（图 51-15），之后逐渐增大下蹲的膝关节活动范围。靠墙下

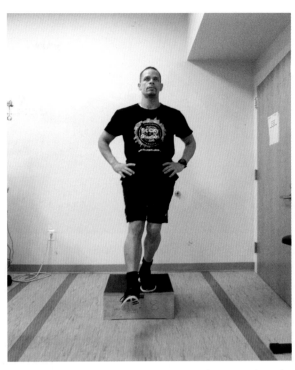

图 51-12　在 8 英寸（约 20cm）高的台阶上进行下台阶训练。从 4 英寸（约 10cm）高的台阶慢慢开始进阶到 6 英寸（约 15cm）高的台阶，再到 8 英寸（约 20cm）高的台阶

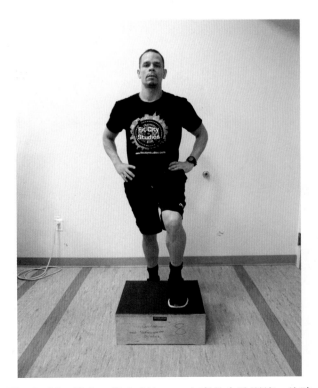

图 51-11　踏上 8 英寸（约 20cm）高的台阶训练。从踏上 4 英寸（约 10cm）高的台阶慢慢开始进阶到 6 英寸（约 15cm）高的台阶，再到 8 英寸高的台阶

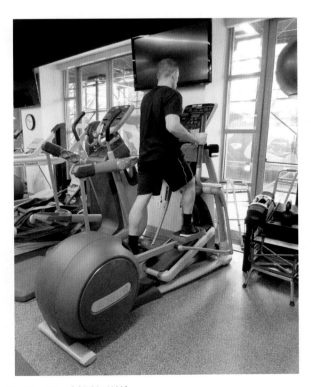

图 51-13　椭圆机训练

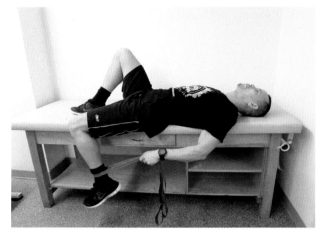

图 51-14　仰卧位股四头肌牵伸训练，术侧腿悬垂于平台边，髋关节完全伸展，拉伸带套在踝关节周围处，轻轻牵拉使膝关节进一步屈曲。这样能最大限度地减小髌股关节的压力。每次牵伸保持 20~30 秒

蹲可逐渐进阶至座椅蹲站，再到自由下蹲，同时需要持续监测患者的代偿情况。在术后 12 周屈膝 ≥ 130° 之后可以开始进行渐进性抗阻开链伸膝训练，单独训练股四头肌的力量。伸膝范围应限制在 30° ~90°，之后逐渐增加至全关节活动范围。物理治疗师应当对疼痛、髌骨弹响和异常轨迹进行监测。在这一阶段中应开始对腘绳肌进行单独训练并逐步进阶。韧带损伤后，无论是否进行了修复或重建，通过神经肌肉训练刺激膝关节和下肢的本体感受器，对于恢复都必不可少。平衡训练将继续，并进阶至在不稳定的平面上进行以及完成动态活动。例如在半球上进行平衡训练（图 51-16）及单腿站立同时在多个方向上投掷一定重量的球。注意观察和纠正患者躯干、骨盆和髋部在动力链中的代偿情况是很重要的。在训练进阶的同时，也要通过肌肉疲劳和膝关节水肿情况来监测训练量。

阶段 4：高级活动

MLKIs 重建术后康复的第四阶段也是最后阶段（20 周之后）应通过与个性化功能性目标相关的高

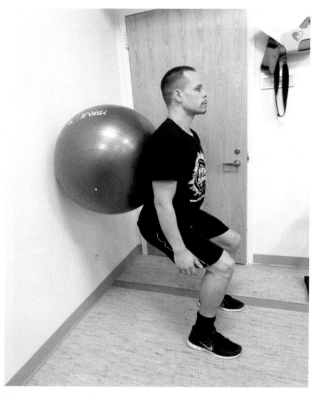

图 51-15　背靠球的靠墙辅助下蹲，膝关节屈曲在 0° ~45° 范围内进行，逐渐增加关节活动范围。物理治疗师应注意活动时的疼痛、对齐、对称性，以及下蹲的技术

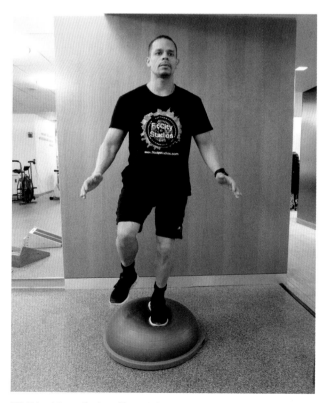

图 51-16　半球上单腿平衡训练

阶活动模式和身体需求对患者进行指导。这包括多平面上的复合下肢训练（图51-17）、灵活性训练、力量训练、慢跑、跑步，以及其他专项运动活动。开始进行肌力训练和（或）跑步训练的标准包括活动时没有水肿和疼痛、足够的柔韧性和 ROM、下蹲时双侧屈膝对称且 > 90°，以及具备在单腿动态活动中的控制力，包括 15cm 高度的向前下台阶运动。回归运动的标准包括股四头肌和腘绳肌双侧等速肌力的对称指数 > 90%，完成单腿跳测试及完成所有专项运动动作并且不出现疼痛、代偿和水肿。物理治疗师应将客观测试和主观观察的结果与手术医师进行交流来最终确认运动员是否可以重返赛场（表51-1）。

结局

膝关节 MLKIs 手术的结局是最明确的。患

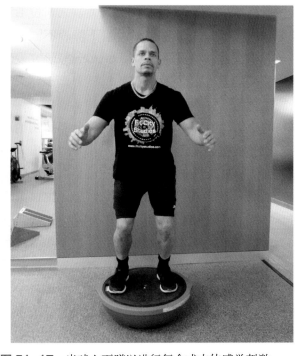

图 51-17　半球上下蹲以进行复合式本体感觉刺激

表 51 - 1	术后康复指南			
	阶段 1	阶段 2	阶段 3	阶段 4
预防措施	保护修复的组织 PCL：术后 6 周内达到屈膝 90°，12 周内禁止主动屈膝 避免膝过伸	保护修复的组织 PCL：术后 12 周内禁止主动屈膝	无	无
目标	膝关节完全伸直（0°） 屈膝达到 90° 股四头肌激活良好 能够独立完成仰卧位直腿抬高	无辅助下步态正常 恢复全范围关节活动范围 能够在稳定的平面上完成单腿平衡训练 > 30 秒且下肢力线和控制良好 能够完成上 8 英寸（约 20cm）高的台阶训练且下肢力线和控制良好	持续进行并进阶肌力训练和柔韧性训练 加入更多的功能性动作模式训练	持续进阶使患者适当恢复更多的高级功能性活动
活动	股四头肌等长收缩 仰卧位直腿抬高 俯卧位直腿抬高 侧卧位髋外展和内收直腿抬高（侧副韧带损伤者谨慎进行） 腘绳肌肌力训练（腘绳肌取腱或后交叉韧带修复/重建者暂缓） 达到 50% 的负重后进行单平面内的重心转移	固定自行车运动 踝关节处负重进行仰卧位/俯卧位/侧卧位直腿抬高 卧蹬：双腿/离心收缩/单腿 向前上 4 英寸（约 10cm）高的台阶训练 → 8 英寸（约 20cm）高的台阶 稳定平面和不稳定平面上的单腿平衡训练 向前上 4 英寸（约 10cm）高的台阶训练 → 8 英寸（约 20cm）高的台阶	固定式功率自行车运动 椭圆机训练 渐进抗阻开链伸膝训练 单一腘绳肌肌力训练 不稳定平面上的动态单腿平衡训练 下蹲训练 向前上台阶训练 向前下台阶训练 弓箭步训练	下蹲训练 单腿下蹲训练 跑步 交叉步 灵活性训练 肌力训练 专项运动训练
进阶标准	股四头肌激活良好 仰卧位独立完成直腿抬高且无伸膝迟滞 屈膝达到 90° 无痛下完成所有活动	无辅助下步态正常 恢复全范围膝关节活动 能够在稳定的平面上完成单腿平衡训练 > 30 秒且下肢对齐和控制良好 能够完成上 8 英寸（约 20cm）高的台阶训练且下肢对齐和控制良好 下蹲时双腿完全对称且下肢对齐和控制良好 无痛下完成所有活动	双侧对称下蹲 > 90° 且下肢对齐和控制良好 能够在不稳定平面上完成单腿平衡训练 > 30 秒且调整和控制良好 无痛下完成所有活动	无痛下完成所有活动

者在术前就应被告知手术结局。关节终末位活动范围缺失、残留关节僵硬、力量下降、不同程度的功能缺失是很常见的。Engebretsen 等研究发现膝关节高能量性脱位的治疗效果显著差于膝关节低能量性脱位。他们同时发现那些 2 或 3 条韧带损伤的患者治疗效果优于 4 条韧带全部损伤的患者。放射线检查显示膝关节损伤后有 87% 出现明显的骨关节炎表现。

Jenkins 等发现，在 20 位膝关节 MLKIs 患者中，95% 的患者在伤后 2 年可以重返工作岗位。4 位患者因伤改变职业。20 位患者在损伤前都参与运动，但只有 30% 的患者在伤后 2 年的随访中能够恢复至损伤前的运动水平。在这些患者中，10% 没有重返运动场。Peskun 等在荟萃分析中发现重回工作岗位的概率降低至 80.9%，恢复到伤前竞技水平的概率为 50%。膝关节 MLKIs 会导致长期失能，因此为了最大限度地保留患膝的远期功能，在损伤发生后对患侧妥善管理至关重要。

精要

- 仔细进行术前评估对这些损伤非常重要，包括全面的神经血管检查。
- 创伤性膝关节 MLKIs 后，MRI 对于全面检查膝关节软组织的损伤情况非常重要。
- 术前与患者沟通关于所有受损的组织情况，包括所有非手术和手术修复 / 重建的结构，对指导康复进程非常重要。
- 髌骨松动和瘢痕按摩会减少粘连并改善关节灵活性，但要意识到这些损伤需要大量的手法介入。
- 为保证整个康复进程的安全且无并发症，物理治疗师应基于功能达标的进阶训练来指导患者。

（叶梦为　译，刘丽娟　邬培慧　王于领　审）

参考文献

Engebretsen L, Risberg MA, Robertson B, Ludvigsen TC, Johansen S:Outcome after knee dislocations: a 2–9 years follow-up of 85 consecutive patients. Knee Surg Sports Traumatol Arthrosc 2009; 17:1013–1026.

Jenkins PJ, Clifton R, Gillespie GN, Will EM, Keating JF: Strength and function recovery after multiple-ligament reconstruction of the knee. Injury 2011;42:1426–1429.

Middleton KK, Hamilton T, Irrgang JJ, Karlsson J, Harner CD, Fu FH: Anatomic anterior cruciate ligament (ACL) reconstruction: a global perspective. Part 1. Knee Surg Sports Traumatol Arthrosc 2014;22:1467–1482.

Peskun CJ, Whelan DB: Outcomes of operative and nonoperative treatment of multiligament knee injuries. Sports Med Arthrosc Rev 2011;19(2):167–173.

Pierce CM, O'Brien L, Griffin LW, LaPrade RF: Posterior cruciate ligament tears: functional and postoperative rehabilitation. Knee Surg Sports Traumatol Arthrosc 2012;21:1071–1084.

Ranawat A, Baker CL 3rd, Henry S, Harner, CD: Posterolateral corner injury of the knee: evaluation and management. J Am Acad Orthop Surg 2008;16:506–518.

Smyth MP, Koh JL: A review of surgical and nonsurgical outcomes of medial knee injuries. Sports Med Arthrosc Rev 2015;23:15–22.

第52章　足踝康复概述

Justin K. Greisberg, MD 和 *Jemma Baynes, MD*

概述

人类的足部是使我们与其他灵长类动物相区分的少数解剖结构之一。虽然人们可以争辩说人类四肢的其他部分如手或肩仅是基本的灵长类动物骨架结构设计的改进，但人类的足部已经从非人灵长类动物的一个灵活器官进化成一个稳定的结构。非人灵长类动物的足适于抓握，而人类的足则适于长时间负重。

简单来讲，人类的足部为行走提供一个稳定的基础，联合踝关节–后足组成的万向节结构能够保证足部在任何不平坦的地形环境中行走时腿部都可以保持垂直。而刚性足弓则成为杠杆臂以放大跟腱的收缩作用。

足踝解剖学

骨形态学

距骨是踝关节–后足复合体的中心。距骨的

大部分表面被关节软骨覆盖，在距骨上没有任何肌腱附着。仅有小面积区域由软组织覆盖，因此距骨血供不佳，损伤后可导致缺血性坏死并塌陷。

跟骨的前突位于距骨的下方，但跟骨主体稍稍偏向外侧，形成一定程度的后足外翻。跟腱附着于跟骨结节，这亦是唯一的后足接触地面的点。

舟骨、骰骨和楔骨紧紧联合在一起（图52–1）。第 1 跖骨的直径比其他跖骨大得多。在其他非人灵长类动物中，第 1 跖骨相当灵活；而在人类中，第 1 与第 2 跖骨紧密联合而处于稳定的位置。在理想的状态下，人类的第 1 跖骨应该担负大约 40% 的正常负重。

关节

胫骨远端和腓骨远端共同组成踝关节的坚固的踝穴以容纳距骨。大部分的踝关节跖屈和背伸运动是由距骨在踝穴中旋转完成的。

距骨还与舟骨和跟骨构成关节，分别称为距舟关节和距下关节。虽然这些关节是分开的，但是这 2 个关节构成后足复合体，它们在一起工作

Greisberg 博士或其直系亲属担任 Extremity Medical 公司的有偿顾问，接受相关的研究资助；已获得 Saunders/Mosby–Elsevier 公司的非收入资助（如设备或服务）、商业酬金或其他非研究相关资助（如带薪旅行）；并为美国骨科足踝外科协会成员、管理者、行政人员或委员会成员。Baynes 博士及其直系亲属均未从与本文主题直接或间接相关的商业公司获得任何有价物，未持有股票或股票期权。

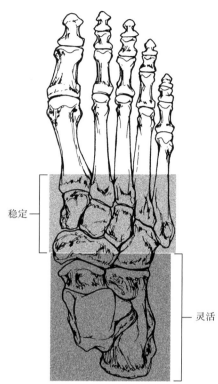

图 52-1　后足包括距下关节和距舟关节，踝关节的内翻和外翻主要发生在这里。中足的可活动范围很小。中足的稳定性比灵活性的意义更加重要（引自 Oatis CA. Kinesiology—*The Mechanics and Pathomechanics of Human Movement*. Baltimore: Lippincott Williams & Wilkins, 2004）

完成大部分的踝关节内翻和外翻。这些关节实际构成一种三维的螺旋运动。如内翻时就会伴随着一定程度的跖屈和向前移位，而外翻则伴随着一定程度的背伸和向后移位。其中任一关节的融合都会消除其他关节的大部分活动。

虽然距骨周围存在 3 个关节，但实际上踝关节和后足关节可以看作一个关节，这些关节使足部可以适应任何地形，以保证腿部保持垂直于地面。

跟骰关节也可以提供少量额外的后足运动。跟骰关节和距舟关节在一起也被称为 Chopart 关节。当踝关节僵硬或者被融合时，Chopart 关节可以进行一部分背伸和跖屈。

舟骨、楔骨及内侧 3 个跖骨之间的关节相对紧固。在人类的进化过程中，这些关节活动性下降而变得稳定。中足关节的稳定性不足可能导致

足部畸形，如足弓塌陷或踇外翻。

跖趾（metatarsophalangeal，MTP）关节的运动有助于步行周期的完成，尤其是足跟抬起时 MTP 关节的伸展 / 背伸。但是第 1 跖趾关节融合或僵硬是可以耐受的（只要没有疼痛）。趾骨间关节对于人体的正常运动不是必需的。

肌肉

跟腱是腓肠肌和比目鱼肌 2 条肌腱的汇合。腓肠肌起于股骨远端后方，跨过膝关节和踝关节。对于四足动物（如马或猎豹）而言，短缩的跟腱使跟骨抬离地面，因此足跟不会触及地面。主动伸膝会伴随踝关节被动跖屈，这样使动物在奔跑时效率很高。在人类中，这种进化性的跟腱紧缩依然存在，如腓肠肌过紧是许多患者的常见问题。

此外，腓肠肌 – 比目鱼肌复合体比腿部的其他肌肉都要大得多。这种持续的不平衡状态可能导致马蹄足挛缩，尤其是在长时间不承重后。牵伸跟腱，特别是牵伸腓肠肌，是大多数踝关节外伤后或手术后康复的重要组成部分。

跟腱的主动收缩可引起踝关节的跖屈。这种活动经坚固的中足结构传导至跖骨头而得到放大。其作用与杠杆的作用类似，即跟腱收缩 1cm 会引起跖骨头处跖屈几厘米。这是人类行走时能

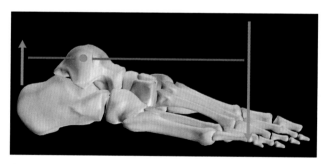

图 52-2　中足示意图。中足，特别是足内侧从距骨到第 1 跖骨像刚性的杠杆臂。相对较小程度的跟腱收缩在"杠杆作用"下可以引起跖骨头水平较大程度的跖屈［引自 LifeART image copyright (c) 2016, Lippincott Williams & Wilkins. All rights reserved.］

够有效推进的关键（图 52-2）。

在正常的步行周期中，胫骨后肌在抬足跟之前的一刻开始收缩，将后足和足中关节向内翻转并锁定在稳定位置，从而形成经过中足的刚性杠杆。如果胫骨后肌不能锁定足弓（如胫骨后肌功能障碍），中足不能保持刚性，跟腱的收缩会被足弓韧带逐渐分散，同时出现进行性平足畸形。因此，完好的胫骨后肌功能对于正常步态是必不可少的。

由于人类的足需要适应不平坦的地形，因此间歇性收缩腿部肌肉可以使腿部保持垂直的状态。特别是腓骨肌，尤其需要提到的是腓骨短肌，它可以防止踝关节突然内翻引起的意外扭伤。腓骨肌腱不断地对来自踝关节位置感受器的输入信息做出反应，因此踝关节的稳定性被控制在大脑皮质水平以下的某个部位。

如果腓骨肌及其平衡反射功能失常（如从受伤后或长时间固定后），就会发生踝关节内翻性损伤。踝关节的康复就需要腓骨肌力量的强化训练及位置感觉反射的恢复。

康复原则

在损伤后或手术后，身体立即开始炎症反应。第一阶段是急性炎症期，通常持续 48~72 小时，但也可以长达 7~10 天。小血管和淋巴管受损会引起暂时性的血管收缩，这会持续几秒到几分钟的时间。其后就会出现血管舒张和血管渗透性的迅速增加，随着血液、血清蛋白、凝血因子和血小板的汇集组成炎性渗出物。这就是我们临床上所见到的局部肿胀、皮肤发红、疼痛、皮肤温度升高及正常功能丧失。

软组织愈合的第二阶段是亚急性迁移和增殖期，这个过程通常持续 10 天至 6 周，并与急性炎症期重叠。从坏死组织去除到肉芽组织形成的转变是组织增殖的标志，这是瘢痕组织形成的必备条件。最初，伤口内基质的拉伸强度很低，由 III 型胶原蛋白组成。此后，较弱的 III 型胶原蛋白开始被强度更大的 I 型胶原蛋白所替代。临床上，表现为红、肿的范围和程度减小。

软组织愈合的第三阶段也就是最后阶段是重塑期。根据受伤程度，重塑期可以持续 6 周至 1 年。在重塑期间，最初的愈合组织转变成致密的瘢痕组织，受伤部位变得稳定而功能逐步恢复。临床上，这个阶段最初的特征是活动后出现疼痛或不适，但是总体趋向于无痛的功能恢复。

虽然肌腱、韧带、肌肉、关节软骨和骨骼组织在恢复过程中发生的顺序和持续时间上不尽一致，但是所有组织都遵循软组织愈合的共同原则。因此，对于足踝关节大多数软组织损伤可以使用大致相同的干预原则。但是，针对某些特定损伤和外科手术，还是需要遵循特定的康复方案。

足踝关节损伤后开始各项治疗的时间至关重要，而且应该与愈合的各个不同阶段及允许负重进展的情况相吻合。上文提到，软组织愈合阶段在时间上有所重叠，康复阶段也应该如此。在受伤之后即刻开始治疗的主要目的是控制疼痛和炎症。虽然有些炎症是愈合过程所必需的，但是如果不加以控制的话，可能会发生继发性损伤并导致慢性炎症。初步治疗包括休息、保护、冰敷、加压包扎、抬高患肢、早期运动、温和的手法治疗、药物和其他物理治疗方式。

一段时间的休息并不意味着患者必须完全制动。相反，为了避免制动带来的有害影响，通常会建议一段时间的"相对"休息。大多数足踝外科医师会建议在术后休息，甚至完全固定几天到 6 周。当伤口愈合后，患者就可以开始进行控制性活动训练。应该注意疼痛是一种损伤的主观反应，而每个人都有不同的疼痛阈值。在大多数情况下，疼痛是一个非常有用的警告信号，医师可以用疼痛程度来指导治疗进展。

冷冻疗法或冷疗法可以降低组织温度，用于急性创伤的处理。冷冻疗法可以减少局部出血；降低代谢率和血管活性物质的活性，减轻炎症，降低血管通透性；降低肿胀程度；提升疼痛阈值，使患者更为舒适。由于足踝部位形状不规则，通常选择冷水漩涡或冷水浸浴的方式。然而，这两种方法需要将足踝置于下垂位置，而足踝外科手术后肢体常常被固定，无法进行此类治疗。因此，需要在外科手术伤口愈合之后才能进行冷水漩涡或冷水浸浴。因此，相对于外伤后，冷疗法较少用于手术后康复。

除冷疗法外，对于足踝的加压和抬高也被用于促进静脉回流和减轻肢体水肿。尽管加压在手术后即刻可能很难实现，但是抬高患肢是术后前几周内必需的治疗。在抬高患肢的同时，患者还可以经常对腿部进行主动活动训练（在使用夹板/石膏固定时应选择训练膝关节和足趾）。跟腱等长收缩也有助于增加静脉回流，减少深静脉血栓形成的风险，并减少肢体水肿。

运动

手术后早期，一方面既希望患肢能够早期活动以避免关节僵硬，另一方面还要保证制动以促进伤口愈合。这相互矛盾，需要平衡它们之间的关系。此外，疼痛往往会导致踝关节跖屈（背伸不足），跟腱有发生挛缩的倾向。通常，较大的足踝手术后需要将踝关节固定在中立位约 2 周，以维持一定程度的跟腱紧张并促进伤口愈合。

伤口愈合后，外科医师可以允许患者开始在治疗师的指导下进行活动训练。早期 ROM 训练可以是 AROM 或 PROM。而训练形式既可以采用开链运动（open kinetic chain，OKC）或也可以采用闭链运动（closed kinetic chain，CKC）。最基本的 ROM 训练形式是开链主动活动范围（OKC AROM）训练，肢体远端在空间中是自由的。足踝关节 OKC AROM 训练包括踝泵运动或主动跖屈（plantarflexion，PF）和背伸（dorsiflexion，DF）；主动内翻和外翻；用趾尖写"字母"或画圈，脚趾抓毛巾，或者其他 MTP 关节和趾骨间关节（interphalangeal，IP）的屈曲和伸展，如使

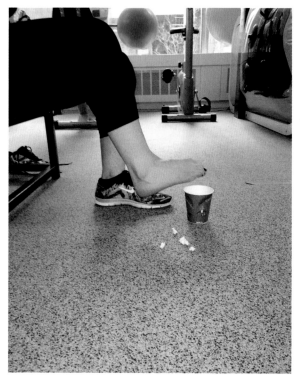

图 52-3　用脚捡纸训练。用脚趾捡起小纸团，并放入纸杯中

用趾屈肌移动小纸片或弹珠（图 52-3）。如果患肢不能负重而足踝关节可以进行 AROM 训练时，这些训练都是适合的。在早期 CKC AROM 训练中，肢体远端是固定的，如坐位足跟抬高（图 52-4A）和脚趾抬高（图 52-4B）、坐位 BAPS 板三平面运动、坐位平衡板 PF/DF 和内翻/外翻训练，以及坐位足弓抬高。可以使用弹力带或毛巾在治疗台上进行腓肠肌、比目鱼肌和跟腱的轻微牵伸，也可以在允许负重（更接近功能位）的情况下在地面上进行（图 52-5）。

受伤后应尽早开始轻柔的手法治疗。温和的按摩和熏蒸技术可以增加血流量，减少肿胀。关节松动和轻柔的牵伸有助于减轻肿胀和疼痛。柔和的 PROM 训练可以增加 ROM，轻柔的牵伸有助于保持软组织的伸展性。在踝关节处，通过踝穴内向远端牵伸距骨和距骨向后或向前的摆动可以增加关节总体的活动功能。在距下关节处，可以对跟骨进行轻柔的牵伸及跟骨向内侧或外侧滑

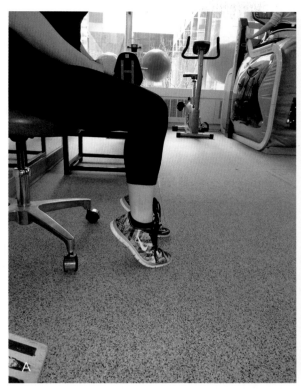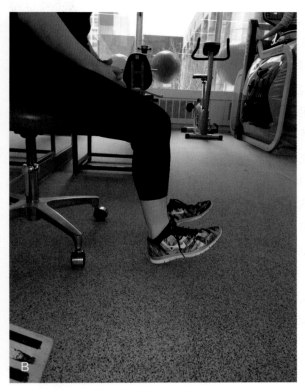

图 52-4　A. 坐位踝关节跖屈（足跟抬高）；B. 坐位踝关节背伸（足趾抬高）

动来增加关节的活动功能。在跗中关节处，可以沿着长轴或斜轴分别进行 PF/DF、外展 / 外翻或内收 / 内翻活动。跖骨间关节的前后滑动可以增加跖骨间的活动性。在跗跖关节、MTP 和远节 IP 关节处，可以进行牵伸或前后滑动以增加前足的整体功能。

负重

　　足踝手术后通常需要较长一段时间避免肢体承重。此后，可以从术后 1 周左右的时间开始部分负重，然后在允许的情况下用 1~2 周的时间逐步过渡到完全负重。无论哪种负重形式，为了避免错误的运动形式，临床医师应始终强调"从足跟到足趾"的步态模式。

　　早期负重运动包括但不限于以下形式：①遵照医嘱或在患者耐受的情况下，站立位重心移动或移至患侧；②前后摇摆，患者向前摆动，直到要抬足跟之前，模拟步行周期中的支撑相中期阶

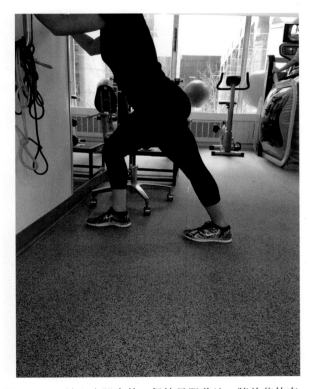

图 52-5　站立小腿牵伸。保持足跟着地，膝关节伸直，且足趾与墙面垂直

段（这个训练对于腓骨长肌是非常有效的，因为在这个阶段腓骨长肌的作用就是控制踝关节。同时使第 1 跖骨基底部贴近地面，以维持足弓；图52-6 A 和 B）；③站立位的足弓抬高，这会加强足内在肌和胫骨后肌；④跨步动作，患者完整训练步行中的整个支撑相，在必要时可以借助外部支持以维持平衡；⑤借助锥桶的步行训练，强调"从足跟到足趾"的步态模式，向前、向侧方移动或后退，增加前足负重并启动平衡功能；⑥使用蹬腿机（the leg press）进行足跟抬起训练（从双侧开始，如图 52-7 A 所示；然后进行单侧训练，如图 52-7 B 所示；或全腿肌肉肌力训练；⑦使用BAPS 板进行足踝本体感觉训练和肌力训练（图52-8 ）。如果可能的话，使用减重跑台是一种很好的在部分负重条件下进行步行训练的方法；并且可以预先设定部分负重的百分比，如 50% 的体重。水疗是足踝疾病患者康复的另一途径。水的浮力可以减轻体重对下肢的压力，患者更容易

行走。

在接下来的几周内，足踝周围肌肉力量和耐力会逐渐增加，这些肌肉通常是耐力肌肉，即它们可以经受长时间重复地收缩而不易疲劳。在康复阶段，需要训练的肌肉包括腓骨长肌、胫骨后肌和胫骨前肌。推荐进行下列高重复性、低阻抗闭链训练，如 BAPS 板站立、站立位足跟抬高、站立位足趾抬高、站立位足弓抬起，以及蹬腿机上的足跟抬起。如果患者出现某一特定肌肉无力的迹象，或者没有准备好承受重量时，可以使用阻力带对足 / 踝部的任何单一肌肉进行开链训练（图 52-9 A 和 B）。

在康复过程中应该同时关注平衡、本体感觉和功能性训练。足 / 踝关节受伤后，特别是外侧韧带结构和腓骨肌损伤后，踝关节的稳定性会受损。韧带是静态稳定器，而肌肉是动态稳定器。为了恢复最佳功能，必须对两者同时进行恢复。在这个阶段本体感受训练的例子包括串联姿势

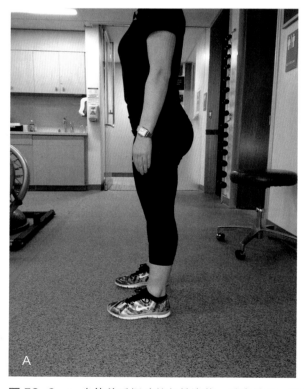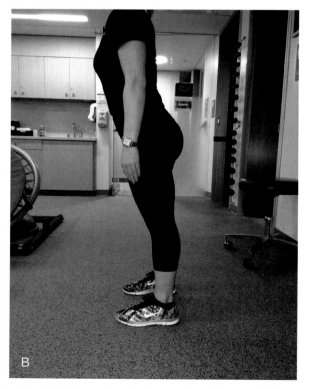

图 52-6 　A. 身体前后摆动的起始姿势，垂直站立，双足分开与肩同宽；B. 整个身体向前倾斜，保持身体平衡，直到足跟即将离开地面之前。此时，你会感觉到足趾屈曲。回到起始姿势

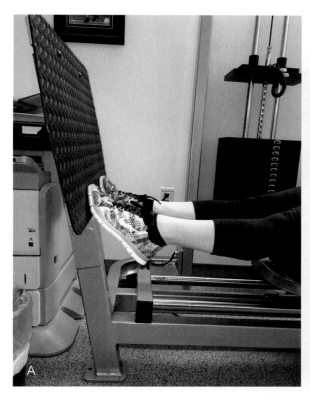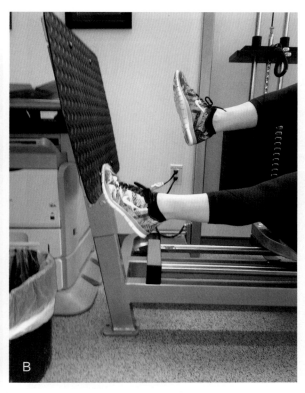

图 52-7 A.蹬腿机上双侧踝关节跖屈（足跟抬高）；B.蹬腿机上单侧踝关节跖屈（足跟抬高）

（足趾顶足跟）站立、串联行走（向前或向后）、站立在不稳定（如平衡板、软泡沫垫或蹦床）的平面（图 52-10 A 和 B）。从双下肢同时站立过渡到单下肢站立。从静态稳定训练开始，过渡到动态稳定训练。在患者情况许可时，可以配合以下功能性全下肢肌力训练：从坐到站立或蹲下、上楼梯或下楼梯，以及髋关节及核心肌肉训练。

在软组织愈合的最终重塑阶段，康复的目标是实现不伴有疼痛的正常 ROM 和肌肉力量，患者可以安全地返回功能性和娱乐活动，并且保持损伤前的水平。所有早期阶段的康复原则都应该延续到最后阶段。为了实现愈合组织的最佳重塑，在整个恢复过程中必须施以连续受控的压力。基于专项特异性适应（specific adaptation to imposed demands，SAID）原则，软骨、骨骼、韧带、肌腱和肌肉组织对这些受控压力都会有很好的反应。SAID 原则是指身体对作用于其上的特定要求直接产生反应和适应的过程。例如为了增

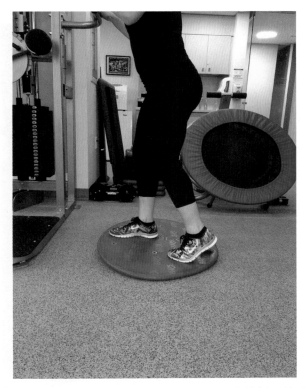

图 52-8 BAPS 板训练。患肢置于板上，在健侧足的引导下，使板的边缘以圆形运动的形式（顺时针方向和逆时针方向）接触地面

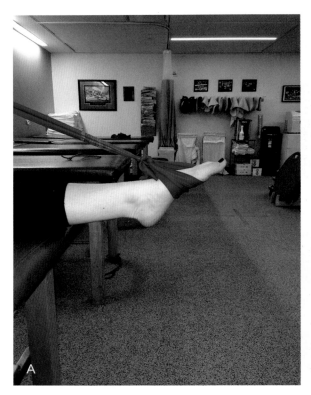
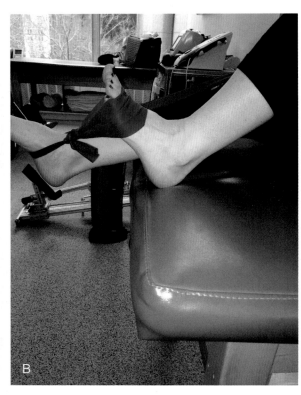

图 52-9　A.开链弹力带踝关节跖屈训练；B.开链弹力带踝关节背伸训练

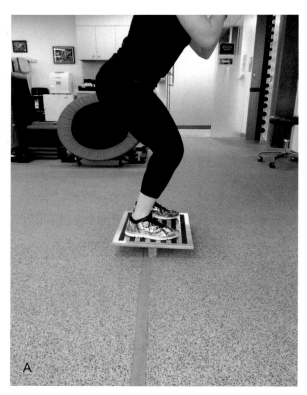
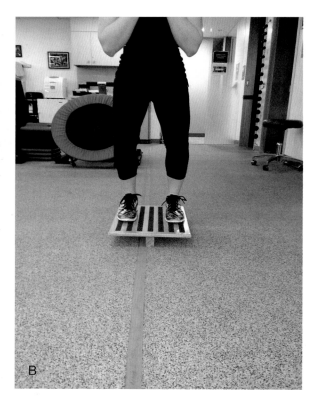

图 52-10　A.矢状面平衡板训练；B.冠状面平衡板训练

加胫骨后肌的肌肉耐力，就应该进行高重复、低阻抗的旋后训练；为了增加腓肠肌的肌肉力量，就应该进行高阻抗和低重复的踝关节跖屈训练。SAID原则应该贯穿整个康复过程，在康复最后阶段则尤为重要。因为在这一阶段可以对愈合组织施加更大的负荷和压力，而且此时患者已经为恢复日常生活活动做好准备。SAID原则适用于所有形式的训练，包括灵活性、力量、耐力、平衡、本体感受、增强式训练和敏捷性训练。

患者会从双侧训练过渡到单侧训练，从静态稳定训练过渡到动态稳定训练，以逐渐加强足踝关节周围的静态和动态稳定机制。静态单腿站立训练可以先在地板上进行，之后逐步进阶到泡沫垫、蹦床或平衡板。动态稳定训练包括单腿站立时的主动旋转动作（图52-11 A和B），抛球，抓球，单腿弹力带训练（图52-12 A和B），干扰训练，以及单腿蹲等。

重返运动

在准备恢复运动之前，根据SAID原则确定患者应进行哪些训练是非常重要的。首先应该进行轻度的普通增强运动，如双腿跳或增强弓步。同时评估患者的反应，考虑向更具挑战性的活动过渡。一开始的增强式训练设计应该保持低强度、低训练量和低训练频率，并且在每组训练之间和训练日之间应该有更长的恢复时间。如果训练目标是提高力量，则需要更长的恢复时间。如果训练目标是耐力，那么仅需要较短的恢复时间。在进一步的训练中，应该模仿该项体育运动所需要的特定活动。例如踝关节手术后的足球运动员需要完成冲刺、剪切和急停动作，并且外侧的韧带结构需要能够承受这些力量。首先观察患者在矢状面上的运动完成程度，如向前/向后跑步、跳跃和弓步。然后再过渡到冠状面运动的训

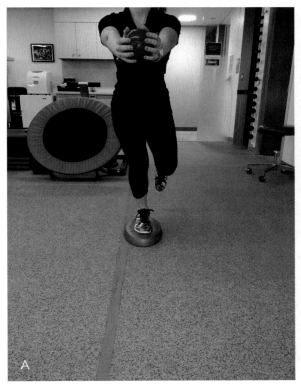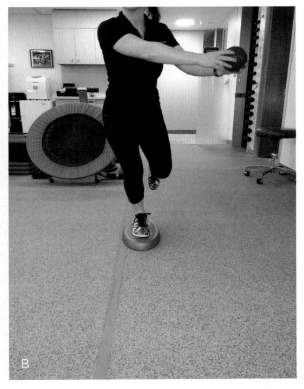

图52-11　A.单腿站立在泡沫垫上并执球旋转的起始姿势；B.执球向上、向下、向左、向右，以及对角线方向，以提高患肢在所有运动平面上的稳定性

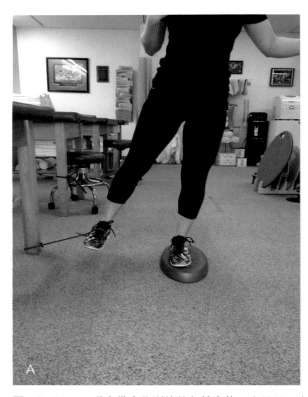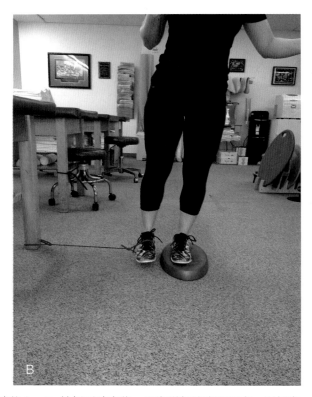

图 52-12　A. 弹力带内收训练的起始姿势，患足置于泡沫垫上；B. 健侧下肢内收，逐渐增加速度和距离，以提高患侧肢体的稳定性

练，如横向弓步、侧向跳跃和侧面移动。如果最初的损伤发生在制动和剪切过程中，那么康复的目标和恢复运动的要求是运动员能够完成剪切和急停，并具有良好的控制性和耐受性。

在患者回归高水平的运动之前，必须符合某些先决条件，以确保安全的康复进程并避免再次受伤。患者应该具备完整或接近完整的关节活动范围和灵活性、能够被有效控制的疼痛程度，以及活动后仅应存在轻微的疼痛或不适。应该仔细观察可能出现的异常疼痛步态和错误的身体力学动作。这些迹象表明患者可能因恐惧、不稳定或者无力、疼痛而使用错误的运动模式来弥补肌肉力量的不足。

充分准备好恢复运动的"软指标"，包括能够对称地单腿站立提踵，以及毫不犹豫地进行约90m 冲刺的能力。如果运动员在腿部充分恢复之前就重返运动场，可能会造成内翻性损伤。

足踝手术的并发症

任何手术都可能因发生术后感染而变得复杂。手术部位的活动可能导致伤口皮缘产生剪切，以致愈合延迟。由于足位于腿部的最下方，进而发生体位依赖性肿胀的可能性很大。因此，对于较大的手术而言，在伤口愈合的最初几周内，使用夹板进行固定和抬高患肢至胸部水平是非常重要的。

不幸的是，制动可以增加 DVT 的发生率，而早期的活动训练有助于预防 DVT 的发生。即使有夹板或石膏，患者也可以积极主动地弯曲脚趾，加强包括腿部和足内在肌的运动。肌肉收缩挤压腿部和足的静脉丛，可促进静脉回流，降低罹患 DVT 的风险。这些活动还可以促进足踝部位有限空间内肌腱的滑行并减少挛缩的发生。

术后疼痛可能会降低患者移动肢体的愿望。在极少数病例中，过度制动还可能会导致区域疼痛综合征（反射性交感神经营养不良）的发生。早期足趾屈曲训练是降低这种风险的重要措施。当软组织愈合后，就应该进行更为积极的活动。当术后计划允许时，对于瘢痕组织的按摩为主动和被动活动训练会带来额外的益处。

精要

在康复的各个阶段中应遵循以下指导原则。

- 当出现任何急性炎症表现时，都需要重新评估并临时中止康复进程。
- 应该在 PROM 训练之前进行 AROM 训练。
- 除非有负重限制，CKC 训练应优于 OKC 训练。
- 康复应该遵循从双侧支撑到单侧支撑、从等长运动到等张运动、从向心运动到离心运动、从静态到动态、从慢到快、从简单到复杂、从一般技能到特定技能的原则。

- 在训练组之间和训练日之间应该有足够的恢复时间。
- 开始增强式训练、敏捷性训练和专项体育运动训练之前，必须恢复力量、耐力、灵活性、协调性和本体感觉。
- 根据患者的特定需求制订个性化治疗方案时应遵循 SAID 原则和超负荷原则。

（任　钢　译，吴春薇　邬培慧　王于领　审）

参考文献

Dutton M. *Orthopaedic Examination, Evaluation, and Intervention.* 2nd ed. Pittsburgh: The McGraw-Hill Companies, Inc, 2008: 127–130, 319, 348–351.

Houglum P. *Therapeutic Exercise for Musculoskeletal Injuries.* 2nd ed..Pittsburgh: Peggy A. Houglum, 2005: 37–42, 128, 211–212, 249–251, 268.

Michlovitz SL, Nolan TP. *Modalities for Therapeutic Intervention,*4th ed. Philadelphia: FA, Davis, 2005: 43, 46, 56.

第53章 踇外翻

J. Turner Vosseller, MD 和 *Joseph L. Ciccone, PT, DPT, SCS, CIMT, CSCS*

概述

踇外翻畸形是指第1跖骨向内侧偏斜以致第1与第2跖骨之间的跖骨间角增加的一种畸形。当患者由于这种畸形引起疼痛，并且影响正常活动或使其活动受限时，手术治疗是纠正骨性畸形并减轻相关疼痛的合理选择。

踇外翻是骨科临床疾病中最常见的足部畸形之一。这种畸形会对足部及下肢其他关节产生一系列的级联效应。踇外翻畸形与足部疼痛、异常步态、平衡障碍及老年人跌倒等情况相关。在女性中更为常见，且发病率随年龄增长而增加。

充分理解足部解剖学、肌动学和生物力学是治疗这类患者的关键。很多因素会影响足部结构，并潜在构成畸形。踝关节背伸不足、足部旋前增大和穿过窄的鞋都是需要考虑的因素。尽管踇外翻在青少年中较为少见，但一些易于发生踇外翻的潜在解剖结构缺陷可能是足踝关节功能异常的原因。

踇外翻患者通常会伴随足底压力模式的改变，表现为踇趾负重减少，同时第2、第3跖骨头下方负重增加。通过手术干预和物理治疗，足底压力可以恢复至接近正常，且症状消失。考虑到该病症受到多种因素影响，因此治疗师对于术后患者的评估及阐释病因是非常重要的。

文献报道踇外翻手术方式多样，有上百种术式，但本质上是通过截骨（跖骨、趾骨截骨术）或关节融合［跖跗关节（tarsometarasal，TMT）、跖趾关节（metatarsophalangeal，MTP）］使第1跖列恢复正常对线关系。

根据手术类型的不同，术后的处理方式可能会有很大的差异。一般来讲，跖骨、趾骨截骨术后的不负重（non-weight bearing，NWB）时间比融合术要短。本章中，我们将讨论一种常见的跖骨截骨术，即Scarf截骨术（围巾截骨术），因为Scarf截骨术后的康复治疗方案基本上可以用于所有跖骨截骨手术。此外，我们还会讨论一种常见的融合手术——Lapidus手术，即第1 TMT融合术。这二种手术通常都同时会伴有MTP的外侧松解和内侧紧缩。外侧松解通常又被称为改良McBride手术，被松解的外侧紧缩结构包括踇内收肌腱、外侧关节囊和跖骨横韧带。外侧松解和内侧紧缩可重新调整近节趾骨和跖骨头的对线关系。值得注意的是，虽然康复治疗计划有通用性，但是仍然不能缺少治疗师与手术医师的沟通。要根据患者的年龄、并发症、手术方式、组织质量、预期和身体健康水平来制订个体化的训练计划。因为MTP关节融合对踇囊炎的治疗效果有限，其术后康复计划不在本章讨论。

通常，踇外翻畸形不严重时采用跖骨截骨术，而第1 TMT融合术用于较为严重的畸形，可同时合并跖楔关节松动。有关哪种手术方式更

Vosseller博士或直系亲属为DJ骨科付费顾问，美国矫形外科医师协会、美国骨科协会、美国足踝矫形协会委员。Ciccone博士和其直系亲属均未收到与本文主题直接或间接相关的商业公司或机构的任何有价物，未持有股票或股票期权。

适合某一特定类型的跗外翻畸形的争论已经存在很多年，并一直持续到现在。但是大家普遍认为 Lapidus 手术纠正跗外翻畸形的效果最好，同时可保持跖骨形态。跖骨截骨术则是通过改变跖骨成角，使跗趾看起来是直的。然而，跖骨截骨通常比第 1 TMT 融合更容易愈合；因此截骨术后的不负重时间仅有 Lapidus 手术后的一半或更短，这是一个重要的需要考虑的因素。

从康复的角度出发，我们关注的重点包括恢复跖趾关节的充分活动范围、步态再训练、恢复并保持正常的肌力。但是坦率地讲，截骨或融合术后骨的愈合情况更为重要。一旦确定骨愈合后，运动功能通常都可以恢复。

手术方式

简介

跗外翻手术的根本指征是与跗外翻畸形相关的疼痛，对无疼痛的患者许多医师会犹豫是否采取手术治疗。有趣的是，跗外翻的畸形程度和疼痛程度并不呈线性关系。这意味着有些患者发生严重的畸形却几乎没有疼痛；而有些仅有轻度畸形的患者却出现明显的疼痛。从这个角度来讲，事情并不总是合乎逻辑。一般而言，对于轻、中和重度畸形，一般采用 Scarf 截骨术，而 Lapidus 手术适用于中到重度畸形患者。

Scarf 截骨术

适应证

Scarf 截骨术的适应证是疼痛，以及轻、中和重度的跗外翻畸形。

禁忌证

Scarf 截骨术的禁忌证包括血糖不稳定的糖尿病、开放性伤口、活动性感染，以及其他择期手术的任何禁忌证。

手术过程

在手术之前，通常进行某种局部麻醉，患者取仰卧位。进行改良 McBride 手术：切口位于第 1 趾蹼处，延伸到跖趾关节的外侧面。从籽骨上锐性分离跗内收肌和跖横韧带，同时也切断附着在趾骨上的内收肌。

随后在跖趾关节内侧行纵向切口，显露内侧关节囊，并在与皮肤切口一致的方向切开，沿跖骨干方向切除正中嵴。进行 Scarf 截骨术时，应注意从背内侧到跖外侧平面进行截骨，以保证跖骨头的相对跖屈，至少不处于背伸位。截骨完成后，平移和旋转截骨块以矫正畸形。如果畸形充分矫正，使用至少 2 根半螺纹螺钉固定。之后缝合内侧关节囊，小心地将籽骨拉向内侧，将外翻的趾骨复位。这种复位经常可以简单地通过关闭关节囊来完成。如果依然不能复位，可以使用趾骨 Akin 截骨术来矫正。最后逐层闭合皮肤，跗外翻敷料包扎，并将患足置于术后鞋中。再利用包扎技术辅助维持足趾校正后的位置。

术后 2 周应禁止患足负重，此后可在术后鞋中将患肢置于地面进行平衡训练，但依旧不能负重（有部分医师会允许患者更早期负重）。在术后 4 周时，患者可穿着术后鞋进行疼痛可耐受范围内的负重训练。当肿胀程度减轻至可允许穿着普通鞋时，便可使用普通鞋。跗外翻术后肿胀可能需要较长的时间才能完全消退。通常在术后 6 个月时依然能看到某种程度的肿胀，有时甚至更长。一般来讲，患者在术后 2 个月时可恢复正常行走，术后 3 个月可重返体育运动。

并发症

手术并发症包括矫正不足、矫正过度（跗内翻）、复发、截骨不愈合、畸形愈合，以及跖趾关节 ROM 的丧失。严谨的手术医师应该能够避免矫正不足，因为手术医师只有在确定畸形得到充分的矫正后才会结束手术。有几种方式可以用于评估畸形的矫正程度，其中最应该注意的是第 1 跖骨头下的籽骨的位置。复发确实存在，但其发生率尚不明确；而且何时发生也不清楚。一般认为，复发率会随着术后时间的延长而增加，但尚缺乏针对该问题的相关长期临床随访数据。骨不愈合少见。如果截骨移位，就可能引发畸形愈合，坚固的固定能够在很大程度上降低这种风险。手术可使跖趾关节 ROM 丧失，但是当截骨愈合后，通常可以通过积极的 ROM 训练来恢复。

Lapidus 手术

适应证

Lapidus 手术的适应证是疼痛，以及中、重度踇外翻畸形。

禁忌证

Lapidus 手术的禁忌证包括血糖不稳定的糖尿病、开放性伤口、活动性感染，以及其他择期手术的禁忌证。

手术过程

在麻醉和定位方面，该手术的前半部分与 Scarf 截骨术相同。如前文所述，先行改良 Mc-Bride 手术。然后做内侧切口，切除正中嵴。完成后将重点处理第 1 跖跗关节背侧。在此区域做一切口，显露并牵开保护踇长伸肌腱（extensor halluis longus tendon，EHL）。显露跖跗关节的上方后，锐性切开第 1 跖骨和内侧楔骨上方的关节囊与骨膜，并显露关节腔。剥去关节软骨，用锯去除少量骨质，楔形角度朝向上方，底部在下方，以保证第 1 跖列处于相对跖屈的位置。将点状复位钳置于第 1 和第 2 跖骨的远端以减小跖骨间角并固定第 1 跖骨的位置。使用 2 枚 3.5mm 或 4.0mm 的拉力螺钉固定关节，也可以使用 1 块固定钢板或者多用钢板和 1 枚通过钢板的拉力螺钉进行固定。如果拉力螺钉没有通过钢板的螺孔，

则需要用钻对固定螺钉进行埋头处理。这既有助于在融合部位获得额外的加压，也可以避免螺钉头过于突出。通常会在融合部位磨孔并填充自体跟骨（在足跟外侧另行小切口获取）。最后同 Scarf 截骨术一样缝合关闭伤口。Lapidus 术后，患者应使用支具保持 NWB 2 周。2 周后去除夹板，拆除缝线，开始穿着制动靴，继续保持 NWB 状态直到术后 6 周。此后，当患者可在制动靴内开始负重时即可开始康复治疗。患者穿着制动鞋应持续到术后 9~12 周。术后恢复期为 3~6 个月，大部分患者可以在术后 3~4 个月恢复正常行走，并在术后 4~6 个月重返体育运动。

并发症

Lapidus 手术与 Scarf 手术有许多类似的并发症，已经在前文进行过讨论。然而，Lapidus 术后发生骨不愈合的风险要高于跖骨截骨术。MTP 僵硬也是一个需要关注的问题，但是通常可以基本恢复至完全 ROM。

康复

一般来讲，任何踇外翻术后的患者都会面临一个共同的问题——肿胀。事实上，肿胀是任何足部手术的一个普遍问题，即使对于年轻、健康的患者，肿胀也可能需要很长一段的时间才能消除。物理治疗在踇外翻手术后的最大优势之一就是可减轻肿胀问题。外科医师和治疗师必须教育患者如何控制肿胀。治疗师可以通过抬高患肢和加压包扎来处理肿胀问题，同时还可以进行手法淋巴引流以促进液体吸收。虽然踇外翻手术是足部手术，但是也需要关注腿部和髋部的情况。充足的肌力、活动性及良好的软组织延展性和平衡能力对于患者的康复至关重要。因此，为了帮助患者在术后恢复至预期的活动状态，应该在术前就针对存在的缺陷开始治疗。

Scarf 截骨术

跖骨截骨术后的康复通常在术后 3~4 周开始。在这段时间，患者穿着术后鞋以减少对前足的压力。由于患者在术后 2 周后时就可以开始负重，因此截骨手术较融合手术总体上需要较少的物理治疗，因此这种手术对于患肢的影响也更小。

应该特别注意踇趾背伸角度大小。术后踇趾背伸缺陷会改变患者的行走方式，尤其是恢复穿着正常鞋后。治疗师应该清楚地认识到在支撑相中期和末期通过第 1 跖骨的负荷大小，在此处两个步态相第 1 跖列屈肌主动收缩会产生推动力。在行走时，第 1 跖列应该是承受负荷最大的结构。通过步态训练重建这些功能非常重要，并且已被证实在术后康复训练中是有效的。

第 1 跖列触地，当后足开始旋后时产生向前的推力。加强腓骨长肌的力量可以保证行走过程中正常的生物力学关系，同时可以减少不必要的代偿，如过度旋前和踇趾过度受压而引起的外展。摆动训练和跨步训练等可以帮助加强和恢复正确的足底压力，以避免出现异常的步态模式（图 53-1 和图 53-2）。

我们应当运用多种方式的康复计划去重建足的正常动力学功能，特别是第 1 跖列的背伸能力。另外，踝关节必须具有足够的活动性以保证在正常步行周期中的胫骨在足上方的相对运动。手法治疗包括关节松动和摆动，通过这些方式去重建踝关节和踇趾的活动性。这是保证康复成功的必要条件。

康复训练中的手法治疗包括第 1 踇趾关节的松动和第 2~5 跖趾关节的背伸运动。此外，还应对足的其他关节进行松动，以保证行走过程中相对正确的运动模式。为了避免病理性组织粘连，还需实施瘢痕松动和足内肌软组织松解，这会增加相应区域的血流，并降低软组织的张力。

在随后的肌力训练中，应该集中精力在足内

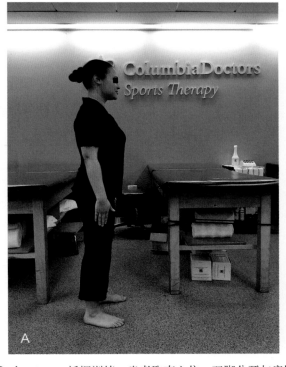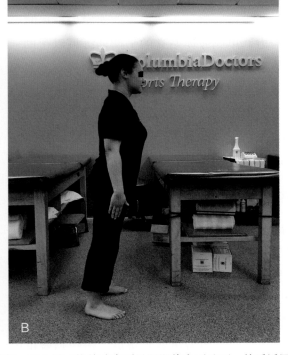

图 53-1　A、B. 摇摆训练。患者取直立位，双脚分开与肩同宽，重心尽可能前移直到足跟即将离开地面，然后返回起始位置。这一动作使足内在肌和腓骨长肌得到训练。如果患者可以接受，可以让患者更长时间地保持在终末姿势以增强训练效果

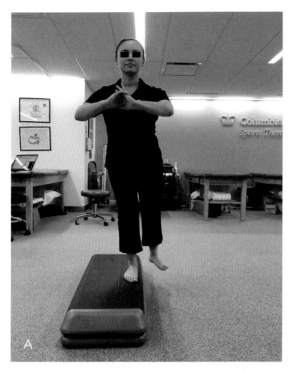
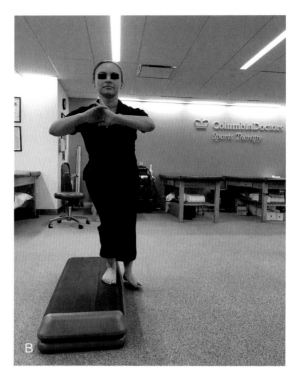

图 53-2　A、B. 内侧下移训练。患者站在阶梯边缘，重心下移，保持双髋水平、膝关节位于踝关节之上，直到不负重侧足部接触地面，然后返回起始位置。站立于不稳定的平面练习可以增强训练效果

在肌和腓骨长肌。足内在肌为足提供自我支撑，腓骨长肌可以减轻第 1 跖列在地面发力推离时产生的压力。单侧肢体站立的平衡训练可以帮助强化本体感觉和提高足踝周围肌肉的力量，为向前推进过程提供坚强的支撑（图 53-3）。根据患者的康复进展情况，对步态的任一部分、活动性、肌肉力量、本体感觉等进行训练，可以安排重复某项训练或者根据治疗师的评估安排进阶训练。

Lapidus 手术

融合术后患者要保持 NWB 6 周，这通常会导致足部及邻近关节的活动障碍及下肢肌力减弱和功能异常。因而，康复师应该对下肢整体的肌肉力量、平衡、关节活动性和软组织粘连程度进行评估，因此设立恢复下肢对称性的基线。

当医师允许患者患肢负重后，治疗师就可以开始对患者进行康复，需要充分考虑患者的整体健康状况和术后情况。应该特别关注 ROM，以及

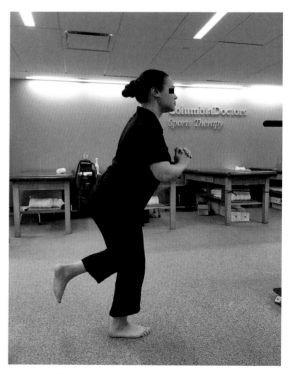

图 53-3　单腿站立训练。患者单腿站立，通过足、踝和髋关节肌肉来维持身体平衡。通过增加上半身的动态运动可以获得更好的训练效果

足、膝甚至髋关节的力量和平衡能力。此外，还应该评估瘢痕组织活动性，并通过积极的手法治疗尽量减少限制。

最初，康复的目标是使患足实现一定程度的负重，为恢复正常的步态模式打下基础。为了平稳、顺利地恢复正常步态，神经肌肉控制、平衡能力、活动性和 ROM 训练都是必要的。正如上文所述，由于术后长时间不负重造成的下肢功能障碍是一个大问题。足及下肢的其他部分需要在可耐受的负重范围内（而不是过度负重）去重新适应，以便下肢能够适应步行带来的压力。

物理治疗应从允许患肢能很好地耐受负重时开始。负重耐受训练、步态训练和活动性训练是最初几次治疗的主要内容。同时，还应该进行下肢肌力训练和整体调理。除了低强度的负重训练外，患者还可以进行低强度的非冲击性运动，如固定自行车，以改善血液循环和增加耐力，并提高制动后的活动质量。

鼓励患者参加有助于恢复正常运动模式的训练很重要。从冠状面和矢状面的摆动开始，逐步过渡到向前迈步和跨步，是一种重建正常步态的有效训练方法。ROM 训练，如腓肠肌或比目鱼肌牵伸（图 53-4 和图 53-5）、踝泵、用脚"写"字母和平衡板等训练（图 53-6）都可以提高足和踝的活动能力。同时也要兼顾髋关节肌肉的训练，并根据患者的负重程度和肌力水平做相应的调整。

当患者可承受单腿站立后，可将双侧力量练习如下蹲和双腿推举过渡到单腿，如上踏板、前方下踏板、站立位髋关节外展和平衡训练。这些运动也会刺激和加强神经肌肉系统及本体感觉系统。当患者的疼痛程度允许时，可以对踝关节进行单独的加强训练，如站立位踝关节背伸和跖屈。

当患者开始进行更高水平的活动时，询问患者日常喜爱的运动项目以制订个性化的训练计划是非常重要的。当患肢力量达到健侧肢体的 80% 时，就可以开始更高水平的训练。

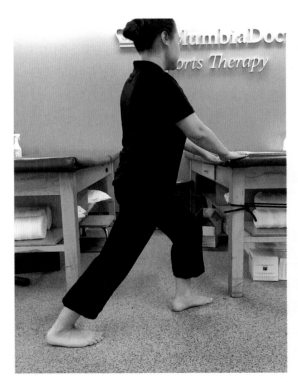

图 53-4　腓肠肌牵伸训练。患足置于后方，足尖朝前，足跟贴于地面。患侧下肢膝关节保持伸直。弓步，至患侧出现中度牵拉感。保持 30 秒 ~1 分钟

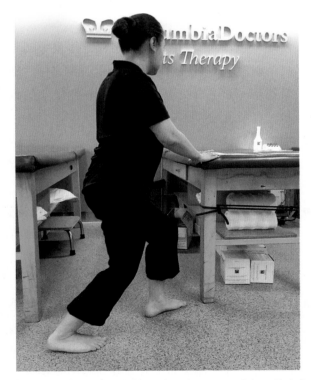

图 53-5　比目鱼肌牵伸训练。患足置于后方，足尖朝前，足跟贴于地面，患肢保持屈膝。健侧下肢成弓步，重心前移，直至感到中等程度的牵拉。保持 30 秒 ~1 分钟

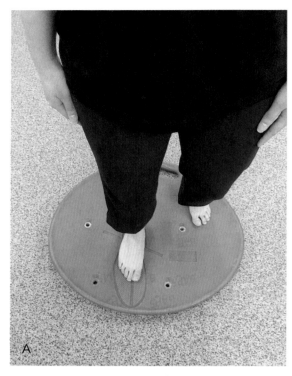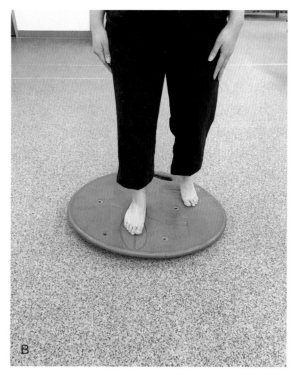

图 53-6　A，B. 平衡板训练。患者站在 BAPS 板上，用患足在平衡板边缘以顺时针方向和逆时针方向转动平衡板，以激活足内在肌和踝关节周围的肌肉组织

训练内容

● 摆动（冠状面）：患者保持站立，体重大部分集中在健侧，然后慢慢地移动重心到患侧。随着适应程度增加，患者可继续向患侧增加重量，直到患侧下肢基本完全负重。

● 摆动（矢状面）：患者保持直立，重心位于两足之间。患者前倾直到足跟即将抬离地面的位置，接着后退回到起始中立位。

● 轮替踏步：患者直立，交替抬起一侧下肢踏步。在开始阶段可以使用一固定辅助点来维持动作，逐渐实现无须任何辅助就可以实现踏步动作。此外，患肢负重时间应逐渐延长。

● 迈步：保持健侧肢体在患侧肢体的后方。健侧肢体以正常步长向前迈步，重心转移到健侧腿。接着，健侧肢体按原步幅向后退，回到起始位置。这种训练使患肢逐渐适应正常步态下的运动。之后，以健侧肢体为支撑进行患侧肢体的迈步练习。

● 单脚站立：患者用患肢在辅助下站立于稳定的平面，并逐渐过渡到无须辅助。

● 大跨步：用锥桶排列成一条直线，间距 1.5 英尺（约 46cm）。患者抬起一侧下肢向前跨步，足跟触地的同时保持膝关节伸直锁定（收缩股四头肌），接着另一侧下肢按照相同的方式跨过锥桶。

循证依据

目前关于跛外翻术后物理治疗的相关文献资料是有限的。Schuh 等观察截骨术后的康复情况，重点评估足底压力参数。经过 4 周的物理治疗和步态训练，第 1 跖列和跛趾的负重能力得到提高。同时，这项研究还发现，在截骨术后进行综合物理治疗可改善跛趾的负重。他们的结论是，单纯的 Chevron 截骨术并不能恢复生理性前足负重，但是如果配合综合物理治疗，则可能会恢复足部的正常负重模式。

精要

- 平地步行需要 65° 的踇趾背伸。
- 上楼梯需要 80° 的踇趾背伸。
  - 保持踝关节 10° 背伸，分别在屈膝和伸膝的情况下对步态进行评估，以鉴别跟腱过紧或腓肠肌过紧。

（李扬政　译，任　钢　邬培慧　王于领　审）

参考文献

Schuh R, Hofstaetter SG, Adams SB Jr, et al. Rehabilitation after hallux valgus surgery: importance of physical therapy to restore weight-bearing of the first ray during the stance phase. Phys Ther ,2009, 89(9):934–945.

第54章 扁平足的手术治疗

Margaret J. Lobo, MD 和 *Samantha Francucci, PT, DPT*

概述

成人获得性扁平足一般是指内侧纵弓的退行性塌陷，这与先天性足弓畸形有本质区别，是一种常见的生物力学问题，其病因复杂。足部的内侧纵弓由静态和动态两组稳定系统组成。骨性的纵弓和它的支持韧带——跳跃韧带和三角韧带组成静态稳定系统。胫骨后肌腱、趾长屈肌、姆长屈肌，以及腓肠肌或比目鱼肌复合体是主要的动态稳定结构。内侧纵弓塌陷常常由于动态稳定结构薄弱导致，这是因为增加的压力负荷导致支持骨性足弓的韧带失效（表54-1）。典型的获得性扁平足畸形包括足跟外翻、距下关节外翻、前足外展，使得足部相对于距骨向背侧和外侧旋转（图54-1）。

尽管一些获得性扁平足病例可以使用矫形器或矫形鞋类产品进行治疗，但一些伴有疼痛、进展性畸形和行走困难的患者还是具有手术指征。手术治疗的目的是维持足部的力学机构，从而保证在行走时前足能有效地蹬离地面。扁平足手术一般包含骨性部分手术和软组织部分手术，目的是矫正静态和动态稳定系统的不平衡。常见的用于重建足部生物力学结构的软组织手术方法包括腓肠肌松解术（延长）和趾长屈肌移位（来强化胫骨后肌腱）。骨性部分手术可包括跟骨内侧滑移截骨术、跟骨前侧延长截骨术，以及内侧纵列关节的融合术或截骨术，如第1跖骨和内侧楔骨融合（the Lapidus procedure，拉皮德斯手术）及舟骨楔骨融合。当距舟关节、距下关节和跟骰关节出现明显的退行性改变时，常进行三联关节融合术。严重的成人获得性扁平足畸形也常采用后足融合方法进行畸形矫正（见第55章）。采取何种术式对扁平足畸形进行矫正取决于术前的详细评估（临床检查和X线检查），同时在检查时要特别注意检查足的僵硬和畸形程度。

对于此类患者的恢复，术后康复是一个非常重要的组成部分。扁平足畸形常常是历经多年缓慢发展的畸形过程，常导致足内肌肌力减弱和挛缩，以及小腿肌肉失衡。由扁平足造成的畸形和异常的步态模式常常会影响膝关节、髋关节和背部，因此所有这些区域的异常均需要术后康复介入。

表54-1 扁平足畸形的形成因素

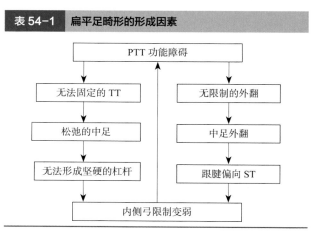

注：PTT（posterior tibial tendon）= 胫骨后肌腱，ST（subtalar joint）= 距下关节，TT（transverse tarsal joints）= 跗横关节

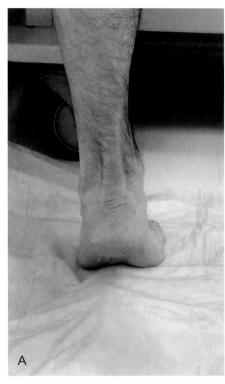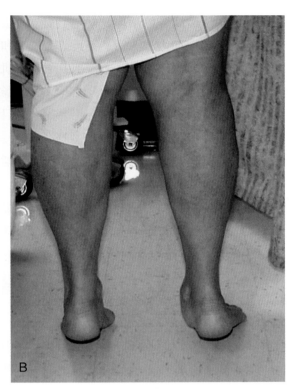

图 54-1　单腿足跟抬高的照片显示正常的足跟高度和内翻（A）与双足跟抬起的后足外翻的对比（B）。注意，在扁平足畸形中跟腱和跟骨结节偏离正中线

手术适应证

● 胫骨后肌腱功能异常。

● 进展性的扁平足外翻畸形。

● 使用矫形器和矫形鞋难以缓解的疼痛。

手术禁忌证

● 有限的步行能力。

● 神经疾患或外周血管疾病可能导致术后伤口愈合问题和感染风险较高。

● 患者的健康状况达不到安全手术的标准。

手术过程

屈肌腱移位

　　在扁平足畸形中，胫骨后肌腱（posterior tibial tendon，PTT）损伤。在手术时胫骨后肌腱可能有明显的肌腱病损，为一种间隙性的撕裂或完全断裂。趾长屈肌（flexor digitorum longus，FDL）腱常被用于加强或替代损伤的 PTT（图 54-2）。趾长屈肌可以被移位到 PTT 的主要起点处即舟骨内

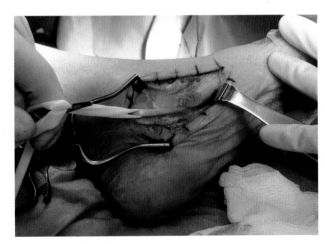

图 54-2　临床照片显示趾长屈肌的肌腱位于胫骨后肌腱的后侧。胫骨后肌腱已被切除，可以在舟骨处看到其剩下的 1cm 肌腱残端

侧。趾长屈肌位于胫骨后肌腱的后侧，并与胫骨后肌一起在相同的步行周期内被激活，因此这是非常好的肌腱移位候选肌肉。同时趾长屈肌在被转移至舟骨后不会显著丢失其屈曲足趾的功能。

这个手术操作时皮肤表面的长切口需沿着胫骨后肌腱走行，从内踝的末端到舟楔关节。打开胫骨后肌腱鞘，显露该肌腱并检查。在内踝水平，于胫骨后肌腱的舟骨部的附着点近端 1cm 处切断。在胫骨后肌腱髓鞘后侧打开一个小的切口就可以找到趾长屈肌的肌腱。锐性分离该肌腱至 Henry 结节（knot of Henry），并在该部位切断。在内侧舟骨的跖侧面到背侧面做一个骨性通道，穿过趾长屈肌腱。当其他骨性和软组织手术完成后，将趾长屈肌腱与剩余的胫骨后肌腱残端缝合。在踝背伸和轻微内翻时调整肌腱张力，以确保肌腱移位正确。肌腱在骨性通道充分愈合的时间为 8~12 周。因此，PROM 训练和主动肌力训练开始时间应该限定在术后 8~10 周。

腓肠肌退缩术

腓肠肌起自股骨远端，在小腿下方与比目鱼肌汇合后形成跟腱后附着于跟骨结节。当跟腱挛缩或者单纯腓肠肌挛缩时，足部只有通过跗横关节外展才能完成足跟的跖屈动作。因此，在这样的状态下，会导致足跟的外翻。这种挛缩常常是成人获得性扁平足畸形的主要原因，或者是在足弓塌陷后导致扁平足畸形的继发原因。所以，在进行扁平足重建的过程中，对腓肠肌的松解是一个必不可少的组成部分。Silfverskiöld 试验常被用来鉴别诊断单纯的腓肠肌紧张，即在膝关节从伸展到屈曲的状态下分别测试踝关节被动背伸。膝关节伸展时踝关节背伸受限，而在屈膝位时踝关节背伸活动度增加即可确定存在腓肠肌紧张。

腓肠肌退缩术可经后侧或内侧入路，其经典入路是经内侧入路联合扁平足重建术。切口位置一般选择在腓肠肌和比目鱼肌的肌腱汇合处，大约在胫骨后侧 2 指宽处。然后钝性分离后方的浅层筋膜。此时，要特别注意区别和保护好隐静脉和隐神经。然后在将腓肠肌从筋膜深层和比目鱼肌前面分离出来。将足部置于背伸位，然后将腓肠肌腱部分锐性切断。这样牵拉腓肠肌，直到比目鱼肌变得紧张（比目鱼肌仍旧保持完整），因此一般不会出现过度延长。然后分层关闭切口，包括筋膜、皮下组织和皮肤。

在康复过程中，保持腓肠肌的柔韧性非常重要。需要重点强调的是将足部保持在背伸位制动，同时每天在石膏外牵伸小腿三头肌 1 次。在 3 个月后，需要加强腓肠肌的肌力训练。

后侧足跟截骨术（内侧滑移）

扁平足畸形主要包括后足外翻，即足跟位于中线外侧。跟骨内侧滑移将足跟中心重置于中线轴上，这样可以保证跟腱的力线矢量在步行周期的足趾离地时将后足拉紧至内翻，因此可以帮助锁紧跗横关节（图 54-3）。

此手术采取外侧入路，在跟骨隐窝从上至下做一斜行切口。切开皮肤后，钝性分离至骨膜。截骨方向与切口方向一致，自跟腱前方到跟骨隐

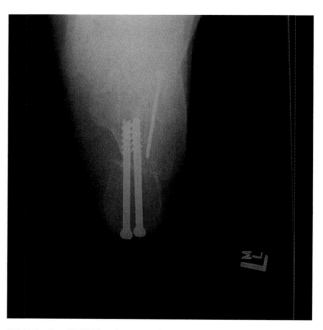

图 54-3　跟骨的正切面 X 线片显示内侧的截骨

窝下方。这样足底跟骨结节可以最多向内侧移位1cm。然后使用大号螺钉经皮固定骨块位置。在这个截骨术中，骨的愈合非常快，但是在术后过渡到全负重的早期偶尔会出现在螺钉尾部的疼痛。

跟骨前侧截骨术（外侧纵列延长）

"外侧纵列延长"（图 54-4）的目的是将前足以距骨为中心向后向内侧拉，以矫正前足的外展、足跟的外翻和内侧纵弓的塌陷。通过延长在距舟关节处的跟骨长度，将距舟关节从外展位旋转至正确的力线位置。这类手术方式变化较小。

Evans 截骨术（常见的外侧纵列延长手术方法）在平行于跟骰关节的方向做横向截骨。在跟骨前方从跗骨窦到跟骰关节做一纵向切口，然后剥离骨膜和肌腱，并牵离跟骰关节和跟骨。截骨方向平行于跟骰关节面，在距离关节面近端 1cm 的部位截骨。截骨后打开一个 4~12mm 的楔形空间，进行结构性植骨并利用螺钉或钢板将其固定。要特别注意防止远端截骨块向上方移位，同时也要避免过度延长足外侧纵列。因为过度延长会导致足部外翻僵硬和疼痛。然后逐层将筋膜、皮下组织和皮肤缝合。

这个截骨位于跟骰关节近端，可能会导致足部外翻僵硬，内翻和外翻的 AROM 训练可以缓解

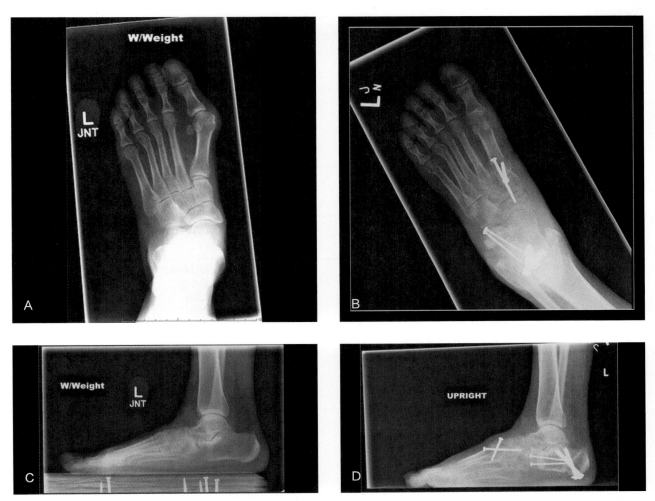

图 54-4　前后位和侧位 X 线片显示外侧纵列延长方法：术前和术后的第 1 跗骨距骨融合、内侧滑移截骨和趾长屈肌转移。A 和 C 是术前外翻下垂的足，注意在图 C 中足底的松弛显示内侧足弓不稳定。B 和 D 为对内侧和外侧骨及软组织的矫正

外翻受限的问题。

第 1 跗趾关节融合和舟楔关节融合

足内侧纵列松弛在获得性扁平足畸形中非常普遍，可能需要内侧列融合来纠正这类扁平足畸形。足内侧纵列关节的不稳定主要表现为姆外翻畸形并伴有第 1 跗趾关节和（或）舟楔关节的足底侧间隙过大。在这种情况下，对这些关节的融合手术可以稳定内侧纵列、重塑纵弓。

融合这些关节可经内侧纵切口或背侧入路来显露关节。当分离软组织后，显露关节，需要去除两侧关节表面的软骨，并露出渗血的松质骨面

以利于骨融合。然后将关节复位并用钢板或螺钉固定，逐层缝合伤口。

并发症

围术期的并发症主要是手术切口的延迟愈合、感染及出血。术后水肿常导致 ROM 受限，需要每天经常进行患肢抬高。同时，前足、中足和跗趾关节的僵硬也非常普遍，因此 ROM 训练需要经常进行。其他可能的并发症包括骨不愈合、内固定失效、神经损伤、深静脉血栓、肺栓塞、持续疼痛和扁平足畸形复发。

表 54-2	6 个不同康复阶段的康复原则和目标	
康复阶段	**康复原则**	**目标**
术前	核心和上肢肌力训练 维持下肢灵活性 在辅具帮助下完全 NWB 训练	安全 NWB 步态 在 NWB 状态下独立的 ADLs
围术期（2 周）	夹板固定下的 NWB 严格的抬高患肢"姆趾和鼻同高" 髋关节和膝关节 ROM 训练 重点是适当的 NWB 机制 自我监测	水肿管理 疼痛控制 在维持安全的 NWB 时训练学习 ADLs 保证伤口愈合
制动 I 期（石膏）（第 1 个月）	石膏固定下 NWB 经常性抬高患肢 髋关节和膝关节 ROM 训练和牵伸 骨盆和核心肌力训练 足趾 ROM 小腿肌等长收缩训练	水肿管理 疼痛控制 最小化肌肉萎缩 维持前足 ROM
制动 II 期（踝关节制动靴）（第 2 个月）	在制动靴中逐渐负重过程 步态训练 踝、后足和前足的 AROM 适当的腓肠肌牵伸 闭链运动 双下肢本体感觉训练 瘢痕松解 穿靴骑功率自行车 核心和上、下肢肌力训练 抬高患肢	在支持性鞋和无辅具帮助状态下的 FWB 正常的步态 增加 ROM 水肿管理
功能性康复阶段（36 个月）	平衡和本体感觉训练 维持腓肠肌和比目鱼肌弹性 踝关节抗阻训练 肢体 AROM/PROM 训练 关节松动术 肌力训练 抬高患肢	单腿足跟抬高 交替方式上下楼梯 水肿管理
重返日常生活（6 个月以上）	增强式训练 / 灵活性训练 抬高患肢	重返娱乐活动 水肿管理

术后康复

引言

虽然有各种各样的外科手术用于治疗扁平足畸形，但这些手术术后的恢复都是类似的。恢复期较长，需要从制动期到功能康复。制动的目的是使截骨愈合和腱–骨愈合。在制动的过程中，非受累关节（髋、膝，特别是踝）的 ROM 训练和肌力训练对于预防关节僵硬、避免肌肉萎缩和顺利功能恢复都非常重要。

此外，由于畸形存出时间较长，会导致身体发生适应性的改变，在康复过程中这些改变需要被矫正。患肢可能在术前就表现为整体功能降低。因此，康复是一个长期的过程。

术后康复的重点是建立中足、踝和足弓的动态稳定。同时，手术前肌肉和力学结构的损伤需要及时处理，以保证手术的顺利进行和获得良好的疗效。

作者推荐

术前期

进行骨盆及核心肌肉力量训练，包括髋外展肌群，以及需要牵伸髋屈肌群、腘绳肌和髋伸肌群。患者还需实施上肢训练，特别是肱三头肌肌力训练，为使用辅助器具做好准备。

目标

最大化核心稳定肌群，以及上、下肢肌群的力量和耐力（图 54-5）。

围术期

患肢置于短腿夹板固定，覆盖下肢的后侧、内侧和外侧。保证踝关节置于背伸中立位，有时也可伴随轻微的内翻，使用这个体位可以消除移位肌腱的张力。大部分患者需要在医院过夜，期间要严格保持患肢抬高，并接受物理治疗师指导其如何完成患肢 NWB 的独立转移、行动和上下

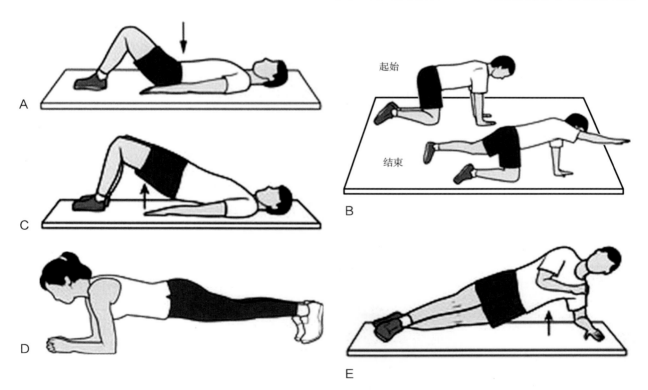

图 54-5　A~E. 手术前训练的介绍，重点是骨盆和核心肌肉力量训练。A 和 B 可以在术后患者掌握负重的预防措施后进行

楼梯。术后 1~2 天患者可以出院，同时继续实施严格的患肢抬高（图 54-6）。在此期间，强化训练肺部深呼吸，经常翻身以预防压疮，以及保证每 1 小时的下地活动后，患足抬高 50 分钟。水肿是增加伤口并发症、降低 ROM 和导致疼痛的重要因素，抬高患肢是预防水肿的重要手段。持续的髋和膝 ROM 训练会帮助控制疼痛。此外，要教会患者如何自我监测皮肤感觉、颜色和温度的变化。

目标

控制水肿和疼痛是这一时期的康复目标。另外，康复的其他目标还包括患者独立的自我监测技能和掌握在家庭生活中患肢 NWB 各项活动能力。

限制

在此时期患肢不能负重，将患肢放置于中立下垂位的单次时间不应超过 10 分钟。

制动 I 期（石膏固定）

伤口缝合线一般在术后 14 天拆除，然后使用短腿石膏或石膏靴制动。重点强化膝关节、髋关节的力量和柔韧性训练。肌力训练的例子有在 NWB 情况下在 4 个不同方向上的直腿抬高和长运动弧股四头肌训练（图 54-7）。在进行以上训练时需要注意的是患肢的石膏会增加训练的负荷。此外，还需进行腘绳肌牵伸训练（图 54-8）。在可耐受范围内进行骨盆和核心稳定肌群肌力训练。踇趾的 ROM 训练也需要进行，同时还要教

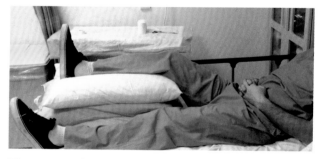

图 54-6 足部重建术后患者适当抬高患肢

会患者在石膏固定下进行踝关节在 4 个方向上的肌肉等长收缩训练。

目标

此期的康复目标包括控制疼痛和肿胀，保持非制动关节的功能，减轻肌萎缩及加强近端和远端肌群的肌力训练。继续关注安全的 NWB 步态练习。

限制

在此时期内仍然不能负重。

制动 II 期（保护性支具）

在术后 6~12 周，康复治疗的重点应放在重塑步态和使用适当的辅具逐渐增加患肢负重。推荐从 20 磅（约 9kg）患肢负重开始，每 4 天增加 20 磅（约 9kg），直到可以在佩戴踝关节制动（controlled anklen motion，CAM）靴下进行完全负重。整个过程要循序渐进地进行，从重心转移和短时间的步行训练开始。重点是应小心缓慢地按照适当的足踝运动机制向前迈步。要对任何异常步态进行纠正，包括患者控制旋前与旋后的能力。一般来讲，患者需要经过 3~4 周可以在支具靴保护下完全负重。此时支具靴可以逐渐在 2 周后换成具备一定支撑力的绑带的鞋。患者再逐渐过渡到最低限制性的支具，一旦步态正常后即可停止使用。

每个治疗措施应该是为了通过肌肉活动来建立足内侧的稳定。矫形手术也只是矫正足部过度旋后来协助康复治疗，应教育患者使用适当的鞋或矫正鞋垫预防足过度旋后。

规定患者每天要做踝关节和后足在各个方向上的 AROM 训练，保证 1 日 3 次，每个单项训练保证 10 分钟。前足的训练如用足趾抓地上的毛巾、足和踝的训练都在此康复期开展（图 54-9）。重点是动作要缓慢，在运动的终末期要保持至少 10 秒。建议双侧同时进行训练，这样便于患者观察健侧足的正常活动，易于在训练时接近目标。

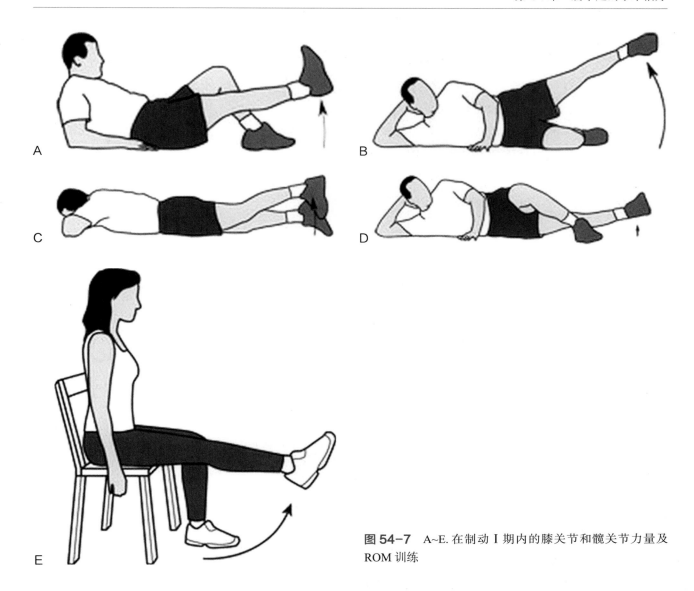

图 54-7　A~E. 在制动 I 期内的膝关节和髋关节力量及 ROM 训练

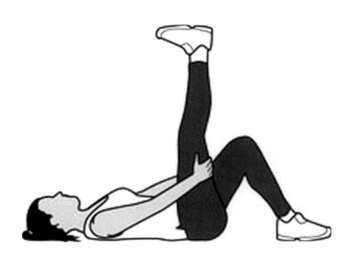

图 54-8　在制动 I 期内的腘绳肌牵伸训练

这段时间内患者还应进行缓慢的腓肠肌和比目鱼肌牵伸（图 54-10），以及其他紧张的肌肉组织牵伸。随着负重的增加，患者还需进行双下肢本体感觉和平衡训练（图 54-11）。训练的目的是重塑姆长屈肌和其他足弓内部肌肉平衡以提供足部稳定的能力，保证患者可以主动减少足过度旋后的力量。治疗师可以使用以下训练帮助患者重塑内侧足弓肌力和建立动态的足弓支持。治疗师可以引导患者在重心转移训练时将重心转移到足的外侧，以强制足远离外展、外翻和过度旋后的位置。

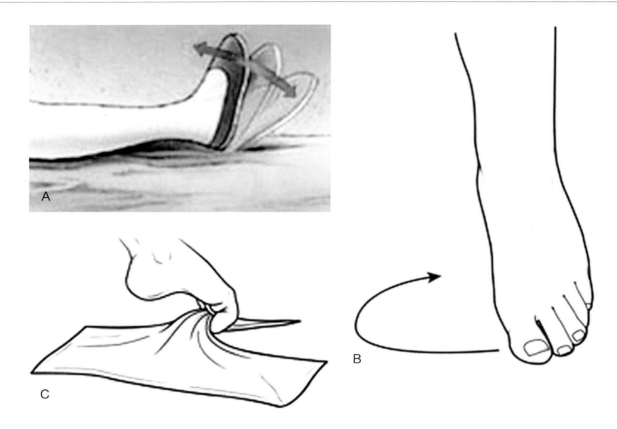

图 54-9　在制动 II 期内踝关节和后足 ROM 训练。A. 踝泵；B. 踝关节在各个方向旋转；C. "抓毛巾"（towel scrunch）训练，这个针对前足的训练可以帮助恢复足趾的 ROM 和内部肌力

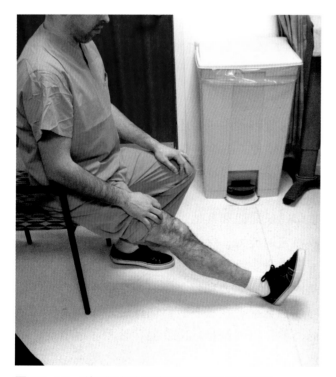

图 54-10　利用踝主动背伸进行腓肠肌牵伸训练

在这一康复阶段内瘢痕松动也是被推荐的。同时为了保持心血管健康，可让患者在佩戴保护靴的情况下进行功率自行车训练。

目标

在制动 II 期，进阶性的负重训练要一直进行直到能完全负重。此阶段末期，持续性的肌力训练和 ROM 训练要进行至患者行走时不再需要佩戴制动靴保护。在进入功能性康复阶段前，持续性的近端肌力训练和水肿控制也非常必要。

限制

如果实施的是肌腱移位术和中足融合手术，则仍在愈合过程中，直到术后 3 个月才可以进行被动的牵伸。需要严格监测 AROM 训练中的外翻动作，以防对愈合中的骨和肌腱形成过度拉力。

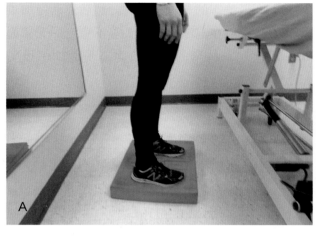

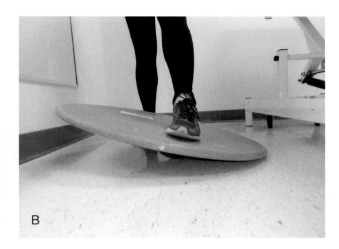

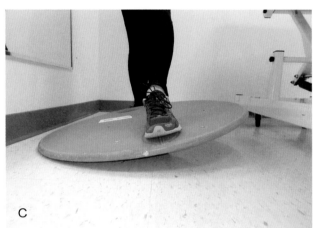

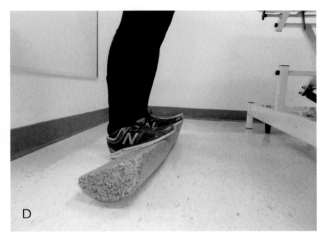

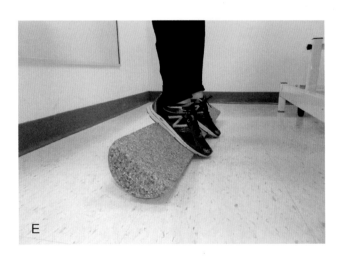

图 54-11　使用不同的器材进行单脚站平衡训练和本体感觉训练。A. 泡沫板；B、C. 平衡板；D、E. 半圆柱泡沫轴

功能康复期

一旦患者能够在下肢不佩戴制动靴下完全负重活动时，康复的侧重点就要放在平衡和肌力训练方面。平衡和本体感觉训练可以先在稳定的支撑面上开展静态的单脚站训练，然后逐渐增加难度和挑战，如在泡沫板或枕头等不稳定的支撑面上，或使用一些窄的双下肢静态平衡训练设备（图 54–12）。

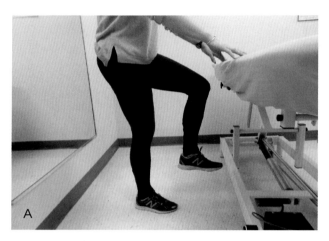
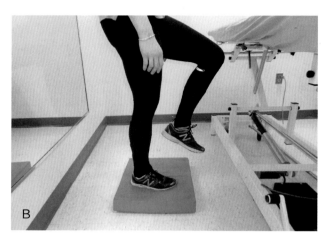

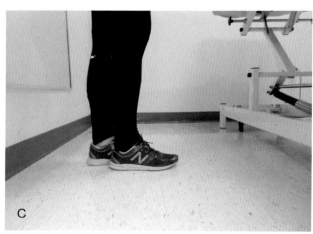
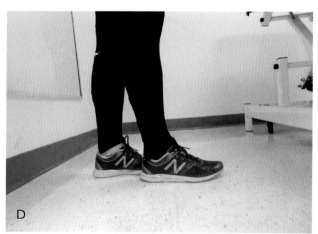

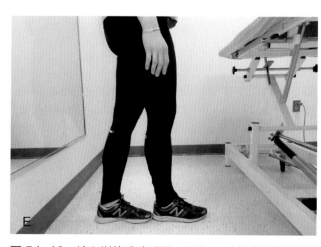
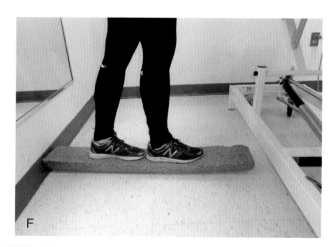

图 54–12　站立训练进阶过程。A 和 B. 功能康复期单脚站立训练进阶过程；C~F. 功能康复期前后站立进阶过程

ROM 训练可能发展为主动辅助训练或被动训练。靠墙弓步牵伸是非常有力的训练方法，可以牵拉腓肠肌和比目鱼肌，以及达到足背伸活动度的极限（图 54-13）。为了获得足够的 ROM 以满足正常步态和上下台阶的需要，一些治疗手法如软组织和关节松动术可以适当地被使用，但要注意被融合的关节。

在此阶段可以开始进行抗阻训练（图 54-14），但在训练时要注意足的跖屈合并内翻。同时也可以开始进行单脚站立提踵训练。这个肌力检查标志着功能康复进入最后阶段，而且很多患者常常需要在术后 6 个月才能完成此动作。这项训练可以分解为更加简单的分步动作进行练习。我们推荐开始时采用双下肢提踵训练。比较两侧足跟抬高的高度和后足内翻的情况，尽量使两侧可以对称（图 54-15）。一旦上述动作可以在很少的上肢支撑辅助下完成，就可以进行患侧单腿下蹲

超过 5 秒。单腿下蹲动作训练熟练之后就可以开始单脚站立提踵训练。健康状况良好的患者应该可以恢复到单脚站立的提踵高度与双脚站立的提踵高度相同。这些训练动作还是建议要缓慢、阶段性和温和地进行，每次 10 分钟，每天 2~3 次。最重要的是形成良好的足跟抬起力学机制。

随着 ROM 和肌肉力量的持续改善，在此康复阶段的末期，患者可以获得正常步态和上下楼梯功能。同时，一旦可以在穿鞋情况下达到完全负重，一些运动训练项目如阻力自行车和划船训练就可以开始进行。在跑步机上行走可能需要更长的时间才可进行，但一般来讲，只要可以正常下楼梯就可以开始。

目标

在功能康复阶段，当患者恢复正常的 ROM、力量和本体感觉后，就必须能够单脚站立提踵和

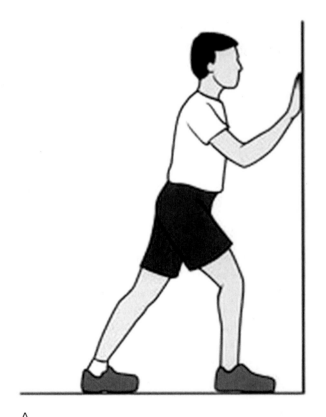

A

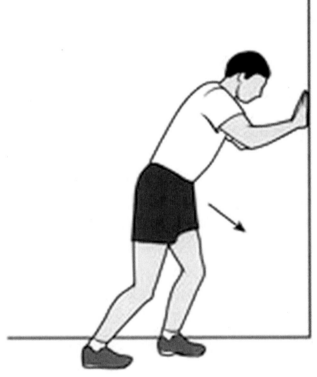

B

图 54-13　小腿牵伸。A. 腓肠肌牵伸；B. 比目鱼肌牵伸

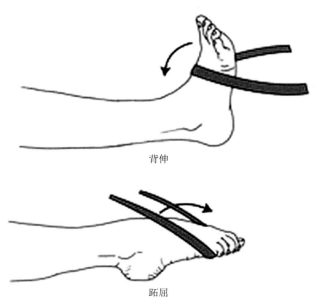

背伸

跖屈

图 54-14 功能康复期的踝抗阻训练

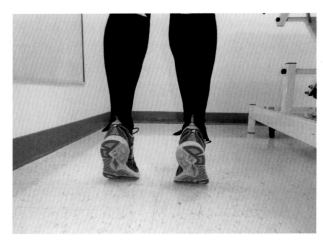

图 54-15 对称提踵

交替方式上下楼梯，然后就应该制订长期的家庭康复训练计划。

限制

在此康复阶段没有常规的限制，但是一定要循序渐进地增加训练难度。

重返日常生活和结局

患者达到以上训练目标后再开始日常生活训练，这有可能在术后 1 年才开始进行。在术后 1 年中由于下肢水肿逐步减轻和肌肉力量恢复，才会有功能地缓慢进步。扁平足重建手术的最终疗效取决于很多因素，包括患者的年龄、体重、健康状况、术前的活动水平、对康复的依从性，以及手术前后足部结构的完整性。一般预期的疗效是患者可以达到完全 ROM，一些低冲击性的活动如行走、骑自行车和游泳等可以恢复到术前的水平，而那些冲击性较高的活动如跑和跳可能术后不能完全耐受。新的关节对位一般足够稳固，手术失败的风险很低。

精要

- 扁平足手术后的康复对外科医师、治疗师和患者来讲都是非常漫长和艰苦的过程。
- 术后的恢复一直会持续到术后第 2 年。
- 持续地坚持并重视水肿控制、ROM 改善和温和的肌力训练，以实现完全恢复。

（张树新 译，李扬政 邹培慧 王于领 审）

参考文献

Guyton GP, Jeng C, Kreiger LE, Mann RA: Flexor digitorum longus transfer and medial displacement calcaneal osteotomy for posterior tibial tendon dysfunction: a middleterm clinical followup. *Foot Ankle Int* 2001;22(8):627–632.

Haddad SL , Mann R: Flatfoot deformity in adults, in Coughlin MJ, Mann RA, Saltzman CL, eds: *Surgery of the Foot and Ankle,* ed 8. Philadelphia, PA, Mosby Elsevier, 2007, pp 1007–1082.

Hiller L, Pinney SJ: Surgical treatment of acquired flatfoot deformity: what is the state of practice among academic foot and ankle surgeons in 2002? *Foot Ankle Int* 2003;24(9):701–705.

Johnson KA, Strom DE: Tibialis posterior tendon dysfunction. *Clin Orthop Relat Res* 1989;(239):196–206.

Orthopaedic Specialists of North Carolina: Galland/Kirby Posterior Tibial Tendon Reconstruction (FDL Transfer and Calcaneal Osteotomy) Postsurgical Rehabilitation Protocol. Available at: http://www.orthonc.com/sites/default/files/ forms/kirby/Posterior_Tibial_Tendon_Reconstruction.pdf Accessed February 1, 2014.

Peninsula Orthopaedic Associates: PostOp Flexible Flatfoot Reconstruction. Available at: http://www.peninsulaortho. com/downloads/Flexible%20Flatfoot%20Reconstruction.pdf Accessed January 27, 2014.

Royal National Orthopaedic Hospital: Rehabilitation Guidelines for Patients Undergoing Surgery for Tibialis Posterior Reconstruc- tion. Available at: https://www.rnoh.nhs.uk/ sites/default/files/ downloads/physiotherapy_rehabilitation_ gudelines_ti bialis_ posterior_reconstruction.pdf. Accessed February 1, 2014.

第55章 踝和后足关节融合

Craig S. Radnay, MD, MPH

概述

关节炎是仅次于心血管疾病的导致慢性功能障碍的疾病，直接影响患者的生活质量。在美国，关节炎又是降低工作表现的主要原因。踝和后足关节由于较小的关节接触面积和较高的峰值接触应力，在步态和活动中承受巨大的关节作用力，相当于膝和髋的3~4倍。由于关节活动范围十分有限，踝关节炎比其他主要负重关节的退行性病变更加少见。

踝关节炎往往是创伤后继发于踝关节骨折。因此，踝和后足关节炎患者往往比髋关节炎或膝关节炎患者要年轻。其他导致踝和后足关节炎的病因包括慢性关节不稳、风湿性关节炎或类风湿关节炎、神经病变、化脓性关节炎后和骨坏死所致的距骨塌陷。

虽然螺钉和钢板技术已取得巨大的设计改进，但踝和后足关节融合术的成功仍然是依赖于同样的原则：合适的关节面准备和坚固的多平面内固定。一旦关节成功融合，3~4个月后康复功能训练能帮助患者适应因关节融合所致的活动受限。大多数患者将会对术后疼痛程度的减轻感到满意，并且周围的关节可能会适应以恢复大部分的常规活动。

髋关节或膝关节的融合耐受性差，但踝关节融合的患者耐受性一般较好。这在很大程度上是因为邻近关节（距下关节和距舟关节）在踝关节跖屈（plantarfexion，PF）和背伸（dorsiflexion，DF）提供代偿运动。相反，后足关节僵硬的患者可能不适合做关节融合术。

当踝关节炎患者考虑手术前，需要尝试鞋和运动的调整、物理治疗、运动训练、减重、止痛药物和足部支具等非手术治疗，无效时才考虑手术治疗。对于某些患者，全踝关节置换可能是另一种手术选择。虽然一些踝关节置换术后患者可能会有更好的功能改善，但术后出现并发症的风险更高。当然，对于不适合进行踝关节融合的患者（如后足僵硬），踝关节置换可能是他们的最佳选择。晚期后足（距下关节和跟骰关节）关节炎患者可能会受益于这些关节的融合固定。大多数后足关节炎是外伤后形成的，尽管一些融合手术是为了矫正畸形，如严重的扁平足畸形。少数患者同时存在踝关节炎和后足关节炎，对于他们来讲，多关节融合也许是必要的。接受全距关节融合的患者因关节僵硬而代偿能力减弱，往往结局不理想。

选择性关节融合术是为了在尽可能地减轻疼痛、维持关节稳定和矫正畸形的前提下，尽可能地保留更多的关节而采用。全距关节融合术目前仅限于作为严重的多关节创伤性病变的抢救或晚

Radnay博士或直系亲属是发言部门成员，曾代表骨科发展（Ortho Development）和莱特医学科技（Wright Medical Technology）做付费演讲；并担任骨科发展和莱特医学科技的付费顾问，同时为美国骨科足踝协会（the American Orthopaedic Foot and Ankle Socrety）的董事会成员、管理者、行政人员和委员。

期沙尔科（Charcot）关节重建，但这些病例疼痛的减轻、力学对线的重建、软组织状态的改善，以及行走的恢复还是证明使用这种技术是合理有效的。

踝或后足融合的禁忌证包括活动性感染，特别是对于开放性或关节镜手术入路。相对禁忌证包括关节感染史、晚期关节炎和（或）周围关节融合。

手术方式

踝关节融合术

踝关节融合术通常是在仰卧位下经胫骨前肌和踇长伸肌腱之间的间隙，通过直接前方入路的方式完成的。另一种方式是外侧入路，经腓骨表面的皮肤切口。将腓骨截断后向外旋转，从侧方进入踝关节。不论采用哪种方式，胫距关节都会被暴露，任何游离体和突出的骨赘都会被仔细清除。用椎板撑开器或针形撑开钳分离关节，用锋利的骨膜剥离器清除多余的关节软骨。踝关节位置的正确摆放在融合术中非常重要，应该在术前计划好，同时须考虑整个下肢、踝和足的位置。胫距关节应该摆在跖屈或背伸的中立位，外旋5°和外翻5°。距骨滑车前方要与胫骨穹隆前缘对齐。植骨用于修复骨缺损，但并非常规操作。由于足部僵硬，适度的踝关节背伸可能被优先考虑。膝关节和胫骨弓也应该在外科稳定前做检查评估。例如由于患者股四头肌无力，进行踝关节融合术时需要将足部摆在10°的足部下垂位，以帮助稳定膝关节。这是因为垂足（马蹄足）可以强迫股四头肌无力的膝关节保持过伸位。

在少数案例中，持续的马蹄足畸形可通过经皮跟腱延长技术或腓肠肌退缩术进行矫正。通常情况下，无论是马蹄足还是跟骨复位都应该最小化，以分别防止后膝外翻或过度的足跟撞击力。此外，足部僵硬畸形患者可能需要在踝关节处做轻度的过矫正，或者通过其他选择性截骨术或关节融合术以形成一种跖行足。

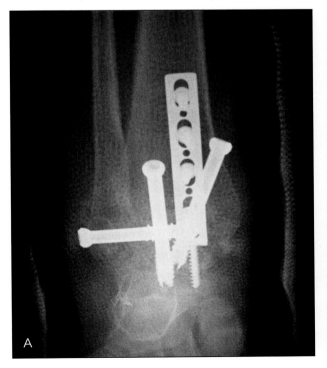
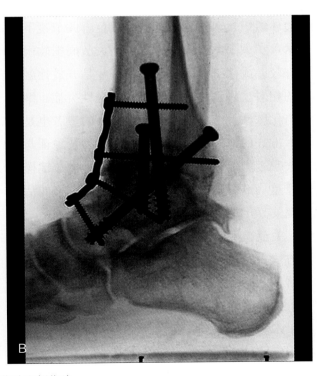

图 55-1　A、B. 前正中钢板固定进行踝关节融合的影像学正位片和侧位片

　　钢板可以替代拉力螺钉，放置在关节前方或侧方（图55-1A和B）。一个前置型钢板可以平衡踝关节跖屈和背伸以及通过关节处的扭矩，在矢状面、冠状面和水平面上增加踝关节融合面的硬度和减少融合面的微动活动。在特殊情况下，如踝关节的软组织问题或者翻修手术，可以考虑其他手术入路。可以采用外侧经腓骨入路的手术方式，通过这种方法内固定保留腓骨，为踝关节提供更大的稳定性，并为将来可能的外科手术方式提供更多的选择。在俯卧位下，后中线入路的手术方式也可以被应用于复杂的创伤后或翻修手术。

关节镜下踝关节融合术

　　关节镜下踝关节融合术越来越受推崇。与开放性融合术相比，关节镜下踝关节融合术住院时间更短、达到稳固融合的时间更短、愈合率更高和功能改善更早。伴有轻度关节变形的踝关节炎是该手术方式的最佳适应证。随着踝关节镜手术经验的增加和仪器设备的改进，该技术也可用于更复杂的关节畸形。关节镜手术方式可以达到最小的软组织损伤，从而降低关节及关节融合部位周边软组织永久性功能障碍的程度。关节镜下融合术可扩大手术适应证，应用于关节周围软组织条件较差或伴有血管病变者，这些是开放性融合术的相对禁忌证。对于那些有全身性炎症、继发性与化脓性关节炎或血友病关节炎的患者也是该手术方式的适应人群。关节镜手术的禁忌证与开放式手术的禁忌证相同，还包括妨碍关节镜操作的严重局部骨缺损和畸形、极度僵硬、不能活动的踝关节。

　　关节镜手术是采用标准的前内侧和前外侧入路方式进行的（图55-2）。用锋利的软组织切除器将关节软骨移除，用高速磨钻清除坚硬的软骨下骨，露出相对软的渗血的软骨下骨面。与开放式手术一样，融合的关节通过2~3枚拉力螺钉恰当固定，以达到稳定。钢针和螺钉的位置用多个投照方向的X线透视检查确认。

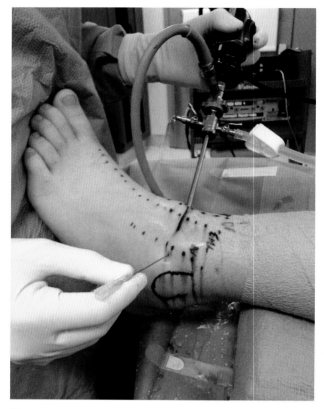

图55-2 进行关节镜下踝关节融合术的照片

后足关节融合术

　　后足关节融合术的方式是针对足部病理形态进行的。既可以通过一个外侧Ollier入路，也可以通过一条从远端延伸到腓骨末端与第4跖骨呈直线的纵向切口，能够方便地进入距下关节和距骰关节。再利用胫骨前肌和胫骨后肌之间的平面做一个中间切口，通过这个切口进入距舟关节。

　　利用大片的拉力螺钉和（或）钢板形成的坚固的内固定并经多方向的X线透视确认（图55-3）。进行一个单一的距下关节融合，待手术的关节应被摆在轻度外翻（5°）的位置上，跟骨在距骨下方。多余的前足内翻应该被纠正。植骨术用在一些翻修手术及一些初次手术。

　　较大的踝关节和后足融合病例通过前侧直接入路的方式，或通过延伸性外侧暴露的入路方式完成。前侧入路通常需要在距下关节外侧做一个额外的小切口。扩大的融合方式是通过延伸性的外侧入路，切口沿着腓骨前缘弧形绕过外踝，向第 4 跖骨延伸，并在胫距关节处增加一个额外的内侧窗口。然后在踝关节上方截断腓骨，以暴露踝关节和距下关节；最后将腓骨周围的软组织剔除，剥离骨膜，与外侧胫骨融合。另一种方法是切除腓骨，并将切下的腓骨作为自体移植物用于关节表面。然后，胫距跟关节既可以通过髓内钉在逆行压力位固定，也可以通过前置和（或）后置钢板固定，以维持关节的稳定（图 55-4A 和 B）。

术后 6~12 周，患者须密切随访以确保伤口完全愈合和遵从不负重状态，最大限度地达到骨性融合。外科医师的随访通常安排在术后 2 周、6 周、3 个月、6 个月和 1 年。每次随访都需要多维度 X 线片检查，以帮助评估骨愈合程度、内固定位置和关节对位情况。如果患者 6 个月随访时在临床症状或影像学上没有改善，推荐 CT 扫描作为附加检查。

踝关节和后足融合的并发症

- 感染。
- 伤口延迟愈合。
- 神经损伤或压迫。
- 骨折不愈合（5%~40%）。
- 骨折畸形愈合。
- 疼痛、内置物突出。
    - 关节周围渗液。
- 僵硬、ROM 降低。
    - 应力转移至周围关节。
- 步态改变、能量消耗增加。
    - 步长及步频减少。
    - 距下关节异常活动。
- 骨质愈合，但疼痛持续存在。
- 代偿性关节疼痛。
    - 8 年内发生率为 50%，20 年内发生率为 100%。

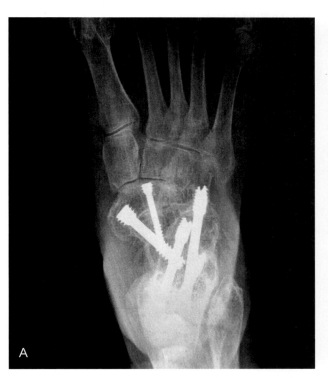
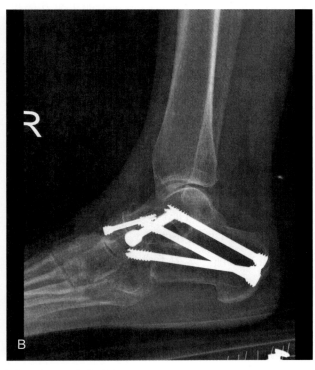

图 55-3　后足三关节（距下关节、距舟关节、跟骰关节）融合术的多平面影像学表现

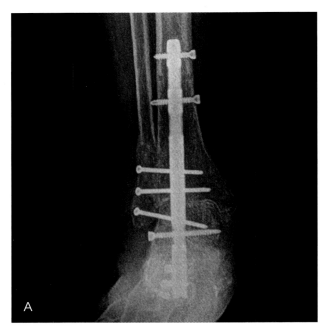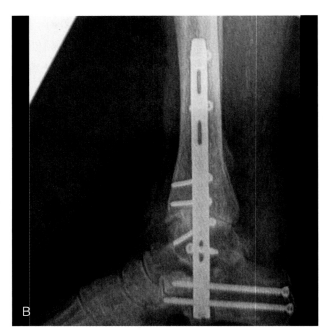

图 55-4　A、B. 应用髓内钉、胫腓骨融合及补足稳定性的方式进行胫距跟关节融合术的影像学正位片和侧位片

术后康复

本节介绍关于康复的初始阶段和进阶阶段的常规指南。在手术室内，患肢置于衬垫良好的石膏夹板内固定。术后 2 周内患肢不能负重并尽可能抬高患肢，直到伤口检查和拆线。多数患者需要继续石膏固定保持不负重 4 周。很多外科医师相较于选择可穿脱的踝关节制动靴（CAM boot）更偏好于使用石膏。患者限制负重直至影像学显示愈合，因为负重将在踝关节处产生扭矩，不利于关节融合。通常情况下，由于足部和胫骨产生的杠杆臂，使可拆卸的石膏 / 矫形靴可能无法提供足够的稳定性。在整个进程中，软组织相关的问题和疼痛耐受性可能需要外科医师和物理治疗师给予合适的个体化处理。

患者在术前、术中及术后需知晓全功能康复可长达 1 年，包括减轻疼痛、消除肿胀、增加 ROM、改善步态和下肢功能。在康复过程中出现疼痛和不适是正常的，特别是活动水平增加时。在与这些患者进行术前谈话时，最重要的是要告知他们恢复期的时长，并提醒患者术后要保持耐心。患者被告知的越多，疼痛的控制和满意度就越好，焦虑水平和住院时间（hospital length of stay，LOS）就越短。病患及其家属应参与并了解术后计划，这将给患者的康复带来信心和动力。

疼痛的多模式管理被应用于术前、术中及术后。多项研究表明，术后疼痛和快速康复方案与恢复的质量息息相关。须给予有效镇痛，减少阿片类药物使用及减少其副作用。对于踝关节和后足融合术，在术前、术中及术后应用局部麻醉或周围神经阻滞联合口服和静脉注射给药治疗，试图在疼痛传导通路的不同阶段进行阻断。术后疼痛评分的进步将使患者对自己的恢复情况更警觉和有目标方向，并使他们更加积极地参与物理治疗，这对于短期甚至长期提高踝关节 ROM 是很重要的。

阶段 1：术后 6 周内

● 目标：骨愈合，保护融合，抬高患肢 / 控制水肿，疼痛管理。
● 固定：石膏夹板。经过 2 周的追踪随访：石膏与踝关节制动靴（CAM boot）。

● 负重状态：不负重。

阶段 2：6~8 周

● 目的：继续促进恢复，控制水肿。
● 固定：使用可拆卸的行走矫形靴（walker boot）。
● 负重状态：开始向完全负重过渡。
● 治疗：消肿、控制疼痛、家庭护理 / 运动指导、疼痛 / 肿胀控制，每周 2~3 次。
● 踝关节融合术后的矢状面运动主要是通过横向跗骨间关节进行跖屈（图 55-5、图 55-6、图 55-7）；重点关注踝关节融合术后的距下关节内翻 / 外翻（图 55-8）。
● 距下关节融合：术后 6 周开始进行踝关节 ROM 训练（图 55-9）。

阶段 3：8~16 周

● 目标：减轻水肿，增加关节 ROM，神经肌肉再训练，改善基本的踝关节控制 / 力量。
● 制动：将靴子换成支具、矫形器或常规的鞋。
● 负重状态：开始过渡到完全负重。
● 治疗：根据患者最初的表现进行每周 2~3 次的治疗，若患者恢复良好及目标进展顺利则可降低治疗频率。在家庭护理方面的指导和训练计

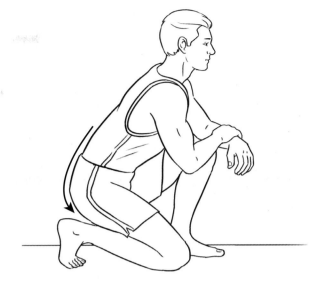

图 55-6 跪位足趾伸展 / 踝背伸训练

划作为临床治疗的补充。

● 康复计划
  ● 力量：训练应从 4 个方向的等长收缩开始，逐步过渡到应用阻力带或等张收缩进行 DF 和 PF 的肌力训练（图 55-10 和图 55-11）。应用弹力带进行后足外翻和内翻等长收缩肌力训练（图 55-12 和图 55-13）。弹力带强度应从轻度到可以耐受的更大阻力。在可耐受的情况下，水疗法和固定自行车训练是可行的。

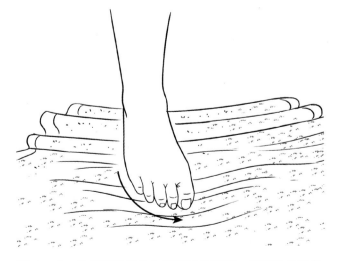

图 55-5 单侧脚趾屈曲和跗趾屈曲训练。将脚放在毛巾上，用蜷曲的脚趾把毛巾揉成一团

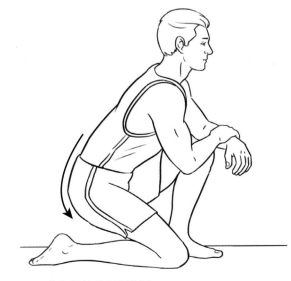

图 55-7 跪位踝关节跖屈训练

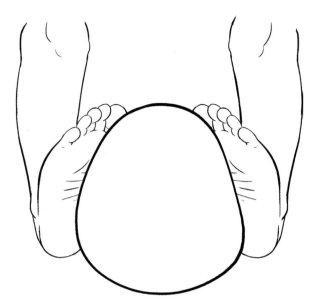

图 55-8　踝 / 足内翻（等长收缩）训练。用足内侧缘挤压球体或团揉枕头

- 本体感觉训练：可以从坐位平衡板训练开始，进展到可耐受的站立平衡训练（图 55-14~图 55-16）。

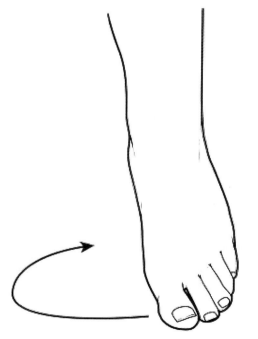

图 55-9　活动踝关节拼写字母（经许可引自 OrthoInfo. © American Academy of Orthopaedic Surgeons. Available at: http://orthoinfo.aaos.org ）

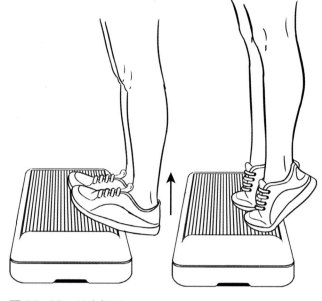

图 55-10　足尖提踵

阶段 4：16~24 周

- 目标：功能性 ROM，功能范围内的力量，充分的稳定性和平衡性的本体感觉能力，正常步态，可以耐受一整天的 ADLs / 工作，回归合

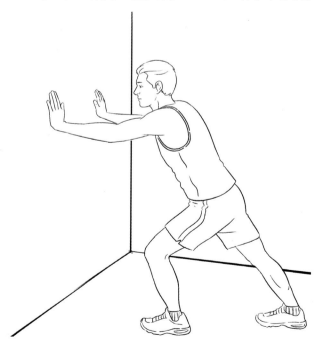

图 55-11　后侧腿伸直，足跟不离地，牵伸腓肠肌

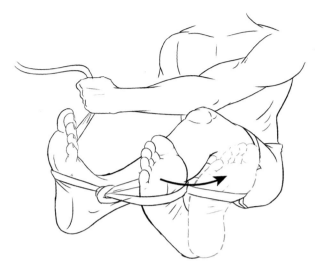

图 55-12　双腿交叉弹力带踝内翻抗阻训练

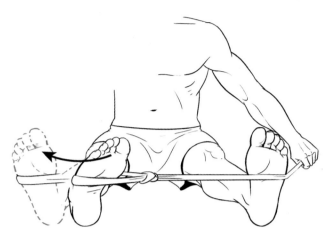

图 55-13　弹力带踝外翻抗阻训练

理的娱乐活动。

- 负重状态：完全负重，患者应表现正常步态。较大的融合 / 神经病理性（沙尔科关节）融合须应用双直小腿支撑支具过渡 1 年。
- 治疗：根据患者的病情和进展情况，每 2~4 周进行 1 次评估，一旦达到目标，就可出院进行独立的运动计划。患者须接受指导进行适当的家庭 / 体育训练计划。
- 康复计划
  - 力量：进展到完全负重站立位抗阻训练，直至患者能够完成单脚站立提踵的目标（提踵的高度可能受到融合位置和融合范围的限制）。
  - 本体感觉训练：患者应该接受本体感觉训练指导，这种训练须提供视觉和接触面不同的挑战来维持平衡。
  - 灵活性训练：圆锥 / 木棒训练、蹬腿训练、增强式训练、软着地训练（图 55-17 和图 55-18）。
  - 在重回任何跑步或跳跃运动之前，患者必须达到正常的步态和重复执行单脚站立提踵的力量。注意在一般情况下，踝关节及后足融合的患者对非损伤性运动（自行车、椭圆

机、游泳）的耐受性更好。有些单独后足关节融合的患者，如果术后达到正常的步态和足够的肌力，可能可以耐受某些类型的跑步 / 跳跃运动。

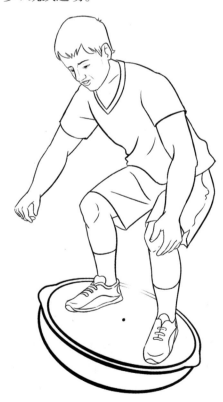

图 55-14　坐位平衡板本体感觉训练；顺时针和逆时针足部旋转训练

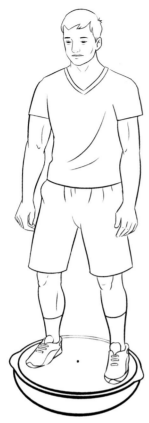

图 55-15 平衡板上双脚站立旋转训练

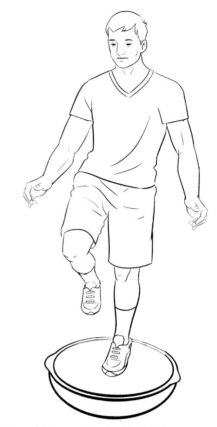

图 55-16 平衡板上单脚站立旋转训练

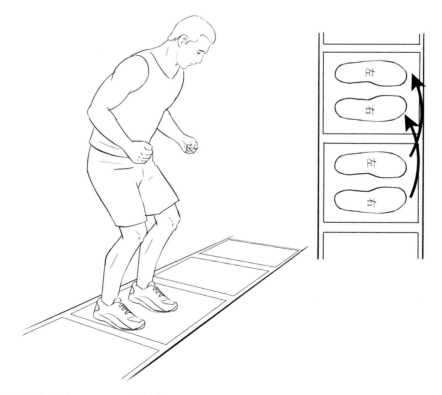

图 55-17 侧向跨梯格（floor ladder）训练

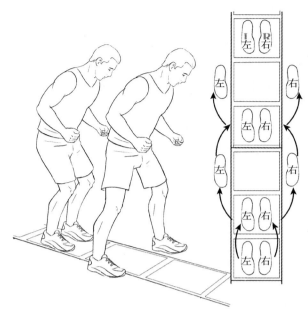

图 55-18　跳梯格训练

精要

- 仔细分离软组织。
- 软组织条件较差时可考虑关节镜下融合。
- 关节复位和临时对位，并经多角度 X 线透视确认。
- 避免足内翻畸形。
- 多模式疼痛管理。
- 康复的重点是肌力、本体感觉、灵活性和全关节活动范围。
  - 术后避免负重，直至证实达到骨性愈合。
  - 穿戴踝关节运动控制步行靴（CAM walker boots）逐步增加负重。
  - 首先要关注伤口愈合、肿胀控制、水肿管理。

- 训练融合后邻近关节代偿性 ROM。
- 肌力训练方式从等长训练逐步过渡到等张训练。
- 进展至增加抗阻训练、水疗法、固定自行车。
- 平衡训练以本体感觉和平衡板训练为主。
- 进行灵活性训练和增强式训练。
- 增加耐受性，回归 ADLs 和体育活动。
- 出院时指导独立的家庭训练计划。

（舒真谛　译，张树新　邹培慧　王于领　审）

参考文献

Cooke PH, Jones IT: Arthroscopic ankle arthrodesis. *Techniques in Foot & Ankle Surgery* 2007;6,210–217.

Coughlin MJ, Mann RA, Saltzmann CL: Arthrodesis of the foot and ankle. *Surgery of the Foot and Ankle*, ed 8. Mosby, 2007, pp 923–952, 1087–1112.

Muir DC, Amendola A, Saltzman CL: Long term outcome of ankle arthrodesis. *Foot Ankle Clin* 2002;7:703–708.

Saltzman CL, Blanchard GM, Huff T, Hayes A, Buckwalter JA, Amendola A: Epidemiology of ankle arthritis: report of a consecutive series of 639 patients from a tertiary orthopaedic center. *Iowa Orthop J* 2005;25:44–46.

Stauffer RN, Chao EY, Brewster RC: Force and motion analysis of the normal, diseased, and prosthetic ankle joint. *Clin Orthop Related Res* 1977;127:189–196.

Tarkin IS, Mormino MA, Clare MP, Haider H, Walling AK, Sanders RW: Anterior plate supplementation increases ankle arthrodesis construct rigidity. *Foot & Ankle International* 2007;28:219–223.

Townshend D, DiSilvestro M, Krause F, Penner M, Younger A, Glazebrook M, Wing K: Arthroscopic versus open ankle arthrodesis: A multicenter comparative case series. *J Bone Joint Surg Am* 2013;95:98–102.

第 **56** 章　踝关节置换术后康复

May Fong Mak, FRCSEd (Ortho), Xavier Crevoisier, MD 和 *Mathieu Assal, MD, PD Dr.*

概述

踝关节置换术发展于 20 世纪 70 年代，作为踝关节融合术的替代术式来治疗终末期的踝关节骨关节炎（osteoarthritis，OA）。与关节融合术相比，全踝关节置换术（total ankle arthroplasty，TAA）的首要优势就是能够保留功能性踝关节活动范围。经过 40 年来的 3 代假体设计改进和手术技术的提高，TAA 的存活率在 3~6 年的时间内提高到 70%~98%，8~12 年内达到 80%~95%。就整体功能而言，患者能够回归轻微的运动和娱乐活动。

本章聚焦 TAA 术后康复。最佳的康复开始于术前相关因素的判断，基于优良的手术技术，并且与术后照护的团队密切相关。康复不能仅被视为术后的活动。老年患者协调性和肌力下降，可以从术前康复中受益。此外，不能忽视在门诊时对患者宣教的价值，接受过宣教的患者往往能够更容易理解和参与到术后的康复进程中。

手术过程

手术的成功基于系统性的术前评估、细致的手术计划和有条不紊的手术操作过程。

成功进行外科手术的一个必要条件就是正确的患者选择。理想的手术对象应该具有如下特点：年长人士、对功能要求较低、低体重指数、后足稳定且对齐良好、正常的骨量、外周血管条件良好、关节周围软组织健康。TAA 一般用于在特殊情况下保存患者的剩余运动功能，如影响双侧足踝的终末期踝关节炎或者邻近关节退行性改变或者早期距下关节或中足的关节融合术后导致的僵硬足。对于具有以下条件的患者不适用 TAA：功能要求很高的年轻患者、严重的后足对齐异常、神经性关节病、感染活动期、距骨缺血性坏死、周围软组织条件差。

现代 TAA 假体的设计为非骨水泥固定的三组件系统，包括 2 个金属部件和 1 个高分子聚乙烯（ultra-high-molecular-weight polyethylene，UHMWPE）内衬。不论是哪个制造商，手术入路和一般手术原则都是相同的。

大部分外科医师喜欢踝关节前入路。取踝关节前方大约 15cm 长的切口，切开伸肌支持带，从胫骨前肌腱与踇长展肌（extensor halluis longus，EHL）肌腱之间的间隔进入，并纵向切开关节囊以暴露踝关节。使用骨凿移除胫骨前缘远端的部分骨赘以暴露胫骨下缘关节面及距骨顶。胫骨截骨参数必须考虑外翻 / 内翻角度、倾斜度、高度、旋转、平移以获得假体的正确放置。胫骨和距骨的截骨需要使用特殊器械辅助。

Crevoisier 博士或其直系亲属为瑞士足踝协会（Swiss Foot and Ankle Society）的董事会成员、管理者、行政人员或委员会成员。Assal 博士和 Mak 博士及其直系亲属均未从直接或间接与本文主题相关的商业公司或机构获得任何有价物，未持有股票或股票期权。

内侧和外侧沟槽的骨赘和撞击的软组织必须例行清理干净。需要利用假体试模测量大小，并且插入测试，假体位置和踝关节对齐应通过术中 X 线检查确认并且在术中检查踝关节活动范围。然后再植入正式的假体，并且最终的假体位置和关节对齐都应该再次经过放射线检查和临床查体确认。仔细的止血可以防止术后血肿对周围软组织产生压力，导致皮肤坏死或者感染。仔细关闭手术切口，先从关节囊开始，特别是伸肌支持带的修复，因为它在踝关节和表面切口处形成一道重要的防护屏障。皮下层和皮肤可以再全缝合。不推荐使用订书钉缝合，特别是在肌腱的中间部分，切口直接在踝关节上方，为脆弱的切口中心部分。术后要小心地使用夹板固定，并用柔软的辅料衬垫。

TAA 手术过程中可能会有技术误差，就像文献报道过外科医师在他们成为 TAA 专家之前需要掌握一定的技术和经验，即所谓的"学习曲线"。掌握一些技术上的要点将有助于实现更好的手术效果。细致的软组织分离、避免不必要的回缩、按规范关闭伤口十分重要，因为良好的软组织处理对于伤口愈合至关重要。伸肌腱支持带的修复很重要，它可以防止胫骨前肌腱的弓弦作用对其表面的伤口产生直接的压力，这种压力会快速导致伤口的坏死或者裂开。必须认识到长期存在的软组织挛缩且需要通过松解使得踝关节平衡，术中常规清理骨赘以防止术后撞击引起的疼痛。术前存在的踝关节不稳定可能导致假体的半脱位或者脱位，因而必须意识到这个问题，并通过在 TAA 中的韧带重建来纠正。韧带病变如撕裂、断裂、脱位都应该解决。应用跟腱延长术治疗马蹄足挛缩时要慎重，因为术后有慢性足跟疼痛的风险。同样情况下一旦发现有症状的距骨周围关节炎，应该考虑进行融合手术。后足和第 1 序列截骨术及跟腱移位可以应用到同样的案例中以平衡足部。

术后康复

踝关节置换术的最终效果受各个方面因素影响，包括：①术前 ROM、肌力、功能水平及相关的疾病条件；②手术中踝关节解剖对齐恢复、胫骨和距骨截骨的精确度、假体的设计、手术工具、假体的位置和固定；③术后的并发症和康复。

术后康复是影响 ROM、强度、本体感觉、平衡和步态的必不可少的环节。理想的康复步骤应该是有指导的、明确的、有组织的、目标导向的，并且应该考虑软组织愈合、关节活动情况、肌肉力量及患者的个人能力。

TAA 后的康复目标包括：

● 降低疼痛和肿胀、保护性制动；
● 达到全关节活动范围；
● 达到最大的力量和耐力；
● 达到全部的本体感觉和协调性，并且采用正确的步态。

一个涉及多学科包含足踝外科医师、麻醉医师、康复医师、物理治疗师、作业治疗师、社会工作者的团队必须密切配合，在整个康复过程中帮助患者。从一个阶段进阶至下一阶段的进展取决于患者整个康复进度中的进展，并且不应该仅仅只依据时间节点来判断。术后的康复方案详见表 56-1。

疼痛管理

● 早期的疼痛缓解是术后急性期的首要目标，因为不能缓解的疼痛可能会延迟治疗的进阶。
● 骨科术后注射镇痛药物的应用在增加。术后持续的腘窝部坐骨神经阻滞可以有效减轻疼痛，减少术后补救性使用阿片类药物的需求，提高患者的满意度和恢复速度。
● 患者自控制镇痛，即间歇静脉注射阿片类药物是另一种降低疼痛常用的方法。
● 口服镇痛药物通常在早期及静脉给药结束后继续使用。

表 56-1	标准 TAA 术后的康复方案			
康复时间	预估的时间节点	重点	组成	
急性期	最初 2 周	保护	缓解疼痛 伤口护理 制动 基础康复	
早期	随后 10 周	负重 活动 力量	静态负重 无支持负重 早期 ROM 训练 肌力训练	
晚期	12 周以上	神经肌肉能力	本体感觉训练 平衡训练 协调能力训练 步态再训练 终末端 ROM 训练 增强肌力训练	

- 实验室提供的数据表明传统的非甾体抗炎药（NSAIDs）会抑制前列腺素，从而影响骨形成和骨长入，对此一直存在很大争议。虽然相关临床证据尚不明确，但一些外科医师已限制术后使用 NSAIDs 控制疼痛，特别是具有其他延迟骨愈合的危险因素的患者。

- 疼痛缓解的程度可以使用可视化模拟量表（the visual analog scale，VAS）衡量。

伤口护理

- 术后第 1 天，在无菌条件下检查踝关节是否有未发现的出血、软组织张力过高、骨筋膜室综合征，以及神经血管损伤。

- 术后 48~72 小时后移除引流管。

制动

- TAA 后的踝关节制动对保护软组织、促进完全愈合至关重要，而且在无辅助支撑的行走之前假体 - 骨界面需要足够的骨长入。

- 踝关节应固定在轻度背伸位，以避免出现术后马蹄足挛缩这一常见问题（图 56-1），并且在背伸的运动弧范围内鼓励活动关节。

- 应用膝关节以下的软衬垫式管型石膏制动（图

56-2）。

- 术后 2 周内手术侧肢体禁止负重或者放在下垂体位，术后 2 周内尽可能地减轻肿胀。

- 患者的依从性最为重要。应该清楚地告知每位患者关于石膏护理和相关的并发症，以及负重的限制等。

阶段 1：急性期肿胀和疼痛控制（0~2 周）

- 物理治疗和作业治疗一般在术后早期医疗和手术相关问题解决后开始，治疗师与患者之间的良好的联系可以增强治疗效果。

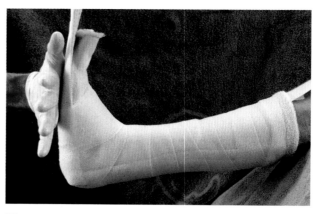

图 56-1　踝关节在 5° 的背伸位制动，从术后第 1 天持续至 6 周后

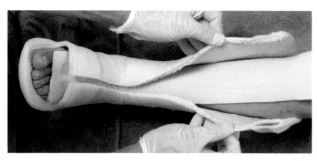

图 56-2 管型石膏保护软组织包膜及全踝关节置换术后患者一般制动 6 周。

- 教授患者能够安全回归家庭生活的基本技能，包括自主转移、使用助行器安全步行，并且使用辅助设备进行自我护理。

    强调抬高、制动和不负重来保证伤口愈合。控制肿胀也可以限制疼痛加剧。

阶段 2：早期负重和运动（2~12 周）

负重（静态）

- 一般在术后第 3 周开始每周循序渐进增加 15kg 的静态负重并持续 4 周。在这个原则下，踝关节在石膏制动的情况下使用拐杖渐进负重。
- 外固定石膏可以使用可活动的矫形鞋使患者能够行走（图 56-3）。
- 如果进行附属骨或者软组织手术，负重训练要延迟。
- 典型的做法是术后固定最少 6 周。虽然看起来时间比较长，但在临床经验中，这可以降低

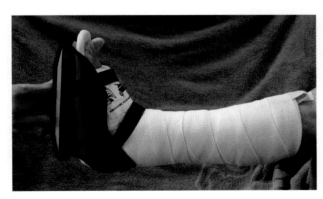

图 56-3 静态负重时所穿的矫形鞋

软组织愈合相关的并发症发生率，对最终的 ROM 没有不利影响。

负重（无支持）

- 术后第 6 周可以移除石膏，使踝关节术后首次处于没有支持保护的状态。
- 穿着合适的鞋对恢复有实质性的帮助。鞋应该足够宽大以适应术后出现的肿胀，如穿着有厚鞋底的跑鞋来减少踝关节受到的反作用力，建议至少 6 周。
- 弹力袜可以用于控制术后肿胀。
- 在术后 10 周末期，大部分患者可以达到在没有辅助下的完全负重。

早期关节活动范围训练

- 在石膏移除后就可以开始 ROM 训练。患者需要进行平均每周 2 次监督下的物理治疗。
- 在患者耐受范围内，需要进行主动和被动的屈 / 伸训练。
- 在此阶段要特别注意不鼓励进行被动的内翻、外翻训练，但是可以允许轻度的主动活动。

肌力训练

- 在运动训练开始后的 2 周，大部分患者可进阶到轻度的主动抗阻的肌力训练。
- 水疗是一种进行肌力训练的有效物理治疗方法。在游泳池深水中行走可以借助水压效果来减轻肿胀，为肌力训练提供阻力同时最大限度地减少过度运动，并且使患肢处于无冲击力的负重状态。

影像学评估

- 术后 2 周、6 周和 12 周复查标准负重位踝关节正位片和侧位片。
- 术后 6 个月、12 个月和 24 个月除了正位片（图 56-4）外，屈 - 伸侧位片可以用来进行 ROM 评估（图 56-5）。

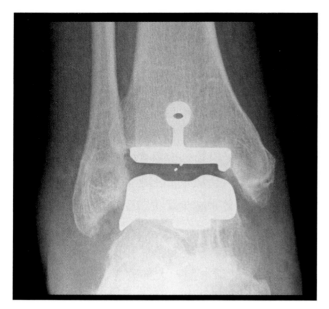

图 56-4　踝关节负重状态下的正位片可见踝关节置换术后 3 个假体部件对位良好

- X 线检查也用来评估应力性骨折的进展、骨质溶解、植入物松动、衬垫磨损、假体移位和下沉、骨囊肿形成、骨性撞击、异位骨化、邻近关节炎。

阶段 3：进阶功能康复（12 周以上）

　　通常在术后 3 个月已经充分骨愈合，可以采用更多的康复手段来获得更高级的功能性目标。

神经肌肉再教育

- 神经肌肉康复是康复的最终阶段，是 TAA 术后功能恢复不可或缺的部分。它包含本体感觉、平衡、协调性、步态训练。
- 要求患者学习神经肌肉交互控制技巧的任务，可以增加复杂度，并且这些任务与他们未来的活动是相关的。
- 平衡板、跑步机、阶梯训练在这个阶段是有用的，也可以使用固定自行车或其他器械来增加耐力。

末期关节活动范围训练

- 通过监督下进行弹力带的拉伸训练来达到关节活动范围的极限。
- 一般认为 TAA 术后的 ROM 取决于术前的

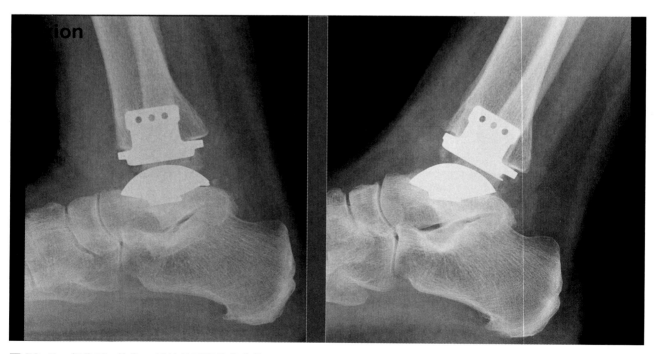

图 56-5　侧位屈 - 伸位 X 线片显示踝关节背伸 15°、跖屈 30°

ROM。但是运动的矢状弧可以通过外科手术来改善，其中包括更多的背伸活动，这是行走活动需要的。因为在摆动相足跟触地初期和廓清机制中背伸是必需的。

- 运动康复的目的应该是达到手术中获得的运动弧。
- 患者一般会达到的最终活动范围为 25°~30°，其中背伸 5°~10°、跖屈 15°~20°。
- 应该强调的是关节炎的主要病因与最终的 ROM 有关。举例来讲，与 TAA 治疗炎症性骨关节炎相比，TAA 治疗有马蹄足畸形和后方软组织瘢痕形成的创伤性关节炎术后踝关节会更加僵硬。

增强肌力训练

- 肌力训练可以通过等长训练和等张训练加强，以及闭链或者开链运动练习来实现。
- 必须要记得，如果踝关节仍然疼痛、肿胀并且僵硬将会影响肌力训练的进展，必须降低康复的强度和数量。

达到全功能恢复后即意味着治疗师主导的训练结束，包括回归低要求的娱乐和运动，如散步、骑车、划船、高尔夫和游泳。要鼓励患者继续保持可以在家中自主开展并且安全地活动。

注意事项

在整个康复过程中，治疗师应该积极与外科医师讨论他们可能遇到的临床问题。这些包括但是不限于患者报告的症状或者治疗师观察到的征象，如主观的（功能性）或者客观的（机械性）不稳定、脱位、急性肿胀、急性疼痛、不能负重、功能退化或者伤口并发症。任何感染或骨折的迹象都需要早期干预来降低手术失败的风险。

结局

以下是对术后步态、ROM、本体感觉、肌肉功能和回归运动几个方面的观察得出的结论。

- 成功的 TAA 可以恢复接近正常的步态模式。在一项研究中发现，TAA 术后 1 年与正常对照组相比，在步态分析中没有时空参数上的差异。
- 一项最近的研究比较 TAA 术前和术后的踝关节 ROM，显示只有轻度的改善，屈伸运动弧平均提高 3°~14°。
- 踝关节 TAA 术后与对侧健康的踝关节相比，本体感觉没有差异。
- 踝关节 TAA 术后的肌肉功能相较于术前有所提升，但是没有达到对侧未做手术的下肢肌肉功能水平。
- TAA 患者预期可以恢复轻度运动和娱乐，但是极少能进行剧烈的运动。

文献报道中 TAA 的结局不能直接归因于康复。虽然很难将康复对于 TAA 手术的影响孤立出来，但人们普遍认为，即使是技术优越的外科手术，也必须通过良好的康复来优化功能恢复。

（李天骄　译，舒真谛　邬培慧　王于领　审）

参考文献

Ajis A, Henriquez H, Myerson M: Postoperative range of motion trends following total ankle arthroplasty. *Foot Ankle Int* 2013;34(5):645–656.

Bonnin MP, Laurent JR, Casillas M: Ankle function and sports activity after total ankle arthroplasty. *Foot Ankle Int* 2009; 30:933–944.

Coetzee JC, Castro MD: Accurate measurement of ankle range of motion after total ankle arthroplasty. *Clin Orthop Relat Res* 2004;424:27–31.

Conti SF, Dazen D, Stewart G, et al: Proprioception after total ankle arthroplasty. *Foot Ankle Int* 2008;29:1069–1073.

Easley ME, Adams SB Jr, Hembree WC, DeOrio JK: Results of total ankle arthroplasty. *J Bone Joint Surg Am* 2011;93(15): 1455–1468.

Fukui A, Tanaka Y, Inada Y, Samato N, Ito K, Oshima M, Takakura Y: Turndown retinacular flap for closure of skin fistula after total ankle replacement. *Foot Ankle Int* 2008; 29:624–626.

Valderrabano V, Nigg BM, von Tscharner V, Stefanyshyn DJ,

Goepfert B, Hintermann B: Gait analysis in ankle osteoarthritis and total ankle replacement. *Clin Biomech (Bristol, Avon)* 2007;22:894–904.

Valderrabano V, Nigg BM, von Tscharner V, Frank CB, Hintermann B: Total ankle replacement in ankle osteoarthritis: an analysis of muscle rehabilitation. *Foot Ankle Int* 2007;28:281–291.

Vuolteenaho K, Moilanen T, Moilanen E: Non-steroidal anti-inflammatory drugs, cyclooxygenase-2 and the bone healing process. *Basic Clin Pharmacol Toxicol* 2007;102: 10–14.

White PF, Issioui T, Skrivanek, GD, Early JS, Wakefield C: The use of a continuous popliteal sciatic nerve block after surgery involving the foot and ankle: does it improve the quality of recovery? *Anesth Analg* 2003;97:1303–1309.

Daniel C. Farber, MD, Erik Freeland, PT, DO, and Sarah Tyndall, MPT, OCS

概述

距骨骨软骨病（osteochondral lesions of the talus，OLTs）就是过去所谓的分离性骨软骨炎、经软骨距骨骨折和距骨骨软骨骨折的统一疾病命名。OLTs 是全身骨骼系统中不同典型骨软骨损伤区域中的一个亚类型。然而大部分情况是单侧发病，也会有双侧发病的情况发生。损伤常发生在距骨顶的 2 个区域，其中内侧骨软骨的损伤比外侧的损伤更常见。内侧的病变范围会更深，累及软骨下骨组织，并且常进展成为囊性病变；外侧的病损常由创伤引起，损伤较浅，并有较大的移位倾向。

OLTs 的病因可分为非创伤性和创伤性两大类。多数学者认为创伤是大面积 OLTs 的主要原因。有假说认为它们代表的是距骨顶压缩性骨折的慢性恢复期，是本来就有缺血倾向的距骨顶部经历一次大的创伤或者反复的微创伤所引起的损伤。有症状的 OLTs 的发生受多种因素的影响，最主要的机制是软骨下骨的损伤和修复不足。

临床表现

急性踝关节扭伤之后很少能会立刻诊断 OLTs。在大部分情况下，OLTs 与外伤之后产生的踝部慢性疼痛有关，较常见的是内翻意外导致的外侧韧带损伤。OLTs 患者表现为踝关节长期疼痛、反复水肿、自我感觉不稳和无力。疼痛通常被患者描述为踝关节内部疼痛。患者还会有如关节卡顿、弹响和交锁等力学性症状。进行体格检查时通常会发现位于踝穴前方或者后方的疼痛。需要常规检查韧带，有时会表现为强度不足或松弛，因为这对治疗方式的选择有所帮助。然而，有时检查结果可能良好；因此，对于可能存在 OLTs 的最有效的评估方法为询问既往病史。当评估踝关节长期慢性疼痛的患者时，要高度怀疑 OLTs 的可能性。

影像学检查 / 分类

先进的成像手段已经大大提高了我们对于 OLTs 诊断的准确性。CT 作为一种辅助检查，主要用于更全面评估及对已知病损的术前计划。MRI 适用于那些 X 线检查不能确定，需要进一步精确诊断的 OLTs 疑似病例（图 57-1）；并且对已知的 OLTs 进一步评估和病情分期也有重大的意义。MRI 能够为损伤区域提供准确的三维定位和范围大小测量还有助于稳定性测试及提示是否有囊变发生。

Farber 博士或其直系亲属持有 JMEA 公司的股票或股票期权；曾接受 Innocoll 的研究或机构支持；并是美国骨科医师学会的董事会成员、管理者、行政人员或委员会成员。Freeland 和 Tyndall 博士或其直系亲属均未从直接或间接与本文主题相关的商业公司或机构获得任何有价物，未持有任何股票或股票期权。

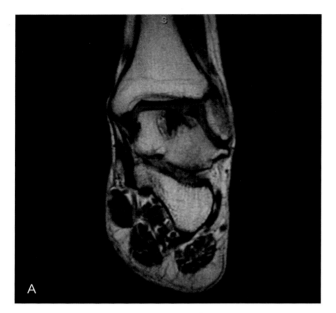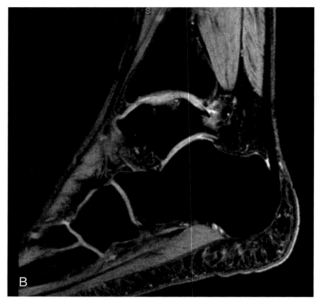

图 57-1　A. MRI 冠状面 T1 加权像显示一个大范围非包含性 OCLT；B. 同一患者的 MRI 矢状面 T2 加权像（引自 Mintz DN, Tashjian GS, Connell DA, etal: Osteochondral lesions of the talus: A new magnetic resonance grading system with arthroscopic correlation. *Arthroscopy* ,2003,9:353-359. ）

非手术治疗

非手术治疗适用于非移位性 OLTs。然而部分专家建议进行为期 3 个月的保守治疗，但对于标准治疗方案还没有形成共识。非手术治疗包括从石膏固定免负重到穿戴靴型支具下保护性负重各种方案。

非手术治疗方案中应当在制动后配合物理治疗。尽管疗程的长短主要取决于患者的症状和对治疗的反应而非时间，但这种主动治疗的进程可能遵循一套非常相似的术后管理流程。大多数患者对手法治疗反应很好。这些手法治疗包括利用关节松动术来松动距骨，使前 - 后和内 - 外方向上的关节对位达到更好的状态。对腓侧肌群、腓肠肌 - 比目鱼肌和小腿前侧肌群进行软组织松解可以有效降低由下肢代偿性过度使用而造成的关节高压。

手术治疗

手术治疗适用于急性移位性骨软骨损伤以及那些保守治疗无效的损伤。手术的方式和目标多种多样，主要根据病损的类型来选择。此外，患者个体化的目标也应该在术前就充分考虑在内。这些目标可能包括移除游离的小碎片或者将较大的碎片解剖复位固定。然而，最主要的目标是为功能性纤维软骨的增生或者透明软骨的再修复创造理想环境，从而使关节的正常功能得到最大限度的恢复。

传统的手术方法主要有踝关节切开术。有许多种手术方法，包括内踝截骨术的几种变换方法、远端胫骨截骨术与前侧和后侧关节切开术相结合。开放性手术会造成明显的软组织损伤、康复时间延长和影响外观。

踝关节镜对于距骨骨软骨病变的诊断和治疗都是一个有效的工具。与广泛的开放性手术相比，关节镜可以提供更好的手术视野以观察距骨顶上方，因此能够清楚地观察到这个区域的损伤。随着技术的改进，只要条件允许，关节镜治疗已经成为 OLTs 的首选治疗方法。治疗 OLTs 的术式多种多样，这些方法的复杂程度各不相同，一般可分为初次修复术、修补技术或者修复技术。其中初次修复术包括利用厂家提供的金属或者生物可吸收性植入物来固定急性的、大块的、移位的碎片。修补治疗为骨髓刺激技术，包括磨削成形术、微骨折术和钻孔技术。有时需要先对缺损的部位进行骨移植术，再应用骨髓刺激技术。这些技术的共同目标是刺激纤维软骨增生，以修补距骨表面。修复技术主要包括自体软骨细胞移植（autologous chondrocyte implantation，ACI）、自体骨软骨移植系统［OATS（osteochoudral autologous transfer system）和马赛克成形术］和新鲜同种异体骨软骨移植。这些技术的主要目标是用透明软骨来修复距骨的表面。ACI 的操作包括 2 个步骤。第一步包括获取患者自身的软骨细胞，然后在实验室中进行细胞的人工培养和扩增。第二步将软骨细胞悬液移植到缝盖的骨膜瓣下面。OATS 则是一步操作，即获取一个骨软骨栓，通常取自于同侧膝关节，再通过压配技术将骨软骨栓移植到距骨内。马赛克成形术是指获取和移植多块较小的骨软骨栓来填补一个较大的缺损。同种异体骨软骨移植是从新鲜尸体的距骨上获取一块大小匹配的移植物，通常是通过螺钉固定到患者距骨，但是也可能用类似于 OATS 的方式进行固定。针对 OLTs 修复技术的未来发展方向有基质 / 膜自体软骨细胞移植（matrix/ membrane autologous chondroeyte implantation，MACI）、胶原覆盖型自体软骨细胞移植（collagen-covered autologous chondrocyte implantation，CACI）、关节镜下同种异体 / 自体（arthroscopic allograft/antograft，AAP）富血小板血浆（platelet-rich plasma，PRP）移植、干细胞介导的软骨移植和其他支架的使用。

当选择合适的手术方案时，需要考虑几个重要因素。首先获取准确的影像学资料，主要通过先进的影像学检查如 MRI 和（或）CT 来明确损伤的类型、稳定性以及移位程度。还有急慢性程度、损伤部位大小、位置和损伤牵涉的范围等也需要特别注意。修补术通常应用于那些不是位于距骨内侧或外侧边缘的损伤，并且损伤面积 < 1.5cm²。这种手术花费较低、复发率低并且成功率较高。修复术主要被用于那些修补术不能处理的更大、更深的损伤。

术后康复

因为缺乏相关的研究，目前针对 OLTs 的术后康复还没有形成一个准确统一的康复方案和重返运动的计划。此外，大量的文献对不同的手术方法和术后康复方案的描述不一致，这也是为何目前还无法达成明确一致的结论的原因所在。

因为目前关节镜治疗是最常用的手术方法，所以我们接下来介绍主要针对 OLTs 的碎片切除、刮除，以及随后的骨髓刺激术后的康复治疗方案。这套康复方案具有可变性，主要基于不同的损伤类型、大小和位置。通常情况下，对于修复术后的康复要相对更保守一些，因为此类手术需要为骨修复预留更长的时间。

近几年来，"基于时间"的康复方案已经逐渐被摒弃，取而代之的是更加功能性的或者"基于功能标准"的康复方案。这更有利于对不同患者的不同程度的缺陷和弱项及不同的运动目标制订并实施个性化的康复方案。我们的康复方案包括早期的"基于时间"的康复阶段，主要目的是确保骨和软骨的愈合，以及控制患者的症状。随着患者的症状逐步改善和骨与软骨开始愈合，我们将转向基于功能性标准的康复阶段。

在最初的术后制动和不负重之后，康复治疗在第 2 周开始实施（表 57-1）。在术后 2 周内逐渐开始踝关节主动 ROM 的恢复训练，以及近端肌肉的肌力训练。此阶段患者仍然不能负重，并且治疗主要针对水肿控制和疼痛管理。

表 57-1	距骨软骨病变的术后康复方案	
阶段	**内容**	
阶段 1：保护性 NWB（0~6 周）	<ul><li>第 0~2 周完全制动</li><li>第 2~6 周在 CAM 靴的保护下进行踝关节 AROM 训练</li><li>开始近端关节肌力训练<ul><li>直腿抬高训练（SLR）×4 位面</li><li>蛙式开合运动（clamshells）</li><li>上肢功率车训练（upper body ergometer，UBE）和上肢肌力训练</li><li>垫上核心肌力训练</li></ul></li><li>教导患者进行水肿控制训练（利用物理因子及患肢抬高）</li></ul>	
阶段 2：保护性 WB（6~9 周）	<ul><li>在 CAM 靴保护下进行渐进性 PWB 训练，强度在患者耐受范围之内</li><li>开始用弹力带进行 4 个方向的抗阻训练</li><li>在跖屈位进行内翻 / 外翻肌力训练（图 57-2 和图 57-3）<ul><li>一日 2 组</li><li>在进行渐进性抗阻训练之前每组进行 30~90 次</li></ul></li><li>在前足内翻的状态下开始用毛巾对腓肠肌进行轻柔的拉伸训练（图 57-4）</li><li>继续进行水肿控制训练</li></ul>	
阶段 3：恢复正常的步态（10~12 周）	<ul><li>开始在治疗性活动中进行脱离保护靴的负重训练</li><li>患者在家继续用弹力带进行抗阻训练</li><li>进展到 WB 弓步训练和距骨中立位进行斜板牵伸腓肠肌训练</li><li>开始在无痛的情况下进行比目鱼肌牵伸训练</li><li>开始在无痛的情况下进行本体感觉训练<ul><li>单腿站立进阶训练</li></ul></li><li>开始 WB 有氧运动<ul><li>先从骑固定式自行车开始，如果能够耐受可以逐渐过渡到椭圆机训练</li></ul></li><li>开始较低强度的闭链稳定性训练<ul><li>桥式运动、浅蹲、前跨步上台阶、蹬腿训练（light shuttle）或腿推举训练</li></ul></li><li>负重情况下双侧提踵训练加强踝部力量</li><li>必要时进行手法治疗<ul><li>软组织松解手法来放松小腿肌肉，以及伤口周围的瘢痕组织（图 57-5）</li><li>在中等范围内对距骨进行后向的滑动（图 57-6）</li></ul></li><li>必要时运用理疗来降低水肿（如冰敷、电刺激、肢体抬高）</li></ul>	
阶段 4：渐进性肌力训练（12 周 ~6 个月）	<ul><li>日常生活应脱离保护靴</li><li>一旦恢复正常的步态，就开始进行本体感觉训练</li><li>开始下台阶训练、离心训练、较大负荷的闭链稳定性训练</li><li>如果能够耐受，由双侧提踵训练过渡到离心单侧提踵训练；用弹力带施加方向性阻力</li></ul>	
阶段 5：冲击性训练（6~9 个月）	标准：<ul><li>手术医师允许</li><li>近端运动链肌力恢复正常</li><li>能够最少完成 8 次主动踝背伸 *</li><li>最少能够单脚重复 15 次提踵运动，并且内翻 / 外翻肌力达到 5/5**</li><li>利用 8 字形方式对肢体围度进行测量，与健侧围度的差值不能大于 1cm</li><li>如果合适，进行负重情况下的跳跃训练或者普拉提训练</li><li>逐渐开始跑步机上慢跑训练<ul><li>必须具备跑步强度等级程序</li></ul></li><li>当患者跑步时两侧运动对称，并且没有疼痛和水肿时，逐渐进展到灵活性训练和无身体对抗性运动专项训练</li></ul>	

注：AROM = 主动关节活动范围，NWB = 不负重，PWB = 部分负重，WB = 完全负重。

　* 在长坐位，前足内收到接近距骨中立位进行测量。

　** 提踵测试时，单脚站立并避免膝关节屈曲（防止股四头肌代偿）或利用上肢支撑代偿。患者可以用指尖轻点来控制平衡。内翻 / 外翻肌肉测试在跖屈的位置下进行，这样可以消除腓侧肌群和胫骨后肌群的影响。

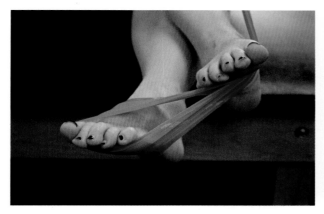

图 57-2　在跖屈的位置进行左侧踝部内翻抗阻肌力训练，这样可以避免胫骨后肌的影响，并减轻距骨表面的负荷

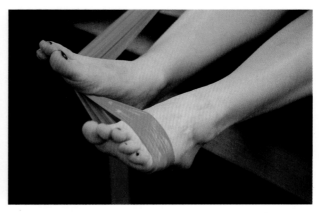

图 57-3　在跖屈的位置进行左侧踝部外翻抗阻肌力训练，这样可以避免腓侧肌群的影响，提高踝部外侧的稳定性

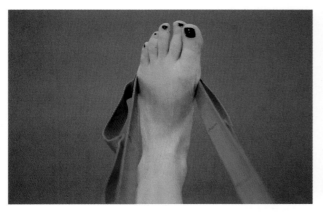

图 57-4　前足内收时利用毛巾对腓肠肌进行拉伸训练（图片从患者的角度拍摄）。要教导患者如何控制活动范围，要尽量接近距骨中立位，同时又要将运动控制在无痛的范围内

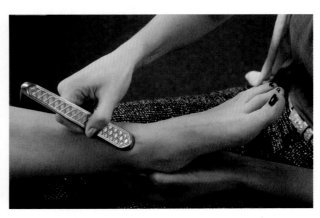

图 57-5　在治疗工具的帮助下进行内侧软组织松解（instrument-assisted soft-tissue mobilization，IASTM），软化内侧切口周围的瘢痕组织，改善前部关节囊的延展性

术后 6 周，一旦可以穿戴 CAM 保护靴负重，就开始渐进性的抗阻训练，并配合轻柔的牵伸训练。在术后第 10 周，患者开始进行脱离 CAM 保护靴制动保护的负重训练。从大概第 12 周开始，患者可以逐渐开始脱离保护靴进行日常活动，尽管必要时可能需要佩戴捆绑式踝关节护具来为长时间的站立和步行提供必要的支持。所以随着抗阻训练强度的不断增加，本体感觉、心血管功能和一些闭链运动的训练也很有必要。还要进行手法治疗来帮助增加 ROM 和改善患者的活动能力。

术后 3 个月，肌力训练还应该持续进行；需进一步强化本体感觉训练，一直保持到术后第 6 个月。一旦患者到达术后 6 个月，各临床指标恢复良好，并且没有影像学或术后异常，患者可以进阶到冲击性训练和运动专项训练。当患者在这些训练中证明已经恢复足够的力量和稳定性时，就可以重返真正的体育运动。

在这个漫长的康复期间，有必要将患者的医疗保险支付情况考虑在内。治疗的质量应该不能

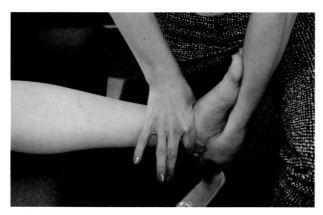

图 57-6　治疗师通过手法对左侧踝关节进行距骨的后侧滑动。治疗师用右手将距骨圆顶的中心部位卡在虎口处，左手位于跟骨后方，此时距下关节处于中立位。在前后的方向施加推力，来提高后侧关节囊的延展性，刺激并恢复关节面之间的正常运动机制，从而增加踝关节在负重状态下的背伸活动度。正常的活动度对于日常的步行、上下楼梯，以及高强度的冲击性运动都非常重要。其他手法还包括沿长轴的关节牵伸，或者手法进行后下方的滑动来降低距骨表面的剪切力负荷

因此而受到影响，但是需要了解潜在的因素对治疗的限制，如医保规定的治疗次数、共付医疗费数额和其他限制因素，这有助于制订最佳的康复计划。患者可以在早期康复阶段进行 1~2 次治疗，教导患者如何进行近端肌力训练和弹力带踝关节肌力训练作为家庭训练。这会使患者在医保规定的有限治疗次数中，将功能性训练时间或者次数最大化，患者能够大大受益。

对患者康复进展的监测对于一个成功的康复方案也十分必要，其中一方面就是对 ROM 和力量的标准化评估。踝关节背伸范围的测量有多种方法，一种重复性较好的方法为让患者处于直腿坐位，同时嘱患者保持前足内翻并主动背伸。这种方法可以使治疗师在观察距下关节和距骨是否处于中立位的同时触诊跟腱和后足的对位情况。在这个姿势下，距骨表面能够得到保护，并且慢性中足偏移也被降到最小，同时也可以评估腓肠肌 - 比目鱼肌弹性的丧失程度。当完全恢复时用这个方法测量，大多数患者的踝关节背伸活动范围能够达到 8°~10°。

内翻和外翻的活动范围和力量测试也各不相同。在踝关节跖屈的位置进行关节活动范围和徒手肌力评定，能够将胫骨后肌和腓侧肌群与伸肌群隔离开，使内 - 外侧肌肉稳定性和力量的评估更加准确。还能使患者在修复的距骨关节面不受压的情况下进行内 - 外侧方向的运动。5/5 级的评判标准是能够持续对抗 5 秒以上持续增加的阻力，并且没有踝关节背伸的代偿。

腓肠肌 - 比目鱼肌的力量测试应该先在不负重的状态下进行，来确定患者激活或者维持该肌群肌肉收缩的能力。然而，随着患者在康复期间不断进步，应该过渡到负重双侧提踵测试。当患者能完成完整的双侧提踵运动时，先让患者反复练习单侧的腓肠肌 - 比目鱼肌的离心收缩控制，如果能够顺利完成，则最终过渡到完全的单脚站立提踵运动。评估力量时还应该包括对高度丢失、屈膝代偿或者是参考第 2 跖骨中线的内 / 外翻的观察。在无任何代偿的情况下能够完成至少 20 个单脚站立提踵被认为肌肉力量是正常的。距骨或手术部位的疼痛对两种测试都会有较大的影响，并且在早期阶段，测试运动要被限制在患者能够忍受的疼痛范围之内。

恢复正常的步态功能对所有术后患者来说都是一个艰巨的任务，但是对于慢性踝关节疼痛合并 OLTs 损伤的患者来说难度会更大。常见的代偿改变是为了在负重状态下降低患侧的负荷，例如近端运动链或髋关节外旋，以及对侧躯干的倾斜，还有前足的外展和后足的旋前或旋后。长期的代偿可能间接导致髋关节稳定肌群、下腹部和下背部核心肌群的肌力减弱，腓肠肌 - 比目鱼肌的紧张，以及踝关节内 - 外侧稳定结构的缩短或拉长。一个全面的治疗方案应该注重消除所有表现出来的有害代偿。作者个人认为量化步态评估工具可能会有用，但不是所有患者都要进行步态测试，除非患者表现为持续存在的步态偏差，并且进步受限。

先进的训练设备的应用，如水下跑步机或其

他可以达到减重训练目的的设备，这些设备或许应用有限，但还是能够在康复过程中帮助功能的恢复。脱离 CAM 保护靴的渐进性负重训练可以从术后 6~10 周在减重的情况下开始（例如 25%~50% 的负重，负重逐渐增加），此种训练方式也是神经肌肉再学习的过程，可以恢复合适的步态机制。当患者处于术后 6 个月时，可以进行减重跳跃和跑步训练，也能够达到增强力量和心血管耐力的效果。此类训练尤其适用于那些不能达到表 57-1 中所列举的完全负重下力量进阶标准要求的患者。

结局

康复治疗对于轻微症状的损伤有效果，但只是轻度改善。然而，Elias 等对 29 个经保守治疗的 OLTs 患者的 MRI 进行分析发现，45% 的患者有进步，24% 有一定的改善，31% 没有变化。此外，2010 年发表的一篇系统性回顾证明保守治疗对于那些症状较明显的患者只有 53% 的有效率。这篇系统性回顾分析了 52 项已发表的研究结果，来自这些研究的 65 个治疗组的结果显示，当前针对 OLTs 的治疗方法包括关节镜清理和刮除配合骨髓刺激、ACI 或 OATS 的有效率分别为 85%、76% 和 87%。这篇系统性回顾选取多种效果评价指标，包括疼痛的缓解与对比受伤前功能水平的恢复，还包括运动能力的改善。在 2013 年，van Bergen 在对术后患者 8~20 年的随访研究中证实手术的短期效果的优良率为 78%。Polat 等通过对 OLTs 术后患者进行为期 5 年的随访发现，42.6% 的患者症状消失，23.1% 的患者在高水平运动后有少量症状。其中大约 1/3 的患者关节病分级改善 1 个级别（Takakura 分级）。有大量的文献介绍不同的治疗方法和术后康复方案，治疗结局各不相同，也难以比较。需要手术治疗的 OLTs 的自然发病史不清楚，大部分病例的良好疗效维持长久，但是还有接近 25% 的患者疗效有限。然而，

总体来说最后进展为踝关节骨关节炎终末阶段的病例已经很少见了。

小结

对 OLTs 的治疗目标主要是减轻疼痛与改善功能。无论是在修补术还是修复术术后，进行适当的康复治疗能够在很大程度上恢复患者的功能，并最大化地提高其生活质量。还需要进一步的研究和跨学科合作来调整并优化康复方案，以更好地完成治疗目标。然而，最重要的是关注每位患者具体的需求，并为其制订合适的、个性化的及全面的康复方案，为康复目标的成功实现创造良好的条件。

（李宗盼　译，李天骄　邬培慧　王于领　审）

参考文献

Alexander AH, Lichtman DM: Surgical treatment of transchondral talar-dome fractures (osteochondritis dissecans): Longterm follow-up. *J Bone Joint Surg Am* 1980;62:646–652.

Bauer M, Jonsson K, Lindén B: Osteochondritis dissecans of the ankle. A 20-year follow-up study. *J Bone Joint Surg Br* 1987;69(1):93–96.

Elias I, Jung JW, Raikin SM, Schweitzer MW, Carrino JA, Morrison WB: Osteochondral lesions of the talus: Change in MRI findings over time in talar lesions without operative intervention and implications for staging systems. *Foot Ankle Int* 2006;27(3):157–166.

Elias I, Zoga AC, Morrison WB, Besser MP, Schweitzer ME, Raikin SM: Osteochondral lesions of the talus: localization and morphologic data from 424 patients using a novel anatomical grid scheme. *Foot Ankle Int* 2007;28:154–161.

Ferkel RD, Dierckman BD, Phisitkul P: Arthroscopy of the Foot and Ankle, in Coughlin MJ, Saltzman CL, Anderson RB, eds: *Surgery of the Foot and Ankle*, ed 9. Philadelphia, PA, Elsevier, 2014:1748–1758.

Giannini S, Vannini F: Operative treatment of osteochondral lesions of the talar dome: current concepts review. *Foot Ankle Int* 2004;25:168–175.

Hermanson E, Ferkel RD: Bilateral osteochondral lesions of the talus. *Foot Ankle Int* 2009;30(8):723–727.

Kim HN, Kim GL, Park JY, Woo KJ, Park YW: Fixation of a

posteromedial osteochondral lesion of the talus using a three-portal posterior arthroscopic technique. *J Foot Ankle Surg* 2013;52(3):402–405.

Klammer G, Maquieira GJ, Spahn S, Vigfusson V, Zanetti M, Espinosa N: Natural history of nonoperatively treated osteochondral lesions of the talus. *Foot Ankle Int* 2015;36: 24–31.

Polat G, Erşen A, Erdil ME, Kızılkurt T, Kılıçoğlu Ö, Aşık M: Long-term results of microfracture in the treatment of talus osteochondral lesions. *Knee Surg Sports Traumatol Arthrosc* 2016;24(4):1299–1303.

van Bergen CJ, Kox LS, Maas M, Sierevelt IN, Kerkhoffs GM, van Dijk CN: Arthroscopic treatment of osteochondral defects of the talus: outcomes at eight to twenty years of follow-up. *J Bone Joint Surg Am* 2013;20;95(6):519–525.

van Dijk CN, Reilingh ML, Zengerink M, van Bergen CJ: Osteochondral defects in the ankle: why painful? Knee Surg Sports. *Traumatol Arthrosc* 2010;18(5):570–580.

Verhagen RA, Struijs PA, Bossuyt PM, van Dijk CN: Systematic review of treatment strategies for osteochondral defects of the talar dome. *Foot Ankle Clin* 2003;8:233–242, viii–ix.

Zengerink M, Struijs PA, Tol JL, van Dijk CN: Treatment of osteochondral lesions of the talus: a systematic review. *Knee Surg Sports Traumatol Arthrosc* 2010;18:238–246.

Zinman C, Wolfson N, Reis ND: Osteochondritis dissecans of the dome of the talus. Computed tomography scanning in diagnosis and follow-up. *J Bone Joint Surg Am* 1988;70: 1017–1019.

第58章 踝关节不稳定手术治疗

Lan Chen, MD; CarolLynn Meyers, PT 和 Oliver Schipper, MD

概述

踝关节外侧韧带复合体损伤是一种常见的运动损伤。最常见的损伤机制是足部内翻和内旋。保守治疗，包括功能性康复治疗，是治疗急性损伤的主要方法。高达20%的急性损伤可能对保守治疗反应不佳，并可能发展为慢性踝关节外侧疼痛和不稳定。

踝关节外侧稳定性是靠静态和动态稳定结构构成。静态结构包括胫距关节面吻合度和踝关节外侧韧带：前距腓韧带（anterior talofibular ligament, ATFL）、跟腓韧带（calcaneofibular ligament, CFL）及后距腓韧带（posterior talofibular ligament, PTFL）。ATFL最容易受损伤，且可能是踝内翻损伤时首个或唯一损伤的韧带。当踝关节处于中立位时，该韧带可限制距骨前移。ATFL最常见的类型是由两束组成被穿支动脉分支分隔（也可能变异，由1~3束组成）。下束在踝关节背伸位时绷紧，而上束在踝关节跖屈位时绷紧。ATFL起自外踝前缘并向前内侧延伸，止于距骨颈外侧。踝关节处于中立位时ATFL基本呈水平走向。

CFL起源于外踝尖，刚好在ATFL下方，并向后、下、内侧延伸止于跟骨后外侧，其正好位于腓骨肌腱深处。如果CFL发生松弛，踝关节在90°中立位受到内翻应力的情况下，可导致距骨倾斜角度增加。

PTFL是踝关节外侧韧带中最强韧的一支，很少会受伤。其起源于外踝内侧面，走行于腓骨肌腱深面，止点位于距骨外侧结节，其正好位于蹬长屈肌腱外侧。在踝跖屈和中立位，PTFL处于松弛状态，背伸时绷紧。

踝关节外侧由腓骨短肌腱和腓骨长肌腱进一步加强，两者是外踝的动态稳定装置。其肌腱走行于腓骨后方的腓骨沟中，由腓骨肌上支持带固定。随后，肌腱延伸至PTFL和CFL表层，并沿着跟骨外侧走行于腓骨肌下支持带之下。

评估和治疗方案

保守治疗是大多数急性外踝韧带复合体损伤的首选治疗方式，包括短期的步行靴制动（3周以内）、运动矫正和功能性康复。物理治疗应强调腓骨肌腱增强训练、水肿控制、牵伸、步态训练和本体感觉训练。手术治疗主要针对高水平运动员与那些尽管经过积极科学的物理治疗，但仍有持续踝关节不稳定的患者。

慢性外踝不稳定可定义为经过3~6个月的保守治疗仍有伴或不伴持续疼痛的外踝机械性不稳。对踝关节外侧疼痛而没有外踝不稳定表现的患者，手术是禁忌的。相对禁忌证包括结缔组织

Chen、Meyers和Schipper博士或其直系亲属未从任何直接或间接与本主题相关的商业公司或机构获得任何有价物，未持有任何股票或股票期权。

病［如埃勒斯 – 当洛（Ehlers-Danlos）综合征］、外周血管疾病及对术后康复方案依从性不佳的患者。一般要进行术前 MRI 检查以评估踝关节的其他病变，包括伴有的骨软骨损伤、腓骨肌腱病变、骨挫伤或撞击。MRI 检查亦可发现踝外侧韧带松弛或波浪状改变，以及不显影部分。另一项重要的术前考虑是后足畸形的存在。后足内翻增加踝关节外侧韧带复合体损伤的风险，并会增加外侧韧带修复后的压力。所有与慢性踝关节稳定性有关的病变都应在手术时加以处理。这些伴随问题的存在可能改变基于病变严重程度和临床医师意见而制订的最终康复方案。

手术过程

改良 Bröstrom 术

踝关节外侧韧带复合体解剖重建优于非解剖重建。改良 Bröstrom 术适用于慢性踝关节不稳定保守治疗无效的踝关节外侧韧带解剖修复。踝关节基线活动度和稳定性均在患者麻醉状态下评估。

踝关节关节镜经常适用于术前影像学检查以明确是否存在任何关节内病变。患者取仰卧位，在同侧髋关节下垫高，以使踝关节内旋。若有踝关节镜手术指征，要使用无创性踝关节牵引器打开关节间隙。标准前内侧入口是使用配套 2.7mm 的关节镜的钝性穿刺套管打开。透光下创建前外侧入口，以避开腓浅神经分支及踝背静脉。首先处理关节内病变，随后进行外侧韧带修补或重建。

采用起始于腓骨后侧的后弯切口，这种切口允许同时修复腓侧肌腱和外踝韧带。首先切开伸肌下支持带的近端缘并分离之，操作要避免损伤腓浅神经和腓肠神经。腓骨尖下方的腓骨肌腱向远端牵拉，即可显露 CFL。

沿腓骨远端前下缘做深层组织的 U 形切口，小心切除邻近腓骨远端的软组织。对距腓前韧带 / 关节囊汇合处进行探查时经常发现其变得薄弱，

可见 CFL。

要清理 ATFL 和 CFL 的起始部位，以便于创造一个有利于愈合的环境。随后便在 ATFL 和 CFL 的起始部位建立骨隧道或放置 2 枚缝合铆钉。收紧修复处之前，将患者足部置于中立位，使其轻微外翻的同时施加一个向后的力。然后便将松弛的 ATFL 和 CFL 再接近并固定至各自的起始部位。

通过间断缝合（改良 Gould 法）修复伸肌下支持带至腓骨远端骨膜，从而实现加固修复。此刻，对腓骨肌腱进行探查，以便于确定是否存在滑膜炎或撕裂。在缝合皮肤前要检查踝关节活动范围，并最后进行前抽屉试验和距骨倾斜试验，以确定稳定性。术后将患者的踝关节移至带有良好衬垫的夹板中，保持中立位。

移植重建术

移植重建或者移植增量术适用于那些薄弱、无法修复的韧带组织、肥胖患者或者踝关节负荷较大的高要求运动员。移植物的选择包括腓骨短肌、股薄肌、跖肌或同种异体肌腱。采用股薄肌和跖肌腱的选择优于腓骨短肌，因为腓骨短肌是踝关节外侧重要的动态稳定结构。同种异体肌腱可用于希望避免供区并发症的患者。

一种外踝延长切口目前被采用，沿着腓骨肌腱切开，并延伸到外踝。相比改良 Bröstrom 术，该术式暴露范围更广。随后，暴露腓骨肌下支持带的近端缘并分离。切开 ATFL/ 前外侧踝关节囊，包括 CFL。若韧带不可修复，则使用自体股薄肌重建。

多种技术已经被描述并用于自体肌腱固定，包括在腓骨、距骨和跟骨建立骨隧道。许多外科医师更青睐于在 ATFL 和 CFL 的止点使用挤压螺钉固定。首先测量移植物大小，使用与移植物大小相适应的钻头，以 CFL 起点为入口建立腓骨隧道，出口位于腓骨后方。向后牵开腓骨肌腱以观察腓骨隧道出口。另一个钻孔起始于 ATFL 的起点，

并同样从腓骨后方穿出，偏近端 1cm 左右，从而在腓骨后方建立 1cm 的骨桥。股薄肌移植物在 ATFL 和 CFL 骨隧道内穿过。在距骨颈外侧和跟骨外侧的 ATFL、CFL 的各自止点处分别使用挤压螺钉固定。采用前抽屉试验和踝内翻应力试验来进行应力测试。

重要的是，当在胫骨远端垫高将移植物拉紧时（避免在足跟下垫高），要注意避免距骨前移。

手术并发症

踝关节外侧韧带修补和重建术后最常见的并发症是神经损伤。其他并发症包括伤口问题、感染、踝关节活动范围丢失、复发性不稳定和深静脉血栓形成。神经损伤常采用脱敏治疗。如果存在复发性不稳定，根据初次手术情况和失败原因，某些患者可能需要进行翻修手术。

术后康复

踝关节外侧韧带修复或重建的术后康复在短期制动和皮肤切口愈合后即开始。术后康复的重点是踝关节活动范围、力量、本体感觉、平衡能力及肌肉耐力的恢复。神经肌肉控制的改善可降低康复后再受伤的风险，并最终提高整体功能和重返赛场。

方案

0~5 周

- 石膏制动，2 周内不负重，第 3~5 周石膏下渐进式负重训练。

5~12 周

- 拆除石膏，使用步行靴，并进行可耐受的负重训练，开始正式的物理治疗。
  - 此康复阶段的功能性目标：实现稳定平面的双脚站立平衡，并进阶至不稳定的平面，开始单脚站立平衡训练。
- 踝跖屈、背伸及外翻的 AROM 训练 / PROM 训练、各足趾的 AROM/PROM 训练、足内在肌肌力训练（图 58-1 和图 58-2）。
- 踝关节非主动或被动内翻（直至 12 周）。
- 不负重和负重位的腓肠肌和比目鱼肌牵伸训练（例如站立位和坐位）。
- 水肿控制：冷冻疗法、压力袜、弹力绷带加压包扎技术。
- 冰敷消肿止痛。
- 瘢痕和软组织松解术。

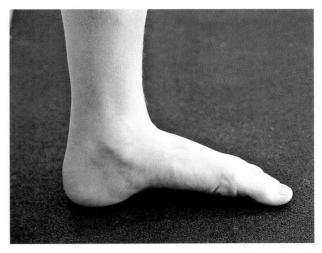

图 58-1 患者取坐位，足置于地面，主动提高足弓进行足内在肌肌力训练

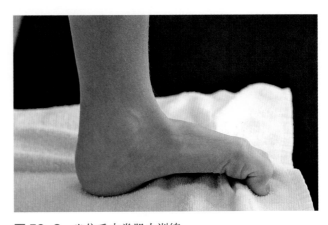

图 58-2 坐位毛巾卷肌力训练

- 开始平衡训练和功能性训练并逐渐进阶（图58-3~58-8），包括星形偏移平衡训练（图58-9和图58-10）。

12~16周

- 进阶至支持性辅具，穿运动鞋的同时使用有系带的护踝。
  - 此康复阶段的功能性目标：在稳定的平面实现单脚站立平衡，然后是在不稳定的平面实现平衡，要使用支持性护踝或贴扎。
    - 继续上述PT训练的逐渐进阶，开始增强式训练和灵活性训练。

16周

- 进阶至使用普通鞋具，无踝关节支持性辅具。
  - 此康复阶段的功能性目标：实现并增加灵活性表现的训练，开始跑步，并恢复运动及开始运动专项训练。采用星形偏移平衡测试（star excursion halance testing）和跳跃测试（hop testing）来进行功能性表现结果的评估（图58-11）。
    - 当功能性目标达到时，进阶至快速伸缩负荷训练、灵活性训练，为重返赛场的训练和比赛做准备。

物理治疗专项训练

- 足趾的主动和被动ROM训练、足内在肌肌力训练。
- 平衡训练和功能性训练。在进行更动态的活动之前应先进行静态平衡活动。在下肢可以负重时就开始静态平衡活动。整体上静态平衡活动的进阶是从双脚到单脚，从稳定平面到不稳定平面（泡沫垫、平衡板、平衡球）。当活动的完成变得更容易时，可适当增加分散注意力的活动，如投球或接球。通过增加投球和接球的力量来模拟所需的平衡反应，以进阶至快速伸缩负荷训练。

星形偏移平衡训练

这些功能性训练包括前伸、弓步、跳跃的进阶。最初训练是在冠状面进行，逐渐进阶至矢状面，然后进行水平面的运动。其进阶取决于对训练重复次数和偏移距离的耐受。这些也可从稳定平面进阶至不稳定平面，如泡沫垫。

快速伸缩负荷训练/灵活性训练

双脚跳绳是早期增强式训练的一个很好的方式，可逐步进阶至交替腿跳。开始进行直线跑步

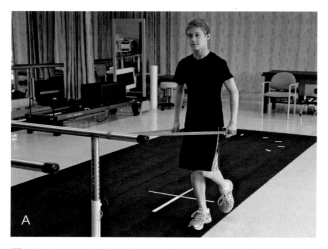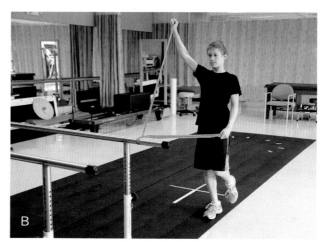

图58-3 A、B. 在稳定平面上的单脚站立平衡训练配合上肢抗阻训练

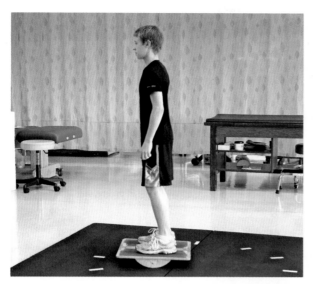

图 58-4　在稳定平面上利用双侧支撑的基础静态平衡训练

训练后，先增加距离进阶，然后提高速度，再逐步进阶至急停、变向和节奏变化。多方位训练或更高级的灵活性训练也很重要，尤其对于运动人群。包括双脚起跳和落地的跳跃，以及单脚起跳和同侧脚落地的跳跃，亦包括单脚起跳和对侧脚落地的跳跃。训练过程中为加大难度，可增设障碍物和方向的变化。

结局

踝关节不稳定手术是用于恢复患者高功能需求活动（如体育运动或舞蹈）的最常见的措施。一般而言，这些目标的实现需要患者积极配合，并建立在良好的康复治疗和成功手术的基础上。恢复的时间进程有差异性，但可能需要 6 个月或更长时间，这取决于患者的损伤程度和具体需求。残留的微小症状可能会持续存在，但并不妨碍进行高水平的活动。逐步分级恢复活动至关重要。功能性测试在这方面可起作用。

功能性结果测试

在第 16 周开始可以使用以下两项测试来评估患者手术侧下肢功能性表现方面的进步，并与健侧对比。这些客观测试有助于指导患者重返赛场。

星形偏移平衡测试

患者单脚站立，以另一只脚分别朝 8 个方向尽可能远地伸出，触地返回，必须回到起始位置才算完成测试。此 8 个方向延伸形成一个圆圈，

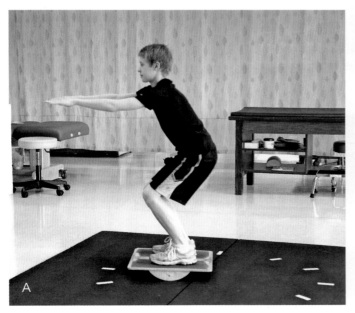
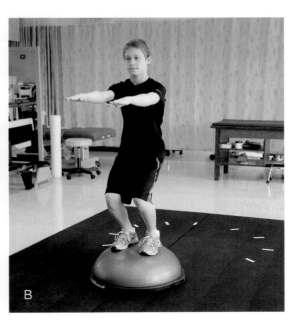

图 58-5　A、B. 在不稳定平面上进行动态平衡训练配合功能性动作

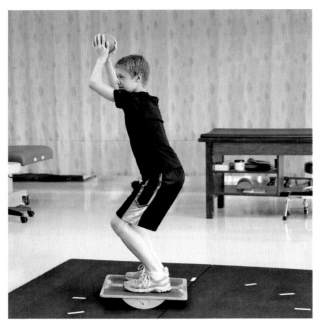

图 58-6　利用不稳定平面和上肢抗阻运动（球重）进行进阶动态平衡训练

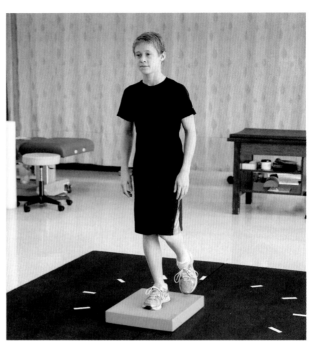

图 58-7　在不稳定平面上的单脚站立平衡训练

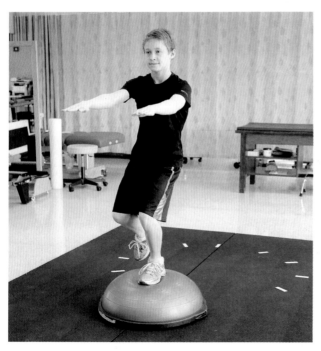

图 58-8　在不稳定平面上的单脚站立平衡训练配合上肢功能性前伸

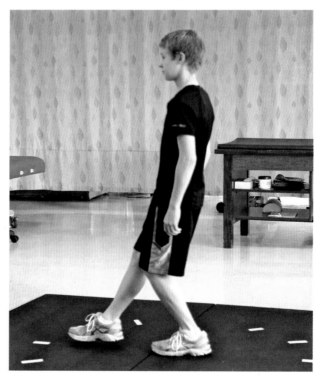

图 58-9　下肢前伸训练

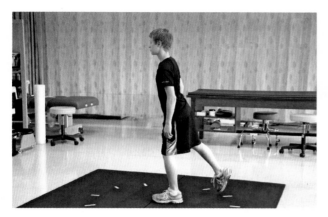

图 58-10　下肢后伸训练

每个方向的目标线与相邻线形成 45° 角（前伸、前内侧伸、内侧伸、后内侧伸、后伸、后外侧伸、外侧伸、前外侧伸）。对运动质量和运动控制进行评估，并比较左右两侧伸达的距离。

跳跃测试

　　评估侧方运动和变向能力的跳跃测试可有一系列选择。侧方跳距和侧跳试验适用于踝关节外侧不稳定和改良 Bröstrom 术后的患者。侧方跳距测量的是个人侧向单腿连续 3 次跳跃的距离，恢复目标是达到健侧的 80% 或 80% 以上。另一个跳跃测试是侧跳（side hop），测量的是向侧后、侧前跳跃超过 30cm，重复 10 次所需的时间。

　　　　（王陶黎　译，李宗盼　邬培慧　王于领　审）

参考文献

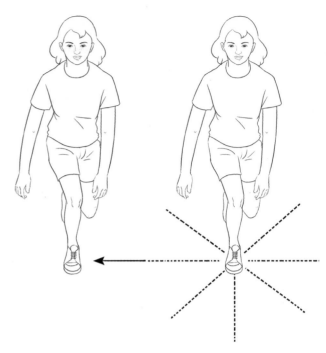

图 58-11　跳跃测试

Bell SJ, Mologne TS, Sitler DF, Cox JS: Twenty-six-year results after Bröstrom procedure for chronic lateral ankle instability. *Am J Sports Med* 2006;34:975–978.

Boyer DS, Younger AS: Anatomic reconstruction of the lateral ankle ligament complex of the ankle using a gracilis autograft. *Foot Ankle Clin* 2006;11:585–595.

Coughlin MJ, Schenck RC Jr, Grebing BR, Treme G: Comprehensive reconstruction of the lateral ankle for chronic instability using a free gracilis graft. *Foot Ankle Int* 2004;25:231–241.

Gólano P, Vega J, de Leeuw PAJ, Malagelada F, Manzanares MC, Götzens V, van Dijk CN: Anatomy of the ankle ligaments: a pictorial essay. *Knee Surg Sports Traumatol Arthrosc* 2010;18:557–569.

Jakubietz MG, Jakubietz DF, Gruenert JG, Zahn R, Meffert RH, Jakubietz RG: Adequacy of palmaris longus and plantaris tendons for tendon grafting. *J Hand Surg Am* 2011;36(4):695–698.

Maffulli N, Ferran N: Management of acute and chronic ankle instability. *J Am Acad Orthop Surg* 2008;16:608–615.

Vienne P, Schöniger R, Helmy N, Espinosa N: Hindfoot instability in cavovarus deformity: static and dynamic balancing. *Foot Ankle Int* 2007;28(1):96–102.

Wiesel SW, ed. *Operative Techniques in Orthopaedic Surgery.* Philadelphia, Wolters Kluwer/Lippincott Williams & Wilkins, 2011, vol 2, pp 4301–4346.

Heather E. Hensl, PA-C, MPH; Anthony D'Angelo, MS, PT, ACT, CSCS 和 Andrew K. Sands, MD

概述

跟腱由腓肠肌、比目鱼肌和跖肌的肌腱汇合而成，附着于跟骨后上方 2cm×2cm 的区域。它是人体最长和最强壮的肌腱，在跑、跳活动中能承受高达 10 倍自身体重的力量。跟腱的血供来源于近端的肌肉组织和远端的跟骨止点，跟腱中部的血供依靠包绕跟腱的腱旁组织。跟腱止点上方 2~6cm 的区域常常被形容为血供不足的"分水岭区"。考虑到对跟腱受力的要求和包绕肌腱的周围血管情况，适当的术后康复对促进肌腱的运动特性恢复非常关键，既能对渐进性应力作出反应，并在肌腱愈合过程中保护修复部位不受张力的损伤。

跟腱修补手术分为以下几类：① 急性跟腱断裂直接修补；② 跟腱重建伴跗长屈肌腱移植治疗慢性跟腱断裂或保守治疗失败；③ 退变组织清理术伴部分跟骨切除和小腿三头肌近端延长治疗慢性止点性跟腱变性。

诊断通常依据体格检查。如果考虑非手术闭合性治疗，影像学检查（如 MRI 和超声）对评估肌腱质量、断裂间隙大小和估计肌腱上移距离有帮助。这些因素在选择重建手术类型中起重要作用。

手术过程

急性跟腱断裂的一期修补

诊断依据病史和体格检查。患者会主诉听到小腿后方有"啪"的声音或感到"噼啪声"，接着是急性疼痛和步行困难。他们无法提踵。在跟腱上可触及凹陷感，最明显的部位是在跟腱止点近端 2~6cm 处的分水岭区域。汤普森（Thompson）试验异常，即患者俯卧位测试时无踝关节跖屈。

与非手术治疗相比，开放性跟腱修复术可促使更早地恢复正常活动而重返工作。很多外科医师认为，精确修复跟腱使患者有最大机会恢复功能性力量，更快地重返赛场，而且年轻患者和参与爆发性体育运动的患者出现再次跟腱断裂的概率可能更低。对于有糖尿病、病态肥胖、肾衰竭、长期使用皮质类固醇或慢性外周水肿病史的患者，应考虑非手术治疗。血管功能不全被认为是手术治疗的相对禁忌证。目前非手术功能性治疗的成功率逐渐上升，同时没有肌腱粘连、伤口裂开和感染的外科并发症，再次断裂的概率却和外科手术接近。因此，功能性治疗对不参加高水平竞技运动及依从性好的患者是一种选择。最终

Sands 博士或其直系亲属是发言部门成员，代表 Synthes 公司做过付费演讲；担任 Synthes 公司的有偿顾问；在 Amgen 和 Pfizer 公司持有股票或股票期权；从 Synthes 公司获得过研究或机构支持；获得过非资金支持（如设备或服务），从 Saunders/Mosby Elsevier 公司获得的商业酬金或其他非研究相关资金（如带薪旅行）；并担任 AO 基金会的董事会成员、管理者、行政人员或委员会成员。Angelo 和 Hensl 博士或其任何直系亲属均未从与本文主题直接或间接相关的商业公司或机构获得任何有价物，未持有股票或股票期权。

治疗方案的选择由外科医师和患者共同决定。

手术的目的是在适当的长度上恢复跟腱的完整性，以便进一步康复治疗。从理论上讲，跟腱断裂后延迟手术约 1 周可使肌腱断端对拢和减少软组织肿胀，从而在技术上使修复变得更容易。直后或后内侧入路是最常用的 2 种切口。后内侧入路时患者取仰卧位，对侧肢体垫高，这种手术方式可以降低皮肤损伤的风险，并且当需要进行计划之外的踇长屈肌腱移植时更易于操作。而有些外科医师喜欢俯卧位。

手术切口在跟腱内侧的后内方，这种入路也能防止腓肠神经损伤。为了减少伤口并发症，必须使用细致的软组织技术，注意不要损伤皮肤的边缘或产生任何皮瓣。切口应迅速直达腱旁组织。为了减少肌腱修复处和皮肤之间随之而来的粘连，应该小心地打开腱旁组织以利于修复后的缝合。跟腱修复应让踝关节处于中立位，而不是最大限度的跖屈位。如果做不到在中立位修复跟腱，可考虑踇长屈肌腱移植来连接任何间隙。通常按照 Bunnell 或 Krachow-Hungerford 模式，用一种牢固编织的非吸收缝合线进行修复。可额外或替代性使用带线铆钉插入跟骨来进一步确保修复。应注意尽可能地将线结埋在肌腱下或肌腱内，因为突出的缝合结有刺激作用，并可导致皮肤愈合方面的并发症。要进行细致的伤口分层缝合并包括腱旁组织，随后在踝关节处于中立位时使用大量的加压包扎敷料和石膏夹板。这种夹板要使用到术后 10~12 天。

跟腱修复术的并发症可能包括腓肠神经损伤、感染、伤口愈合问题和瘢痕过敏。

跟腱修复伴坏死组织切除或清理和踇长屈肌腱移位

此技术用于慢加急性跟腱断裂（acute-on-chronic ruptures），或对非手术治疗无效的慢性跟腱病。患者如果主诉之前有小腿紧绷、跟腱炎、足底筋膜炎或运动导致的踝关节扭伤和跟腱拉伤病史及体格检查时伴有马蹄足挛缩，应怀疑慢性加急性跟腱断裂。腓肠肌挛缩在跟腱的病理学中起决定性作用，而单独的腓肠肌紧张则会使跟腱过度紧张，导致跟腱和足底筋膜疾病。确保对患者对侧小腿进行马蹄足挛缩排查（Silfverskiöld 测试）和评估侧位 X 线片寻找跟腱内钙化或跟骨后上方骨刺，这些都是提示慢性跟腱病的证据。如果存在这些发现，特别是在老年患者或运动参与者中，手术修复应包括跟腱的一期修复和任何病变组织清扫及踇长屈肌腱移位。

由于延迟诊断或漏诊会导致跟腱断端挛缩和最终需要修复肌腱断端之间存在间隙，也可能需要跟腱重建联合肌腱移植。

此手术和直接修复类似。除了跟腱修复的内侧切口之外，沿着足的内侧（内侧通用切口）进行二次切口，为了能在更远端的部位取出足够长的踇长屈肌腱用来移植。踇长屈肌腹在小腿远端走行至踝关节正后方。踇长屈肌腱移植到跟腱的同时将带有血管的肌腹连接到相对无血管的病变跟腱中。除了带来血供外，踇长屈肌移植会使修复更牢固（更多组织）和使患者潜在的跖屈肌力更大（踝跖屈的肌肉增加）。分层缝合、石膏夹板的应用和进行一期修复时相同。

采用踇长屈肌腱移植的缺点是需要二次切口，导致患者偶尔会主诉踇趾在蹬离地面时力量减弱。踇长屈肌腱移植有可能无须二次切口，但取得的肌腱会较短且跟骨端的修复可能会更薄弱。

潜在的并发症与跟腱断裂一期修补相同。

慢性跟腱附着点变性的手术治疗

慢性跟腱附着点变性一般行退行性组织清理伴部分跟骨切除和近端小腿三头肌延长。

患者的跟腱附着点变性会发展为后方结节上方或表面的远端跟腱局部压痛和突出。侧位 X 线片可显示跟骨跟腱附着点骨化 / 钙化或 Haglund 畸形（跟骨结节骨性突出）。当非手术措施无法缓解不适时，应寻求手术治疗。如果患者在接受跟腱病手术治疗时发现腓肠肌挛缩，则应同时进行腓肠肌延长。

主流的手术治疗包括病变肌腱的清理。患者取俯卧位，使用 2 个切口。近端切口在腓肠肌的肌腹和肌腱融合处，以便于进行腓肠肌松解术（Strayer 式手术）或腓肠肌延长术；切口位于中线内侧以降低腓肠神经损伤的可能性。牵开皮下组织，直视腓肠肌腱。腓肠肌腱和比目鱼肌腱之间的肌间隙可以打开，松解腓肠肌腱以便于牵开。远端切口位于跟骨结节和远端跟腱的中线，切口直接向下穿过腱旁组织和骨膜而无须将组织瓣掀起。然后跟腱可以在骨膜下向两旁剥离，注意不要从跟骨结节上完全剥离跟腱。如果存在 Haglund 畸形，则和位于止点上方跟骨和跟腱之间的任何炎症组织（跟骨后滑囊炎）一起切除。用带线铆钉插入跟骨，斜向拉线将跟腱固定在跟骨结节上，从而获得更可靠的肌腱修复。伤口关闭和术后的制动方法与前文相同。

并发症

跟腱变性的手术并发症和双切口有关，并有腓肠神经损伤的潜在风险，不仅可能在远端跟腱切口水平，也可能在腓肠肌延长的切口水平。在缝合小腿切开的筋膜、皮下层时应特别小心，要避免出现肌肉疝和皱起导致最终较差的美容效果。

术后康复

简介

虽然跟腱修复术后康复最好是因人而异，但是跟腱修复术后康复有基本指南。最初的术后阶段只涉及患者本身，随着愈合的进展，实施正式的物理治疗。基于患者的特定需求、疼痛程度、体格检查、功能进展和术后发生的任何并发症，康复进程最好是个体化制订。康复进程的注意事项和禁忌证可能包括感染征象、伤口愈合延迟、

神经血管并发症（如深静脉血栓）、跟腱松弛增加或可能再次撕裂，以及肿胀、发红或疼痛加重。

推荐方案

跟腱修复术后，用具有良好衬垫的短腿石膏夹板固定在中立位。此外，患者必须不负重（NWB），使用拐杖、助行器或滚动式膝助行器。只要他们适当地休息或抬高手术侧下肢，在耐受范围内患者可以进行日常生活活动（ADLs）。患者也可以在卧位或站立位时做髋关节、膝关节，尤其是足趾主动关节活动范围（AROM）训练。在此期间的目标是控制手术后的肿胀和疼痛。这种为了伤口愈合的短期制动持续到术后 10~12 天，此时下肢被转移到可穿脱的 CAM 保护靴中，术后康复部分正式开始。

阶段 1：最大保护阶段（术后 1~8 周）

步态

● 目标：首先是维持同侧髋关节和膝关节的 ROM，提高核心、髋关节和膝关节的肌力，在使用辅助器具下安全地移动。接下来，由使用拐杖下 NWB 进展到使用拐杖或手杖可耐受负重（WBAT）（WBAT 的进展取决于患者个人运用适当的生物力学原理步行的能力）。

  ● 大约从 6 周开始，在穿戴 CAM 保护靴下，从 NWB 过渡到使用双拐的部分负重（PWB），并每隔 2 周取出 1 个足跟楔形垫片（如果使用楔形垫片）。

  ● 从第 6 周开始在穿戴 CAM 保护靴进行 WBAT，到第 8 周开始从使用双拐逐渐过渡到手杖。

理疗

在此阶段，伤口闭合后可以使用几种理疗方法。

● 2~6 周：在抬高位置下，早期冷疗可用于疼痛和肿胀控制（图 59-1）。

- 4~6 周：在伤口完全闭合和愈合良好下，超声波可以促进血液循环和组织重塑。
- 6 周：可开始轻微牵伸踝关节至中立位并配合使用湿热理疗以促进组织重塑，且必须遵从外科医师的限制（图 59-2）。

治疗
- 6 周内限制屈膝 90° 时主动背伸到中立位。
- 不做被动的跟腱牵伸。
- 内翻 / 外翻 ROM 训练。
- 穿戴支具下固定自行车训练；无阻力。
- 近端髋关节和膝关节肌力训练［渐进性抗阻训练（progressive resistance exercise, PREs）；开链］。
- 在治疗床上穿戴 CAM 保护靴进行核心肌力训练：桥式、蚌式和各个平面的直腿抬高（straight leg raising, SLR），重点是训练髋外展肌群。
- 牵伸（臀大肌、臀中肌、梨状肌和股直肌）。
- 上肢训练：在可耐受下进行手臂滑轮 / 弹力带对角线训练。
- 关节和软组织松动术。

肌筋膜和瘢痕松解
- 3~6 周
  - 取决于手术部位的愈合。

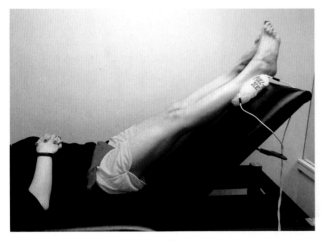

图 59-1　抬高位冷敷和电刺激

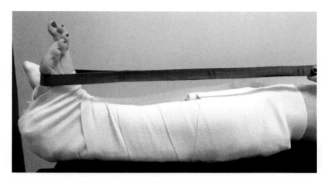

图 59-2　腓肠肌 / 比目鱼肌牵伸至中立位下冷敷

- 对腓肠肌 – 比目鱼肌复合体进行电刺激可减轻痉挛和疼痛并促进血液循环，直到浅表手术部位完全愈合。
- 一旦该部位愈合，可以进行软组织按摩，必要时可使用适当工具，以促进成纤维细胞的产生，增强肌筋膜组织和胶原纤维的重塑（图 59-3）。

阶段 2：中期保护阶段（术后 8~12 周）

步态：可耐受下负重
- CAM 保护靴的设计目的是促进早期膝关节屈曲以卸载手术部位的负荷。因此，当开始过渡到无 CAM 保护靴负重和使用缓冲垫的运动鞋时，应该强调纠正不适当的生物力学。
- 8 周时指导患者使用双拐在没有 CAM 保护靴下进行 WBAT。最初的患者宣教重点是关注正确的力学，从足跟着地逐渐进展到支撑相时的膝关节伸直。指导患者如何充分卸载修复部位的负荷，从而在行走过程中符合适当的力学原理。
- 在支撑相，显示出早期活动和适当的力学刺激对改善组织的重塑并促进手术部位胶原纤维的排列有作用。
- 在不使用 CAM 保护靴情况下，指导患者每日完成一个完整的家庭训练计划（home exercise program, HEP）和练习行走以帮助在 10~12 周时过渡到完全负重（FWB）。

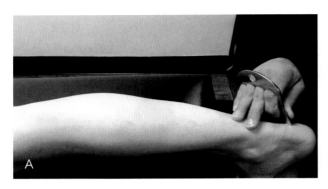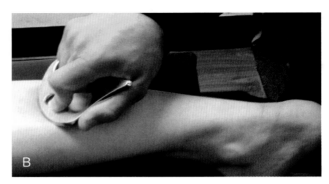

图 59-3　肌筋膜按摩。A.瘢痕处肌筋膜按摩；B.腓肠肌 / 比目鱼肌复合体肌筋膜按摩

- 对于急性断裂的简单修复，一些外科医师会促使患者更快地负重，以便患者在术后 4~5 周穿戴 CAM 保护靴时可以完全承重，并在 8 周时脱离 CAM 保护靴。

理疗（如有需要，可使用冷疗、超声波和电刺激）

　　如前所述；预先调制的电刺激可以继续用于疼痛控制，同时在为了延长和重塑组织而进行牵伸时联合冷疗（12 周）（图 59-4）。

治疗

- 目标是恢复正常的步态，当减痛步态消失时停止使用拐杖，并在第 12 周结束时停止使用 CAM 保护靴。
- 在第 8 周开始进行轻柔的踝关节跖屈和背伸 PREs。从膝关节屈曲位开始，逐渐进展到膝关节伸直位。目标是增加踝关节背伸，以便停止使用 CAM 保护靴（图 59-5）。
- 内翻和外翻等长收缩训练；进展到等张收缩训练。
- 在 10~12 周时，静态单腿平衡和双脚站立提踵。
- 闭链小腿肌力训练（蹬腿、下蹲、上台阶）。
- 继续固定自行车训练；可以开始增加阻力。

肌筋膜和瘢痕松解

- 在腓肠肌 / 比目鱼肌区域进行深层组织和触发点按摩。

- 在这个阶段，可继续使用肌筋膜和深层瘢痕松解技术并且重点是瘢痕；足底筋膜和踇长屈肌的软组织松解。
- 同样应该继续使用跟腱内侧和外侧松动术，以减少粘连的形成。

阶段 3：强化阶段（术后 12~16 周）

步态：完全负重

- 10 周：可以脱离手杖而单独使用 CAM 保护靴。
- 12 周：停止使用 CAM 保护靴并再次使用手杖直到患者的步态符合生物力学且没有不适。
- 重点应该再次放在正确的足跟着地、支撑相的体重转移及支撑相重点关注患者维持膝关节完全伸直的能力。整个步行周期中均应遵此原则。
- 目标是 FWB 时步态模式正常。

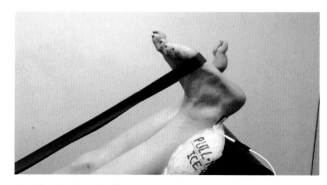

图 59-4　抬高位腓肠肌 / 比目鱼肌完全牵伸下冷敷

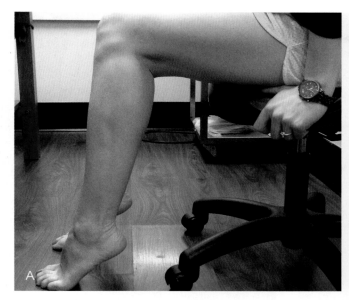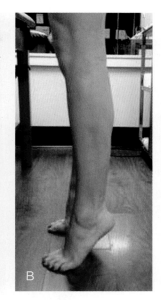

图 59-5　提踵。A. 比目鱼肌坐位提踵。B. 双侧腓肠肌 / 比目鱼肌站立位提踵

- 通常建议使用有衬垫的运动鞋并过渡到普通的鞋具。

理疗
- 如有需要，使用冷疗、超声波和电刺激。

治疗
- 恢复正常的踝关节 ROM。
- 使腓肠肌 / 比目鱼肌的柔韧性正常化；进展到站立位小腿牵伸。
- 使跟腱的柔韧性正常化。
- 强化踝关节跖屈和背伸肌力训练（强调离心训练；图 59-6）。
- 足跟和足趾 FWB 行走训练；进展到单脚站立提踵训练。
  - 如有需要在脚趾步行开始时使用手杖辅助踝关节跖屈等张收缩。
  - 患者在 FWB 时保持踝关节跖屈将会有困难，并且足跟会离心落地。这是一个正常的恢复过程，随着时间的推移会改善。
- 强化内翻和外翻肌力训练。
- 开始本体感觉或平衡训练。

- 开始跑步机上倒走训练（从 10% 等级开始进展到 0% 等级）。
- 继续下肢闭链肌力训练。
- 如能耐受可使用登山机（stairmaster）或沃萨攀爬器（Versaclimber）训练。

阶段 4：功能性强化和敏捷性训练阶段（术后 16~24 周）

理疗
- 如有需要，运动后冷敷。

治疗
- 继续强化踝和腿部肌力。
- 维持小腿三头肌和跟腱与健侧下肢相同的柔韧性。
- 继续肌肉耐力训练。
- 开始牵伸缩短循环（stretch shortening cycle, SSC）训练、低水平增强式训练。
- 进展到敏捷性和高水平增强式训练（无症状）。
- 开始间歇性跑步训练。
- 有限地重返体育活动。

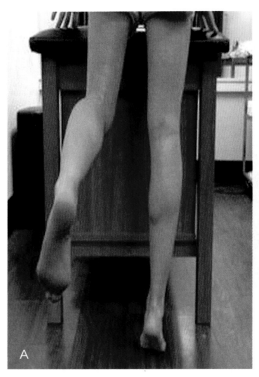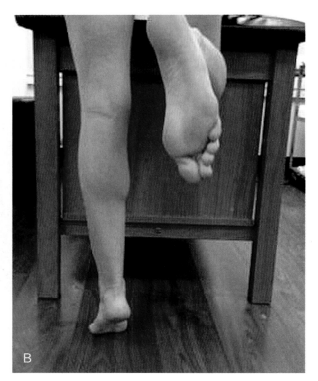

图 59-6　提踵。A．单侧腓肠肌 / 比目鱼肌站立位提踵。B．单侧腓肠肌 / 比目鱼肌站立位离心提踵

- 进展到完全 HEP。

目标
- 正常的踝关节 ROM。
- 踝关节徒手肌力评定 5 级。
- 足和踝关节无肿胀。
- 功能最大化。

重返体育运动标准

　　通过几项功能性测试评估患者能否重返体育运动。他们必须做到以下几点。
- 重复进行侧方下台阶测试 2 组，每组重复 15 次。
- 患侧下肢进行离心提踵训练 2 组，每组重复 15 次。
- 在腓肠肌 – 比目鱼肌复合体完全收缩下进行双侧脚趾行走，在体重转移到对侧下肢时保持足跟不下坠。
- 三级跳跃测试（triple hop test）：测量患侧下肢连续跳跃 3 次的距离，必须达到健侧下肢连续

跳跃 3 次距离的 90%。
- 在 6 英寸（约 15cm）高的箱子上进行增强式跳跃，共 3 组，每组 30 秒。包括前、后向和双侧向。
- 跑步 5 分钟，足跟着地时没有方向偏差或对齐不良。

　　只要患者症状和表现允许，与个人偏好有关的体育专项活动包括急停、跳高和冲刺跑逐渐被纳入常规训练中。重返竞技性活动需要循序渐进，同时注意不要加重症状。

结局

　　手术修复跟腱的结果通常是有利的。然而患者必须准备好长达 6 个月甚至 12 个月的恢复期，特别是想重返高水平体育活动的患者。遗留的酸痛和肌力恢复不完全是常见的。伤口愈合问题和挛缩会对结局产生重大负面影响，因此必须避免。

精要

- 外科医师必须保持精细的技术以尽量减少软组织并发症。在许多情况下，手术修复的获益取决于能否实现软组织愈合而不出现并发症。如果对伤口有任何担心，应及时通知外科医师进行管理。

- 和其他大多数踝关节重建手术一样，术后短期制动是非常重要的，可以减少感染的机会。一旦软组织开始从急性炎症中恢复，就可以开始运动。

- 总的恢复时间将会很长，通常超过 6 个月。许多患者和治疗师使用单脚站立提踵作为判断成功恢复的测试，但在术后超过 6 个月的时间内这个测试不会恢复正常。最好是强调双脚站立提踵和其他强化肌力训练，将注意力放在适宜的力量和耐力训练方法上。

（王四中 译，王陶黎 邹培慧 王于领 审）

参考文献

Erickson BJ, Mascarenhas R, Saltzman BM,et al. Is operative treatment of Achilles tendon ruptures superior to nonoperative treatment? a systematic review of overlapping meta-analyses. Orthop J Sports Med ,2015, 3:2325967115579188.

Gulati V, Jaggard M, Al-Nammari SS, et al. Management of Achilles tendon injury: A current concepts systematic review. World J Orthop ,2015,6(4):380–386.

Holm M, Kjaer M, Eliasson P. Achilles tendon rupture–treatment and complications: A systematic review C. Scand J Med Sci Sports ,2015,25(1): e1–e10.

Hunt KJ, Cohen BE, Davis WH, et al. Surgical treatment of insertional Achilles tendinopathy with or without flexor hallucis longus tendon transfer: a prospective, randomized study. Foot Ankle Int ,2015,36: 998–1005.

Maffulli N, Tallon C, Wong J, et al. Early weightbearing and ankle mobilization after open repair of acute midsubstance tears of the Achilles tendon, http://ajs.sagepub. com/content/31/5/692. short.

Martin RL, Manning CM, Carcia CR, et al. An outcome study of chronic Achilles tendinosis after excision of the Achilles tendon and flexor hallucis longus tendon transfer. Foot Ankle Int ,2005,26(9):691–697.

Ng CO, Ng GY, See EK, et al. Therapeutic ultrasound improves strength of Achilles tendon repair in rats. Ultrasound Med Biol ,2003, 29:1501–1506.

Ozkaya U, Parmaksizoglu AS, Kabukcuoglu Y, et al. Open minimally invasive Achilles tendon repair with early rehabilitation: Functional results of 25 consecutive patients. Available at: http://www.sciencedirect.com/science/article/pii/S002013830800483X.

Speck M, Klaue K. Early full weightbearing and functional treatment after surgical repair of acute Achilles tendon rupture. Available at: http://ajs.sagepub.com/content/26/6/789. short .

Suchak AA, Spooner C, Reid DC,et al. Postoperative rehabilitation protocols for Achilles tendon ruptures: a metaanalysis. Clin Orthop Relat Res ,2006, 445:216–221.

Wegrzyn J, Luciani JF, Philippot R, et al. Chronic Achilles tendon rupture reconstruction using a modified flexor hallucis longus transfer. Int Orthop ,2010, 34(8):1187–1192.

第**60**章 跟骨、距骨、中足及跖跗关节骨折

Thomas C. Dowd, MD; Eric M. Bluman, MD, PhD

概述

跗骨骨折常伴有明显的疼痛、畸形和功能障碍，而内固定等手术技术的发展，使得患者能更快地进行承重并恢复运动。临床中存在孤立的单一损伤，然而更常见的是多发性骨折（多发伤）。及时的骨折复位和固定可以最大限度地降低发病率和并发症，并可有效地矫正畸形和恢复最佳解剖关系。但需要注意的是足部骨折固定术虽然为足、踝早期恢复运动提供可能性，但负重过早也可能是固定失败的因素之一，因此康复训练必须在早期活动和保护固定之间求得平衡。本章描述关于跗骨骨折的常见手术干预措施及典型的术后物理治疗方案的解析。

跟骨骨折

跟骨骨折分为几种不同的类型。常见类型包括关节凹陷、跟骨舌形骨折和前突骨折。关节凹陷骨折常采用切开复位内固定（open reduction and internal fixation，ORIF）。在确定骨折严重程度时，后关节面的粉碎情况至关重要。Sanders 所描述的系统对这类骨折进行分类（表 60-1）。手术方式根据患者情况、骨折类型及外科医师的偏好而有不同选择。手术目标是恢复跟骨高度、消除内翻畸形并优化距下关节。术后康复目标是在不影响骨折愈合的情况下保持和恢复运动。

跟骨骨折的手术治疗

跟骨骨折的手术适应证

跟骨骨折常使用非手术治疗方法，其部分原因是骨折修复术后关节功能难以恢复正常。以下列出适宜手术干预的指征，包括跟骨关节内骨折移位、高度显著丢失（图 60-1）、撕脱骨折，尤其是合并后方远端小腿皮肤变化（图 60-2）的跟骨骨折。而有以下某些特征的患者，如吸烟史、血管供应受损、糖尿病控制不佳及不能遵循术后指导者可能需要列入手术禁忌。此外，严重的关节内粉碎性骨折的结局较差，特殊情况下也可行非手术治疗或急诊距下关节融合术。

过程

跟骨的 ORIF 传统上是采用伸展后足的方式进行的，这种 L 形入路是指肢体摆位保持跟腱和腓骨肌腱成 L 形，注意跟腱近端覆盖有腓肠神经。切口在足部水平延伸，与足底外侧面的无毛

Bluman 博士或其直系亲属担任 Stryker 公司的有偿顾问；持有 EDC 和 Neutin 公司的股票或股票期权；从 Rogerson 骨科和 Wolters Kluwer Health-Lippincott Williams & Wilkins 公司获得了非资金支持（如设备或服务）、商业酬金或其他非研究相关的资助（如带薪旅行）；并是美国骨科医师学会、足踝高级重建协会、美国足踝外科协会、FootCareMD、足踝外科技术学会董事会成员、管理者、行政人员或委员会成员。Dowd 博士或其直系亲属已获得 Zimmer 公司的研究或机构支持；并是美国骨科协会、美国足踝外科协会和 AAOS 的董事会成员、管理者、行政人员或委员会成员。

表 60-1	Sanders 跟骨骨折分类
分类	描述
类型 I	非移位性后关节面骨折（任意数量的骨折片段）
类型 II	后关节面处 2 个骨折片段（1 条骨折线有位移）
类型 III	后关节面处 3 个骨折片段（2 条骨折线有位移）
类型 IV	后关节面处 4 个或更多骨折片段（至少 3 条骨折线有位移）

注：此分类方法是基于通过载距突的冠状位 CT 扫描测量最宽处进行处理。

还可根据骨折线由内到外位置的不同进行次级分类：A= 外侧骨折，B= 中心骨折，C= 内侧骨折（资料来源 Buckley RE, Tough S. Displaced Intra-articular Calcaneal Fractures. Journal of the American Academy of Orthopaedic Surgeons ,2004,12:172-178. 节选自 Sanders R. Intra-articular fractures of the calcaneus: Present state of the art. *J Orthop Trauma*,1992,6:252-265 ）。

发皮肤平行（图 60-3）。全层掀起包含腓骨肌腱的软组织瓣。评估腓骨肌腱须在骨折复位固定完成后进行，同时需要评估腓骨后侧腱鞘内有无潜在脱位。易发生风险的结构在骨外侧和骨表面，但固定螺钉可能会撞击跟骨内侧结构，特别是如果它们相对于支持带过长或发生错位时（图 60-4）。缝合伤口需逐层进行，为避免术后延迟愈合、坏死或感染，应尽可能地减少对软组织的损伤。

跟骨 ORIF 的替代方法已经普及，其中之一就是跗骨窦法。该方法长度可变，沿腓骨远端至第 4 跖骨基线（图 60-5），此路径上伴行的是抬升

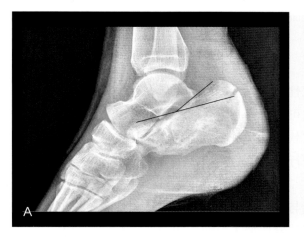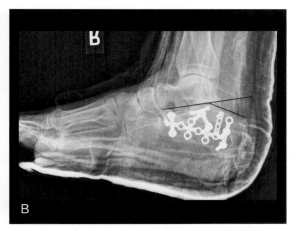

图 60-1　A.X 线片显示用来评价跟骨骨折的跟骨结节关节角（Bohler 角）。本例中，线之间的角度变锐。B. X 线片显示跟骨切开复位内固定术后重建的 Bohler 角

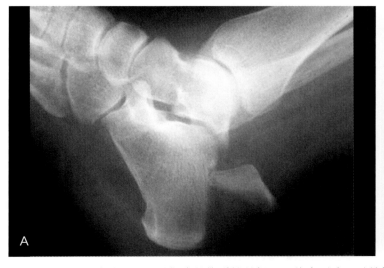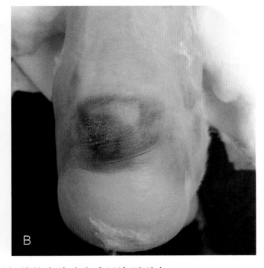

图 60-2　A. X 线片显示跟骨粗隆的撕脱性骨折。B. 临床照片显示骨折相关的皮肤改变［经许可引自 Banerjee R, Chao JC, Taylor R, et al. Management of calcaneal tuberosity fractures. *J Am Acad Orthop Surg*,2012,20(4):253-258. doi: 10.5435/JAAOS-20-04-253. ］

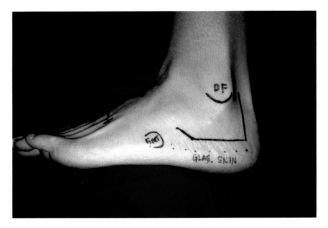

图 60-3　示意图显示由侧面延伸到达跟骨的方法。DF（distal fibula），腓骨远端；5MT（fifth metatarsal base），第 5 跖骨基底；GLAB. SKIN（glabrous skin），无毛发皮肤（足底的虚线）

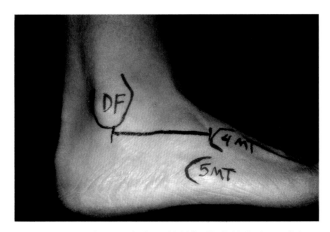

图 60-5　照片显示治疗跟骨骨折的跗骨窦法，到达跟骨的跗骨窦（黑色实线）。DF（distal fibula），腓骨远端；5MT（fifth metatarsal base）第 5 跖骨基底；4MT（fourth metatarsal base），第 4 跖骨基底

足背的趾短伸肌，处理覆盖跟骨的组织瓣会时再次遇到腓骨肌腱，应将腓骨肌腱与皮肤和皮下组织一起掀起，以最大限度地减少对组织床全层的分离，同时必须注意保护切口近端延伸区的肌腱和腓骨肌上的支持带。

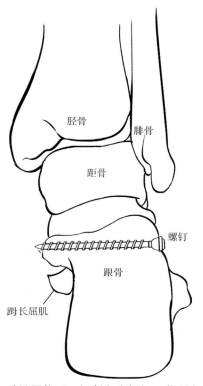

图 60-4　后足冠状面，间断方头螺钉、载距突和踇长屈肌腱间的关系

某些情况下，如后部关节面受损，则这种移位性骨折的 ORIF 可联合施行距下关节融合术，这可通过任一方法进行，并且需要去除剩余的关节软骨、制备软骨下骨，以及在跟骨和距骨之间进行压缩固定。

舌形或后部撕脱性跟骨骨折所涉及的跟腱近端与跟骨其余部位之间的移位性骨折，可能会累及部分后部关节面。四散的骨折使足踝部皮肤张力增高，需要紧急复位和固定，多以经皮技术或后入路方法解决。前部撕脱骨折发生在跟骨背前方，多发生于足部的翻转伤害。虽然针对小碎片的治疗通常无效，但如果发生骨不连所致的持续性疼痛则需要考虑切除。在跟骰关节上部可能出现大碎片，对大碎片最好采用 ORIF 处理。所有这些骨折不同于移位的关节内跟骨骨折，尤其需要关注对术后康复的影响。

并发症

- 伤口愈合延迟。
  - 可能与软组织包膜较薄有关。
  - 需要小心处理软组织。
- 感染。
  - 最棘手的并发症和伤口愈合问题。

- 要求早发现、早治疗。
- 距下关节纤维化、僵硬。
- 创伤后距下关节炎。
- 腓骨肌腱不稳或撞击。
- 前踝撞击，尤其是跟骨高度丢失。
- 腓肠肌或跟腱挛缩。
- 腓肠神经损伤。
- 筋膜间室综合征。
  - 爪形趾。

跟骨骨折的术后康复

一般性康复原则在本章末尾讨论。

- 距下僵硬、内外翻活动差是跟骨术后的常见挑战。
- 距下关节融合术需要调整方案以消除距下活动的问题。
- 由于各种原因，跟骨骨折后的背伸受限并不多见。事实上，一些患者的踝背伸活动度比对侧腿还有所增加，所以踝背伸受限可能是跟腱、腓肠肌挛缩的结果，也有可能是因为继发于跟骨高度恢复不良所致的踝关节前侧撞击，对两者的区分很重要。
- 少数情况下可见到伴随的腓骨肌腱粘连，此时应考虑推迟干预距下关节，可能需要更多的物理治疗来抵抗关节纤维化，但是折中的办法是对上腓骨支持带、腓骨肌腱和（或）鞘进行修补。

距骨骨折

距骨形状复杂，易在特定部位（体、颈、头、侧面或后部）出现骨折。与跟骨骨折一样，距骨骨折可能同样伴随多发伤，而距骨独有的一点是其有限的血液供应和缺乏肌腱附着，其稳定性受到骨性约束和韧带的支配。

距骨颈和体部的骨折常常伴随周围关节（距下关节、踝关节、距舟关节）的半脱位或脱位。

Canale 的改良 Hawkins 系统对距骨颈骨折进行分类（表 60-2）。距骨体骨折可能需要对踝关节（内侧或外侧踝骨）进行截骨以复位关节，这会产生再次"伤害"。最新进展包括关节镜辅助下复位和固定。这些损伤难以治疗，甚至在满意的 ORIF 术后也常发生僵硬、畸形、疼痛、关节炎、缺血性坏死和功能障碍。

表 60-2	改良 Hawkins 系统距骨颈骨折分类
分类	描述
类型 I	非移位性骨折
类型 II	合并距下半脱位/脱位的移位性骨折
类型 III	合并距下关节和踝关节脱位的移位性骨折
类型 IV	合并距下关节、踝关节、距舟关节脱位的移位性骨折

［资料来源：Canale ST, Kelly FB. Fractures of the neck of the talus. Long-term evaluation of seventy-one cases. *J Bone Joint Surg Am*, 1978, 60(3):143-156］

外科治疗

适应证

由于距骨与周边的 4 块骨骼及其关节面存在对应关系，有移位的距骨颈骨折通常需要手术以矫正关节排列不齐（图 60-6）。无移位的距骨颈骨折也应手术以改善早期关节 ROM 和活动能力。为了恢复胫距关节和距下关节的关节一致性，有移位的距骨体骨折需要手术干预。与踝关节不稳有关的症状性横向大病灶骨折，或非手术治疗后疼痛持续存在，可能均需要手术治疗。相对禁忌证包括吸烟、血管供应受损、糖尿病控制不佳或功能恢复能力有限。

过程

距骨颈部的切开复位和内固定

ORIF 通常由侧向入路，在出现内侧粉碎性骨折和有发生内翻畸形风险时，常推荐采用内外侧联合的方式，对保持适当横向的跗骨关节功能，防止内翻畸形非常重要。此外，偶尔还会进行腓骨远端或踝内侧截骨，以帮助在复位和固定前观

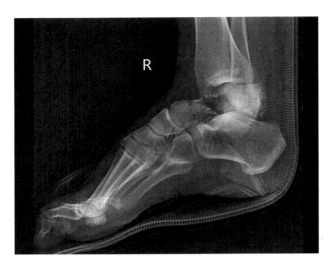

图60-6　X 线片显示距骨颈骨折合并距骨体碎片的旋转和移位

察骨折部位（图 60-7）。

距骨的外侧入路是以远离腓骨远端和第 4 跖骨基底连线的线性方式进行的，但这种方式容易牵拉或横断损伤腓浅神经的分支。距骨颈的内侧入路在胫骨前肌腱的跖侧并与之呈一直线（图 60-8），必须避免损伤隐神经和静脉的分支。

根据骨折类型、合并损伤的情况及外科医师的偏好，螺钉可从后向前或从前向后放置。如果选择从后向前放置螺钉，则置入是利用拇长屈

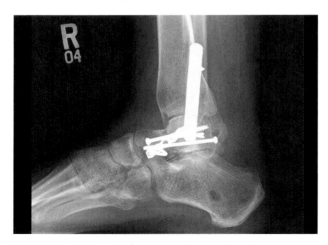

图60-7　术后 X 线片显示用内侧板的前后螺钉和后前螺钉的距骨颈骨折的复位和固定。由于同侧远端腓骨已经骨折，故无须截骨

肌和腓骨肌腱之间的神经间平面，通过后外侧间隙完成的。腓肠神经位于这些螺钉入路的浅层，易受到损伤，所以放置螺钉时需要非常小心地确定深度和方向，尽量避免刺激周围的肌腱和关节面（距踝关节后侧和距下关节的后关节面）。如果选择从前向后置入螺钉，则置入点应在距骨头附近，同时应注意螺钉入口部位附近的内侧和背侧结构（胫骨前肌腱、胫骨后肌腱、拇长伸肌腱，以及隐神经和深腓神经的分支）易受损。对于伴有粉碎的骨折，可以使用小的桥接板来稳定骨结构。

距骨体的切开复位和内固定

距骨体骨折位于距骨后外侧，这类骨折常累及胫骨关节的关节面和（或）距下关节后部的广泛区域，为帮助显露、复位及固定，这类骨折通常需要对远端腓骨或远端胫骨（通常是内侧踝骨）予以截骨。

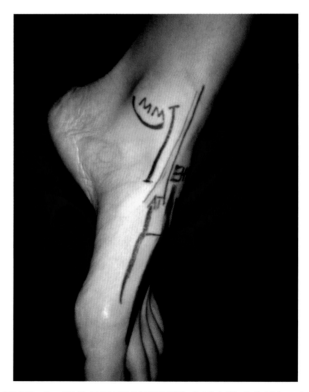

图60-8　照片显示到达距骨颈的内侧入路（实线）。这通常被称为是踝关节镜检查的前内侧通道的延伸。MM（medial malleolus），内踝；AT（anterior tibial tendon），胫骨前肌腱。虚线：隐静脉及神经

距骨外侧的切除、切开复位和内固定

距骨侧方骨折的治疗多为制动和休息，但如果症状持续存在，则需要考虑予以切除。如果骨折移位且距骨外侧骨折部分比较大，多选择复位和固定。应注意可能存在的相关损伤，包括韧带连结受损、骨肌腱脱位或撕裂。

并发症

- 伤口愈合。
  - 感染。
- 内翻畸形。
- 骨不连。
- 踝关节和（或）距下关节纤维化。
- 踝关节、距下关节或距舟关节的创伤后关节炎。
- 神经损伤（隐神经、腓肠神经、腓浅神经和腓深神经）。
- 骨坏死。
  - 常见后遗症，但并不总是导致塌陷和关节炎。
  - 损伤后 1~3 个月的踝关节 X 线片上可见 Hawkin 征，可预测距骨体的血运重建情况。

具体的康复措施

- 内翻畸形愈合影响运动恢复（足内翻 / 翻转）时，可能需要截骨矫正。
- 如果发生骨坏死，至关重要的是骨外科医师和物理治疗师之间的协作，以及共同确定治疗目标。通常骨坏死无明显症状，不需要干预。

中足 / 跖跗关节骨折

简介

中足骨折，尤其是跖跗关节和骰骨损伤常被忽略且难以治疗。患者如果出现中足压痛、水肿和足底瘀斑，则应高度怀疑此类损伤。跖跗复合体包括第 1~5 跖跗关节。跖跗韧带是一个复杂的

韧带结构，作为足部的"罗马拱"的基石用来稳定第 2 跖骨基底。骰骨与第 4、第 5 跖骨远端和跟骨近端相连结。这些结构的损伤可能会同时出现或孤立存在。应采用一系列影像学检查，包括 X 线片（病情允许的情况下最好拍摄负重 X 线片）、应力 X 线片、CT 和 MRI 扫描，以作出明确的诊断并指导治疗（图 60-9）。应尽量保证足的功能性结构，避免缩短，特别是足外翻和侧柱缩短（骰骨骨折）。一般来讲，骰骨骨折和跖跗损伤如果发生完全性移位，则需要手术治疗。

跖跗关节损伤

适应证

包括关于跖跗复合体的关节脱位，以及第 1~3 跖跗关节区的移位性骨折。这些损伤往往累及舟楔关节，此时为稳定关节需予以解剖复位并刚性固定。相对禁忌证包括吸烟史、血管供应受损、糖尿病控制不佳及软组织覆盖率不足。但如果软组织覆盖率允许的情况下，为了保肢可予以 ORIF。

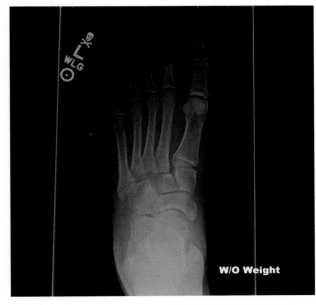

图 60-9　足 X 线片显示跖跗损伤及相应的"斑点征"

过程

跖跗关节的复位和内固定

跖跗关节的 ORIF 可以通过多种入路在足中部的背侧和内侧进行。这些切口均取纵向，切口的选择取决于多种因素，包括骨折方向、所累及的关节、相关的开放性损伤情况及外科医师的偏好。

内侧入路以第 1 跖跗关节（tarsometatarsal joint, TMTJ）为中心，该切口位于隐神经和静脉末端分支及腓浅神经内侧分支的投影区，随着解剖深至皮下脂肪时可见胫骨前肌腱，应注意保持此肌腱的插入状态。如需释放胫骨前肌腱，则应予以修复和（或）将之锚固在其既有的固定位置周围。

可以在第 1 TMTJ 或相邻的 TMTJ 之间做背侧切口，恰当的手术计划可有效暴露受损结构，并在切口之间保留足够宽度和厚度的皮肤桥。经典切口采用的是跗长伸肌、跗短伸肌之间的间隔，会遇到的背部结构包括胫骨前肌腱和趾长伸肌腱、腓浅神经末梢分支、腓深神经和足背动脉（及第 1 和第 3 跖骨基底部之间的行经足底侧的穿支动脉；图 60-10）。

这些骨折的固定取决于骨折方向、粉碎程度、软组织完整性及外科医师的偏好。复位后可通过简单的螺钉置入来保持稳定，但骨板和螺钉结构的构架可能还是有必要的（图 60-11）。手术目的是创造一个稳定的结构以保证适当的愈合，同时确保附近关节早期 ROM 的完成，特别是要保证踝关节、距下关节和距舟关节的灵活性。经关节的和（或）突出的及有症状的内固定物可能需要在后期去除。

有时损伤会横向进展。骨折和（或）脱位均可能导致第 4 和第 5 TMTJ 不稳定，此时开放性或闭合性复位均须使用骨针来固定受累关节。骨针需要在内固定取出前保持约 6 周。由于术后易发生僵直和不耐受不平坦地面等问题，不建议在第 4 和第 5 TMTJ 中行永久性刚性固定和关节固定。

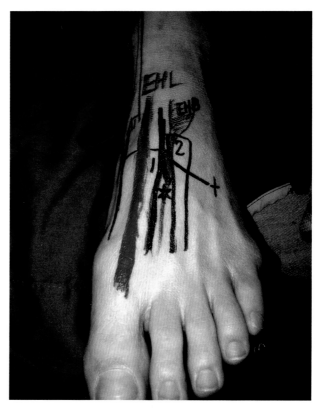

图 60-10　照片显示足背动脉分支（＊）、弓状支（＋）的足底穿支，以及与跖跗关节、EHL、EHB 的关系

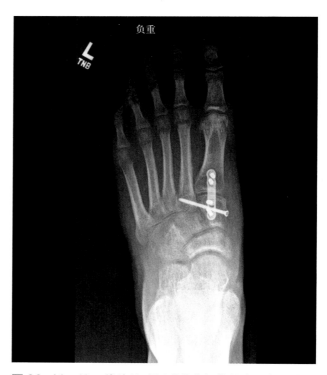

图 60-11　足 X 线片显示跖跗关节损伤的内固定与跨越第 1 跖跗关节的钢板（注意骨质减少症时不能使用）

跖跗关节融合术

通常在跖跗复合体的单纯韧带损伤时，或在治疗之初即明确有广泛性粉碎伤的关节骨折时使用跖跗关节融合术。此类处理方式类似于 ORIF。另外，关节固定术所选取的手术部位会被剥去软骨并刚性固定，有时会在固定前植入自体移植物或同种异体移植物，如果移植物由胫骨近端或髂嵴获得，尤其是在胫骨近端获得的较大的髂胫束带组织将更具康复意义。

骰骨的切开复位和内固定

适应证

骰骨骨折的 ORIF 指征包括脱位、显著移位、关节内延伸和侧柱缩短；相对禁忌证包括吸烟、血管供应受损和糖尿病控制不佳。

手术过程

ORIF 是针对那些伴有侧柱缩短、明显的关节内受累及移位的骰骨骨折而进行的。如果出现外展力或轴向负荷，骰骨会在相邻骨之间受到挤压，骰骨很少发生孤立性损伤，因此必须对足中部的内侧结构加以评估。骰骨具有广泛的关节，涉及跟骨、外侧楔骨、舟骨及外侧距骨基底部。手术目标包括恢复长度和减少创伤后关节炎。骰骨的经典切口是足侧面腓骨短肌和趾长伸肌之间的纵向切口（图 60-12）。切口从跟骨前部进入，抬升背侧趾短伸肌可进入第 4 跖骨基底。骨移植物可用于填充与下方松质骨塌陷相关的任何空隙。

通常，术中会使用小的外固定器来保持骰骨长度，特殊情况下器械会在术后保持 6 周（图 60-13）。另外，内固定可能会跨关节以保持横向长度。如果粉碎性骨折位于关节内，跟骨关节不能有效保留，则可行关节融合术，但仍应尽一切努力保持骰骨与跖骨基底间的连结。此外，应在腓骨沟处评估骰骨的距面以确保肌腱可顺畅通过内侧。手术目标是保持长度和关节功能。跨跟骰

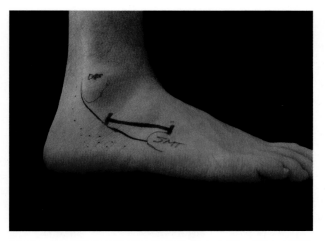

图 60-12　照片显示到达骰骨的侧向入路。切口（紫线和边上的垂直线）位于趾短伸肌肌腹的跖侧，背向腓骨肌腱（黑色直线）和第 5 跖骨基底（5MT），围绕骰骨并远离腓骨远端（DF）

关节的关节融合耐受性良好，但须注意的是，第 4 和第 5 TMTJ 的关节融合术耐受性较差。

并发症

- 伤口愈合问题。
  - 感染。
- 马蹄足。
- 畸形。
  - 扁平足。
  - 前足外展。
- 中足（跖跗/跗横关节）关节病。
- 腓骨长肌腱病。
- 足趾僵直。
- 神经损伤。

针对中足损伤的具体康复

- 正常状态下的中足内、中柱的矢状面运动限制在 10° 以内，故针对这类关节的恢复性运动训练的作用有限。外柱的移动性更佳，应努力优化运动并避免这些关节发生僵直（骰骨）。
- 由于中足明显的软组织损伤及随后的手术剥离，足趾形成瘢痕及发生屈、伸肌挛缩的风险很高。工作重点应放在这些肌腱上以减少挛缩

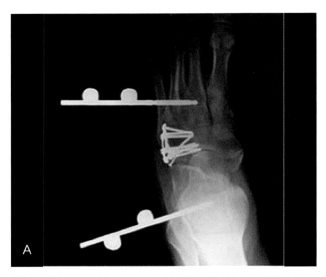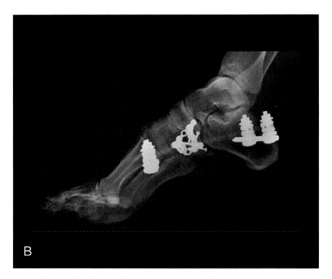

图 60-13　A. X 线片显示前后向骰骨骨折的内、外固定。B. X 线片显示侧位骰骨骨折的内、外固定［经许可引自 Borrelli J Jr, De S, VanPelt M. Fracture of the cuboid. *J Am Acad Orthop Surg*，2012，20(7):472-477. doi: 10.5435/JAAOS-20-07-472.］

（通常是延长），以及尽可能地减少足趾的功能损失。

足部损伤的一般性康复治疗方案

早期伤口愈合阶段

　　早期工作主要集中于固定，在足踝的中立位使用穿戴合适的、有适当填充的短腿后侧夹板及侧边角板。伤口愈合后（通常术后至少 2 周）应去除固定。主动的足趾屈曲活动（内收缩）可以促进血液在足底静脉丛中流动。

关节活动范围的改善 / 水肿减退阶段

　　伤口愈合后，不能负重的患者可使用可移除的固定装置，如 CAM 保护靴。现阶段的工作重点是恢复距下关节和踝关节的 ROM。治疗可包括主动训练、温和的辅助及被动训练。肢体可以在多个水平悬挂在治疗台上，以便于利用重力诱发跖屈、背伸及内外翻。持续性水肿可能会限制康复训练，应予以解决。ROM 和小腿功能的恢复对康复训练有极大帮助，并可通过使用冰袋和（或）压缩装置（脚踏泵、冷疗袋和冷压缩单元）来增

强疗效。可能会使用脱敏剂，特别是在腓肠神经损伤的情况下。在没有得到骨折愈合的临床和影像学证据前，患者应保持严格的不负重状态。

力量和功能恢复阶段

　　骨折恢复至临床和影像学愈合后，骨科医师可以给患者启动负重训练和恢复穿鞋（通常术后 8~12 周）。如有必要，可使用调节 / 卸载矫形器来减轻足跟脂肪损伤 / 萎缩及任何残余的足底突出物所致的疼痛。一般情况下，为跗跖关节损伤后的内侧支撑提供支持非常重要。此外，随着康复的进展，可以使用足踝矫形器（包括弹簧片装置）来稳定薄弱的足踝。由于受伤和长时间固定，患侧下肢（特别是腿部的肌肉组织）通常肌力减弱和萎缩明显。负重的增加可提高肌肉力量，但通过有针对性的抗阻训练，如踝关节 / 后足跖屈、背伸、内翻及使用弹力带下的外翻，可更加有效地提高肌力。训练中同样需要予以关注的还有提高足趾动作和力量，如进行抓取毛巾等活动。随着疼痛的消退及骨折的重塑和加强，进一步的强化治疗可引入使用重量性设备，以便对腿部肌肉组织进行集中肌力训练。

本体感觉训练

损伤及损伤后制动会弱化本体感觉，故训练中应设计适当的治疗来完善肢体功能，并注意尽可能地减少患侧肢体二次受伤的风险。在骨折愈合进展到患肢站立的时间阶段时，可增加平衡训练。起始训练从平地上睁眼双腿支撑站立开始，如平衡能力得到改善且病情允许，则应引入不平坦地面睁、闭眼状态下的训练或平衡板训练（图60-14）。一旦这些活动双脚都成功满意完成，治疗时则应加入单脚站立的内容。

敏捷性训练并回归运动

一旦骨折愈合进展到可进行肌力和本体感觉训练，则康复目标可提高为优化患肢功能，即帮助患者恢复到受伤前的运动水平。治疗的最后阶段目的包括减少受伤肢体的过量负荷和减缓邻近

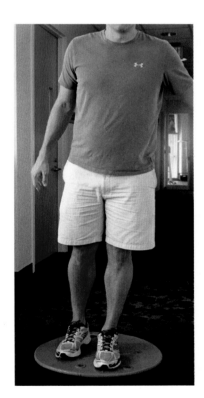

图60-14　有代表性的生物力学的脚踝平台系统（Biomechanical Ankle Platform System，BAPS，图片来自Robert D'Angelo, PA-C）

关节进展为关节炎，最后阶段的治疗教育包括优化力学和步态。训练应包括日常生活活动、横向和斜向运动、跳跃及体育/职业专项活动。康复治疗需根据患者的具体需求量身定做，以便提供有针对性的监控、教育和指导。

某些患者将无法恢复正常活动。跗跖关节损伤和跟骨骨折后，患者要恢复到原来的功能水平尤为困难。如果活动受限明显而康复进程进入平台期，则应制订多学科计划，以尽量减少疼痛和优化功能。这个计划可能包括活动调整、使用抗炎药、诊断性注射、高级定制矫形器、选择性关节固定术，甚至截肢。动态体外骨骼矫正法（intrepid dynamic exoskeletal orthosis，IDEO™）和类似装置的开发已经取得新进展，这些装置可以使保肢的患者获得满意的功能恢复体验（图60-15）。

精要

手术

- 恢复身高，消除内翻，恢复跟骨骨折块状后关节面和形态。
- 恢复关节关系，避免距骨骨折内翻畸形。
- 跗跖关节损伤的修复目标是稳定和关节一致性。严重粉碎性骨折要考虑关节固定。
- 避免永久性固定中足外侧柱。

康复

- 早期工作应该着重于控制水肿。
- 至少在伤口愈合前，ROM通常受限。持续采用软组织释放技术和关节松动术。
- 通常直到骨折恢复（8~12周）才能达到完全负重。
- 患侧下肢可能很难达到其受伤前在不平坦地面上所表现出的运动功能。如果损伤及其随后的治疗和康复措施达不到患者个体化的功能目

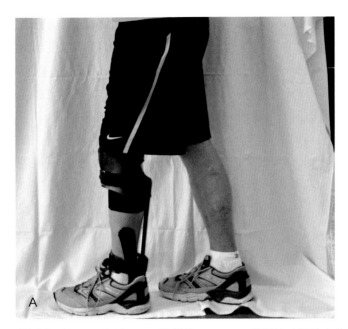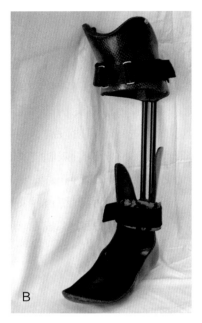

图60-15 A.应用 IDEO 的照片；B.IDEO 的照片（照片来自 Robert D'Angelo, PA-C）

标，则可以考虑使用支具、关节融合和截肢。

（吴春薇 译，王四中 邬培慧 王于领 审）

参考文献

Borrelli J Jr, De S, VanPelt M: Fracture of the cuboid. *J Am Acad Orthop Surg* 2012;20(7):472–477

Desmond EA, Chou LB: Current concepts review: Lisfranc injuries. *Foot Ankle Int* 2006;27(8):653–660.

Fortin PT, Balazsy JE: Talus Fractures: evaluation and treatment. *J Am Acad Orthop Surg* 2001;9(2):114–127.

Hsu JR, Bosse MJ: Challenges in severe lower limb injury rehabilitation. J Am Acad Orthop Surg 2012;20(suppl 1): S39–S41.

Ly TV, Coetzee JC: Treatment of primarily ligamentous Lisfranc joint injuries: primary arthrodesis compared with open reduction and internal fixation. A prospective, randomized study. *J Bone Joint Surg Am* 2006;88(3):514–520.

Patzkowski JC, Blanck RV, Owens JG, Wilken JM, Kirk KL, Wenke JC, Hsu JR; STReC: Comparative effect of orthosis design on functional performance. *J Bone Joint Surg Am* 2012; 94(6):507–515.

Sanders R: Displaced intra-articular fractures of the calcaneus. J Bone *Joint Surg Am* 2000;82(2):225–250.

第61章　脊柱术后康复的相关解剖

David Alex Stroh, MD, Bradley Moatz, MD 和 *P. Justin Tortolani, MD*

概述

深入了解脊柱、脊髓和周围结构的解剖是良好的外科治疗的基础，同样也是有效进行术后康复的基础。稳定的中轴骨骼不但是行走的基石，也为多数器官（包括头、胸腔、腹腔、盆腔）提供空间支持。采用何种技术和运动来帮助患者达到平衡、正确的姿势、功能或解决术后适应的困难，由脊柱和肌肉的特殊结构和生物力学决定。虽然广泛回顾已经超出本章的范围，但读者可以参考经典著作来进一步学习。这里提出的基本原则将为脊柱运动学及术后安全的物理治疗提供一个理论框架。

成人脊柱解剖学

局部解剖

颅骨的后基底部的相关局部解剖从枕骨部开始，枕外隆凸横向延伸为上项线。随之向下，棘突增大，最容易触及 C7（第 7 颈椎，又称隆椎）。胸椎棘突从颅骨到尾端逐渐向下倾斜，因此椎体的位置有时位于同节棘突之上，为体表标志的检查提供有用信息。棘突之间不应有阶梯状表现，否则表明脊椎滑脱。髂后上棘（posterior superior iliac spine，PSIS）可用拇指触诊，其余手指弯曲以确定骨盆的"形状"（矢状图）。在 Adams 前屈试验中，棘突和肋骨是评估脊柱侧凸的标志。各种各样的局部骨性标志在评估脊椎节段方面是有用的（表 61-1）。

椎体

如图 61-1 所示，脊柱分为颈椎（$C_1 \sim C_7$）、胸椎（$T_1 \sim T_{12}$）、腰椎（$L_1 \sim L_5$）、融合骶骨（$S_1 \sim S_5$）、融合尾骨（4 块）。另外，腰椎、颈椎或腰椎末端为常见的变异节段。4 个过渡区是值得注意的。从枕部到第 1 和第 2 颈椎骨的区域高度特异化，C_1 形成一个扁平的环支撑头骨，与 C_2 齿突构成旋转运动的前结节（或轴）。脊柱内有 2 个

Moatz 博士或其直系亲属已从 Globus Medical 和 Vertebral Technologies Incorporated 公司获得非收入支持（如设备或服务）、商业性酬金或其他非研究相关资金（如带薪旅行）。Tortolani 博士或其直系亲属已从 Globus Medical 公司获得版税；担任 Globus Medical、Innovasis 和 Spineology 公司的付费顾问；已从 Spineology 公司获得研究或机构支持；并且是《脊柱畸形杂志》（*Journal of Spinal Deformity*）、Medstar 联合纪念医院和国际外科神经病学学会的董事会成员、管理者、行政人员或委员会成员。Stroh 博士和其任何直系亲属均未从与本主题直接或间接相关的商业公司或机构收取任何有价物，未持有任何股票或股票期权。

表 61-1	局部标志和脊椎平面
下颌骨	$C_2 \sim C_3$
舌软骨	C_3
甲状软骨	$C_4 \sim C_5$
环状软骨	C_6
隆突	C_7
肩胛冈	T_3
胸骨角	$T_4 \sim T_7$
肩胛骨下角	T_7
脐	T_{10}
髂嵴	L_4
髂后上棘	S_2

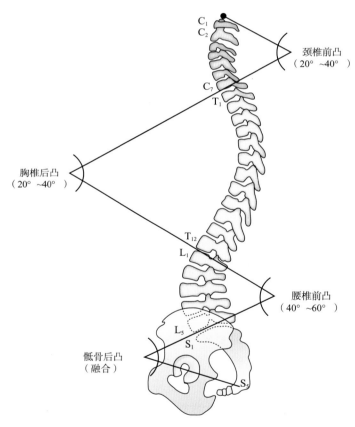

图 61-1　脊柱和骨盆的矢状面，显示颈椎和腰椎前凸、胸椎和骶骨后凸，以及融合尾骨［引自 Roussouly P, Pinheiro-Franco JL: Sagitlal parameters of the spine: biomechanical approach. *Eur spine J*; 20(suppl 5): 609-618.］

连接点，是颈椎前凸与胸椎后凸的连接点、胸椎前凸与腰椎后凸的连接点。腰骶交界处通过相对固定的骶髂关节与骨盆连接。这些连接点是独特的，它们由相对固定的脊柱段（胸椎和骶椎部）过渡到可移动的区域（颈椎和腰椎）。因此，这些区域处于相对较高的压力之下，极易受损。

典型的椎体都有某些共同的特征（图 61-2），前部是柱形椎体，后部是椎弓，两侧椎弓相连构成椎孔。椎体大部分由骨松质构成，被一层薄的骨皮质包裹。每侧椎弓根与椎弓交接区发出 3 个关节突（后侧组成部分）。横突位于上、下关节突之间，为其所附着的肌肉和韧带充当杠杆臂。上、下关节突之间有一个骨性的峡部称为椎弓峡部，相邻椎体的重复平移运动易造成该部位的应力性骨折。两侧椎弓峡部向后延伸形成 2 个扁平的椎弓板，合并后向后拉长形成棘突。

椎体形态的区域变化平衡了稳定性和关节活动范围（ROM）的需要。从头部到尾部，腰椎椎体体积随承受的重量增加而增大。关节面的方向从大约 45° 的矢状面（半冠状面）逐渐转变为几乎平行，这会限制腰椎旋转活动范围。从 C_3 到 T_1，椎弓根直径几乎线性增加，从 T_1 到 $T_4 \sim T_6$ 呈线性下降，然后从 T_6 到 S_1 增加（值得注意的是，L_1 通常小于 T_{12}）。在轴向平面中，它们的方向在下段中也更成角度。这些变化使胸椎和颈椎区域的椎弓根部位螺钉的放置更加困难，而放置在侧面的螺钉通常用于颈后路固定。颈椎前缘在下方与椎间盘轻度重叠，从 C_3 到 C_7，椎体上面两侧有向上的突起为钩突，与上椎体下方的凹陷组成钩椎关节。

横突的前面有横突肋凹。在颈椎，椎体侧融合形成供椎动脉穿行的横突孔。C_7 横突前部形成不规则的颈肋异常结构，是引起胸廓出口综合征的危险因素。在胸椎中，椎体两侧均有小的关节面与肋骨相连接，它们使胸廓变得稳固。在腰椎中，它被分为乳突副突及部分横突。在骶椎，肋骨退化结构和横突融合成的上面和下面来构成骶

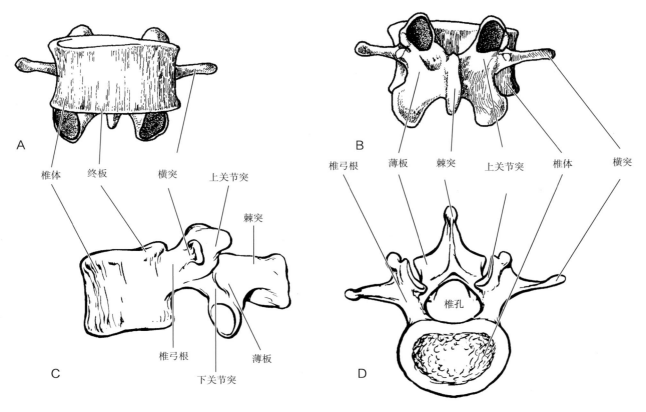

图 61-2　典型椎体的特征。A. 前面观；B. 后面观；C. 侧面观；D. 上面观（经许可引自 MediClip, copyright (c) 2003, Philadelphia, PA, Lippincott Williams & Wilkins. All rights reserved. ）

髂（sacroiliac，SI）关节的关节面。

颈椎上段和骶段的椎骨高度特异化。寰椎（C₁）和枢椎（C₂）无椎体，它们由前弓和后弓组成。C₁ 有上关节凹和下关节凹分别与弯曲的枕骨和 C₂ 的侧块（一个椎弓根和关节面的融合）相关节。C₂ 齿突主要通过横韧带、翼状韧带和齿突尖韧带及覆膜（一个后纵韧带的延续）向前伸出与 C₁ 相连。融合的骶骨为 SI 关节提供一个延续的侧面关节，骶骨的骶正中嵴由融合的棘突构成，由一个多裂肌附着的骶外侧嵴及传递骶神经根的骶孔构成。

脊柱的关节和韧带

在整个脊柱中有大量关节。所有典型的椎骨为椎间小关节或关节突关节提供上下关节突，如此命名是因为它们将 2 个相邻的椎骨连接在一起。小关节是相对移动的，允许滑动运动以适应屈伸和一定程度的旋转。从 C₃ 到 C₇，下节椎体通过钩椎关节连接上节椎体的外侧边缘，这种连接允许前屈－后伸，但限制侧屈。在胸椎，肋突关节在椎体和某些横突上都有相同的水平肋骨进行咬合，以允许肋骨运动。

椎间盘是一种将邻近椎体隔离和给予轴向负荷支撑的滑动关节结构。它包括一个外部环（主要是 I 型胶原蛋白）和一个内部髓核（相对较高的蛋白多糖含量）。亲水蛋白多糖可以吸收水分并水化核，使其能够抵抗压缩。椎间盘损伤可能包括不完全纤维环撕裂、全层撕裂和髓核突出。这些分为椎间盘膨出（椎间盘完整，但松弛，纤维环在压力下广泛扩张）、突出（髓核破入纤维环）和脱出（髓核破入椎孔）。椎间盘没有受到任何血管供给，而椎间盘内细胞所必需的大部分营养物质通过终板血管的扩散来获得。

脊柱韧带的限制（图 61-3）包括前纵韧带
（anterior longitudinal ligaments，ALL）和后纵韧
带（posterior longitudinal ligaments，PLL）、小关
节囊、黄韧带、棘间韧带和棘上韧带（及其颈椎
延续形成的项韧带）。这些韧带限制椎体运动以保
证安全并稳定脊柱。连接椎间盘和椎间孔的韧带

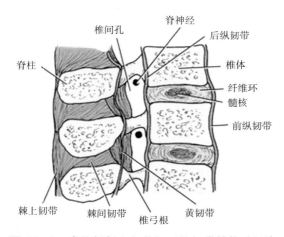

图 61-3　脊柱侧斜和矢状切面的韧带结构（经许可引自
Snell RS. *Clinical Neuroanatomy*. Philadelphia, PA: Lippincott
Williams & Wilkins, 2009）

如果变得肥厚，可能引起神经压迫。

神经系统的解剖与病理解剖

根据功能（上行感觉与下行运动 / 抑制）、
区域（颈、胸、腰、骶）和细胞类型（灰质与白
质），很好地将脊髓分成纵向神经束（图 61-4）。
与运动神经元体的中央灰质相比，脊髓白质束分
布于外周。成对的后根（背根神经节中感觉神经
元的上行轴突）和脊神经前根（运动神经元的下
行轴突）从脊髓发出，在离开椎孔之前合并到特
有的脊神经并分成背侧支和腹侧支。如表 61-2 所
示，各种关于运动、感觉和反射的体格检查的结
果均可归因于特定的神经根。

在考虑椎间盘突出症时，两个事实可帮助研
究者将影像学结果与预期的根性症状相关联，以
确定受影响的脊神经。首先，从 C_3 到 C_7，神经根
位于带有其名称的椎弓根的上方（如 C_7 出口在 C_7
椎弓根上方），这一变化模式一直到 T_1，因为 C_8
神经根没有 C_8 椎体存在（T_1 出口在 T_1 椎弓根下
方）。其次，颈椎的神经根出口角度较浅（几乎水

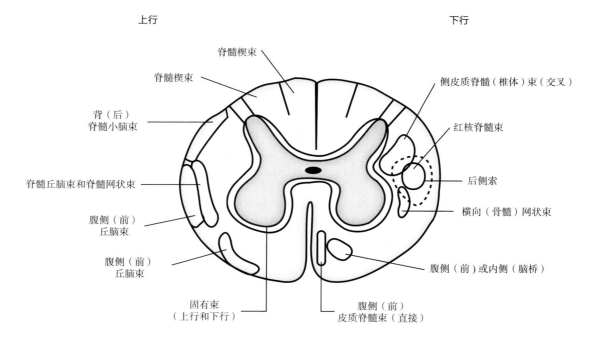

图 61-4　脊髓横截面与纵向运动和感觉束概览（经许可引自 Ballantyne JC. *Massachusetts General Hospital Handbook of Pain Management*. Philadelphia, PA: Lippincott Williams & Wilkins, 2005.）

脊髓节段	感觉（轻触或针刺）运动反射（0，元；1，改变；2，正常）	运动（0，瘫痪；1，仅收缩；2，无重力移动；3，抵抗重力；4，抵抗阻力；5，正常）	反射（0+，无；1+，减弱；2+，正常；3+，活跃；4+，过度阵挛活跃）
表 61-2	脊神经根的体格检查表		
上肢			
C_5	肩（腋窝）	肩外展（腋窝）	肱二头肌
C_6	拇指（桡侧）	屈曲手臂（$C_5 < C_6$ 肌皮神经）抵抗伸腕 C_6（桡侧弱）和 C_7（尺侧弱）	肱桡肌
C_7	中指（中线）	上臂伸展（桡侧）C_7 抵抗腕关节屈曲（桡侧弱）和 C_8（尺侧弱）	肱三头肌
C_8	小指（尺侧）	抵抗手指屈曲和拇指伸展	
T_1	上臂内侧（上臂皮肤内侧）	抵抗手指外展	
下肢			
L_1	腹股沟区		
L_2	大腿内侧（闭孔）	髋关节屈曲（$L_2 > L_3$/ 股神经）	
L_3	膝内侧	股四头肌伸展（$L_3 + L_4$/ 股神经）	
L_4	足内侧（隐静脉）和膝前侧	踝背伸（$L_4 > L_5$/ 腓深神经）	股四头肌腱
L_5	足背（腓浅神经）	踇趾背伸（腓深神经）	
S_1	足外侧（腓肠肌）	踝跖屈（胫骨后肌）	跟腱
S_2	腘窝	膝关节屈曲（$L_5 \sim S_2$/ 坐骨神经）	肛门反射（$S_2 \sim S_5$）
$S_3 \sim S_4$	肛门（$S_3 \sim S_4$）	小趾屈曲（$S_2 \sim S_4$），括约肌主动收缩（$S_2 \sim S_4$）	

平），尾部变得陡峭。正因为如此，颈椎间盘突出几乎总是会影响一根神经根（通常是编号较大的神经），而腰椎间盘突出可能影响出口 / 编号较小的神经根（如果在孔的更外侧）或穿越 / 较大编号的神经根（更中心）。脊髓末端大多数在 $L_1 \sim L_2$ 平面，终止于脊髓圆锥。在此平面以上的椎孔狭窄引起的脊髓压迫可能导致脊髓病变。在 L_2 以下只有马尾神经综合征可能发生。

血管解剖

脊髓的血液供应来源于 2 条脊髓前动脉和 1 条脊髓后动脉。它们在脊髓全长从锁骨下 / 椎动脉或直接从主动脉不断接收动脉（节段性髓动脉和肋间动脉）。其中最大的节段性髓动脉是 Adamkiewicz 动脉，其进入胸中段脊柱，可被血管腔内支架、腹膜后清除术或血栓形成中断，从而导致脊髓缺血。肋间动脉背侧支的前、后分支

在椎间孔内走行，静脉回流是通过错综复杂的跨越脊髓长度的椎内动脉丛来实现的。这些血管也通过 Batson 静脉丛（椎管内静脉丛）从骨盆和胸腔接收静脉回流。Baston 静脉丛是一种无瓣膜系统，它与转移性肿瘤的扩散和椎体感染有关。

颈椎椎动脉的走行在颈椎切开和探测中尤为重要。血管在除 C_7 之外的所有颈椎横突孔中通过。血管从 C_1 的横突孔穿出，向内侧急转弯，随后向上进入枕骨大孔。在椎体外侧超过 2cm 的部位进行手术将冒着损伤椎动脉的风险。

脊柱肌肉解剖

颈部肌肉排列成前部肌群（浅层、舌骨上、舌骨下和深层）和后部肌群（浅层、枕下三角），如表 61-3 所示。这些肌肉群由浅层的筋膜、气管前筋膜和椎前筋膜分开。典型的脊柱前路手术采用横向左侧切开（避开易损的右侧喉返神经），分

表 61-3	颈部肌肉			
肌肉	起点	止点	功能	神经支配
颈部前群：浅层				
颈阔肌	锁骨上缘	下颌骨的前面和有皮肤覆盖的下面部及颈部	绷紧面部表情，降下颌	面神经颈支
胸锁乳突肌	胸骨柄和锁骨	乳突和上项线	屈曲，旋转头部到对侧。拮抗肌：斜方肌	脊副神经
颈三角前面：舌骨上肌				
二腹肌	下颌骨和乳突	舌骨	降下颌骨。拮抗肌：咬肌	下颌舌骨神经和面神经
下颌舌骨肌	下颌骨		上提舌骨，降下颌骨，张口。拮抗肌：舌骨下肌群	下颌舌骨神经
茎突舌骨肌	颞骨茎突			面神经
颏舌骨肌				舌下神经
颈三角前面：舌骨下肌群				
胸骨舌骨肌	胸骨柄	舌骨	下降舌骨和喉。拮抗肌：舌骨上肌群	颈襻
肩胛舌骨肌	肩胛骨			
甲状舌骨肌	甲状软骨			C_1 腹侧支
胸骨甲状肌	胸骨柄	甲状软骨	下降舌骨和升喉。拮抗肌：舌骨上肌群	颈襻
颈前肌：深层				
头长肌	C_3~C_6 横突	后枕部	弯曲脊柱。拮抗肌：斜方肌	C_2~C_6 腹侧支
颈长肌		枕骨基底部		C_1~C_4 腹侧支
颈后肌：外侧				
斜角肌	C_2~C_7 横突	第1、第2肋后缘	颈侧屈，上提肋骨	C_5~C_8 腹侧支
颈后肌：枕下三角				
头后大直肌／小直肌	后棘或寰枢椎结节	下项线	伸展、旋转和侧屈头。拮抗肌：胸锁乳突肌	枕下神经
头上斜肌／下斜肌	枢椎棘突和寰椎横突	枕骨和寰椎横突	伸展、旋转头。拮抗肌：胸锁乳突肌	

离颈阔肌和颈长肌，使其他所有肌肉保持完整。颈椎后正中入路和所有脊柱正中入路一样，在椎旁肌的筋膜腱下进入，一旦触及骨，就在骨膜下继续。而在腰椎后入路手术中，从脊柱棘突侧面切开可能会破坏后支，激活脊旁肌群。由于这些肌肉束被分段支配，因此不会出现明显的麻痹或感觉缺失。

　　所有剩余的背部肌肉分为外部肌群、内部肌群（浅层、中层）和腹部（前部和后部）肌群，3层胸腰和腰背筋膜将这些肌肉进一步分开。脊柱前入路手术是穿过腹壁各层（中线或中线旁），在腹膜内或通过腹膜将腹内容物作为一个整体收

回。然后切开腹膜后筋膜，避开大血管，直接进入脊柱前方。另一种方法是腹膜后入路，通过腹横肌和斜腹部的肌腹，直接进入腹膜和腹膜后腔之间的平面。脊柱的后外侧／Wiltse 入路是从中线开始切口，在多裂肌和最长肌之间形成的一个平面。虽然这种方法比前入路更多地侵害肌肉，但其通常不会导致明显的肌肉横断，从而危及活动。最后，是在腰肌外侧中使用极远的侧切开方式。这种方法横断腰肌纤维到达椎体的前外侧。危险结构包括腰神经根，其经腰大肌前离开和汇入腰丛（表61-4）。

表61-4	背部肌肉			
肌肉	起点	止点	功能	神经支配
外在				
斜方肌	上项线，枕外隆突，$C_7 \sim T_{12}$ 项韧带	锁骨，肩峰，肩胛冈	上提、内收、内旋肩胛骨，后伸颈部。拮抗肌：前锯肌、胸锁乳突肌	脊副神经
小菱形肌	$C_7 \sim T_1$ 棘突	肩胛骨内侧缘	内收，内旋肩胛骨。拮抗肌：前锯肌	肩胛背神经（C_5）
大菱形肌	$T_2 \sim T_5$ 棘突			
肩胛提肌	寰椎，枢椎，C_3，C_4 的横突		上提肩胛骨	肩胛背神经和 $C_3 \sim C_4$ 背侧支
背阔肌	胸腰筋膜（T_7 的棘突到髂骨）	肱骨结节脊	前伸、内收、外旋肱骨。拮抗肌：三角肌、肩胛下肌	胸背神经
上后锯肌	$C_7 \sim T_3$ 棘突	第 2~5 肋上缘	提肋	$T_1 \sim T_4$ 腹侧支（肋间神经）
下后锯肌	$T_{11} \sim L_3$ 棘突	第 9~12 肋下缘	降肋	$T_9 \sim T_{12}$ 腹侧支（肋间神经）
内在：浅层／脊横突肌				
头夹肌	$C_3 \sim T_4$ 项韧带下部	上项线和乳突	伸展或旋转、侧屈颈部。拮抗肌：胸锁乳突肌	脊神经背侧支
颈夹肌	$T_1 \sim T_6$ 棘突	$C_1 \sim C_4$ 横突		
内在：深层／骶棘肌（竖脊肌）				
棘肌	骶骨，髂骨，腰椎棘突	$C_2 \sim T_8$ 棘突	伸展、旋转和侧弯躯干。拮抗肌：胸锁乳突肌、颈长肌、腹肌	脊神经背侧支
颈长肌		乳突，颈胸椎棘突		
髂肋肌		肋骨下缘和 $C_4 \sim C_7$ 横突		
内在：深层／脊横突肌				
头半脊肌	$C_7 \sim T_7$ 横突肌群	枕骨后颈部脊柱	头部伸展与旋转到对侧	脊神经背侧支
胸半脊肌	$T_1 \sim T_{10}$ 横突肌群	$C_2 \sim T_4$ 棘突		
多裂肌	$C_3 \sim S_4$ 横突肌群	上位脊椎（$C_2 \sim S_4$）棘突	侧弯并将脊柱向对侧旋转	
回旋肌		相邻上脊椎棘突	向对侧旋转相邻的上一脊椎	
肋提肌		相邻下肋上缘	提升下一肋骨	
横突间肌		$C_3 \sim S_4$ 棘突	侧弯上一脊椎	
棘间肌	$C_3 \sim S_4$ 的棘突	相邻上脊椎棘突	伸展上一脊椎	
前腹壁				
腹直肌	耻骨	剑突和第 5~7 肋软骨的下缘	脊柱主要的屈肌、拮抗肌、竖脊肌、多裂肌、脊间肌	胸腹神经（$T_7 \sim T_{12}$）
腹横肌	髂嵴和腹股沟韧带、第 6~12 肋胸廓表面	耻骨嵴、耻骨肌线	减少腹内容积，增加腹内压	$T_7 \sim T_{12}$ 背侧支，髂腹下神经、髂腹股沟神经、股外神经
腹外斜肌	第 4~12 肋前缘和下缘	髂嵴和腹股沟韧带	旋转脊柱到同侧，减少腹内容积，增加腹内压	脊神经 $T_5 \sim T_{12}$ 背侧支
腹内斜肌	髂嵴和腹股沟韧带	第 4~12 肋前缘和下缘、剑突、白线		脊神经 $T_8 \sim T_{12}$ 背侧支、髂腹下神经、髂腹股沟神经
腹后壁				
膈肌	剑突和第 6~12 肋的表皮	中心腱	调节胸腔和腹腔的容积和内压	膈神经和腰神经背侧支

续表

表 61-4	背部肌肉			
肌肉	起点	止点	功能	神经支配
腰大肌 / 腰小肌	L_1~L_4 横突和椎体侧面	股骨小转子	前屈，外旋髋部。拮抗肌：臀大肌	L_1~L_3 腰丛神经
髂肌	髂窝		屈髋，脊柱前屈	股神经
腰方肌	腹股沟韧带和髂嵴	第 12 肋下缘和 L_1~L_4 横突	脊柱侧屈，降肋骨	T_{12}~L_4 腹侧支

生物力学简介

脊柱运动节段（或脊柱功能单位，图 61-5）是构成整个脊柱运动学 / 动力学的最小集合体，它复制整个椎骨的运动学 / 动力学。它由相邻的 2 个椎骨、椎间盘及椎骨间的韧带组成。这个运动节段可以被概念性地分成 3 列和 3 行。以横向的角度来讲，在冠状面上，前列是从前纵韧带到 2/3 的椎体，中间这一列从椎体的后 1/3 到后纵韧带，后列从后纵韧带的后部延伸至脊柱后侧的大部分。当 3 列中的 2 列被破坏时（骨性损伤或韧带损伤）脊柱的稳定性会受到影响，通过改变姿势将会改变每一列椎间盘的压力，仰卧位、坐位、站立位的姿势将会改变椎间盘的受压程度。在坐位下更容易导致椎间盘受压或者神经压迫，

导致疼痛加剧，而在屈曲位椎间距离会变宽从而减轻神经根的压力。一项研究表明脊柱前列和中间列承担了更大比例的体重，因而椎间盘是很有用的椎间装置（被设计用来保证脊柱前列的完整性）。

在轴向面，椎间盘、椎弓根、椎骨是可以被划分开的。在稳定的脊柱节段，任何两个结构都不会在同一平面。这有助于描述影像学结果、术中定位神经结构，并提供神经压迫或刺激来源的信息（例如在椎间盘平面、椎间盘的结构、椎弓根平面的囊肿、椎骨平面的骨刺等）。

成人脊柱的 S 形曲线部分归因于遗传学和人类直立姿势。婴儿在出生时缺乏颈椎曲度，脊柱成 C 形，颈曲在抬头对对抗重力的情况下形成。过度的脊柱前凸或后凸会改变"三角结构"（顶角是椎间盘，底角是关节突关节）的拉力和压力的分布，这会导致椎间盘或关节的退化。当某一脊柱运动节段失去活动性时，其相邻的运动节段一定会因承受更大的负荷而加快退化。

脊柱在矢状面（屈曲 – 伸展）、冠状面（侧屈）、轴状面（旋转）产生运动。这些节段由周围肌肉发起，通过骨性结构和韧带限制其活动范围。整个脊柱各个方向的 ROM 均不相同。一般来讲，脊柱大部分的屈曲 – 伸展是由颈椎和腰椎的运动以及一小部分的胸椎来完成的，大部分的旋转是由 C_1~C_2 关节，以及胸椎上部来完成的，侧屈在每个脊柱区域是基本一样的，C_1 与 C_2 之间的特殊结构使得脊柱在旋转、侧屈和屈曲 – 伸展

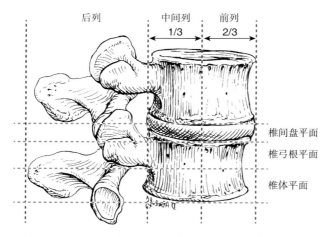

图 61-5　脊柱运动段（功能脊髓），分为 3 栏（蓝色）和 3 级（红色）

上有一个较大的活动范围，是一个活动度较大的同时也是相对不稳定的区域。一个椎骨围绕另一个椎骨的相对运动很少在一个平面上发生。耦合运动可以描述一个椎骨相对于相邻椎骨旋转而发生侧向弯曲的趋势。

对于独立的脊柱（不考虑肌肉活动），其矢状面或冠状面可能会失去平衡。脊柱会本能地通过弯曲另一部分的脊柱节段来试图纠正这一区域的不平衡，从而维持整体的稳定。用于描述脊柱稳定性、平衡度和弯曲度的常见测量指标如图 61-6 所示。脊柱肌肉允许椎骨灵活地屈曲和伸展，来调整每个区域的重心。当脊柱承受的负荷作用在较远的距离时（如手持重物时，伸直手臂而不是靠近躯干），椎骨上负荷的拉力和压力会增加，导致肌肉过度使用。一个大而隆凸的腹部使力臂增加，通常会产生类似的效果。"原动－拮抗"肌群长期失衡会导致引起脊柱的不稳定，如同肌张力因受伤或炎症发生改变一样。核心稳定肌（如多

裂肌）在术后可能不活跃，但直到协同肌疲劳才会出现明显的功能障碍。当炎症发生时多裂肌和颈长肌/头长肌因受牵连而不活跃，相应地斜方肌、胸锁乳突肌以及脊柱的竖直肌就变得极度活跃，对这些不活跃组织的强化康复或许会提高患者的平衡性以及帮助患者控制术后疼痛。

此前，跨越脊柱的三个区域（胸部、腹部和骨盆）在不同的生物力学原理下运作。胸廓是一个相对坚硬且受限制的节段。腹部或许可以概念化的作为脊柱前部的安全气囊。腹内压为脊柱前部提供一个刚性支柱作用，是由腹腔周围的肌肉（顶部的膈肌，底部的盆底肌、腹直肌、腹横肌和腹内外斜肌）形成的。骨盆是脊柱的终端骨连接物，同样的，它在维持脊柱平衡时起决定作用。在冠状面，偏离的程度被称为倾斜角，骨盆倾斜角是髂骨的连接线与地平面的水平面不平行，骶骨的倾斜度通常随着骨盆改变，很少有例外。在矢状面，偏离的程度被称为倾角或曲度，包括骶

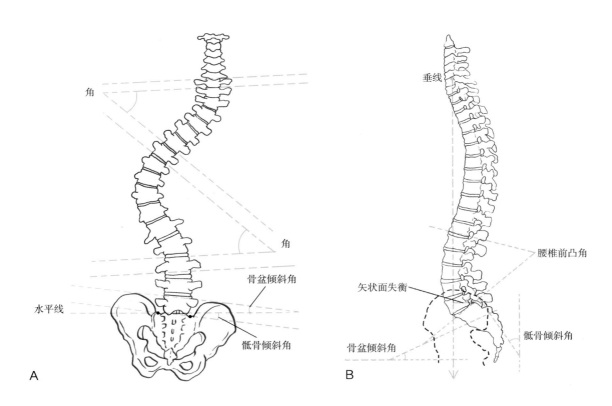

图 61-6　脊柱生物力学角度和力线。A. 从冠状面观察脊柱侧凸，Cobb 角的测量和骨盆及骶骨倾斜角。B. 从矢状面观察脊柱前凸角的测量，矢状面失衡的 C_7 铅垂线，骨盆、骶骨倾角（与骨盆入射角有关）

骨和骨盆各自的倾角。骶骨和骨盆倾角的相对程度，以及股骨头在髋关节的位置，决定了骨盆入射角的大小。同时，骨盆入射角与 L_5 在 S_1 上"滑动"，引起腰椎滑脱的倾向相关。

通过去除承重结构而使脊柱不稳定的手术，需要关注术后活动。术后康复的安全性取决于脊柱的三维结构的恢复。如果骨性融合尚未发生，过度的节段性运动或许会危害脊柱，固定性的支撑背带一定程度上是有用的。相应地，支撑背带可以发挥脊柱肌肉组织的作用，但延长使用会导致椎旁肌肉萎缩。

（陈天聪　郑依莉　彭梦思　译，
张　宁　李云霞　王雪强　审）

参考文献

Alderink GJ: The sacroiliac joint: review of anatomy, mechanics, and function. *J Orthop Sports Phys Ther* 1991;13(2):71–84.

Choi G, Raiturker PP, Kim MJ, Chung DJ, Chae YS, Lee SH: The effect of early isolated lumbar extension exercise program for patients with herniated disc undergoing lumbar discectomy. *Neurosurgery* 2005;57(4):764–772; discussion 764–772.

Cresswell AG, Grundström H, Thorstensson A: Observations on intra-abdominal pressure and patterns of abdominal intra-muscular activity in man. *Acta Physiol Scand* 1992; 144(4):409–418.

Danielsen JM, Johnsen R, Kibsgaard SK, Hellevik E: Early aggressive exercise for postoperative rehabilitation after discectomy. *Spine (Phila Pa 1976)* 2000;25(8):1015–1020.

Dolan P, Greenfield K, Nelson RJ, Nelson IW: Can exercise therapy improve the outcome of microdiscectomy? *Spine (Phila Pa 1976)* 2000;25(12):1523–1532.

Erdogmus CB, Resch KL, Sabitzer R, et al: Physiotherapy-based rehabilitation following disc herniation operation: results of a randomized clinical trial. *Spine* 2007;32:19.

Foley BS, Buschbacher RM: Sacroiliac joint pain: anatomy, biomechanics, diagnosis, and treatment. *Am J Phys Med Rehabil* 2006;85(12):997–1006.

Gejo R, Matsui H, Kawaguchi Y, Ishihara H, Tsuji H: Serial changes in trunk muscle performance after posterior lumbar surgery. *Spine (Phila Pa 1976)* 1999;24:(10):1023–1028.

Gray S: *Gray's Anatomy,* Random House Digital, Inc., 2011.

Hakkinen A, Ylinen J, Kautiainen H, Tarvainen U, Kiviranta I: Effects of home strength training and stretching versus stretching alone after lumbar disk surgery: a randomized study with a 1-year follow-up. Arch Phys Med Rehabil 2005;86(5):865–870.

Hebert JJ, Marcus RL, Koppenhaver SL, Fritz JM: Postoperative rehabilitation following lumbar discectomy with quantification of trunk muscle morphology and function: a case report and review of the literature. J Orthop Sports Phys Ther 2010;40(7):402–412.

Hides J, Gilmore C, Stanton W, Bohlscheid E: Multifidus size and symmetry among chronic LBP and healthy asymptomatic subjects. Man Ther 2008;13(1):43–49.

Hides J, Wilson S, Stanton W: An MRI investigation into the function of the transversus abdominis muscle during "drawing-in" of the abdominal wall. Spine (Phila Pa 1976) 2006;31(6):E175–E178.

Hides JA, Stokes MJ, Saide M, Jull GA, Cooper DH: Evidence of lumbar multifidus muscle wasting ipsilateral to symptoms in patients with acute/subacute low back pain. Spine (Phila Pa 1976) 1994;19(2):165–172.

Hodges P: Is there a role for transversus abdominis in lumbo-pelvic stability? Man Ther 1999;4(2):74–86.

Hodges P, van den Hoorn W, Dawson A, Cholewicki J: Changes in the mechanical properties of the trunk in low back pain may be associated with recurrence. J Biomech 2009;42(1):61–66.

Hyun SJ, Kim YB, Kim YS, Park SW, Nam TK, Hong HJ, Kwon JT: Postoperative changes in paraspinal muscle volume: comparison between paramedian interfascial and midline approaches for lumbar fusion. J Korean Med Sci 2007;22(4):646–651.

Kjellby-Wendt G, Carlsson SG, Styf J: Results of early active rehabilitation 5–7 years after surgical treatment for lumbar disc herniation. J Spinal Disord Tech 2002;15(5):404–409.

Kjellby-Wendt G, Styf J: Early active training after lumbar discectomy. A prospective, randomized, and controlled study. Spine (Phila Pa 1976) 1998;23(21):2345–2351.

Lenke L (Terminology Committee of the Scoliosis Research Society): SRS Terminology Committee and Working Group on Spinal Classification Revised Glossary of Terms. Available at http://www.srs.org/professionals/glossary/SRS_revised_glossary_of_terms.htm. Accessed on January 29, 2014.

Magnusson ML, Pope MH, Wilder DG, Szpalski M, Spratt K: Is there a rational basis for post-surgical lifting restrictions? 1. Current understanding. Eur Spine J 1999;8(3):170–178.

Mannion AF, Denzler R, Dvorak J, Müntener M, Grob D: A randomised controlled trial of post-operative rehabilitation after surgical decompression of the lumbar spine. Eur Spine J 2007;16:(8):1101–1117.

Mayer TG, Mooney V, Gatchel Rj, Barnes D, Terry A, Smith S, Mayer H: Quantifying postoperative deficits of physical function following spinal surgery. Clin Orthop Relat Res

1989; 244:147–157.

McGregor AH, Dore CJ, Morris TP, Morris S, Jamrozik K: Function after spinal treatment, exercise and rehabilitation (FASTER): improving the functional outcome of spinal surgery. BMC Musculoskelet Disord 2010;11(1):1.

Mercer SR, Bogduk N: Joints of the cervical vertebral column. J Orthop Sports Phys Ther 2001;31(4):174–182; discussion 183.

Millisdotter M Strömqvist B: Early neuromuscular customized training after surgery for lumbar disc herniation: a prospective controlled study. Eur Spine J 2007;16:19–26.

Newsome RJ, May S, Chiverton N, Cole AA: A prospective, randomised trial of immediate exercise following lumbar microdiscectomy: a preliminary study. Physiotherapy 2009;95(4):273–279.

Ostelo RW: Rehabilitation following first-time lumbar disc surgery: a systematic review within the framework of the Cochrane collaboration. Spine (Phila Pa 1976) 2003;28(3):209–218.

Ostelo RW, de Vet HC, Berfelo MW, Kerckhoffs MR, Vlaeyen JW, Wolters PM, van den Brandt PA: Effectiveness of behavioral graded activity after first-time lumbar disc surgery: short term results of a randomized controlled trial. Eur Spine J 2003;12(6):637–644.

Pope MH, Magnusson ML, Wilder DG, Goel VK, Spratt K: Is there a rational basis for post-surgical lifting restrictions? 2. Possible scientific approach. Eur Spine J 1999;8(3):179–186.

Rantanen J, Hurme M, Falck B, et al: The lumbar multifidus muscle five years after surgery for a lumbar intervertebral disc herniation. Spine (Phila Pa 1976) 1993;18(5):568–574.

Rothman RH: The Spine, ed 6. Philadelphia, PA, WB Saunders Company, 2011.

Roussouly P, Pinheiro-Franco JL: Sagittal parameters of the spine: biomechanical approach. Eur Spine J 2011;20(Suppl 5):609–618.

Solomonow M, Zhou BH, Harris M, Lu Y, Baratta RV: The ligamento-muscular stabilizing system of the spine. Spine (Phila Pa 1976) 1998;23(23):2552–2562.

Taylor H, McGregor AH, Medhi-Zadeh S, Richards S, Kahn N, Zadeh JA, Hughes SP: The impact of self-retaining retractors on the paraspinal muscles during posterior spinal surgery. Spine (Phila Pa 1976) 2002;27(24):2758–2762.

Tesh KM, Dunn JS, Evans JH: The abdominal muscles and vertebral stability. Spine (Phila Pa 1976) 1987;12:501–508.

Thompson JC: Netter's Concise atlas of Orthopaedic Anatomy. ICON Learning Systems 2002.

Vora AJ, Doerr KD, Wolfer LR: Functional anatomy and pathophysiology of axial low back pain: disc, posterior elements, sacroiliac joint, and associated pain generators. Phys Med Rehabil Clin N Am 2010;21(4):679–709.

Wagner H, Anders C, Puta C, et al: Musculoskeletal support of lumbar spine stability. Pathophysiology 2005;12(4):257–265.

Ward SR, Kim CW, Eng CM, Gottschalk LJ, Tomiya A, Garfin SR, Lieber RL: Architectural analysis and intraoperative measurements demonstrate the unique design of the multifidus muscle for lumbar spine stability. J Bone Joint Surg Am 2009;91(1):176–185.

Wegley RS, Rumore AJ: Posterior cervical paraspinal musculature morphology: a cadaveric and CT scan study. J Orthop Sports Phys Ther 1986;8(1):15–26.

White AA: Clinical biomechanics of the spine, Philadelphia, PA, J. B. Lippincott, 1990.

Wilke HJ, Wolf S, Claes LE, Arand M, Wiesend A: Stability increase of the lumbar spine with different muscle groups. A biomechanical in vitro study. Spine (Phila Pa 1976) 1995;20(2):192–198.

Wood PM: Applied anatomy and physiology of the vertebral column. Physiotherapy 1979;65(8):248–249.

Zoidl G: Molecular evidence for local denervation of paraspinal muscles in failed-back surgery/postdiscotomy syndrome. Clin Neuropathol 2003;22(2):71–77.

Samuel C. Overley, MD 和 *Sheeraz Qureshi, MD*

概述

腰椎间盘突出症是脊柱外科医师在临床中最常见的骨关节退行性病变之一。椎间盘突出或髓核突出似乎是一个简单的问题，可以用简单明确的手术治疗解决。但针对椎间盘突出症的治疗仍有许多争议，主要涉及保守治疗的持续时间和手术治疗时机的选取。至于选择手术治疗还是非手术治疗，应该更多地考虑患者自身因素。因此，当选取任一种脊柱手术时，须全面考量患者的个体情况，如患者年龄、相关并发症、外科医师对患者的评估，进而确定最佳的治疗方案，这才是最重要的。

体格检查中一旦发现与椎间盘突出相关的指征，就必须进一步明确患者的病史。虽然大部分专家认同椎间盘突出早期应该也有必要接受非手术治疗，也就是进行物理治疗和康复，但专家们对此仍有不一致的观点。其中 Saal 的研究结果被广泛引用。其研究结果发现伴有症状的椎间盘突出患者接受非手术治疗后，90% 取得良好的治疗效果。虽然后续的一些研究并未报道获得更好的治疗效果，但近来的长期、前瞻性研究，如缅因州腰椎研究（Maine Lumbar Spine Study）和脊柱患者结局研究试验（Spine Patient Outcomes Research Trial, SPORT）显示接受非手术治疗的患者中超过 50% 获得良好的效果。针对仅存在神经根放射痛而不伴有运动功能障碍、马尾神经综合征及进展性神经系统症状的椎间盘突出患者，本文作者更倾向于非手术治疗时间以 3 个月为宜。

对于体格检查和影像学诊断显示伴有症状的单节段椎间盘突出患者，非手术治疗失败后，外科医师可能会选择微创椎间盘切除术或椎板切除术。有 2 种基本操作来执行这样的手术：微小切口和微创外科技术。每种手术治疗达到的目的是相同的，即通过最小的骨组织损伤和神经组织操作来清除膨出或突出的椎间盘。可是，微小的切口也需要对骨膜和肌肉进行剥离，但微创技术采用肌肉保留的方法。每种手术方式的特点将在外科手术章节进一步讨论，主要是因为其与术后康复相关。

在成人脊柱疾患中，椎管狭窄症是另外一种常见的疾病。很多继发性椎管狭窄在本章中并未谈及，我们在此将主要讨论先天性椎管狭窄。因

Qureshi 博士或其直系亲属已从 Zimmer 公司获得版税；作为发言部门成员代表 Globus Medical、Medtronic Sofamor Danek 和 Stryker 公司进行了付费演讲；担任 Medtronic、Orthofix、Stryker 和 Zimmer 公司的付费顾问；并为美国骨科医师学会、颈椎研究学会、《临床骨科及相关研究》《当代脊柱外科》《全球脊柱杂志》、肌肉骨骼移植基金会、北美脊柱学会和《脊柱杂志》的董事会成员、管理者、行政人员及委员会成员。Overley 博士和其任何直系亲属均未从与本主题直接或间接相关的商业公司或机构获得任何有价物，未持有任何股票或股票期权。

为椎管狭窄的表现、患病群体、病因与单节段椎间盘突出不同，所以外科医师需要选取一种不同的治疗方法。先天性椎管狭窄可通过形态学方法确诊，该种疾病主要影响老年人群体。这也是腰椎退行性病变的结果，最终导致椎管狭窄。据推测，随着年龄的增长，不同程度的椎管狭窄由于其退化而发生。虽然遗传因素在椎管狭窄的病程进展中发挥重要作用，但至今还不确定为什么有些人椎管狭窄进程较其他人快。此外，并不是所有椎管狭窄患者都有症状，同时椎管狭窄的程度与症状也不存在客观的直接联系。这些伴有症状的患者主要表现为模糊、不明确的下背痛，并放射至臀部区域，某些情况下，甚至可以放射至下肢。该类患者的临床表现为间歇性跛行，通常在站立和活动时（如上坡或上楼梯）加重，尤其是在站立或完成爬山、上楼梯这些日常活动时加剧，造成患者腰椎过伸。当腰椎屈曲时上述症状缓解，也就是当患者坐位或前倾扶持物体（助行器或购物车）时自述症状会减轻。

与椎间盘突出症相似，也有大量文献报道讨论椎管狭窄的最优治疗方法。许多新近的长期、前瞻性研究包括前文涉及的 2 个研究（Maine Lumbar Spine Study 和 SPORT）均探讨脊柱椎管狭窄的手术与非手术治疗的效果差异。虽然相关研究结果尚不明确，但其确实有效，足以被北美脊柱协会（North American Spine Society）纳入相关循证治疗指南，指出非手术治疗对于 1/3~1/2 的轻、中度椎管狭窄患者具有积极作用。

对于那些非手术治疗无效的患者，手术治疗的主要目标是增加狭窄椎管的空隙。腰椎椎管狭窄是老年群体（年龄 > 65 岁）接受脊柱手术的最常见的原因。当不存在椎体不稳时，椎板切除术仍然是成人椎管狭窄手术治疗的"金标准"。与微创椎间盘切除术一样，椎板切除术的完成也要通过微小切口暴露和微创外科技术。

手术治疗

微创椎间盘切除术

适应证

微创腰椎间盘突出切除术的最常见的手术指征是进展性的神经功能缺失。与大多数患者认为的相反，在那些令人担忧的与患者安全和潜在的长期不可逆性神经损伤相关的症状中，神经根放射性疼痛是最无足轻重的，这种疼痛是非手术治疗的最常见的指征。然而，如果伴有渐进性运动功能障碍，通常表现为足下垂（L_4~L_5 神经根），那么该问题则必须要高度重视。在这种情况下，手术治疗来替代保守治疗，从而避免神经系统潜在的永久性损伤发生或进一步发展为马尾神经综合征。

其他相关指征对每个患者来讲都不是那么典型，往往会伴随严重的神经根放射痛反复出现，这些症状提示不能单单通过非手术治疗解决类似于椎间盘突出的问题。其他相对指征是每位患者所特有的，但普遍地围绕严重且非手术治疗无足够效果的神经根痛。椎间盘切除术的绝对手术指征来自影像学技术对椎间盘压缩程度的确定（通常是脊髓的 MRI 和 CT 检查），这些影像学的诊断往往与患者自身症状及体格检查结果相一致。此时，外科医师和患者有责任制订针对上述情况的治疗策略，整个过程中须充分考虑手术的风险和成效，以及患者的期望。一般来讲，当手术治疗时神经根放射痛模式和体格检查结果与影像学诊断一致，那么手术结局成功的可预测性往往最高。

禁忌证

腰椎间盘微创切除术没有绝对禁忌证，从以发表的研究和相关证据来看，单纯以力学改变为特征的下背痛患者应尽可能地避免行微创椎间盘突出切除术。其他一些因素虽不是绝对禁忌证，但似乎与微创椎间盘切除术预后不良有关，如工作性损伤（职业病损害）、缺少体格检查结果、弥漫性神经根放射痛、椎间盘中央型突出。

椎板切除术

适应证

正如适用于腰椎间盘突出的微创椎间盘切除术，椎板切除术的绝对手术指征是渐进性神经功能障碍或是更常见的马尾神经综合征。除了这些值得警惕及潜在的不可逆性病变外，非手术治疗失败且患者要求行手术治疗的情况下，最终也会选择手术解决腰椎椎管狭窄这一问题。尝试展示客观检查结果有助于患者和外科医师决定最终的手术治疗方案，但这些尚不能明确预后情况。Deen 等研究显示椎板切除术早期失败的最常见的原因是缺乏典型的神经源性跛行症状及没有客观的影像学资料证明椎管狭窄。

禁忌证

当考虑行椎板切除术解决椎管狭窄问题时，必须对椎体稳定性进行评估。椎体稳定性会反映脊柱的动态功能，而不稳定是一种动态过程，通过静态影像学检查是不能明显地判断椎体稳定性如何的。因此，对于椎体稳定性，须通过全面的动态影像学评估。椎体稳定性诊断对每个椎管狭窄患者都非常重要，如果存在椎体不稳，行椎板切除术同时可能须增加稳定的过程，如融合术。因此，人们普遍认为椎管狭窄患者伴有腰椎不稳，不应该采用单纯的椎板切除术治疗，其失败率远高于椎体稳定的患者。

手术过程

微创

解剖学

腰椎间盘的功能性结构包括外层环状纤维环、内层凝胶样髓核、椎体与椎间盘连接处的透明软骨终板。其中纤维环限制内层髓核溢出，将椎体间的纵向压力转换为环向应力；透明软骨形成的终板允许营养成分扩散进入内层髓核，同时也可以吸收代谢废物。椎间盘退行性病变早期，终板丧失扩散能力，代谢废物聚集在髓核，纤维环对髓核的限制能力减弱，髓核溢出。椎体上、下关节突关节的完整性是保持脊柱后侧稳定性的关键，当在椎板行开窗减压术时须格外注意。黄韧带是硬脊膜外出现的最后一层组织，该韧带可能与硬脊膜粘连，因此须小心分离。硬膜囊是脊神经根汇聚的部位，它囊括脊髓末端马尾神经、约 L_1 平面以上所有的脊神经。因此，了解穿出神经根和下行神经根的解剖关系对任何脊柱外科手术都十分重要。过往神经根会从同一节段的椎间孔穿出，而下行神经根会下行至下一节段的椎间盘间隙从侧面进入硬膜囊。所以进行微创椎间盘切除术时须密切关注过往神经根，避免损伤。

技术

当进行微创椎间盘突出切除术时，在病变椎间盘部位的棘突上方行正中切口。皮下剥离至棘突，在此过程中注意不要损伤棘间韧带，该韧带有助于维持脊柱后侧稳定。沿椎间盘突出一侧行骨膜下分离椎旁肌肉，涉及多裂肌和竖脊肌；暴露病变侧椎骨的椎板、分支、侧面时不能损伤关节突关节囊。椎板间隙明确后，可以采用 Kerrison 咬骨钳切除椎板限定骨骼，充分暴露受压迫的神经根。小心分离黄韧带，暴露出下行神经根和下节段椎间盘。将神经根拉至中间，用神经根拉钩进行保护，用 11 号手术刀分离膨出的椎间盘，采用显微髓核钳切除病变的髓核。病变的髓核被切除后，进行止血。之后进行筋膜重叠缝合，防止伤口开裂和深层伤口感染。采用可吸收缝合线关闭皮下组织，再用可吸收缝合线或用间断的尼龙线闭合皮肤。

微创手术技术除了保留肌肉外，其余的和微小切口手术相似。在预先设定的区域做细小的侧向切口，可以将斜管放置在椎板空隙的尾部。连续扩张器导管就像"俄罗斯套娃"一样被放好，它取代脊柱肌肉，而不是在骨插入物中进行创伤性分离。

椎板切除术

解剖学

解剖学特征和前文中提及的微创椎间盘突出切除术相似，其他椎板骨性结构主要是椎板连接的界面。正如前文所描述的，要极其注意不能损伤椎弓峡部而使其稳定性受到影响。可以在椎板切除术操作中不向椎弓峡部做过多的延伸以避免对稳定性的破坏。至少要保证椎弓峡部外侧有5mm的距离，从而防止医源性椎弓峡部裂。

手术技术

椎板切除术的手术路径与微创椎间盘切除术相同。但行椎板切除术时，须切开椎旁两侧的肌肉进而暴露整个椎板。有些情况下，进行单侧半椎板切除术时的手术路径与前文描述的微创椎间盘突出切除术一样，只需要单侧切开暴露即可。一旦双侧椎板和关节突关节暴露，就必须确定椎弓峡部外侧面的距离。正如前文提到的，为预防医源性椎弓峡部裂，全椎板切除术的位置必须与椎弓峡部外侧面至少有5mm的距离。椎板切除术行后正中入口须向头部椎体方向切开，直到黄韧带。继续切到下关节突侧面的区域，但不超过上关节突尾部方向椎体的50%，直到脊椎尾部的椎板中间。双侧暴露完成后，整个棘突就可以移开，直视黄韧带，黄韧带经常会和棘突一起被移开。分离黄韧带时须避免误切硬脊膜，因为该韧带可能与硬脊膜相连。此刻，硬膜囊和过往神经根就可以看到，经骨赘切除减压术或椎间孔切开术就能完成。

并发症

微创椎间盘突出切除术

腰椎间盘微创切除术后可能发生一系列并发

症，但发生率较低，尚在可接受范围内。与术后康复方案最相关的就是椎间盘突出复发，从已有报道来看，椎间盘突出的复发率在0%~18%，复发率所存在的差异主要与对复发的定义标准有关。许多外科医师探寻椎间盘突出复发的危险因素，发现其中有患者自身因素，也有手术相关因素，如患者肥胖、手术路径。这些可能与椎间盘突出的复发率存在显著联系，但并没有证据显示术后活动和康复训练与术后椎间盘突出复发存在联系。虽然对此缺乏文献支持，但许多外科医师还是限制患者术后活动，也不会要求进行术后物理治疗。恰恰相反，一项关于椎间盘突出术后患者物理治疗的前瞻性研究证明接受单节段微创椎间盘突出切除术的患者中，术后立即参与训练的人群能够更早地进行独立移动并重返工作。而微创椎间盘突出切除术后的真正复发，即定义为在同一节段平面、向同一方向的突出，其复发率仅为2%~3%。

微创椎间盘切除术中误切硬膜囊的发生率高达4%，这些患者术后症状不仅没有减轻，还增加了患慢性疼痛和头痛的风险。

其他一些和本书主题相关性不大的并发症有伤口感染，据报道有0%~3%的发生率；化脓性椎间盘炎，发生率仅为0.2%；而术后血管损伤极少发生。

椎板切除术

腰椎椎板切除术的并发症和微创椎间盘突出切除术相似，包括误切硬膜囊、感染、血管损伤和症状复发。然而，为了充分暴露须增加切开，与大量骨性结构切除术及椎管去顶术一样，会显著增加硬膜外血肿发生的风险。硬膜外血肿往往在术后24~48小时内出现，最初会伴有下肢运动感觉功能障碍，通常需要紧急消除血肿和行椎管减压。此外，如果腰椎椎板切除术后患者限制活动，以及未能做好深静脉栓塞的药物预防（为了避免硬膜外血肿），那么发生深静脉血栓和继发性肺栓塞的风险也会增加。

腰椎椎板切除术后发生椎体不稳也是一个需要关注的问题。临床中单纯行椎板切除术而未进行关节融合术的患者，椎体不稳的发生率约为5%。已经发现很多因素可能和椎板切除术后椎体不稳存在一定的关系，包括术前已存在脊柱滑脱、术前动态膜的异常活动、L_3~L_4 节段退化并行减压术、多节段平面行减压术。对于存在 1 种或多种上述危险因素的患者接受术后康复时需格外注意，这些人群更易在椎板切除术后发生椎体不稳定。

术后康复

简介

微创外科手术技术（minimally ivasive surgery，MIS）可以被广泛地应用于脊柱相关病变的处理，当然也不局限于前文中所提及的微创椎间盘突出切除术和椎板切除术。微创外科技术设想完成减压、融合及重新对齐一系列手术目标，同时只对脊柱周围的软组织造成微小的伤害。尤其可以减少肌肉回缩造成的肌肉挤压损伤，还可以避免对脊柱后侧附着的多裂肌和竖脊肌肌腹及肌腱的切割伤害，同时还可以消除这些肌肉大量失神经支配的风险，减少对腰背筋膜的损伤。腰背筋膜是腹部肌群参与维持脊柱稳定性的重要中介，相比传统的正中入口手术路径，微创外科手术技术可以保留维持脊柱稳定的肌群，术后背部伸肌群力量的增加幅度比传统手术方法多 50%。另一项相似的前瞻性研究也报道显示微创外科手术与传统手术方法相比，其对于后背部伸肌群力量的增加更有优势，并且相关的 MRI 所测得的多裂肌横截面积也有所增加。

Shivonen 的一项研究明确了患者多裂肌失神经支配的临床意义。结果显示难治性背痛综合征的发生与多裂肌失神经支配存在显著关联，失神经支配多裂肌的组织学改变与肌肉萎缩、明显的肌纤维化和肌肉组织的脂肪浸润相一致。若考虑进行术后康复训练时，尽量保证多裂肌的完整性是非常重要的。脊椎旁肌肉神经血管完好无损及腰背筋膜损伤最小化使得物理治疗师或康复医师能够在术后早期实施强有力的康复方案。康复的最初目标就是通过一系列运动疗法、牵伸、关节松动术加强维持脊柱稳定性的肌群力量，这些康复方案会在下文中详细列出。

由于较少的软组织创伤，微创外科手术的另外一个优点是可以降低术后疼痛。这不仅有利于患者更舒适地度过术后期，进而快速地进行活动和重返工作，也有助于患者能够执行更积极的高强度康复训练计划。与低强度的康复计划相比，高强度的康复训练会减少短时疼痛和无力。

从手术角度来分析，虽然微创椎间盘突出切除术和椎板切除术一般都不存在活动限制禁忌，但在术后的 3~4 周有些活动还是要避免的。对于接受微创椎间盘突出切除术的患者，应避免增加脊柱纵向压力的活动，如跳跃、跑和其他一些存在重力压迫的活动，增加纵向压力可能会造成椎间盘从手术切口处发生再次突出的风险。

此外，接受微创椎间盘突出切除术或椎板切除术的患者这段时间内也应避免躯干过度的旋转动作。这些动作一般多发生在高尔夫、网球和棒球运动中。

推荐方案

术后 3~4 周开始进行康复训练。

- 术后大概 2 周可以在门诊见到患者开始接受精确指导的康复训练，同时也会为患者提供一份治疗申请表。
- 康复训练的次数要依据患者对疼痛的耐受程度及外科医师的医嘱进行确定。
- 康复训练过程不应使患者产生疼痛，如果出现疼痛，则终止康复训练；如果患者持续疼痛，应咨询手术医师。

- 康复训练须采用高强度的模式执行。
- 高强度的负荷训练或有氧训练后出现肌肉酸痛属于康复训练的自然反应，如果患者主诉存在疼痛，尤其是神经根性疼痛，应咨询外科手术医师（表 62-1）。

骨盆后倾（腹部回缩）

- 准确作出这个动作非常重要，因为所有仰卧位训练都将其作为起始姿势。
- 放松姿势仰卧，膝关节略微屈曲，足跟着地。
- 慢慢收腹，深吸气，让脐部尽可能地靠近脊柱。
- 保持上述姿势，像准备防止重拳击打腹部一样激活腹肌。
- 主动将骨盆后倾，尝试伸直腰椎，同时使背部少部分接触到地面。
- 保持上述姿势 1 分钟，休息 30 秒，总共重复 10 组。

下肢负重腹部回缩

- 仰卧位。
- 骨盆后倾腹部回缩坐位起始姿势。
- 缓缓屈双腿至膝关节成 90° 屈曲。
- 抬高双腿离开垫子，直到髋关节成 90° 屈曲，保持 10 秒。
- 慢慢地将双腿放下，直到足跟着地。
- 足跟在地面上滑动至双腿伸直。
- 缓缓地同时抬起伸直的双腿至 45°，保持 10 秒。
- 重复 10 次，共计完成 10 组，每组间隔空隙，

做腰椎牵伸（像猫弓背一样，将腰椎向上拱到最高位置）。

单腿上举腹部回缩

- 仰卧位。
- 骨盆后倾腹部回缩作为起始姿势。
- 缓缓弯曲双腿直到膝关节成 90° 屈曲。
- 缓缓弯曲右腿直至髋关节成 90° 屈曲。
- 伸直左腿，慢慢地抬高直至离地面 10~12.7cm。
- 保持上述姿势 30 秒，然后对侧腿做上述相同动作，双侧完成为 1 组。
- 像猫一样做腰椎牵伸 30 秒，重复 10 组。

腰椎牵伸（猫式）

- 四肢着地姿势。
- 慢慢地将脊柱向上拱起，像猫弓背一样。
- 背部向上拱至最大幅度，开始慢慢坐下，臀部向后朝向足跟方向移动。
- 当臀部坐在足跟上后，向前伸展双臂，尝试将双臂伸至离身体尽可能远的位置，同时头部保持放松，做向前屈曲的姿势。
- 保持上述姿势 30 秒。

四肢着地负荷

- 四肢着地姿势。
- 尝试四肢着地同时骨盆后倾。
- 慢慢抬起右臂直到与地面平行。
- 抬起左腿伸直髋关节，直到左腿与地面平行。
- 保持上述姿势 30 秒，然后缓缓地回到起始位

表 62-1	术后康复方案			
运动类型	肌群	重复次数 / 组数	每周训练天数（频率）	训练总周数（周期）
骨盆后倾腹部回缩	脊柱稳定肌群	每次 1 分钟，10 组	7	10~12
腹部回缩双腿上举	脊柱稳定肌群 + 腹部肌群	10 次，10 组	5~7	6~8
腹部回缩单腿上举	脊柱稳定肌群 + 背部伸肌群	每次 30 秒，10 组	5~7	6~8
猫样腰椎牵伸	脊柱稳定肌群	30 秒，每组训练间隔空隙	7	10~12
四肢着地负荷	多裂肌 + 竖脊肌	10 次，10 组	3~4	6~8
仰卧两头起	多裂肌 + 竖脊肌	每次 10 秒，10 组	3~4	6~8

置，然后对侧上肢、下肢重复上述动作，完成
10 组。

仰卧位两头起

- 完全放松地俯卧在地面上，双臂伸直超过头部。
- 收缩腹肌。
- 缓缓地同时抬起双臂、双腿及头部，使其离开地面。
- 持续抬高四肢，直到达到脊柱的最大弯曲度。
- 保持 10 秒，恢复到起始位置，休息 30 秒，重复做 10 组。

功能性目标和限制

微创椎间盘切除术与腰椎椎板切除术后的功能性训练目标是一样的：在紧张的康复训练方案帮助下能够重返生活、工作并且不出现疼痛。患者应该永久性地避免做负重深蹲动作，而其他活动只要能够承受，均可以进行。

在康复训练方案中需要强调功能性训练的最终目标是通过加强脊柱旁和腹部肌肉如髂腰肌、髋伸肌群和上背部肌肉组织，最大限度地增加脊柱稳定性。这需要手术医师、康复医师、物理治疗师，最重要的是患者本人共同努力完成，坚持术后动态牵伸、稳定性训练，以及加强肌力训练，从而获得微创椎间盘切除术和腰椎椎板切除术后的最佳治疗效果。

精要

微创椎间盘突出切除术

- 大多数腰椎间盘突出患者经保守治疗效果良好。经过 3 个月的活动方式纠正、非甾体抗炎药（NSAIDs）物理治疗和糖皮质激素注射治疗，80%~90% 的患者不再需要接受手术治疗。
- 然而，在 3 个月保守治疗无效的患者中，手术

治疗患者较继续接受非手术治疗者取得显著的治疗效果。

- 渐进性神经系统功能障碍症状，尤其是足下垂，提示患者存在潜在的神经系统不可逆性损伤，外科医师可能考虑须进行手术治疗，此种情况不应再过多考虑症状出现的时间。
- 仔细询问患者相关症状，进行体格检查及影像学诊断对于手术预后非常重要。
- 微创外科手术技术可以减少肌肉损伤、失神经支配及术后疼痛，还可能会有助于患者尽快重返工作，恢复正常活动，降低难治性背痛综合征的发生率。
- 患者应该注意的是微创椎间盘切除术是最可靠的缓解腿部疼痛的方法，但很少能够预示同时会伴随背部疼痛、麻木和无力症状的改善。

椎板切除术

- 微创外科手术技术并不能成为暴露不足的理由，清晰地明确椎弓峡部和关节突关节囊的外侧中部位置对避免侧面骨骼切口太远至关重要，因为这可能造成医源性峡部断裂。
- 保证手术切口离椎弓峡部侧面边缘位置＞5mm，从而避免医源性峡部断裂的发生。
- 减压术应在上方椎板尾部的中央开始，这里有黄韧带保护硬脊膜，将硬脊膜向椎弓根中部的内上方推进。
- 影像学证据显示存在椎体不稳定的患者，行椎板切除术的同时须接受融合术，这样对患者可能有益，而不是只进行椎板切除术。
- 在脊柱患者的疗效研究（SPORT）中，2 年追踪的结果显示，针对有症状的椎管狭窄患者进行手术治疗的效果优于非手术治疗。

（张亚军　译，陈天聪　李云霞　王雪强　审）

参考文献

Abramovitz JN, Neff SR: Lumbar disc surgery: results of the Prospective Lumbar Discectomy Study of the Joint Section on Disorders of the Spine and Peripheral Nerves of the American Association of Neurological Surgeons and the Congress of Neurological Surgeons. *Neurosurgery* 1991;29(2):301–307; discussion 307–308.

Atlas SJ, Keller RB, Wu YA, Deyo RA, Singer DE: Long-term outcomes of surgical and nonsurgical management of sciatica secondary to a lumbar disc herniation: 10 year results from the Maine Lumbar Spine Study. *Spine (Phila Pa 1976)* 2005;30(8):927–935.

Atlas SJ, Keller RB, Wu YA, Deyo RA, Singer DE: Long-term out- comes of surgical and nonsurgical management of lumbar spinal stenosis: 8 to 10 year results from the Maine Lumbar Spine Study. *Spine (Phila Pa 1976)* 2005;30(8):936–943.

Deen HG Jr, Zimmerman RS, Lyons MK, Wharen RE Jr, Reimer R: Analysis of early failures after lumbar decompressive laminectomy for spinal stenosis. *Mayo Clin Proc* 1995;70(1):33–36.

Fox MW, Onofrio BM, Hanssen AD: Clinical outcomes and radiological instability following decompressive lumbar laminectomy for degenerative spinal stenosis: a comparison of patients undergoing concomitant arthrodesis versus decompression alone. *J Neurosurg* 1996;85(5):793–802.

Kim DY, Lee SH, Chung SK, Lee HY: Comparison of multifidus muscle atrophy and trunk extension muscle strength: percutaneous versus open pedicle screw fixation. *Spine (Phila Pa 1976)* 2005;30(1):123–129.

Moliterno JA, Knopman J, Parikh K, et al: Results and risk factors for recurrence following single-level tubular lumbar microdiscectomy. *J Neurosurg Spine* 2010;12(6):680–686.

Nasca RJ: Rationale for spinal fusion in lumbar spinal stenosis. *Spine (Phila Pa 1976)* 1989;14(4):451–454.

Newsome RJ, May S, Chiverton N, Cole AA: A prospective, randomised trial of immediate exercise following lumbar microdiscectomy: a preliminary study. *Physiotherapy* 2009; 95(4):273–279.

Ostelo RW, Costa LO, Maher CG, de Vet HC, van Tulder MW: Rehabilitation after lumbar disc surgery. *Cochrane Database Syst Rev* 2008;(4):CD003007.

Saal JA, Saal JS: Nonoperative treatment of herniated lumbar intervertebral disc with radiculopathy. *An outcome study. Spine (Phila Pa 1976)* 1989;14(4):431–437.

Saxler G, Krämer J, Barden B, Kurt A, Pförtner J, Bernsmann K: The long-term clinical sequelae of incidental durotomy in lumbar disc surgery. *Spine (Phila Pa 1976)* 2005;30(20):2298–2302.

Sihvonen T, Herno A, Paljärvi L, Airaksinen O, Partanen J, Tapaninaho A: Local denervation atrophy of paraspinal muscles in postoperative failed back syndrome. Spine *(Phila Pa 1976)* 1993;18(5):575–581.

Stevens KJ, Spenciner DB, Griffiths KL, Kim KD, Zwienenberg-Lee M, Alamin T, Bammer R: Comparison of minimally invasive and conventional open posterolateral lumbar fusion using magnetic resonance imaging and retraction pressure studies. *J Spinal Disord Tech* 2006;19(2):77–86.

Tronnier V, Schneider R, Kunz U, Albert F, Oldenkott P: Postoperative spondylodiscitis: results of a prospective study about the aetiology of spondylodiscitis after operation for lumbar disc herniation. *Acta Neurochir (Wien)* 1992;117(3–4):149–152.

Valdes AM, Hassett G, Hart DJ, Spector TD: Radiographic progression of lumbar spine disc degeneration is influenced by variation at inflammatory genes: a candidate SNP association study in the Chingford cohort. *Spine (Phila Pa 1976)* 2005;30(21):2445–2451.

Watters WC 3rd, Baisden J, Gilbert TJ, et al: Degenerative lumbar spinal stenosis: an evidence-based clinical guideline for the diagnosis and treatment of degenerative lumbar spinal stenosis. *Spine J* 2008;8(2):305–310.

Weinstein JN, Tosteson TD, Lurie JD, et al: Surgical versus non-surgical therapy for lumbar spinal stenosis. *N Engl J Med* 2008;358(8):794–810.

Adam E.M. Eltorai, MD 和 Alan H. Daniels, MD

概述

腰椎融合术的目的是减轻疼痛、麻木、感觉异常和腰椎节段病变或不稳定等引起的腰椎失稳。植入纳米骨和人工骨等各种不同的手术方式均是为了达到相邻运动节段的生理融合的目的。

腰椎融合术

适应证

腰椎融合术的适应证包括慢性腰椎间盘突出症、腰椎滑脱（峡部裂、退变问题或椎板切除术后）、腰椎管狭窄症、腰椎不稳定（椎体的前后平移或终板成角变化）、腰椎骨折、肿瘤、感染和腰椎发育畸形（如侧弯、前凸或后凸畸形）等。

禁忌证

有一些因素可能会对腰椎融合术后的结局产生消极影响。这些因素包括手术前后吸烟、腰椎多节段退行性病变、术前失能超过 1 年以上、术后超过半年不能正常工作生活、持续性的身体功能恶化，以及合并精神心理疾患，包括癌症、身心功能障碍、药物滥用。

过程

相关解剖学

与腰椎融合相关的解剖内容见图 63-1 和图 63-2。

手术技术

腰椎融合术有多种手术方法可以使用，最常用的手术方法包括后外侧融合、后路腰椎椎体间融合术（posterior lumbar interbody fusion，PLIF）、经椎间孔腰椎椎体间融合术（transforaminal lumbar interbody fusion，TLIF）、极外侧椎间融合术（far-lateral lumbar interbody fusion，XLIF）、前路腰椎椎体间融合术（anterior lumbar interbody fusion，ALIF）和前、后联合入路（anterior posterior，AP）腰椎融合术。

后外侧融合术是指脊柱后外侧部分（横突、关节突和椎弓峡部）植骨融合。在后 PLIF 中，移植骨和（或）椎间融合器被放置在脊柱前方的椎间盘部分。经 TLIF 指切除一侧关节突关节的全部，与 PLIF 相比能够更多地撑开椎间隙，减少对中央硬膜部分的牵拉。在 ALIF 中，通过下腹区获得切口入路，在彻底清除的椎间隙内上、下终板

Daniels 博士或其直系亲属担任强生公司、Globus Medical、Orthofix 和 Stryker 公司的有偿顾问；担任 Osseus 的无偿顾问；并从 Orthofix 公司获得了研究或机构的支持。Eltorai 博士和任何直系亲属均未从与本文主题直接或间接相关的商业公司或机构获得任何有价物，未持有任何股票或股票期权。

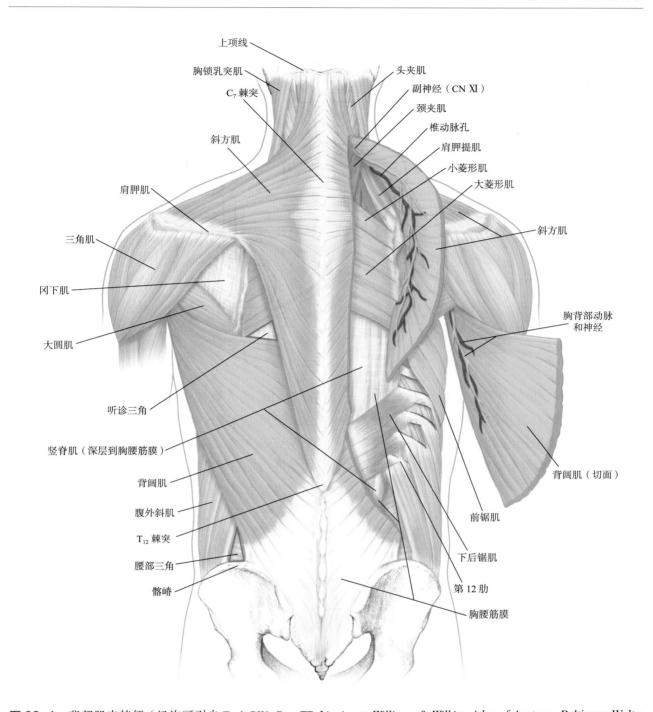

上项线

胸锁乳突肌

C₇棘突

斜方肌

肩胛肌

三角肌

冈下肌

大圆肌

听诊三角

竖脊肌（深层到胸腰筋膜）

背阔肌

腹外斜肌

T₁₂棘突

腰部三角

髂嵴

头夹肌

副神经（CN XI）

颈夹肌

椎动脉孔

肩胛提肌

小菱形肌

大菱形肌

斜方肌

胸背部动脉和神经

背阔肌（切面）

前锯肌

下后锯肌

第 12 肋

胸腰筋膜

图 63-1 背部肌肉特征（经许可引自 Tank PW, Gest TR.*Lippincott Williams & Wilkins Atlas of Anatomy.* Baltimore,Wolter Health, 2009.）

间植入椎间融合器和填充移植骨。XLIF 是通过侧方小切口和椎体（L₁~L₄）上缘到达椎间隙的一种微创腰椎椎间融合手术。AP 腰椎融合术能够达到最大限度的稳定，但是要求前方和后方切口同时联合 XLIF 或 ALIF 和后外侧融合术的术式。

并发症

不管采用何种手术方式，都会有感染、出血和麻醉反应等并发症。腰椎融合术后的并发症包括缓解疼痛失败、假关节形成（当椎体不能正确

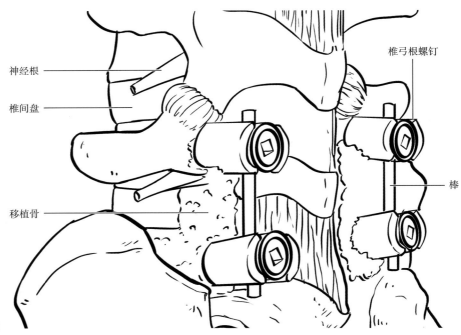

神经根

椎间盘

移植骨

椎弓根螺钉

棒

图 63-2 手术解剖和技术图示

融合到一起时）、椎弓根钉发生断裂或松动、前方移植骨沉降或融合器移位和神经损伤。神经损伤会导致下肢肌力减退或者感觉减退、二便控制异常或男性性功能异常（特别是前方第 4 腰椎和第 1 骶椎融合术）。

术后康复

简介

　　早期物理治疗介入会使术后康复效果更好。尽管手术方法和患者特征的差异会造成术后康复方案的差异（如支具的使用、骨生长情况），但还是有一些术后康复的基本原则需要时刻谨记。

　　首先也是最重要的是患者要认同康复介入的时机和必要性。术前患者应该明白手术只是恢复过程的开始。尽管传统观点认为腰椎融合术后一定要避免所有的旋转和弯曲，但现代观点认为适度的躯干运动是有益的，现代固定技术允许腰椎融合术后有一定的安全活动空间。术后早期应避免进行旋转、弯曲和举重物活动，轻柔的拉伸、肌力训练和适应性训练能够促进血液循环，激活

稳定肌，维持柔韧性的同时预防深静脉血栓形成。虽然椎体完全融合需要数年时间，但骨融合早期成熟一般只需要 3~6 个月。对移植骨施加轻柔的应力能够促进骨质生长，因此身体活动和移动可以产生积极的效应。

推荐方案

- 从术后当天开始，患者在疼痛可耐受，避免躯干旋转的情况下开始做力量和稳定性训练及步行训练。
- 术后 6 周可以进行涉及躯干运动的稳定性训练，目标是提高腰椎稳定性和核心肌力。
- 术后 9 周可以进行有氧运动，提高体适能水平及减轻体重，从而降低腰椎扭伤的风险（表 63-1）。

牵伸运动：腰部、腘绳肌和股四头肌

腰部

- 腰背部结合处的牵伸有助于预防和减轻神经根的粘连。
- 仰卧在地面上，伸直左腿，向躯干方向抬起，

表 63-1	腰椎融合术后的康复过程			
运动类型	主要肌群	重复次数 / 组	每周天数	周数
腰部牵伸	竖脊肌（髂肋肌、最长肌、棘肌）、背阔肌	2 次 /8 组	7	术后第 1 天及以后
腘绳肌牵伸	腘绳肌（半腱肌、半膜肌、股二头肌）	3 次（控制 30 秒）/2 组	7	术后第 1 天及以后
股四头肌牵伸	股四头肌（股外侧肌、股中间肌、股内侧肌、股直肌）	3 次（控制 30 秒）/2 组	7	术后第 1 天及以后
骨盆后倾训练	竖脊肌、背阔肌	2 次（控制 30 秒）/2 组	7	术后第 1 天及以后
卧位行军	股四头肌	30 秒 /4 组	7	术后第 1 天及以后
桥式运动	臀大肌 / 臀中肌、股四头肌、腹肌（腹直肌 / 腹内外斜肌）	5~10 次 /2 组	7	术后第 1 天及以后
背部伸展运动	斜方肌、背阔肌、竖脊肌	3 次 /2 组	7	术后第 1 天及以后
俯卧伸髋运动	腘绳肌	3 次 /2 组	7	术后第 1 天及以后
坐位划船	斜方肌、背阔肌、竖脊肌、大圆肌、小圆肌	5 次 /2 组	5	术后第 1 天及以后
对角卷腹	竖脊肌、腹肌（包括腹横肌）、腰方肌	5~10 次 /2 组	5	术后第 6 周及以后
手膝位交叉伸展训练	斜方肌、竖脊肌、三角肌、臀大肌 / 臀小肌、股四头肌	3~5 次 /2 组	5	术后第 6 周及以后
后仰式运动	斜方肌、背阔肌、竖脊肌	控制 30 秒 /3 组	5	术后第 6 周及以后
斜拉训练	腹肌、三角肌、背阔肌	5~10 次 /2 组	5	术后第 6 周及以后
球上坐位交替肢体抬举	肱三头肌、腹横肌、前锯肌、腰肌、髂肌	10~20 次 /1 组	5	术后第 6 周及以后
球上后伸腿运动	腘绳肌	5~10 次 /1 组	5	术后第 6 周及以后
臀桥运动	臀大肌、臀中肌、腘绳肌、腹肌	5~10 次 /1 组	5	术后第 6 周及以后
有氧运动	所有系统	≥ 30 分钟	5	术后第 6 周及以后

直到腰部有牵伸的感觉。

- 患者用手抬起一侧腿，伸展踝关节做"伸直 – 屈曲"的动作 5~10 秒。
- 交换腿重复以上的动作。
- 每 2 小时重复 1 次（图 63-3）。

腘绳肌：卧位或坐位

卧位

- 仰卧位，双膝屈曲。
- 单侧直腿抬高，双手在腘窝后方辅助牵拉抬高腿。
- 极限背伸踝关节直到大腿后侧有牵拉感。
- 维持 30 秒。

- 然后换腿。
- 重复 3 次，每天 2 组（图 63-4）。

坐位

- 坐在椅子边缘。
- 伸直腿，足尖向上，足跟着地。
- 双手支撑在椅子边缘，臀部逐渐抬离椅子。
- 保持挺胸，直到大腿后侧有伸的牵拉感。
- 控制 30 秒。
- 交换腿。
- 重复 3 次，每天 2 组（图 63-5）。

股四头肌

- 俯卧位。

- 屈膝，足跟尽可能地靠近臀部。
- 保持 30 秒。
- 交换腿重复做。
- 重复 3 次，每天 2 组（图 63-6）。

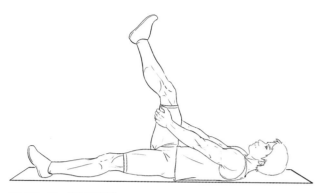

图 63-3　腰部牵伸

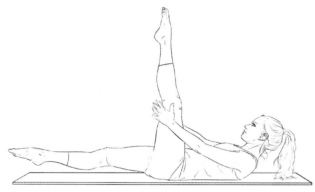

图 63-4　仰卧位牵伸腘绳肌

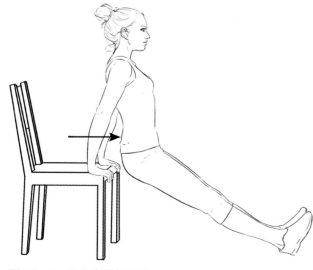

图 63-5　坐位牵伸腘绳肌

骨盆后倾训练
- 仰卧位，双膝屈曲。
- 背部压向地面，接着背部尽量伸展同时后倾骨盆。
- 保持 20 秒。
- 重复 3 次，每天 2 组（图 63-7）。

卧位行军
- 仰卧位，双膝屈曲。
- 以踏步形式交替将双腿抬离地面约 10cm。
- 保持骨盆稳定。
- 每天 3 次，每次 30 秒（图 63-8）。

桥式运动
- 仰卧位。
- 双髋抬离水平面同时保持背部挺直。
- 每组重复 5~10 次，每天 2 组（图 63-9）。

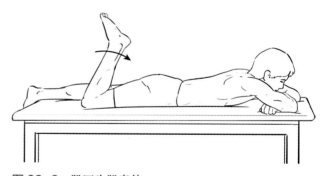

图 63-6　股四头肌牵伸

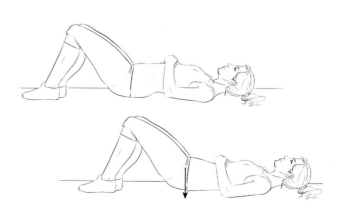

图 63-7　骨盆后倾训练

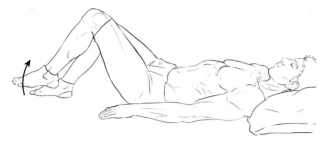

图 63-8 卧位行军

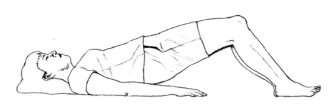

图 63-9 桥式牵伸运动（引自 Anatomical Chart Company, Trigger Points FlipBook: Understanding Myofascial Pain and Discomfort. ed 2. Philadelphia, Wolters Kluwer, 2007.）

背部伸展运动

- 俯卧位，腹部下垫一个枕头。
- 保持背部正直，目视正下方。
- 头部和肩部抬离地面 2.5~5.0cm。
- 每组重复 3 次，每天 2 组（图 63-10）。

俯卧伸髋运动

- 俯卧位。
- 一侧腿放在地面，另外一侧向上抬离地面。
- 保持髋部中立位；同时足踝背伸到极限。
- 交替抬腿 3 次，每天 2 组（图 63-11）。

坐位划船运动

- 用弹力带固定在稳固物体上（如紧闭的门）。
- 端坐在稳定的椅子上。
- 双臂水平向后拉弹力带，双侧肩胛骨后缩向脊柱靠拢。
- 每组重复 3 次，每天 2 组（图 63-12）。

对角卷腹

- 仰卧位，双膝屈曲。
- 双手交叠，双臂伸直，抬起右肩，双手伸向左髋，肩部离地约 10cm。
- 然后肩部回到仰卧水平位。
- 再抬起左肩，双手伸向右髋，肩部离地约 10cm，再次回到水平位。
- 重复 5~10 次，每天 2 组（图 63-13）。

手膝位交叉伸展训练（鸟犬式）

- 四点支撑体位，手和膝位于肩和髋部正下方。

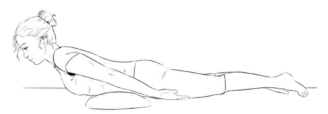

图 63-10 背部伸展运动

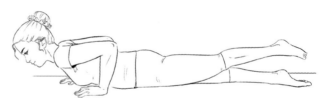

图 63-11 俯卧伸髋运动

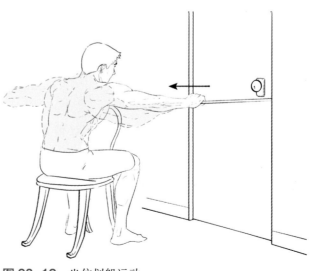

图 63-12 坐位划船运动

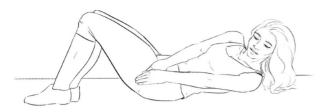

图 63-13　对角卷腹训练

- 背部尽量保持中立位，抬起一侧上肢和对侧腿至水平位。
- 两侧交替训练。
- 重复 3~5 次，每天 2 组（图 63-14）。

后仰式运动

- 将弹力带固定在稳固物体上（如紧闭的门）。
- 双臂伸直，上身后仰牵伸背部（图 63-15）。

斜拉训练

- 将弹力带固定在地面稳固物体上（如床腿上）。
- 站立位，弹力带位于身体一侧，双肩下降，双手握住弹力带。
- 将弹力带斜上拉向对侧肩膀 5~10 次。
- 两侧交换。
- 每天重复 2 组（图 63-16）。

球上坐位交替肢体抬举运动

- 坐在训练球上。
- 维持平衡同时向上抬起一侧下肢和对侧上肢到极限。
- 两侧肢体交替进行。
- 重复 10~20 次（图 63-17）。

球上后伸腿运动

- 用腹部卧在球上，三点支撑，双臂与躯干垂直。
- 向前滑动躯干，直至球滑至大腿下方，手牢固支撑在地面上。
- 保持一侧大腿在球上稳定的前提下，另一侧足跟向上抬起。
- 双侧交替进行 5~10 次（图 63-18）。

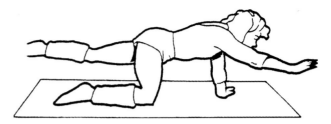

图 63-14　手膝位交叉伸展训练（MediClip image (c) 2003, Philadelphia, Lippincott Williams & Wilkins. All rights reserved.）

臀桥运动

- 仰卧位。
- 训练球置于双侧小腿下方。
- 双髋上抬，挺直背部，收紧腹部肌肉。
- 重复 5~10 次（图 63-19）。

有氧运动（心肺耐力训练）

- 运动前，在医师允许下，确定背部和心脏能够耐受这些活动。
- 随着力量和体能的恢复，慢慢开始。
- 逐渐增加强度和时间，直到最终能达到每周 5 次、每次 ≥ 30 分钟的有氧运动。

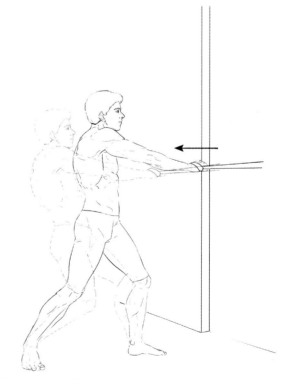

图 63-15　后仰式运动

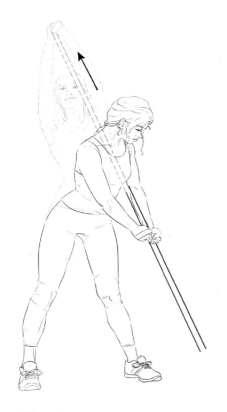

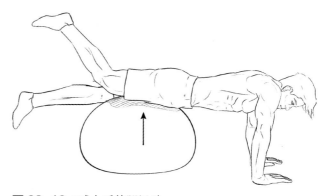

图 63-18　球上后伸腿运动

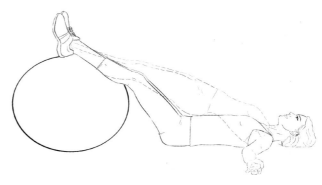

图 63-19　臀桥运动

图 63-16　斜拉运动

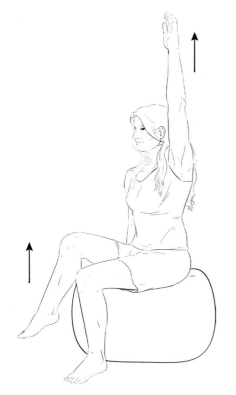

图 63-17　球上坐位交替肢体抬举运动

● 集中在低强度运动，如游泳、竞走、固定自行车或椭圆机训练。
● 避免高强度运动，如急停和快速变向运动，包括赛跑、跳跃或身体接触性项目。

功能性目标和限制

　　详见表 63-2。

证据回顾

　　一些前瞻性随机对照试验证明了腰椎融合术后特定康复方案的有效性，但这些数据提供的证据级别较低。基于已获得的低质量数据分析，发现腰椎融合术后患者接受物理治疗能减轻疼痛和提高功能。一些综述得出结论，由于缺乏高质量的研究，以及现有文献中评估的物理治疗技术的变化，最新发现的证据对腰椎融合术后的物理治疗提供的指导十分有限。

表 63-2	术后每周的功能性目标和限制
术后周数	功能性目标
1	步行和牵伸运动
1	静力性躯干稳定性训练
6	轻柔的动态躯干稳定性训练
9	有氧运动
12	可耐受的体力活动

精要

　　腰椎融合术后患者会存在疼痛，甚至更多的是活动受限。患者在术前可以做一些准备，以使术后康复过程更加顺利，如整理家居环境、安排援助和戒烟等。家庭准备包括在患者易触及的地方安放常规使用的家庭用品。住宅附近设置一组扶手，方便患者日常生活。戒烟非常关键。大量的证据表明，尼古丁延迟骨愈合，吸烟者的手术结局更差。此外，与术后实施物理治疗介入相比，在术前就开始学习运动训练对患者会更加有利。

（张少华　译，张亚军　李云霞　王雪强　审）

参考文献

Abbott AD, Tyni-Lenne R, Hedlund R. Early rehabilitation targeting cognition, behavior, and motor function after lumbar fusion: a randomized controlled trial. *Spine*, 2010, 35:848–857.

Abbott AD, Tyni-Lenne R, Hedlund R. The influence of psychological factors on pre-operative levels of pain intensity, disability and health-related quality of life in lumbar spinal fusion surgery patients. *Physiotherapy*, 2010, 96:213–221.

Archer KR, Coronado RA, Haug CM, et al. A comparative effectiveness trial of postoperative management for lumbar spine surgery: changing behavior through physical therapy (CBPT) study protocol. *BMC Musculoskelet Disord*, 2014, 15:325.

Christensen FB, Laurberg I, Bunger CE. Importance of the back cafe concept to rehabilitation after lumbar spinal fusion: a randomized clinical study with a 2-year follow-up. *Spine*, 2003, 28:2561–2569.

Gilmore SJ, McClelland JA, Davidson M. Physiotherapeutic interventions before and after surgery for degenerative lumbar conditions: a systematic review. *Physiotherapy*, 2015, 101(2):111–118.

McGregor AH, Probyn K, Cro S, et al. Rehabilitation following surgery for lumbar spinal stenosis. *Cochrane Database Syst Rev*, 2013, (12):CD009644.

Oestergaard LG, Nielsen CV, Bünger CE, et al. The effect of early initiation of rehabilitation after lumbar spinal fusion. *Spine*, 2012, 37:1803–1809.

Rushton A, Eveleigh G, Petherick EJ, et al. Physiotherapy rehabilitation following lumbar spinal fusion: a systematic review and meta-analysis of randomised controlled trials. *BMJ Open*, 2012, 2:e000829.

第64章　成人及青少年脊柱侧凸

Abligail K. Allen, MD, Elizabeth Zhu, MD 和 Samuel K. Cho, MD

概述

青少年脊柱侧凸

青少年脊柱侧凸是一种脊柱畸形，涉及冠状面和矢状面，根据病因大致分为神经肌肉性、先天性和原发性。其中，青少年原发性脊柱侧凸（adolescent scoliosis, AIS）占总病例数的80%~85%，是最常见类型。先天性脊柱侧凸是由于椎体母细胞的组成或者分裂失败，从而导致不对称的椎体生长和弯曲。神经肌肉性脊柱侧凸有很多病因，如脑瘫、肌营养不良、脊肌萎缩症、脊髓脊膜突出症。AIS将是本章讨论的重点。

脊柱侧凸是通过放射学上使用Cobb测量方法在冠状面上的脊柱曲度＞10°进行定义的（图64-1）。在解剖学上，脊柱侧凸是一种三维畸形，同时涉及椎体旋转。虽然在10~16岁的儿童中有2%~4%存在脊柱侧凸，但只有大约10%的特发性脊柱侧凸患者会加重并需要医疗介入。如果不治疗，严重的曲度增加可能会导致慢性背部疼痛、呼吸功能障碍和退行性关节炎。加重的危险因素包括曲度大、骨骼不成熟和女性。一般来讲，曲度＞50°需要进行手术介入。脊柱融合是当下的黄金标准；它的目的是矫正畸形，并防止侧弯进行性加重。

成人脊柱侧凸

当脊柱侧凸发生在骨骼系统发育成熟的患者时，称为成人脊柱侧凸。报道的成人脊柱侧凸率相差很大。在青少年群体中，通过Cobb角测量法测量角度＞10°则被定义为脊柱侧凸。然而，大部分寻求治疗的成人患者侧凸角度＞30°。成人脊柱侧凸可能仅仅是未治疗的青少年脊柱侧凸的进展，或者可能是由于其他脊柱疾病如退变、骨质疏松、骨软化引起的。此外，成人脊柱侧凸发生经常合并椎管狭窄、旋转半脱位、神经压迫。成人脊柱侧凸通常也会引起身高下降、呼吸短促和过早的饱腹感。和青少年脊柱侧凸不同的是，患者经常出现背部轴向疼痛和下肢放射痛，有时伴有进展性躯干失衡。疼痛与脊柱侧凸角度或者脊神经受压有关。成人脊柱侧凸的治疗存在相当大的差异，包括非手术护理、减压、限制性固定和长时间融合。手术治疗适用于对非手术治疗无效且存在疼痛和功能限制、进展性畸形、神经损伤，以及肺功能障碍的患者。

Cho博士或直系亲属作为DePuy、A Johnson & Johnson Company、Medtronic、Stryker和Zimmer公司的付费顾问；已收到Zimmer公司研究或政策支持；并是北美国际脊柱内固定协会、颈椎研究协会、北美脊柱协会脊柱侧弯研究协会的董事会成员、管理者、委员会成员。Allen博士和Zhu博士及其任何直系亲属均未从与本文主题直接或间接相关的商业公司或机构收取任何有价物，未持有股票或股票期权。

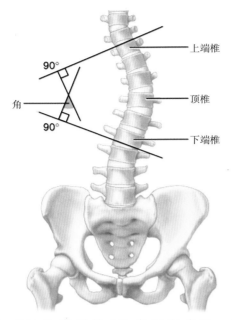

上端椎

顶椎

下端椎

图 64-1　Cobb 角 测 量 法（经 许 可 引 自 Flynn JM. Operative Techniques in Pediatric Orthopaedics. Phil adelphia, PA：Wolters Kluwer Health, 2010.）

手术

手术的目的是获得一种牢固的、平衡的脊柱融合以防止长期的功能障碍和失能。后路脊柱融合是治疗脊柱侧凸的主要方法，其他手术治疗方法还包括前路和前后路联合脊柱融合。手术方法的选择取决于许多因素，包括侧弯角度、柔韧性、部位及外科医师的偏好和经验。目前，节段性椎弓根螺钉、钩、线的使用可保证更好的矫正效果和较少的植入失败。椎弓根是椎体中最硬的部分，是固定装置极佳的定位点。

脊柱后侧肌肉组织由深层和浅层两部分组成（图 64-2）。浅层的竖脊肌包括髂肋肌、最长肌和骶棘肌；深层肌肉的包括短的旋转肌（多裂肌和回旋肌）、横突间肌、棘突间肌。脊柱肌肉组织由相应节段的胸腰椎神经根的背侧支支配，血液供应来自相应节段的肋间后动脉的背侧支。

通常，后路手术入路采用后背部正中直线切口。切开皮肤和皮下脂肪，一直到胸腰筋膜。胸腰筋膜在棘突的尖端之间被切开，一直切开到横

突位置。外科手术会暴露和损伤椎旁肌肉，这些是重要的稳定肌，特别是在腰椎部位。脊柱后路切开会带来椎旁肌肉失神经支配和躯干稳定性下降的风险。手术期间的长时间牵引也会导致椎旁肌的缺血性损伤。术后并发症在青少年中较成人中少见，这些并发症可能包括神经损伤、神经压迫、感染、不愈合、失稳及一些内科并发症，如心肌梗死、脑卒中、深静脉血栓、肺栓塞等。最后，脊柱融合会导致不同程度的 ROM 丢失，这取决于手术的部位和融合的长度（图 64-3~图 64-6）。

术后康复

脊柱侧凸患者术后康复的主要目标是使术后的功能达到最佳化。首先，康复介入旨在减缓疼痛和恢复 ADLs 能力。脊柱融合术后的康复方案还不完善，而且不同的外科医师之间采用的方案也不同。目前还没有综合性的康复指南出台，因此本文所描述的康复方案是基于临床经验。

目前术后康复可分为 3 个阶段：术后即时护理和运动、背部的专项康复、回归功能活动水平。在术后即时护理阶段，治疗师评估患者的身体能力和综合患者的所有需求，治疗的重心是转移、步态和术后背部的基本护理。在背部的专项康复阶段，患者在医务人员的指导下通过家庭康复或亚急性期康复训练计划，逐渐增加肌肉的协调性、力量和耐力，治疗的重心是使功能状态最大化。当患者进入最后阶段时，帮助他们回到基本功能活动水平，逐步增加耐力和有氧训练，同时继续关注背部的伸展训练和肌力训练。

医疗团队包括外科医师、疼痛管理小组、物理治疗师和辅助人员，应该鼓励患者术后立即活动。疼痛不是决定训练时间和强度的好指标，Kool 等研究发现患者因为疼痛加剧而停止训练会使以下情况变得更差，包括肌力下降、ROM 下降、功能障碍、跛行、依赖护具、镇痛药使用和

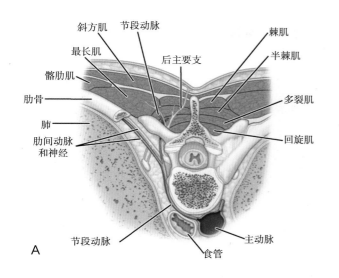

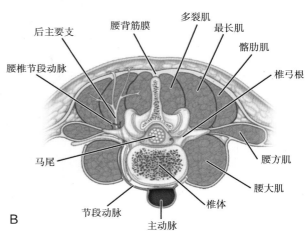

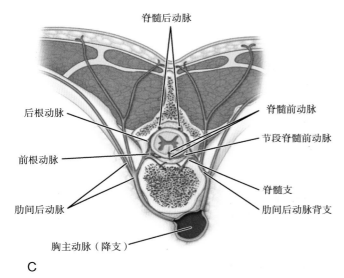

图 64-2　脊柱后侧肌群（经许可引自 Wiesel SW, ed: Operative Techniques in Orthopaedic Surgery,·2nd ed·Philadelphia, PA：Wolters Kluwer Health, 2016.）

求医行为。相反，那些尽管有疼痛却仍然坚持训练治疗的患者总体的失能情况有所改善。因此，除了积极的物理治疗外，患者需要给予心理支持来克服害怕疼痛、损伤和功能障碍。

术后早期康复和活动

　　在手术和出院之间的康复目标是实现独立的转移和恢复一部分 ADLs 能力。ADLs 能力指的是生活中的基本任务，如吃饭、洗澡、穿衣、如厕和转移。患者除了术后伤口护理和药物治疗外，还需要物理治疗和不定期的作业治疗。开始物理

治疗之前，需要进行全面的医疗评估，包括疼痛控制、监测术后的血红蛋白水平，以及评估心血管和神经系统的状态。针对疼痛，手术后立即使用患者自控镇痛泵（patient-controlled anesthesia, PCA）（在苏醒室给患者用），当患者可以忍受口服药物时尽快过渡到口服镇痛药物。合理的疼痛控制是至关重要的康复过程。

　　外部支具通常是不必要使用的，术后早期的活动可以避免适应作用。因此，需要鼓励患者在手术当天从床上坐起，以及在术后第 1 天由物理治疗师辅助的站起和行走。对于脊柱融合术跨腰

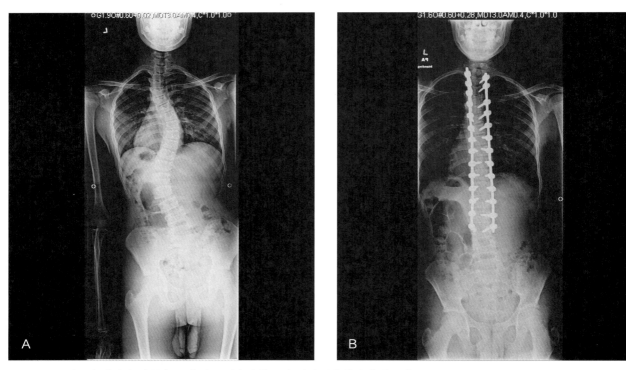

图 64-3　青少年特发性脊柱侧凸脊柱后融合术前和术后的后前位影像学图像

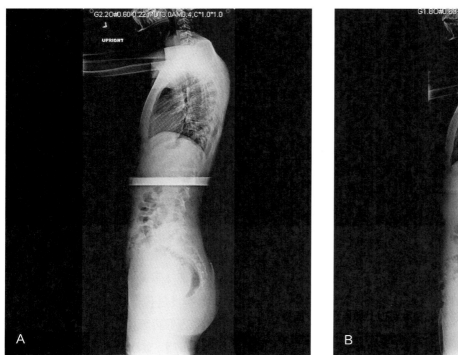
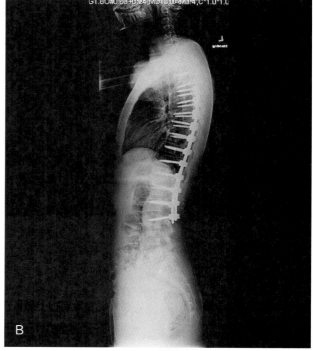

图 64-4　图 64-3 中的同一位患者，青少年特发性脊柱侧凸脊柱后融合术前和术后的侧位影像学图像

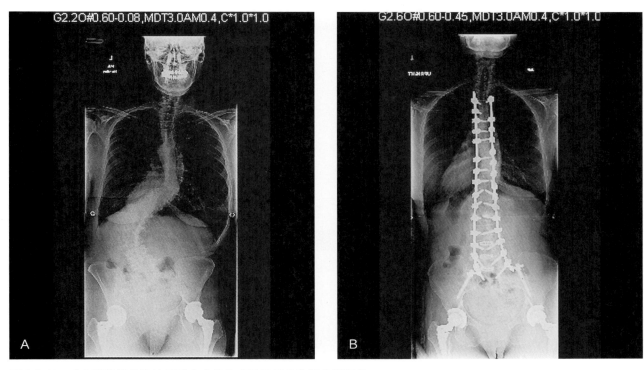

图64-5 成人脊柱侧凸脊柱后融合术前和术后的后前位影像学图像

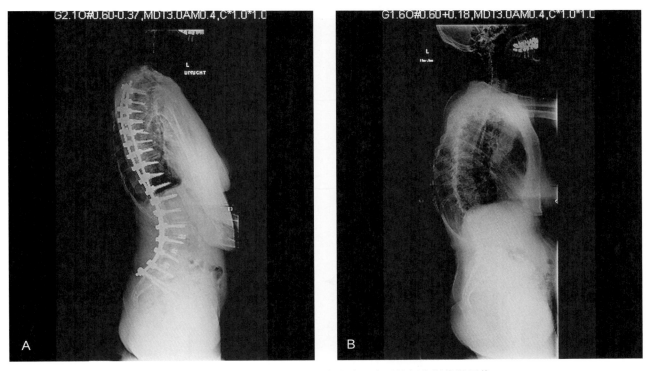

图64-6 图64-5中的同一位患者，成人脊柱侧凸脊柱后融合术前和术后的侧位影像学图像

骶融合的患者，重中之重是使患者的身体尽量靠近床头，例如将患者从床上摇坐起来时不要使腰骶部关节屈曲，而是屈曲髋关节比较好。物理治疗师还需要教患者膈式深呼吸来促进整个胸部扩张，还有教患者踝关节活动来促进血液循环和防止因制动导致的下肢深静脉血栓。要避免和阻止患者进行弯腰、拎重物和扭转的动作，在出院之前患者需要具备一定的转移能力，包括能够独立

爬一般的楼梯（表 64-1）。

出院后的家庭或亚急性期训练计划

不管有没有一些轻微的背部症状，出院后都应立即进行康复治疗。家庭运动训练计划取决于许多因素，包括年龄、并发症、脊柱融合长度。脊柱融合术后的几个月内都应该采取预防措施，包括避免所有的旋转、向前弯腰、提重物、开

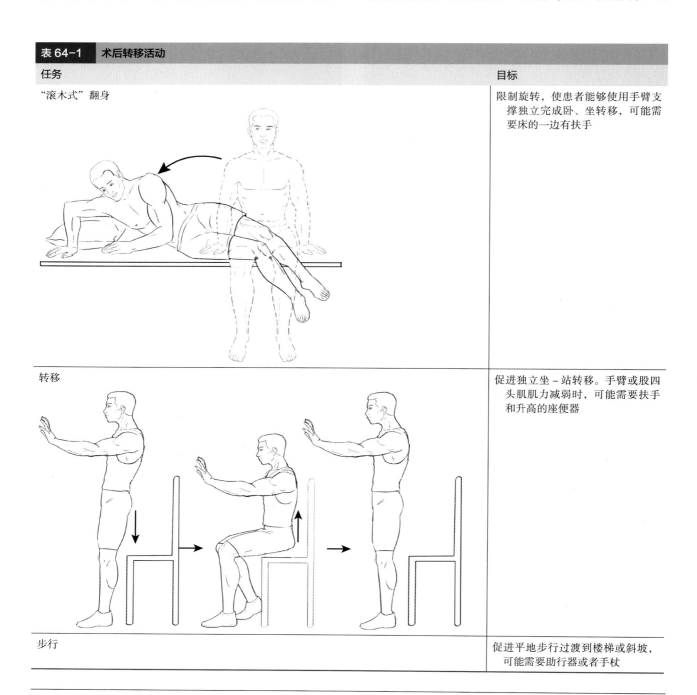

表 64-1	术后转移活动
任务	**目标**
"滚木式"翻身	限制旋转，使患者能够使用手臂支撑独立完成卧、坐转移，可能需要床的一边有扶手
转移	促进独立坐－站转移。手臂或股四头肌肌力减弱时，可能需要扶手和升高的座便器
步行	促进平地步行过渡到楼梯或斜坡，可能需要助行器或者手杖

车、腹肌训练、久坐和过多的体育活动。患者在散步、爬楼梯及躺下时保持背部良好的对线，做家务时要防止屈曲弯腰、伸手够物的动作。转换体位时，需要继续使用"滚木式"翻身，以及采用在住院期间学习的转移技术。

出院后，AIS 和成人脊柱侧弯患者的术后恢复是不同的，因为越年轻健康的患者术后恢复得越快。AIS 患者可能在手术后 4~6 周回到学校，青少年患者手术后要限制身体活动强度，在未得到手术医师的同意前不能进行体育活动。重新开始体育运动的时间取决于手术医师的评估结果，通常是术后 6~12 个月不等。在一项研究中，患者术后 4 个月在无痛的情况下开始自我提升训练，在影像学上并没有出现手术植入物的松动和弯曲角度的加重。另一份报道指出，如果腰椎自由节段少于 3 个，轴向旋转运动会对腰椎产生负荷，例如足球和体操运动，应予以劝阻。然而，大部分接受研究的患者在 7 个月左右可回归全部的活动，包括竞技体育活动。尽管术后重返体育运动取决于多种因素，然而多数患者能够恢复到术前水平或者更高水平的体育竞赛。

对于成人脊柱侧凸患者的治疗更复杂，因为与青少年患者相比其可能需要更长的时间来实现功能完全恢复。融合的程度对各种治疗有重要影响，例如要教脊柱融合到骶骨的患者最小化骨盆运动，以优化 $L_5 \sim S_1$ 的融合效果。在术后的第 4~6 周内鼓励患者行走。在这段时间内，患者要促进肌肉协调功能，进行不引起疲劳感的腰背部和腿部目标肌肉的肌力训练。对于没有腰骶融合的患者而言，日常的拉伸和稳定性训练应该每 2 小时进行 1 次。这种独立的自我康复计划能促进患者的身体适应能力和提高患者的自信心。术后 2~3 个月患者能够回归家庭生活，办公室工作者能够回归岗位。患者需要避免弯腰、扭转和提重物（表 64-2）。

成人脊柱侧凸的背部专项运动计划

出院后应立即增加肌肉的协调性，在没有进行腰骶融合的患者中开展背部专项运动康复方案，能帮助患者提高腰椎中立位的控制能力，提高躯干和髋部肌肉的协调性和力量。除了提高肌肉的力量和耐力外，这些训练教会患者如何正确地举起物品以避免受伤。此阶段后期，患者必须能够完成 8~14 次最大负重 5kg 的各项训练。患者家庭训练除了每天步行 20~30 分钟以外，必须每周完成至少 2~3 次特定训练。对腰骶融合的患者而言，这些训练需要避免，因为会对融合部位造成过大的压力，可能造成融合失败或者骨折不愈合（表 64-3）。

功能恢复

在临床和影像学证据的支持下，脊柱融合术后患者在可耐受范围内进行训练，可达到重返期望的功能和体育活动的目标。鼓励患者长期进行训练活动，患者可以加强牵伸和肌力训练，除此之外还可以增加有氧运动。尽管没有明确证据表明某项运动比其他的更有效，但是有氧运动是有益的。此外，脊柱术后长期疼痛对患者的心理方面有负面影响，例如增加精神压力和降低工作满意度。解决心理方面的问题及持续的运动活动对患者功能最佳化的恢复很重要。所有患者都应意识到完全恢复功能可能需要 1 年或更长的时间。

精要

● 脊柱侧凸患者的术后康复需要多个方面促进，包括患者、手术医师、麻醉师、疼痛管理小组、物理治疗师、辅助人员及父母或陪护人员。

● 康复医师必须帮助患者建立手术及术后康复的认知和期望。

● 患者术后的近期目标是尽快恢复正常的 ADLs 能力。治疗团队需要减少延迟恢复的危险因

表 64-2	静态稳定性训练
牵伸	描述
仰卧位腘绳肌牵伸 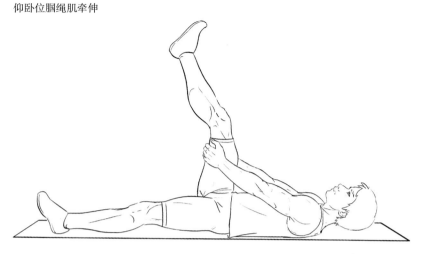	仰卧位，双膝屈曲。缓慢地伸直一条腿，接着将足跟向天花板向上抬起，直到有拉伸的感觉。两腿交替训练。不适合腰骶融合的患者
屈曲位股四头肌牵伸 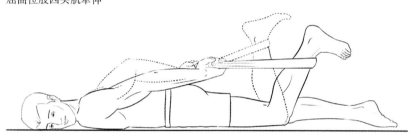	俯卧位，将足跟尽可能拉向臀部。不适合腰骶融合的患者
骨盆倾斜 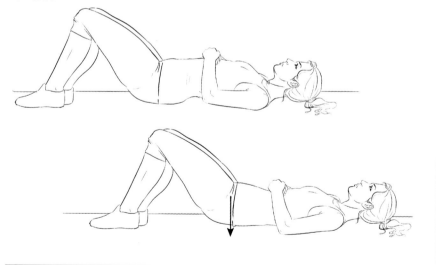	仰卧位，双膝屈曲，将腹部向下向内拉向脊柱。不适合腰骶融合的患者

续表

表 64-2	静态稳定性训练
牵伸	**描述**
髋关节后伸	俯卧位，抬高一侧腿同时保持膝关节伸直，不要引起骨盆活动。两腿交替训练
背部伸展	俯卧位，肩胛骨夹紧同时将头和肩部抬离水平面。不适合腰骶融合的患者
桥式运动	仰卧位，双膝屈曲。抬起髋部，保持肩部和髋部成一直线。不适合腰骶融合的患者

（经许可引自 ACC Trigger Points FlipBook. Philadelphia, PA：Wolters Kluwer Health, 2007. ）

表64-3	背部专项运动
训练	描述
下蹲	站立位，臀部后移同时屈膝屈髋降低躯干使臀线下降到膝关节顶部以下，然后回到直立位
硬拉	站立位，臀部后倾同时绷紧躯干群并伸直。手握轻的重物（5kg 以下）激活核心肌群和背阔肌，膝关节朝向外侧，腿部发力，然后拉起重物。使重量通过膝关节，臀部向前移动，使身体回到直立位置
仰卧起坐	仰卧位，屈曲膝关节。双手交叉于胸前，抬起肩膀，身体向膝关节靠拢
髋外展	侧卧位，保持膝关节伸直向上抬腿，然后慢慢放下。两腿交替训练
髋关节伸展	四点跪位，一侧腿后伸，使腿伸直平行于地面，然后回位。两腿交替训练

[经许可引自 MediClip, copyright (c) 2003. Philadelphia, PA: Lippincott Williams & Wilkins. All rights reserved.]

续表

表64-3	背部专项运动
训练	描述
肩关节屈曲和伸展 	仰卧位，保持肘关节伸直同时抬起手臂到最大关节活动范围。双侧重复训练
肩关节内收和外展 	站立位，保持肘关节伸直、手掌朝下，同时向外侧抬起手臂，保持，然后放下回位
弓箭步 	双脚并拢站立，向前迈出一侧腿，重心下降使双膝关节屈曲90°，保证前侧膝关节不超过足尖，然后回到起始站立位。双腿交替训练

素，包括关注心理因素。

● 要认识到每位患者的不同，有些患者在术后的康复阶段可能需要正规的物理治疗，而有些可能只需要鼓励回归肢体活动和运动。有些患者，特别是青少年，在术后阶段可能需要劝阻其过早地回归体育运动。

（李　艳　余浩铭　译，张少华　王雪强
李云霞　审）

参考文献

Alaranta H, Hurme M, Einola S, Kallio V, Knuts LR, Törmä T: Rehabilitation after surgery for lumbar disc herniation: results of a randomized clinical trial. Int *J Rehabil Res* 1986;9:247–257.

Bas P, Romagnoli M, Gomez-Cabrera MC, Bas JL, Aura JV, Franco N, Bas T: Beneficial effects of aerobic training in adolescent patients with moderate idiopathic scoliosis. *Eur Spine J* 2011;20:415–419.

Bradford DS, Tay BK, Hu SS: Adult scoliosis: surgical indications, operative management, complications, and outcomes. *Spine (Phila Pa 1976)* 1999;24:2617–2629.

Bridwell KH: Surgical treatment of idiopathic adolescent scoliosis. *Spine (Phila Pa 1976)* 1999;24:2607–2616.

Carter OD, Haynes SG: Prevalence rates for scoliosis in the US adults: results from the first National Health and Nutrition Examination Survey. *Int J Epidemiol* 1987;16:537–544.

Dolan P, Greenfield K, Nelson RJ, Nelson IW: Can exercise therapy improve the outcome of microdiscectomy? *Spine (Phila Pa 1976)* 2000;25:1015–1020.

Fabricant PD, Admoni S, Green DW, et al: Return to athletic activity after posterior spinal fusion for adolescent idiopathic scoliosis: analysis of independent predictors. *J Pediatr Orthop* 2012;32:259–265.

Gejo R, Matsui H, Kawaguchi Y, Ishihara H, Tsuji H: Serial changes in trunk muscle performance after posterior lumbar surgery. *Spine (Phila Pa 1976)* 1999;24:1023–1028.

Howard A, Donaldson S, Hedden D: Improvement in quality of life following surgery of adolescent idiopathic scoliosis. *Spine (Phila Pa 1976)* 2007;32:2715–2718.

Kjellby-Wendt G, Styf J: Early active training after lumbar discectomy: a prospective, randomized and controlled study. *Spine (Phila Pa 1976)* 1998;23:2345–2351.

Kool JP, Oesch PR, Bachmann S, et al: Increasing days at work using function-centered rehabilitation in nonacute nonspecific low back pain: a randomized controlled trial. *Arch Phys Med Rehabil* 2005;86:857–864.

Lonstein JE: Scoliosis: surgical versus nonsurgical treatment. *Clin Orthop* 2006;443:248–259.

Mahomed N, Liang M, Cook E, et al: The importance of patient expectations in predicting functional outcomes after total joint arthroplasty. *J Rheumatology* 2002;29:1273–1279.

Maruyama T, Takeshita K: Surgical treatment of scoliosis: a review of techniques currently applied. *Scoliosis* 2008;3:6.

Medicine ACoS: *Guidelines for Exercise Testing and Prescription.* Lea & Febiger, Philadelphia, PA, 1991.

Parsch D, Gärtner V, Brocai DR, Carstens C, Schmitt H: Sports activity of patients with idiopathic scoliosis at long-term follow-up. *Clin J Sport Med* 2002;12:95–98.

Reamy BV, Slakey JB: Adolescent idiopathic scoliosis: review and current concepts. Am Fam Physician 2001;64:111–116.

Rubery PT, Bradford DS: Athletic activity after spine surgery in children and adolescents: results of a survey. *Spine (Phila Pa 1976)* 2002;27:423–427.

Sarwahi V, Wollowick AL, Sugarman EP, Horn JJ, Gambassi M, Amaral TD: Minimally invasive scoliosis surgery: an innovative technique in patients with adolescent idiopathic scoliosis. *Scoliosis* 2011;6:16.

Simmons ED Jr, Kowalski JM, Simmons EH: The results of surgical treatment for adult scoliosis. *Spine (Phila Pa 1976)* 1993;18:718–724.

Stambough JL: Matching patient and physician expectations in spine surgery leads to improved outcomes. *Spine J* 2001;1:234.

Suk SI, Lee SM, Chung ER, Kim JH, Kim SS: Selective thoracic fusion with segmental pedicle screw fixation in the treatment of thoracic idiopathic scoliosis: more than 5-year follow-up. *Spine* 2005;30:1602–1609.

Von Strempel A, Scholz M, Daentzer M: Sports capacity of patients with scoliosis. *Sportverletzung Sportschaden* 1993;7:58–62.

Weber BR, Grob D, Dvorak J, Muntener M: Posterior surgical approach to the lumbar spine and its effect on the multifidus muscle. *Spine (Phila Pa 1976)* 1997;22:1765–1772.

Wright A, Ferree B, Tromanhauser S: Spinal fusion in the athlete. *Clin Sports Med* 1993;12:599–602.

第65章 颈椎前路减压植骨融合术：技术、并发症和康复

Sreeharsha V. Nandyala, BA; Alejandro Marquez-Lara, MD; David S. Cheng, MD 和 Kern Singh, MD

概述

颈椎退行性病变很常见，可能导致症状性神经根型颈椎病。影像学证据显示，约95%的男性和70%的女性在65岁时至少能发现1处颈椎退行性病变。这一类情况均为颈椎全椎间盘置换术（total disc replacement, TDR）和颈椎前路减压植骨融合术（anterior cervical discectomy and fusion, ACDF）的手术干预适应证。

ACDF在20世纪30年代被首次描述，随后进行的重大改进提高了患者的安全性和临床疗效。这一过程涉及椎间盘突出压迫神经的减压或椎间盘退行性病变引起的椎管狭窄同时伴有脊柱水平的骨性融合。

前瞻性随机研究表明，结构化的术后物理疗法方案有助于改善功能疗效、减少阿片类药物的使用和帮助患者更快地恢复。术后康复的目标是改善颈部的关节活动范围，提高肌肉耐力，处理手术并发症（包括吞咽困难和言语障碍）。本章提供ACDF的讨论并强调术后并发症、禁忌证、恢复和康复的目标。

手术：颈椎前路椎间盘切除及融合术

适应证

- 经过6周的保守治疗，如休息、物理治疗及使用非甾体抗炎药（NSAIDs）后，仍存在持续颈部疼痛和（或）手臂疼痛、麻木、刺痛感。
- 诊断性检查（MRI、CT ± 脊髓造影）显示椎间盘退变或椎间盘突出疾病的相应症状。
- 脊髓疾病（平衡障碍、慢宽步态）。
- 肿瘤／创伤。

禁忌证

- 浅表感染。
- 气管切开术。
- 颈前部放射治疗史。

手术技术

- 体表解剖标志
  - 舌骨在第3颈椎（C_3）。
  - 甲状软骨在第4~5颈椎（C_4~C_5）。

Singh博士或其直系亲属已收到Pioneer、Stryker和Zimmer公司的特许版税；担任DePuy、A Johnson & Johnson Company、Stryker和Zimmer公司的付费顾问；拥有Avaz Surgical和Vital 5公司的股票和期权；获得SLACK Incorporated、Thieme和Wolters Kluwer Health-Lippincott Williams & Wilkins公司的非收入支持（如设备或服务）、商业衍生酬金或其他非研究相关资金（如付费旅行）；并是美国骨科医师学会、颈椎研究学会、ISASS（the International Society for the Advancement of Spine Surgery，国际脊柱外科学会）、脊柱侧弯研究学会、SMISS（the Society for Minimally Invasive Spine Surgery，微创脊柱外科学会）、今日脊柱外科和Wolters Kluwer Health - Lippincott Williams & Wilkins出版社的董事会成员、管理者、行政人员或委员会委员。Cheng博士、Marquez-Lara博士和Nandyala博士，以上3位作者或其直系亲属均未收取任何直接或间接与本章主题有关的商业公司或机构的任何有价物（包括股票和股票期权）。

- 环状软骨在第 6 颈椎（C₆）。
- 步骤 1
  - 在胸锁乳突肌（sternocleidomastoid, SCM）内侧做水平切口。
  - 选择哪侧手术入路是由外科医师的习惯和经验决定的。
- 步骤 2
  - 颈阔肌切开应与皮肤切口一致。
  - 通过颈外静脉帮助确定气管、食管沟。
- 步骤 3
  - 当气管 - 食管复合体向内侧收缩时，胸锁乳突肌和颈动脉鞘是侧向收缩的。
  - 喉返神经位于气管 - 食管沟，易受损伤。
- 步骤 4
  - 将颈长肌向侧方拉开以便暴露椎间盘间隙。
  - 交感神经干位于颈长肌的表面，因此必须小心将牵引器放置在这块肌肉的深处。
- 步骤 5
  - 利用手术刀或者电烙器进行纤维环切开术。
  - 利用直和弯的刮匙去除椎间盘物质。
- 步骤 6
  - 利用微型刮匙或者带 1mm 克氏咬骨钳的神经钩移开后纵韧带。
- 步骤 7
  - 利用高速磨钻将终板去皮质，以提供较好的骨面接触。
- 步骤 8
  - 将试模靠近椎间隙放置并将适当大小的移植骨轻轻地压紧到位。
- 步骤 9
  - 通常用长 12~16mm 的颈椎前路钢板和颈椎螺钉固定椎板。
  - 固定和可变螺钉的选择取决于外科医师的偏好。
- 步骤 10
  - 移除牵引器，首先缝合肌肉和皮肤切口。
  - 是否留置引流管（如 Penrose）取决于医师

的偏好。

并发症

植骨后假关节的形成

患者可能会出现周期性的疼痛，并在几个月的时间内逐渐恶化。患者选择对于降低假关节的风险至关重要，患者危险因素包括吸烟、骨质疏松、慢性类固醇使用、肥胖和营养不良。假关节也可与骨移植失败和骨折有关，因此需要重新植入。术后疼痛加重的患者必须在临床和影像学上对假关节的证据进行评估。

邻近节段的退变

虽然 ACDF 被广泛接受，并被认为是颈椎退行性病变的经典治疗，但邻近脊椎平面运动的减少、相邻节段退变的进展，以及椎间盘内压力和侧面压力最终导致相邻脊髓水平的磨损和撕裂并产生疼痛。因此，术后的物理治疗和家庭训练应侧重于维持足够的颈部关节活动范围，加强颈部肌肉和耐力，以减少疼痛和改善术后运动。

吞咽困难

术后吞咽困难是 ACDF 的一个公认的并发症，其发生率为 1.7%~50.3%。术后吞咽困难的病理生理学机制尚不完全清楚，有待进一步研究。对接受颈椎前路手术患者的视频透视吞咽研究（video-fluoroscopic swallow studies）报道了一系列存在于吞咽各个阶段的影响因素。值得注意的是，椎前软组织肿胀、咽后壁残留、食管上部括约肌损伤都有可能是病因。舌下神经、舌咽神经和喉返神经损伤也可造成术后吞咽困难。据报道，术后吞咽障碍随时间推移有所改善，6 个月时平均发生率为 19.8%，12 个月时平均发生率为 16.8%，24 个月时平均发生率为 12.9%。一些影像学研究报道称，在颈椎前路手术的术后早期，吞咽障碍的发生率为 50%。

言语障碍

术后声嘶和言语障碍也是颈椎前路手术的常见并发症，报道的发生率为 0.1%~21%。已经提出广泛的病因，认为最常见的病因是由于器械的牵拉及术后自然愈合过程产生的咽部和喉部水肿。其他原因包括由于牵拉、直接损伤或收缩导致的喉返神经（recurrent laryngeal nerve，RLN）损伤。此外，气管插管导致的喉损伤也是术后声嘶和言语障碍的可疑原因。一些研究者已经开始实施监测术中气管内压以减轻喉部损伤程度的规范。术后声嘶和言语障碍可以长期存在，高达 12% 的患者症状持续超过 6 个月。

术后康复

物理治疗应注重提高患者的功能状态和颈部的稳定性，应鼓励患者在治疗师的指导和自我掌控下在无痛范围内保持充分的主动活动。物理治疗的目标包括改善颈部肌肉力量、耐力和提高稳定性。由于采用的是前部融合，一般而言，在融合完全愈合之前，患者应避免颈部后伸。

表 65-1 中的建议和目标应作为患者个体化治疗方案的基础。必须指出的是，目前还没有最佳

的循证物理治疗方案，建议的时间框架只应作为粗略的时间表。术后早期活动是最重要的。

吞咽困难

● 术后早期患者可能会出现吞咽困难。随着肿胀的消退和喉的恢复，大多数病例将会痊愈。

● 持续超过 48 小时的吞咽困难必须进行多学科检查。

● 利用视频透视研究评估患者肌肉的解剖和生理。言语病理学家应该评估患者对于固体和液体食物的进食状况，并提供治疗方案和吞咽训练。

● 消化科医师可以选用食管镜、胃－十二指肠镜检查评估食管动力障碍和（或）狭窄。

● 神经科医师可以利用肌电图来评估潜在的神经损伤。

● 如果能确定根本原因，则应实施个体化的治疗方案。

言语障碍

● 大多数言语障碍患者在肿胀消退后可能会自发恢复，瘢痕组织则需通过物理治疗处理。

● 大约 12% 的患者可能出现声嘶和言语障碍持续

表 65-1　颈椎前路减压植骨融合术各个阶段的康复		
康复阶段	**推荐 / 建议**	**目标**
急性期 / 术后期（0~4 周）	● 步行 ● 固定自行车训练 ● 升降跑台 ● 颈托或牵引（图 65-1） ● 超声波治疗是一种深度加热方式，急性炎症是禁忌证 ● 从 AAROM 训练开始牵伸短而紧的肌肉，如颈椎旁肌肉、斜角肌、肩胛提肌、斜方肌上部	● 减轻疼痛和炎症（当需要时可以用冰敷、经皮神经电刺激、药物） ● 恢复日常生活活动能力 ● 靠背坐（间隔 20 分钟）
恢复期（5~10 周）	● 颈部力量等长训练（图 65-2~ 图 65-5） ● 肩关节及肩胛肌肉力量强化训练（图 65-6 和图 65-7） ● 不提拿超过 20 磅（约 9kg）物品 ● 姿势教育 ● 无伸展的颈部 AROM 训练 ● 上肢力量和耐力的抗阻训练（图 65-8）	● 无痛的颈部 ROM ● 无辅具支撑的颈肩部稳定 ● 改善神经肌肉控制 ● 至少 30 分钟的心血管训练和抗阻训练
功能恢复（10 周后）	● 医师和治疗师制订的个体化家庭训练 ● 评估日常生活活动能力的问题	● 改善颈、肩部及上臂肌肉的力量和耐力 ● 功能性日常生活活动能力 ● 至少 60 分钟的有氧运动

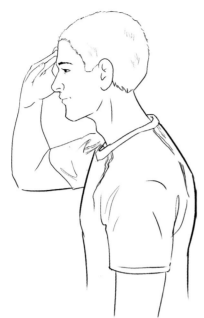

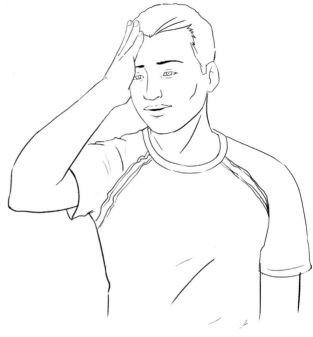

图 65-1　屈曲等长收缩训练

图 65-2　侧向旋转等长收缩训练

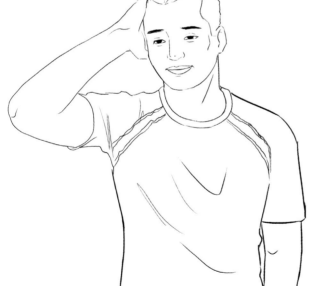

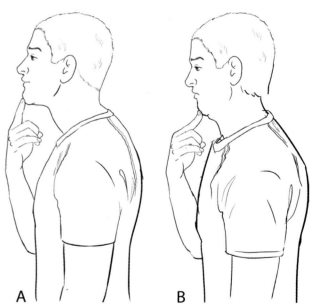

图 65-3　颈椎侧屈等长收缩训练

图 65-4　A. 收下颌起始位置；B. 收下颌结束位置

超过 6 个月。发生喉返神经损伤的患者将出现吞咽困难、声嘶、呼吸急促或误吸的症状。

- 言语治疗可以弥补患者由声带麻痹引起的问题，直到喉返神经恢复。
- 如果症状持续超过 3 个月，有必要咨询耳鼻喉

科医师。

- 真声带的医疗处置包括使用短期可降解的生物物质将临时声襞注射进入麻痹的真声带，这些生物材料将麻痹的声带"推至"正中。
- 手术选择包括真声带医疗喉形成术。这个过程

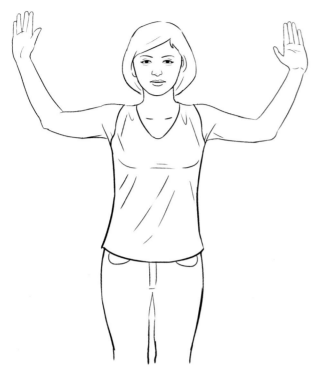

图 65-5 肩胛骨后缩

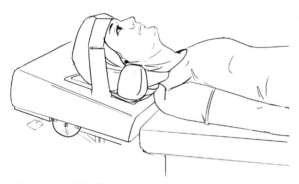

图 65-6 颈椎牵引

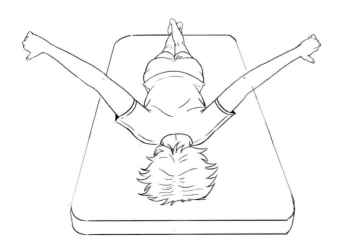

图 65-7 仰卧位外展牵伸

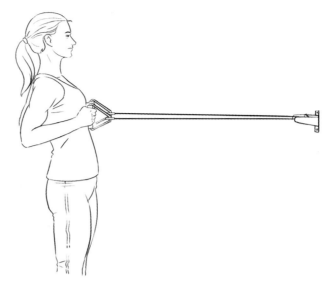

图 65-8 使用弹力带站立位划船训练

包括将植入物植入麻痹的声带，并将真声带"推向"正中。

精要

- 在手术入路选择时，如果可能的话首先应确定喉返神经并应注意限制其收缩。
- 牵引器不应该紧靠交感神经丛。
- 应用严格的康复方案来提高稳定性、颈部肌肉力量和耐力。
- 护理团队必须了解手术的并发症，包括吞咽困难和言语障碍。

（邓家丰 译，李 艳 王雪强 李云霞 审）

参考文献

Bazaz R, Lee MJ, Yoo JU: Incidence of dysphagia after anterior cervical spine surgery: a prospective study. *Spine (Phila Pa 1976)* 2002;27(22):2453–2458.

Boden SD, McCowin PR, Davis DO, Dina TS, Mark AS, Wiesel S: Abnormal magnetic-resonance scans of the cervical spine in asymptomatic subjects. A prospective investigation. *J Bone Joint Surg Am* 1990;72(8):1178–1184.

Caspar W, Barbier DD, Klara PM: Anterior cervical fusion and Caspar plate stabilization for cervical trauma. *Neurosurgery* 1989;25(4):491–502.

Frempong-Boadu A, Houten JK, Osborn B, Opulencia J, Kells L, Guida DD, Le Roux PD: Swallowing and speech dysfunction in patients undergoing anterior cervical discectomy and fusion: a prospective, objective preoperative and postoperative assessment. *J Spinal Disord Tech* 2002;15(5):362–368.

Gao Y, Liu M, Li T, Huang F, Tang T, Xiang Z: A meta-analysis comparing the results of cervical disc arthroplasty with anterior cervical discectomy and fusion (ACDF) for the treatment of symptomatic cervical disc disease. *J Bone Joint Surg Am* 2013;95(6):555–561.

Gore DR, Sepic SB, Gardner GM, Murray MP: Neck pain: a long-term follow-up of 205 patients. *Spine* 1987;12(1):1–5.

Kishen TJ, Diwan AD: Fusion versus disk replacement for degenerative conditions of the lumbar and cervical spine: quid est testimonium? *Orthop Clin North Am* 2010;41(2):167–181.

Lee MJ, Bazaz R, Furey CG, Yoo J: Risk factors for dysphagia after anterior cervical spine surgery: a two-year prospective cohort study. *Spine J* 2007;7(2):141–147.

Lee MJ, Bazaz R, Furey CG, Yoo J: Influence of anterior cervical plate design on dysphagia: a 2-year prospective longitudinal follow-up study. *J Spinal Disord Tech* 2005;18(5):406–409.

Lee YJ, Lim MR, Albert TJ: *Dysphagia after anterior cervical spine surgery: Pathophysiology, incidence, and prevention.* Cervical Spine Research Society, 2007.

Lehto IJ, Tertti MO, Komu ME, Paajanen HE, Tuominen J, Kormano MJ: Age-related MRI changes at 0.1 T in cervical discs in asymptomatic subjects. *Neuroradiology* 1994;36(1):49–53.

Leonard R, Belafsky P: Dysphagia following cervical spine surgery with anterior instrumentation: evidence from fluoroscopic swallow studies. *Spine (Phila Pa 1976)* 2011;36(25):2217–2223.

Martin RE, Neary MA, Diamant NE: Dysphagia following anterior cervical spine surgery. *Dysphagia* 1997;12(1):2–8; discussion 9–10.

Peolsson A, Kjellman G: Neck muscle endurance in nonspecific patients with neck pain and in patients after anterior cervical decompression and fusion. *J Manipulative Physiol Ther* 2007;30(5):343–350.

Razfar A, Sadr-Hoisseini SM, Rosen CA, Snyderman CH, Gooding W, Abla AA, Ferris RL: Prevention and management of dysphonia during anterior cervical spine surgery. *Laryngoscope* 2012;122(10):2179–2183.

Riley LH, 3rd, Skolasky RL, Albert TJ, Vaccaro AR, Heller JG: Dysphagia after anterior cervical decompression and fusion: prevalence and risk factors from a longitudinal cohort study. *Spine (Phila Pa 1976)* 2005;30(22):2564–2569.

Saunders RL, Bernini PM, Shirreffs TG Jr., Reeves AG. Central corpectomy for cervical spondylotic myelopathy: a consecutive series with long-term follow-up evaluation. *J Neurosurg* 1991;74(2):163–170.

Schneeberger AG, Boos N, Schwarzenbach O, Aebi M: Anterior cervical interbody fusion with plate fixation for chronic spondylotic radiculopathy: a 2- to 8-year follow-up. *J Spinal Disord* 1999;12(3):215–220; discussion 21.

Singh K, Marquez-Lara A, Nandyala SV, Patel AA, Fineberg SJ: Incidence and risk factors for dysphagia after anterior cervical fusion. *Spine (Phila Pa 1976)* 2013;38(21):1820–1825.

Smith-Hammond CA, New KC, Pietrobon R, Curtis DJ, Scharver CH, Turner DA: Prospective analysis of incidence and risk factors of dysphagia in spine surgery patients: comparison of anterior cervical, posterior cervical, and lumbar procedures. *Spine (Phila Pa 1976)* 2004;29(13):1441–1446.

Stewart M, Johnston RA, Stewart I, Wilson JA: Swallowing performance following anterior cervical spine surgery. *Br J Neurosurg* 1995;9(5):605–609.

Vaidya R, Carp J, Sethi A, Bartol S, Craig J, Les CM: Complications of anterior cervical discectomy and fusion using recombinant human bone morphogenetic protein-2. *Eur Spine J* 2007;16(8):1257–1265.

Vanderveldt HS, Young MF: The evaluation of dysphagia after anterior cervical spine surgery: a case report. *Dysphagia* 2003 Fall;18(4):301–304.

Winslow CP, Winslow TJ, Wax MK: Dysphonia and dysphagia following the anterior approach to the cervical spine. *Arch Otolaryngol Head Neck Surg* 2001;127(1):51–55.

Wyss J, Patel A. Therapeutic programs for musculoskeletal disorders. New York, NY, Demos Medical Publishing, 2013.

Yue WM, Brodner W, Highland TR. Persistent swallowing and voice problems after anterior cervical discectomy and fusion with allograft and plating: a 5- to 11-year follow-up study. *Eur Spine J* 2005;14(7):677–682.

Brett A.Braly MD 和 *John M.Rhee,MD*

概述

颈椎病（脊髓型）是由于颈髓受压引起的，对所有医疗专业人员来讲是一种极具挑战性的疾病。轻微的颈椎病早期体征及症状很难察觉，而且经常被误诊，导致可能延误治疗，使后续康复过程进一步复杂化。

脊髓型颈椎病的自然病程一般被认为是一种功能逐步下降的过程。尽管适当的力量和功能训练对于改善个体功能很重要，但是这些和其他非手术方式都不能阻止疾病的进展。因此，颈椎病（脊髓型）通常被认为是一种需要外科处理的疾病，除非患者不愿意或不能做手术。

颈椎病（脊髓型）可由单个或多节段脊髓受压引起。压迫通常来自退行性病变，可能是由椎间盘病理改变、椎关节僵硬、结构不稳定、驼背、先天性椎管狭窄或上述任何原因组合造成的结果。较少见的病因是肿瘤或感染。

颈椎病（脊髓型）的外科治疗通常包含脊髓减压伴有或不伴有辅助固定。根据临床情况不同，可以采用前路和（或）后路的手术方式。一般来讲，后路的手术方式是多节段压迫（≥3节）

颈椎病的首选方法，从最常用的 2 种方法中选择其一：椎板成形术或椎板切除融合术。尽管治疗的目的和适应证相似，但两种手术的术后康复流程和康复目标区别很大。

手术过程

简介

参与患者康复的从业者应了解脊髓型颈椎病的体征和症状，以便于帮助识别早期症状或复发性脊髓疾病（如外科手术并发症）。认识脊髓型颈椎病的困难在于其广泛的临床表现，没有单一的病理发现。通常，患者会抱怨平衡或协调问题，手的精细运动控制困难，手部渐进无力、麻木或刺痛，手握不住物品或大小便控制的问题。可能伴有或者不伴颈部或手臂的疼痛。患者可能会表现出较大步宽的不稳定步态、无力（尤其是手）、麻木、反射亢进或其他病理征（霍夫曼征、巴宾斯基征、阵挛、桡骨膜反射）。然而，由于大约 20% 的颈椎病（脊髓型）患者身体检查可能没有任何体征，因此体格检查没有发现异常并不能排

Rhee 博士或其直系亲属已收到 Biomet 集团的版税；是集团发言部门成员或曾代表 BiometDepuy 和 Zimmer 公司做过付费演讲；担任 Biomet Synthes 公司付费顾问；拥有 Alphatec Spine 和 Phygen 公司股票或股票期权；已经获得 DePuy、A Johnson & Johnson Company（强生公司）和 KineflexMedtronic 公司的研究或机构支持；已收到来自 Wolters Kluwer Health-Lippincott Williams & Wilkins 公司的非资金支持（如设备或服务）、商业衍生酬金或其他非研究相关资金（如带薪旅行）；并担任颈椎研究协会的董事会成员、管理者、行政人员或委员会成员。Braly 博士及其直系亲属均未收取与本文主题直接或间接相关的商业公司或机构的股票或股票期权及任何有价物。

除颈椎病的诊断，这一点非常重要。影像学检查如 MRI 或 CT 脊髓造影能显示出脊髓的相关压迫。手术的主要指征是针对有症状的脊髓病变。

决策

在适当的情况下，脊髓能够通过前路或者后路进行减压治疗。患者前部压迫性病变，如椎间盘突出、脊椎滑脱症、骨刺或后纵韧带骨化需要实施后路减压时进行脊柱矫正，这样切除或打开椎板后，脊髓就可以后移而远离前部病变。如果椎体排列是后凸的，压迫的是前部的结构，则后路手术可能不能提供令人满意的减压效果。具体的相对禁忌证如何确定值得商榷。吸烟可能会阻碍患者融合的能力，因此吸烟患者倾向于采用非融合的手术方式。脊椎关节强直引起的颈轴疼痛可以通过融合术来治疗，而不是采用像椎板成形术这样的固定手术方法来治疗僵直性颈椎病，尽管目前还没有结论性的数据来证实这一观点，但这两种方法的支持者都认为两者同样都是治疗脊髓型颈椎病可行的选择。

在所有脊髓型颈椎病中，外科治疗的首要目标是防止病情恶化。虽然在一般情况下术后有大约 50% 的症状被期望得到改善，但一些特定的患者中可能不会出现症状或疼痛的改善。这与许多因素有关，包括潜在的脊髓损伤的严重程度。因此，患者必须进行充分咨询并和医师沟通，即使在术后没有任何症状改善的情况下病情停止进展也可以认为手术是成功的。

过程

解剖学

颈椎由 7 个椎体和 1 个广泛的韧带复合体组成，连接枕骨和胸椎。这些椎体为头部提供稳定，允许头部在所有平面内运动，并为脊髓提供保护通道，使神经根能够伸出并支配颈部和手臂的肌肉（图 66-1 和图 66-2）。

第 1~2 颈椎在头部运动中具有独特的功

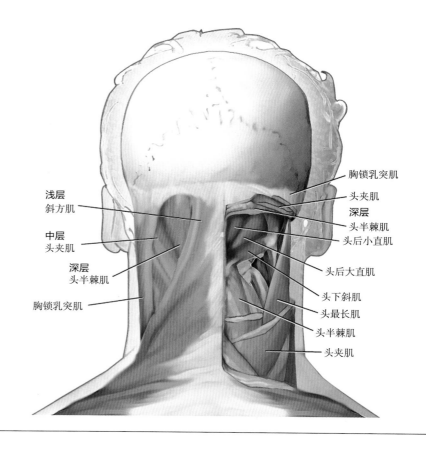

图 66-1　颈后部肌肉的浅层、中层和深层。枕下肌位于这些肌肉的深处，并显示在右侧［经许可引自 Rao R, Marawar SV.Posterior cervical approach//: Wiesel SW. *Operative Techniques in Orthopaedic Surgery* (Section editor: Rhee JM). Volume 4. Philadelphia,PA: Wolters Kluwer, 2011:4517.］

浅层
斜方肌

中层
头夹肌

深层
头半棘肌

胸锁乳突肌

胸锁乳突肌
头夹肌
深层
头半棘肌
头后小直肌
头后大直肌
头下斜肌
头最长肌
头半棘肌
头夹肌

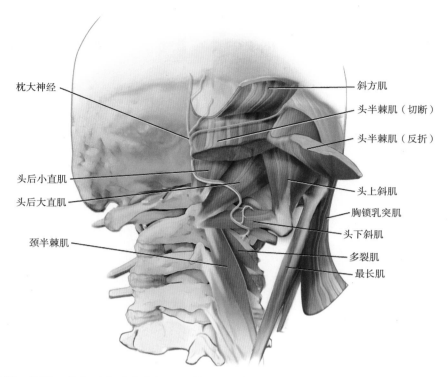

图 66-2　枕下三角解剖。枕下三角位于头后大直肌、上斜肌和下斜肌之间。可见枕大神经沿枕下三角内侧角交叉，寰椎后弓与椎动脉位于枕下三角底部［经许可引自 Rao R, Marawar SV. Posterior cervical approach // Wiesel SW. *Operative Techniques in Orthopaedic Surgery* (Section editor: Rhee JM). Volume 4. Philadelphia, PA: Wolters Kluwer,2011:4517.］

能，在脊髓病变的发展中较少涉及。下颈椎椎体（C₃~C₇）由于有相近的外观和相似的退行性病变进程，会导致脊髓病变的发生。

后路减压手术的重点是消除椎板和黄韧带的压力。这可以通过椎板切除来完成，完全切除椎板通常需要融合术来保持椎体对齐，或通过椎板成形术打开椎板，为脊髓提供空间。椎管向后开放提供 3 种减压机制：①对背侧受压的结构（如后骨赘和黄韧带）的直接减压作用；②椎管扩大（如先天性椎管狭窄）；③对前部结构（如椎间盘突出、环状凸起、脊柱横突、后纵韧带骨化等）的间接减压作用，如果使颈椎的整体排列保持充分前凸，则脊髓向后位移。

椎板切除及融合术

椎板切除术是完全将椎板从颈椎管中取出。历史上，多层椎板切除术通常是一种独立应用的

减压术。然而，由于多层椎板切除术相关的限制因素（即椎板切除术后驼背和椎体滑脱，这两者都会导致疼痛或复发性脊髓压迫），内固定和融合术目前是与椎板切除术一起进行的。无论是在颈椎或身体内的任何部位，融合手术需要骨性愈合才能取得成功。就像处理手臂骨折一样，提供固定环境对融合愈合修复至关重要。这是使用螺钉和髓内棒使移植骨愈合成一块融合骨来为颈椎提供结构稳定性的基本原理（图 66-3）。

椎板成形术

椎板成形术的目的有 3 个：①脊髓减压；②比单纯椎板切除能更好地保持脊柱的稳定和对齐；③保持关节活动范围。通过单开门椎板成形术在不完全切除椎板的情况下打开椎板，可以维持颈椎后侧肌肉的固有稳定性和附着面。椎板可以通过多种方法打开，从缝合到骨移植再到钢板

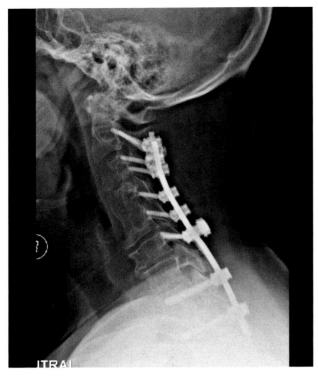

图 66-3　椎板切除及融合术

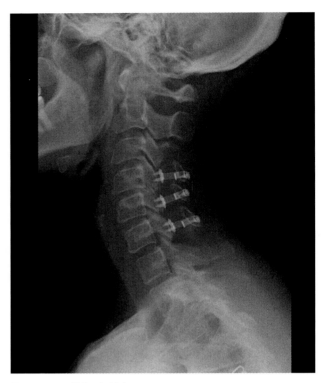

图 66-4　椎板成形术

固定（图 66-4）。当手术部位预期会有骨性愈合时，不进行跨节段的融合。因此，在椎板成形术中的术后阶段稳定的刚性固定一般不推荐采用钢板内固定。推荐不僵硬的固定形式用于固定，如缝合或骨移植。

　　文献表明，如果适应证选择得当，椎板成形术和椎板切除融合术都是治疗脊髓型颈椎病同样有效的方法，同时要再次记住手术成功的主要决定因素是神经系统进行性恶化的停止。没有明确的证据表明，一种手术在任何情况中都优于另一种手术。因此，手术方式的选择应该根据每位患者的具体情况而定。

并发症

　　正如前面提到的，认识脊髓型颈椎病的体征和症状是很重要的，因为术后复发是手术的一个主要并发症，尽管这很少见。术后恶化或复发的原因包括硬膜外血肿、感染、铰链塌陷、内固定错位、不稳定或急性邻近段受累。不常见情况有

术前有严重脊髓压迫的患者在没有任何明显的机械并发症的情况下也可能会出现术后无力或麻木的恶化。这可能是由于减压导致的脊髓水肿、拉伤或再灌注型损伤所致。C_5 节段以下麻痹的发生率为 5%~10%。这些症状通常发生在术后几天（2~4 天），但仍可能立即发生，少数也可能会在术后几周发生。病因可能是多因素的，但同样可能与神经根和（或）脊髓水肿及减压后脊髓向后滑移，神经根被牵拉有关。疼痛症状并不常见。不同文献关于 C_5 麻痹是否更多发生在椎板成形术与椎板切除和融合术的结论存在矛盾。临床印象是，在实践中这更常见于后者。如果发生 C_5 麻痹，建议进行物理治疗，以保持肩关节活动范围，防止肩关节僵硬，以及随着运动恢复进行肌力训练。

　　融合过程中常见的并发症是融合骨不愈合。多种因素已被证明会影响患者的愈合能力，其中许多因素都不在从业者的治疗范围之内。不能低估通过固定来精心保护融合面（fusion bed）对提

高痊愈率的影响。

激进的治疗、不良的患者因素、外科技术或这些因素的结合都会导致脊柱后侧筋膜和肌肉的分离。结果是伸肌向前移位，使其在颈椎上发挥屈肌作用。在非融合手术中，这可能导致术后出现驼背。

术后康复

简介

脊髓型颈椎病患者的术后康复有两个主要目的：改善脊髓压迫症引起的功能丧失和术后成功恢复。如前所述，并非所有的手术方案都是相同的。虽然在椎板切除/融合及椎板成形术组中对颈椎进行减压的主要目的是相似的，但术后的疗程和康复建议可能会有很大的不同。能够区分这些步骤，而不是简单地将它们合并为颈椎后路手术是至关重要的。

脊髓型颈椎病的功能恢复依赖于患者。多种因素如压迫的性质、严重程度和病程都会影响预期的康复。患有长期严重脊髓型颈椎病的患者可能不会出现早期的轻度压迫症状。康复需要特别耐心，但通常涉及步态和稳定性的训练和协调控制，以及加强那些受影响的肌肉的力量。

术后康复的具体情况取决于手术的方式。椎管成形术患者早期可能会较早开始关注关节活动范围，以避免僵硬和减少代偿运动；而椎板切除术后患者通常应佩戴颈椎矫形器固定，在融合愈合的初始阶段应限制颈部活动。

椎板切除及融合术后的患者可能会用颈圈固定6周或更长时间，这取决于患者和手术部位结构的长度。在此期间，颈部后侧肌肉力量强化训练可能很难完成。等长肌力训练可能会显示出好处，但应在后侧筋膜和肌肉手术切口愈合之后再进行。根据融合的椎体数量和位置，在融合过程中会出现一些关节活动范围的丧失。由于融合部位上下相邻的椎体也不能独立完成运动，因此在融合体的整体愈合过程中它们也必须被固定。

行椎板成形术的患者被指导要求尽早且经常活动颈椎。外科医师广泛需要使用颈托。一般而言，当使用钢板固定时，可以立即进行ROM训练。如果采用不太坚固的固定方式，如骨支撑或缝合，即使在椎板成形术后也一般建议固定一段时间，以预防早期的椎板成形融合。与椎体融合相比，椎板成形术患者强化脊柱后侧肌肉更具有意义，但在椎板成形术后早期应谨慎使用，因为肌肉训练的目的是避免椎体分离。

推荐方案

椎板切除及融合术（表66-1）

● 在最初的肌肉和伤口愈合后，可以进行肌肉等长收缩强化训练，这包括在中立位限制颈椎的伸展。患者可以将双手放在颅骨的后面，然后用手提供的阻力使颈部做等长伸展收缩训练，每次默数10个数，10次为1组。鼓励患者在一天内尽可能多地完成训练，每天至少3组。

● 早期固定是防止移植骨松动和使融合块愈合的关键。

● 一旦融合愈合达到适当的程度，就可以进行ROM训练。

椎板成形术

● 总体康复目标是伸肌肌力训练和保持ROM。术后早期可立即进行小幅度伸展训练。该训练类似于椎板切除及融合术患者的训练，但是有一种情况除外，那就是在运动中允许颈部在可耐受的范围内进行后伸。理想情况下，颈部和枕骨应向后伸展，这样患者在抵抗最大手部阻力时头是向上抬的。

● 康复开始的时间依赖于伤口愈合的时间。

● 早期指导患者适当进行ROM训练。

● 指导ROM训练可以在第6周开始。

表 66-1	**颈椎康复方案**	
术后阶段	椎板成形术	椎板切除及融合术
术后即时（第 1~4 天）	指导患者只做伸展 ROM 训练和避免屈曲	刚性颈托固定
1~6 周	指导患者只做伸展 ROM 训练和避免屈曲	刚性颈托固定
7~12 周	AROM 训练和柔和的 AAROM 训练，缓慢强化训练	采用硬 / 软质颈托取决于椎体手术切口长度和患者的愈合能力
3~6 个月	AROM 训练和 PROM 训练，较积极的肌力训练	等长训练结合缓慢的 ROM 训练
6 个月以上	耐受各种活动	如果融合愈合较好可耐受各种活动，可积极地进行 ROM 训练

- 四肢肌肉训练应被推迟，直到融合有适当的时间来恢复（3~6 周）。
- 手术的次要目的是避免活动范围的丧失。

功能性目标和限制

脊髓压迫症状的恢复可能是一个漫长而缓慢的过程。只要病情有所改善，康复治疗就应以积极提高患者的独立性为目标。手术后的功能恢复应在更短的时间内开始进行，并且需要患者配合。融合愈合平均需要 6~9 个月才能成熟，但是许多外科医师会同意进行等长肌力训练并在 6~12 周时去除颈托。在后侧肌肉稳定及最初的僵硬感消失之前，椎板成形术后恢复可能需要 3~6 个月。

循证评价

颈椎后路手术后颈部疼痛恶化在临床中并不常见，但可能会发生。术后驼背、融合不愈合和感染可能是潜在的原因。越来越多的人认识到，在行椎板成形术时维持脊柱后侧伸肌的重要性。建议的技术包括保留肌肉解剖结构和尽可能避免伸肌在第 2 颈椎附着点的剥离。颈后侧肌肉对维持颈椎排列很重要，这也会限制脊髓受压复发和疲劳相关的颈部疼痛。

Iizuda 等首次发表数据显示，术后固定时间的长短对椎板成形术后的关节活动范围是有影响的。佩戴颈托 4 周的患者比佩戴颈托 8 周的患者有更好的关节活动范围。因此，外科医师在缩短颈托佩戴时间上变得更加激进。没有针对颈托佩

戴时间的明确统一指南，不同的外科医师对颈托佩戴的时间要求也不同，他们可能要求佩戴 2 周或 2 周以上或者不佩戴颈托，或者佩戴术后软性颈托。建议在椎板成形术后如果需要佩戴颈托应不超过 2~3 周。

精要

椎板成形术

- 将手术解剖限制在椎板 – 侧块连接处。
- 保持 C_2 处的伸肌附着和避免压迫其他节段。
- 去除棘突，限制筋膜修复的应力，促进愈合。
- 对患者进行教育，保持运动功能的目标很重要。
- 颈椎康复与脊髓受压后的功能康复相同，术后应立即开始。

椎板切除及融合术

- 注意融合床的准备，骨移植技术将影响融合率。
- 颈椎固定在融合块愈合过程中是很关键的。
- 一旦筋膜修复已经愈合，应该进行适当的肌肉等长肌力训练。
- 预计活动范围会有所丧失，关节活动范围训练应等待融合块适当愈合后进行。
- 颈椎康复的平衡训练与脊髓压迫后的功能康复训练都应在术后立即开始。

（张　俊　译，邓家丰　王雪强　李云霞　审）

参考文献

Iizuda H, Nakagawa Y, Shimegi A, Tsutsumi S, Toda N, Takagishi K, Shimizu T: Clinical results after cervical laminoplasty: differences due to the duration of wearing a cervical collar. *J Spinal Disord Tech* 2005;18(6):489–491.

Kato Y, Iwasaki M, Fuji T, Yonenobu K, Ochi T: Long-term follow-up results of laminectomy for cervical myelopathy caused by ossification of the posterior longitudinal ligament. *J Neurosurg* 1998;89:217–223.

Mikawa Y, Shikata J, Yamamuro T: Spinal deformity and instability after multilevel cervical laminectomy. Spine *(Phila Pa 1976)* 1987;12:6–11.

Rhee J, Heflin JA, Hamasaki T, Freedman B: Prevalence of physical signs in cervical myelopathy: a prospective, controlled study. *Spine (Phila Pa 1976)* 2009;34(9):890–895.

第 **67** 章 压缩性骨折康复

Soo Yeon Kim, MD; Jeffrey Algra, MD, MS 和 *Alok D. Sharan, MD, MHCDS*

概述

在美国，每年用于骨质疏松导致的椎体压缩性骨折（vertebral compression fractures，VCF）的医疗费用超过 10 亿美元，其中大部分用于住院和家庭护理服务。VCF 的发生率随着年龄增长而显著上升，尤其是低骨密度（bone mass density，BMD）的亚洲人群和绝经后的白人妇女；腰椎的 BMD 每下降 1 个标准差（standard deviation，SD），骨折的风险就增加 2 倍。

只有 1/3 的 VCF 患者影像学诊断确诊后需要医学治疗，其中 10% 需要住院治疗。VCF 会增加与慢性背痛、功能丧失、ADLs 困难相关的死亡率和发生率，并且增加继发性骨折的风险。并不是所有骨折患者都有临床症状，但背痛、驼背和身高降低是常见征象。急性期疼痛会持续数周到数月，尽管有些骨折进展缓慢，但大多数骨折在 3 个月后疼痛将显著减轻。保守治疗包括药物治疗、短期卧床休息、物理治疗和背部支撑。在保守治疗失败后，椎体加强术对于 VCF 患者是一种可接受的选择，也可用于伴有疼痛的良性或者恶性脊柱肿瘤（血管瘤、多发性骨髓瘤）。

椎体成形术和球囊扩张椎体后凸成形术是侵入性最小的椎体加强术，是将骨水泥注入椎体（vertebral body，VB）中。这两种椎体加强术的最终目标都是缓解骨折引起的疼痛和缓解脊柱变形导致的失稳，但椎体后凸成形术还试图恢复椎体高度。

对于手术进程的最佳介入时间、适应证还有待商榷，但当保守治疗失败时，似乎经皮椎体成形术（percutaneous vertebroplasty,PVP）和经皮椎体后凸成形术（percutaneous kyphoplasty, PKP）对于因骨折引起的急性疼痛都是安全、合适的治疗。PVP 适用于保守治疗 6 周 ~3 个月后仍有持续性疼痛的患者，而 PKP 更加适合确诊后 3~6 周的患者，尤其是伴有复杂的脊柱变形的患者。

对于 VCF 患者，物理治疗是术后康复治疗的主要方法之一，只是关于术后康复治疗的研究较少。研究表明伴有或不伴有 VCF 的脊柱重度后凸的老年人，经过物理治疗，尤其是针对背部伸肌的治疗后，疼痛、姿势、身体功能和生活质量得到改善，并且物理治疗可以减少骨折的复发。脊柱后凸的严重程度和背伸肌虚弱程度之间的相关性使得背伸肌训练成为椎体加强术后康复的重点。

Sharan 博士或其直系亲属是 Paradigm Spine 的有偿顾问；并为董事会成员、管理者、行政人员或 Wolters Kluwer Health-Lippincott Williams & Wilkins 的委员会成员。Algra 博士和 Kim 博士和其任何直系亲属均未从与本文主题相关的商业公司或机构获得任何有价物，未持有股票或股票期权。

手术治疗

脊椎骨水泥成形术（vertebral cementoplasty，VC）：椎体成形术和经皮球囊扩张椎体后凸成形术（表 67-1）

适应证

- 因为骨质疏松，伴有椎体后凸畸形和椎体高度下降而引起疼痛的胸腰部 VCF 是 VC 的主要适应证。
- 因代谢或造血系统和淋巴系统肿瘤（如多发性骨髓瘤）引起的 VCF。
- 疼痛为主要症状，且不伴有骨折的椎体肿瘤、血管肿瘤（如血管瘤）。

患者选择和脊柱节段

急性期 VCF 作为疼痛产生的主要原因，疼痛区域与椎体骨折节段相对应，所以对不同节段的精确诊断可以取得最佳的临床效果。研究表明，多节段加强术对脊柱严重失稳的患者需要多步骤进行（每天 1~2 节段）。临床症状（急性、局灶性、轴向背痛）和影像学检查——MRI 和骨髓水肿反转恢复时间成像（short tau inversion recovery，STIR）、骨增强扫描或 CT 对急性骨折的精确诊断都是至关重要的。

禁忌证

绝对禁忌证包括近期脊髓感染、未治疗的凝血障碍、聚甲基丙烯酸甲酯（polymethyl methacrylate，PMMA）过敏、妊娠和带有明确的感觉障碍的神经损伤或者二便障碍。

相对禁忌证包括肺部疾病（导致患者俯卧位治疗时不能充分呼吸）、显著的肥胖或者透视时解剖标志定位模糊（之前做过脊椎内固定、后部轻微位移的骨碎片）等。

过程

相关解剖学

手术操作是围绕椎体而进行的，将骨水泥填充至椎体内达到减轻疼痛和增强椎体强度的目的。VCF 涉及最多的节段是下段胸椎和上段腰椎，尤其是 T_{12} 和 L_1。

目前临床首选经椎弓根入路，椎弓根角度决定穿刺方向，胸椎椎弓根方向是前内侧，腰椎椎弓根轴位则是更平行于矢状面，这导致胸椎与腰椎有不同的针头进入角度。为了使水泥注满椎体中心，T_{10} 以上沿椎弓根角度进针即可，腰椎则需调整针头角度（向中心矢状面的轴线）（图 67-1）。

压缩性骨折主要是指在典型的楔形模式下，

表 67-1	椎体后凸成形术和椎体成形术的适应证和禁忌证		
		禁忌证	
适应证		完全禁忌	相对禁忌
椎体后凸成形术	• TL 段 VCF 伴有疼痛、脊柱后凸畸形、VB 高度下降 • 代谢或肿瘤造成的 VCF • 伴有疼痛的椎体肿瘤或血管瘤，无骨折	• 脊髓感染 • 凝血障碍 • PMMA 过敏 • 明确的感觉障碍 • 二便障碍 • 妊娠	• 肺部疾病限制俯卧位 • 肥胖或者内固定导致解剖标志不清楚 • 轻微的椎体后部皮质不稳定 • 由于椎体后部骨碎片移位引起的椎管狭窄
椎体成形术	• 伴有疼痛的胸腰部 VCF • 代谢或肿瘤转移造成的 VCF • 伴有疼痛的椎体肿瘤或血管瘤，无骨折	同上。另外加上： • 由于后部骨碎片位移引起的椎管狭窄	同上。另外加上： 扁平椎。排除： • 由于椎体后部骨碎片位移引起的椎管狭窄

注：PMMA= 聚甲基丙烯酸甲酯（骨水泥），TL= 胸腰椎，VB= 椎体，VCF= 椎体压缩性骨折。

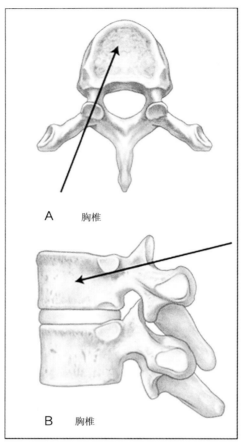
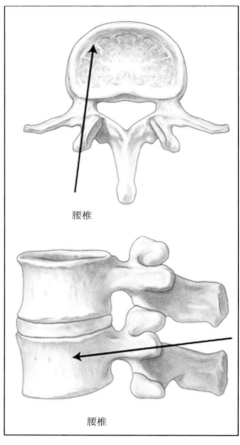

图 67-1　胸、腰椎的椎弓根（A）轴向横断面和（B）矢状面的定位图解

在椎体上位椎板上有一个塌陷的前椎体皮质，尽管外侧皮质塌陷是很常见的。影像学应阐明准确的 VB 变形 / 破坏，最重要的是在影像学增强前应评估后皮质的完整性（图 67-2）。

技术

大多数典型的手术方法倾向于使用一种单面或双平面荧光镜，每一步可通过前后位（anteroposterior，AP）和侧位视图进行确认。充分接受过训练的合格专业人员可以使用辅助性 CT 引导对复杂病例的加强术，包括椎体后方皮质的完全破坏和严重的扁平椎。VC 的目标区是 VB 的前 1/3，这是通过一个辅助方法（沿着椎弓根的外侧皮质）或更常见的经椎弓根的方法来达到的。

这种辅助方法适用于以下情况。

- 上胸段（T₁₀ 以上）。

- 小骨折或肿瘤侵入椎弓根。

- 椎弓根可视不足。

辅助穿刺的方法：针头在椎弓根和椎体连接处中心位置进入椎体，针头方向尽可能地向椎体中心，正确放置时单针法可覆盖整个靶区，但 VC 通常涉及双侧操作（图 67-3）。在 PKP 中，球囊在椎体内扩大形成一个腔，以便于在骨水泥注入前调整脊柱后凸畸形（图 67-4）。注入骨水泥的量以靠近椎体后部皮质边缘或终板时为宜，低骨密度的骨质疏松症患者最好使用低比重的骨水泥填充。当患者从麻醉中清醒时，外科医师要求患者仰卧 15~30 分钟，确保骨水泥的硬化。

并发症

- 骨水泥溢出。

- 静脉曲张引起肺栓塞。

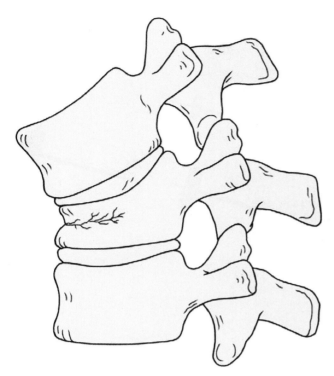

图 67-2 典型的前楔入式压缩性骨折（经许可引自 Raj PP. *Interventional Pain Management*. Image-guided Procedures. 2nd ed. Philadelphia, PA: Elsevier, 2008.）

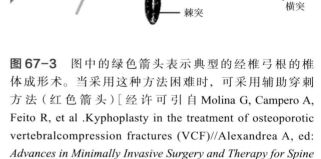

椎体

椎弓根

上关节突

椎板

棘突

横突

图 67-3 图中的绿色箭头表示典型的经椎弓根的椎体成形术。当采用这种方法困难时，可采用辅助穿刺方法（红色箭头）［经许可引自 Molina G, Campero A, Feito R, et al .Kyphoplasty in the treatment of osteoporotic vertebralcompression fractures (VCF)//Alexandrea A, ed: *Advances in Minimally Invasive Surgery and Therapy for Spine and Nerves*.Wien: Springer, 2011.］

- 血肿（硬脊膜血肿、椎旁肌血肿）。
- 感染（骨髓炎、硬脊膜外脓肿）。
- 医源性骨折（肋骨、胸骨、椎弓根）。
- 气胸。
- 术后疼痛。

应避免的最主要的并发症是骨水泥外溢，尤其是在转移性的椎体后部损伤发生时，骨水泥通过终板表面的裂缝或后部损伤的皮质外溢到椎体外面。为了降低骨水泥外溢的发生率，临床常采用比椎体成形术创口小、骨水泥注满时椎体受压程度低的椎体后凸成形术。

当溢出物进入椎管并有神经功能损伤时，立即请脊柱外科会诊。

即使不伴有神经功能损伤，也应该注意术后的疼痛变化，及时进行 CT 检查明确原因。

低骨密度的骨质疏松症患者注入过量的骨水泥后，可能导致填充椎体的上位相邻节段的椎体和椎间盘受到 4 倍以上的压力，导致肌肉过度紧张，可能造成医源性相邻节段的压缩性骨折。

术后康复

简介

药物疗法和骨水泥成形术是 VCF 患者控制疼痛的主要治疗方法。然而，它们不能直接解决骨折患者体能和功能障碍的问题，尤其是老年人群。VCF 的综合物理治疗包括矫正手法治疗和各种治疗性训练。个体化治疗方案是最终成功的关键，根据患者的体能和损伤程度及耐受性来决定训练的内容与强度，以避免新的损伤。治疗方案要考虑患者之前的功能水平、退化后的功能水平、后凸程度、损伤程度和骨质疏松的严重程度。

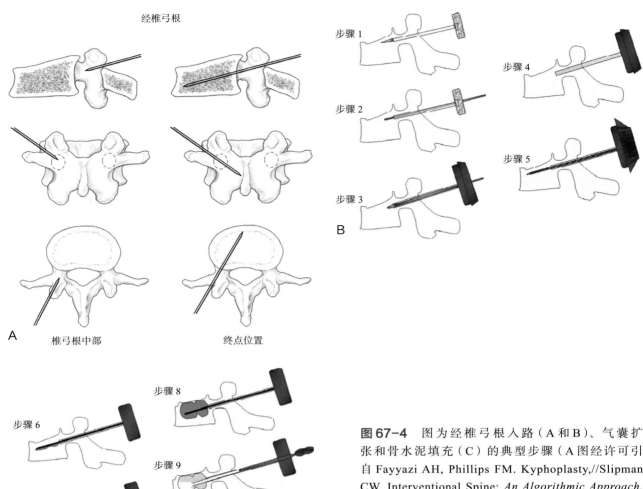

图为经椎弓根入路
经椎弓根

步骤 1

步骤 4

步骤 2

步骤 3

步骤 5

B

A

椎弓根中部

终点位置

步骤 8

步骤 6

步骤 9

步骤 7

步骤 10

C

图 67-4　图为经椎弓根入路（A 和 B）、气囊扩张和骨水泥填充（C）的典型步骤（A 图经许可引自 Fayyazi AH, Phillips FM. Kyphoplasty,//Slipman CW. Interventional Spine: *An Algorithmic Approach. Philadelphia*, PA; Elsevier, 2008;B 图和 C 图经许可引自 Bono CM,Garfin SR. Thoracic and lumbar kyphoplasty// Ozgur B, Benzel EC, Garfin SR. Minimally Invasive Spine Surgery: *A Practical Guide to Anatomy and Techniques*. New York: Springer, 2009. ）

物理治疗

　　早期阶段利用物理治疗减少疼痛和促进早期活动。

Ⅰ. 姿势矫正贴扎：目的在于通过后缩肩胛骨和调整胸椎姿势促进胸椎伸展（图 67-5）。

　　1. 进行皮肤保护处理。

　　2. 指导患者将头向天花板方向伸展并通过双臂下沉轻柔向下压肩胛骨，在使用贴布贴扎时保持该姿势。

　　3. 应用软性的低敏感度的胶带，加强对皮肤

的保护。

　　4. 将硬性治疗带从肩锁关节前方向上提拉，将斜方肌上部肌肉拉向 T_6 的脊椎棘突方向，对角线交叉放置。

Ⅱ. 矫形器（图 67-6）在骨折后急性期至 6 个月的时间内佩戴矫形器，可通过稳定脊柱和促进早期活动来减轻疼痛。对于胸部或高节段腰椎骨折，可使用仅限制屈曲的传统矢状的三点矫形器［Jewett 和 CASH（cruciform anterior spinal heperextension）脊椎前十字

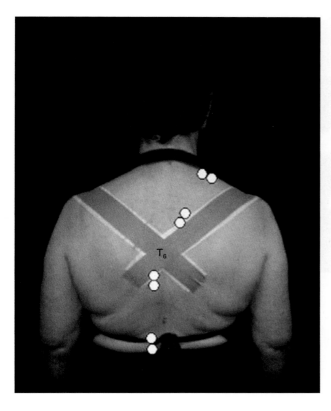

斜方肌上部

斜方肌下部

T_6

竖脊肌 T_8

竖脊肌 L_3

图 67-5 压缩性骨折后保持胸椎伸展的贴扎图片（授权复制于 Greig AM, Bennell KL, Briggs AM, et al. Postural taping decreases thoracic kyphosis but does not influence trunk muscle electromyographic activity or balance in women with osteoporosis. *Man Ther*, 2014,13:249-257.）

形支具〕或限制前屈和侧弯的胸腰椎矫形器〔TLO（thoracic lumbar orthosis）、Knight-Taylor 支具、蛤壳式支具〕。而严重的 VCF 需要定制胸腰矫形器限制脊柱向各个方向运动，并且需要禁止所有的训练计划。然而传统的矫形器由于硬度和重量导致使用上一直存在问题，最近研制的矫形器（Spinomed，一种姿势训练支持架）更轻、更容易穿戴，并能发挥其应有的预期功能。

Ⅲ. 治疗师需要在治疗过程中进行软组织的按摩和被动活动。

亚急性期

VCF 后的剧烈疼痛常在几周内改善，目前临床没有统一的标准规定肌力训练的开始时间，通常是急性静息痛得到控制就可以开始。VCF 的运动治疗有 2 个目的：一是加强脊柱轴向肌群（尤其是脊柱伸肌）肌力来提高脊柱稳定性；二是增强本体感觉，提高姿势控制和运动能力，从而降低未来发生骨折和跌倒的风险。

Ⅳ. 坐位训练：端坐在椅子上收紧下颌，肩胛骨后缩，腹横肌收缩。
1. 坐位肘部后移训练（图 67-7）
   a. 肘部后伸，使双手置于头部后侧，通过肩胛骨向内侧收缩带动肘部向后运动。
   b. 每次保持 5 秒，重复 5 次。
2. 坐位躯干运动（图 67-8）
   a. 双手放在肩上，向左、右两侧旋转躯干，并向同侧弯曲躯干。
   b. 每个方向重复 5 次。
3. 坐位肩胛骨后缩（使用或不使用阻力带）（图 67-9）
   a. 双手握住阻力带，屈肘 90°，将阻力带向两侧拉动，促使肩胛骨向内侧收缩。
   b. 每组 8~10 次，重复 2 组。

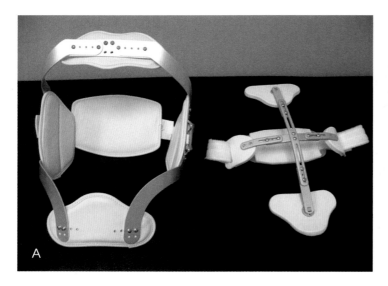

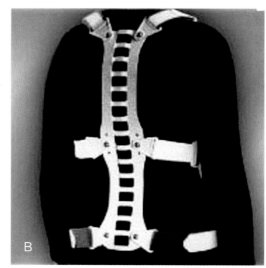

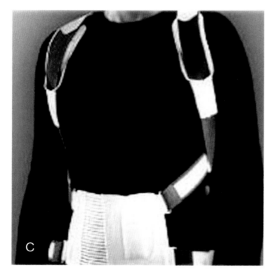

图 67-6　A、B、C 三种矫形器的照片。应用目的是限制压缩性骨折后躯干屈曲。典型的支具包括 Jewit、CASH、TLO

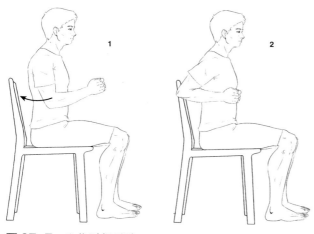

图 67-7　坐位肘部后移

V. 仰卧位训练

1. 仰卧位腹横肌收缩（图 67-10）

a. 仰卧位屈膝 30°，指尖可放在下腹部，同时收缩腹横肌和盆底肌。

b. 在不弯曲背部的情况下将头抬离地面。

c. 保持 5~10 秒，重复 8~10 次。

2. 仰卧位桥式运动（图 67-11）

a. 仰卧位屈膝 90°，双脚和手臂平放在床面，通过双脚、双臂向床面发力推动背部和骨盆抬离床面。

b. 保持 5~10 秒，重复 5 次。

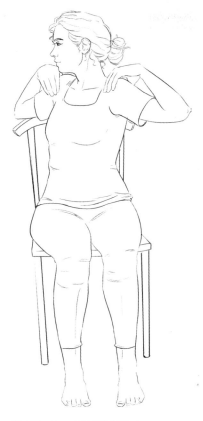

图 67-8　坐位躯干运动

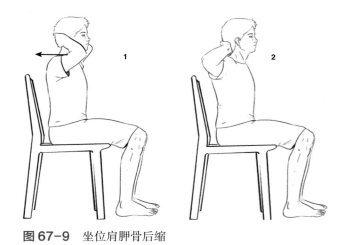

图 67-9　坐位肩胛骨后缩

Ⅵ. 俯卧位训练

  1. 渐进性抗阻背伸训练（图 67-12）

    a. 俯卧位，下腹部垫 2 个标准高度的枕头（脊柱大约弯曲 30°），中立位伸展背部。

    b. 抗阻训练方式同上，在背部放一个重量为背伸肌最大肌力的 30% 的负重沙袋，负重沙袋的重量随着背伸肌肌力的增加而增加。

    c. 保持 5 秒，休息 5 秒，重复 10 次。

  2. 四点跪位单臂举（三点跪位）（图 67-13）

    a. 四点跪位稳定后，双手位于肩下，双膝位于髋部下方，然后抬起一只手向前平伸，变成三点跪位。

    b. 四肢 4 个支撑点，每个支撑点训练 8~10 次。

    c. 强化训练为两点跪位，即同时抬起一侧手和对侧腿。

Ⅶ. 平衡训练

  1. 坐 – 站训练（图 67-14）

    a. 坐在椅子前部，重心由后方转移到双足间，腿部发力慢慢站起，可扶椅子扶手等。

    b. 站直后，膝关节在椅座前方，躯干前倾，屈膝，重心向后，恢复到坐位。

    c. 重复 10 次。

  2. 单腿支撑训练（图 67-15）

    a. 手扶椅背稳定身体，然后一侧下肢高抬，双侧交替进行。

    b. 保持 10 秒，重复 10 次。

    c. 强化训练时没有辅助支撑点，睁眼单腿站立。

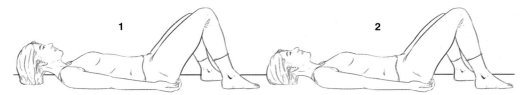

图 67.10　仰卧位腹横肌收缩（经许可引自 *ACC Trigger Points Flip Book*. Philadelphia, PA: Wolters Kluwer, 2007）

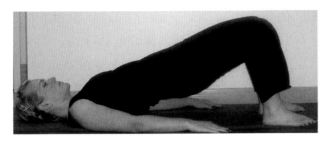

图 67-11　仰卧位桥式运动

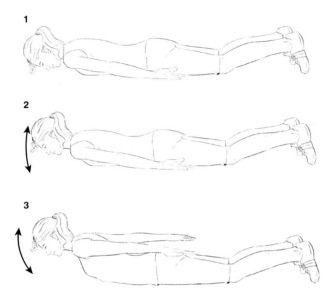

图 67-12　渐进性抗阻背伸训练［经许可引自 MediClip Images (c) 2003. Philadelphia, PA: Lippincott Williams & Wilkins, 保留所用权利］

功能性目标和限制

VCF 的治疗目标

● 减轻疼痛和促进早期活动。

● 促进受伤的软组织恢复。

● 缓解肌肉痉挛。

● 恢复正常的 ROM，减轻驼背，恢复脊柱和下肢本体感觉。

● 增强肌力、改善平衡和提升有氧运动能力。

● 教育患者健康的生活方式和跌倒的危险因素，预防复发。

● 恢复患者的 ADLs 能力。

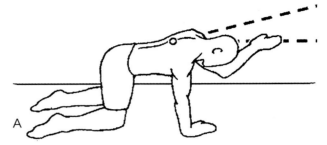

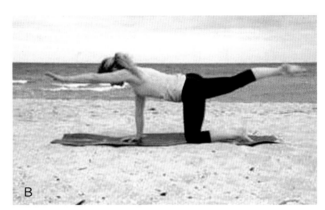

图 67-13　A. 四点跪位单臂举训练（三点跪位）示意图；B. 四点跪位单臂举训练照片

一般注意事项

伴骨质疏松的 VCF 常发生于老年人。老年患者常出现运动、感觉和认知功能障碍等多种问题。因此，初步评估不仅包括目前患者的运动控制、平衡和感觉等个体功能水平，也要评估训练的积极性、支持系统及家庭训练环境、环境条件等因素。物理治疗方案是专家通过患者的初步评估结果而设定的，老年患者应谨慎设定方案而避免活动过度。无论如何，安全的外界环境、适当的安全防护和监管、严密监控和随访是至关重要的。

VCF 患者的特殊注意事项

VCF 后训练需关注的主要问题是再次骨折的发生。有报道显示，椎体成形术后增加有氧运动并没有提高再次骨折的风险。然而，椎体成形术后的骨质疏松症患者需要根据专业建议选择最佳的药物治疗，同时中等运动强度以上的训练应格外谨慎。高强度的脊柱屈曲活动会增加 VCF 的风

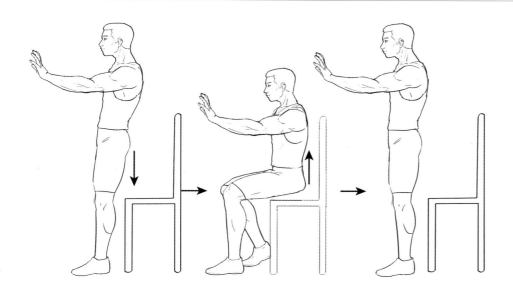

图 67-14　坐 - 站训练

险，运动训练方案应避免过度的屈曲训练，以伸展训练为主，这对 VCF 后的躯体损伤、功能障碍恢复和生活质量提高有积极作用。

精要

椎体成形术和经皮球囊扩张椎体后凸成形术的区别

● 球囊扩张椎体后凸成形术对于后柱损伤更适合，因为骨水泥溢出率更低。

● 球囊扩张椎体后凸成形术对于脊柱后凸畸形更适合，能更好地重新调整椎体高度。

● 球囊扩张椎体后凸成形术是双侧操作，而椎体成形术是通过单针操作。

手术

● 穿过椎弓根时避免破坏椎弓根的内侧壁。

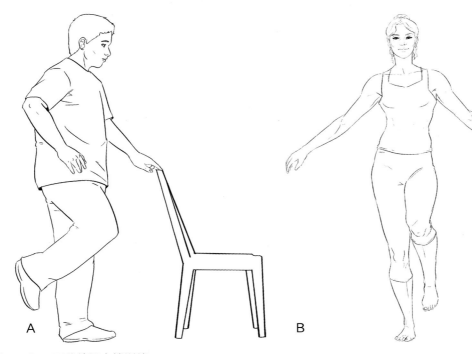

图 67-15　A 和 B 两种单腿支撑训练

- 针放置终点在椎体前 1/3 处。
- 骨水泥注入要缓慢，观察骨水泥是否溢出。
- 低骨密度的脊椎压缩性骨折使用低比重的骨水泥填充，预防邻近节段椎体骨折。
- 神经功能损伤并伴有椎管狭窄时，需要做后路的减压融合术。

康复

- 诊断早期 TLSP（钛制带锁螺钉钢板）固定。
- 给予及时的物理治疗。
- 个体化物理治疗方案。
- 避免剧烈的屈曲训练。
- 制订可持续的家庭训练计划，预防再次骨折。

（张　宁　译，张　俊　王雪强　李云霞　审）

参考文献

Anselmetti GC, Bernard J, Blattert T, et al: Criteria for the appropriate treatment of osteoporotic vertebral compression fractures. *Pain Physician* 2013;16(5):E519–E530.

Bansal S, Katzman WB, Giangregorio LM: Exercise for improving age-related hyperkyphotic posture: a systematic review. *Arch Phys Med Rehabil* 2014;95(1):129–140.

Bautmans I, Van Arken J, Van Mackelenberg M, Mets T: Rehabilitation using manual mobilization for thoracic kyphosis in elderly postmenopausal patients with osteoporosis. *J Rehabil Med* 2010;42:129–135.

Bennell KL, Matthews B, Greig A, et al: Effects of an exercise and manual therapy program on physical impairments, function and quality-of-life in people with osteoporotic vertebral fracture: a randomised, single-blind controlled pilot trial. *BMC Musculoskelet Disord* 2010;11:36.

Cumming SR, Melton JL: Epidemiology and outcomes osteoporotic fractures. *Lancet* 2002;359(9319):1761–1767.

DVO Guideline 2009 for Prevention, Diagnosis and Therapy of Osteoporosis in Adults. *Osteologie* 2011;20:55–74.

Granito RN, Aveiro MC, Renno AC, Oishi J, Driusso P: Comparison of thoracic kyphosis degree, trunk muscle strength and joint position sense among healthy and osteoporotic elderly women: a cross-sectional preliminary study. *Arch Gerontol Geriatr* 2012;54:e199–e202.

Greig AM, Bennell KL, Briggs AM, Hodges PW: Postural taping decreases thoracic kyphosis but does not influence trunk muscle electromyographic activity or balance in women with osteoporosis. *Man Ther* 2008;13(3):249–257.

Huntoon EA, Schmidt CK, Sinaki M: Significantly fewer refrac- tures after vertebroplasty in patients who engage in back- extensor-strengthening exercises. *Mayo Clin* Proc 2008;83(1): 54–57.

Longo UG, Loppini M, Denaro L, Maffulli N, Denaro V: Conservative management of patients with an osteoporotic vertebral fracture: a review of the literature. *J Bone Joint Surg Br* 2012;94(2):152–157.

Mika A, Fernhall B, Mika P: Association between moderate physical activity, spinal motion and back muscle strength in postmenopausal women with and without osteoporosis. *Disabil Rehabil* 2009;31:734–740.

Nagaraja S, Awada HK, Dreher ML, Gupta S, Miller SW: Vertebro- plasty increases compression of adjacent IVDs and vertebrae in osteoporotic spines. *Spine J* 2013;13(12):1872–1880.

Papaioannou A, Watts NB, Kendler DL, Yuen CK, Adachi JD, Ferko N: Diagnosis and management of vertebral fractures in elderly adults. *Am J Med* 2002;113:220–228.

Pneumaticos SG, Triantafyllopoulos GK, Giannoudis PV: Advances made in the treatment of thoracolumbar fractures: Current trends and future directions. *Injury* 2013;44(6):703–712.

Radcliff K: Surgical planning for the treatment of thoracolumbar fractures: Anterior, posterior, or combined approach? *Seminars in Spine Surgery* 2012;24:244–251.

Sinaki M, Itoi E, Wahner HW, et al: Stronger back muscles reduce the incidence of vertebral fractures: a prospective 10 year follow-up of postmenopausal women. *Bone* 2002;30(6):836–841.

Sinaki M: Critical appraisal of physical rehabilitation measures after osteoporotic vertebral fracture. *Osteoporos Int* 2003;14(9):773–779.

Sinaki M: The role of physical activity in bone health: a new hypothesis to reduce risk of vertebral fracture. *Phys Med Rehabil Clin N Am* 2007;18(3):593–608, xi–xii.

Sinaki M: Exercise for patients with osteoporosis: management of vertebral compression fractures and trunk strengthening for fall prevention. *PM R* 2012;4(11):882–888.

Sinaki M: Yoga spinal flexion positions and vertebral compression fracture in osteopenia or osteoporosis of spine: case series. *Pain Pract* 2013;13(1):68–75.

Venmans A, Lohle PN, van Rooij WJ: Pain course in conservatively treated patients with back pain and a VCF on the spine radiograph (VERTOS III). *Skeletal Radiol* 2013.

Wong CC, McGirt MJ: Vertebral compression fractures: a review of current management and multimodal therapy. *J Multidiscip Healthc* 2013;6:205–214.

Xu GJ, Li ZJ, Ma JX, Zhang T, Fu X, Ma XL: Anterior versus posterior approach for treatment of thoracolumbar burst fractures: a meta-analysis. *Eur Spine J* 2013;22(10):2176–2183.

第 **68** 章　骨折治疗及康复的一般原则

Roman Hayda, MD, COL (ret)

概述

　　骨折治疗的目的在于最大限度地恢复功能。骨折基本上都需要进行制动，这不仅是为了舒适和控制疼痛，也是为了促进愈合。然而，制动会带来关节僵硬、肌肉萎缩，甚至导致患者广泛性的去适应作用。现代骨折治疗已经发展至既能提供骨折愈合所需的制动和支持，又能通过活动减少关节挛缩和肌肉萎缩。使用髓内装置、钢板、螺钉或外固定器对骨折进行固定，既能稳定骨折、进行复位，又能允许关节活动和更重要的患者活动。其目标是尽早恢复正常功能。在康复过程中，优化影响骨折愈合和功能恢复的生理心理因素非常关键。不论是否有治疗师的指导，运动都是骨折愈合过程中至关重要的一环。然而，了解所有可能影响治疗的因素（包括但不限于负重状态、关节活动参数及其进展），对于患者重回伤前的功能状态是最为关键的。

　　在过去缺乏有效固定骨折的外科植入材料和技术的条件下，大多采用石膏、支具、牵引进行治疗。这些方法导致"石膏病"，即骨骼和肌肉萎缩、关节挛缩、压疮。牵引治疗需要卧床，如肺炎、肠梗阻、血栓性疾病及尿路感染都是其常见的并发症。尽管如此，到今石膏固定仍然是一种有效的治疗方式，尤其对于儿童患者，大多数仍接受石膏或支具治疗骨折。儿童有快速愈合和高效重塑的能力，通常会有极好的愈合结果。成年患者中，石膏治疗对于那些较少移位的稳定骨折是有效的，尤其是对少许畸形耐受良好的上肢骨折，除此之外则可能需要手术治疗。

骨折手术治疗的注意事项

　　以下章节会讨论特定解剖区域骨折手术治疗的注意事项，以及采用的技术和对治疗的影响。总的来说，如果在愈合过程中不能实现或维持充分的对位对线，就需要进行手术治疗。骨折脱位、愈合能力、畸形耐受能力、患者的功能需求，以及接受手术的能力或意愿都是影响手术决策的因素。在随后的章节中，除了讨论单个肢体的单处骨折外，考虑以下 3 种情形也是有意义的，即单个肢体的多发性骨折、多个肢体的骨折

　　Hayda 博士或其直系亲属是发言人办公室成员或曾代表 AONA 和 Synthes 公司进行有偿演讲；无偿担任生物技术顾问；已获得 Stryker 公司的研究或机构支持；并为美国骨外科医师协会、临床骨科及相关研究、《美国骨与关节外科杂志》《骨科创伤杂志》、METRC 和骨科创伤协会的董事会成员、管理者、行政人员或委员会成员。

及多系统损伤患者的骨折治疗。

单个肢体的多发性骨折

选择手术方式治疗骨折的一个重要考虑因素是，骨折是孤立还是肢体或躯体多发性骨折。单个肢体的多发性骨折很难通过非手术方式进行充分固定，即使其中的某个骨折可以采取这种方式治疗。这种情况下，肢体的所有骨折都应手术固定，同时也允许功能活动。举例来说，"漂浮肘"指肱骨和前臂同时骨折，2 个部位均需手术固定。虽然许多肱骨的单纯性骨折可以通过支具治疗，但多发性骨折的情况需要手术，使肩、肘和腕关节能够活动，从而减少上述关节的僵硬和失能。这一原则也同样适用于"漂浮膝"的情形，不论胫骨的骨折是否可以进行石膏固定，都需要手术治疗。

多个肢体的骨折

多发性骨折患者对于骨科医师和治疗师所组成的团队来说是不同的挑战。多个肢体的骨折可能影响患者完成最基本的 ADLs。在这种情况下，手术的目的是使患者自理。即使是简单的骨折，如双侧腕关节的骨折，手术固定也都是有益的，因为不需要石膏固定，所以可完成基本活动，如进食、如厕、修饰。

对于上肢和下肢骨折的患者，上肢的骨折可能需要行固定手术以促进患者的关节活动。肱骨干骨折可选用钢棒或钢板固定治疗，使得并发下肢损伤的患者可以使用拐杖或助行器，否则就可能需要采用支具，以允许活动和提供支持。上肢可以负重的方式和程度取决于骨折的部位和复杂程度，因为这些因素决定通过固定可以实现的稳定性程度。肱骨远端的关节内骨折在骨折充分愈合前是不能负重的。腕或前臂的复杂骨折可能不允许立刻开始使用传统拐杖或助行器形式进行负重，却可能允许在减重训练平台上的负重。上述情况下，负重的方式和进展时机需要手术医师和

治疗师共同讨论来决定。

多系统损伤患者的骨折治疗

合并多个脏器损伤的多发性损伤的患者对手术医师和治疗师所组成的团队是一种挑战。头部损伤、胸腔或腹腔损伤，以及伴或不伴神经损伤的脊柱骨折或脱位联合四肢的骨折都需要进行评估和治疗。因此，通常会存在多团队仔细协调的情形以取得最佳结果。有数据显示，在 24 小时内接受股骨骨折固定手术的多系统损伤患者需要在重症监护室（intensive care unit，ICU）住院的时间更短，发生系统性并发症如呼吸功能衰竭的概率更低。固定手术能减少机体的应激反应，允许更多恰当的体位摆放和肢体活动，从而降低发病率，缩短 ICU 住院时间。然而，有些受伤极为严重并导致并发症的患者有可能不能耐受这种程度的手术治疗。手术可能导致负担过重的机体遭受二次打击，导致器官衰竭。这种情况下，可采取"控制损伤"性的手术，为二期固定和患者复苏创造条件。因此，可先采用外固定器，当患者病情稳定、能够承受手术后继发的炎症反应时，改成内固定，通常是在 5~7 天之后。目前的治疗方案强调在 48 小时内对多处骨折进行固定促进患者早期复苏，以减少并发症和住院时间。对于头部损伤患者在进行恰当的复苏后可能仍会推迟进行固定手术，因为损伤后 4~5 天内进行的大手术所导致的低血压可对神经修复造成不良影响。

伤者康复治疗的开始

对于住院的骨折患者，康复可以在损伤程度和治疗计划确定后即刻开始。未损伤的肢体需进行训练，以保持其力量和灵活性。对患者进行运用肢体活动和转移的指导，能够帮助患者重新获得自我管理的能力。维持力量和循环的生理益处也能促进患者的恢复。主动的踝泵训练还可减轻水肿，降低血栓栓塞的风险。

当骨折的肢体得到修复后，也应当进行运动治疗。这样可以重建患者的信念，相信即使是严重损伤的肢体都能复原到功能状态。相反，等待骨折愈合或疼痛消除会导致周围肌肉组织的萎缩和瘢痕的形成，限制肢体活动。因此，只要伤情或修复的条件允许，都应开始活动。

即使是迟钝、插管或神经系统损伤的患者，也应尽早采取某种形式的治疗。他们的治疗目标显然和能参与治疗的患者不同，但同样重要。这些患者的治疗目标是避免引起失用的并发症，即挛缩和压疮。这些措施的早期介入非常重要，因为插管的持续时间或神经损伤的状态可能难以确定。大关节的被动牵伸与手、腕、踝关节的保护性支具一起使用非常重要。手用支具置于"安全位"或手内在肌加强位，使腕关节轻微背伸、掌指关节屈曲、指骨间关节伸展。保持拇指外展也很重要，可以避免第1指蹼的挛缩。踝关节使用支具或支架放置于中立位，以维持足的跖屈水平。马蹄足挛缩畸形也是下肢最为常见的并发症，会影响下肢负重。长期卧床或使用轮椅的患者也可能发生膝关节屈曲挛缩，一定要注意避免。治疗师必须牢记，挛缩在受伤和未受伤的肢体都可能发生。感觉迟钝、头部损伤、瘫痪或其他类型损伤的患者尤其容易发生挛缩。经常进行体位变换，使用保护性的衬垫、床垫，降低压疮形成的风险。在许多情况下，护理人员可以接受指导，学习减少挛缩和预防压疮形成的方法。

对于所有的骨折患者，只要患者的总体情况允许，康复治疗都应集中在损伤肢体的重新控制上。包括大肌肉群的主动收缩、肢体的大运动、关节的被动和主动活动，最终实现肢体协调的功能活动。急性期时，由于疼痛限制，即使神经系统并未损伤，患者也可能无法运用骨折肢体的大运动肌肉群。适于激活肌肉的活动对患者恢复过程至关重要。

隐匿性损伤

整个治疗小组包括治疗师在内，都应警惕多发性损伤患者的隐匿性损伤。急性期时，医师可能无法评估和治疗患者的某些损伤。这种延迟诊断可能因为多种原因导致。肢体可能并未表现出损伤的外部征象，而患者又未能用言语表达或被其他损伤分散了注意力。由于不理想的影像学检查或是骨折本来未发生移位，也可能导致损伤在影像学上表现隐匿。股骨颈正属于这种容易延迟诊断的受伤类型之一，可能引起严重的潜在后果，如骨折移位、骨折不愈合及缺血性坏死。足部和手部的骨折也可能被延迟诊断。最后，对于那些迟钝、插管或头部损伤的患者，由于早期无法评估他们的神经状态，可能延迟对神经损伤的诊断。外科医师和治疗师的联合评估有助于减少延迟诊断所带来的长期后果。因此，不同治疗人员就新出现或预计之外的疼痛、运动受限、神经功能缺损症状进行相互沟通是非常重要的。

骨折植入物的生物力学原则

后续章节会讨论特定解剖部位不同骨折固定装置的选择及其康复意义。然而，理解固定技术背后的生物力学原则是有益的，因为它们不仅影响骨折固定，也影响四肢的康复。

髓内棒或钉可以用于长骨尤其是下肢骨的固定。它们有不同的长度和直径，可以适应不同的解剖结构。髓内钉的两头带有锁紧螺钉，可以维持轴向长度、防止旋转（图68-1），也能在一定程度上控制成角。髓内钉可以通过小的切口插入，但有时也需要切开骨折部位以实现骨折复位或避免关键结构的损伤。这类装置被认为可以分散应力，并在除关节内骨折或干骺端骨折的情况之外可能实现完全负重。干骺端因为缺乏骨皮质和螺钉之间的紧密接触，可能因负重力量导致复位发生移位。大多数股骨和胫骨的骨干骨折及一些肱骨骨折都可以通过髓内钉来固定。

钢板固定也可在骨折愈合期间用于维持骨折复位。这类装置可以实现对骨折断端的精确控制，但可能需要暴露更多的手术视野（图 68-2 A 和 B）。钢板和螺钉在下肢关节周围骨折和上肢关节周围骨折、骨干骨折中最常使用。在特定情况下，它们可以通过小的切口植入，从而具有减少分离、保持血供的优点。钢板也可以用于骨干骨折，但会承受应力，用于下肢骨折时会限制早期负重。然而，有研究显示肱骨干骨折应用钢板固定后可以进行负重。

外固定是一种侵入性最小的技术，固定针穿过软组织插入骨中来稳定骨折，并有外支架提供稳定性。目前主要有 2 种类型：平面支架和环形支架。平面支架通常用于减伤手术、开放性骨折的临时固定，或踝关节、膝关节周围不稳定性骨折的临时复位和固定，等待后期行内固定手术；也可用于腕关节或踝关节骨折的微创固定治疗；还可用于软组织条件不允许进行螺钉或钢板固定

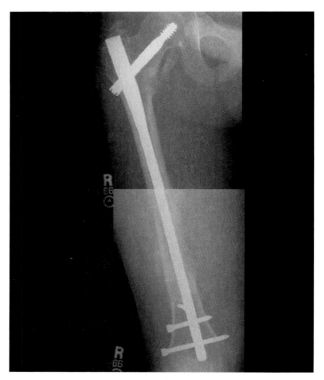

图 68-1　股骨骨折髓内棒固定后的影像学表现

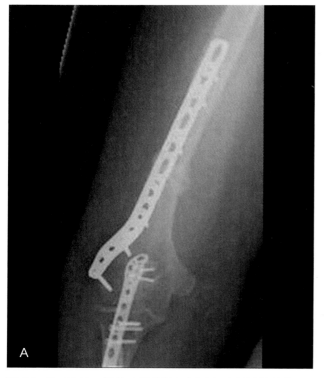

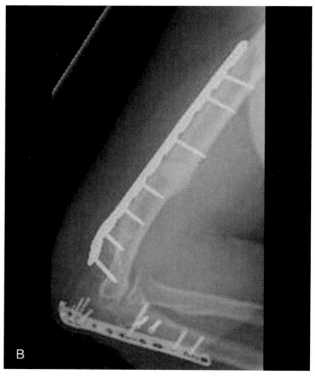

图 68-2　肱骨和尺骨近端骨折钢板固定后的影像学表现。A. 正面观；B. 侧面观

时的永久性固定。环形支架的体积较大，但可以对骨折部位进行多个平面的控制（图68-3）。固定针或张力线固定成环形，提供多个平面的稳定性。一些装置还允许对复合性畸形进行渐进式的矫正。从生物力学上讲，与髓内钉或钢板相比，支架离骨折部位较远，对骨折的控制不如前者精确，但对于骨折愈合已经足够。虽然外固定可用于任何肢体，但通常用于胫骨和腕关节的永久性固定，此时固定针的插入部位比较不易损伤神经、血管或贯穿的肌肉。由于固定针经皮插入，可能存在感染或固定针松动的风险。如果固定针发生感染，可能需要抗生素治疗，或将固定针移除并进行替换。

支具、支架和石膏由于一些原因可能与外科固定装置联合使用治疗骨折。术后早期阶段，支具能在伤口愈合时协助制动，保持需要的姿势，也能用于控制水肿，最重要的是通过制动减少术后早期的疼痛。支具在（康复）治疗开始前可能需要佩戴数天或数周。如果由于骨质状况或固定

条件有限，导致固定的程度受到影响，也可以采用长期的外支持方式。其他可能使用石膏的原因包括在关节不稳定时增加患者的依从性，但这需要以关节僵硬或关节活动受限为代价。

骨折术后成功康复的陷阱

骨折手术治疗后要想成功康复，必须识别一些潜在的陷阱，以减少它们的影响。这些陷阱可能与患者的躯体、精神、心理或外界因素有关。其中的一些因素可以得到修正和控制，另一些因素则无法改变。

损伤的严重程度和患者的并发症是不能改变的因素之一，会影响治疗的结局。无论是进行手术时还是在康复治疗阶段，都应考虑到这些问题。帮助患者确定有关治疗结局的期望值时，也可能用到这些因素。即便准确复位并固定稳妥，高度粉碎的关节内骨折仍可能造成关节僵硬和创伤性关节炎。然而，早期的适当治疗可以减少严重的关节活动受限，改善关节功能。重度骨质疏松常会造成粉碎性骨折和固定不稳。在这种情况下，重建伤前的解剖结构基本不可能。骨科医师可能还会考虑关节置换。在固定植入物中，髓内钉和带锁钢板螺钉能为疏松的骨质提供更强的稳定作用。不论如何，延迟负重或非早期活动的康复治疗可能都是不恰当的。其他的系统性情况，如类风湿关节炎、红斑狼疮和其他结缔组织病也与骨质疏松相关，对骨折的固定构成挑战。同样，皮质类固醇在这类疾病和其他疾病中的使用不仅造成骨质疏松，还可能在短期内影响骨折愈合，因此也是需要考虑到的。

糖尿病对骨折治疗也有较大的影响，属于可部分修正的因素。糖尿病患者骨折愈合延迟，且发生骨折愈合不良和感染的风险较高。糖尿病相关神经病变也可能导致因痛觉感受器的丧失限制正常的反馈，影响患者的骨折固定。对于这类患者来讲，骨不连的风险极高。因此，制动和负重

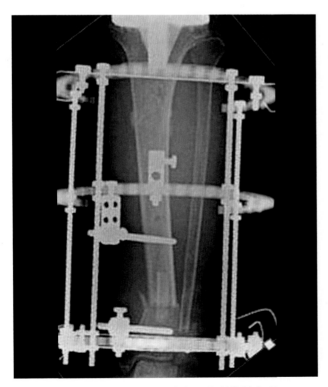

图68-3 胫骨下段环形支架治疗后的影像学表现

受限对于糖尿病患者具有深远的影响，尤其是那些伴有神经病变的患者。研究显示，严格控制血糖水平有助于减少感染风险，对手术治疗的骨折有益，但其对于骨折愈合的直接影响尚不明确。

营养和吸烟

影响骨折愈合和修复的可修正因素包括吸烟和营养。吸烟和烟草类产品的使用明确与骨折愈合延迟、骨折不愈合相关。骨折患者戒烟非常必要，虽然众所周知这难以实现，但戒烟后由于吸烟对骨折和软组织愈合造成的不良影响可能在数周内发生逆转。对吸烟患者提供心理辅导是戒烟的重要环节。

充足的营养对于骨折的愈合非常关键。患者可能在受伤之前就存在营养不良。老年骨折患者和贫困患者通常容易发生慢性营养不良。损伤也可能因为患者伤后食欲不佳但代谢需求增加而导致或加剧营养不良。其他情况还包括因为腹部损伤限制进食或多次进行手术而影响进食。因此，多处损伤的患者和其他有营养不良风险的患者能受益于早期的营养干预。标准餐加营养补充剂如均衡蛋白质奶昔是营养干预的有效方式。首选口服营养方式，在口服不能实现的情况下也可选择经胃管营养方式。如果上述两者都不能实施，则应考虑肠外静脉营养方式。

疼痛控制

骨折患者的疼痛控制是一个复杂的话题，可以写足数卷，但对于实施有效的治疗方案来讲同样重要。简单来讲，所有的疼痛不能通过康复治疗来消除，尤其是在恢复早期阶段，但合理的止痛是有效的康复治疗所需要的。事实上，疼痛是治疗初期限制活动、促进愈合的一个重要的调节因素。麻醉药品是传统的主流镇痛方式，但人们已逐渐认识到它引起的耐受性、依赖性、痛觉过敏等不良反应。将多种药物纳入的多模式镇痛策略已被逐渐认为是更有效的镇痛方式，这些药物包括对乙酰氨基酚、非甾体抗炎药（NSAIDs）、巴氯芬和普瑞巴林、三环类抗抑郁药等，可以和麻醉药品协同使用。虽然 NSAIDs 长期使用可能影响骨折愈合，但术后早期使用与骨折不愈合并不相关。神经阻滞在术后急性期使用是有效的，生物反馈、按摩、针灸和脱敏疗法也有效，同时也能用于治疗创伤后复杂性区域疼痛综合征。

神经和心理因素

神经和心理因素是有效康复过程中的有力调节因素。创伤性脑损伤和其对于认知的影响限制患者主动参与或理解康复过程的能力。同时，恢复的时机和程度也无法预测。严重损伤的昏迷患者起初被认为难以恢复，但有时的确可以部分恢复其功能能力。因此，对于这类患者，早期康复主要是预防挛缩，为之后的功能修复创造条件。随着患者的病情好转，可以进行难度增加的治疗性活动，恢复患者的日常生活功能。在患者的神经状态允许时，应该重建坐、进食、修饰和步行能力。

抑郁和创伤后应激障碍（posttraumatic stress disorder，PTSD）是创伤患者常见的问题，也可能削弱患者参与康复的能力。与这些情况相关的睡眠障碍和其他问题影响患者参与康复。此外，在复杂创伤的恢复过程中也会出现一些挫折，这些挫折会使患者对自己的恢复能力产生怀疑。因此，应该对抑郁和 PTSD 进行筛查和治疗，以实现患者的最佳康复。要使患者得到最佳康复，围绕康复、职业、兴趣爱好方面的现实目标，开展支持性、主动性的治疗过程是必不可少的。

小结

经过手术治疗的骨折患者要实现成功的康复，需要患者、手术医师和治疗师之间的紧密配合。三者间的有效沟通能减少并发症，改善治疗结局。以患者整体为背景，了解骨折和固定，有助于在治疗过程中确立现实性的目标。此后章节会讲述具体解剖部位骨折治疗的原则。

（李 攀 译，蒋慧宁 王雪强 李云霞 审）

参考文献

Bhandari M, Busse JW, Hanson BP, Leece P, Ayeni OR, Schemitsch EH: Psychological distress and quality of life after orthope- dic trauma: an observational study. *Can J Surg,* 2008,51(1): 15–22.

Bone LB, Johnson KD, Weigelt J, Scheinberg R: Early versus delayed stabilization of femoral fractures. A prospective randomized study. *J Bone Joint Surg Am* 1989;71:336–340.

Borrelli J Jr, Pape C, Hak D, Hsu J, Lin S, Giannoudis P, Lane J: Physiological challenges of bone repair. *J Orthop Trauma* 2012;26(12):708–711.

D'Alleyrand JC, O'Toole RV: The evolution of damage control orthopedics: current evidence and practical applications of early appropriate care. *Orthop Clin North Am* 2013;44(4): 499–507.

Enderson BL, Reath DB, Meadors J, Dallas W, DeBoo JM, Maull KI: The tertiary trauma survey: a prospective study of missed injury. *J Trauma* 1990;30(6):666–669; discussion 669–670.

Friedemann-Sánchez G, Sayer NA, Pickett T: Provider perspectives on rehabilitation of patients with polytrauma. *Arch Phys Med Rehabil* 2008;89(1):171–178.

Griffiths RD: Specialized nutrition support in critically ill patients. *Curr Opin Crit Care* 2003;9(4):249–259.

Harwood PJ, Giannoudis PV, van Griensven M, Krettek C, Pape HC: Alterations in the systemic inflammatory response after earlytotal care and damage control procedures for femoral shaft frac- ture in severely injured patients. *J Trauma* 2005;58(3):446–454.

Herkowitz HN, Dirschl DR, Sohn DH: Pain management: the orthopaedic surgeon's perspective. *J Bone Joint Surg Am* 2007; 89(11):2532–2535.

Kang H, Ha YC, Kim JJ, Woo YC, Lee JS, Jang EJ: Effectiveness of multimodal pain management after bipolar hemiarthroplasty for hip fracture: a randomized, controlled study. *J Bone Joint Surg Am* 2013;95(4):291–296.

Keene DD, Rea WE, Aldington D: Acute pain management in trauma. *Trauma* 2011;13:167–179.

Kempen GI, Sanderman R, Scaf-Klomp W, Ormel J: The role of depressive symptoms in recovery from injuries to the extremities in older persons. A prospective study. *Int J Geriatr Psychiatry* 2003;18(1):14–22.

Koval KJ, Maurer SG, Su ET, Aharonoff GB, Zuckerman J: The effects of nutritional status on outcome after hip fracture *J Orthop Trauma* 1999;13(3):164–169.

Lee JJ, Patel R, Biermann JS, Dougherty PJ: The musculoskeletal effects of cigarette smoking. *J Bone Joint Surg Am* 2013; 95(9):850–859.

Liu J, Ludwig T, Ebraheim NA: Effect of the blood HbA1c level on surgical treatment outcomes of diabetics with ankle fractures. *Orthop Surg* 2013;5(3):203–208.

Miller AG, Margules A, Raikin SM: Risk factors for wound complications after ankle fracture surgery. *J Bone Joint Surg Am* 2012;94(22):2047–2052.

Nåsell H, Adami J, Samnegård E, Tønnesen H, Ponzer S: Effect of smoking cessation intervention on results of acute fracture surgery: a randomized controlled trial. *J Bone Joint Surg Am* 2010;92(6):1335–1342.

Ozkalkanli MY, Ozkalkanli DT, Katircioglu K, Savaci S: Comparison of tools for nutrition assessment and screening for predicting the development of complications in orthopedic surgery. *Nutr Clin Pract* 2009;24(2):274–280.

Ricci WM, Streubel PN, Morshed S, Collinge CA, Nork SE, Gardner MJ: Risk factors for failure of locked plate fixation of distal femur fractures: an analysis of 335 cases. *J Orthop Trauma* 2014;28(2):83–89.

Reuben SS, Buvanendran A: Preventing the development of chronic pain after orthopaedic surgery with preventive multimodal analgesic techniques. *J Bone Joint Surg Am* 2007; 89(6):1343–1358.

Tingstad EM, Wolinsky PR, Shyr Y, Johnson KD: Effect of immediate weightbearing on plated fractures of the humeral shaft. *J Trauma* 2000;49(2):278–280.

第**69**章　髋臼

Kerellos Nasr MD; Stephanie Dickason, PT 和 Rahul Banerjee, MD

概述

　　髋臼（acetabulum 或 hip socket）骨折占骨盆损伤的 10%，骨折人群的年龄呈双峰分布。年轻患者的髋臼骨折主要是高能量损伤，如车祸或高处坠落伤；老年患者的髋臼骨折主要是低能量损伤，如跌倒。

　　髋臼骨折的治疗方案取决于患者的临床特点和骨折的具体性质。大多数非移位性髋臼骨折可进行非手术治疗；年轻患者的髋臼骨折如有移位，则需要手术治疗重建稳定、完整的关节面，关节面的解剖复位有助于防止年轻患者发展成为髋关节炎。老年患者的髋臼骨折如有移位，通常需要手术治疗恢复髋关节的功能稳定，然而在许多情况下，这类患者的手术治疗还包括全髋关节置换。

　　由于髋臼骨折的多样性，手术方法和相应的康复方案也各不相同，取决于骨折的具体类型、治疗方式及手术方法。

分类

　　Letournel 和 Judet 将髋臼骨折分为 2 类：简单型骨折和复杂型骨折（图 69-1）。简单型骨折（除横形骨折外）是髋臼的单柱骨折，包括：

- 前壁骨折
- 前柱骨折
- 后壁骨折
- 后柱骨折
- 横形骨折（单一骨折线累及双柱）

　　复杂型骨折包括至少 2 种简单型骨折，且在本质上更为复杂，包括：

- 后柱后壁骨折
- 前柱（或前壁）后半横断骨折
- 横形后壁骨折
- T 形骨折
- 双柱骨折

　　该分型的临床意义在于描述骨折类型并帮助确定手术入路，后文还将继续讨论。

髋臼骨折的治疗

　　很多髋臼骨折需要手术治疗来重建稳定、完整的关节。某些特定情况下也可能选择非手术治疗，非手术治疗的适应证包括如下。

- 非移位性骨折（< 2mm）。
- 不涉及负重区臼顶的移位性骨折。
- 仍保留髋关节稳定性。
- 双柱骨折，但仍保留髋关节次级稳定性。
- 全身状况差导致手术风险大，手术弊大于利。

　　Banerjee 博士或其直系亲属是发言人办公室成员或者代表 AO North America 和 Smith & Nephew 公司进行过有偿演讲；担任 Smith & Nephew 公司有偿顾问；并为美国骨科医师协会的董事会成员、管理者、行政人员或委员会成员。Dickason 博士和 Nasr 博士或任何直系亲属均未收到与本文主题直接或间接相关的商业公司或机构的任何有价物，未持有股票或股票期权。

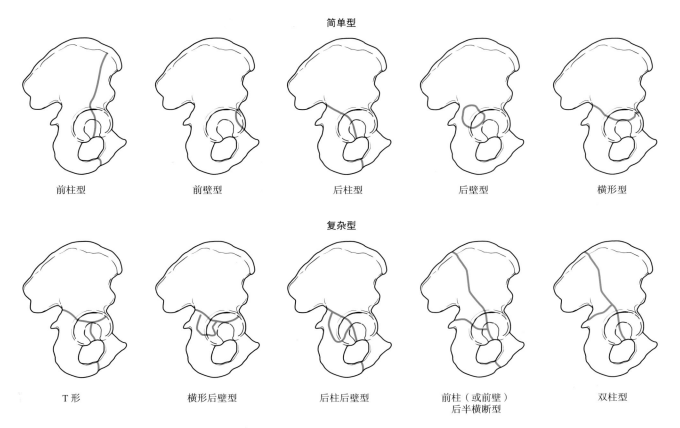

简单型

前柱型　　　前壁型　　　后柱型　　　后壁型　　　横形型

复杂型

T 形　　　横形后壁型　　　后柱后壁型　　　前柱（或前壁）后半横断型　　　双柱型

图 69-1　Letournel 髋臼骨折分型图解（经许可引自 Bucholz RW, Heckman JD. *Rockwood & Green's Fractures in Adults*. 5th ed. Philadelphia, PA: Lippincott Williams & Wilkins, 2001）

　　大多数髋臼骨折需要手术治疗，从而实现关节面的解剖复位，恢复稳定完整的关节，并提供稳定的固定以便尽早恢复关节活动范围。手术适应证如下。

● 骨折涉及负重区臼顶，移位 > 2mm。

● 髋关节不稳定或者不连续。

● 关节内骨折碎片嵌顿。

● 骨折脱位难以复位。

　　对于老年患者，手术治疗往往包括全髋关节置换术联合内固定或仅行全髋关节置换。全髋关节置换的适应证如下。

● 骨质疏松，难以维持稳定的固定。

● 严重的粉碎性骨折，难以实现关节复位。

● 髋臼或股骨头软骨的广泛损伤。

● 既往已有退行性关节病史。

手术入路

　　髋臼骨折的手术治疗常用的手术入路有多种，入路的选择取决于骨折类型。3 种主要的手术入路包括 Kocher-Langenbeck 入路、髂腹股沟入路和髂股外入路。手术入路的选择取决于骨折类型和医师的选择，并会影响患者的术后康复。

Kocher-Langenbeck 入路

　　Kocher-Langenbeck 术式可进入髋臼后、上表面，因此非常适合后柱或后壁骨折，以及横形骨折的某些类型（图 69-2）的治疗。它类似于髋关节置换的后方入路方式，但更大程度地暴露坐骨和髂骨外表面。

　　切口位于髂后上棘下外侧数厘米，经股骨大转子，然后沿股骨干外侧弧形向远端延伸，止于

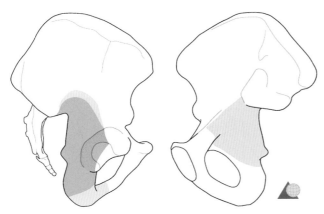

图 69-2　Kocher-Langenbeck 入路图示（版权归 AO Foundation, Switzerland，可获取资源：www.aosurgery.org）

臀大肌止点的远侧。沿着皮肤切口向近端锐性分离臀大肌筋膜，向远端锐性分离髂胫（iliotobial, IT）束筋膜。沿皮肤切口锐性切开髂胫束，钝性分离臀大肌，确保不损伤臀上血管神经束。

将转子滑囊向后剥离暴露短外旋肌：梨状肌，上、下孖肌和闭孔内肌，在暴露过程中应注意止血。如有需要，可以全部或部分切断臀大肌以增加暴露，即可仔细分辨坐骨神经。坐骨神经走行通常向前（或向深面）经梨状肌，向后（或向浅面）经其余外旋肌，在创伤时和手术中都存在损伤风险，尤其是腓神经支。随后在短外旋肌股骨止点外侧 1cm 处将其切开，以避免损伤为股骨头提供主要血供的旋内动脉。同理，也应避免损伤股方肌。在创伤或手术过程中对血供的损伤可能导致术后股骨头缺血性坏死。将短外旋肌向后翻以保护坐骨神经。使用拉钩暴露坐骨大切迹、坐骨小切迹、坐骨棘，此时后柱完全可见，切开髋关节囊并牵拉股骨，撑开牵引髋关节，就可对其进行检查。

实施转子截骨术可能会对 Kocher-Langenbeck 入路进行延伸。截骨术可以更好地暴露髋臼上缘和前缘，对某些后方骨折和横形骨折很有用。截骨从大转子尖到股外侧肌结节，截下的骨块包括臀中肌和臀小肌的止点（也有可能包括股外侧肌的止点，这取决于操作技术），将截下的骨块向前

翻，增加股骨头的暴露，便于将髋关节脱位后直接观察关节面。骨折固定后，将截下的骨块复位并用拉力螺钉固定。

骨折固定完成后，应彻底清除坏死的肌肉，尤其是臀中肌和臀小肌，去除游离的骨折碎片以减少异位骨化的发生率。短外旋肌要重新固定到股骨，并修复臀大肌和髂胫束。

Kocher-Langenbeck 入路需要松解髋关节短外旋肌、牵拉外展肌，再加上创伤本身，常导致这些肌群在术后出现无力，因而在康复过程中需要重视。

髂腹股沟入路

由 Letournel 提出的髂腹股沟入路是一种可进入前柱的髋臼前方入路（图 69-3）。此入路主要用于前壁或前柱骨折、前柱后半横断骨折、T 形骨折、横形骨折及复杂的双柱骨折。这种入路方式不能直接暴露髋臼的关节面，因此只能通过关节外解剖结构的仔细复位间接实现关节复位。

皮肤切口起自耻骨联合近端 1~2cm 处，弧形向上至髂嵴；松解腹外斜肌，以便于术者可对髂肌进行骨膜下剥离，暴露内髂窝，注意保留组织用于后期修复。将腹外斜肌腱膜自髂前上棘（anterior superior iliac spine，ASIS）经腹股沟外环上方至腹直肌鞘外缘切开。切口内侧，游离精索

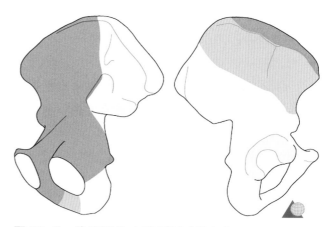

图 69-3　髂腹股沟入路图示（版权归 AO Foundation, Switzerland，可获取资源：www.aosurgery.org）

（男性）或子宫圆韧带（女性）；松解从 ASIS 到联合腱及从耻骨结节到腹股沟韧带的腹横肌。术中会涉及的髂腹股沟神经和股外侧皮神经必须保护好。髂外动静脉横穿手术区域，术者在其周围操作时必须予以严格保护。

经髂腹股沟入路深层解剖，可建立 3 个手术窗对骨折进行复位、植入内固定。外侧窗位于髂腰肌外侧，可经此从骶髂关节（sacroiliac，SI）到髂耻隆突，从而到达内侧髂窝。中间窗位于髂腰肌和髂外血管之间，通过该窗术者可在骨盆缘、四边体和耻骨上支外侧 1/3 进行操作。内侧窗位于髂外血管的内侧，在深层解剖过程中，术者必须探查闭孔血管和髂外（或腹壁下）血管之间的耻骨后吻合支，即所谓的"死亡冠（corona mortis）"，如发现吻合支则须结扎。

经骨盆内前入路常与髂腹股沟入路联合使用，可以直接暴露四边体和骨盆缘内侧。此时骨盆内前入路可取代髂腹股沟入路的内侧窗和中间窗。

实施骨盆内前入路时，在耻骨联合的近端 1~2cm 处做 Pfannenstiel 型横向切口。逐层解剖肌肉组织，沿白线切开腹直肌筋膜，进入膀胱和耻骨之间的 Retzius 间隙。在从耻骨支的后表面剥离腹直肌的近端偏后止点时，应保留其远端止点。术者站在骨折侧的对面，必须松解髂耻筋膜以进入真骨盆，同时必须识别并结扎"死亡冠"。在骨膜下剥离髂腰肌，牵拉髂外血管，即可暴露骨盆缘。经该入路可直接暴露四边体的内侧面。术中会经过闭孔血管神经束，应注意保护。

髂腹股沟入路的关闭包括仔细修复腹股沟韧带和（腹）外斜肌腱膜，沿着髂嵴外展肌起点的近端修复腹壁肌肉止点。

髂股延长入路

髂股延长入路可完全直视远侧髋骨（图 69-4），适应证为某些横形骨折、T 形骨折或双柱骨折。正因为它提供最大程度的髋臼暴露，因此多

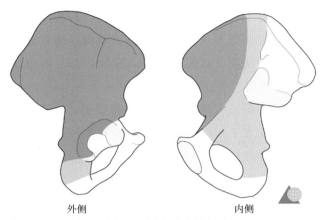

图 69-4　髂股延长入路图示（版权归 AO Foundation, Switzerland，可获取资源：www.aosurgery.org）

用于延迟固定（通常 > 3 周）或矫正畸形愈合或骨不连的手术中。此入路可用于可接受恢复期延长的患者，而应避免用于老年或肥胖患者。

髂股延长入路尽管能提供极佳的术野暴露，却有在所有手术入路中并发症发生率最高的缺点，技术要求高。由于外展肌从起止点被剥离，导致外展肌无力；还有异位骨化的问题。此外，此入路可能损伤臀上动脉和血管导致明显出血，从而需要进行栓塞或更大规模的手术来控制出血。不仅臀上血管容易损伤，伴行的神经也是如此（进一步加剧外展肌无力）；在此过程中也可能损伤坐骨神经。此外，股外侧皮神经分支常常被横断，导致大腿外侧感觉异常。

切口起自于髂后上棘（posterior superior iliac spine，PSIS），沿着髂嵴到达 ASIS，然后沿着股骨稍向后向远端延伸，探查髂嵴处臀肌之间的间隙，以及阔筋膜张肌（tensor fasciae latae，TFL）与缝匠肌之间的间隙。从 ASIS 剥离 TFL 并向外侧牵拉，向远端纵向切开阔筋膜。

由前上向后下提起臀肌在髂嵴上的附着点，至髂后上棘和坐骨大切迹。结扎旋股前血管的外侧支，从而更大程度地向外牵拉 TFL 和阔筋膜，从髂前下棘提起股直肌直头。为便于后期修复，将臀中肌和臀小肌的附着点做好标记后再切断。短外旋肌也是如此，注意不要损伤旋内动脉。注

意保护臀上神经血管束和坐骨神经。若髋关节囊尚未从损伤处开放，则切开髋关节囊以便直观检查关节内情况。如果需要进入髂窝内部，可以切断腹部肌肉，提起髂肌。

髂股延长入路的改良也已有报道，T 形延长入路（或大 T）利用髂嵴、ASIS 和大转子的截骨术以移动外展肌。与传统的髂股延长入路相反，这些截骨术可以实现骨性愈合。

在关闭过程中，要修复髋关节囊和外旋肌。臀中肌必须进行附着点的解剖重建，并在髋外展位牢固缝合。如果进行截骨术，则需用拉力螺钉修复。在膝关节伸直位下经骨隧道重建股直肌附着点，修复其余肌肉，缝合筋膜和皮肤。

髂股延长入路需要松解外展肌的起点和止点。因此，这些肌肉力量会明显减弱，在康复过程中需要特别注意。

髋臼骨折的内固定

手术暴露后，对髋臼骨折块进行解剖复位，并使用微型螺钉和钢板固定。内固定的目标是提供稳定、连续的关节面，以便尽早恢复 ROM。拉力螺钉可用于简单型骨折的较大骨折块，支撑钢板则常用于后壁骨折，较大的螺钉可用于固定前柱或后柱骨折（图 69-5）。

髋臼骨折的微创复位固定术

在某些情况下，可以通过微创技术来复位髋臼骨折。这种操作有一定的技术难度，但可避免手术切口过大、减少疼痛并能促进恢复。

并发症

髋臼骨折手术治疗后影响康复的并发症包括创伤后关节炎、缺血性坏死、异位骨化、腓神经损伤、深静脉血栓形成、肺栓塞和外展肌无力。创伤后关节炎是最常见的并发症，表现为渐进性的髋关节疼痛。股骨头血供受损会导致股骨头缺血性坏死，术中髋关节脱位暴露或医源性损伤都会导致血供损伤。异位骨化发生于髂股延长入路和 Kocher-Langenbeck 入路，预防性治疗包括低剂量的外部放疗或使用吲哚美辛对于降低髋关节强直的风险是很必要的。腓神经损伤可能发生在受伤时，或继发于手术暴露时对坐骨神经进行的操作，从而导致患者足部不能主动背伸。髋外展肌无力也很常见，特别是任何涉及后路或对臀肌进行操作的手术入路。

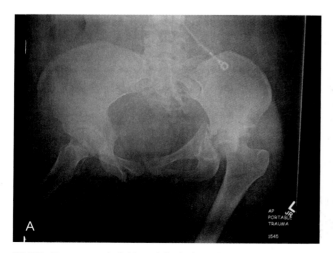
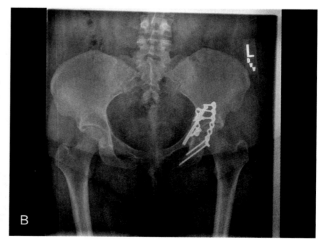

图 69-5　A. 20 岁女性，摩托车车祸伤导致髋关节后脱位和髋臼后壁横形骨折。B. 该患者采用 Kocher-Langenbeck 切开复位内固定术，前柱采用 6.5mm 的螺钉固定，后壁和后柱采用微型支撑钢板和拉力螺钉固定

术后康复

髋臼骨折后的康复可分为急性损伤 / 术后期和愈合后期。早期治疗干预的重点集中在运动训练和患者个体化教育，包括家庭训练指导和负重限制。重点是在等待软组织和骨骼愈合的同时鼓励最大限度的活动。愈合后期每位患者均采用"主动等待（active waiting）"原则，以便尽快恢复功能独立性和伤前的运动水平。

急性损伤期（0~12 周）

物理治疗评估由以下内容组成。

1. 了解受伤前的功能史，包括伤前任何的功能受限或步态受限、使用辅助设备或支具的情况、活动水平（居家和社区）、工作或休闲活动、运动和 ADLs 是否需要协助。

2. 疼痛评估及肢体视诊，检查有无其他检查者漏诊的水肿、关节积液或瘀斑。由于髋臼骨折患者往往同时伴有后交叉韧带损伤和坐骨神经损伤等合并伤，物理治疗师须仔细检查患者。患者逐渐恢复活动后才发现有合并伤，这种情况在临床上并非少见。

3. 要进行股四头肌远端的肌力和感觉筛查来评估合并的神经损伤。坐骨神经的腓骨支经常受伤，特别是在髋关节后脱位伴后壁骨折时。

4. 移动性评估，包括床上移动、转移和试用辅助装置进行步态训练。

根据评估结果，物理治疗师可以根据每位患者的需求和功能受限情况拟订目标并制订个性化的治疗计划。

物理治疗应该包括以下内容。

1. 负重程度的指导：通常情况下，足掌着地（foot-flat）负重使股骨和髋臼的接触压力最小化，可以放松髋部肌肉，只使肢体重量带来的地面反作用力穿过关节。同理，有时也会嘱患者用足趾负重，不过通常还是尽量避免在骨折愈合所需的 12 周内这样做，以降低髋屈肌、腘绳肌和踝跖屈肌的挛缩风险。应避免下肢不负重，否则髋部肌肉发生萎缩后会使关节应力增大。

2. 髋部注意事项：根据采用的手术方式和骨折类型的不同，可能需要注意某些事项或限制髋 ROM，以保护手术修复的组织和允许肌肉修复。对于髋关节后脱位和后壁骨折的患者，在术后 12 周的恢复期间应始终保护髋关节后方，包括限制髋关节屈曲 < 90°、避免主动屈髋、限制髋关节主动内旋。在行大转子截骨术或者在髂股延长入路的情况下，若髋外展肌止点或起点术中被离断，则应在最初的 12 周恢复期内避免主动外展。

3. 家庭训练计划：在初始愈合阶段运动医嘱的重点应集中在轻柔、主动的关节活动，以减少水肿、促进关节中滑液流动，并预防和（或）最大限度地减少肌肉萎缩和挛缩。指导患者掌握训练的程度，以便为愈合后期做好肢体准备，并注意勿干扰骨折愈合。

急性髋臼骨折（有或无修复）的家庭训练计划

- 所有的训练都应该在避免超负荷的情况下达到完全主动 ROM。
- 每天多次小剂量活动要优于每天重复 2~3 次大剂量活动。

仰卧位髋屈肌伸展（图 69-6）

- 仰卧于床边。
- 小腿低于床沿，屈曲膝关节，直到髋前方感觉到牵伸力。
- 保持 30 秒，然后缓慢抬起小腿回到床上。
- 重复 1 次，每天 5 次。

足跟滑行（图 69-7）

- 躺在坚硬的平面上。
- 膝关节伸展，足趾朝向天花板，将足跟朝臀部滑行。应尽可能地最大范围屈膝，但要避免引

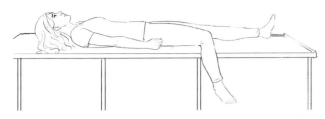

图 69-6　仰卧位髋屈肌伸展

起不适。

● 缓慢将腿放低至直腿位。

● 每组重复 5~10 次，每天 5 组。

仰卧位髋外展

● 仰卧位，双腿并拢。

● 将腿滑向外侧，保持脚趾朝向天花板。

● 尽最大限度外展，记住刚开始可能无法外展很大的角度。

● 将腿滑回起始位置。

● 每组重复 5~10 次，每天 5 组。

愈合后期（ > 8~12 周 ）

　　一般而言，应告知患者在术后或受伤后 12 周须增加负重。该阶段的康复目标是恢复 ROM 和肢体力量，恢复正常步态，使患者做好恢复日常活动的准备。在此阶段，患者的训练计划进展到渐进抗阻训练和闭链训练。随着患者力量的恢复，步态训练从使用大量辅助设备逐渐过渡到使用少量辅助设备。在此阶段，持续的髋外展肌力量强化训练非常重要。另外，辅助疗法也是有用

的，比如水疗和（或）使用固定自行车。

髋臼骨折愈合后的训练

● 随着负重逐渐增加，肌肉酸痛和少量一过性的关节积液很常见，应告知患者这是正常现象且会迅速缓解。

● 对有疼痛或积液的部位进行 15~20 分钟的冰敷以减轻炎症。

● 如果任何训练导致严重的疼痛，应立即告知物理治疗师。

● 以下训练由简到难逐渐过渡。

站立位重心转移（ 图 69-8 ）

● 双臂自然下垂置于体侧，保持双足等同负重站立。

● 将重心缓慢转移到患侧腿上，保持全足着地。

● 尽最大可能转移重心，并保持该姿势 1~2 秒，然后将患侧腿缓慢回到起始位置。

● 重复 10 次，每天 3 组。

单腿站立（ 图 69-9 ）

● 用一只手抓住固定物体如橱柜台面，将另一只手放在髋关节上。

● 缓慢屈曲健侧膝关节，并将所有重量放在患侧腿上。

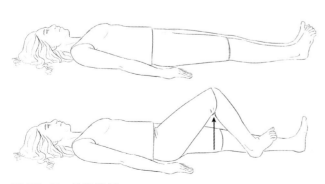

图 69-7　足跟滑行

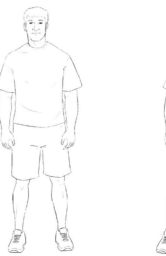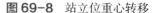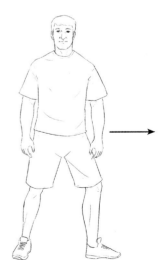

图 69-8　站立位重心转移

- 务必使骨盆保持水平。
- 保持 5 秒，然后缓慢将脚放回地面。
- 每组重复 10 次，每天 3 组。

伴有骨盆抬升的单腿站立（图 69-10）
- 用一只手扶住固定物体，将另一只手放在髋关节上，最好是正常侧的髋关节。
- 朝肋骨方向抬升骨盆，同时保持患侧腿的平衡。
- 缓慢将骨盆降至水平位置，不要让骨盆下沉。
- 每组重复 10 次，每天 3 组。

单腿小幅度下蹲（图 69-11）
- 站立位，将手放在髋关节上，患侧肢体负重站立。为了安全起见，可以用一只手抓住固定物，例如橱柜台面。
- 缓慢屈曲膝关节，两侧髋关节保持水平，并且保持患侧膝关节与足趾在同一条直线上。
- 缓慢伸直膝关节，但不要过伸。
- 每组重复 10 次，每天 3 组。

上台阶训练（图 69-12）
- 将患侧腿放在台阶上。
- 缓慢上台阶，骨盆保持水平直到膝关节伸直。
- 缓慢屈曲膝关节，让脚回到起始位置。
- 刚开始训练时可用双手支撑，然后过渡到单手支撑健侧，最后不用手支撑。
- 每组重复 10 次，每天 3 组。

下台阶训练（图 69-13）
- 站在台阶上，保持患侧脚在台阶上。
- 健侧的腿缓慢下台阶，两侧髋关节保持水平，并且保持患侧膝关节与足趾在同一条直线上。
- 患侧腿伸直，将健侧足带回台阶上。
- 和上台阶训练一样，这个训练可以从双手支撑过渡到单手支撑，再到不用手支撑。
- 每组重复 10 次，每天 3 组。

　　所有训练动作都以 10 次重复开始，但是应以 3~5 次重复的增量逐渐增加，直到重复 20 次为止。

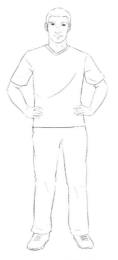
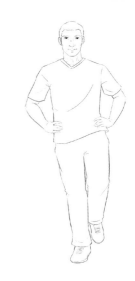

图 69-9　单腿站立

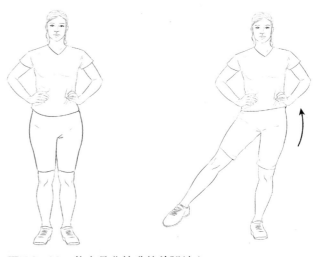

图 69-10　伴有骨盆抬升的单腿站立

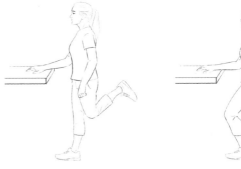

图 69-11　单腿小幅度下蹲

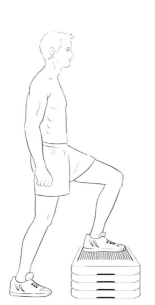
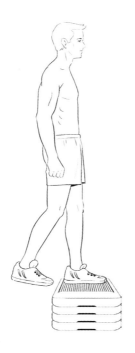

图 69-12　上台阶训练

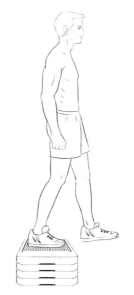
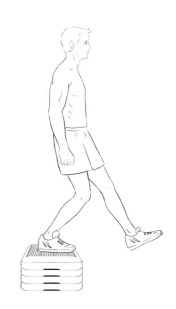

图 69-13　下台阶训练

精要

- 前方入路手术都有损伤闭孔神经和股神经的风险，髂腹股沟入路和骨盆内前入路中过度牵拉也可能会导致这些神经的损伤。即使是一过性的股神经麻痹也会造成患者伸膝困难，从而明显延长术后恢复时间。同样，闭孔神经损伤可能导致髋外展肌无力。

- 髋臼骨折因损伤髋外展肌而使其肌力减弱，在后入路或延长入路手术中牵拉或松解髋外展肌往往加重肌力减弱。手术医师应尽量减少对髋外展肌的损伤，否则会延长恢复时间。

- 异位骨化通常发生在臀小肌，因为它紧邻髋臼，在后壁骨折、后柱骨折和髋关节后脱位时容易受损。手术时切除受损肌肉有助于降低异位骨化的风险。

- 患者可能发现训练初期面对镜子进行训练更容易，运用视觉反馈的训练可以帮助患者知道他们的四肢和骨盆是否处于理想位置。

- 在骨折愈合期间，那些勤于实施家庭训练计划的患者通常能够在手术后 12~14 周恢复步态正常或接近正常的行走，且不须使用辅助设备。对于老年患者或伴有合并损伤的患者，这一时间可能会延长。12 周以后，不必再限制患者（活动），可以根据他们的自信心和舒适度尝试更有难度的运动（如游泳和骑自行车）。应该告知患者完全康复通常需要 9~12 个月。

（张新涛　译，李　攀　王雪强　李云霞　审）

参考文献

Borrelli J Jr, Ricci WM, Anglen JO, Gregush R, Engsberg J: Muscle strength recovery and its effects on outcome after open reduction and internal fixation of acetabular fractures. *J Orthop Trauma* 2006;20(6):388-951.

Kubota M, Uchida K, Kokubo Y, et al: Changes in gait pattern and hip muscle strength after open reduction and internal fixation of acetabular fracture. *Arch Phys Med Rehabil* 2012;93(11):2015-2021.

Letournel, E, Judet, R: *Fractures of the Acetabulum,* Springer Berlin Heidelberg, 1993.

Norkin C, Levangie P: *Joint Structure and Function: A Comprehen- sive Analysis,* ed 4. Philadelphia, PA, F. A. Davis, 2005.

第70章 骨盆环损伤后康复

Richard D. Wilson, MD, MS, Michelle Kenny, MS, PT 和 *Heather A. Vallier, MD*

概述

　　骨盆环损伤是常见的损伤。低能量损伤大多发生于老年人在站立位时的跌倒，而高能量损伤可发生于各年龄段的人群。创伤暴力的大小和方向可导致各种骨折类型。损伤的治疗需要根据骨折部位、相关的移位程度，以及不稳定性等特点来制订方案。术后康复过程中的制动及其他方面也需由上述损伤特点来决定。

分型

　　Young-Burgess 分型是一种基于创伤暴力大小和方向的分类方法，用于描述骨盆环损伤的特点，还可用于评估并发损伤和复苏治疗的必要性，以及指导治疗方式等。该分型将骨盆环骨折分为 3 类：侧方挤压型、前后挤压型及纵向剪切型。多数骨盆环骨折可归于这 3 种类型中的 1 种。侧方挤压型损伤最为常见，多由作用于骨盆和股骨大转子侧方的暴力所致。侧方跌倒和机动车侧面撞击是 2 种最多见的损伤原因。导致耻骨支的 1 支或多支骨折，同时伴有应力侧骶骨压缩性骨

折。除了骨盆后环完全骨折并移位需要手术外，此类损伤一般采取非手术治疗。然而，高能量损伤时，骨盆后方应力侧会因骶骨或髂骨骨折而变得不稳定。对侧半髋骶髂关节前侧损伤较少发生。这类损伤具有手术治疗的指征，手术目的是将骨折复位，恢复骨盆的旋转对位（图 70-1）。骨折进行行术后固定后可减轻疼痛，维持对位对线直至骨折愈合。

　　前后挤压型损伤为力量作用于骨盆前后方向，导致耻骨联合损伤，且当暴力巨大时可造成单侧或双侧骶髂关节完全脱位。骨盆后环明显移位的损伤会并发高危的大出血现象，出血主要源自骶静脉丛，极少源自邻近动脉。急救治疗包括使用床单或包扎物迅速地进行骨盆复位，这在多数情况下可促进血凝块的形成。此类损伤的手术指征为耻骨联合分离较大合并骶髂关节部分或完全损伤（图 70-2）。如果骨盆后环没有损伤，则无须手术治疗。

　　纵向剪切型骨盆环骨折见于轴向暴力作用于骨盆的一侧，例如患者从高处坠落时单脚着地，或机动车相撞时暴力作用于一侧下肢。骨盆前环从耻骨支或耻骨联合处中断，而后环因骶髂关节

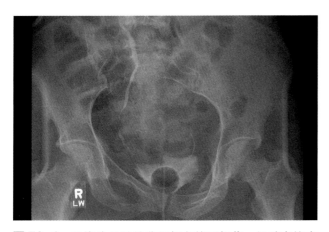

图 70-1　X 线片显示骨盆环侧方挤压损伤。机动车撞击右半侧骨盆，导致双侧耻骨支骨折和右侧骶骨骨折，并出现右侧骨盆的内旋畸形和左侧骨盆的外旋畸形。须进行手术以恢复骨盆的对位对线和稳定性

脱位或骨折脱位而中断，受伤侧的骨盆向头侧移位。这种情况可以进行手术治疗来恢复骨盆环的对位对线，提供稳定性，减轻疼痛，并促进术后的离床活动。

手术治疗

适应证和禁忌证

大部分高能量的侧方挤压型、前后挤压型及纵向剪切型损伤都以手术治疗为主。一般而言，

手术治疗的目的是恢复骨盆环的对位对线并提供稳定性、减轻疼痛及促进离床活动。应根据如下因素选择手术方式：骨折的位置及移位情况，患者的年龄、体质、身体功能状况、骨质，以及是否存在开放性骨折和（或）脱套伤。骨盆环损伤可用切开复位内固定（ORIF）的方式进行治疗，不管是从前方、侧方或是后方。经皮治疗的技术在骨盆前环骨折和后环骨折中也较常应用。手术治疗的禁忌证包括有严重的内科基础病，或危及生命的、无法耐受全身麻醉的颅脑损伤。

骨盆前环切开复位内固定术

骨盆前环切开复位内固定术推荐用于有耻骨联合移位的前后挤压型或纵向剪切型损伤（图 70-3）。采用 Pfannenstiel 入路，从中间将腹直肌缝分开，腹直肌腱从耻骨支提起但不分离。将耻骨联合复位，放置钢板固定。通常腹直肌或其止点会有撕裂，在骨折复位并稳定后，应注意修复这些损伤。膀胱破裂也可能出现，一旦骨折复位并稳定，膀胱修复即应由泌尿外科医师或综合创伤外科医师给予处理。随后分层修复腹直肌缝，包括真皮和表皮层。大约 8 周内应避免会牵伸腹直肌的动作，如搬举重物、腹肌训练等。

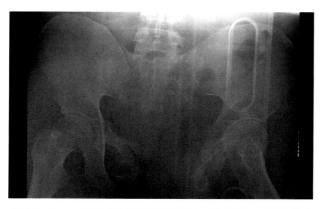

图 70-2　X 线片显示骨盆环前后向挤压损伤。耻骨联合损伤和左侧骶髂关节脱位并发大量出血。此种损伤须行手术治疗以控制出血，恢复骨盆的对位对线和稳定性

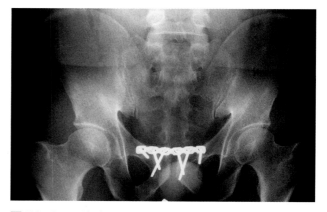

图 70-3　X 线片显示耻骨联合损伤的钢板固定。术后 8~12 周限制活动。约 8 周的时间内避免搬举重物或腹肌训练，以利于软组织愈合和肌肉恢复

前侧外固定术

　　另一种可复位并稳定骨盆前环的方式是外固定术。对于有侧方挤压损伤及耻骨多支骨折的患者，骨盆的前侧外固定可作为骨盆后环固定的一种补充术式。而对于有开放性骨盆环骨折的患者，外固定术也可作为耻骨联合钢板固定的一种替代方式，以期将感染的风险降至最低。外固定针在透视引导下置入于髂骨上。多数情况下，每侧放置 1 枚外固定针，而后可通过操纵这些外固定针来实施骨折复位，改善骨盆的对位对线。放置前侧连杆用以连接外固定针。外固定架可根据损伤的严重程度和额外稳定的需要留置 6~12 周。髂骨前下方放置外固定针时避免直立坐起，而髂骨外侧置针时允许直立坐起（图 70-4）。

骨盆后环经皮固定术

　　对于骨盆后环骨折，使用骶髂螺钉经皮复位并固定骨盆后环是最常见的手术治疗方式。与耻骨联合钢板固定和外固定一样，该技术是在仰卧位完成的。在多维度 X 线透视的辅助下，在第 1 和（或）第 2 骶椎节段插入导丝，以利于空心螺钉的置入。该类空心螺钉用于治疗合并有侧方挤压、前后挤压及垂直剪切骨折的骨盆后环损伤

（图 70-5）。要仔细检查骨和植入物的位置，避免对腰骶丛神经的医源性损伤。有移位的后环损伤，尤其是纵向剪切型的损伤，常合并有腰骶丛神经损伤进而导致骨折移位侧的功能缺陷。

骨盆后环切开复位内固定术

　　骨盆后环切开复位术较少建议采用。适应证包括罕见的解剖变异，这些变异可妨碍经皮骶髂螺钉的置入。一些复杂的骨盆环骨折可能还合并有邻近低位腰椎的骨折脱位。对于这些患者可能最好的处理方式是腰椎 – 骨盆固定。该技术在患者俯卧位下完成，通常由脊柱外科及创伤骨科医师共同操作。内植物包括腰椎和（或）骶椎椎弓根钉、髂骨螺钉及骶髂螺钉。该术式可构建一个机械性稳固结构，但手术时间和相关的出血有所增加，且术后并发症或软组织激惹的风险也轻度升高（图 70-6）。

并发症

　　骨盆环损伤患者在亚急性诊疗时期可能发生多种并发症。造成多处骨盆环骨折的高能量损伤通常合并多器官损伤。与并发症和死亡的风险最密切相关的因素是损伤的严重程度及是否存在并

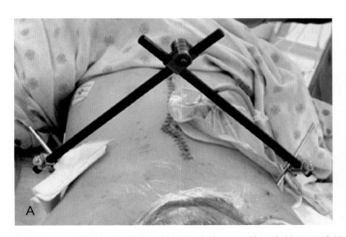
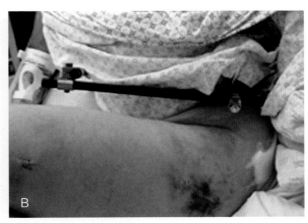

图 70-4　图示骨盆环骨折外固定治疗。A. 外固定针置于髂骨外侧，连杆在腹部上方。B. 髂骨外侧放置外固定针时患者可直立坐起

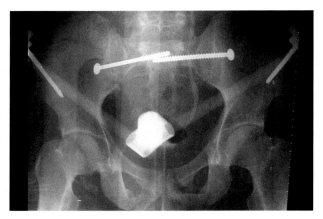

图 70-5　X 线片显示双侧骶骨骨折的骶髂螺钉固定，联合前侧外固定来稳定该骨盆环损伤

发伤，而非骨折后骨盆环的稳定性。对于接受手术修复治疗的患者，不仅要警惕典型的术后并发症，还要特别注意与骨盆环骨折相关的另外一些并发症。本节将重点讨论与亚急性期诊疗相关的一些并发症。

皮肤

骨盆环骨折后皮肤存在许多并发症风险。恢复过程中肢体活动减少导致压疮的发生概率增大，长时间仰卧增加骶尾部和足跟处压疮的风险，长时间坐位增加坐骨处压疮的风险；而因治疗或辅助活动所需的矫形器、石膏或夹板也会导

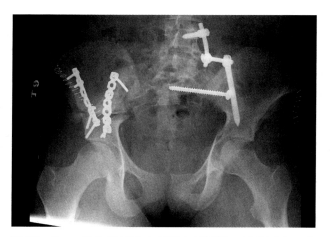

图 70-6　X 线片显示该病例的左侧腰椎 – 骨盆固定以稳定腰骶损伤。同时做了右侧髂骨的切开复位钢板固定

致压疮的风险增加。避免压疮发生的有力措施包括频繁的翻身、良好的体位、对二便失禁的管理、加强营养，以及适宜的检视。手术伤口及外固定装置的进针点也需要适当的护理及频繁的检视，以减少感染的发生。尽管经过上述努力，有许多手术伤口还可能需要反复清创和使用负压引流装置以达到愈合。

泌尿生殖系统

膀胱和尿道创伤在涉及骨盆环破坏的损伤中较常见，因此对急性损伤的处理，如膀胱或尿道破裂，需要泌尿外科医师的指导。尿潴留是亚急性诊疗时期经常遇到的并发症，常见原因包括疼痛、因创伤或导尿引起的局部损伤、膀胱过度扩张、神经损伤及药物（特别是阿片类镇痛药）。初始治疗是导尿行膀胱减压，若因骨盆环破坏合并有高风险的尿道和膀胱损伤而导致尿管不能进一步深入时，请泌尿外科医师会诊。在综合医院行急性期医疗置入尿管和曾因感染接受治疗的患者发生膀胱感染的风险会很高，故应进行尿液检查。行膀胱减压后，应做连续性残余尿量监测以确保膀胱充分排空。持续性尿潴留的残余尿量值存在争议，但在多种情况下都应少于 150ml，以确保膀胱充分排空。如果在 6~8 小时内膀胱不能自行排空，或者认为膀胱是充盈的，应通过间歇性清洁导尿（clean intermittent catheterization，CIC）来排空膀胱。对多数患者来说尿潴留是暂时性的，且可以通过 CIC 来治疗直至问题解决。膀胱排空障碍患者需要进行自行导尿训练，特别是有前列腺肥大或者有骶神经或周围神经损伤的患者。如果身体功能或个人偏好妨碍进行间歇导尿，则留置尿管，且应安排泌尿专科医师的随访。需要特殊考虑的是，有合并前列腺肥大的男性可能需要 α 肾上腺素受体拮抗剂的联合治疗。

深静脉血栓和肺栓塞

骨盆环损伤之后因制动、潜在的血管损伤和

凝血功能异常而有非常高的深静脉血栓（DVT）发生风险。深静脉血栓高风险不仅存在于损伤急性期，还会伴随在伤后的数天至数周内。在无禁忌证时，所有存在活动受限的患者都应接受药物预防，包括阿司匹林、小剂量肝素或低分子量肝素。梯度加压弹力袜或间歇充气加压装置作为物理力学预防应与药物预防联合使用，或作为有药物预防禁忌证患者的单一预防方式。不推荐放置腔静脉滤器作为初级预防手段，即使是对那些有药物预防禁忌证的患者。在治疗的持续时间上尚无共识，但那些接受非手术治疗的患者应当持续治疗，直到能有足够的活动［例如在有或无辅助装置的情况下移动 50 英尺（约 15m）］。实施手术治疗的患者可能需要接受更长时间的预防性治疗。不推荐利用多普勒超声对 DVT 进行筛查，但有明显下肢水肿、下肢皮肤颜色改变或下肢明显疼痛症状的患者仍应接受评估筛查。对有呼吸困难、胸痛或急性缺氧症状的患者，应考虑进行针对肺栓塞的紧急评估。

神经损伤

神经损伤在骨盆环损伤患者中较常见（10%~15%），尤其是那些有骶骨或骶髂关节破坏，或是纵向剪切损伤（50%）的情况。神经损伤可能源于横断、压迫、撕裂或牵拉。损伤可能是多发性的，且可累及腰骶丛神经、马尾神经或周围神经。对于所有骨盆环损伤患者，有必要进行全面的神经系统检查，包括会阴区感觉检查，以判断骶神经损伤平面，评估泌尿生殖系统功能障碍的风险。当怀疑有神经损伤时，电生理诊断方法可帮助明确诊断，预测神经损伤的程度及恢复的可能性。许多患者存在与神经损伤相关的步态异常，可能需要定制矫形器，如用以治疗踝背伸无力的踝足矫形器。某些患者的神经损伤可能会恢复，而另一些则可能遗留永久性的功能障碍。

疼痛

疼痛几乎是骨盆环损伤患者普遍存在的问题。有必要进行充分的疼痛控制，以利于患者早期活动并在康复过程中获得最大收益。该类损伤的广泛性及其高能量及常合并神经损伤的特点可导致更严重的疼痛，需要更高剂量及更多种类的镇痛药进行治疗。应当在疼痛控制和药物副作用之间取得平衡，尤其是阿片类镇痛药，其副作用可使恢复过程变得麻烦。多模式镇痛（multimodalanalgesia，MMA）是一种综合治疗方式，它反映疼痛认知中的多种神经生理途径及神经化学介质。该治疗策略将多种作用机制的镇痛药相互结合，以有效控制疼痛，且可降低每种镇痛药的剂量。多模式镇痛方案通常包括对乙酰氨基酚和非甾体抗炎药（NSAIDs），这种联合用药方式与独立的、辅助的用药如加巴喷丁类及必要时的阿片类镇痛药相比有更好的疗效。对于那些使用 MMA 方案不能有效控制疼痛的患者，可能需要给予长效阿片类镇痛药。长效阿片类镇痛药的使用可降低严重疼痛患者整体毒麻药物的剂量。有许多 MMA 的协定方案见诸文献报道，但这些方案实施时最好有多学科医疗卫生团队共同参与。有必要针对每一个体进行镇痛药的风险和获益评估，以便获得更好的疗效并降低相关病症的发生率。

闭合性头部外伤

据估计，骨盆环损伤患者有 20%~45% 会遭受闭合性头部外伤。闭合性头部外伤引起脑部损伤，若不予治疗，可导致长期结局不良的功能障碍。对于部分在恢复期的患者来讲，脑部损伤会比骨盆环损伤引起更严重的功能障碍而需要更优先的处理。对于脑部损伤较轻的患者来讲，即使是轻度的脑部损伤也可引起长期的后遗症，这些后遗症可能会妨碍患者恢复到受伤前的功能水平。对所有骨盆环损伤患者，进行仔细地认知功能检查以评估脑部损伤是非常重要的。如果怀疑有脑部损伤，应由言语病理学医师及颅脑损伤专科医师进行适当的治疗。

情绪

躯体损伤与心理困扰相关联，心理困扰可影响恢复和远期结果。躯体损伤后情绪障碍的患病率较高，超过 40% 的创伤幸存者受影响。躯体损伤后情绪障碍的发展可能与损伤的严重程度无关，所有的躯体损伤幸存者都存在风险。创伤幸存者中常见的情绪障碍包括抑郁、焦虑、急性应激障碍及适应障碍。在恢复后期，患者可能诊断为创伤后应激障碍（PTSD）。治疗小组人员应当警惕诸如失眠、畏食、焦虑、参与度低下、注意力不集中、警觉过度及沮丧等症状。症状的识别对于心理健康专家进行诊断、实施恰当的治疗和给予适当的关怀都是必要的。

术后康复

简介

对于所有遭受骨盆环骨折的患者，接受某种形式的康复治疗是重要的，目标是降低失能程度，加快功能活动水平的恢复。复合损伤的严重程度、功能性限制及社会支持程度会影响康复实施的水平。康复越早开始越好，通常在术后或创伤后的第 1 天就开始。那些损伤不严重、有较高的功能水平，以及能获得足够的社会支持的患者可在社区实施康复。许多经历骨盆环损伤的患者在出院回到社区之前需要在住院部进行康复。

康复过程

所有骨盆环损伤患者都存在活动能力障碍。活动性受影响的程度基于以下 3 个因素考虑（表 70-1）。

1. 损伤的严重程度及类型（侧方挤压、前后挤压、垂直损伤或后侧损伤）。

2. 非手术治疗的损伤与需要手术固定的损伤。

3. 由骨科医师交代的负重限制 [根据耐受情况负重，单侧或双侧不负重或部分负重（触地负重）]。

急性住院（从入住综合医院到可耐受康复治疗）

- 目标：在疼痛可忍受的情况下改善 ROM，早期离床活动。

- 在疼痛可耐受的情况下保持 ROM：仰卧位髋 / 膝屈曲。

- 活动方面：在维持负重限制的情况下，第 1 天利用助行器或转移板离床到椅子上。根据负重限制情况及耐受性逐渐移动。

- 治疗性运动
  - 踝泵训练（图 70-7；每天 1 节，每节 3 组，每组 10 次）。
  - 臀部紧绷训练（图 70-8；每天 1 节，每节 3 组，每组 10 次）。
  - 股四头肌训练（图 70-9；每天 1 节，每节 3 组，每组 10 次）。
  - 长弧股四头肌训练（图 70-10；每天 1 节，每节 3 组，每组 10 次）。

表 70-1	骨盆环骨折后的负重限制
损伤与治疗	负重
稳定的、非手术治疗的侧方挤压或前后挤压损伤	根据耐受情况渐进性负重
侧方挤压、前后挤压纵向剪切损伤中的单侧骨盆环损伤行手术固定者	部分负重 8~12 周。对于单纯脱位（对比骨折脱位）和内科情况差或骨折有严重的初始移位者，部分负重 12 周
双侧后环损伤，单侧后环固定者	非手术侧轴线转移，已行手术的稳定侧部分负重 12 周
双侧后环损伤，双侧后环均做固定	床 - 椅转移训练 10~12 周

注：受伤侧下肢 8 周内避免直腿抬高。

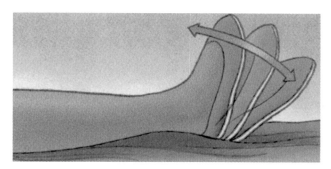

图 70-7　踝泵训练

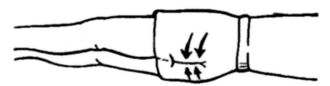

图 70-8　臀部紧绷训练

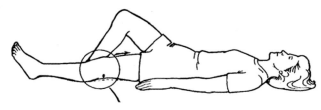

图 70-9　股四头肌训练

急性 / 亚急性康复（从入住康复医院到可出院回家）

- 目标：在负重限制范围内，为出院到社区做准备，通过充分的疼痛控制以利于肌力强化训练及移动训练。激励高水平的全身性调节能力。整体的基础调节能力降低会延缓功能康复。

- 若患者感觉不适，避免水平仰卧及侧卧。在最初仰卧时，应使用楔形垫抬高头部和肩膀，并用长枕保持髋和膝处于屈曲位。每天从下肢移去长枕数次，以促进膝关节充分伸展到中立位，髋关节也伸展到中立位。

- 移动：借助助行器或腋杖行 3 点步态训练。用双上肢操作辅助装置可减轻下肢和骨盆的压力。

- 下肢矫形器：如果存在神经损伤，为患者进行下肢矫形器的相关评估。在步态训练之前，足下垂应予以矫正。

- 爬楼梯：非交替步伐训练，双手扶护栏或单手扶护栏或拐杖。

- 治疗性运动，继续上述急性住院期所列的运动，并增加下列运动。
  - 足跟滑动（图 70-11；每天 1 节，每节 3 组，每组 10 次）。
  - 短弧股四头肌训练（图 70-12；每天 1 节，每节 3 组，每组 10 次）。
  - 去除重力影响的情况下，轻柔地髋外展、内收（图 70-13；每天 1 节，每节 3 组，每组 10 次）。

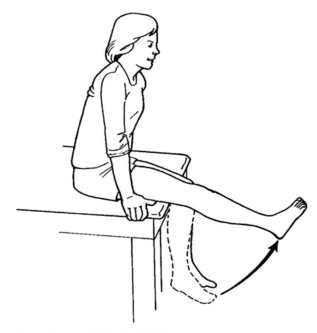

图 70-10　长弧股四头肌训练

- 移动相关的日常生活活动（mobility-related activities of daily living，MRADLs）：骨盆环骨折影响 MRADLs，患者存在负重限制，并伴随有整体移动能力的限制。应咨询作业治疗师，处理相关的功能障碍。

门诊康复（出院回归社区直到可完全负重，且进阶至伤前的功能状态）

- 目标：随着骨盆损伤的愈合和损伤区周围肌肉

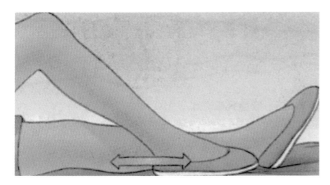

图 70-11　足跟滑动训练

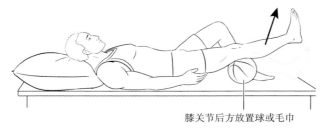

膝关节后方放置球或毛巾

图 70-12　短弧股四头肌训练

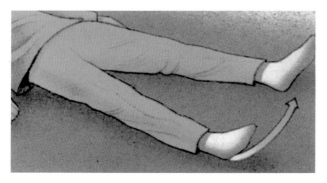

图 70-13　去除重力影响的情况下，轻柔地髋外展 / 内收

的恢复，重建行走时骨盆的运动节律和腰椎的稳定性，重返伤前的活动水平。根据损伤的严重程度，完全的功能恢复时间可超过 12 个月。

- 移动辅助装置从双侧辅助进阶到单侧辅助（在非受伤侧使用直手杖或腋杖），爬楼梯时使用交替步伐。通常在 12 周时解除负重限制。
- 步态的各项决定因素描绘骨盆在摆动相中水平面的旋转和冠状面的旋转（摆动相中骨盆向一侧轻度下降），而在支撑相中骨盆会发生向支撑腿的侧向移位。

- 治疗性运动
  - 腰椎稳定性训练（图 70-14~ 图 70-17；骨盆倾斜，桥式运动，俯卧位对侧上 / 下肢抬高，四点跪位屈膝伸髋）。
  - 站立位渐进训练（图 70-18~ 图 70-21；平衡训练，如侧抬腿、上台阶、单腿站立、膝微蹲）。
  - 水疗可作为肌力训练和适应性训练的补充治疗。

结局

　　骨盆环损伤进行手术治疗之后，功能和活动能力一般都会恢复。考虑到这些高能量损伤的级

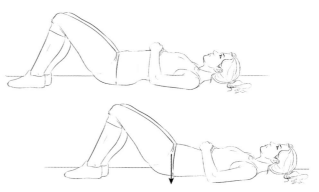

图 70-14　骨盆倾斜训练

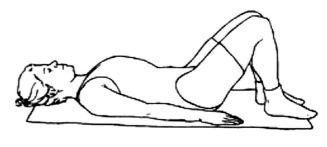

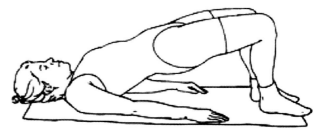

图 70-15　桥式运动

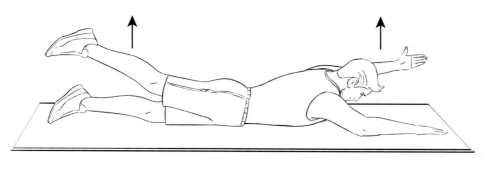

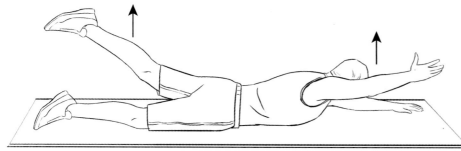

图 70-16　俯卧位对侧上 / 下肢抬高训练

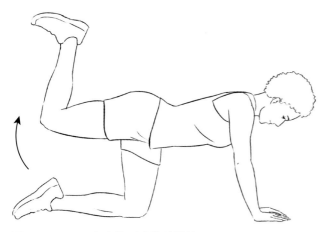

图 70-17　四点跪位屈膝伸髋训练

别，达到功能完全恢复一般较为漫长，可能需要长达 1 年的时间。遗留的功能缺陷通常与其他肢体和腰骶丛神经的合并伤有关，它们都在损伤的区域范围内。某些程度的疼痛，尤其是在骨盆后环的疼痛虽然常见，但不妨碍正常的日常活动功能。然而，进行体力劳动和高水平的运动通常还是有困难的。考虑到损伤邻近的泌尿生殖器官，性活动可能在一定程度上受影响。力量和柔韧性的适当治疗强调姿势和力学方面的改善，将有助于减轻这些主要损伤的后遗症。

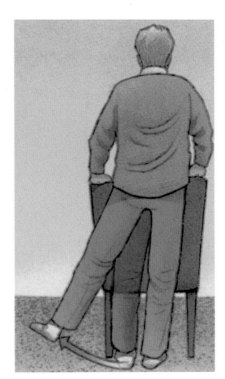

图 70-18　侧抬腿训练（经许可引自 OrthoInfo. © American Academy of OrthopaedicSurgeons.http://orthoinfo. aaos.org）

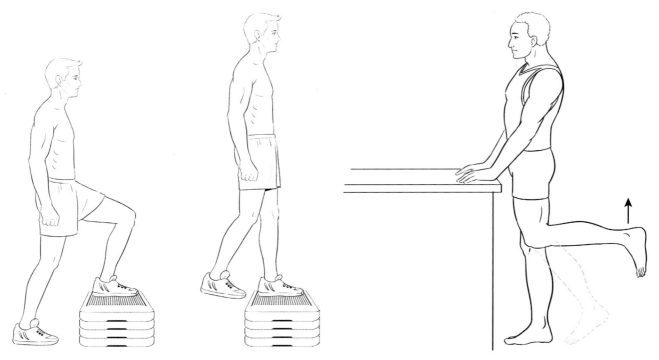

图 70-19 上台阶训练

图 70-20 单腿站立训练

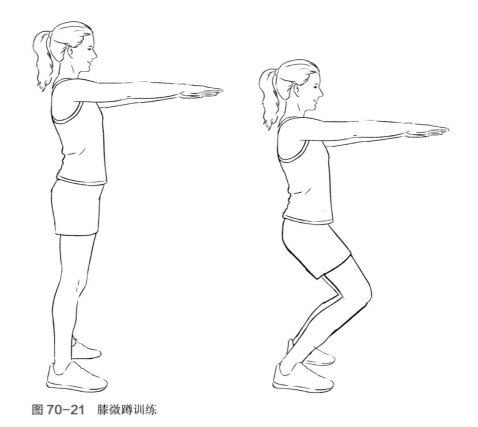

图 70-21 膝微蹲训练

精要

- 识别受伤机制并结合影像学检查，可确定骨盆环骨折在力学上不稳定的位置，这可指导治疗决策（手术或非手术），以及患者的负重限制。

- 骨盆环损伤的急性处理需要多学科的参与，包括处理合并的软组织损伤、泌尿系统损伤、胃肠道损伤及其他系统的损伤等。多学科医疗的延伸包括骨折治疗方案确定之后的康复治疗工作。

- 骨盆环损伤后常见膀胱功能障碍，应对患者行连续性残余尿量监测以筛查尿潴留，并对那些有高残余尿量的患者给予适当的治疗。

- 腰骶丛神经损伤和其他神经损伤在骶骨骨折和（或）骨盆后环移位中较常见。诊断和治疗，尤其是疼痛的药物治疗应尽快执行。

- 骨盆环损伤后的疼痛可能会是严重的，如果没有充分控制会妨碍康复进展。可能需要多阶梯镇痛药，在控制疼痛的同时减少副作用。

- 情绪障碍通常伴随着损伤出现，且会延缓恢复进程。医疗团队要善于察觉患者心理困扰的症状，如失眠、畏食、焦虑、参与度低下、注意力不集中、警觉过度及沮丧等。

- 在维持负重限制的同时，促使患者早期活动。康复期间避免水平仰卧的体位。

- 在门诊康复阶段重建正常的步态。

（邓万溪　译，张新涛　王雪强　李云霞　审）

参考文献

Crichlow RJ, Andres PL, Morrison SM, Haley SM, Vrahas MS: Depression in orthopaedic trauma patients: prevalence and severity. *J Bone Joint Surg Am* 2006;88:1927–1933.

Dalal SA, Burgess AR, Siegel JH, Young JW, Brumback RJ, Poka A, Dunham CM, Gens D, Bathon H: Pelvic fracture in multiple trauma: classification by mechanism is key to pattern of organ injury, resuscitative requirements, and outcome. *J Trauma* 1989;29(7):981–1000; discussion 1000–1002.

Falck-Ytter Y, Francis CW, Johanson NA, et al: Prevention of VTE in orthopedic surgery patients: Antithrombotic Therapy and Prevention of Thrombosis, 9th ed: American College of Chest Physicians Evidence-Based Clinical Practice Guide- lines. *Chest* 2012;141(2_suppl):e278S–e325S.

Gustavo Parreira J, Coimbra R, Rasslan S, Oliviera A, Fregoneze M, Mercadante M: The role of associated injuries on outcome of blunt trauma patients sustaining pelvic fractures. *Injury* 2000;31:677–682.

Huittinen VM, Slatis P: Fractures of the pelvis, trauma mechanism, types of injury and principles of treatment. *Acta Chir Scand* 1972;138:563–569.

Kurmis AP, Kurmis TP, O'Brien JX, Dalen T: The effect of nonsteroi- dal anti-inflammatory drug administration on acute phase frac- ture-healing: A review. *J Bone Joint Surg Am* 2012;94:815–823.

O'Donnell ML, Creamer M, Bryant RA, Schnyder U, Shalev A: Posttraumatic disorders following injury: an empirical and methodological review. *Clin Psy Rev* 2003;23:587–603.

Saunders JS, Inman VT, Eberhart HD: The major determinants in normal and pathological gait. *J Bone Joint Surg Am* 1953; 35A:543–558.

Sembler Soles GL, Lien J, Tornetta P 3rd: Nonoperative immediate weightbearing of minimally displaced lateral compression sacral fractures does not result in displacement. *J Orthop Trauma* 2012;26(10):563–567.

Tini PG, Wieser C, Zinn WM: The transitional vertebra of the lumbosacral spine: Its radiological classification, incidence, prevalence, and clinical significance. *Rheumatol Rehabil* 1977; 16:180–185.

Toker S, Hak DJ, Morgan SJ: Deep vein thrombosis prophylaxis in trauma patients. *Thrombosis* 2011;50:53–73.

第71章 股骨近端骨折：股骨颈、转子间、转子下

Mark K. Solarz, MD, John J. Walker, PT, DPT, MBA 和 *Saqib Rehman, MD*

概述

髋部骨折涵盖多种股骨近端骨折，最常发生于骨密度降低的老年人群，由低能量损伤即可导致。髋部骨折也会发生在年轻人群中，多由车祸或从高处坠落一类的高能量损伤造成。此类损伤的处理方式取决于骨折模式和患者的基线功能。康复治疗与骨折的处理同样重要，甚至可能更重要。进一步的目标是重建骨折肢体的功能，回复基线活动能力。一般认为，老年髋部骨折患者即使接受康复治疗，最终也会丧失一定程度的活动能力。虽然可能有一些道理，但任何年龄的髋部骨折患者都需要进行以预防卧床导致的并发症如压疮、肺炎、整体功能下降等为目标的早期康复。

髋部骨折及相关并发症仍是医疗支出的巨大负担，而且随着人口老龄化的进程，髋部骨折人数预计会继续增加。在1986~2005年间，髋部骨折占据美国老年保健医疗保险支付的20%，其中77%的患者是女性。女性，尤其是高加索人种的女性股骨近端骨折的比例更高，因为她们有更高的骨密度降低风险。

股骨近端骨折的康复中，老年患者常伴有多种医学并发症和（或）营养不良，年轻患者常合并各种创伤。无论在骨折的早期处理还是出院后的随访中，这些伴随情况都明显影响康复进程。无论是老年患者还是年轻患者，让患者尽早下床活动是康复的重中之重，因为压疮、肺炎等卧床相关并发症会对患者造成短期和长期的不良影响。例如，一位髋关节手术成功的患者可能由于一处足跟的压疮而多月不能舒适地行走。

老年股骨近端骨折患者的治疗团队也应当对患者跌倒的危险因素进行评估。在术后康复开始之前，跌倒的危险因素如前庭问题、血压、心脏问题、骨质疏松等就应当被识别出来。以前发生过的跌倒事件可以准确地预示未来的跌倒风险。首次骨折后的1年内，新骨折的发生率增加6~20倍。因此，制订防跌倒策略对患者的整体管理而言非常重要。

对于髋部骨折患者而言，康复治疗面临着加倍的挑战。除了老年患者和多发伤患者的治疗问题外，髋部骨折患者由于潜在的平衡问题、贫血造成的疲乏、外展肌无力和晕厥等原因，还有很高的跌倒风险。跌倒会造成额外的损伤，包括抗凝患者的颅内出血。虽然大多数术后患者被允许在可耐受范围内负重，但某些病例中会有为预防术后脱位的动作限制和为促进骨折愈合的负重限

Rehman博士或其直系亲属是Synthes公司发言人部门成员，或曾代表该公司做过付费演讲；曾接受过杰培医学出版社（Jaypee Medical Publishing）的非资金支持（如设备或服务）、商业酬金或其他与研究无关的资金（如旅行费用），并担任北美骨科创伤协会和骨科诊所协会（the Orthopaedic Trauma Association and Orthopedic Clinics of North America.）的董事会成员、管理者、行政人员或委员会成员。Solarz博士和Walker博士或其任何直系亲属均未收到过任何与本文主题直接或间接相关的公司的有价物，或持有股票或股票期权。

制。很多患者不是独自生活就是与伴侣一起生活，因此他们必须学会如何进行基本 ADLs。所以物理治疗师和康复专家不仅要帮助患者恢复髋关节的力量、协调性，改善步态和平衡，而且要帮助患者重获独立性和安全性，提高生活质量。

股骨近端解剖学

股骨近端可分为 3 个不同的解剖学区域：股骨颈、转子间和转子下。股骨颈位于股骨头的远端，大、小转子连线的近端。股骨颈骨折根据骨折位置可进一步分为头下型、经颈型和基底型。股骨颈骨折是关节囊内骨折，所以与其他股骨近端骨折相比更容易发生骨不连。股骨头的主要血供是旋股内侧动脉及其分支，即骺外侧动脉（外骺动脉），沿股骨颈向后行进。这使得此处骨折并伴有位移时容易发生股骨头坏死。

股骨近端的转子间区位于大转子和小转子之间。与股骨颈不同，这里血供丰富，所以骨折后骨不连的发生率较低。转子间区通常由 4 个主要部分构成：大转子、小转子、股骨颈、股骨干。股骨转子间骨折的严重程度从通过转子间区的单纯无移位性骨折到造成所有 4 部分分离的严重骨折不等。骨折的稳定与否取决于股骨距（后内侧皮质）的条件和骨折线的方向。那些骨折倾角反向以及骨折线向小转子下方延伸的骨折特别不稳定，在治疗中需要采用特殊类型的固定。

股骨转子下骨折发生于股骨小转子远端 5cm 以内的区域。此处骨折的典型位移模式是由于分别受髂腰肌、短外旋肌、臀中肌和臀小肌的影响，骨折近端屈曲、外旋和外展。

除了内科情况过于不稳定导致无法耐受手术的患者或骨折前已经不能行走且骨折未造成明显不适的患者外，几乎所有的股骨近端骨折都需要外科治疗。治疗股骨近端骨折有几种手术方法，通常特定的骨折模式和类型会使手术医师倾向于选取相应的固定方式。

手术治疗

股骨颈骨折

闭合或切开复位空心螺钉／滑动髋螺钉固定

适应证

闭合或切开复位空心螺钉固定的适应证是任何股骨颈嵌插骨折或任何轻微移位的股骨颈骨折或年轻患者（< 65 岁；图 71–1）移位的股骨颈骨折。滑动髋螺钉是另一种可用于稳定固定年轻患者股骨颈骨折的装置。如果骨折闭合复位不能令人满意，则可能需要进行切开复位。年轻患者移位的股骨颈骨折被认为是紧急手术的指征，因一般认为此类创伤后骨坏死和骨不连的风险会随着手术延迟而增加。

禁忌证

空心螺钉内固定治疗股骨颈骨折的禁忌证包括患侧髋关节的活动性感染，以及患者由于任何内科原因导致不能耐受手术的情形。

手术过程

空心螺钉内固定术是使用 3 颗大的（直径为 7.3mm 或 6.5mm），于复位完成后在导针引导下置入的空心螺钉完成的。如果使用 3 个独立的空心螺钉，它们通常横跨骨折部位呈倒三角形排列，以固定股骨头。最下方的螺钉放置在股骨颈下方的骨皮质中以支持股骨距；另外 2 个螺钉放置在前上和后上的位置。下方螺钉的入点相当于或高于小转子水平，以防止转子下区的应力升高而增加股骨转子下骨折的风险。螺钉在股骨颈范围内越分散，结构越稳定。如果采取经皮放置，软组织损伤可以降到最小。然而，年轻的股骨颈移位骨折患者通常采取切开复位，以对骨折块进行解剖复位并减少对股骨头血供的损伤。此治疗后的负重限制随骨骼质量、手术医师的偏好和患者年龄等多种相关因素的变化而有所差异。通常手术侧下肢首选足趾负重或触地重量负重以保证骨折

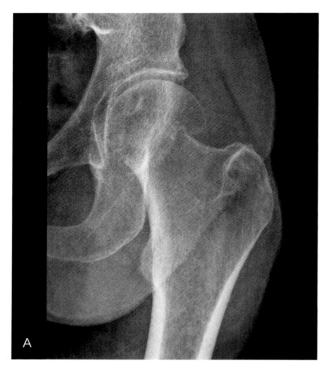
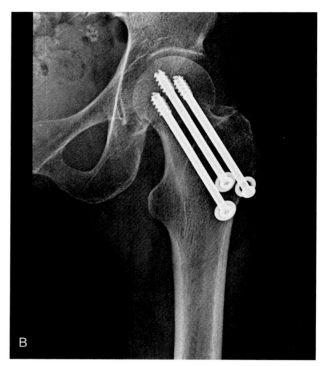

图 71-1　闭合复位和空心螺钉固定治疗股骨颈骨折的术前（A）和术后（B）X 线片

复位，直至临床和影像学证实骨折愈合。然而，许多老年患者由于丧失肌力和平衡能力而无法耐受这种情况。因此，他们可以在尽量保持和促进活动能力的同时使用辅助装置，使得承重能够被耐受。

滑动髋螺钉内固定被一些骨科医师首选用于治疗经颈型和基底型股骨颈骨折。它需要更多的暴露，但同时也具有生物力学上的优势。这项技术将在本章接下来的股骨转子间骨折部分进行描述。当在使用股骨颈时，可以将一个独立的空心螺钉放置在近端用于控制旋转。

并发症

并发症包括股骨头坏死、骨不连或畸形愈合、螺钉穿透髋关节。这些会导致髋关节或腹股沟区域出现急性加重和持续的疼痛，可能会令康复受到限制。在此类手术过程中髋外展肌很少受累，因此术后 Trendelenberg 步态（臀中肌步态，偏臀步态）并不常见。一般错位的发生率非

常低，因此术后髋关节的预防措施通常是不必要的。与所有股骨近端骨折一样，深静脉血栓（DVT）和（或）肺栓塞（pulmonary embous，PE）的发生风险较高。因此，采取针对这些并发症的机械和化学预防措施是有必要的。

半髋关节置换术和全髋关节置换术

适应证

半髋关节置换术的适应证是功能低下的老年患者有移位的股骨颈骨折（图 71-2）。那些功能较好或患有髋关节骨关节炎的老年患者可以选择进行更昂贵的全髋关节置换术。骨质疏松的骨会使得固定不可靠，而未来活动水平的增加可能导致髋臼软骨磨损和疼痛。

禁忌证

禁忌证包括髋关节的任何活动性感染，或患者病情不稳定不宜进行手术的情况。

手术过程

半髋关节置换术包括去除股骨颈和股骨头并代之以假体装置。双极头半髋关节置换术的假体头上有理论上能减少髋臼天然关节面磨损的活动轴承，而单极头半髋关节置换没有这个轴承。全髋关节置换采用假体代替股骨颈和股骨头，同时也用人工髋臼杯代替髋臼面。

前外侧入路、前侧入路和后侧入路常用于半髋关节置换术和全髋关节置换术。前外侧入路利用阔筋膜张肌与臀中肌间的平面，从而避开展肌（Watson-Jones 入路），或者可以将臀中肌向前分离，并将展肌的一部分从大转子上分离。前侧入路（Smith-peterso 入路及其变体）利用缝匠肌（股神经）和阔筋膜张肌（臀上神经）之间的平面，常需剥离涉及的一部分股直肌头。无论是前外侧入路还是前侧入路，都要进行切开关节囊前部以暴露髋关节。后侧入路手术分离臀大肌，并在切开关节囊之前分离短外旋肌，使外展肌在术中避免受到牵拉。在每个病例中，包括股骨头在内的近端骨折碎片被移除，用垂直于股骨颈的纵向切口准备股骨颈。股骨髓腔使用一系列铰刀进行扩大准备，以容纳最终的植入物。根据外科医师的偏好和骨质选择骨水泥型或非骨水泥型的股骨柄。在全髋关节置换术中，之后还要用一系列髋臼锉制备髋臼杯，使置换杯的位置符合适当的前倾和外展角。一系列置换完成后，需要小心地修复切开的关节囊。在前外侧入路中外展肌被修复，后侧入路中短外旋肌被修复。根据手术医师偏好的方式闭合皮下组织和皮肤。患者在半髋关节置换术或全髋关节置换术后可耐受负重，尽管他们术后初期常常必须遵循髋关节的预防措施，以减少脱位的风险。后侧入路是一种较新的手术入路，这种入路切开关节囊后部，髋关节在屈曲、内收和内旋时最不稳定。因此，典型后侧入路髋关节置换的预防措施包括髋关节屈曲不超过70°、髋内收不超过身体中线、髋内旋不超过中立位。通常情况下，患者术后使用楔形枕外展髋部以防止卧床时的髋内收。此外，要避免使用低

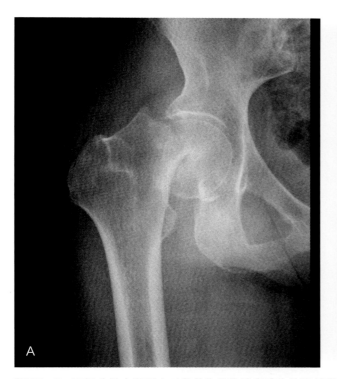
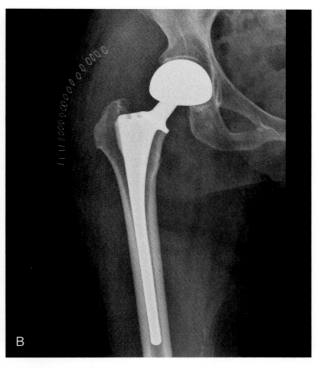

图 71-2 双极非骨水泥型人工股骨头置换治疗移位的股骨颈经颈型骨折的术前（A）和术后（B）X 线片

矮的椅子和坐便器，以防止过度屈髋。通过前路术式切开关节囊前部的患者，髋关节在外展、外旋位最不稳定。应提醒患者不要做髋外展、外旋的动作，不需要特殊的设备来防止关节处于这些位置。

并发症

并发症包括深部感染、假体周围骨折、脱位和髋臼磨损。半髋关节置换术后的臀部或腹股沟疼痛可能提示髋臼软骨磨损或髋臼突出物。全髋关节置换术后的脱位发生率高于半髋关节置换术，后侧入路的脱位发生率高于直接前方或前外侧入路。根据手术入路的不同，建议采取相应的髋关节预防措施以减少脱位的风险。在前外侧入路病例中，由于术中累及展肌，术后出现 Trendelenberg 步态或跛行的风险增加。因为半髋关节置换和全髋关节置换术都不依赖于骨折部位的骨愈合，所以不存在骨不连或畸形愈合的风险。应在适当时采用机械和化学手段预防 DVT/PE，因为这些是髋关节置换术后常见的并发症。

股骨转子间骨折

切开复位滑动髋螺钉或角钢板内固定术

适应证

髋加压滑动螺钉（sliding hip screw，SHS）切开复位内固定（ORIF）的适应证是基底型股骨颈骨折和稳定或不稳定的股骨转子间骨折（图 71-3）。

禁忌证

有活动性髋关节感染或病情不稳定的患者是此类手术的一般禁忌证。标准滑动髋螺钉的特殊手术禁忌证包括显著的侧壁粉碎性骨折、骨折倾角反向或骨折线向转子下延伸的骨折。股骨转子下骨折可采用角钢板固定进行治疗，虽然这通常在股骨髓腔无法容纳髓内植入物时使用。

手术过程

手术入路直接经过阔筋膜和股外侧肌的外侧。股外侧肌被切断或前翻，以暴露股骨近端的

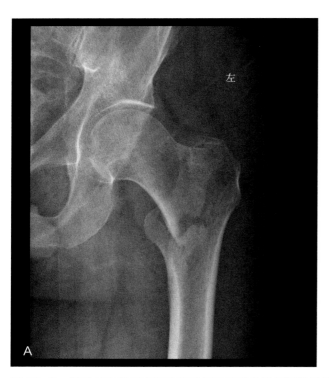
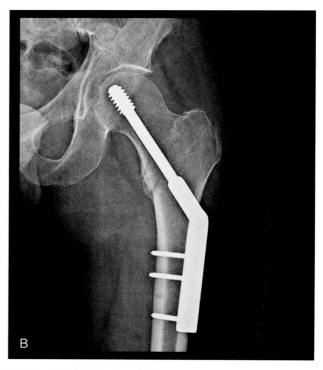

图 71-3　切开复位和标准滑动髋螺钉治疗股骨转子间骨折的术前（A）和术后（B）X 线片

外侧。复位骨折，插入1枚导针引导拉力螺钉穿过骨折部位并插入股骨头。正确定位头部的拉力螺钉会降低内固定构建失败的风险。将拉力螺钉插入骨折部位，并固定在侧方放置的加压钢板中。板中有允许拉力螺钉滑动的槽，提供可控制的加压。小心修补阔筋膜，使用手术医师的偏好选择皮下和皮肤关闭方式。鼓励患者在这个结构上负重，给骨折部位加压。

角钢板的固定中，当骨折复位时，股骨近端外侧面采用与滑动髋螺钉相同的方法处理。通常，选择角固定钢板或锁定钢板固定股骨近端骨折块，同时用皮质螺钉穿过钢板进行远端固定。根据手术医师的偏好，小心关闭筋膜，然后进行皮下和皮肤闭合。在许多情况下，患者都是根据外科医师的评估和骨折的粉碎程度采用足趾触地负重。然而，如前所述，由于力量和平衡能力的丧失，老年患者通常不能掌握负重限制，因此他们被允许在可耐受范围内用辅助装置帮助负重。

并发症

并发症包括深部感染、螺钉切割或穿透和结构塌陷（特别是在侧壁粉碎性骨折或反向倾角骨折时使用滑动髋螺钉）。可以增加转子稳定钢板以降低结构塌陷、股骨轴内移的风险。疼痛可能是由于滑动螺钉从侧面刺激软组织造成的，尽管此种情况经常发生。和所有骨折一样，存在骨不连或畸形愈合的风险。由于股骨转子间区域丰富的血液供应，骨不连的风险比股骨颈骨折小，但因手术复位不良或术后复位失效导致畸形愈合的风险并不比股骨颈骨折小。和所有髋部骨折的治疗一样，应根据需要，适当时采用机械和化学的措施预防 DVT/PE。

越来越多的股骨转子间骨折正在使用髓内钉治疗。髓内钉是治疗不稳定型骨折时的首选，如股骨近端四部分骨折、反向倾角的骨折和骨折线延伸至转子下区的骨折。该技术将在下一节中介绍。

股骨转子下骨折

髓内钉

髓内钉（cephalomedullary nail，CMN）的构造包括1个进入股骨髓腔的髓内钉和1根从髓内钉近端进入股骨头的拉力螺钉。髓内钉的适应证包括稳定或不稳定的股骨转子间骨折和股骨转子下骨折（图71-4）。

在牵引台或可透过X线的平台上将患者摆位于仰卧位或侧卧位，通过牵引与手法结合使骨折复位。在大转子的近端做一个小切口，并沿着阔筋膜向下推进。髋外展肌会在手术入路切开中受损，也可能被进行髓内钉准备和插入用的器械所损伤。经大转子入路以大转子的最顶端作为进钉点，而梨状肌入路则将梨状窝（转子窝）作为进钉点。导针从适当的起始位置插入髓腔，扩髓铰刀为钉道打开皮质窗。然后将球头导丝穿过该入口，通过骨折部位进入髓腔下段。短钉不需要任何进一步的扩髓，而长钉需要进行扩髓，为植入物做好准备。当钉放置到髓管的下方后，使用一个瞄准器将拉力螺钉从外侧皮质放置到股骨头上。如果手术医师满意的话，则可以在远端锁定髓内钉。修复、闭合阔筋膜，随后缝合皮下组织及皮肤。

并发症

并发症包括深部感染，由于髓腔应力上升（尤其是短髓内钉）、旋转和（或）缩短导致的髓内钉远端骨折。术后出现 Trendelenberg 步态可能是由于术中损伤展肌或骨折内翻复位不良所致。与股骨转子间骨折一样，股骨转子下骨折的不愈合率低于股骨颈骨折，尽管有很多文献记载与双膦酸盐应用相关的股骨转子下骨折延迟愈合。当使用长髓内钉时，如果钉与骨的曲率半径不匹配，特别是在较弱的骨质疏松的骨中，会发生股骨干前皮质穿孔。根据手术医师的偏好，适当时使用机械和化学的措施预防 DVT/PE。

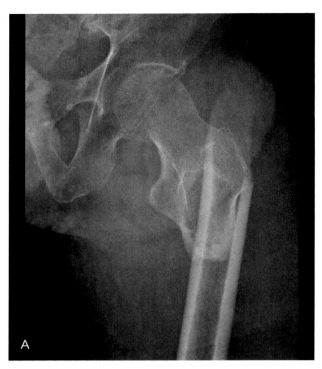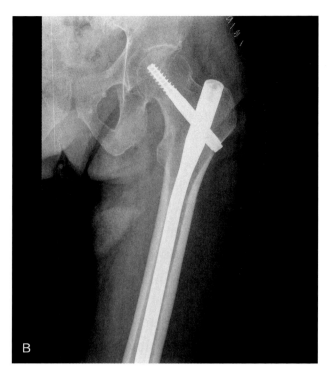

图 71-4　髓内钉治疗股骨转子下骨折的术前（A）和术后（B）X 线片

术后康复

髋部骨折术后康复通常在手术当天或术后第 1 天开始。在老年人中，康复治疗是降低髋部骨折后高死亡率的关键。在手术后的前几天内，鼓励患者坐起，甚至在可耐受的情况下站立负重，以减少并发症。尽管某些骨折模式和内固定结构可能需要限制负重，但年轻的患者同样被鼓励术后早期活动。

阶段 1：术后安全（0~1 周）

在股骨近端骨折刚修复的时间段内，通常是第 1 周，康复的重点在于处理疼痛和预防卧床相关的并发症。这些并发症包括如下。

● 伤口感染。

● DVT/PE。

● 压疮。

● 呼吸道和泌尿道感染。

监测患者的体征和症状可以避免这些并发症，并开始康复治疗。最重要的治疗方法是鼓励患者离床活动。在适当的疼痛控制、支持性治疗和护理下教会患者坐起、床 – 椅转移，以及用适当的辅助设备在防护下站立和行走。ADLs 能力指导是一项包括指导安全地洗澡、穿衣和如厕的重要工作。重新获得独立性也有助于患者重获控制感。

门诊通常采用一些刺激髋部肌群，同时减轻会减缓手术部位愈合的水肿的治疗手段。常见的物理治疗和它们的原理如下。

● 超声：组织愈合、增加组织的柔韧性 / 热效应。

● 神经肌肉刺激（neuro muscular stimulation，NMES）：强化肌肉、神经肌肉再教育、消肿。

● 经皮神经电刺激（TENS）：控制疼痛。

● 气压治疗：控制疼痛、消肿。

阶段 2：恢复运动和行走（1~4 周）

一旦物理治疗师（physical therapist，PT）、医师、护士（nurse，RN）或运动教练（athletic trainer，ATC）对患者进行防护措施的宣教和代偿性的 ADLs 能力训练，就可以启动结构化的康复程序。骨折术后恢复的前 4 周的内容包括保护愈合中的结构，减少炎症，恢复 ROM 和向独立移动过渡。与居家治疗相比，门诊康复患者在肌肉力量、步态、速度、平衡和 ADLs 方面皆表现出更好的结果。在最初的康复治疗中，髋关节的 ROM 和力量将成为康复的重点，旨在恢复肌肉活动对肢体的控制。因为髋关节是一个"球窝"关节，它容易因为肌肉挛缩和关节囊粘连而损失 ROM。为了保证关节的 ROM 和灵活性，临床医师将在患者可耐受疼痛的范围内，在髋关节的预防措施下（如果适用的话，由患者的手术医师决定）进行 PROM 和 AAROM 训练（表 71-1 和图 71-5）。其他技术如软组织松动术、主动释放技术、触发点按摩经常被用来最大限度地恢复 ROM。患者将从 AAROM 和 AROM 训练渐进至下肢渐进性抗阻训练（progressive resistive exercises，PRE）。肌力训练将从开链运动开始，并按照外科医师的建议和患者的耐受程度进展到闭链运动。应提醒关节置换术后患者注意髋关节置换的预防措施。

第二阶段的特点也在于强调减少卧床和恢复行走功能。根据手术方法的不同，允许负重的情况也会有所不同，使用辅助装置恢复行走将是必要的。随着向步行的过渡，患者可以避免因长期卧床而常出现的下肢和核心肌肉萎缩。负重增加的进度最终取决于手术医师的偏好、手术技术以及相应的骨折愈合情况（表 71-2 和图 71-6）。股骨颈和股骨粗隆间骨折的愈合通常需要 3 个月，而股骨转子下骨折可能需要长达 6 个月的时间，这会限制患者完全负重的耐受性。

手术后不久的负重可加快骨折部位的愈合，

表 71-1	关节活动性 / 柔韧性举例
髋的牵伸	**增加柔韧性的训练**
屈曲	足跟滑动、单膝触胸、腘绳肌牵伸
外展	蝴蝶式拉伸、立位腹股沟牵伸
伸展	跪 / 立位髋屈肌牵伸、俯卧位股四头肌牵伸
内收	髂胫束牵伸、臀中肌牵伸
外旋	交叉腿牵伸、蝴蝶式拉伸
内旋	坐位旋内手下压、梨状肌牵伸

注意：如果术后髋关节的预防措施禁止进行这些动作，某些牵伸则应当避免。关节松动术、软组织松动术、主动释放技术、拮抗松弛术都常用来最大化恢复 ROM。

表 71-2	步行、负重进程和辅助设备
负重状态	**辅助设备**
不负重（0%）	轮椅
足趾负重（0%~20%）	拐杖
部分负重（20%~50%）	标准助行器或拐杖
全负重（> 50%）	带滚轮的助行器或拐杖、四支点拐杖、单支点拐杖

同时保持肌肉的强度和平衡（表 71-3）。大多数患者，尤其是老年人从使用标准助行器或带滚轮的助行器的部分承重开始。如果可以耐受拐杖，则可以开始触地负重，直到更容易耐受部分负重。当他们能够更舒适地使用助行器行走时，可以转而使用对侧手的手杖辅助，直到实现无辅助的负重。PT 有办法确保步行周期的每个阶段在术

表 71-3	开链和闭链训练举例
开链渐进式抗阻训练	**闭链渐进式抗阻训练**
下肢等长收缩、股四头肌 / 腘绳肌训练	重心转移
短弧 / 长弧股四头肌训练、坐位屈髋	微蹲
髋部四向直抬腿	上 / 下踏步训练（前向、横向）
站立位髋外展、屈曲、牵伸	压腿、桥式渐进训练
蛙式（外展、外旋）训练	窄基底支撑：一字步和单腿平衡
俯卧足跟挤压、弹力带内 / 外旋	曳步运动、踏步、交叉侧步走

注意：经证实，离心训练和向心训练的组合对于完全恢复力量是有效的。对于核心肌群肌力训练，通常采用平板支撑和腹横肌训练。

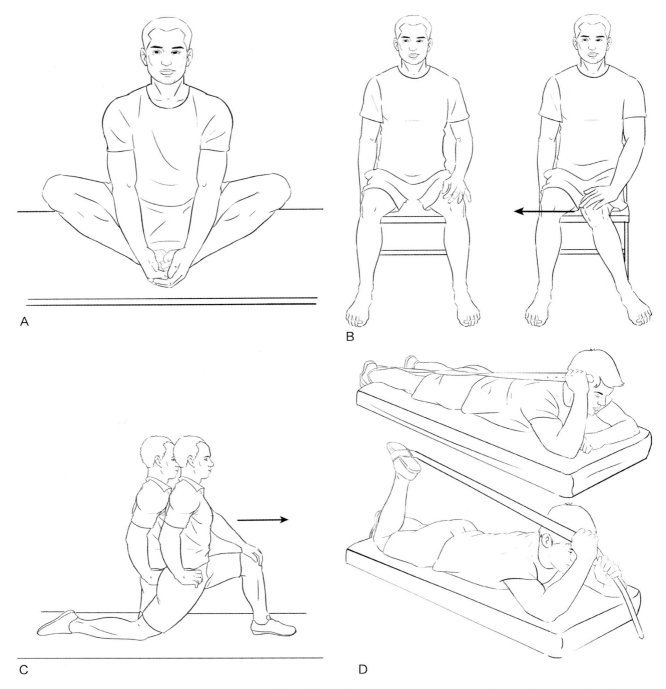

图 71-5 活动性与灵活性训练。注意：所有拉伸的持续时间为每次 10~30 秒。A. 蝴蝶式拉伸；B. 坐位内旋牵伸；C. 跪位屈髋肌牵伸；D. 俯卧位股四头肌牵伸

后患者进行负重前完成。水疗通常被用于辅助受伤侧肢体的渐进性负重。应该注意的是，辅助装置的过度使用常会导致代偿动作，并影响未来的功能恢复。髋部骨折修复后常见的步态障碍及潜在原因如下。

- Trendelenberg 步态（偏臀步态）：同侧臀中肌无力。
- 蹒跚步态：双侧臀中肌无力。
- 躯干过度前屈：臀大肌无力、髋关节屈曲挛缩、腰椎管狭窄。

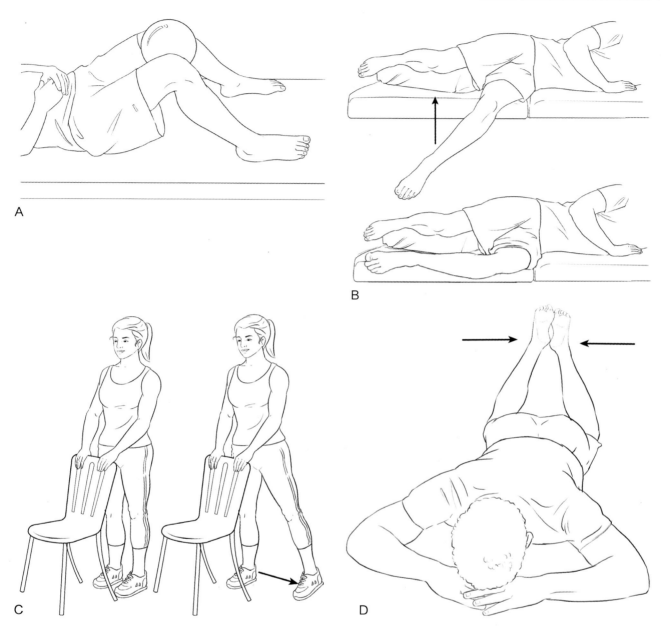

图 71-6 开链和闭链训练。注意：训练的组数和每组重复次数因医师不同而有所差异。对于恢复力量这一目标，常使用 3 组，每组 8~10 次重复训练。A. 夹球静力收缩；B. 主动髋外旋；C. 立位髋外展；D. 俯卧内旋挤压训练

- 跳跃步态 / 足趾行走：跟腱 / 腓肠肌 – 比目鱼肌挛缩。
- 拖曳步态：失衡、髋部伸肌薄弱。
- 屈膝步态：失衡、肌腱挛缩。
- 画圈步态：双下肢不等长。

阶段 3：功能恢复（4~8 周）

　　一旦术后的髋关节接近正常的 ROM，并且患者可以良好地进行移动，康复的重点就成了最大限度地恢复运动功能。平衡与本体感觉训练，如单腿站立和前庭训练对于确保完全的动态稳定性及防止再次跌倒受伤也是至关重要的。核心肌群肌力训练，例如共同收缩和腹肌再教育，将减少患者对辅助器械的依赖，同时减少代偿性功能运动。闭链强化运动如深蹲训练、弓箭步、提髋、上台阶训练将确保下肢力量的恢复和功能活动向

日常生活独立转变。耐力训练，例如使用跑步机和固定自行车将锻炼全身，带来包括心血管效率的恢复。一旦 ROM、灵活性、力量和步态接近正常水平，治疗将进入日常家庭训练计划。

　　肌力、耐力和平衡能力的最大恢复可能需要 6 或 9 个月，能否恢复全部功能取决于受伤情况、并发症情况和患者的配合程度。注意，在老年人中这种损伤是脆弱程度增加的标志，会使 1 年内的死亡率接近 20%~30%。另有其余 1/3 的患者的行走能力将会下降一个水平。年轻患者除非合并相关的损伤，可恢复几乎全部的功能。

精要

- 股骨转子下骨折固定后的旋转畸形如果被经治外科医师忽略的话，偶尔会被 PT 发现。如果出现这种情况，PT 必须提醒外科医师。这一问题会清楚地反映在步态中出现过度的内八字脚或外八字脚。这可能导致跌倒风险增加，并对步态造成长期的不良影响。患者未出院时早期手术翻修通常比患者门诊随访时后期矫正容易得多。

- 严重的 Trendelenberg 步态可能表明骨折内翻复位不当。这最好在手术时就避免，因为后期翻修可能极具挑战性。PT 向外科医师报告这一发现将很有帮助，特别是如果这种步态持续存在将是导致术前高功能患者功能结局不良的因素。内翻复位不全也有造成固定丢失和骨不连的风险，这常常需要额外的外科手术解决。

- 老年患者股骨近端骨折后的康复阶段为骨质疏松的正式评估和治疗提供机会。评估可以通过双能 X 线吸收测定法或类似的检查来进行，并适当地转诊到初级保健医师那里。

- 在每次治疗期间监测 DVT 和 PE 的体征以便早期发现并开始治疗，从而根本上减少这些并发症对治疗进程的影响。DVT 和 PE 可在损伤及手术固定后的数周至数月内发生，因此在整个康复过程中保持高度警觉是很重要的。

- 防跌倒策略对于减少未来的跌倒和损伤十分重要。

（沈雪彦　译，邓万溪　王雪强　李云霞　审）

参考文献

Binder EF, Brown M, Sinacore DR, Steger-May K, Yarasheski KE, Schechtman KB: Effects of extended outpatient rehabilitation after hip fracture: a randomized controlled trial. *JAMA* 2004;292(7):837–846.

Brauer CA, Coca-Perraillon M, Cutler DM, Rosen AB: Incidence and mortality of hip fractures in the United States. *JAMA* 2009;302(14):1573–1579.

Cuccurullo S, ed. *Physical Medicine and Rehabilitation Board Review. New* York, NY, Demos Medical Publishing, 2004. Available from: http://www.ncbi.nlm.nih.gov/books/NBK10277/

Haydel C, Rehman S. Femoral neck fractures. In Ilyas A, Rehman S, eds: *Contemporary Surgical Management of Fractures and Complications.* Ashland, OH, Jaypee Brothers Medical Pub, 2012, 588–630.

Lindskog DM, Baumgaertner MR: Unstable intertrochanteric hip fractures in the elderly. *J Am Acad Orthop Surg* 2004;12: 179–190.

Lundy DW: Subtrochanteric femoral fractures. *J Am Acad Orthop Surg* 2007;15:663–671.

Probe R, Ward R: Internal fixation of femoral neck fractures. *J Am Orthop Surg* 2006;14:565–571.

Weinlein, JC: Fractures and dislocations of the hip. in Canale ST, Beaty JH, eds: *Campbell's Operative Orthopaedics.* ed 12. Philadelphia, PA, Mosby, 2013, pp 2725–2767.

Wilkins K: Health care consequences of falls for seniors. *Health Rep* 1999 Spring;10:47–55(ENG); 47–57(FRE).

Daniel J. Stinner, MD 和 *Alicia Faye White, PT, ATC, DPT*

概述

最近几十年，股骨和胫骨骨干骨折的治疗有了显著的进步，这使得患者可以安全地进行早期术后康复。股骨和胫骨骨干的骨折可以是单发的损伤，也常常伴有其他创伤。损伤早期对长骨骨折患者进行固定，帮助患者参与活动，对减少损伤后的并发症（如深静脉血栓和肺炎）的发生至关重要。在多数情况下，现代医学技术允许患者尽早下地承重，只有非常严重的粉碎性开放性骨折除外。此外，手术的不同技法和最终固定的时间也将影响患者的康复。本章将讨论股骨和胫骨骨干骨折的常见手术固定方法及典型的术后物理治疗方案。

股骨骨折

股骨干骨折的手术治疗绝大多数采用髓内钉固定。因此，本章的重点放在股骨骨折后髓内钉固定术的治疗上，也会简略讨论股骨干骨折外固定或板固定的手术适应证和术后康复。有必要提出一点，高能量股骨干骨折的创伤中有 6% 的患者同时伴随同侧股骨颈骨折，这必将影响患者的术后康复。而且有些股骨颈骨折在初期的影像学检查时不会被发现。

手术过程

股骨干骨折的手术治疗：股骨髓内钉固定术（顺行或逆行）

适应证

对股骨干骨折，不做手术的保守治疗方案几乎不存在，除非患肢原本就没有行走等基本功能或者患者身体无法承受手术。因此，成人股骨干骨折本身就是手术治疗的适应证。对于大多数介于股骨小转子 5cm 以下和膝关节约 9cm 以上的股骨干骨折，可以采用标准的顺行或逆行股骨髓内钉固定术。股骨的近端和远端骨折治疗请参考本书第 71 章和第 73 章。

禁忌证

对于那些生命垂危的患者或者身体无法承受手术麻醉的患者不能采取手术治疗，通常可以给他们进行床边暂时的骨牵引或外固定治疗。

过程

相关解剖学：了解髋关节、大腿和膝关节的解剖知识对于处理股骨骨折非常重要。顺行髓内钉固定股骨骨折的手术可能会损伤髋外展肌（臀中肌和臀小肌）。附着在股骨大转子的髋外展肌由于其解剖位置特殊，在手术过程中可能会出现铰孔和进钉的情况，进而引发损伤，从而引起术后

Stinner 博士或直系亲属是美国骨科医师学会、骨科创伤协会和军事骨科医师协会的董事会成员、管理者、行政人员或委员会成员。White 博士和任何直系亲属均未从与本主题直接或间接相关的商业公司或机构获得任何有价物，未持有股票或股票期权。

初期的"臀中肌步态"，但是一般情况下不会导致长期的功能障碍。更为重要的一点是，如果进钉的起点过于置后，尤其是使用梨状肌为起点，可能会损伤股骨头的血液供应从而导致股骨头缺血性坏死。虽然成人患者使用梨状肌为起点而引起股骨头缺血性坏死的情况鲜有报道，但解剖学研究表明，使用梨状肌起点和股骨转子起点对旋股内侧动脉深支的损害是相同的。至于远端，重点需要辨认出股骨远端的梯形标志，使用的内置联锁固定螺栓不宜过长，否则可能导致术后软组织刺激。最后，如果需要使用经皮外固定的插销或复位装置，选择大腿前外侧缘相对安全，因为大腿内侧与后侧都有丰富的神经血管结构。

技术

顺行髓内钉固定

　　股骨髓内钉固定的手术有许多技法。在置放患者上手术台之前先活动患者的健肢，有助于了解患者大腿旋转情况，这对那些有不稳定骨折的患者需要特别注意，不宜直接旋转其患肢。作者更倾向于使用骨折专用手术台为股骨干骨折的患者做手术。当然，手术技法有多种，如患者的姿势可以是仰卧或侧卧在辐射可穿透的手术台上，可选有或没有骨牵引。

　　从股骨头大转子顶点近端切入，顺着股骨走向切开皮肤 3~4cm，分开臀肌和皮下组织，如果用梨状肌起点入钉，钝性解剖暴露大转子内侧的梨状肌小窝。正确放置导丝后，用钢性铰刀切入股骨。骨折后骨对接方法有多种，可以封闭式操作对接，但有时需要开放式对接。将一根可弯曲的导丝进至股骨远端，骨管扩孔并插入大小合适的髓内钉。髓内钉放置后适当旋转调整好长度，使用经皮联锁螺栓固定，近端通过髂胫束，远端凭手感控制好股骨的长度与旋转。

逆行髓内钉固定

　　逆行髓内钉固定股骨干的骨折在一些临床病例中有其优势。可用于由于入钉困难不宜采用顺行髓内钉固定的重度肥胖患者；膝关节外伤与修复病史的患者；有同侧股骨颈骨折（虽然在手术时已固定）的患者；需要平躺仰卧在辐射可穿透的手术平台上，方便双侧同时进行手术的多发伤患者。

　　患者仰卧在辐射可穿透的手术台上，在手术侧的髋关节下放置一个枕垫。辐射可穿透的三角形枕放于手术侧膝关节下，以便于有合适的入钉点。从髌韧带处切入，内侧髌韧带分离或外侧关节切开，进入膝关节。从股骨远端插入导丝，置于前后透视径中间，膝关节左右透视 Blumensaat 线顶点。这样最佳起点正好在后交叉韧带股骨附着点前方，也是股骨髁间的中点。骨管扩孔并插入大小合适的髓内钉，髓内钉放置后适当旋转调整好长度，使用经皮联锁螺栓固定，远端通过髂胫束，近端前后方向凭手感控制穿过股四头肌（图 72-1）。

　　另一种固定方法是钢板外固定股骨，通常其对应的物理治疗方案也不同，下面详细讨论。

股骨钢板固定

　　虽然钢板固定在股骨近端和远端骨折中经常使用，但在股骨干骨折中却不多见，因为钢板固定术后患肢有承重限制。股骨干骨折钢板固定的适应证包括畸形、近端或远端有手术植入物妨碍髓内钉穿入如全髋关节置换术后。通常采用开放性手术或外侧微创股肌下入路。手术中必须注意止血，从肌间隔分离股外侧肌时需要结扎保护好几条大的穿行血管。暴露股骨后，对接骨折，在股骨外侧肌间隔前方植入钢板。

股骨外固定

　　股骨骨折外固定手术通常作为过渡手术，用于创伤急性期患者太虚弱或病情不稳定，无法进行最终的髓内钉手术治疗时（图 72-2）。在一些特例中，股骨外固定也可以作为固定股骨的最终治疗，如严重的烧伤、皮肤状况不适合髓内钉或

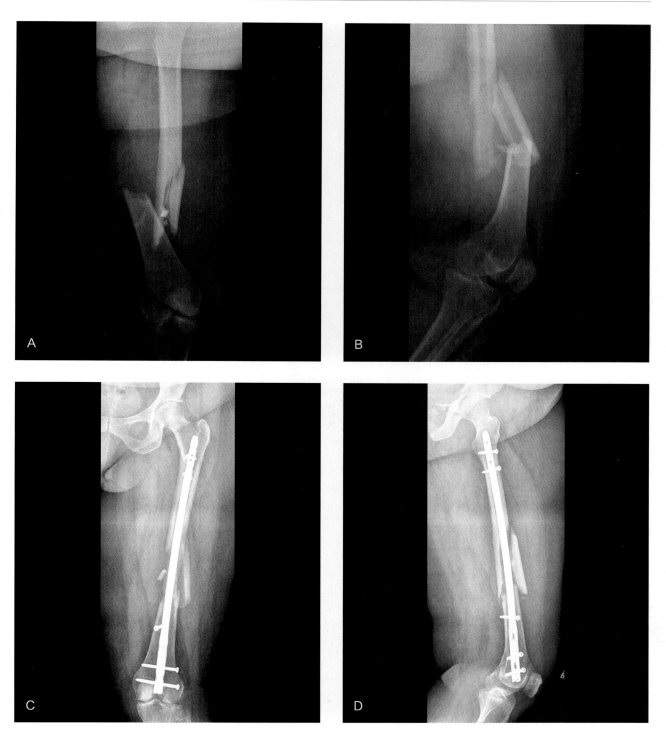

图 72-1　前后位（A）和侧位（B）X 线片显示股骨干骨折，通过有创膝关节切开术进行逆行髓内钉固定术（C 和 D）

钢板固定、外固定协助内固定以重塑股骨的长度。

外固定通常只是单平面的固定，所以不够稳定，不足以承重。因此，外固定往往不用于最终的治疗方案，但是可以作为过渡手术暂时固定。

通常 2 周之内，患者病情稳定些能够接受髓内钉固定手术时，将进行最终的髓内钉固定术。环状的外固定提供多个平面的固定，可以作为股骨干骨折的最终固定术，但是它有非常特定的临床适

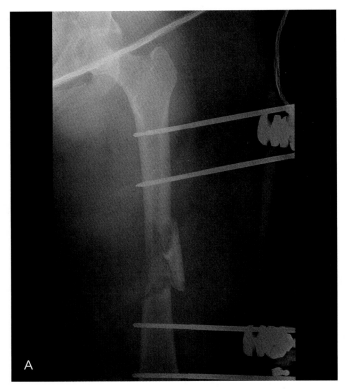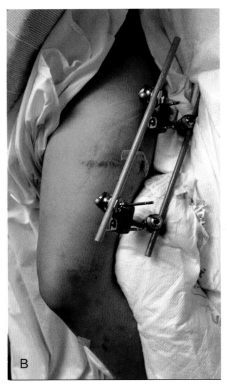

图 72-2 X 线片（A）和临床图片（B）显示进行最终内固定前临时的单平面外固定

应证。同时这种治疗方式有非常精细的照护要求，对患者是极大的负担。这种环状外固定的优点是可以完成牵引成骨，治疗大的骨缺陷或矫正成角畸形；也可以用于有炎症或骨炎的患者，因为外固定可以远离骨折区或炎症区，同时仍能提供坚硬的固定，足以承重。2 种外固定模式都会使得肌肉被钉销或铁丝束缚，从而限制肌肉活动，增加炎症风险。此外，患者需要应付大而笨拙的外固定架。

股骨折固定的并发症

- 炎症。
- 迟缓愈合或不愈合。
- 营养不良。
- 髋和（或）膝关节疼痛。
- 硬件不适。
- 异位骨化。
- 筋膜间室综合征。
- 神经损伤。

胫骨骨折

胫骨干骨折通常也是采用髓内钉固定，因为这种治疗模式通常允许术后早期承重。因此，这部分我们主要讨论胫骨骨折的髓内钉固定，但也会简要介绍临床适应证、不同的手术技术和外固定或钢板固定的术后康复。

手术过程

胫骨髓内钉

适应证

长度不稳、粉碎性的胫骨干骨折或者石膏固定不足以维持对线的胫骨干骨折都是手术固定的适应证。手术固定后允许膝和踝的活动，不会像石膏固定导致关节僵硬。现代医学技术大大提升了髓内钉的使用范围，甚至在胫骨近端和远端骨骺板骨折中也可使用髓内钉以避免钢板固定造成的皮肤问题。

禁忌证

禁忌证包括那些生命垂危（致命创伤）的患者，或者从医学角度上不适合麻醉的患者。通常这些患者可以暂时用夹板或外固定，直到他们可以接受内固定手术时。

过程

相关解剖学：小腿有4个筋膜间室。前间室位于胫骨嵴外侧，包含胫骨前肌、趾长伸肌、拇长伸肌、胫前动脉和腓深神经。外侧间室位于小腿外侧，包含腓骨长肌、腓骨短肌和腓浅神经。腓浅神经在胫骨骨折的手术中容易损伤，尤其是在治疗间室综合征的筋膜切开术中或外侧钢板固定胫骨的手术中，该神经很有可能受损。前间室和外侧间室的肌肉，或腓总神经、腓浅神经或腓深神经在严重的外伤或间室综合征中受损时，可能会导致踝关节不能背伸（垂足）。这会使术后康复更困难，因为患者需要使用护具，步态会改变。小腿后侧有2个筋膜间室：深后间室、浅后间室。浅后间室包含腓肠肌、比目鱼肌、腘肌和跖肌，腓肠神经和隐静脉也在此间室穿过。深后间室包含胫骨后肌、趾长屈肌、拇长屈肌，腓深神经和胫神经在深后间室穿过。

技术

患者仰卧在辐射可穿透的手术台上，在患肢的髋关节下放置一垫枕，使髌骨向上。髓内钉经过髌骨近端切口（髌骨上极近端2cm处切开皮肤，分开股四头肌）、髌旁侧切口或髌下切口（髌骨下或内外侧或分开髌韧带）。虽然切开皮肤的位置不同，但胫骨近端的入口却往往一致：在胫骨平台的前角，也就是胫骨嵴近端处，骨髓管中心（图72-3）。

在髌骨近端切口术中，在髌骨上极的近端切开皮肤。股四头肌腱纵向分开，髌骨上极的肌腱纤维从而可以向内侧和外侧拓展开口，以便于器械安全进入。在髌韧带切口的方法中，髌韧带分成两半，膝关节屈曲，找到起点。找到正确的手

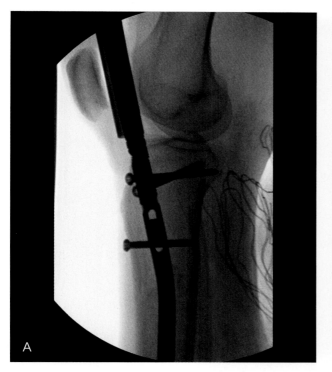
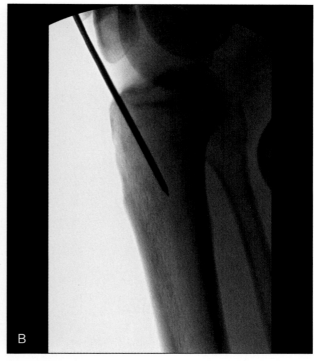

图72-3　侧位手术透视膝关节，采用髌骨上入钉（A）和髌骨下入钉（B）的不同。髌骨上入钉技术植入物在膝关节内髌骨后，而髌骨下入钉技术植入物在髌骨下

术起点对于不损伤关节内结构和髓内钉进入时不造成意外骨折都是最重要的保障。正如股骨手术一样，使用导丝确定手术起点，打开胫骨近端。可弯曲的导丝穿行于矫正的骨折处。除了封闭矫正骨折外，其他技术还有经皮钳夹技术，采用螺钉固定，甚至可用小的板固定来维持骨的对线。胫骨扩孔后，插入大小合适的钉，近端使用联锁螺栓固定，远端通过徒手锁定（freehand technique）（图 72-4）。

在开放性骨折中，髓内钉固定术之前需要对创伤的伤口和骨折的骨端进行清创，清创要彻底清除所有无活性的组织和感染处。在深度清创和洗涤后，根据感染的程度，有些病例仍然可以在急性期进行最终的（髓内钉）固定术。但在严重感染的开放性骨折，肢体通常使用外固定方法，直到创伤一定程度修复足以承受最终的髓内钉固定；或者对于那些需要皮瓣的患者，须等到软组织覆盖足以减少感染风险时。软组织损伤，尤其是需要软组织覆盖的情况将显著影响术后康复。

另外的固定方法是板固定和胫骨外固定，术后康复的物理治疗方案会有所不同，我们将在下面讨论。

胫骨板固定

板固定胫骨骨干不是很常见，除非患者临床上无法进行髓内钉固定术，因为板固定会影响术后康复早期的患肢承重情况。板固定胫骨干骨折的常见适应证是胫骨干的骨折向近端延伸至胫骨平台或向远端延伸至踝关节的关节面，这两种情况无法进行髓内钉手术。另一个板固定的适应证是胫骨有缺陷无法进行髓内钉固定。板固定可以通过标准的开放性手术或微创手术进行。采取内侧板固定还是外侧板固定要根据创伤软组织情况和医师的选择而定。

胫骨外固定

患者的血流动力学方面如果不稳定的话，可以用支具固定或者暂时用单平面外固定来维持胫骨的长度和对线，直到患者病情稳定并能够接受

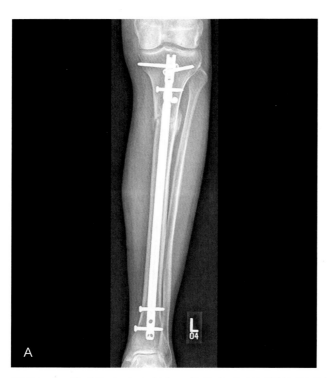
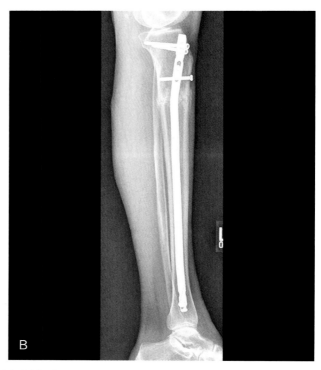

图 72-4 前后位（A）和侧位 X 线片（B）显示胫骨骨折髓内钉固定后

最终的骨折手术固定。若外固定超过 2 周，感染的风险会提高，约经过 2 周的时间需要由外固定转换成髓内钉内固定。这种暂时的外固定通常采用单平面固定，以维持胫骨的长度和对线，很少作为最终的治疗方案。然而，环状的外固定提供多个平面的固定，可以作为胫骨骨干骨折的最终固定方案（图 72-5）。但是它有非常特定的临床适应证，同时这种治疗方式需要非常精细的照护技术，对患者是极大的负担。毫无疑问，选择合适的患者是使用环状外固定成功与否的重要因素。环状外固定通常用于那些患有大面积骨缺陷，或者有较显著的感染创伤的患者，或骨炎患者可以使用外固定。因为这种固定方式可以避开骨损伤或炎症区，同时仍然可以提供相当稳固的固定并且允许患肢承重。

胫骨骨折后固定的并发症

- 炎症。
- 迟缓愈合或不愈合。
- 膝前疼痛。
- 筋膜间室综合征。
- 神经损伤。

术后康复

简介

　　成人的股骨和胫骨干骨折大多数都采用髓内钉固定术。手术固定通常可以缩短患者的恢复时间，但伴随其他风险，如 DVT、炎症、膝关节疼痛和骨折不愈合。固定手术可以达到准确稳定的对接，从而可以活动邻近的关节。标准的术后康复允许患肢在耐受范围内负重，但是股骨或胫骨通常需要 3~6 个月的时间愈合。根据患者的骨折情况和手术方法，与接受平板固定或外固定的患者相比，对于患有不稳定骨折的患者，医师有可能推迟其下肢负重的时间。患肢早期负重很重要，可以降低并发症发生率，减少住院时间，加

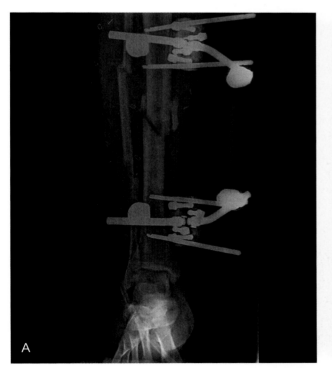
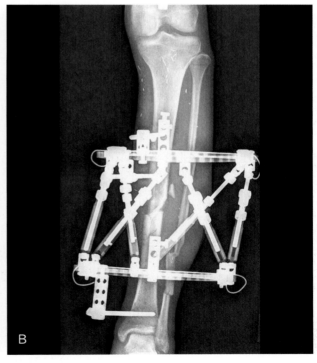

图 72-5　两例胫骨干骨折的正位 X 线片显示临时的单平面外固定（A）和最终的多平面环形外固定（B）之间的不同

快康复和重返工作岗位。物理治疗师应该加强骨折处近端和远端的关节力量与 ROM。最终，单一骨折的患者术后可以恢复到比较高的功能，而复合骨折的患者恢复效果可能不一致。需要指出的重要一点是，如果患者在术后本该愈合的时间之后仍然疼痛，患者可能发展为骨不愈合，需要进一步的手术治疗。术后康复计划的制订取决于患肢是否允许承重。如果患肢尚不能承重，康复应该在患肢不承重的姿势下进行，同时应注重控制水肿和 ROM 训练，直到患肢允许承重。

物理治疗的目标

术后物理治疗的首要目标是控制水肿与提高 ROM，其次是在可行的情况下通过功能性活动提高肌肉力量和本体感觉。患者进一步恢复，物理治疗的目标应为提高 ADLs 能力、本体感觉和学习重返工作与运动的技能。以下列举一些运动训练的过程和训练进展，以帮助达到这些目标。

控制水肿

控制水肿在手术之后即可开始，一直贯穿于整个康复过程。康复中由于加大运动强度也可能导致肿胀，消除肿胀才能提高 ROM 和患肢功能。消除肿胀的方法如下。

- 冰敷。
- 弹力衣。
- 弹力绷带。
- 冷敷加压装置（图 72-6）。

关节活动范围

治疗师可以在术后即刻开始提高或维持 ROM。获得完全 ROM 可以提高身体功能与步态。ROM 训练如下。

- PROM 训练：完全依赖治疗师或器械完成。
  - 俯卧悬吊。
  - 毛巾牵拉。
  - 健肢辅助的固定自行车运动。

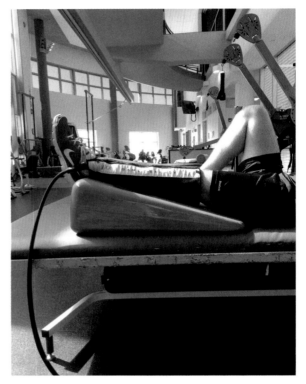

图 72-6 图示冷敷加压装置，提供冷敷以控制肿胀和疼痛，从而提高关节活动范围和功能

- AAROM 训练：在治疗师的帮助下患者进行关节活动。
  - 关节活动末端自我推进。
- AROM 训练：由患者主动完成。
  - 短弧股四头肌收缩（short arc quadriceps，SAQ）、长弧股四头肌收缩（long arc quadriceps）、足跟滑动。
  - 膝关节末端伸展。
  - 直立固定自行车运动。
  - 反向行走（跑步机）。
- 关节松动术：以消除制约关节活动的因素。

肌肉力量

肌肉力量会伴随肌骨外伤和手术而下降。治疗师与患者必须尽快安全地恢复肌肉力量，从而恢复功能。以下列举一些循序渐进的典型肌力训练和治疗计划。当患者可以安全地完成第一套训练动作，且不增加疼痛和肿胀时，就可以进展到下一套训练。

- 自重训练
  - 浅蹲。
  - 弓箭步。
  - 股四头肌绷紧。
  - 足跟滑动。
  - 短弧伸膝和长弧伸膝。
  - 踝关节运动（背伸、跖屈、内翻、外翻）。
- 弹力带
  - 踝关节运动（背伸、跖屈、内翻、外翻）。
  - 站立双侧髋关节肌肉力量抗阻训练（图72-7）。
  - 膝关节屈伸。
- 阻力器械
  - 提踵。
  - 仰卧位蹬腿（图72-8）
  - 蹲起。
  - 俯卧位屈腿。
  - 站立位髋关节屈伸、外展、内收运动。

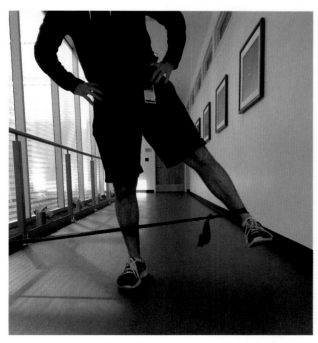

图72-7 站立位使用弹力带进行抗阻训练，提高髋关节力量和对侧下肢的稳定性

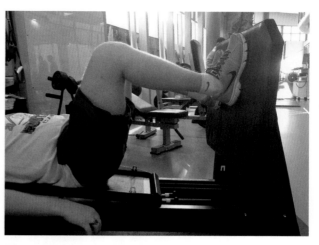

图72-8 穿梭机。患者躺于可滑行的平台上用于提高下肢力量，如果患者能够控制下肢承重的话可进展至跳跃运动。该器械容许治疗师训练患者在不承重的情况下进行功能性活动，从而过渡为传统的蹬腿训练，进一步进行肌力训练

本体感觉

手术后会引起本体感觉下降。如果术后康复不加强本体感觉训练，患者有可能重复受伤。一个完善的康复计划应该包含提高肢体本体感觉的训练运动。以下列举本体感觉训练的过程，当患者能完成动作并保持至少20秒时，可以进展到下一级。

- 双下肢站立平地睁眼。
- 双下肢站立平地闭眼。
- 双下肢站立不平地睁眼（图72-9）。
- 双下肢站立不平地闭眼。
- 单腿站立平地睁眼。
- 单腿站立平地闭眼。
- 单腿站立不平地睁眼。
- 单腿站立不平地闭眼。

灵活性与重返活动

当患者恢复完全功能性ROM且肌肉力量有所提高时，作为康复计划的一部分，可以开始难度更大的活动训练。任何康复计划的最后阶段都应该包括灵活性训练，旨在帮助患者重返术前的

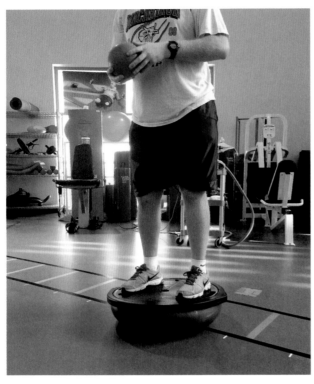

图 72-9 站立在不稳定的支撑面上进行本体感觉训练，如图所示，包括平衡球训练、睁眼与闭眼训练

功能水平。教授患者正确的功能活动方式进行娱乐活动和职业活动等日常生活活动，可以帮助患者预防今后再损伤。康复计划应该包括如下几个方面。

- ADLs。
- 横向运动。
- 跳跃训练。
- 运动专项训练、预跑训练（图 72-10）。

结局

现代医学对股骨和胫骨干骨折的治疗比较成功。股骨干骨折后的治愈率达 98%，而胫骨干骨折的治愈率稍微低一些，大约 90%。延迟愈合与不愈合通常是由于高能量开放性创伤、患者有吸烟史、使用过非甾体抗炎药（NSAIDs）或其他并发症造成的。术后患者在骨折处仍然有痛感，这可能是延迟愈合或不愈合的征兆，医师与治疗师需要引起注意。疼痛也可能是由于内置金属物突

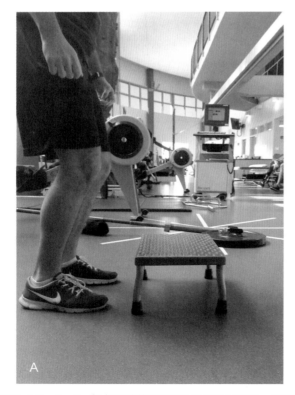
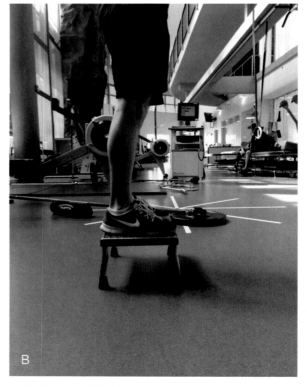

图 72-10　A、B. 高水平功能训练和回归运动训练，包括跳箱子以提高动态爆发力

起引起的。在胫骨骨折钉固定的治疗中有 30% 的患者有膝关节前侧疼痛。大腿肌肉的肌力训练和灵活性训练通常可以减缓疼痛症状。如果症状持续，患者可以选择在胫骨愈合后取出内置钉。

精要

● 通常，伸展膝关节，无论是主动还是被动关节活动，术后恢复都要比屈曲膝关节难得多。所以术后康复应该着重于膝关节伸展，而膝关节屈曲往往在水肿退去后就会恢复。

● 冷敷加压装置比单独冷敷或加压的效果更好。

● 本体感觉训练可以降低再损伤的风险。

（谭　芳　译，沈雪彦　王雪强　李云霞　审）

参考文献

Brumback RJ, Toal TR Jr, Murphy-Zane MS, Novak VP, Belkoff SM: Immediate weight-bearing after treatment of a comminuted fracture of the femoral shaft with a statically locked intra- medullary nail. *J Bone Joint Surg Am* 1999;81(11):1538–1544.

Della Rocca GJ, Crist BD: External fixation versus conversion to intramedullary nailing for definitive management of closed fractures of the femoral and tibial shaft. *J Am Acad Orthop Surg* 2006;14(10 Spec No.):S131–S135.

Hooper GJ, Keddell RG, Penny ID: Conservative management or closed nailing for tibial shaft fractures. A randomised prospective trial. *J Bone Joint Surg Br* 1991;73(1):83–85.

Nyland J, Bealle DP, Kaufer H, Johnson DL: Long-term quadriceps femoris functional deficits following intramedullary nailing of isolated tibial fractures. *Int Orthop* 2001;24(6):342–346.

Paterno MV, Archdeacon MT: Is there a standard rehabilitation protocol after femoral intramedullary nailing? *J Orthop Trauma* 2009;23(5 Suppl):S39–S46.

Paterno MV, Archdeacon MT, Ford KR, Galvin D, Hewett TE: Early rehabilitation following surgical fixation of a femoral shaft fracture. *Phys Ther* 2006;86(4):558–572.

第73章 股骨远端骨折术后康复

H. Michael Frisch, MD

概述

股骨远端骨折是涵盖范围很广的一系列损伤，这些损伤同时也存在各自不同的特征。在制订手术与康复治疗计划时，都应该仔细考虑这些特征。股骨远端损伤一方面可以是高能量损伤，如车祸损伤，常见于年轻人。这类损伤往往是开放性、粉碎性的，且发生在关节内，但是患者往往具有较好的骨质量。另一方面也可以是低能量损伤，常见于老年人跌倒。这类损伤往往是闭合性的、发生在关节外，且患者的骨质量较差。

股骨远端骨折是基于骨折模式的解剖学特点来分类的。关节外骨折包括髁上骨折和假体周围骨折，而关节内骨折则包括单侧髁骨折和更为常见的双侧髁骨折。AO/OTA 分类系统常用于骨折粉碎性类型的进一步分类。手术方法、切开的范围及固定的形式便是由骨折模式和严重程度决定的。

骨折的位置、粉碎的严重程度，以及骨量的丢失都对骨折固定的稳定性有负面影响。因此，在设计康复计划时需要考虑这些因素。骨折愈合的征兆通常提示力量和负重训练的进阶。

在制订手术方案和康复治疗计划时，考虑到除骨折模式以外的其他损伤因素也非常重要。软组织的覆盖程度不仅仅决定手术时机的选择，也

影响康复的进程。肿胀、开放性伤口及撕脱伤可能会增加感染的风险，从而限制内固定的使用。此时，直到问题解决之前，使用合适的外固定就十分必要。手术切口和暴露都应该考虑为开放性创伤。康复计划的实施可能会基于创口恢复的程度适当地延后。肌肉损伤与缺失通常是股四头肌，不仅仅会影响骨折覆盖的组织和骨折愈合时间，还会导致瘢痕增生和粘连，进一步影响 ROM 和肌力。

在整个治疗计划中还应该考虑患者的并发症。潜在的骨质疏松会影响骨折固定的稳定性及康复的进程，因此应当及时评估与治疗。营养不良的矫正可以促进骨愈合与肌肉的恢复。患者的整体健康状况、身体代偿能力也应当考虑，因为负重的限制会引起身体对能量和氧气的消耗增加。还必须考虑肥胖引起的额外风险和并发症，如患者对负重限制的依从能力下降。

在过去，股骨远端骨折手术治疗的并发症出现率非常高，如骨不连、畸形愈合、固定失败、感染及 ROM 下降。尽管这类骨折的处理依然十分有挑战性，但近年来手术技术及植入物的改善显著提高了患者治疗的临床效果。完全暴露骨折部位及精确的骨折复位会导致严重的骨与组织之间的剥离和失活，这一技术已经被创伤小、暴露少的间接复位技术所取代。预塑性钢板和锁式螺

钉技术的使用，以及导针的应用促进植入、复位、骨折对线的过程，同时改善固定的水平，减少固定物和骨折端的移位。

手术过程

适应证

大多数股骨远端骨折都可以通过手术固定来治疗。使用铰链固定的非手术处理方式仅限于无错位的或嵌入性的髁上骨折。

禁忌证

患者的健康状况无法承受手术时，手术固定则不应该进行。由于骨质疏松或粉碎程度过高而无法进行重建的骨折则应当考虑股骨远端置换术，也被称为多假体的全膝关节置换术。

方案：跨膝外固定

跨膝外固定主要作为过渡的固定手段用于骨科创伤控制，即如果患者需要更进一步的抢救或医治时，尚不能进行最终的固定手术。此外，对于需要进行持续清创的开放性骨折，跨膝外固定也是较好的选择。股部的固定针经皮穿过股四头肌直达股骨，可能会导致股四头肌的瘢痕增生和粘连，从而限制关节活动，造成股四头肌功能障碍和萎缩。

方案：侧板

远端股骨骨折的修复主要依靠侧板的植入，内侧髁骨折则例外。

股骨外侧髁是该植入切口的中心位置。沿着髂胫束纤维方向从中切开，股外侧肌的远端则会被向前移动以暴露股骨髁。对于髁上骨折和假体周围性骨折，治疗者则会在骨折隆起处进行闭合复位。钢板会在导针的引导下从股外侧肌和骨膜之间穿过，在确定好钢板位置、骨折复位对齐

后，固定在股骨髁的远处、轴的近侧。在此过程中应当特别关注膝关节内、外翻及屈伸下的对齐。近侧的螺钉会在导针的帮助下经皮穿过股外侧肌穿入股骨。如果需要进行进一步的切开暴露，可以将骨外侧肌向上移动，越过外侧肌间隔并向前回缩。应当尽量减少对内侧的切开暴露，以尽可能地保护血供。

对于单纯的关节内骨折，可以通过向胫骨结节进行弯曲切开来增大切口，并在平行于髌骨的外侧方向进行关节切开术。对于粉碎性关节内骨折，则需要平行于髌骨的前侧和外侧进行关节切开。在确保关节表面的解剖学复位后，用螺钉将其固定住，以避免其被后续的钢板植入所影响（图 73-1）。

方案：中板

中板的植入被用于治疗内侧髁骨折和倾斜的髁上骨折（往往出现在关节面前方的外侧髁皮质处）。内侧的切口以股骨内侧髁为中心，切开筋膜并将股内侧肌抬过肌间隔和内收肌腱以暴露内侧髁。复位与钢板植入则正常进行。

方案：逆行髓内钉固定

逆行髓内钉固定主要在髁上骨折和假体周围性骨折中被广泛使用，不过在双侧髁骨折中也有应用。对髁上骨折的固定，髓内针经皮穿过髌腱植入。而对假体周围性骨折的固定，采用内侧平行于髌骨的入路方式以确保假体不受损，并且对双侧髁骨折则可以评估关节复位（图 73-2）。同样地，膝关节屈伸和内、外翻的对齐在植入过程中依然十分重要。

方案：股骨远端置换

对于那些无法进行关节表面功能性重建的病例，则可以选用股骨远端关节置换。该术的适应证包括关节和骨干的大量骨质丢失（尤其是在老年患者中）、严重的关节炎及存在股骨不稳定的假体周围骨折。进行该手术时，整个股骨远端包括

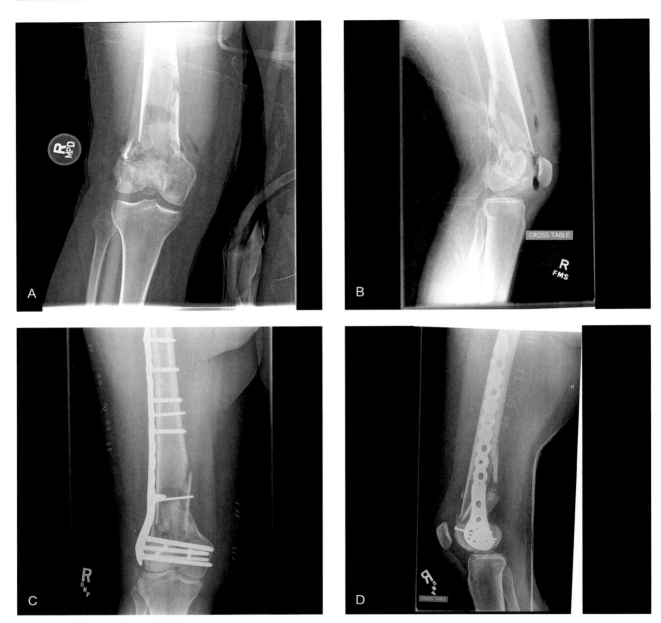

图 73-1　年轻患者遭遇车祸后导致的开放粉碎性股骨远端髁间骨折（有 Hoffa 碎片）。A. 损伤处的前后向 X 线影像；B. 损伤处的外侧 X 线影像；C. 术后的前后向 X 线影像；D. 术后的侧方 X 线影像

其韧带都将被切除，由一个人工的铰链膝关节装置取代。尽管这些患者能够依靠植入物的稳定性立刻完成负重，但其 ROM 会受限得更为严重。此外，感染也是一个很严重的问题，甚至可能会导致截肢。

并发症

骨不连和延迟愈合是股骨远端骨折最常见的并发症，它们会推迟患者负重的时间，进而直接影响患者的康复。有瑕疵的植入物会导致疼痛，进而影响后续的治疗。患者还普遍出现髂胫束和股骨外侧髁上的钢板和螺钉间的捻发音乃至滑囊炎。幸运的是，这往往是无症状的或是自行消失的。相反地，内侧钢板上的螺钉的突出往往会造成一系列症状，并影响治疗的进行。在确定螺钉长度时，外科医师应该时刻将股骨远端的梯形构

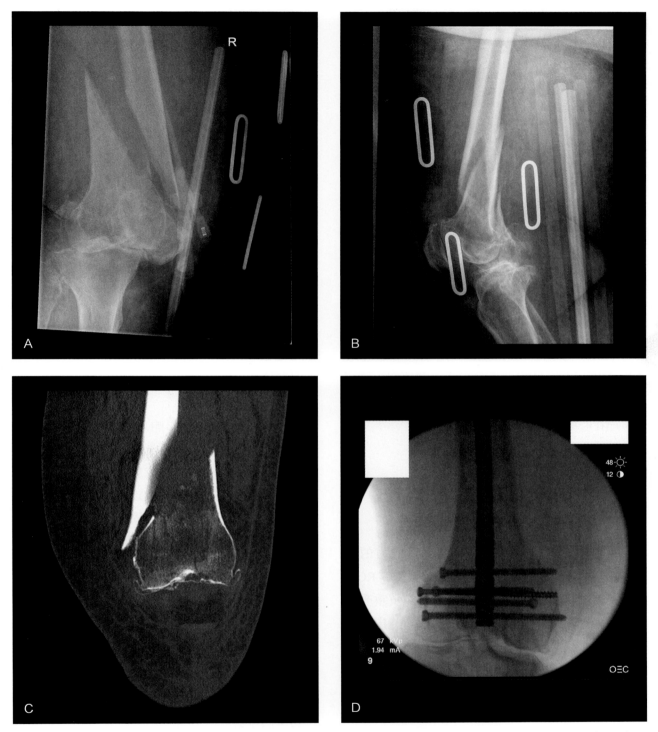

图73-2 老年患者由于摔倒导致的闭合性股骨远端髁间骨折。A. 损伤处的前后向 X 线影像；B. 损伤处的外侧 X 线影像；C. 损伤处的 CT 影像；D. 术后的前后向荧光成像法影像

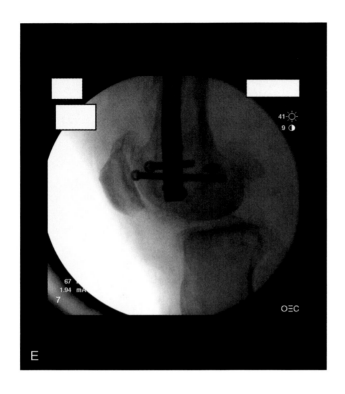

图 73-2 续 E. 术后的外侧荧光成像法影像

造牢记在心中。

术后康复

简介

股骨远端骨折的康复受患肢负重能力的限制，康复的进展注重股四头肌功能和膝关节 ROM 的恢复。然而，目前尚无股骨远端骨折负重受限的对照研究给予康复训练指导和建议。临床研究指出，使用现代的手术技术和内固定治疗股骨远端骨折，患者的平均愈合时间约为 12 周，过早的负重可能会导致植入物固定失败。现有证据认为，患者的负重时间应当严格控制在 8~12 周之后，并针对不同的骨折损伤情况及患者的整体情况进行调整。负重能力的进阶最终由骨折愈合的程度决定。

股骨骨折后股四头肌的功能障碍和肌力减退非常常见。骨折时肌肉的损伤和手术过程中肌肉的破坏都会影响股四头肌的正常结构和功能。股

四头肌功能下降同时影响患者的步态和功能恢复，因此应当是康复训练的主要关注点之一。

股骨远端骨折极易造成膝关节僵硬和挛缩。关节内骨折会造成关节内粘连、骨折处的瘢痕增生及股四头肌挛缩。稳定的固定对于术后立刻开展 ROM 训练至关重要。长时间的卧床休息并且将枕头放置于膝关节之下，虽然这种体位可能是患者最舒适的，但因为可能导致关节挛缩，故必须禁止。也可以考虑持续性被动活动（CPM）设备训练。髋关节和踝关节的 ROM 训练和肌力训练也应当被包含在训练计划之中，预防患者负重受限的情况下出现的功能失调和僵硬。

患者对物理治疗的依从性至关重要。在每组治疗之间进行冰敷和肢体抬高有助于控制肿胀。适当的疼痛控制和药物使用能够增加患者对治疗的依从性。

康复方案

● 阶段 1：术后立即开始，直至出院

- 负重限制
  - 不负重。
- 关节活动范围
  - 髋、膝、踝的 AROM 和 PROM 训练。
  - 髌骨松动。
  - 关注膝关节末端伸展。
    - 足跟支撑下牵伸
      - 患者足跟放置在毛巾卷上，保证膝关节后部抬离床面或地面。患者收缩股四头肌，努力使膝关节的后部触碰床面或地面。
- 肌力训练
  - 膝关节
    - 股四头肌群等长收缩。
  - 髋关节
    - 直腿抬高。
  - 踝关节
    - 踝泵运动。
    - 弹力带。
- 本体感觉训练
  - 转移训练。
- 步行训练
  - 助行器或拐杖训练。
- 体能训练
  - 核心、上肢及其对侧肢体训练。
- 支具
  - 对于某些患者，可根据骨折和内固定的类型选择使用膝关节铰链支具，将膝关节固定在伸展位，帮助其步行和转移。
- 物理因子
  - 肿胀
    - 冷疗和抬高。
  - 疼痛管理
- 阶段 2：0~12 周
  - 负重限制
    - 通常 12 周内为不负重，但也可根据患者的骨折愈合情况来逐渐增加负重。

- 关节活动范围
  - 髋、膝、踝的 PROM 训练和 AROM 训练。
  - 关注膝关节末端伸展。
    - 腘绳肌与跟腱牵伸。
  - 目标：6 周时膝关节屈曲能达到 90°，12 周时能达到 110°。
- 肌力训练
  - 膝关节
    - 股四头肌等长收缩训练。
    - 开链伸膝训练（逐渐增加阻力）
    - 目标：6 周时能完成无伸膝延迟的直腿抬高。
  - 髋关节
    - 直腿抬高
      - 4 个平面。
      - 如果考虑骨折不稳和内翻塌陷，需限制外展。
  - 踝关节
    - 踝泵运动。
    - 弹力带。
- 本体感觉训练
- 步行训练
  - 使用助行器或拐杖。
- 体能训练
  - 逐渐过渡到固定式功率自行车训练（阻力根据骨折愈合的情况确定）。
  - 水疗。
- 支具
  - 当股四头肌控制改善后，便可不再使用。
- 物理因子
  - 股四头肌电刺激
  - 肿胀
    - 冷疗和抬高。
  - 疼痛管理
- 阶段 3：12 周后
  - 负重限制
    - 在患者耐受范围内进行负重训练，根据

患者的个人情况决定负重进阶。

- 关节活动范围
  - 髋、膝、踝的 AROM 训练和 PROM 训练。
  - 如果患者在 12 周时膝关节 PROM 仍未达到 90°，则可以考虑在麻醉下进行膝关节松解。
- 肌力训练
  - 膝关节
    - 闭链运动：小幅度的下蹲运动。
  - 髋关节
    - 使用弹力带进行直腿抬高。
  - 踝关节
  - 提踵
- 本体感觉训练
  - 平衡板训练。
- 步态
  - 步行训练。
  - 脱离助行器。
- 体能训练
  - 跑步机
  - 固定式功率自行车
    - 也可改善膝关节屈曲。
- 支具
  - 不使用。
- 物理因子
  - 肿胀
    - 冷疗和抬高。
  - 疼痛管理

功能性目标和限制

当患者通过康复训练功能逐步改善时，关注潜在的并发症非常重要。ROM 无法改善可能会导致挛缩。持续或逐渐加重的疼痛和肿胀可能是感染和骨不连的征兆。新发的、向腿部延伸的肿胀还可能是因深静脉血栓引起。如果出现疑似以上任何一种情况，应立刻通知其主治医师。

结局

股骨远端骨折手术和康复的目标是使患者恢复到损伤前的功能或活动水平。对于关节内骨折的患者，需要告知他们日后可能会发展成创伤后骨关节炎，为延缓这一发展过程，那些高风险的活动应当适度进行。但是，后期需要全膝关节置换的情况并不多见。骨折修复术后的典型结局是轻微的关节僵硬，并伴有少量的膝关节末端屈曲 ROM 减少。更为复杂的骨折或损伤后治疗进程不顺的患者可能会出现更差的功能结局。

精要

- 负重限制和负重训练的进阶取决于骨折的固定和愈合程度。
- 稳定的骨折内固定可立刻开展膝关节 ROM 训练，预防膝关节屈曲和伸展挛缩，提高治疗效果。
- 股四头肌的康复训练是功能康复的关键。

（陈　斌　译，谭　芳　王雪强　李云霞　审）

参考文献

Bolhofner BR, Carmen B, Clifford P. The results of open reductionand internal fixation of distal femur fractures using abiologic (indirect) reduction technique. *J Orthop Trauma*, 1996,10:372–377.

Button G, Wolinsky P, Hak D. Failure of less invasive stabilizationsystem plates in the distal femur: A report of four cases.*J Orthop Trauma*, 2004,18:565–570.

Gliatis J, Megas P, Panagiotopoulos E, et al. Midterm resultsof treatment with a retrograde nail for supracondylar periprostheticfractures of the femur following total knee arthroplasty.*J Orthop Trauma*, 2005,19:164–170.

Hustedat JW, Blizzard DJ, Baumgaertner MR, et al. Effect of age on weight-bearing training. *Orthopedics,* 2012,35:e1061–e1067.

Issa K, Banerjee S, Kester MA, Khanuja HS, Delanois RE,

MontMA: The effect of timing of manipulation under anesthesiato improve range of motion and functional outcomes followingtotal knee arthroplasty. *J Bone Joint Surg Am*, 2014,96:1349–1357.

Kregor PJ, Stannard JA, Zlowodzki M, et al. Treatment of distal femur fractures using the less invasive stabilization system. *J Orthop Trauma*, 2004,18:509–520.

Mira AJ, Markley K, Greer RB 3rd. A critical analysis of quadriceps function after femoral shaft fracture in adults. *J BoneJoint Surg Am*, 1980,62:61–67.

Padua L, Aprile I, Cecchi F, et al. Don Carlo Gonocchi Pain-Rehab Group: Pain in postsurgicalorthopedic rehabilitation: a multicenter study. *Pain Med,* 2012,13:769–776.

Paterno MV, Archdeacon MT. Is there a standard rehabilita tionprotocol after femoral intramedullary nailing? *J OrthopTrauma*, 2009,23:S39–S49.

Rademakers MV, Kerkhoffs GM, Sierevelt IN, et al.Intra-articular fractures of the distal femur: A longterm follow-up study of surgically treated patients. *J OrthopTrauma*, 2004,18:213–219.

Ricci WM, Loftus T, Cox C, et al. Locked plates combinedwith minimally invasive insertion technique for the treatmentof periprosthetic supracondylar femur fractures abovea total knee arthroplasty. *J Orthop Trauma*, 2006,20:190–196.

Vallier HA, Hennessey TA, Sontich JK, et al. Failure ofLCP condylar plate fixation in the distal part of the femur:A report of six cases. *J Bone Joint Surg Am*, 2006,88:846–853.

Waters RL, Campbell J, Perry J. Energy cost of three-point crutchambulation in fracture patients. *J Orthop Trauma*, 1987,1:170–173.

Weight M, Collinge C. Early results of the less invasive stabilizationsystem for mechanically unstable fractures of thedistal femur (AO/OTA Types A2, A3, C2, and C3). *J Orthop Trauma*, 2004,18:503–508.

Vivek Venugopal, MD; Madeline C. Rodriguez, PT, MS, DPT; John J. Wixted, MD 和 Kempland C. Walley, BSc

概述

胫骨平台骨折是包含胫骨近端关节面和胫骨近端干骺端的一系列严重损伤。它们的发生概率占所有骨折中的 1%，在老年人群骨折中更是高达 8%。像其他情况一样，胫骨平台骨折也呈现出典型的人群双峰分布：在年轻、好动的患者中是一个高能量损伤峰值，第二个低能量损伤峰值常出现于老年人群中。手术处理方式需要根据损伤的性质和造成骨折的能量强度而改变；与之相类似，康复方案也必须根据患者的年龄和活动水平而制订。

病史可以帮助确定手术计划和术后的最佳功能康复计划。以往而言，胫骨平台骨折总体可分为 3 种类型。第一种为骨质疏松症患者的低能量跌倒，此类型常常造成胫骨外侧平台骨折。第二种为常见于年轻患者因为运动损伤或者跌落伤导致的骨折，这类骨折在胫骨平台上具有单一部位骨折倾向，为外侧平台或者内侧平台骨折，这类骨折的功能恢复预后很好。第三种为高能量机制损伤，如重大交通意外、严重跌落伤或者高速运动过程中的损伤，将导致最为严重的问题和极差的预后。例如采伐事故或摩托车事故中的膝关节骨折并脱位可能是毁灭性的损伤，将导致膝关节的活动能力和功能永久性丧失。

解剖学和骨折的分类

外科医师已经沿用多年的损伤分类是由 Schatzker 等在 1979 年首次提出的。现今，很多外科医师根据此分类来制订手术计划。这种分类主要基于胫骨平台的骨性解剖结构分为 6 种特征性骨折。从解剖特征来看，胫骨的外侧部分比内侧部分高，外侧胫骨平台相对于胫骨干形成一个 3° 的内翻角。此外，外侧平台更小且凸出，而内侧平台更大且凹陷。从形状上看胫骨平台更像内侧平台，相应的内侧平台也承担 60% 的生理负荷。不均匀的承重分布使得胫骨内侧部分拥有更结实、更密的骨质。正因如此，外侧平台本身能承受的负荷小，它常常比内侧更容易损伤，所以低能量机制更倾向于外侧平台骨折。由于老年患者更容易出现骨质疏松，因此在老年人群中外侧平台骨折更为常见。内侧平台骨折在年轻人群中更为常见，同时涉及内、外双侧平台骨折也需要非常大的能量。统计学数据显示，大多数胫骨平台骨折都发生在外侧。10%~23% 为单纯内侧平台骨折，仅有 10%~30% 是双侧髁骨折。

Schatzker 分类根据损伤的类型和特征分为 6 种常见的骨折类型（图 74-1）。老年人群中的低能量损伤通常是 Schatzker Ⅱ 型或者 Ⅲ 型骨折。对于年轻人，日常活动量大的患者也可能是

Wixted 博士或直系亲属担任强生集团旗下 DePuy 公司的付费顾问，并接受 Merck 公司的研究基金支持。Venugopal 和 Rodriguez 博士及其直系亲属均未直接或间接收到任何与本文主题相关的商业公司或机构的有价物，未持有股票或股票期权。

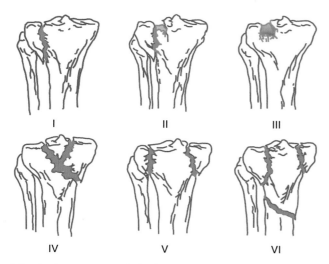

图74-1 Schatzker 分类详解。Ⅰ，劈裂；Ⅱ，劈裂，塌陷；Ⅲ，中心塌陷；Ⅳ，劈裂骨折累及内侧平台；Ⅴ，双侧髁骨折；Ⅵ，干骺端和关节面分离

Schatzker Ⅱ 型骨折，而大多数 Schatzker Ⅰ 型和Ⅳ型损伤发生在骨骼系统较好的年轻人中。剩下的 Shatzker Ⅴ 型和Ⅵ型骨折通常是高能量损伤导致的，常潜在伴随骨骼和软组织2种结构的严重损伤。

胫骨平台骨折通常伴随膝关节韧带和半月板损伤，按照治疗程序，将会优先治疗骨折。骨折导致的并发症或不良预后常比任何韧带或软组织损伤对患者恢复的影响更明显。几乎30%的胫骨平台骨折会出现韧带损伤，出现半月板撕裂的多达50%。如果导致损伤的机械能量增加或骨骼质量较低，更容易发生双侧髁骨折或者胫骨嵴和交叉韧带损伤的骨折。单纯的韧带损伤时，大多数治疗的直接目的是处理膝关节的不稳定性。当同样的损伤伴随胫骨平台骨折时，则完全是相反的问题。胫骨平台骨折伴随有前交叉韧带（ACL）或后交叉韧带（PCL）断裂，后期的关节僵硬或者活动受限才是最常见和最严重的问题，而韧带损伤出现的关节不稳定较少，或者在骨折愈合良好后的后期再做处理。高能量机制也可能导致筋膜间室综合征和神经血管结构损伤，如腓神经损伤。不论是哪种损伤机制，胫骨平台骨折多伴随其他损伤，大约40%是多发伤。

总体上，胫骨平台骨折都是由轴向直接压力或者冠状面的间接压力造成的。骨折的部位、粉碎和移位情况与骨骼质量、膝关节屈曲角度及冲击的方向、力量和部位直接相关。特别是内翻应力和压力导致内侧平台骨折，外翻应力和压力导致外侧平台骨折。

初步评估

损伤后有膝关节周围疼痛或压痛的患者都应该检查胫骨平台骨折问题。通常可能发生关节内出血，如果损伤涉及周围组织，关节囊可能会被破坏，血液流向周围区域而减小压力。任何撕裂情况都需要评估以确定是否同关节相连。除了高能量损伤的患者，所有患者都应该评估神经血管状况。通过触诊或多普勒探查腘窝、胫骨后侧及足背脉搏，还应检查患者是否存在筋膜间室综合征。初次的影像学检查应该拍摄膝关节屈曲15°时的前后位和侧位片，以及2个斜位片。轴面、矢状面和冠状面CT扫描重建可以评估骨折粉碎程度以辅助制订手术计划。MRI越来越多地用于对相关的软组织损伤的评估。一个有关CT和MRI评估对比的研究证实，CT可以用来诊断韧带撕脱性骨折，MRI可用于检查韧带和半月板损伤情况。

分类

胫骨平台骨折的分类目前有两种主要方法：Schatzker 分类和 AO/ASIF 分类。Schatzker 分类将胫骨平台骨折细分为6种类型。类型Ⅰ为外侧胫骨平台劈裂性骨折，骨折部分可向外和远端移位，骨折部位存在韧带断裂和半月板损伤的高风险。类型Ⅱ为外侧平台塌陷劈裂性骨折，这种类型中股骨外侧髁劈裂并下压外侧胫骨平台。类型Ⅲ为单纯的外侧关节面塌陷，而没有发生劈裂骨折。类型Ⅳ为内侧胫骨平台骨折，其预后较差。

这种类型的损伤时常伴随交叉韧带和外侧副韧带撕裂，还可能出现腓神经和腘动脉牵拉损伤，被认为是与膝关节脱位相类似的损伤。类型 V 为内外侧胫骨平台双侧髁骨折。类型 Ⅵ 为伴有胫骨干近端骨折的胫骨平台骨折。类型 V 和 Ⅵ 损伤具有非常高的筋膜间室综合征风险。

AO/ASIF 分类将损伤细分为非关节面损伤、关节面部分损伤和关节面完全损伤。41-A1 是非关节面骨折伴韧带撕脱性损伤，41-B 是关节面部分骨折，41-C 是关节面完全骨折伴分离。

手术治疗

适应证

与很多骨折情况一样，一部分胫骨平台骨折可以通过非手术治疗而完全恢复，而另外的部分损伤可以通过手术治疗得到恢复。胫骨平台骨折实际上包含很多的损伤种类，因此它们的手术方法也就会根据损伤类型和损伤机制不同而有所差异。手术适应证包括如下。

- 关节移位（图 74-2）：这是患者和外科医师决定手术的最常见的原因。关节面塌陷和增宽不仅会形成关节畸形，同时也会破坏关节承重平面。关节畸形将导致关节不稳和关节炎提早发生。根据患者骨折部位和活动需求的不同，2~5mm 的关节移位通过手术可以解决。
- 如果膝关节稳定或者年老患者对膝关节活动的需求较低，那么轻微的关节面塌陷和关节周围损伤可以考虑非手术治疗。
- 下肢对线：许多平台骨折可能会引起下肢对线异常，这也是一种常见的手术原因。当单纯外侧平台骨折而没有治疗时，其可能引起膝关节外翻。单纯内侧平台损伤也可能会引起膝关节内翻。在高能量损伤中涉及关节的内外侧关节线部分，关节两边可能都需要固定。只固定一侧可能将会引起未固定侧的关节面塌陷，从而

导致在冠状面上对线异常。最后，一种名为内侧平台后方应力性骨折即关节内侧的特殊损伤如果没有对后内侧关节固定，可能将导致膝关节矢状面对线异常，这也是另外一种常见的手术指征。

- 伸膝机制被累及：虽然不常见，但高能量损伤也可能涉及胫骨粗隆，从而累及伸膝机制。在手术中，需要对伸膝机制提供足够稳定的处理，使其能在早期完成关节活动。否则，这将可能会影响术后康复。这种损伤也绝不会单独发生，通常需要对下肢对线和关节面同时进行修复。

禁忌证

胫骨平台骨折手术的绝对禁忌证较少。如果早期是非手术治疗，一些损伤可能会在后期再做重建。在平台骨折中，早期处理常常是后期手术的先决条件。尽管全膝关节置换是后期较好的处理方式，但是胫骨平台损伤很少需要这种方式去挽救不良的结果。成功膝关节置换的前提仍然是恢复骨性残端和对线，因此需要在早期成功处理胫骨平台骨折。然而，当提前出现关节炎和轻微畸形症状时，为了避免后续额外的手术，在骨折愈合以后的手术可能含有膝关节置换。即使有些患者存在大的开放性损伤、严重的韧带损伤或者广泛的关节破坏，他们仍常常需要早期手术去恢复伸膝机制、重建骨性残端，确保下肢具有合适的机械轴。

过程

外科医师通常使用 3 种方法中的 1 种去重建胫骨平台骨折。软组织情况对手术方法选择有一定影响，然而最主要的因素还是损伤的部位（图 74-2）。

低能量机制：前外侧入路

最常见的平台骨折是单纯外侧平台损伤。根

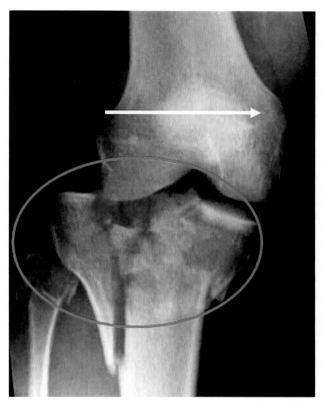

图74-2 胫骨平台Schatzker Ⅵ型骨折伴骨骺和骨关节面粉碎性骨折（红圈），并引起膝关节向内侧移位（白线）的影像学图片

据Schatzker分类，它们常为Ⅰ型、Ⅱ型和Ⅲ型。在这些损伤中，关节线外侧塌陷预示着膝关节外翻对线异常。髌韧带外侧做垂直或后侧弧形切口，延长近端切口过关节线和远端切口至胫骨前肌附着点。切开髂胫束前侧深部肌筋膜，如有必要，近端沿纤维方向切开髂胫束。在手术切口远端切开胫骨前肌表面筋膜和部分胫骨前肌，以便于肌肉下钢板固定。为了能置入钢板，皮肤切口可以向远端延伸，胫骨前肌表面筋膜可以进一步分离。

然后切开关节囊，分离半月板胫骨韧带，开通半月板下入路，从而能够直接看到关节。通常外侧半月板会从关节囊前侧和外侧附着处被撕掉，在后侧修补时再将半月板边缘缝合。缝合同样也会促进半月板向近端回缩。通过这种方法，可以直接观察到外侧平台劈裂和塌陷的表面。

提升塌陷部分，恢复外侧受损面的合适宽度和对线是重建的主要目的。如果骨折线向前侧延伸，这将有利于进入关节的塌陷节段。一旦关节被尽可能地恢复到正确位置，骨骺骨质被压缩，从而在关节平面下方形成一个空间。这个空间可以通过异体移植物或一些小的骨质填补进去。关节面可以通过螺丝固定提供支撑，外侧钢板也常常被用来进一步固定关节外侧部分，帮助恢复外侧平面的合适宽度，预防外侧塌陷和外翻。

前外侧入路的康复注意事项

这种入路切开部分胫骨前肌，可能导致踝关节背伸力量减弱。然而，这种切开相对有限，并不会导致严重的肌力减弱。前外钢板应该足够向前以避免腓神经损伤，若出现足下垂，则须考虑该神经的潜在损伤。由于钢板在胫骨表面突起，可能会激惹一部分人的髂胫束。通常筋膜紧贴钢板表面，突起的钢板会引起一些局部疼痛。

单纯的内侧平台骨折：正内侧入路

尽管不常见，但单纯的内侧平台骨折仍时有发生。在单纯的内侧胫骨平台骨折中，膝关节内侧因骨密度较高而倾向于发生矢状面的劈裂，形成单一简单的骨折线。

修复这类损伤可以使用正内侧切口。相对于外侧塌陷形成外侧外翻对线异常，内侧塌陷，特别是伴外侧平台保持完整的情况下会出现内翻对线异常。正内侧入路采用内侧垂直切口，表面切口较浅。简单的裂缝可以利用夹子还原，内侧钢板用来支撑膝关节内侧面，避免内翻与塌陷。

正内侧入路的康复注意事项

这种入路远比前外侧入路少见得多，但对膝关节内侧支撑很有用。通常来讲，膝关节内翻对线改变是很难被接受的。因为这类损伤的愈合时间非常长，即使是很小或者没有移位的单纯内侧平台骨折也有明显的内翻和塌陷风险。因此，如果选择非手术治疗，膝关节保护支具需要强制性使用，同时需要时刻警惕内翻畸形的变化。当内侧平台钢板固定时，钢板通常会固定在内侧副韧带止点上面，这可能会使关节内侧的激惹性增高。通常在伤后 9~12 个月，随着骨头愈合和关节活动完全恢复后，可以将固定物轻易地去除。在处理单纯内侧平台损伤患者时，治疗师和患者可能时常会遇到内侧副韧带或者鹅足垫区域疼痛。

高能量损伤：使用后内侧入路的联合入路

高能量损伤涉及外侧和内侧平台的情况比较常见，通常需要联合 2 种手术入路。外侧面常使用前外侧手术入路固定，而内侧可能需要另外的后内侧固定。与单纯的内侧骨折相比，高能量的双侧髁骨折更常见于冠状面的内侧，并在内侧引起后向剪切力骨折。这种情况需要从骨折下方加以固定，复位和钢板固定需要从平台内侧后面进入。这种方法可以通过腘绳肌和腓肠肌内侧头之间的间隙操作。切口通常沿着腘绳肌后侧区域，如有必要可在腘窝处跨过皮肤褶皱处向近端延伸弧线。腘绳肌腱可以一起向前方拉开，而不需要单独切开。膝关节屈曲更方便这样操作。切开覆盖腓肠肌内侧头上的筋膜，在腘绳肌腱近端区域容易发现这块肌肉的内侧缘。在腓肠肌内侧头的正下方即是胫骨，直接分离胫骨即可进入胫骨近端的后侧和内侧面。这就是骨折碎片复位和固定的完整通路。通常，联合损伤的内侧面是最直接的，同时需要早期固定，接着才是通过前外侧入路去处理外侧平台骨折。

后内侧入路的康复注意事项

高能量损伤通常都是后内侧入路，后内侧入路和前外侧入路联合使用是修复外侧平台常用的手术方式。由于 2 种手术方式并行，周围软组织术后并发症的风险将会提高。此外，除了骨折本身的情况外，关节的稳定性、对线和手术固定质量都限制术后急性期关节的活动范围和功能，易导致关节僵硬。在这种情况下，维持早期运动和保护修复完整性之间的平衡需要个性化的康复方案和指导。

后内侧入路从膝关节的后侧面进入，需要动员腓肠肌内侧头。受伤的严重程度、高能量损伤机制和膝关节后侧的手术都可能导致膝关节后侧僵硬，这也是后内侧入路术后常见的状况。单纯的外侧损伤可能导致膝关节屈曲受限，而后内侧入路可能同时导致膝关节伸膝受限和踝关节跖屈内翻。

最后，双髁的高能量损伤可能伴随着韧带结构受损。早期手术大部分关注于骨性解剖结构的恢复。通常，伴随术后的僵硬和愈合问题被放在首要位置，韧带问题容易被医师和患者忽视。然而，膝关节后方的韧带和骨性结构联合损伤容易导致异位骨化的形成，这将进一步形成膝关节僵硬和异位骨化导致的屈曲障碍。

替代方法

尽管外侧和内侧钢板固定是目前最主流的固定方式，但是某些情况还是需要替代的方法。为了保持肢体的长度和对线，以及软组织恢复，在高能量损伤中外固定可以用作初步固定形式。第二步才是切开复位钢板固定。对于伴有严重软组织损伤的情况，外固定治疗无疑是最好的治疗方法，可以避免伤口坏死和感染的风险，但可能会导致膝关节僵硬。在冠状面的骨折中，从膝关节后侧入路可能比直接支撑移位碎骨更有利。

术后康复

康复的主要目标可以分为短期目标和长期目标。短期目标包括减少水肿，降低疼痛，增加下肢关节活动范围，提升髌骨活动性，使患者能独立完成不负重情况下的短距离行走。长期目标包括恢复膝关节和踝关节的完全活动范围，完全恢复肌肉力量、本体感觉训练、功能性或者体育专项训练。最终，患者应该能够努力恢复到不需要任何辅助器具的正常步行能力。

对于所有损伤都一样，康复项目是基于患者的年龄、损伤前的功能状态及患者的目标来决定的。在康复项目实施之前，物理治疗师应知道患者所接受的是何种入路胫骨平台重建，以及是否存在任何禁忌证或者特殊注意事项，这些都会对患者的康复进程产生影响。

早期康复阶段

早期康复阶段应该关注膝关节和髋关节主、被动 ROM 训练，预防关节僵硬。持续性被动活动（CPM）设备训练适合于早期活动，可以对抗关节僵硬，促进膝关节早期活动性。早期使用肌肉等长收缩运动训练、股四头肌训练可以确保膝关节完全伸膝，股内侧肌（vastus medialis oblique，VMO）再教育确保髌骨后期具有正常的滑动轨迹，臀部肌群训练促进臀部肌力强化。物理因子疗法如冰敷可以帮助控制疼痛和肿胀，必要时可以使用助行器或者拐杖的辅助步行训练。虽然膝关节轻度屈曲感觉会很舒服，但是在休息时仍然要避免膝关节下方长时间垫用枕头。

早期总结（1~2 周）
- 步行训练。
- 冰敷消肿。
- 股四头肌等长收缩。
- 臀部肌肉等长收缩。
- 踝泵训练。
- CPM 设备训练（如果可以，从 0°~30° 开始）。

前 2 周的训练结束之后，运动强度可随着患者的耐受性逐渐增加。例如在非胫骨粗隆和膝关节伸膝装置损伤的情况下，增加膝关节主动或者主动辅助训练，目标为屈膝 90°。在伸膝装置修复的情况下，膝关节屈膝角度和主动伸膝都是被禁止的。在早期康复阶段的最主要的目标就是要获得适当的 ROM。进行髋部肌肉训练如直腿抬高等开链运动。在疼痛可控的情况下，可以在膝关节下方垫毛巾卷开始伸膝运动训练。伤口一旦愈合，需要强化髌骨松动，确保髌骨恢复良好的活动轨迹。半月板修复并不会改变康复内容。康复的重点同样是强化健侧的肌力训练，提升受伤侧不负重时的稳定性。

患者能做的运动训练总结如下。
- AROM/AAROM 训练，目标是至少能够达到 0~90° 的屈膝范围。
- 直腿抬高训练。
- 足跟滑动训练。
- 伸膝运动训练。
- 健侧肌力强化训练，提升受伤侧 NWB 时的稳定性维持能力。
- 髌骨松动。
- 膝关节佩戴支具做仰卧位髋外展训练。

长期康复

康复训练 3~4 周后，如果疼痛控制良好，在患者能够忍受的情况下可以添加以下运动训练。
- 非阻力功率自行车训练，使 ROM 达到屈膝 90°。
- 髋外展训练。
- 如果患者能够独立完成 AROM 和 AAROM 训练，CPM 设备可以停止使用。

康复训练 4~6 周时，患者可以继续上述运动训练，再添加以下项目。
- 仰卧位和坐位下足跟滑动训练。
- 耐受情况下站立位髋外展训练。
- 耐受情况下站立位髋伸展训练。

康复训练 6~12 周时，运动进展应该着重于下肢肌肉牵伸和肌力训练。12 周后开始负重运动，步行训练应该包括足跟至足尖的重心转移步行训练。患者可以逐步添加抗阻力量的闭链训练。
- 提踵。
- 蹲起。
- 俯卧屈膝。
- 桥式运动。

在 4~6 个月的康复训练时，康复的关注点放在功能性活动和专项运动康复中。运动训练的进程始终基于负重情况、年龄和受损前的功能活动水平。

康复过程（图 74-3）

目前对于胫骨平台术后康复的标准是限制患侧负重，早期提升 ROM。物理治疗的责任是预防关节僵硬。术后 4 周达到膝关节屈曲 90°。骨折愈合的平均时间为 12 周，意味着开始的 6~12 周不可以承重，直到 12 周开始部分承重。在康复过程中，需要通过规律性的影像学检查来观察是否存在骨折移位变化。

对于需要手术固定的患者，任何康复治疗都要注意是否会引起损伤。不论是非手术患者还是手术患者都遵守临床指南；急性期治疗包括早期 ROM 训练，指导患者如何保持患侧下肢不负重。为了使伤口愈合，患者休息时保持膝关节伸膝至 0° 位。根据伤口愈合情况，将 CPM 设备的屈膝角度由 15° 调节至 70°。为了避免膝关节发生内外翻和恢复受损的侧副韧带，患者也应该佩戴铰链膝关节护具。根据耐受情况鼓励患者早期做 AROM/AAROM 训练。出院前，应该指导患者如

何保持患侧不负重和步行训练。不论何种手术情况，如果患者不能确保患肢不负重或精神状态改变，在骨折愈合阶段都应该使用轮椅加以保护。对于具有可以准确控制不负重状态能力的患者，可以根据患者的上身力量和平衡能力决定选用助行架或者拐杖。

在前 6 周的康复训练中，伴随所有患者的患侧膝关节活动范围达到 90° 的同时，还要进行下肢牵伸训练。确保患者保持膝关节伸直至 0°，预防膝关节屈曲挛缩。此外，因为患者的大部分重量放在健侧，早期健侧髋部肌力训练有利于步行训练。训练重点应放在恢复 ROM，因为高达 20% 的患者都存在常见的膝关节僵硬并发症。

在 6~8 周期间，患者开始进行部分负重训练，负重程度可根据耐受情况增加到 50% 的身体重量。早期承重可能造成骨折移位，增加骨关节炎发生的风险。在 6~8 周内，不论承重如何，所有患者都需要继续 ROM 训练和全面牵伸训练。

此时，肌肉力量和本体感觉训练应该成为主要项目。强化股四头肌、腘绳肌、腓肠肌、髋外展肌、髋内收肌、臀中肌和臀大肌等肌肉的肌力训练。关于胫骨平台骨折的康复研究不多，但大

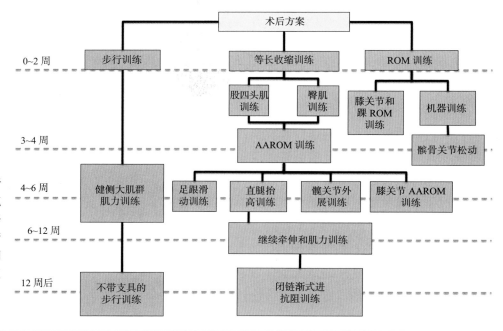

图 74-3　胫骨平台骨折 0~12 周的康复运动方案流程图。运动方案可以根据患者的损伤情况、手术情况及受损前的功能情况调整。训练内容一开始在医院进行，但应该至少每周 2 次补充门诊训练内容

量 ACL 损伤的康复训练模型研究表明膝关节术后进行股四头肌肌力训练具有更好的康复效果。此外，腓肠肌和（或）腘绳肌收缩会增加 ACL 的应力和关节压力。因此，肌肉力量和功能的恢复对于患者重返较高的功能水平至关重要。

除了肌力训练外，本体感觉训练也应该开始。本体感觉是感觉的一种，包括关节运动觉和位置觉。康复训练应该强调 3 个层面的运动控制：脊髓层面、认知活动层面和脑干活动层面。这些都可以通过专注动态关节稳定性训练而达到，例如平衡训练和关节位置重新定位训练。

术后 12 周时，利用影像学检查评估是否存在骨折移位后，患者可以根据耐受情况去除辅助支具。患者可以开始进行功率自行车和椭圆机训练，仍需要避免接触性体育运动。

结局

不论康复与否，一部分患者都不能全面恢复受伤前的功能水平，但这也与损伤程度息息相关。大部分低能量损伤、单纯外侧平台损伤能够完全康复，而双侧髁平台骨折的高能量损伤或者伴有严重关节损伤患者的却不能完全恢复。一项有关 89 名患者的案例研究发现，损伤前 88.8% 的患者参与体育运动活动，而康复后这一比例下降到 62.9%。此外，参加活动的次数和时间也有所减少。返回岗位需要根据患者的具体情况和工作类型而定。对于一些能够保持不负重状态的患者，若患者自己有意愿，他们也可以回归工作岗位。对于日常活动灵活性要求较高的患者，他们回归工作岗位可能需要 6 个月 ~1 年的时间。这需要医师和患者，甚至雇主之间的协商，是否可以根据每位患者需求提供个性化的岗位。

小结

胫骨平台骨折是一种严重的损伤，它不仅需要紧急干预，还需要长期的康复。医师和物理治疗师之间的协作对帮助患者达到最优结果来说至关重要。为了提供有针对性的训练和达到患者的最优功能状态，物理治疗师应该考虑到损伤的机制和固定的方法，以及患者受伤之前的功能状态。

（胡国炯　译，陈　斌　王雪强　李云霞　审）

参考文献

Berkson EM, Virkus WW: High-energy tibial plateau fractures. *J Am Acad Orthop Surg* 2006;14(1):20–31.

Fenton P, Porter K: Tibial plateau fractures: A Review. *Trauma* 2011;13(3):181–187.

Hohl M: Fractures of the proximal tibia and fibula, in Rockwood C, Green D, Bucholz R, *eds: Fractures in Adults,* ed 3. Philadelphia, PA, J. B. Lippincott, 1991, pp 1725–1761.

Koval KJ, Helfet DL: Tibial plateau fractures: evaluation and treatment. *J Am Acad Orthop Surg* 1995;3(2):86–94.

Kraus TM, Martetschläger F, Müller D, et al: Return to sports activity after tibial plateau fractures: 89 cases with minimum 24-month follow-up. Am *J Sports Med* 2012;40(12):2845–2852.

Kvist J: Rehabilitation following anterior cruciate ligament injury: current recommendations for sports participation. *Sports Med* 2004;34(4):269–280.

Lachiewicz PF, Funcik T: Factors influencing the results of open reduction and internal fixation of tibial plateau fractures. *Clin Orthop Relat Res* 1990;(259):210–215.

Moore TM: Fracture–dislocation of the knee. *Clin Orthop* 1981; 156:128–140.

Mui LW, Engelsohn E, Umans H: Comparison of CT and MRI in patients with tibial plateau fracture: can CT findings predict ligament tear or meniscal injury? *Skeletal Radiol* 2007; 36(2):145–151.

Schatzker J, McBroom R, Bruce D: The tibial plateau fracture: the Toronto experience: 1968–1975. *Clin Orthop Relat Res* 1979; 138:94–104.

Watson J, Schatzker J: *Skeletal Trauma,* ed 2. Philadelphia, PA, W. B. Saunders Company, 1998.

Kevin L. Kirk, DO 和 *Johnny Owens, MPT*

概述

踝关节骨折是指累及腓骨的外踝、胫骨的内踝或后踝的骨折。该骨折可单独累及外踝、内踝及后踝，或也可是三者的组合，其由踝关节的旋转损伤所致。踝关节骨折是由典型的低能量损伤所引起的，如下楼时或运动时发生的扭伤。Pilon 骨折是指纵向压力造成负重关节面不同程度的破坏。因此，Pilon 骨折的结局较差，主要见于从高处坠落及车祸。

踝关节是由 3 块骨组成的复合体，包括胫骨远端关节面，其包含与距骨体形成关节面的后踝、内踝及外踝。踝关节为马鞍形关节，距骨体的外侧周径比内侧长，且前宽后窄。当踝关节背伸时，腓骨经下胫腓联合外旋来适应增宽的距骨体前表面。在距小腿关节中，距骨前宽后窄这个特性使得踝关节背伸时关节较稳定，踝关节跖屈时增加关节的灵活性。站立位时，正常背伸的踝关节像一真正的"榫眼"，主要通过关节的接触来提供稳定性。在不负重跖屈位时，踝关节主要通过韧带提供稳定性。相对于跖屈功能，踝关节更易丧失背伸功能，康复时须考虑踝关节独特的结构特点。因此，制订康复方案时，要考虑在康复过程中尽可能早地获得背伸功能。

Pilon 骨折是指累及胫骨远端关节内的骨折，大部分负重关节面均受到影响。尽管骨折涉及的关节组成可包括内踝、外踝或后踝，但是胫骨 Pilon 骨折的特点是骨折累及踝关节的上负重关节面和干骺端。相对于踝关节骨折，关节面粉碎性骨折、大部分关节软骨的破坏和关节面的不协调导致 Pilon 骨折的结局一般都更差。

具体了解 Pilon 骨折的损伤机制是评估该骨折的一个重要部分。Pilon 骨折的损伤机制既有可能是高能量损伤如车祸、从高处坠落和工业事故，或伴有轴向受压的低能量扭伤如滑雪（boot-top fracture；图 75-1）。由距骨传向胫骨的轴向应力决定骨折的形状。另外，剪切应力和旋转应力导致骨折块不同程度的分离和不稳定。在 Pilon 骨折的康复过程中，骨折累及关节面和干骺端越多，负重训练可能须更延后开始，关节全范围活动更难完成。

手术过程：踝关节骨折

适应证

任何累及踝穴的骨折可能需要对外踝、内踝及（或）后踝行骨折切开复位内固定术（ORIF）。当距骨离开它位于胫骨下的位置向内或外移位时，踝关节就存在不稳定。外踝骨折和三角韧带

Kirk 博士或其直系亲属作为 Horizon Pharma 发言部门成员，曾做过有偿演讲；并是美国足踝骨科协会的董事会成员、管理者、行政人员或委员会成员。Owens 博士或其直系亲属担任 Delfi 医疗创新公司的付费顾问。

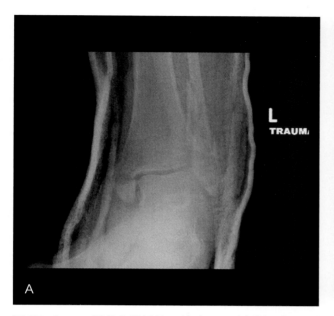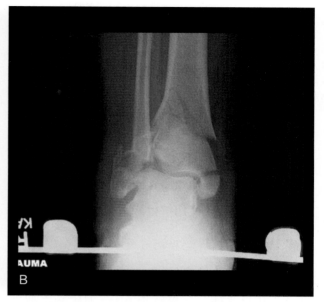

图 75-1 A. 踝关节骨折的 X 线片。显示内踝和外踝骨折。B. Pilon 骨折的 X 线片，除了内踝骨折和外踝骨折外，还有踝穴顶或负重区骨折

断裂是一常见的需要手术治疗的不稳定的踝关节骨折。当骨折累及踝关节中的 2 踝或 3 踝，就会产生不稳定，通常也需要手术治疗。另外，下胫腓联合位于胫腓骨远端的关节可能会分离，须用螺钉固定或纽扣形缝合固定。目标是恢复正常的关节对线以减少发生关节炎的风险，尤其是对活动量大的年轻患者。

禁忌证

虽然对于踝关节骨折很容易作出手术或不手术的选择，但如果患者患有糖尿病或是要求较低的老年人，作出选择就很困难。相较后期的关节炎风险，考虑到麻醉意外和软组织损伤的急性风险，这类患者可能更愿意接受闭合复位。明确的手术禁忌证包括严重的软组织损伤、活动性感染、影响手术安全的并发症。

相关解剖学

外踝或内踝的手术入路一般采用纵向切口。但是在暴露的过程中，外侧可见腓浅神经，内侧可见隐神经。确认并避免损伤这些神经，可防止不必要的并发症。

技术

因为内踝和外踝均位于皮下，所以手术均直接在骨面上进行。外侧暴露时，须注意腓骨肌腱和腓浅神经，一旦确认神经，应注意保护。骨折复位后将钢板置于外侧或后外侧，仔细缝合切口以确保切口愈合。内侧显露时，须注意保护隐神经。骨折复位后，可用螺钉或钢板固定，有时可选用钢丝或钢针来固定。避免损伤胫骨后肌腱。

可根据后踝骨折的大小和移位程度来决定是否需要手术治疗，可选择间接复位和经皮内固定。也有许多学者采用后外侧入路进行直接复位，手术切口位于外踝和跟腱间的外侧，切开腓骨肌群后方的深筋膜，暴露位于胫骨后方的𧿹长屈肌，将其掀起，可显露后踝。将骨折块复位后，用螺钉或钢板固定好后踝后，根据胫腓联合的评估情况来选择螺钉固定或纽扣形固定以确保踝穴的稳定。即使没有下胫腓联合损伤，胫腓联合螺钉也可在骨量较差的患者中通过固定腓骨来起到固定作用。

并发症

切口愈合及感染

踝部位于皮下，易发生切口愈合问题和感染。糖尿病、吸烟及对受伤后和术后抬高患肢依从性差的患者均有此类风险。若出现严重肿胀和水疱，可以延迟初次手术的时间。任何伤口裂开或渗液等情况均会提高外科医师的注意，其可能会考虑伤口换药，使用抗生素，甚至外科清创。

僵硬

伴随踝关节骨折而来的问题是关节活动受限，尤其是背伸。如果自主 ROM 训练和牵伸训练不能立即恢复功能性 ROM，应尽早介入物理治疗。做后方软组织和关节囊的松解及牵伸跟腱和其他屈肌腱很难改善限制性的踝关节背伸。

内固定物（金属）突出和疼痛

因为内固定物位于皮下，所以行踝关节骨折内固定术后的患者经常出现内固定物突出，最常见的是外侧腓骨钢板和螺钉。骨折完全愈合经门诊取出内固定物后可缓解该症状。通常，建议患者骨折术 1 年后取出内固定物。内固定物取出后患者允许完全负重，但是在内固定物取出后的 6~12 周之内应避免剧烈的扭转活动。

神经损伤

骨折、术中及术后瘢痕的卡压均有可能损伤腓浅神经和隐神经。若有症状，脱敏治疗和注射治疗能缓解症状。

复杂区域疼痛综合征

复杂区域性疼痛综合征是指对肢体损伤的一种过度反应，具体表现为强烈的或过度的持续性疼痛、血管舒缩障碍、功能延迟恢复及相关组织不同程度的萎缩。尽管具体的病理生理机制还不清楚，但是相较于男性而言女性更多见，尤其是吸烟者。相较上肢，下肢的症状更难治疗。早期诊断和采用脱敏、控制水肿、ROM 训练和加巴喷丁类药物治疗及间断性的交感神经阻滞等积极的治疗可以获得理想的结果。

手术过程：胫骨 Pilon 骨折

适应证

多数外科医师认为异位的胫骨 Pilon 骨折须解剖复位关节面，恢复关节部分与干骺端 / 骨干间的正常对线，恢复稳定的结构以便于早期活动。能否达到以上目标与以下因素有直接的关系：关节损伤、移位及干骺端 / 骨干骨折块粉碎的严重程度、骨的质量及患者因素。因其伤口并发症的发生率高，所以大多数外科医师采用二期手术的方法治疗 Pilon 骨折，即一期临时外固定或结合腓骨内固定，二期再行内固定。在有些患者中，若软组织损伤严重，这个间期需 3 周甚至更长时间。

禁忌证

具体的手术禁忌证类似于移位的踝关节骨折，包括软组织损伤严重、活动性感染、并发症。但是，Pilon 骨折中的软组织损伤程度通常比踝关节骨折更严重。

过程

几种手术入路在治疗这些复杂的骨折中可起到令人满意的效果。具体手术入路的选择需考虑骨折的形态、软组织情况及外科医师的偏爱选择。Pilon 骨折的标准手术入路包括前内侧、正前方、前外侧及后外侧入路。

经典的前内侧入路可直接暴露胫骨的前侧和内侧。在胫骨前肌、胫前动脉及趾伸肌的深面切开伸肌支持带和关节囊，可暴露踝关节的前方。前外侧入路位于腓骨的前方，切开伸肌支持带，牵开第3腓骨肌和趾伸肌，暴露关节和骨折。有关后外侧入路的操作如踝关节部分所述。这些手术入路既可单独也可联合使用，为复位骨折及采用钢板和螺钉坚强内固定提供充分的暴露。仔细缝合伸肌支持带和皮肤切口有助于皮肤切口的愈合。

并发症

伤口并发症

踝关节和 Pilon 骨折中均可出现软组织损伤。但是因为 Pilon 骨折为更高能量损伤所致和更大范围的剥离，所以其发生伤口并发症和感染的概率更高。因为伤口裂开的风险更高，所以踝关节的主动活动需延迟几周进行，以确保软组织充分的愈合。

内固定物（金属）突起引起的疼痛

Pilon 骨折中出现的内固定突出和疼痛类似于踝关节骨折。除了外侧的内固定物并发症外，Pilon 骨折的内侧内固定物并发症更常见的原因为将关节部分固定于干骺端/骨干须选择更大的内固定物。

骨折畸形愈合/骨不连

Pilon 骨折发生骨折畸形愈合和骨不连的概率较踝关节高的原因主要在于其骨折粉碎的程度更严重和累及关节面。这些并发症可能与骨折粉碎的程度、骨量及内固定的稳定性有关；过早负重也可能产生一定的影响。外科医师会建议延迟负重8~12周以保证骨愈合充分，从而减少这些并发症。

术后关节炎/僵硬

关节的破坏、制动及软组织瘢痕等合并损伤会导致不同程度的僵硬和不可避免的创伤性关节炎。踝关节和距下关节的早期不负重活动可减少

这些并发症。制订积极的早期活动方法时须权衡早期活动的优点和伤口裂开的风险。

外固定

一些 Pilon 骨折明确需外固定支架固定。该技术采用小切口，结合螺钉或小钢板对关节进行有限的固定。骨折愈合前，单边或环形外固定支架跨关节固定以维持对线直到愈合。因该技术为有限切开，所以有些外科医师常规选择它。但是，大多数医师只有在少数情况，如需考虑软组织情况和难以恢复的严重关节损伤，才会考虑该技术。

术后康复

踝关节骨折

术后初期，弹力带加压包扎，初次复诊前不能负重。通常，术后第7~10天第一次复诊时可商议康复计划。

术后水肿和疼痛会限制患者参加康复的能力。应尽早应用 RICE 原则（休息、冰敷、加压、抬高），有必要让患者明白 RICE 原则的4个方面。早期过多活动会加重水肿和炎症，影响恢复。冰敷可缓解疼痛，收缩术区的血管，减轻水肿。冰敷不要超过15~20分钟，因为冰敷过久后可能会引起血管舒张和术区的再灌注，这实际上会增加水肿。抬高患肢和加压也可缓解初期的水肿和稍微减轻再灌注。患者每天可参照 RICE 原则间隔10~15分钟进行治疗，直至水肿消退，应告知患者水肿需要数周才能消退。若康复的后期又出现水肿，患者需重新遵循该原则，并且可能需要限制或停止活动。仪器设备可提供加压和冰疗，能很好地消除水肿（图75-2）。尽管弹力袜也能帮助消除水肿，但在关节肿胀明显时，患者使用中较痛苦或放弃使用。在水肿消退到足以忍受弹力袜的情况下，继续使用弹力袜是有必要的。

现已证明，早期的 ROM 训练有助于踝关节

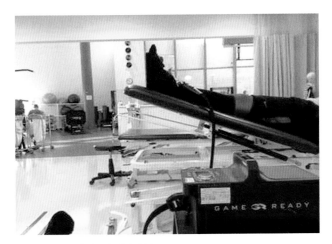

图 75-2 冰疗 / 加压系统

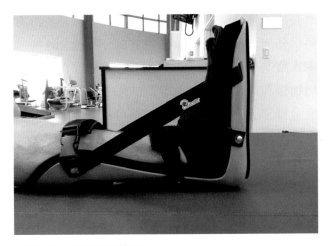

图 75-3 踝背伸辅助鞋

骨折的恢复。有关成人踝关节骨折的系统评价认为可拆式的支具或夹板允许关节的活动，有助于早期恢复正常活动、减轻疼痛、改善 ROM。但是早期活动增加伤口并发症的风险，康复师必须监控此风险。早期可指导患者进行踝关节、距下关节及足部和足趾的无痛的轻微活动。因为足的休息位为跖屈位，指导患者全程穿踝关节运动控制（CAM）鞋，除非在做训练和洗澡时。若手术医师同意，患肢可佩戴踝背伸辅助鞋，它可持续牵伸小腿后方组织（图 75-3）。可指导患者第 1 天穿戴此鞋 0.5~1 个小时，随后慢慢增加时间直到整晚穿戴。

　　ROM 训练须从轻柔的 AROM 训练开始，根据需要行治疗师辅助下 PROM 训练。因为踝关节受伤后易丧失踝关节的背伸活动，所以尤其要注意踝关节的背伸活动。为重新获得踝关节的背伸，患者可用治疗带或毛巾做跟腱的牵伸，一天 4 次，一次 1 分钟。采用该方法，膝关节伸展和屈曲分别牵伸的是腓肠肌和比目鱼肌。患者也可以使用凳子或座椅缓慢地促进踝背伸。指导患者做闭链牵伸踝关节，保持距下关节中立位，避免形成膝及踝关节外翻，因此主要在内旋位牵伸（图 75-4）。赤足牵伸能给患者视觉上的反馈，将一简单、现成的矫正鞋垫放于足下保持足部中立位（图 75-5）。

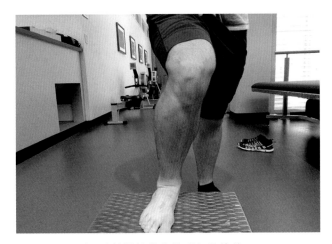

图 75-4 不正确的踝关节牵伸引起的旋前

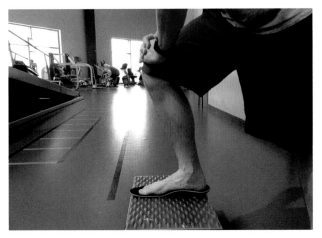

图 75-5 使用现成的矫正鞋垫使距下关节在踝关节牵伸时保持中立位

踝关节跖屈的训练方法包括患者用手牵伸关节及进一步用椅子或凳子牵伸训练（图 75-6）。如果康复的后期踝关节缺乏跖屈，患者可以在能耐受的疼痛范围内，持续跪立位牵伸（图 75-7）。

如果踝关节活动受限，可以采用关节松动术来重新获得关节的附属运动。重要的是要考虑骨折和软组织的愈合情况，并且始终需要和外科医师讨论关于关节松动的时间和强度。一旦骨折已愈合，可让踝前撞击综合征的患者在负重位下用关节治疗带对其行踝关节松动。关节松动的方法就是操作者用手在前方固定距骨使其向后滑

动，用松动带向前滑动胫骨（图 75-8）。关节松动过程中应是无痛的，若有疼痛，须调整手或治疗带的位置，或停止关节松动的操作。和其他手法治疗一样，患者需要在家中自行练习松动以维持关节活动范围。

应始终在外科医师的指导下进行负重训练。在特殊情况下，例如合并神经疾病的糖尿病患者或骨质疏松所致的骨量较差的患者，为避免骨折愈合前的内固定松动失败，须推迟负重的时间。通常，术后第 7~10 天时患肢还在弹力绷带加压包扎时就可以开始不负重的训练。随后，根据耐受程度，允许穿戴 CAM 鞋的患者进行部分负重训练。通常，6 周时外科医师可根据复查的影像学结果指导患者从部分负重过渡到完全负重。普遍认为术后 3 个月就可以完全负重，并进行运动专项训练或功能训练。

力量和功能训练也应该遵循前面提及的承载负重训练方法。一般从训练双侧下肢开始，如重量转移和下蹲，过渡到分腿站立姿势，如静态的弓步训练发展到单腿站立姿势。

当患者可以部分负重或负重 50% 时，就可以开始双腿下蹲训练。踝关节背伸缺乏通常会让

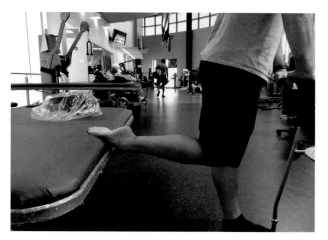

图 75-6　患者自行踝关节跖屈牵伸

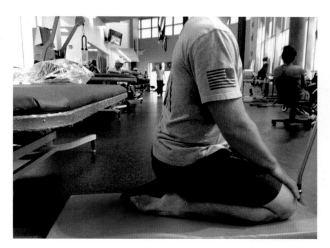

图 75-7　强化踝关节跖屈牵伸

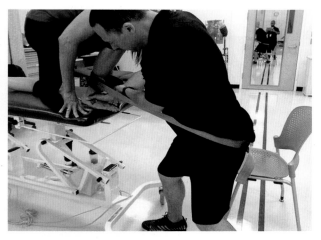

图 75-8　踝关节背伸的关节松动

患者将重心转移到健侧，其通过外旋患足，将矢状面内的运动通过足中段而不是踝关节完成，并且过度前倾躯干和（或）旋转骨盆来代偿关节活动的丧失（图 75-9）。为防止这种情况，可以将不同高度的足跟垫用于训练正确的下蹲模式。由此，患者每次训练时可进行功能性的下蹲训练和踝关节的背伸活动（图 75-10）。随着功能性的下蹲模式和踝背伸活动的恢复，可以慢慢降低足跟垫的高度直到患者可以将脚平放在地面上完成正常的下蹲。一旦正确的下蹲模式形成，只需进行性加重负荷训练即可。

接下来的功能性训练就是让患肢行分腿站立负重。分腿站立训练可在改变下肢、髋部及腰椎的稳定性时增加下肢的负荷，是训练单腿站立前的一个阶段。患足平放于身体的前方，而双侧下肢处于分腿下蹲姿势。为控制重心的倾斜，患者须下蹲成弓步。在离心运动中，患者恢复对大腿的控制，这样可为涉及必要下肢制动的下楼梯、跑步及跨步活动做准备。首先患侧的胫骨应位于大腿前方并垂直于地面，这样可减少踝关节的制动力矩，注重让股四头肌和臀部肌肉完成该活动（图 75-11）。接下来患者会使胫骨相对足部前移，增加小腿的制动力矩（图 75-12）。然后进行控制性的单腿下蹲训练。这就模拟了爬楼梯的力

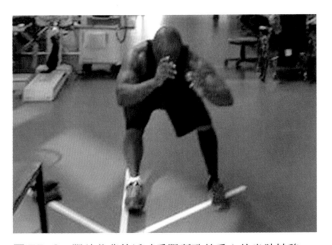

图 75-9　踝关节背伸活动受限所致的重心从患肢转移

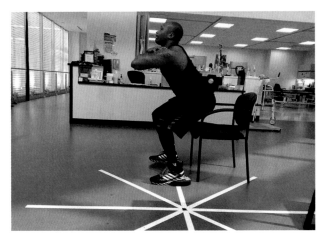

图 75-10　用足跟垫矫正下蹲模式。每周降低足跟垫的高度直到踝关节能正常背伸，直至恢复正常的下蹲

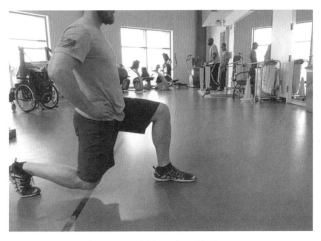

图 75-11　不伴踝关节背伸的单腿前蹲

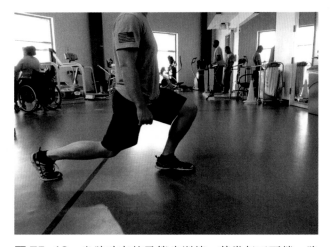

图 75-12　患肢动态的弓箭步训练。其类似于下楼、跑步及跨步活动，小腿制动大腿

学过程，并强调大多数运动需要单腿控制训练。弓步训练可在矢状面、冠状面及横断面完成。最后患者可进行单腿训练。经过以上训练过程的患者有足够的 ROM、力量及稳定性来进行单腿训练（图 75-13）。进入单腿训练阶段过早，为了保持平衡可能会形成不必要的代偿模式和因背伸尚未

恢复可能导致前踝撞击综合征。一旦患者能完成单腿下蹲，就可以训练一些专项运动技能。

康复的高级阶段在于训练跑、跨步运动及跳跃的技巧。减重步行和跑步的设备可用于早期的减重跑步训练。游泳池也可用来进行早期的跑步训练。

肌力训练可从利用穿梭机进行仰卧位增强式训练开始（图 75-14）。与功能性训练的步骤一样，开始双脚跳跃、交替跳跃及单腿跳跃。训练中要特别注意控制软着地，以便肌肉储存和释放能量，减少骨与关节的负荷。根据同样的进展，继续进行增强式训练，如跳箱和深蹲跳跃。

跨步技术要求患者能够舒适地将腿移动到支撑面（base of support, BOS）之外。在此之前，大多数的训练都是通过足处于身体下方来完成。侧墙训练（lateral wall drill）是将一只脚置于 BOS 之外来做跨步活动的技术的应用。患者进行适当的慢跑，然后将受影响的腿置于 BOS 之外来将身体推向一侧（图 75-15），逐渐通过使脚远离身体和（或）按康复专家的口令左右运动使得其成开链运动，使动作更灵活。梯绳训练（ladder drills）也是踝关节骨折后进行跨步训练的一个好方法。

Pilon 骨折

尽管踝关节骨折的许多康复原则可用于 Pilon

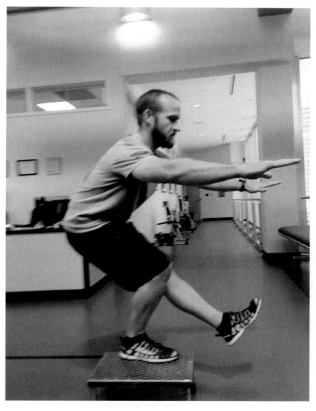

图 75-13　单腿下蹲训练

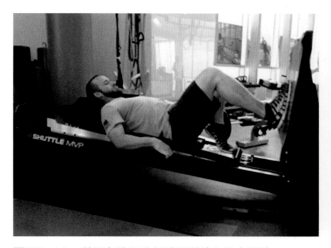

图 75-14　利用穿梭机进行跳跃训练和肌力训练

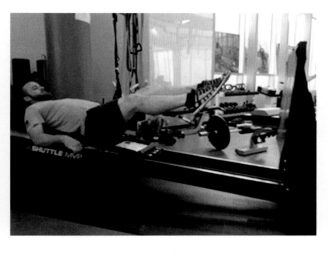

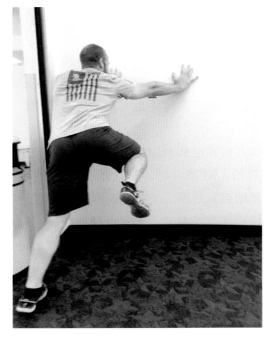

图 75-15　动态墙边训练。患者原地慢跑后向侧方伸出脚以形成跨步

骨折，但是康复专家须认识到两者有极大的区别。因为 Pilon 骨折为高能量创伤，骨与软组织损伤严重。在早期，要特别注意伤口的裂开和感染情况。另外，肌皮瓣和（或）皮肤移植可能会被用于闭合伤口，这使得康复过程变得更复杂。

Pilon 骨折的踝关节、距下关节、足及足趾的 ROM 康复的一般原则与踝关节相同。因其骨折累及的关节内损伤，踝关节的活动可能会更加痛苦，康复过程需要缓慢、谨慎地进行。足趾的关节活动训练须尽早和更积极。腱鞘的挛缩和足部的筋膜间室综合征可导致爪形趾，应指导患者早期主动活动足趾，尤其是伸展足趾。通常，Pilon 骨折很难像其他踝关节和足部骨折一样恢复 ROM，对于患者进行宣教可以帮助降低预期。应告知患者这些骨折后会出现创伤性关节炎，可能需要 1 年或 18 个月的时间去消除症状。

Pilon 骨折患者的足部和下肢会出现超敏反应，需要警惕复杂区域疼痛综合征。早期的脱敏治疗可采用不同的方法来减轻症状。

踝关节骨折和 Pilon 骨折的负重训练方法也非常不同。Pilon 骨折后，通常 6~12 周不负重。可根据干骺端骨折的愈合情况来制订治疗方案。有必要与外科医师进行密切的交流，以确保这些复杂骨折的负重训练安全进行。游泳池或不负重的跑步机系统可用来帮助逐渐负重训练（图 75-16）。

伴随这些骨折而来的 ROM 和力量的丧失、关节疼痛严重限制患者的运动和重返体力劳动工作。医疗专家需要让患者知道可能出现的活动受限以帮助调整预期。若患者能坚持行走，鼓励患者进行像骑车或游泳这类非对抗性运动，以保持身体健康。如果需要持续站立工作，可以找一份轻体力的工作。

结局

踝关节骨折和 Pilon 骨折是一系列骨折。踝关节骨折通过准确的复位，能获得较好的结果。尽管恢复需要 6~12 个月的时间，但大多数患者可以重返所有的活动，包括运动。但是通常会出现一些后遗症，如轻微的水肿和僵硬。若患者出现失能加重，评估中可能发现肌腱损伤，尤其是腓骨肌和胫骨后肌腱或软骨损伤。这些损伤可能需要进一步的手术治疗才会改善。

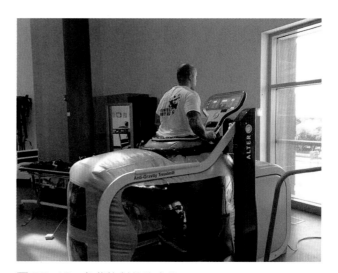

图 75-16　负荷控制的跑步机

此外，可能高达一半的 Pilon 骨折患者有影像学上的关节炎征象。这会导致体力活动下降，需要佩戴支具和使用抗炎药物治疗。严重的患者，尤其是有畸形的患者可能需要通过手术融合来缓解症状。

（王茂源　译，胡国炯　王雪强　李云霞　审）

参考文献

Brown OL, Dirschl DR, Obremskey WT: Incidence of hardware-related pain and its effect on functional outcomes after open reduction and internal fixation of ankle fractures. *J Orthop Trauma* 2001;15:271–274.

Dehghan N, McKee MD, Jenkinson RJ, et al: Early weightbearing and range of motion versus non-weightbearing and immobilization after open reduction and internal fixation of unstable ankle fractures: A randomized controlled trial. *J Orthop Trauma* 2016;30(7):345–352.

Lin CW, Moseley AM, Refshauge KM: Rehabilitation for ankle fractures in adults. *Cochrane Database Syst Rev* 2008;(3): CD005595. doi: 10.1002/14651858.CD005595.pub2

Caleb Campbell, MD; Kathleen E. Snelgrove, OTR/L, CHT 和 Christopher Got, MD

概述

肱骨干骨折是比较常见的上肢损伤。每年这类骨折的发生率占所有骨折的 3%~5%，并且通常呈现双峰型年龄分布。年轻患者多由于高能量损伤导致骨折；老年骨质疏松症患者可能在受到相对较小的创伤后也会发生肱骨骨折。肱骨干骨折往往是高能量多发伤的一个组成部分。

幸运的是，大多数肱骨干骨折可以采用早期闭合复位夹板外固定的非手术治疗方法，后期改为功能性支具固定。一种定制的肱骨袖口支架可以被模塑成形，特别对于预制 Sarmiento 拟合支架感觉不适或无法使肱骨保持在稳定位置的患者最有帮助。

在近端和远端 1/3 的骨折中，功能性支具分别可能需要肩部或肘部延伸以固定近端或远端的骨折。在大多数出版图书中，采用功能性支具的联合使用率超过 90%。

手术治疗

如果单纯的肱骨干骨折发生以下情况：骨折闭合复位后不能维持较好的对位、骨折严重短缩、骨折间隙较大发生骨不连的可能性大，则通常建议手术治疗。一般公认的手术指征包括矢状位超过 20°的成角、冠状位超过 30°的成角及短缩超过 3cm。绝对手术指征包括开放性损伤和合并血管损伤。通常来讲，多发伤中的肱骨干骨折采用切开内固定使术后康复效果最大化。如果需要四肢尽早活动，手术固定肱骨干骨折后可挂拐下地负重。对于同侧桡神经麻痹的治疗仍存在争议，但大多数外科医师都认为损伤时桡神经麻痹并非手术探查和骨折修复的原因。

肱骨干骨折的类型与其遭受的外力有关。简单的横向模式通常是垂直于肱骨长轴的弯曲力作用的结果。螺旋斜形骨折通常是骨折时扭转力作用的结果。粉碎性骨折通常是弯曲和扭转力的组合，在 2 个主要骨折碎片之间常有 1 个或多个较大的蝶状碎片。固定方法和手术入路是根据特定的临床情况而定的。

切开复位内固定

若骨折不是严重的粉碎性骨折或骨量丢失，大多数切开复位内固定（ORIF）的肱骨干骨折可采用前外侧或后侧钢板内固定治疗。若骨折存在严重的骨量丢失或粉碎性骨折，可能需要采用相对稳定的桥接钢板。在空间允许的情况下，内固定采用 3.5mm 或 4.5mm 的加压钢板，在骨折上方和下方各固定 6~8 个皮质区。绝对稳定性是简单模式的最佳状态。横行骨折可通过钢板技术使骨折复位和加压。斜形螺旋型骨折可采用垂直于骨折平面的拉力螺钉加压，并通过钢板技术提供额外的加压。粉碎性骨折中的大的蝶形骨折在植入加压钢板前也可通过拉力螺钉复位和加压。

肱骨的前外侧入路可用于大多数肱骨干骨折，该手术入路可向远端延伸至三角区末端。大多数骨折可以采用切口中部处理，而无须近端延伸到三角区。以骨折部位为中心，在肱二头肌上对皮肤进行明确的划分，必须辨别和调动头静脉以避免损伤。通过覆盖在肱二头肌上的筋膜将皮肤切口分隔开，从而显示肱二头肌（肌皮神经）和肱肌（双神经支配的肌肉），然后调动通常位于内侧方向的肱二头肌。如果切口远端在肘窝5cm以内，必须注意避免损伤前臂外侧皮神经。肱肌可以分为纵向中线，这块肌肉受双重神经（内侧肌皮神经和桡神经外侧）支配，并通过侧前方或侧方加压钢板固定骨折来实现骨折复位。

在应用这种方法的过程中，具有风险的结构包括头静脉、前臂外侧皮神经和桡神经。在皮肤切开后，头静脉通常很容易在前皮下组织显现。钝性剥离可在余下操作中实施，并且要保护血管结构。桡神经位于肱骨后中下1/3处螺旋槽内（桡神经沟），侧方走行，从肱桡关节穿过外侧肌间隔约10cm。在桡神经沟位置必须注意避免钻头和螺丝过度穿透，避免在实施固定术中的医源性损伤桡神经。在切口远端部分，可以确定桡神经位于肱肌和肱桡肌之间。

如果必须使用近端延伸来提供肱骨近端的第三固定，可以在三角区间使用间隔。利用三角肌（腋神经）和胸大肌（内侧和胸外侧神经）之间的肌间平面，必须小心采取深层解剖的方法，切开肱骨干外侧肱二头肌长头肌腱插入侧的胸大肌骨膜。如有必要的话，三角肌前部插入的一小部分可以得到清晰的反射。必须避免三角肌过度牵拉，防止腋神经牵拉损伤。当近端钢板延伸或超过结节间沟水平时，必须辨别和结扎旋肱前动脉。

有时，直接侧方入路可用于肱骨干骨折远端的第三固定，因潜在损伤而直接探查和观察桡神经。皮肤切口以上臂外侧髁上嵴为中心，深层解剖位于肱桡肌前方和肱三头肌后方之间。最近的桡神经在肱桡关节后外侧的外侧肌间隔约10cm处。可以从后面得以探查神经，其接近近端方向的桡神经沟和远端横行在肱桡肌与肱肌之间。如果必须进行远端切口，可以利用肘肌之间的间隙（桡神经）和尺侧腕伸肌。

对于肱骨远端1/3骨折或肱骨远端干骺端骨折（所谓的 Holstein-Lewis 骨折），可能需要后入路手术进入肱骨干。这种方法没有神经间平面，因为它利用三头肌的肌肉分裂或三头肌和相应的肌间隔之间的内侧窗和外侧窗。皮肤切口位于肱三头肌和肌腱的后部中心，从肩峰远端8cm到鹰嘴尖端。肱骨桡神经沟位于肱骨的中下1/3处，通常位于肱骨外上髁14~15cm处。通常需要无菌止血带以便于确定桡神经沟内的桡神经和深层血管。切口通过皮肤和覆盖在三头肌上的筋膜迅速向下推进。近端，三头肌长头和内侧头之间的筋膜被分开，长头在内侧收缩，而侧头在外侧收缩。在远端，三头肌和肌腱的纤维可以沿着切口纵向分裂。在此期间，桡神经和深层血管必须位于螺旋槽内并上下寻找，以提供保护。固定是用一个长的后或后外侧钢板完成的。如前所述，在必要的情况下，最好使用加压钢板和拉力螺钉相结合的方法以保证绝对稳定性。如果无法达到绝对稳定性，则进行桥板固定。一旦固定完成，记录桡神经在固定后穿过钢板的位置（即哪个孔）是非常必要的，以防将来需要翻修手术。

外科医师和治疗师必须通过沟通来确定骨折的稳定性和恢复的强度。在患者可耐受的情况下，早期可进行手和肘的轻度活动，但应限制手臂的剧烈活动。

髓内钉固定

在某些情况下，相对于钢板固定，外科医师可以选择进行肱骨干骨折髓内钉（IMN）固定。IMN 固定的相对适应证包括多发伤、不能耐受长时间手术的老年患者、肱骨病理性骨折、粉碎性骨折或妨碍钢板内固定的骨质疏松。IMN 固定不是治疗肱骨干骨折的主要方法，在一些已发表的文献中，骨不连的发生率较高，术后的肩部疼痛率显著增高。然而，IMN 固定确实有一定的优势：手术时间短、切口小和骨全长固定（病理性骨折或粉碎性骨折 / 骨质疏松）。

IMN 固定通常是以顺行的方式完成的，虽然逆行的技术也被描述。顺行髓内钉的近端切口位于肩峰外侧。进行锐性分离，直到看到肩袖。然后，分开肩袖，以到达肱骨头大结节内侧和关节面外侧的适当起点。在透视下使用导针进入髓腔。进入铰刀打开皮质，同时保护分离的肩袖。然后，一根导丝穿过髓内管，使骨折复位。进行顺序扩孔，然后将钉子穿过骨折处。通过夹具进行近端交锁固定。使用透视引导进行远端联锁。放置这些远端交锁螺钉时必须小心，因为放置外侧到内侧螺钉时有损伤桡神经的危险，而放置前后螺钉时有损伤肌皮神经的危险。然后用不可吸收缝合线直接修复肩袖。术后，肩关节活动和力量训练不受限制，骨折处允许立即负重。

并发症

急性期

术后应立即对伤口愈合、感染和神经麻痹进行特别监测。特别是桡神经损伤可能出现在事故发生或手术时，并可能涉及感觉和运动障碍。术后最常见的是牵拉损伤，多于术后数周至数月消退。对缺损及其恢复进行记录，以及预防由伸展和支撑引起的挛缩，通常有助于完全恢复。

晚期

肱骨骨折外科治疗的晚期并发症是关节僵硬和骨不连。不愿意或不能移动这些关节的远端或近端骨折是临床上出现显著挛缩的危险因素。骨不连表现为持续性疼痛和可能性畸形复发，可以

通过至少 2 个角度的 X 线片确诊，倾斜角度或 CT 也可能有助于确诊。在骨不连的情况下，通常需要重复手术。

康复计划

初期

- 每天训练 4~6 次。
- 握拳及伸手指活动。
- 轻抓、挤压大海绵或毛巾。
- 用勾拳握住铅笔或记号笔，然后形成一个"拳头"（图 76-1，A 和 B）。
- 手指外展 / 内收。
- 腕关节主动伸屈活动。
- 肘关节主动伸屈活动。最好与患者一起完成，仰卧位，使肱骨紧贴床面，或靠墙坐或站立以支撑肱骨，并确保肘关节 ROM 无代偿（图 76-2—图 76-3）。
- 钟摆训练每次 5 分钟，每日 6 次。
- 指导患者进行逆行按摩和减轻水肿。
- 根据骨质量和结构的稳定性，医生可自行决定是否实施负重限制，并随着骨愈合而进行。在多发伤术后的情况下，出于活动目的，应允许负重。骨折固定结构扭转的稳定性是有限的，会导致主动旋转活动受限。
- 在桡神经麻痹症状的情况下，进行 Semmes-Weinstein 单丝测试和 Tinel 测试，并记录手腕、手指是否缺乏主动伸展，以便追踪回访。应指导患者进行手腕和手指的被动伸展运动，防止关节挛缩。在延长支撑下允许使用手。
- 其他家庭训练项目
  - 术后第一次回访时进行钟摆训练（图 76-4，A 和 B）。
  - 术后 1~2 周，仰卧位下肩关节屈曲 AROM 和 AAROM 训练，进展到坐或站位下肩关节屈曲 AROM 和 AAROM 训练（图 76-5~图 76-7）。

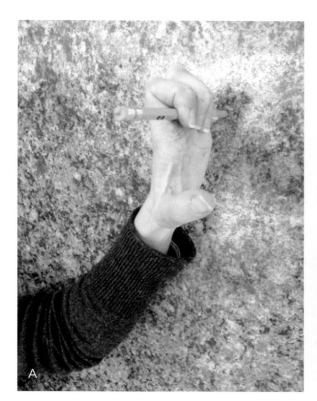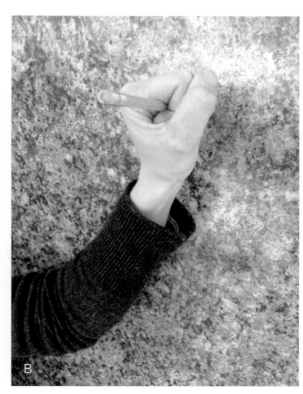

图 76-1 用铅笔握拳，是家庭训练计划的有益补充。A. 勾拳；B. 全拳

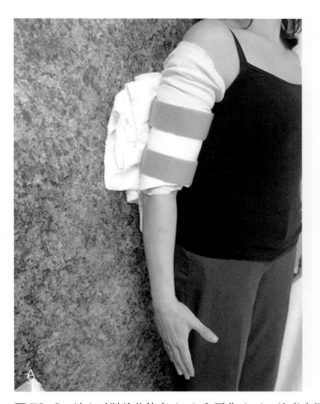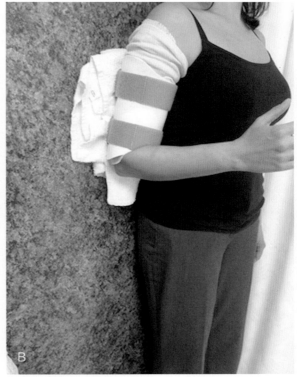

图 76-2 站立时肘关节伸直（A）和屈曲（B）。注意支撑肱骨的位置，同时确保肘部的运动范围不被代偿

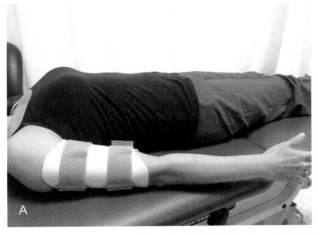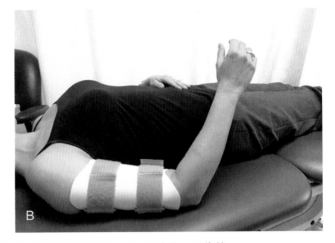

图 76-3　仰卧时肘关节伸展（A）和屈曲（B）。注意支撑肱骨，同时确保单纯肘部的运动范围无代偿

- 在疼痛可耐受的情况下，患者可以负重和完成少量 ADLs。
- 允许及禁止的任务示例列表有助于提高依从性。

阶段 1（0~21 天）

- 肘、腕、手关节 AROM/AAROM 训练。

- 不训练时应用吊带或吊袖。
- 开始钟摆训练（顺时针和逆时针）。
- 仰卧位下肩 AROM/AAROM 训练，特别要注意避免旋转应力。

阶段 2（3~6 周）

- 可一次性停止使用吊带、吊袖，提高伤口康复

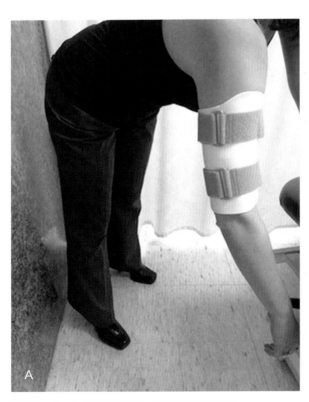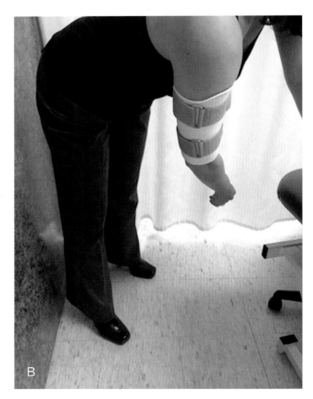

图 76-4　如果骨折稳定，可进行钟摆训练

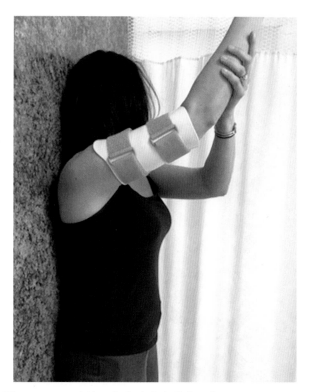

图 76-5 坐或站立位自助式肩关节屈曲 AROM/AAROM 训练

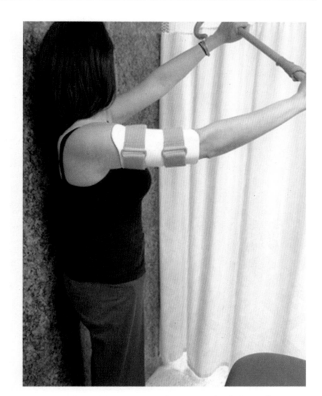

图 76-6 拐杖辅助下，坐或站立的肩关节屈曲 AROM/AAROM 训练

速度和舒适度。

- 患者可以开始少量的 ADLs。
- 开始坐位或站位肩关节 ROM 训练。
- 带滑轮的前屈 AAROM 训练。
- 无阻力举、拉、推。
- 指导患者进行肩关节等长训练，如内旋、外旋、伸展、外展。

阶段 3（7 周~2 个月）

- 少量功能性强化训练。
- 提升自理活动。
- 滑轮训练和肩外展和内收、肩关节 AROM/AAROM 训练。
- 肩关节内、外 AROM/AAROM 训练。
- 如果外科医师允许，停止使用支具 / 矫形器。
- 根据患者的功能需求，进阶肌力训练。
- 如果完全 ROM 尚未实现，且外科医师指出骨

折是稳定的，可进行牵伸训练。

- 通常 10~12 周如果 X 线检查显示有足够的骨折愈合，可被允许进行抗阻训练和轻举。

结局

肱骨骨折固定术后 3~6 个月，95% 的病例愈合。同样的，大多数相关的桡神经麻痹可以在 6 个月内消失，尽管伸展手腕时轻度无力可能会持续存在。通常情况下，在 6~8 周时会充分愈合，允许增加活动。然而，在固定术后骨不连的情况下，愈合时间可以延长到 3 个月或更长。如果患者感觉到校准改变或硬物突出，这可能表示固定物故障。同样，如果在骨折部位有持续性疼痛，即使是通过治疗取得进展的情况下，也应在临床和影像学上观察是否有明显愈合或骨不连的迹象。

恢复完整的手臂力量和耐力，以及进行运动

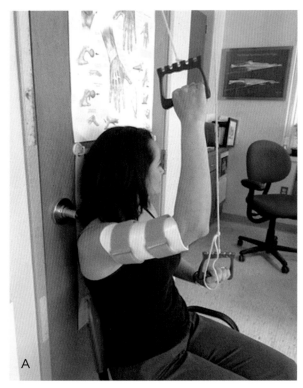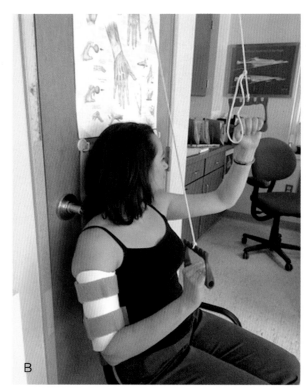

图 76-7　滑轮辅助下，坐位的肩关节屈曲主动活动范围（A）/ 主动辅助运动范围（B）

或繁重的劳动活动可能需要更长的时间，但通常是可以实现的。需要注意的是，随着愈合的进行，骨折的近端伸展会从肩关节运动和肌力训练中获益，在功能结果方面可能表现得更像肱骨近端骨折。

（刘　勇　译，王茂源　王雪强　李云霞　审）

参考文献

Hoppenfeld S, deBoer P: *Surgical Exposures in Orthopaedics: The Anatomic Approach*, ed 2. Philadelphia, PA, J. B. Lippincott, 1994, pp 51–82.

Koch PP, Gross DF, Gerber C: The results of functional (Sarmiento) bracing of humeral shaft fractures. *J Shoulder Elbow Surg* 2002;11(2):143–150.

Tytherleigh-Strong G, Walls N, McQueen MM: The epidemiology of humeral shaft fractures. *J Bone Joint Surg Br* 1998; 80:249–253.

Van Houwelingen A, McKee MD: Management and complications of humeral shaft fractures. *University of Toronto Medical Journal* 2004;81:96–102.

第77章　截肢

Benjamin K. Potter, MD 和 *Bradley M. Ritland, MD*

概述

　　肢体的部分残缺对于任何一位患者都意味着生理、功能、社会、心理方面的改变。然而除了较好的心理支持、关爱和残端的精心护理外，物理治疗及康复措施对于疗效的保证仍然至关重要。对于有肢体残缺的患者，除了恢复移动能力和（或）功能外，一套全面并且完整的康复方案可能有助于保护患者的自尊心、自身形象、个人或社会的接受度，从而提高其独立性。随着患者对娱乐休闲或是竞技体育的追求增加，最后往往会通过适应性或传统的方式，并根据预后功能、并发症、截肢适应证、截肢平面、患者的目标而使受期待的结果广泛地从独立的轮椅转移到功能近乎完全康复。截肢后，通过患者、患者家属、外科医师及康复团队的通力合作，制订切实可行的康复目标和大致针对性的时间表，满足早期康复期望，同时提供给患者必要的希望和鼓励。对上肢或下肢被截肢者实施高级的有针对性的康复训练，最终可以达到最佳结局。

手术过程

　　虽然对截肢水平及技术变更给出大量常用的描述，但是本章节未能囊括其中之细节。此外，

有针对性的手术及治疗方案须考虑不同的截肢适应证，如创伤、肿瘤、感染、遗传性疾病、血管功能障碍和（或）糖尿病。理想的残端应尽可能保留活动关节，外形呈圆柱形，皮肤感觉良好，而且是没有神经瘤和皮肤内陷的情况。然而，一些对于上、下肢截肢广泛适用的原则也是相当重要的。

　　首先，所有的病变组织，不管是创伤、放射性污染、血管功能障碍、感染还是肿瘤，都必须被移除，以避免影响疾病的进程，导致截肢失败及早期翻修。所有大的、被命名的血管应被牢固结扎。由于所有切断的神经都可形成神经瘤，因此被命名的神经均应远端横断近端包埋，避免出现症状性神经瘤。

　　其次，截肢手术的目标是提供一个强壮的、健康的软组织包膜以能够达到生物学愈合，从而提供一个持久性的、理想无痛的残端，能耐受患者的功能需求——常规使用假体时的压力及剪切力。同样地，软组织包膜至少和底层骨平台在实现这些目标上同样重要。稳定的肌固定术和肌成形术对于实现这些目标很重要，尤其对于经股水平截肢的患者：改善残肢控制、稳定和固定远端填充物，从而防止软组织回缩。截肢水平和截骨术的选择除了功能方面的考虑外，还应该基于可用的软组织。植皮术的选择取决于残肢位置、截

　　Potter博士或者其直系亲属无偿担任 Biome 公司顾问，并是《临床骨科及相关研究》《骨科创伤学杂志》《外科骨科学杂志》及军事骨科医师协会的董事会成员、管理者、行政人员或委员会成员。Ritland博士及其直系亲属均未曾接收过与本章主题直接或间接相关的商业公司或机构的任何有价物，未持有股票或股票期权。

肢水平和软组织情况。植皮在健康底层肌肉和内衬之下是易于控制的，但是如果在骨和软组织末端，尤其是下肢截肢末端，直接实施易发生破裂和后期翻修。游离组织移植更多的是用于修复功能正常的膝关节或肘关节，并且有时能受神经支配以提供保护性感觉。除了精心设计和关节离断外，应当保留足够的空间放置功能性假体。超长、异常的截肢水平应避免，因为这些水平往往缺乏充足的软组织内衬并且无法给假体提供足够的空间。因此，这些水平最终会导致近端和远端截肢水平的限制，而没有充分发挥两者的优点。

最后，在任何重大的肢体截肢术后都应该伴随某种形式的康复。康复的强度基于截肢的适应证、相关损伤或并发症，以及截肢患者的潜在功能和康复意愿有所不同。对存在多处截肢或存在严重心血管疾病、糖尿病或者血管功能障碍的患者来讲，简单地改善转移能力和活动的独立性应该是其康复的最大潜能和终极目标。本章节主要针对的是有转移能力（下肢截肢术后）或者上肢截肢术后在辅具帮助下可以完成 ADLs 的患者。幸运的是，绝大多数大的肢体截肢后有充足的血供的患者，其皮肤耐受情况至少都可以承受相应水平假肢的穿戴。

并发症和解剖学难点普遍伴随大多数截肢。为了降低并发症的发生率，除了常规的物理治疗师、作业治疗师和矫形技师的护理外，规范的骨科手术及术后物理治疗师的随访是相当重要的。这些人员的参与能很好地鉴别手术并发症和残端可干预的持续的症状问题，例如伤口或者残端障碍、感染、肌固定术失败、异位骨化及症状性神经瘤。用心关注和纠正这些相关的问题，能使满意的功能性截肢和不满意的真正残障截然不同。

术后康复

和任何外科手术一样，也有指南旨在指导截肢患者的康复过程。每位截肢患者都有独特性，截肢后的康复也不同，因此治疗方案应遵循个体化原则。综合的康复项目应尽快使用。有些案例显示，优先考虑的是截肢或伤口的愈合情况，每位患者都应积极地进阶，但整个过程都必须是个体可承受的。

不管截肢的适应证、受累肢体或关节水平的缺失数量，整个康复团队的初衷都应回到患者能达到且渴望功能的最高水平。康复团队的成员应是患者的最主要的支持者，并形成个性化的方案去帮助患者实现其目标。从一开始对患者的目标和愿望保持开放心态，随着时间推移，患者对其可实现的功能和其局限性会有更好的认识。相反地，关于患者的潜能，团队成员不应向患者或患者家属承诺过多。尽早地鼓励患者建立现实的目标和期望会帮助患者在整个治疗过程中对获得成功建立起信心。整个康复过程中康复团队应使用恰当的、有循证依据的技术去使患者的功能康复最优化，并且患者的治疗目标应适时更新。

早期管理／佩戴假肢前的训练

早期管理的目标是在围术期通过全面的评估、教育和全面管理患者，为假体安装做好充分的准备。全面地评估患者的各个方面而不仅仅是肢体的残缺至关重要。评估患者的手术位置、感觉、疼痛／敏感性、强度、灵活性、耐力和功能性能力是整个康复过程的基础。一旦评估完成，重点应该集中在患者和家属的健康教育，以减少疼痛／水肿，促进残端的愈合、轮椅应用和（或）适当的辅具下的转移，防止患者丢失活动性、肌力、功能，并加强核心肌群和心血管系统的适应性（表 77-1）。

在患者初步评估和介绍性治疗后，其康复计划的各个方面都会被逐步完善。重点是为假肢装配的患者做好最佳的准备和减轻任何可能限制患者进步的因素（例如挛缩、萎缩、失调）。

硬绷带技术（例如石膏）对有高跌倒风险的患者有保护伤口的作用，也可以用来预防挛缩。

表 77-1	前期管理 / 安装假肢前的功能训练	
	上肢	下肢
疼痛管理	药物干预（NSAIDs、镇痛药、喷丁类、三环类药物），TENS、热疗、冷疗、脱敏 / 拍打、镜像疗法等控制患者的麻木、坐骨神经痛等	
核心训练	腰椎稳定性训练、平板训练、俯卧位伸展等	
肌力训练	肩关节：屈曲、伸展、外展、内收 肘关节：屈曲、伸展 相关肢体可承受的肌力训练	髋关节：屈曲、伸展、外展、内收 膝关节：屈曲、伸展 相关肢体可承受的肌力训练
牵伸训练	预防挛缩 胸部，肩胛骨前伸 / 后缩肌群，肩关节屈曲、外展及旋转肌群	预防挛缩 髋关节屈曲 / 外展肌群，腘绳肌，腹部及腰部肌群
心肺训练	上肢握力计、滑轮、滑轮绳索装置、平路跑步机、划船器、功率自行车、椭圆机、跑步机	
平衡训练	坐位及站立平衡 改变支撑面，提供阻力 / 干扰，并且引导附加任务 / 动作	
转移训练	开始在平行杠内，然后转换成辅助装置（拐杖或助行器）	

注：NSAIDs，非甾体抗炎药；TENS，经皮神经电刺激。

这种模式通常被用于早期康复依从性不高或有伤口延迟愈合倾向的患者。硬绷带技术也可适用于即刻的术后假肢。这些石膏虽然很有用，但必须小心、适当地衬垫以防皮肤破损，特别是在骨突出处（例如髌骨）。

训练计划应该不断进行修改，即使是患者在床上休息或者是在轮椅上，促进患者不断进步，对步态和生理功能重要的肌肉应充分准备。康复治疗计划还应包含灵活性、肌力、平衡和心血管系统训练。患者在训练上的积极性和专注力至关重要。功能训练和选择性活动应该根据损伤模式尽早实施。

患者 / 家庭成员教育

患者必须被告知损伤 / 截肢情况、康复的预期、预期重要阶段的一般时间表，以及预期的康复项目。这些必须由医疗团队的所有成员介绍，并且在整个康复过程中鼓励患者及其家属参与。应该鼓励刚截肢的患者观察、触摸和按摩他们的残肢，这可以提高患者对残肢的适应和接受度，也能在术后早期帮助降低残肢的敏感度。

早期功能性训练

鼓励早期独立地完成包括床上活动、转移、ADLs 和其他辅具下的移动。在整个功能训练中要尤其注意保护残肢。跌倒导致的挫伤、骨折、伤口裂开或者是患者的信心和安全性丧失都会从根本上延缓康复的进程。使用适当的辅助设备或技术将帮助患者建立对这些活动的信心和预防，或减少退步。

控制水肿

截肢术后，鉴于在保证残端的形状和大小以及切口的完整性方面的作用，加压可以说是最重要的水肿控制方法。加压技术和缠绕方式多种多样。一种 8 字缠绕交叉加压法或假肢收缩是最普遍使用的。无论是坚硬还是柔软的面料，很重要的一点是使患者尽可能快地使残肢适应加压装置，以确保远端到近端的加压。加压应该积极进行，以减轻术后肿胀和辅助残端的塑形。不恰当的应用会导致近端紧缩和球状残肢，这样会使患者很难适应假肢。冰敷也是适用的，但是要密切注意感觉减退的部位，以避免冻伤和皮肤损害。

尽量避免让患者维持或允许患者长期将患肢保持在一个从属位置。

皮肤 / 伤口护理

经常性的皮肤检查对减轻皮肤破损和监测早期伤口问题是非常重要的。患者的健康教育，尤其是对那些感觉减退者，变化肢体的位置以预防压疮是至关重要的。术后 17~21 天拆除截肢的缝合线。

假肢接受腔铸造和适配完成之前的最后关键一步是患者穿上硅胶衬套，即缝线拆除以后，如果肿胀和疼痛被控制，即可允许患者穿上衬套。衬套最初穿戴应限制时间，以便提高皮肤的耐受性。患者应该首先每 45~60 分钟检查 1 次残存肢体的皮肤来避免早期的毛囊炎及出汗和浸渍后的伤口问题，以此来确定衬套磨损时间的正确进展。患者应基于皮肤的耐受程度来调整假肢衬套一整天的目标穿戴时间，除了睡觉时间外都穿戴假肢。伤口护理应根据软组织损伤进行。此时，如果有专门的伤口护理专家团队将非常宝贵。在缝合切除后不久开始瘢痕松动，可以避免伤口内陷和深层粘连，这些可能会导致迟发性刺激和由于制动及摩擦引起的溃疡。

脱敏

术后应尽早向患者介绍脱敏技术，一般在拆除敷料或取出皮肤上的缝线之前。常用的技术包括用不同的物体和纹理摩擦 / 触碰残肢，进行软组织松动，引入冷热疗法和对残肢进行电刺激。患者在正式治疗时间外，每天应进行可耐受的脱敏治疗。

幻肢痛（phantom limb pain）是指已被截除的肢体仍有疼痛的感觉。虽然不是普遍存在，但也是很常见的。通常，患者随着康复进展症状会逐渐减轻，但是在某些情况下可能是整个康复的一个障碍。除了其他的脱敏技术和药物治疗外，还有镜像疗法，患者通过观察镜中完整肢体的反射，想象着用截肢的一侧进行同样的动作，已经被证实可以减少患者的一些幻肢痛。镜像疗法也可以有效地运用于双侧截肢患者有效利用传统治疗与愿意利用自身充当患者肢体的志愿者进行练习。当幻肢痛困扰患者时，作者建议每天治疗 2~3 次，每次治疗 15 分钟。应该教导患者在适当的时候佩戴假肢，并逐步增加持续时间和提高活动水平，这样也能减轻幻肢痛。

一般术后指南

外科医师可能会有优选的方法和指南。为了使康复效果最佳，康复团队应该熟知这些指南，而不是被截肢手术的相关因素左右，如僵硬的皮肤愈合、肌缝合、骨桥连接。根据解剖学的需要，许多截肢手术各具特点。因此，在开始和整个康复过程中，外科医师和康复治疗师之间的清晰沟通至关重要。作者康复中心使用的一般指南大体上如表 77-2 所示。

牵伸

受影响和未受影响的肢体都应尽量保持一个功能 ROM。作者推荐渐进性的日常牵伸计划，但这并非具体的局部牵伸技术，这常常是基于患者耐受能力和进步程度的一种混合模式。主要需要考虑的是在残端的何处施加压力。因为患者残端的敏感性通常是增加的，所以患者可能会告知治疗师在何处施加压力会让他们感到舒适，因此开始时避免在手术缝线处或者肌肉缝合处施压。通过询问患者并利用反馈信息优化牵伸训练，同时还要时刻尊重患者的感受和舒适程度。

避免挛缩

对于截肢患者，避免肌肉挛缩是很有必要的。残肢越短，发生挛缩的机会就越大。经股截肢的患者最常出现髋屈曲、外旋和外展的挛缩。告诉患者避免长时间处于这种体位，教会患者在残肢侧方放置沙袋或者类似的物体使髋关节保持

表 77-2	一般的术后指南	
截肢水平	负重	限制活动
部分足	尽早足跟 WBAT，经跗截肢者可在 6 周后进行跟 - 趾步态的全足 WBAT，跗中关节截肢者 8 周后进行负重	无；预防干骺端挛缩
赛姆截肢	5~6 周 NWB，8 周左右进行 WBAT	无
经胫骨水平	4~6 周内 NWB，皮瓣闭合术 / 软组织吻合术后延长到 6~8 周，（骨桥吻合术后）延长到 6 周	不稳定的肌固定术后 2 周内禁止进行腘绳肌牵伸
膝关节离断	4 周 NWB	髋关节外展 / 内收无影响
经股骨水平	5~6 周 NWB	2 周内不可进行从中立位的外展肌力训练（外展到中立位是允许的），2 周的无阻力屈曲，4 周的无阻力内收
髋关节离断	4 周内不负重	无
经肱骨水平	限制 WB 4 周 软组织情况佳，拆线进行最初的后假肢装配	无；肌肉缝合以后尽早进行（对于肘关节以下的截肢进行常规的腕屈肌 / 伸肌训练和肘关节以上的截肢进行肱二头肌 / 肱三头肌训练）

注：NWB = 不负重，WB = 负重，WBAT = 可耐受下负重。

中立位。应该避免在大腿下放置枕头来抬高残肢。定时俯卧是有益的，注意牵伸髋屈肌和腹肌对所有的下肢截肢患者都有益。经胫骨和经桡骨水平的截肢发生膝屈肌群和肘屈肌群的挛缩也很常见。出现这两种情况的最主要的原因是长时间的依赖体位和残肢固定的休息体位，尽管这是几乎所有患者的最舒适的体位，但还是应当避免。同样地，对于上肢截肢的患者，牵伸肩部肌群（尤其是屈肌、外旋肌和外展肌群）也是有必要的。

肌力训练

任何水平截肢日常都应进行肌力训练。一般而言，髋关节和核心肌群的训练应当在下肢截肢之后尽早开始。增强髋部肌肉力量，开始通常是进行等长训练，这种等长训练可以根据治疗师的指导让患者使用长枕头 / 长板凳坐在垫子上，然后逐渐增加额外的重量。鼓励患者使脊柱保持中立位并用腹部肌肉来支撑，然后利用枕头 / 长凳做髋关节 4 个方向的基本运动（内收、外展、屈曲、伸直）。尽管所有的增强髋部肌肉的训练都重要，但是当患者在进行站立平衡训练和步态训练时则应对髋外展肌群施加额外的力量，从而增强髋外展肌群在单腿站立中的作用。胫骨截肢的患者应该在同一时间开始膝关节的屈曲和伸展训练。上肢截肢的患者应该早期开始肘关节、肩关节和姿势控制训练。对于单侧上肢和下肢截肢的患者，根据患者健侧的耐受程度，推荐对健侧肢体进行持续的训练。所有的截肢患者都应该进行腰椎稳定性训练，这种训练能够增强腹横肌、多裂肌和其他核心稳定肌群，从而防止肌肉失活，提高姿势控制能力，明显降低下背痛的风险。对患者进行上肢训练、下肢训练和核心肌群训练时，应根据患者的耐受程度和总体情况循序渐进地进行。

平衡

由于患者的重心已经发生改变，因此平衡训练应尽早开始。依照治疗师的指示开始训练坐位平衡、转移平衡。从坐位到站立位的平衡，然后逐步过渡到站立平衡。平衡训练的关键部分包括改变支撑面、施加阻力和（或）者在平衡训练时给患者增加额外的任务 / 动作。

心血管功能训练

心血管的训练非常重要，应该贯穿于整个康复过程。调整上肢和下肢的有氧训练能够使患者保持、重塑或者增强心血管的耐受力，并且还能限制体重增长的倾向。训练方式包括应用上肢握力计、滑雪板、持续滑轮、跑步机、划船器、功率自行车等。有必要根据情况作出调整和适应，这样有助于患者正确地使用这些辅助设备。

辅助移动

必备的辅助设备的等级和类型取决于截肢平面。大多数下肢截肢的患者都需要使用轮椅，手动还是自动轮椅则要根据患者的截肢情况来定。因此，教会患者一些使用轮椅的技巧（保持轮椅平衡、升 / 降控制、跌倒后独立再上轮椅等）是有必要的。除此之外，治疗师还应该熟悉不同类型的轮椅并能对轮椅进行一定的改造（如升高肢体 / 残肢的休息把手、抗翻车装置）。对于单侧下肢截肢的患者，应尽早使用恰当的辅助器具（拐杖 / 助行器）或者在平行杠内训练步行功能。

安装假肢后的训练

当外科医师明确患者可以安装假肢且能够完全或者部分负重时，就可以开始进行假肢的训练（表 77-3）。有了外科医师的指示，假肢矫形师将会为患者铸造和装配初始假肢，同时还会讨论如何选择合适的假肢组件。对于上肢截肢的患者，这些工作通常在患者伤口拆线之后就开始进行。及早地安装上肢假肢可以减少单侧肢体代偿，同时能够提高假肢的使用效率和可接受程度。对于下肢截肢的患者，这个时间则取决于外科手术的操作。一般而言，膝以下截肢的患者在残肢恢复后 4~8 周就可以开始进行假肢训练，而膝以上截肢的患者则是在残肢恢复后 6~8 周开始进行假肢训练（表 77-3）。虽然假肢矫形师是制作假肢的主要技术人员，但是康复治疗师和外科医师也应该对上肢和下肢假肢的组成有大概的了解。掌握关于假肢方面的基础知识可以使治疗师为患者提供恰当的训练，也可以使外科医师告知患者正确地限制（或者禁止）某一活动。一旦患者的初始假肢安装完成，训练也就开始了。

表 77-3　安装假肢后的训练

活动	功能性训练
穿 / 脱假肢	教育患者合适的穿戴顺序和过程
转移训练	穿上假肢后由坐到站、由站到坐
站立训练 / 重心转移	开始在平行杠内稳定的支撑面上完成，逐步进阶到无支撑，增加上肢 / 躯干运动
平衡训练	逐渐进阶到无支撑站立、增加上肢 / 躯干运动、阻力、不平整支撑面，过渡到单腿平衡训练、平衡板、脚不同高度的站立
移动 / 步行训练	开始在平行杠内，教育正确的穿 / 卸假肢，在步长、步宽、步速、躯干旋转及上肢摆动等方面给患者相应的反馈，并训练向前、向后、侧方及其他多个方向的运动
跌倒 / 恢复训练	从接近患者跌倒 / 恢复距离开始（可以采用增强式训练的踏板），进阶通过 24 英寸、18 英寸、12 英寸到 6 英寸（60cm、45cm、30cm 到 15cm）的高度，并根据需要使用辅助装置
上下斜坡 / 楼梯训练	正确利用假肢上下台阶或斜坡
不平整地面及障碍物	改变地形，跨越不同高度及宽度的障碍物
肌力训练	集中在功能性肌力训练（下蹲、跨步、负重步行等）
灵活性训练	开展低强度的灵活性训练、动态 / 多平面训练、敏捷梯训练、改变速度 / 方向的训练，恰当时逐步进阶到高强度的训练

在这一阶段，患者将学会正确的移动、步态及其他的功能性训练。最开始的重点是使患者适应重心，使患者在站立和（或）使用上肢假肢完成一些简单的任务时能够将重心平均分配在两腿之间。患者应该在平行杠内开始或者使用合适的辅助器具。引入多种可以逐步提高患者自信心和运动质量的平衡和本体感觉训练很重要。集中训练步态是实现最佳的步态对称性和有效性的基础。治疗师应该根据患者的运动力学特点为患者提供反馈信息，包括步长、步宽、步速、躯干旋转和摆臂情况。躯干旋转和摆臂的训练可以不需要假肢。除了这种基本的步态训练以外，低强度灵活性训练和多平面的训练可以逐渐引入。

双侧膝关节离断或经股水平截肢的患者开始训练时通常是将残肢直接接触带有脚的假肢槽内。这种改良后的假肢通常称为"短缩"或"微缩"假肢（图77-1）。这种训练允许患者自行调整穿戴双侧假肢，建立基础支撑，提高肌肉力量和增强自信心，优先学习如何操作膝关节组件。这种训练可减少患者跌倒的频率。随着短缩膝关节的逐渐适应，患者的自信心、表现力和恢复愿望都在表明假肢的作用正向着具有更多功能和实践的高度发展。在增加假肢的使用长度之前，患者应当独立地步行，理想的状态是在没有非假肢的辅助器具帮助下的步行，同时进行更多的功能活动（例如跌倒后重新站立、转移等）。当患者达到熟练程度，并且达到可以为传统带膝假肢提供足够的站立高度时，就可以过渡到带膝假肢。大多数患者在达到他们的原始高度或者稍低一点的高度时就停止增加高度的训练。让大多数健康的双侧经股骨截肢患者以合理的残肢长度在不需要额外的辅助器具帮助而进行有效率的步行是实际可行的。随着下肢假肢的逐渐发展可实现一定水平的功能恢复，但是最终行走的是患者而不是假肢。

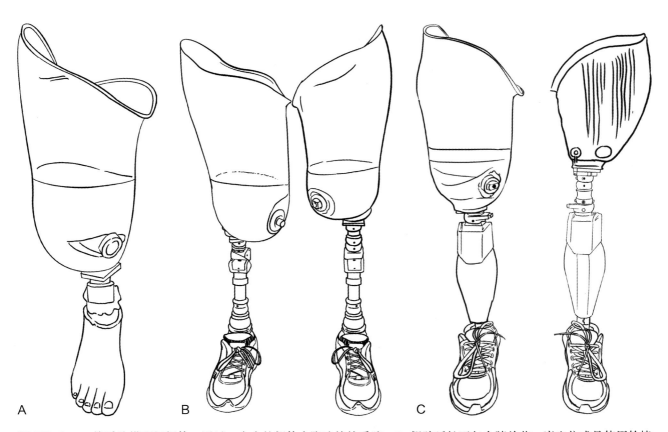

图77-1 A. 接受腔搭配短假体：通过一个小的假体全脚连接接受腔。B. 假肢延长至包含膝关节：当坐位或是使用轮椅时被动屈曲。C.最终假肢装配后仅有细小的膝关节处理器，重建患者病前的身高

这一阶段的目标是当患者佩戴假肢步行和完成所有日常生活活动时达到接近正常的生物力学水平。如果必要的话，可使用合适的辅助器具。理想的状态是大多数患者将会全天或接近全天使用假肢。

高强度 / 专项训练

康复计划应该满足患者的需要，包括使患者重返高强度的活动（跑、跳、重返体育运动等）。甚至对于那些没有欲望或者医学认为不能进行高强度的活动的患者，有针对性的可维持的健康计划的实施可以防止进一步的身体核心功能下降和心血管疾病恶化。这有助于保持整体健康和稳定体重，以防止由于重量和体积的波动而导致随着时间变化的功能丧失和接受腔的舒适度的问题。

除了关注患者的临床表现外，我们还需要在开始康复之前进行骨密度（bone mineral density，BMD）检查。明显的骨密度下降通常发生在大的下肢截肢术后，往往增加患者骨折和不完全骨折的风险。对于严重的骨密度丢失的患者，药物干预（如补充钙和维生素 D、磷酸盐）可用于有较高要求的运动，以及用于更多时间在行走或进行负重的训练中。

一旦患者恢复，康复计划应根据患者需要实施更高灵活性、冲击力、增强式训练和重返跑步训练。假肢矫形师应该熟悉这些训练，采用耐用性强的材料（像碳纤维）制成的接受腔就可以减轻少因假肢引起摔倒受伤的风险。

我们建议用逐渐在距离和时间上进阶的跑步训练方法。像其他假体组件一样，有很多跑步特需的装置可供选择。因此，训练因患者和（或）假肢矫形师选择的特需装置而不同。假肢矫形师应该确保跑步假肢能正确地被设计，从而使患者的跑步机制最优化。单膝以下截肢的患者在正式使用假肢前可以用一个"规整的"假脚进行跑步训练。如果有必要，初次训练可以在安全系统中进行以保证安全性。双膝以下截肢的患者开始跑步训练时通常用"短"接受腔直接连接到假脚。患者的身高将逐步进阶到其理想的身高，并且在每一点细微的步行进步时可加入跑步 / 机械膝。跑步训练和技术（如高抬腿训练、踢臀跑、跳绳、快走、跳远）应该根据个别患者的需要进行。一旦患者能独立地跑并能完成高强度的运动，那就必须教会患者适当的自我保护方法，以及出院前适当的个人训练，以避免过度的伤害和皮肤破损。

精要

- 患者和家庭教育在早期恢复过程中非常重要，预期治疗须和具有挑战性但又现实的目标同时进行。设定目标并描绘预定目标的大致时间，可以大大减轻与截肢有关的恐惧和忧虑。这些最初的相互作用也形成了患者及患者家属与治疗师、外科医师和其他帮助者之间的信任纽带。

- 康复和主要肢体丧失后的恢复过程是患者的情感经历过程。在这个过程中，患者情绪会起伏波动。第 1 天穿戴假肢，患者及家属通常情绪高涨。这通常是由于自从受伤 / 截肢后，患者及家属第一次看到患者站立、行走或者是使用胳膊。相反地，患者的进展没有预期快甚至倒退时也很令人紧张。在任何时候，支持患者并关注患者的进展都非常重要。当患者在与疾病和如何进步之间挣扎时，应告知心理咨询师。行为健康和心理社会支持可以帮助患者面对现实、调整心态、克服创伤后应激障碍，以及处理肢体损伤带来的可以被理解的愤怒、恐惧和后悔。

- 合适的接受腔对成功的预后来说非常重要。患者需要根据残肢大小去接纳新的接受腔，特别是在截肢后的 12 个月内。不合适的接受腔对康复进展有显著的负面影响。当正值壮年的患者失去肢体后，我们通常建议患者选择新的接受腔以避免康复效果倒退，鼓励患者别放弃使用假体，以期有一个良好的结局。

- 管理肢体残缺的患者须运用客观、可靠的方法。这些常用的结果测试和评估方法包括功能独立性评定、Jebson-Taylor 手功能评定、Minnesota Rate 手部操作测验、九柱孔测试、起立-行走计时测试（TUG）、2分钟或6分钟步行测试、移动预测综合高级活动（Comprehensive High-Level Activity Mobility Predictor，CHAMP）。一些结果测试可能适用也可能不适用，这得取决于截肢的水平。用这些结果测试，结合其他一些简单客观的评定如肌力和关节活动范围去观察进展，这些使治疗师从客观的方面去分析患者的进展以及为患者确定中途目标。

- 那些肢体缺失的患者往往有更高发生并发症的风险，包括关节炎、下背痛、肥胖、心血管疾病和持续的皮肤疾病。当开展康复项目时应当考虑如何去减少这些病症的潜在诱发因素。治疗师应告知患者这些诱发因素，并教会其在医院外的积极、健康的生活方式。

- 适应性运动和娱乐项目是康复过程中的重要组成部分，有利于患者在截肢后有一个积极、有趣的生活方式。这些项目可以设计成患者能长期主动参与的运动，并且在患者的康复中发挥极其重要的积极作用。通过忽略其残疾且让他们能够通过恰当的方式积极参与，这类活动能给患者带来显著的身体和精神上的好处。除此之外，这些还有助于患者截肢后重新融入社区并在有相似情况的患者之间建立联系。在整个康复过程中同伴之间的互动是非常宝贵的。因此，某些针对截肢的康复项目已经发展为患者可以和有相似情况的人直接交流的同伴项目。这些同伴帮助项目对新患者来说是很好的资源，并使之前的患者能"返回"截肢社区。

- 本章节主要集中在截肢患者的外科及康复团队协作上，然而过分强调多学科的某一部分的重要性不值得推崇。团队成员之间的沟通与彼此

尊重对患者的预后有无可估量的价值。然而对有多种损伤或多肢体损伤的患者的管理，综合医疗团队中每个成员各自的作用都非常重要。本章是针对基本外科手术及康复指南的梗概，可提供给任何有重要肢体缺失的患者作为治疗的基础。

（蒋慧宁 译，刘 勇 王雪强 李云霞 审）

参考文献

Bosse MJ, Mackenzie EJ, Kellam JF, et al: An analysis of outcomes of reconstruction or amputation after leg-threatening inju- ries. *N Engl J Med* 2002;347:1924–1931.

Harvey ZT, Loomis GA, Mitsch S, Murphy IC, Griffin SC, Potter BK, Pasquina P: Advanced rehabilitation techniques for the multi-limb amputee. *J Surg Orthop Adv* 2012;21(1):50–57.

Mackenzie EJ, Bosse MJ, Pollak AN, et al: Long-term persistence of disability following severe lower-limb trauma: Results of a seven-year follow-up. *J Bone Joint Surg Am* 2005;87:1801–1809.

Pierce RO Jr, Kernek CB, Ambrose TA 2nd: The plight of the traumatic amputee. *Orthopedics* 1993;16:793–797.

Ramachandran VS, Rogers-Ramachandran D. Synaesthesia in phantom limbs induced with mirrors. *Proc Biol Sci* 1996;263: 377–386.

Smurr LM, Gulick K, Yancosek K, Ganz O: Managing the upper extremity amputee: a protocol for success. *J Hand Ther* 2008; 21:160–175; quiz 176.

Tintle SM, Baechler MF, Nanos GP 3rd, Forsberg JA, Potter BK: Traumatic and trauma-related amputations: part II: upper extremity and future directions. *J Bone Joint Surg Am* 2010;92:2934–2945.

Tintle SM, Baechler MF, Nanos GP, Forsberg JA, Potter BK: Re-operation following combat-related upper extremity amputations. *J Bone Joint Surg Am* 2012;94(16):e1191–e1196.

Tintle SM, Keeling JJ, Shawen SB, Forsberg JA, Potter BK: Traumatic and trauma-related amputations: part I: general principles and lower-extremity amputations. *J Bone Joint Surg Am* 2010;92:2852–2868.

Tintle SM, Shawen SB, Forsberg JA, Gajewski DA, Keeling JJ, Andersen RC, Potter BK: Re-operation following combat-related major lower extremity amputations. *J Orthop Trauma* 2014;28:232–237.

索　引

Z